Cardiología Pediátrica

Cardiología Pediátrica

Directores

Alejandro López Escobar
Facultativo Especialista de Área, Servicio de Pediatría,
Hospital Universitario General de Villalba, Madrid.
Profesor Universitario Acreditado por ANECA.
Profesor Contratado Doctor, Facultad de Medicina, Universidad Alfonso X El Sabio,
Villanueva de la Cañada, Madrid.

Hemir David Escobar Pirela
Jefe de Servicio de Pediatría, Hospital Universitario de Torrejón,
Torrejón de Ardoz, Madrid.

Coordinadoras

María del Mar Gil Mira
Coordinadora de la Unidad de Medicina Materno-Fetal, Servicio de Obstetricia y Ginecología,
Hospital Universitario de Torrejón, Torrejón de Ardoz, Madrid.
Facultativa Especialista de Área, Unidad de Ecografía y Medicina Fetal,
Servicio de Obstetricia y Ginecología, Hospital Universitario La Paz, Madrid.
Profesora, Facultad de Medicina, Universidad Francisco de Vitoria,
Pozuelo de Alarcón, Madrid.

Beatriz del Pozo Menéndez
Facultativa Especialista de Área, Servicio de Pediatría,
Hospital Universitario de Torrejón, Torrejón de Ardoz, Madrid.

Avalado científicamente por:

fundación ❤ vithas

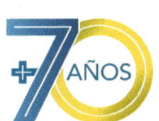
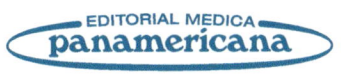

Desde 1953 formando Profesionales de la Salud

Buenos Aires - Bogotá - Madrid - México
www.medicapanamericana.com

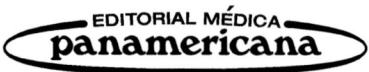

EDITORIAL MÉDICA panamericana

Visite nuestra página web:
http://www.medicapanamericana.com

ARGENTINA
Av. Maipú 1300, piso 3 (C1006ACT)
Ciudad Autónoma de Buenos Aires, Argentina
Tel.: (54-11) 5031-6919
e-mail: cinfo@medicapanamericana.com

COLOMBIA
Carrera 7a A. N.º 69-19 - Bogotá DC - Colombia
Tel.: (57-1) 235-4068
e-mail: infomp@medicapanamericana.com.co

ESPAÑA
Sauceda, 10 - 5ª planta - 28050 Madrid, España
Tel.: (34-91) 131-78-00
e-mail: info@medicapanamericana.es

MÉXICO
Av. Miguel de Cervantes Saavedra, n.º 233, piso 8, oficina 801
Col. Granada, Alcaldía Miguel Hidalgo
CP 11520 Ciudad de México, México
Tel.: (52-55) 5250 0664
e-mail: infomp@medicapanamericana.com.mx

ISBN: 978-84-1106-312-8 (Versión impresa + Versión digital)
ISBN: 978-84-1106-313-5 (Versión digital)

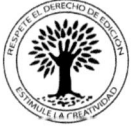

Colaboradores

Abascal Saiz, Alejandra
Facultativa Especialista de Área, Sección de Medicina Fetal, Servicio de Obstetricia y Ginecología, Hospital Universitario La Paz, Madrid.

Albert de la Torre, Leticia
Facultativa Especialista de Área, Unidad de Cardiología Pediátrica, Servicio de Pediatría, Hospital Universitario 12 de Octubre, Madrid.

Álvarez Ramos, Raquel
Facultativa Especialista de Área, Servicio de Cardiología Pediátrica y Cardiopatías Congénitas del Adulto, Hospital Universitario Ramón y Cajal, Madrid.

Antolín Alvarado, Eugenia
Jefa de Unidad de Ecografía y Medicina Fetal, Hospital Universitario La Paz, Madrid.
Profesora Asociada, Facultad de Medicina, Universidad Autónoma de Madrid.

Aparicio Fernández de Gatta, Carlota
Facultativa Especialista de Área, Servicio de Cardiología, Hospital Infantil Universitario Niño Jesús, Madrid.

Aramburu Anglada, Cristina
Médica Interna Residente, Servicio de Obstetricia y Ginecología, Hospital Universitario de Torrejón, Torrejón de Ardoz, Madrid.

Asenal Schafft, Alejandro Martín
Facultativo Especialista de Área, Servicio de Pediatría, Hospital Universitario General de Villalba, Madrid.

Barranco Fernández, Isabel
Facultativa Especialista de Área, Unidad de Cardiología Infantil, Servicio de Pediatría, Hospital Universitario del Henares, Coslada, Madrid.

Blanco Rodríguez, Carolina
Facultativa Especialista de Área, Servicio de Cardiología Pediátrica, Hospital Universitario La Zarzuela y Hospital Universitario La Moraleja, Madrid.

Blázquez Gómez, Cristina Julia
Facultativa Especialista de Área, Unidad de Nefrología Pediátrica, Servicio de Pediatría, Hospital Universitario 12 de Octubre, Madrid.

Borges Rodríguez, Federico
Médico Especialista, Unidad de Cardiología, Hospital de Clínicas Caracas, Venezuela.

Camuña Correa, José Ignacio
Facultativo Especialista de Área, Servicio de Cardiología Infantil, Hospital General Universitario Gregorio Marañón, Madrid.

Caro Barri, Ana
Facultativa Especialista de Área, Unidad de Cardiología Pediátrica, Servicio de Pediatría, Hospital Universitario 12 de Octubre, Madrid.

Cartón Sánchez, Antonio Javier
Facultativo Especialista de Área, Servicio de Cardiología Pediátrica, Hospital Universitario La Paz, Madrid.
Colaborador Docente, Escuela Técnica Superior de Ingenieros de Telecomunicación, Universidad Politécnica de Madrid.

De la Calle Fernández-Miranda, María
Jefa de Sección de Tocología de Alto Riesgo y Obstetricia Médica, Hospital Universitario La Paz, Madrid.
Profesora Asociada, Facultad de Medicina, Universidad Autónoma de Madrid.

De la Parte Cancho, María
Jefa de Servicio, Área de Cardiología Pediátrica, Servicio de Pediatría, Hospital General Universitario de Villalba, Collado Villalba, Madrid. Profesora Titular, Facultad de Ciencias de la Salud, Universidad Alfonso X el Sabio, Villanueva de la Cañada, Madrid.

De Paco Matallana, Catalina
Facultativa Especialista de Área, Unidad de Medicina Materno-Fetal, Servicio de Pediatría, Hospital Clínico Universitario Virgen de la Arrixaca, Murcia.
Profesora Asociada, Facultad de Medicina, Universidad de Murcia.

Deiros Bronte, Lucía
Facultativa Especialista de Área, Servicio de Cardiología Pediátrica, Hospital Universitario La Paz, Madrid.

Del Pozo Menéndez, Beatriz
Facultativa Especialista de Área, Servicio de Pediatría, Hospital Universitario de Torrejón, Torrejón de Ardoz, Madrid.

Escobar Pirela, Hemir David
Jefe de Servicio de Pediatría, Hospital Universitario de Torrejón, Torrejón de Ardoz, Madrid.

Escribano Gómez, Lucía María
Facultativa Especialista de Área, Unidad de Cardiología Pediátrica, Servicio de Pediatría, Hospital General Universitario de Albacete.

Fernández Soria, María Teresa
Facultativa Especialista de Área, Servicio de Pediatría, Hospital Universitario Fundación Alcorcón, Madrid.

Fernández Tudela, Belén
Facultativa Especialista de Área, Unidad de Cardiología Pediátrica, Servicio de Pediatría, Hospital Universitari i Politècnic La Fe, València.

Flores Fernández, Marta
Facultativa Especialista de Área, Instituto Pediátrico del Corazón, Servicio de Pediatría-Cardiología Infantil, Hospital Universitario 12 de Octubre, Madrid.

Franco Talavera, Alejandro Enrique
Médico Especialista, Unidad de Hemodinamia, Servicio de Cardiología Infantil, Hospital de Niños Dr. Jorge Lizárraga, Ciudad Hospitalaria Enrique Tejera, Carabobo, Venezuela.
Profesor Contratado, Facultad de Medicina, Universidad de Carabobo, Venezuela.

Gambra Arzoz, Marta
Facultativa Especialista de Área, Servicio de Cardiología Infantil, Hospital Universitario La Paz, Madrid.

García González, Coral
Facultativa Especialista de Área e Investigadora, Servicio de Obstetricia y Ginecología, Hospital Universitario de Torrejón, Torrejón de Ardoz, Madrid.

García Ormazábal, Itziar
Facultativa Especialista de Área, Servicio de Cardiología Pediátrica y Cardiopatías Congénitas del Adulto, Hospital Universitario Ramón y Cajal, Madrid.

García-Cuenllas Álvarez, Luisa
Facultativa Especialista de Área, Unidad de Cardiología Pediátrica, Servicio de Pediatría, Hospital Álvaro Cunqueiro, Vigo, Pontevedra.

Garrido-Lestache Rodríguez-Monte, María Elvira
Facultativa Especialista de Área, Servicio de Cardiología Pediátrica y Cardiopatías Congénitas, Hospital Universitario Ramón y Cajal, Madrid.

Germán Díaz, Marta
Facultativa Especialista de Área, Unidad de Gastroenterología, Hepatología y Nutrición Infantil, Servicio de Pediatría, Hospital Universitario 12 de Octubre, Madrid.

Colaboradora Docente, Facultad de Medicina, Universidad Complutense de Madrid.

Gil Mira, María del Mar
Coordinadora de la Unidad de Medicina Materno-Fetal, Servicio de Obstetricia y Ginecología, Hospital Universitario de Torrejón, Torrejón de Ardoz, Madrid.
Facultativa Especialista de Área, Unidad de Ecografía y Medicina Fetal, Servicio de Obstetricia y Ginecología, Hospital Universitario La Paz, Madrid.
Profesora, Facultad de Medicina, Universidad Francisco de Vitoria, Pozuelo de Alarcón, Madrid.

Gil Pugliese, Savino
Jefe de Unidad de Medicina Fetal, Centro de Medicina Reproductiva y Fetal Ovum, Córdoba, Argentina.
Profesor Asociado, Facultad de Medicina, Instituto Universitario de Ciencias Biomédicas de Córdoba, Argentina.

Gil Villanueva, Nuria
Facultativa Especialista de Área, Servicio de Cardiología Infantil, Hospital General Universitario Gregorio Marañón, Madrid.
Colaboradora Docente, Facultad de Medicina, Universidad Complutense de Madrid.

Gómez-Carpintero García, Ana
Facultativa Especialista de Área, Servicio de Pediatría, Hospital Universitario de Móstoles, Madrid.

Gómez Guzmán, Elena
Facultativa Especialista de Área, Unidad de Cardiología Pediátrica, Servicio de Pediatría, Hospital Universitario Reina Sofía, Córdoba.

Gómez Montes, Enery
Facultativa Especialista de Área, Unidad de Medicina Fetal, Servicio de Obstetricia y Ginecología, Hospital Universitario 12 de Octubre, Madrid.
Profesora Asociada, Facultad de Medicina, Universidad Complutense de Madrid.

Gran Ipiña, Ferrán
Coordinador Médico de Trasplante Cardíaco Pediátrico, Servicio de Pediatría, Hospital Universitari Vall d'Hebron, Barcelona.

Granados Ruiz, Miguel Ángel
Facultativo Especialista de Área, Unidad Cardiología Pediátrica, Servicio de Pediatría, Hospital Universitario 12 de Octubre, Madrid.

Guillamo Rodríguez, Carolina
Médica Interna Residente, Unidad de Cardiología Pediátrica, Servicio de Pediatría, Hospital Universitario de Torrejón, Torrejón de Ardoz, Madrid.

Gutiérrez-Larraya Aguado, Federico
Jefe de Servicio de Cardiología Pediátrica, Hospital Universitario La Paz, Madrid.

Colaborador Docente, Facultad de Medicina, Universidad Francisco de Vitoria, Pozuelo de Alarcón, Madrid.

Hermanni Peña, Manfred José
Médico Especialista, Servicio de Cardiología, Hospital Dr. Miguel Pérez Carreño, Caracas, Venezuela.

Hernández González, Ignacio
Facultativo Especialista de Área, Servicio de Cardiología Pediátrica, Hospital Universitario Ramón y Cajal, Madrid.

Insa Albert, Beatriz
Jefa de Servicio de Pediatría, Unidad de Cardiología Infantil, Área Clínica de Enfermedades del Niño, Hospital Universitari i Politècnic La Fe, València.

Juzga Corrales, Diana Carolina
Facultativa Especialista de Área, Unidad de Insuficiencia Cardíaca y Trasplante Cardíaco, Servicio de Cardiología Pediátrica, Hospital Universitari Vall D'Hebron, Barcelona.

Lafuente Romero, Álvaro
Facultativo Especialista de Área, Servicio de Cardiología Pediátrica, Hospital Universitario La Paz, Madrid.

Liandro, Romina Sol
Médica Especialista en Medicina Materno-Fetal. Universidad de Murcia.

Liébana de Rojas, Constanza
Facultativa Especialista de Área, Unidad de Radiología Infantil, Servicio de Radiodiagnóstico, Hospital Universitario 12 de Octubre, Madrid.
Colaboradora Docente, Facultad de Medicina, Universidad Complutense de Madrid.

López Escobar, Alejandro
Facultativo Especialista de Área, Servicio de Pediatría, Hospital Universitario General de Villalba, Madrid.
Profesor Universitario Acreditado por ANECA.
Profesor Contratado Doctor, Facultad de Medicina, Universidad Alfonso X El Sabio, Villanueva de la Cañada, Madrid.

Marcano Marcano, Elka María
Médico Especialista, Servicio de Cardiología, Centro Policlínico Valencia, Carabobo, Venezuela.

Molina Borao, Isabel
Facultativa Especialista de Área, Servicio Cardiología Pediátrica y Cardiopatías Congénitas del Adulto, Hospital Universitario Ramón y Cajal, Madrid.

Montañés Delmás, María Elena
Facultativa Especialista de Área, Unidad de Cardiología Pediátrica, Servicio de Pediatría, Hospital Universitario 12 de Octubre, Madrid.

Moriano Gutiérrez, Ana
Facultativa Especialista de Área, Unidad de Cardiología Infantil, Servicio de Pediatría, Hospital Lluís Alcanyis de Xàtiva y Hospital IMED, Xàtiva, València.

Moya Bonora, Amparo
Facultativa Especialista de Área, Servicio de Pediatría, Hospital Universitari i Politècnic La Fe, València.

Murillo Hernández, Marta
Facultativa Especialista de Área, Unidad de Cardiología Pediátrica, Servicio de Pediatría, Hospital Universitario 12 de Octubre, Madrid.

Ortega Molina, Marta
Médica Especialista, Servicio de Cardiología, Hospital Quironsalud San José, Madrid.

Plata Izquierdo, Beatriz
Facultativa Especialista de Área, Unidad de Cardiología Pediátrica, Servicio de Pediatría, Complejo Asistencial Universitario de Salamanca.
Profesora Asociada, Facultad de Medicina, Universidad de Salamanca.

Portolés Morales, María
Facultativa Especialista de Área, Servicio de Pediatría, Hospital Universitari i Politècnic La Fe, València.

Rivero Jiménez, Natalia
Facultativa Especialista de Área, Servicio de Cardiología Infantil y Cardiopatías Congénitas, Hospital Universitario Ramón y Cajal, Madrid.

Rodríguez Méndez, María
Unidad de Cardiología, Servicio de Pediatría, Complexo Hospitalario Universitario de Vigo, Pontevedra.

Rojo Sombrero, María Henar
Facultativa Especialista de Área, Servicio de Pediatría, Hospital Universitario Príncipe de Asturias, Alcalá de Henares, Madrid.
Profesora Asociada, Facultad de Medicina, Universidad de Alcalá, Alcalá de Henares, Madrid.

Ruiz González, Eladio
Facultativo Especialista de Área, Unidad de Cardiología Pediátrica, Servicio de Pediatría, Hospital Universitari i Politècnic La Fe, València.

Sánchez Pérez, Inmaculada
Facultativa Especialista de Área, Servicio de Cardiología Pediátrica, Hospital Universitario Ramón y Cajal, Madrid.

Savirón Cornudella, Ricardo
Jefe de Sección de la Unidad Materno-Fetal, Servicio de Ginecología y Obstetricia, Hospital Universitario Clínico San Carlos, Madrid.
Profesor Asociado, Facultad de Medicina, Universidad Complutense de Madrid. Instituto de Investigación Sanitaria San Carlos, Madrid.

Sorlí García, Moisés
Facultativo Especialista de Área, Servicio de Pediatría, Hospital Clínico Universitario Virgen de la Arrixaca, Murcia.

Profesor Asociado, Facultad de Medicina, Universidad de Murcia.

Sotillo Mallo, Laura
Facultativa Especialista de Área, Unidad de Ecografía y Medicina Fetal, Servicio de Obstetricia, Hospital Universitario La Paz, Madrid.
Colaboradora Docente, Facultad de Medicina, Universidad Autónoma de Madrid.

Sparano di Cola, Angelo
Jefe de Servicio de Cardiología, Hospital de Niños Dr. José Manuel de los Ríos, Caracas, Venezuela.

Tejero Hernández, M. Ángeles
Facultativa Especialista de Área, Unidad de Cardiología Pediátrica, Servicio de Pediatría, Hospital Universitario Reina Sofía, Córdoba.

Terol Espinosa de los Monteros, Covadonga
Facultativa Especialista de Área, Paediatric Cardiology, European Medicines Agency, Ámsterdam, Países Bajos.

Tobías González, Pablo
Facultativo Especialista de Área, Servicio de Obstetricia y Ginecología, Hospital Universitario del Henares, Coslada, Madrid.

Toledano Navarro, María
Facultativa Especialista de Área, Servicio de Cardiología Pediátrica y Cardiopatías Congénitas del Adulto, Hospital Universitario Ramón y Cajal, Madrid.

Toral Vázquez, Belén
Facultativa Especialista de Área, Instituto Pediátrico del Corazón, Servicio de Pediatría, Hospital Universitario 12 de Octubre, Madrid.

Usano Carrasco, Ana Isabel
Facultativa Especialista de Área, Servicio de Pediatría, Área de Cardiología Infantil, Hospital Universitario Puerta de Hierro Majadahonda, Madrid.

Villalaín González, Cecilia
Facultativa Especialista de Área, Unidad de Medicina Fetal, Servicio de Obstetricia y Ginecología, Hospital Universitario 12 de Octubre, Madrid.
Colaboradora Docente, Facultad de Medicina, Universidad Complutense de Madrid.

Villalobos-Gómez, Rosa Helena
Facultativa Especialista de Área, Unidad de Medicina Materno Fetal, Servicio de Ginecología y Obstetricia, Hospital Ángel Tampico, Tampico, Tamaulipas, México.
Colaboradora Docente, Unidad de Cardiología Fetal, Instituto Medicina Fetal México, Gualadajara, Jalisco, México.

Villares Alonso, Marta
Facultativa Especialista de Área, Unidad de Cardiología Pediátrica, Servicio de Pediatría, Hospital Universitario de Móstoles, Madrid.

Yagüe Martin, Marta
Facultativa Especialista de Área, Unidad de Cardiología Pediátrica, Servicio de Pediatría, Hospital Universitario Reina Sofía, Córdoba.
Colaboradora Docente, Facultad de Medicina, Universidad de Córdoba.

Zalba Altinier, Belén
Facultativa Especialista de Área, Servicio de Pediatría, Hospital Universitario General de Villalba, Madrid.

Prólogo

El importante desarrollo que la cardiología pediátrica ha experimentado en los últimos años y las necesidades asistenciales han conducido a que esta especialidad y la cirugía cardíaca pediátrica constituyan hoy día una unidad funcional cuyo cometido se combina en una labor conjunta.

La cardiología pediátrica es una especialidad que requiere un profundo conocimiento de la ciencia médica de la Pediatría y la Cardiología, por lo que, en la actualidad, la mayoría de los cardiólogos pediátricos proceden de la Pediatría. Esta dualidad de disciplinas siempre ha supuesto un gran esfuerzo de ubicación a los profesionales, y también una dificultad para acceder a libros y textos actualizados en español donde adquirir conocimientos. Por esa razón, es muy bienvenido este libro, que nace para proporcionar una guía integral y accesible a todos aquellos que se dedican a cuidar de la salud cardiovascular de nuestros niños, adolescentes y adultos. Este manual es el resultado de la colaboración y armonización en una obra conjunta de muchas manos. A todos aquellos que lo han hecho posible, es necesario ofrecer reconocimiento, sobre todo por su abierto entusiasmo.

Son varios en la actualidad los retos de la cardiología pediátrica: en el *diagnóstico prenatal,* mejorar la detección temprana de cardiopatías congénitas; en el *manejo de las cardiopatías congénitas complejas,* el desarrollo de técnicas quirúrgicas menos invasivas y el seguimiento a largo plazo de pacientes intervenidos en edad temprana; en los *avances tecnológicos,* la implementación de nuevos dispositivos adaptados a la población pediátrica, el desarrollo de válvulas de crecimiento adaptativo y la optimización de sistemas de asistencia ventricular para niños; en la *transición a la edad adulta,* el establecimiento de programas estructurados de transición, el manejo de secuelas a largo plazo y el seguimiento de cardiopatías congénitas del adulto; en los aspectos *farmacológicos,* nos encontramos con la falta de estudios específicos en población pediátrica, la necesidad de que se desarrollen formulaciones pediátricas y la optimización de dosificación según los grupos etarios; en cuanto a los *aspectos sociales y familiares,* la mejora en el soporte psicosocial, la educación y la capacitación familiar, así como la integración escolar y deportiva; en la *investigación*, las limitaciones éticas en ensayos clínicos pediátricos, la necesidad de registros multicéntricos y el desarrollo de biomarcadores específicos; finalmente, en cuanto a los *recursos sanitarios,* hay que afrontar la distribución desigual de centros especializados, la necesidad de formación específica continua y los costes asociados a tratamientos de alta complejidad.

A lo largo de nuestra formación y carrera, hemos tenido la fortuna de contar con mentores excepcionales que nos han guiado y enseñado el significado de la cardiología pediátrica. Su sabiduría, pasión y compromiso con la salud infantil han dejado una huella imborrable en nuestra práctica. Somos muchos los que estudiamos con gran ilusión y entusiasmo aquella primera y única edición de 1986 de *Cardiología Pediátrica,* de Pedro. A. Sánchez, obra elaborada por un gran número de especialistas de España e Hispanoamérica. A muchos nos sirvió para iniciarnos en esta disciplina. Espero que este nuevo *Cardiología Pediátrica* motive a los lectores a embarcarse en un viaje a través del fascinante mundo del corazón infantil.

José Miguel Sáez Palacios
Facultativo Especialista de Área
Servicio de Cardiología Pediátrica
Hospital Universitario y Politécnico La Fe
Valencia

Prefacio

La cardiología pediátrica ha experimentado avances significativos en las últimas décadas, impulsados por nuevas tecnologías de diagnóstico, mejoras en el tratamiento médico y quirúrgico, y la especialización en el cuidado de pacientes con cardiopatías congénitas y adquiridas.

Este libro nace con el objetivo de proporcionar una guía completa y actualizada sobre las patologías cardíacas pediátricas, que aborde tanto las condiciones más comunes como las más complejas.

La obra se estructura en varias secciones que en su conjunto abarcan todo el espectro de la cardiología pediátrica. El contenido ofrece un enfoque teórico-práctico para que el lector adquiera una formación sólida y aplicada ya que el diagnóstico, el tratamiento y la prevención de las complicaciones son cruciales. Se abordan, entre otros temas, las cardiopatías congénitas, desde sus fundamentos embriológicos hasta los tratamientos más innovadores. Además, se profundiza en patologías adquiridas como la hipertensión, las arritmias y el síncope, esenciales para el diagnóstico en la consulta pediátrica.

A lo largo de los capítulos, se examinan las innovaciones en los métodos diagnósticos y terapéuticos, y se abordan temas clave como la cardiología fetal, las necesidades nutricionales de los pacientes cardiópatas, la relación entre el ejercicio y las enfermedades cardiovasculares, y los protocolos para la transición a la vida adulta de los pacientes con cardiopatías.

En la elaboración de los contenidos han participado reconocidos expertos en el campo de la cardiología pediátrica, con una amplia trayectoria en investigación y experiencia clínica. Su compromiso es compartir su conocimiento y pasión por la ciencia, para formar a profesionales altamente capacitados que puedan enfrentar los desafíos de la cardiología pediátrica con rigor científico y humanidad.

En resumen, *Cardiología Pediátrica* se presenta como una oportunidad única concebida como una herramienta integral para aquellos que desean especializarse en cardiología pediátrica, así como para pediatras generales que necesitan actualizar sus conocimientos en esta especialidad.

El propósito de este libro es proporcionar un recurso accesible y riguroso que permita a los profesionales mejorar su capacidad para enfrentar los desafíos de la cardiología pediátrica, asegurando un tratamiento más preciso y efectivo para sus pacientes.

Además, los contenidos de este libro han servido como base teórica del *Experto en Cardiología Pediátrica,* un curso *online* que emplea metodologías didácticas para que los alumnos adquieran una formación sólida y actualizada en esta área tan importante de la pediatría.

Finalmente, los directores de la obra queremos expresar nuestro más sincero agradecimiento:

A Editorial Médica Panamericana, por su compromiso continuo con la excelencia académica y su apoyo incondicional a la difusión del conocimiento científico. La calidad y el rigor editorial que han brindado a esta obra son evidentes y nos enorgullece ser parte de una publicación que ha sido concebida bajo los más altos estándares de excelencia.

A la Fundación Vithas, por su invaluable respaldo y compromiso con la educación médica y la mejora de la atención sanitaria. Su apoyo a proyectos educativos y de investigación ha sido fundamental para el avance de la medicina y, en este caso particular, para el desarrollo de un curso que contribuirá significativamente a la formación de expertos en cardiología pediátrica.

A todos los autores y coordinadores de cada módulo, por su excelente trabajo y por compartir su conocimiento y sabiduría con la comunidad científica.

Los directores

Índice

Introducción a la cardiología pediátrica. Aproximación diagnóstica

I

Epidemiología y terminología en cardiología infantil

1

A. Usano Carrasco y C. Blanco Rodríguez

OBJETIVOS

- Conocer la incidencia y los factores de riesgo de las cardiopatías congénitas.
- Aprender la terminología utilizada en cardiología infantil.

EPIDEMIOLOGÍA

La evaluación epidemiológica de las enfermedades cardíacas infantiles es el estudio de la distribución y de los determinantes de estas enfermedades en la población infantil. Además, comprende la aplicación de estos estudios para el control y detección de estas enfermedades.

Por lo general, el cardiólogo infantil valora pacientes desde la etapa fetal hasta los 16-18 años. Las enfermedades cardiológicas fetales se evalúan de manera conjunta con los ecografistas del área obstétrica, y los adolescentes con cardiopatías, en unidades de transición de cardiopatías congénitas (CC) del adulto constituidas por cardiólogos infantiles y cardiólogos de adultos especializados en estas.

> ! La mayoría de las enfermedades cardíacas que se manifiestan durante la infancia son congénitas (CC), muchas tienen alteraciones genéticas conocidas y algunas son hereditarias.

Una enfermedad se define como congénita si está presente en el momento del nacimiento (o en el feto); puede deberse a una alteración del material genético o no, y puede haber sido trasmitida por los progenitores o no. Se considera que una enfermedad es genética cuando se desarrolla debido a cambios o alteraciones en el material genético del individuo enfermo. No todas las enfermedades genéticas son congénitas y/o hereditarias. Se define una enfermedad como hereditaria si se transmite de padres a hijos a través del material genético. El hecho de ser hereditaria no implica que se manifieste en el momento del nacimiento, es decir, puede o no ser congénita. Por otro lado, aunque las enfermedades hereditarias se producen por alteraciones genéticas, eso no implica que, si uno de los progenitores padece o es portador de la enfermedad, la vaya a trasmitir a toda su descendencia, ya que dependerá de los patrones de trasmisión hereditaria de esa enfermedad en concreto.

Las malformaciones cardíacas son las malformaciones congénitas más frecuentes y más graves. Se estima una incidencia de 3-8/1.000 recién nacidos, y son seis veces más frecuentes que las cromosomopatías y cuatro veces más habituales que los defectos del tubo neural. Por otro lado, su prevalencia se ve influenciada por la edad de la población a estudio, siendo del 8 ‰ antes del primer año de vida y del 12 ‰ antes de los 16 años. En los últimos años, se ha objetivado una disminución de la mortalidad en la etapa infantil, a consecuencia de la mejora de técnicas diagnósticas y terapéuticas, lo que ha provocado un aumento de la supervivencia y prevalencia de CC en adolescentes y adultos.

Las CC provocan 30-50 % de muertes en la edad infantil. El 50 % pueden ser letales o requerir cirugía cardíaca compleja y son el grupo de anomalías congénitas que más contribuye a la morbimortalidad infantil en el primer año de vida, no solo por afectar a un órgano vital como es el corazón, ni por la morbimortalidad secundaria a las complejas cirugías que requieren (muchas de ellas con circulación extracorpórea), sino por la afectación que la propia CC produce en el neurodesarrollo de los pacientes que la padecen, atribuible a la disminución de la perfusión y oxigenación cerebral.

> El diagnóstico prenatal de las CC tiene una gran importancia porque se puede realizar un diagnóstico precoz y establecer un pronóstico (muy diferente en cada tipo de CC), ofrecer la posibilidad de interrupción legal del embarazo, realizar un seguimiento evolutivo, realizar tratamiento intraútero (arritmias, estenosis aórtica crítica) y planificar el parto en el centro hospitalario más indicado para optimizar el tratamiento neonatal.

> De todas las malformaciones graves que puede presentar un feto las más frecuentes son las cardíacas. La valoración exhaustiva del corazón fetal es muy importante.

FACTORES DE RIESGO

La etiopatogenia de las CC no es bien conocida, y es probable que no sea común a todos los tipos de cardiopatía. Se cree que el desarrollo del corazón es el resultado de la expresión e interacción de varios genes modulada por factores ambientales y maternos. En consecuencia, la mayor parte de las CC (80-90 %) tendría un origen poligénico multifactorial. Solo en un 15 % de los casos se puede establecer una causa bien definida:

- Anomalías cromosómicas.
- Síndromes polimarformativos genéticos.
- Factores maternos, fármacos, infecciones o factores medioambientales.

Las alteraciones cromosómicas aparecen en el 8-13 % de los neonatos que presentan CC; este porcentaje es más elevado cuanto más grave es la CC y/o si el diagnóstico se realiza en época fetal (40 %). Estos porcentajes también varían con el tipo de CC, ya que un feto/niño con canal auriculoventricular (AV) tiene más de un 50 % de posibilidades de tener una trisomía 21, y un paciente con transposición de grandes arterias tiene casi un 0 % de posibilidades de presentar alteraciones cromosómicas. Por otro lado, la incidencia global de CC en niños con aneuploidía es del 30 %, si bien en función del tipo puede ser de más de un 90 %, como, por ejemplo, la trisomía 18).

> ! Se debe realizar estudio cromosómico fetal si se diagnostica prenatalmente una CC a excepción de la transposición de grandes arterias y comunicaciones interventriculares (CIV) musculares menores de 3 mm. No solo se debe solicitar cariotipo para detectar las alteraciones cromosómicas más frecuentes que son las aneuploidía (T21, T18, T13, 45X), sino que se debe ampliar el estudio del material cromosómico con *microarray*, técnicas de MLPA o FISH dirigidas específicamente a detectar deleciones en 22q11.2 (esta deleción corresponde al síndrome de DiGeorge y es la segunda anomalía cromosómica en frecuencia asociada a CC después de la trisomía 21) o deleciones en 7q11.23 (síndrome de Williams).

Hay que tener en cuenta que con esta valoración genética «inicial» no se diagnosticarán las alteraciones monogénicas que se asocian a algunas CC como, por ejemplo, rasopatías, síndrome de Holt-Oram, síndrome de Alagille, etc.; para su diagnóstico se deben emplear técnicas de detección de mutaciones en genes concretos.

También existe un aumento de la incidencia de CC en síndromes malformativos. Las malformaciones extracardíacas están presentes en el 25 % de los pacientes con CC. En la etapa prenatal este porcentaje es mayor, y en algunos defectos el porcentaje alcanza el 75 % ya que una parte significativa de los fetos con CC y malformaciones extracardíacas mueren intraútero o al nacimiento (asociación VACTERL, atresia de esófago y fístula traqueoesofágica). Por este motivo, ante la identificación de una malformación fetal en otro órgano o sistema se debe realizar un estudio ecocardiográfico detallado.

Existen enfermedades maternas que pueden estar relacionadas con el desarrollo de CC fetal, como por ejemplo la diabetes *mellitus* tipo 1, la fenilcetonuria o las enfermedades autoinmunitarias con elevadas concentraciones de anticuerpos anti-Ro y anti-La que pueden ocasionar bloqueos cardíacos fetales. En cuanto a las infecciones en la etapa fetal, la más relacionada con CC es la rubéola, aunque también hay descritos casos de asociación a infección por toxoplasma, varicela o por citomegalovirus, entre otros. Determinados fármacos también alteran el desarrollo normal del corazón; los más conocidos son el litio, ácido retinoico, vitamina A, fenitoína y warfarina. Drogas como tabaco, alcohol, marihuana o cocaína también pueden tener relación con el desarrollo de cardiopatías. La ingesta durante el embarazo de fármacos antiinflamatorios no esteroideos o de altas dosis de sustancias ricas en polifenoles y flavonoides (té, chocolate, cítricos, frutos rojos, etc.) puede provocar el cierre intrauterino del conducto arterioso y desarrollar cuadros más o menos graves de insuficiencia cardíaca fetal.

Cuando la causa de la malformación se debe a una alteración monogénica conocida o a una anomalía cromosómica hay que tener en cuenta el tipo de herencia (dominante, recesiva), además de la penetración y del grado de expresividad, ya que muchas alteraciones genéticas son esporádicas. Cuando no se conoce el tipo de herencia, el riesgo se establece empíricamente con base en el modelo aditivo multifactorial, con un porcentaje del 2-4 % para los hermanos de un hijo afectado, valor que se triplica cuando los afectados son dos hijos. El riesgo es mayor cuando estos son los progenitores que cuando hay un hermano afectado, y la mayoría de los autores admiten que el riesgo de transmisión es superior cuando la afectada es la madre. El riesgo de recurrencia varía según la cardiopatía: el hallazgo de una cardiopatía leve no excluye una más grave en las recurrencias y, por el contrario, la existencia de una cardiopatía grave no implica necesariamente otra cardiopatía grave en caso de recurrencia.

Aunque todavía no es mucho lo que se puede conseguir respecto a la prevención primaria, pueden tomarse una serie de medidas, como el buen control de la glucemia materna o evitar la exposición a teratógenos durante el embarazo. Las medidas de prevención secundaria, mediante el consejo genético (selección embrionaria) y el diagnóstico prenatal, son importantes en las parejas con factores de riesgo conocidos.

Pese a todos los factores de riesgo conocidos de padecer una CC y comentados con anterioridad (cromosomopatías, familiar de primer grado afectado, sobre todo si es la madre, otras malformaciones extracardíacas, etc.), la gran mayoría de las CC acontecen en pacientes sin ningún factor de riesgo identificable, por lo que en la actualidad se realiza el cribado universal de estas alrededor de la semana 20. Este estudio consiste en la valoración del corazón fetal, al menos, con los cinco planos de Yagel: valoración del *situs* abdominal, cuatro cámaras, salida de la aorta, salida pulmonar y corte de tres vasos tráquea. Cuando se detecta algún factor de riesgo o en el cribado de la semana 20 se sospecha una CC, se debe solicitar una ecocardiografía fetal específica exhaustiva. No se debe olvidar el carácter evolutivo de las cardiopatías, y aunque la mayoría están presentes al finalizar la génesis cardíaca, algunas pueden desarrollarse en el tercer trimestre de la gestación y otras pueden evolucionar en gravedad durante esta.

Los niños diagnosticados de algunos síndromes concretos tienen riesgo de padecer una cardiopatía, por lo que se debe realizar un estudio cardíaco exhaustivo y evolutivo. Como se ha mencionado con anterioridad, muchas cromosomopatías presentan CC asociada y esta suele ser grave. Destacan por su incidencia: trisomía 21 (síndrome de Down), monosomía X (síndrome de Turner), trisomía 18 (síndrome de Edwars), trisomía 13 (síndrome de Patau), microdeleción 22q11 (síndrome de DiGeorge) y microdeleción 7q11.23 (síndrome de Williams). Otros síndromes con alteraciones genéticas conocidas o aún no identificadas que suelen asociar cardiopatías son: rasopatías (síndrome de Noonan, la más frecuente), colagenopatías (síndrome de Marfan, síndrome de Loeys-Dietz, síndrome de Ehlers-Danlos), esclerosis tuberosa, asociación VACTERL, síndrome de Goldenhar, síndrome de Holt-Oram. También existen enfermedades neuromusculares que se asocian a patología cardíaca (estructural y/o arritmogénica) como el síndrome de Duchenne, síndrome de Becker o el síndrome de Steinert. En ocasiones, el diagnóstico del síndrome permite diagnosticar la cardiopatía, y otras veces el diagnóstico de una cardiopatía concreta permite sospechar el síndrome, como por ejemplo la estenosis supravalvular aórtica como sospecha de síndrome de Williams.

El cardiólogo infantil debe valorar a los niños que tienen riesgo de padecer una cardiopatía por sus antecedentes familiares, y se deben estudiar los niños con un familiar de primer grado diagnosticado de miocardiopatía, canalopatía o aortopatía. Además, se debe realizar un estudio exhaustivo de las familias con antecedentes de muerte súbita inexplicada, sobre todo en menores de 35 años.

Es probable que en un futuro, una vez que se hayan identificado los genes causantes de las CC, sea posible desarrollar test diagnósticos para reconocer familias de riesgo y desarrollar la terapia génica adecuada.

 Ante el diagnóstico de una cardiopatía fetal, se debe valorar con mucho cuidado la coexistencia con otra malformación en otros sistemas y sospechar una cromosomopatía asociada.

TERMINOLOGÍA EN CARDIOLOGÍA INFANTIL

En cardiología infantil existe un lenguaje propio, al igual que en el resto de las especialidades médicas. Los principales objetivos de este lenguaje son poder definir con la mayor exactitud la situación clínica del paciente y concretar el tipo de cardiopatía para conocer el abordaje terapéutico más indicado y la evolución previsible de esta. En el caso de las CC, su descripción es muy compleja porque las propias patologías lo son y, con frecuencia, es difícil concretar un diagnóstico general en cada caso concreto.

Existen diferentes formas de clasificar las CC: según su pronóstico, según el tipo de intervención (quirúrgica o no) que precisan para establecer la fisiología normal, si es posible la corrección biventricular, si se precisa implantar material protésico o no, si la cirugía puede realizarse en un solo tiempo o no, etc.

 Las clasificaciones más utilizadas son la clasificación fisiopatológica, más clínica, y otra clasificación más anatómica que diferencia segmentos del corazón y su relación entre ellos, la clasificación segmentaria.

Tabla 1-1. Clasificación fisiopatológica de las cardiopatías congénitas

Clasificación	Ejemplos
Cianógenas	• Tetralogía de Fallot • Trasposición de grandes arterias • Atresia tricuspídea • Atresia pulmonar • *Truncus* • Drenaje venoso pulmonar anómalo total obstructivo
Acianógenas con cortocircuito izquierda-derecha	• Comunicación interauricular • Comunicación interventricular • Canal auriculoventricular simple
Acianógenas obstructivas	• Estenosis pulmonar • Estenosis aórtica • Coartación de aorta • Síndrome de ventrículo izquierdo hipoplásico (cianosis leve)

Clasificación fisiopatológica

Mediante esta clasificación se dividen las cardiopatías en cianóticas y acianóticas (**Tabla 1-1**).

Cardiopatías cianóticas

Las cardiopatías cianóticas tienen como característica común la presencia de un cortocircuito de derecha a izquierda cardíaco con la consiguiente hipoxemia, manifestada clínicamente por cianosis marcada de piel y mucosas. Estas cardiopatías con cortocircuito derecha-izquierda se pueden, a su vez, dividir en dos grandes grupos en función de si tienen flujo pulmonar disminuido o no. Un ejemplo de CC cianótica con flujo pulmonar disminuido es la atresia pulmonar con o sin CIV, y otro de CC cianótica con flujo pulmonar normal es la transposición de grandes vasos.

Cardiopatías acianóticas

Las cardiopatías acianóticas son más frecuentes que las cianógenas y, por lo general, se manifiestan con clínica de insuficiencia cardíaca. El grupo más numeroso de las cardiopatías que no producen cianosis son las que presentan un cortocircuito de izquierda a derecha, como por ejemplo el canal AV o la CIV; otras cardiopatías acianógenas son las CC con obstrucción en el lado izquierdo del corazón como la coartación de aorta, las que presentan obstrucción en el lado derecho como la estenosis pulmonar, las anomalías coronarias, las insuficiencias valvulares o las miocardiopatías.

Clasificación segmentaria

Para adoptar una nomenclatura común y poder clasificar todas las cardiopatías, en 1972 se propuso una clasificación segmentaria, que tiene en cuenta cinco segmentos cardíacos, tres principales (aurículas, ventrículos y grandes arterias) y dos de conexión (canal AV e infundíbulo).

Segmento auricular (situs auricular o situs visceroauricular)

Se identifica una aurícula como derecha o izquierda según sea la morfología de su orejuela (la derecha tiene una base de implantación ancha y en su interior tiene los músculos pectíneos, y la orejuela izquierda tiene una base de implantación más estrecha y forma de gancho).

- **Situs solitus**: por lo general, la aurícula morfológicamente derecha recibe la desembocadura de las venas cavas y está relacionada con el hígado (tríada hepato-cava-atrial). Si esta tríada se ubica a la derecha de la columna vertebral, se define así un *situs solitus* visceroauricular. Además, en el *situs solitus* la vena cava inferior se sitúa a la derecha y anterior de la columna, y la aorta abdominal, a la izquierda y posterior de la columna.
- **Situs inversus**: cuando la tríada está a la izquierda se define como *situs inversus*, que por lo general, suele ser total, con el corazón lateralizado a la derecha y dextroápex, habitualmente sin cardiopatía estructural, con pulmón morfológicamente derecho (trilobulado) situado a la izquierda de la columna y el izquierdo (bilobulado) a la derecha, el hígado en hipocondrio izquierdo, y estómago y bazo situados a la derecha.
- **Situs isomérico**: se define si se objetiva que las dos aurículas son iguales; puede tratarse de *situs* isomérico derecho o izquierdo. Los *situs* isoméricos o isomerismos son anomalías morfológicas con importantes alteraciones en la disposición de los órganos abdominales, denominadas heterotaxias, y con mucha frecuencia van acompañadas de malformaciones cardíacas complejas.

Segmento ventricular

La morfología de cada ventrículo es diferente y los identifica. Siempre se debe analizar la morfología y la localización de cada ventrículo. Como norma general, el ventrículo vendrá definido por su válvula aurículoventricular. Se denominará un ventrículo como derecho (VD) si su válvula AV es la tricúspide, la cual se reconocerá como tricúspide si presenta una inserción a la altura del tabique interventricular más hacia ápex que la otra válvula AV, que se denominará mitral. El VD es más trabeculado que el izquierdo, es triangular, suele presentar una banda moderadora y la tricúspide tiene cuerdas tendinosas insertadas en el septo interventricular. El ventrículo izquierdo (VI) es más cilíndrico, de paredes lisas, y las cuerdas tendinosas de la mitral no se insertan en el tabique. Por lo general, el VD está situado anterior y a la derecha del VI porque el tubo cardíaco primitivo se dispone a modo de U y suele realizar un giro hacia la derecha *(D-loop)* para conseguir una configuración normal del corazón.

- **Conexión AV**: puede ser biventricular o univentricular. La conexión biventricular puede ser:
  - Concordante: la aurícula morfológicamente derecha conecta con el ventrículo morfológicamente derecho, y lo mismo ocurre en el lado izquierdo.
  - Discordante: la aurícula derecha conecta con el VI y la aurícula izquierda con el VD.
  - Ambigua: el *situs* auricular es isomérico.

Cuando las conexiones AV son univentriculares puede no existir conexión entre la aurícula y el ventrículo de un lado. Esto puede suceder por atresia (falta de apertura) de la válvula AV, por doble entrada (conexión) en un ventrículo, si un ventrículo conecta con más del 50 % de la superficie de ambas válvulas AV, o bien si una de las valvas cabalga más del 50 % hacia el lado que no le corresponde.

Segmento arterial

Las grandes arterias se originan embriológicamente de un tronco común que de manera normal se divide de forma equitativa de forma espiral con rotación a hacia la derecha, de tal manera que la aorta se sitúa posterior e izquierda, y la pulmonar, anterior y derecha. Si esta rotación conotruncal no se lleva a cabo, aparecerán discordancias ventriculoarteriales (transposición de grandes arterias). Si la división del troncocono no es equitativa, se producirán cabalgamientos y estenosis en los grandes vasos.

Conexión ventriculoarterial: esta conexión puede ser:

- **Concordante:** la aorta conecta con el VI y la arteria pulmonar con el VD.
- **Discordante:** la aorta conecta con el VD y la arteria pulmonar con el VI.
- **Doble salida de un ventrículo:** de un mismo ventrículo surge más del 50 % de ambas válvulas semilunares, es decir, una de ellas cabalga más del 50 % hacia el ventrículo que «no le corresponde».
- **Única salida:** se identifica solo un vaso conectado con las cavidades ventriculares (*truncus*).

Por lo general, al describir una ecocardiografía se sigue un esquema, primero, de descripción morfológica y, con posterioridad, se estudia la funcionalidad:

- Tipo de *situs*.
- Descripción de la posición cardíaca en el tórax (levocardia, dextrocardia, mesocardia).
- Determinación de la orientación del ápex cardíaco (levoápex, dextroápex, mesoápex).
- Concordancia o discordancia AV y ventriculoarterial.
- Normalidad o anormalidad de los drenajes venosos pulmonares y sistémicos.
- Integridad o no del tabique interauricular.
- Normalidad o anormalidad de las válvulas AV, en cuanto a su inserción, forma y función.
- Integridad o no del tabique interventricular.
- Existencia de obstrucción en tractos de salida ventriculares.

- Análisis de la válvula aórtica, de su función y de la aorta ascendente.
- Análisis de las arterias coronarias y de su trayecto inicial.
- Análisis de la válvula pulmonar, del tronco de la arteria pulmonar y de las ramas pulmonares.
- Existencia de conducto arterioso permeable o no.
- Estudio del cayado aórtico y zona del istmo con valoración de signos de coartación.

Una vez se ha realizado la descripción segmentaria de la cardiopatía, se suelen realizar las mediciones de las cavidades cardíacas, estudiar la función sistólica y diastólica, valorar la presencia de derrame pericárdico y la existencia o no de hipertensión pulmonar.

 Habitualmente, en las CC graves con manifestaciones en período neonatal se especifica si la cardiopatía es conducto-dependiente, es decir, si el flujo pulmonar o el flujo sistémico dependen de que se mantenga abierto el conducto arterioso o bien si debe mantenerse abierto para contribuir a la mezcla sanguínea.

Al definir las cardiopatías también se utilizan términos como hipoplasia (cuando alguna estructura es más pequeña que lo que le corresponde), displasia (cuando la estructura

no presenta una morfología normal) o atresia para referirse a las válvulas AV o semilunares que son pequeñas y además están imperforadas. Además, en las insuficiencias y en las estenosis valvulares se añadirá el adjetivo de leve, moderada o grave según los criterios que se consideren en cada lesión y estructura en cuanto a la repercusión clínica y funcional.

Por último, hay que considerar que cada cardiopatía concreta tiene una descripción y un análisis propios de la repercusión clínica o del manejo terapéutico de esta. Varios ejemplos de esta circunstancia serían que el grado de estenosis que se considera grave para la válvula aórtica no es el mismo que para la pulmonar, o la presencia de conexión AV común equilibrada en el canal AV (ambos ventrículos de tamaño similar) o desequilibrada (uno de los ventrículos es hipoplásico). No todos los canales AV son iguales, al igual que no todas las estenosis valvulares lo son, y se debe analizar cada cardiopatía de forma individualizada.

 A la hora de describir una CC se debe analizar segmentariamente el corazón, y valorar cada una de sus conexiones. Además, hay que indicar si el flujo pulmonar o el flujo sistémico son conducto-dependientes. A la hora de establecer el pronóstico se debe especificar si la cardiopatía podrá tener una corrección biventricular o no.

PUNTOS CLAVE

- Ante un niño con cardiopatía, en la mayoría de los casos, no se podrá identificar su etiología.
- Se debe conocer el caso de los niños que, por su síndrome genético o por sus antecedentes familiares, están en riesgo de padecer una cardiopatía, y realizar una valoración cardiológica en ellos.

- La descripción y evaluación sistemática de la morfología y la funcionalidad cardíaca es fundamental a la hora de realizar un buen diagnóstico.
- Las cardiopatías se clasifican en grandes grupos, pero cada paciente presenta sus características anatómicas y funcionales concretas que se deben analizar.

BIBLIOGRAFÍA

Brotons CA, coord. Cardiología Pediátrica y Cardiopatías Congénitas del Niño y del Adolescente: Volumen 1 y 2. Madrid: CTO Editorial; 2015.

Donofrio MT, Moon-Grady AJ, Hornberge LK, Cople JA, Sklansky MS, Abuhamad A, et al. Diagnosis and treatment of fetal cardiac disease: a scientific statement from the American Heart Association. Circulation.2014;129(21):2183-242.

Galindo Izquierdo A, Martínez Crespon JM, dirs. Cardiología Fetal. Madrid: Marbán; 2014.

Sanapo L, Moon-Grady AJ, Donofrio MT. Perinatal and Delivery Management of Infants with Congenital Heart Disease. Clin Perinatol. 2016;43(81):55-71. Review.

Embriología y anatomía cardíacas

2

R. Álvarez Ramos e I. García Ormazábal

OBJETIVOS

- Conocer las diferentes etapas en la formación del tubo cardíaco, el proceso de formación de las cámaras cardíacas y las estructuras vasculares del corazón.
- Estudiar la anatomía del corazón adulto.

EMBRIOLOGÍA CARDÍACA

Tras la fecundación del óvulo por el espermatozoide, se inicia un proceso de segmentación que genera dos tipos de masas celulares: una masa celular interna (embrioblasto), que dará lugar a los tejidos del embrión, y una masa celular externa (trofoblasto), que formará los tejidos placentarios.

Durante la implantación, el embrioblasto sufre una serie de modificaciones que van a transformar sus células, primero, en un disco bilaminar, y después, trilaminar (**Fig. 2-1**).

Hasta la tercera semana, el embrión satisface sus necesidades nutricionales por difusión de nutrientes, pero es a partir de esta semana, cuando ya no es capaz de recibir suficientes nutrientes mediante difusión y empieza a desarrollarse el sistema cardiovascular que utiliza el corazón como bomba impulsora principal.

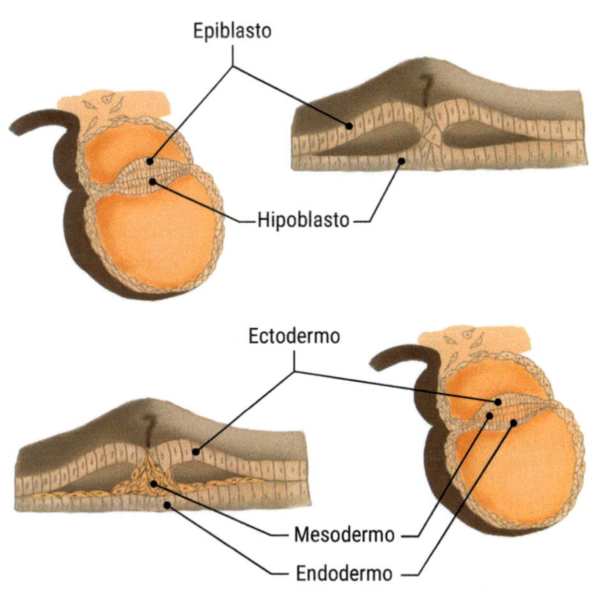

La morfogénesis cardíaca ocurre, pues, entre la tercera y la sexta semana del desarrollo intrauterino en la que este desarrollo cardíaco se divide en dos partes:

- Formación del corazón propiamente dicha
- Formación de los vasos cardíacos

Formación del corazón

Formación del tubo cardiaco

- **Etapa de pre-asa:** la formación del corazón se inicia a partir de las células cardíacas progenitoras situadas en el epiblasto que migran a través de la línea primitiva con una disposición en forma de herradura rostralmente a la membrana bucofaríngea y a los pliegues neurales.

  Estas células forman la placa cardiogénica o campo cardiogénico primario, y dan lugar a las aurículas, ventrículo izquierdo y parte del ventrículo derecho; el resto del ventrículo derecho, el cono cardíaco y el tronco arterial derivan del campo cardiogénico secundario que se localiza lateralmente a la placa neural y cerca del campo cardiogénico primario (**Fig. 2-2**).

  Además de la región cardiogénica, aparecen otros islotes sanguíneos a ambos lados y se disponen de manera paralela a la línea media formando las aortas dorsales. Conforme el embrión crece, las aortas dorsales acaban fusionándose con el tubo cardíaco (**Fig. 2-2**).

  Las células del campo cardiogénico primario se agrupan en forma de unos cordones macizos y simétricos a ambos lados de la línea primitiva llamados tubos endocárdicos derecho e izquierdo. Cada uno de estos tubos tiene un tracto de salida que es una aorta dorsal y un tracto de entrada que es una vena viteloumbilical.

Figura 2-1. Corte transversal del embrión.

9

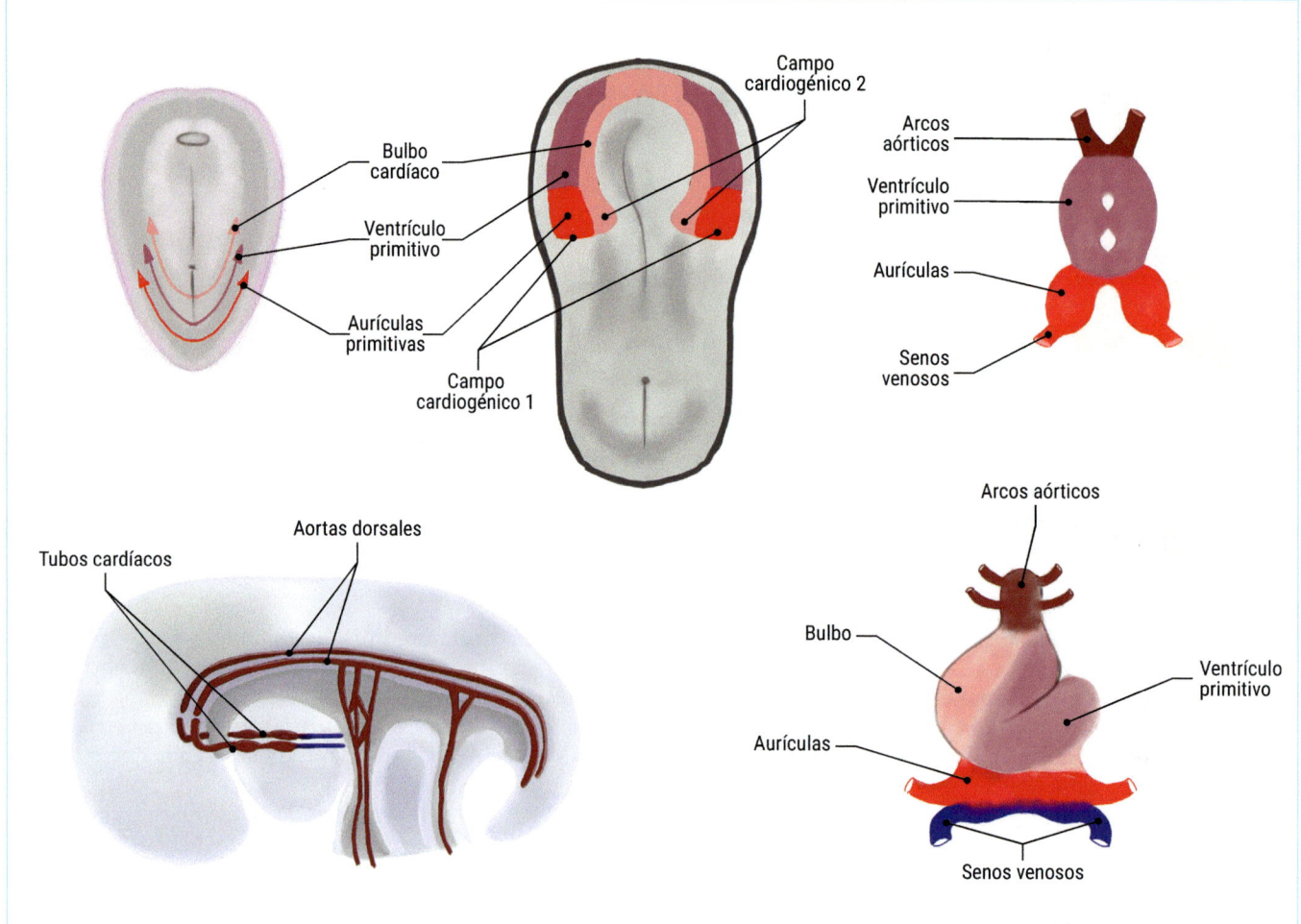

Figura 2-2. Localización de los campos cardiogénicos, y su posterior diferenciación y relación de las aortas dorsales con los tubos cardíacos.

Como consecuencia del crecimiento del cerebro y el plegamiento craneal y lateral del embrión, los tubos cardíacos se van acercando y se fusionan en dirección caudocraneal hasta formar un único tubo que bombea sangre desde la vena umbilical a la aorta dorsal.

En este momento, el tubo cardíaco recién formado se divide en las siguientes regiones:

– Porción auriculosinusal con el seno venoso y las aurículas primitivas.
– Surco auriculoventricular: que divide la aurícula y el ventrículo primitivo.
– Porción bulboventricular o segmento arterial, con dos segmentos: bulbo arterial y ventrículo primitivo.

• **Etapa de asa**: el tubo cardíaco continúa alargándose y a los 23 días comienza a flexionarse de tal forma que la porción auricular se pliega en dirección dorsal, craneal y hacia la izquierda, y la porción bulboventricular lo hace en dirección ventral, caudal y hacia la derecha. Adopta así una forma de «S» (asa cardíaca) (**Fig. 2-3**). En esta etapa ya se diferencia con claridad un componente atrial caudalmente y un componente bulboventricular cranealmente formado por el bulbo cardíaco y el ventrículo primitivo. Este es el primer signo de asimetría en el embrión y su alteración dará lugar a situaciones de dextrocardia (**Tabla 2-1**).

• **Etapa de post-asa**: durante los días 23 a 28 continúan produciéndose cambios que van a condicionar que las cavidades auriculares y ventriculares queden en su posición definitiva, y comienzan a desarrollarse los tabiques que separarán las cámaras cardíacas y las válvulas (**Fig. 2-3**).

Formación de los tabiques cardíacos

El corazón es una bomba muscular que impulsa la sangre por todo el cuerpo. Para ello necesita dos aurículas y dos ventrículos separados entre sí por tabiques que eviten la mezcla de sangre oxigenada y desoxigenada.

Los principales tabiques del corazón se desarrollan entre los días 27 y 37 del desarrollo embrionario.

• **Tabicamiento de la aurícula común**: el tabicamiento de la aurícula común se inicia aproximadamente el día 28 con la formación del *septum primum*, que se origina en la pared dorsocefálica de la aurícula común y que continúa con las almohadillas dorsal y ventral del canal atrioventricular. El *septum primum* deja un orificio llamado *foramen primum* que va disminuyendo de tamaño a medida que dicho tabique crece.

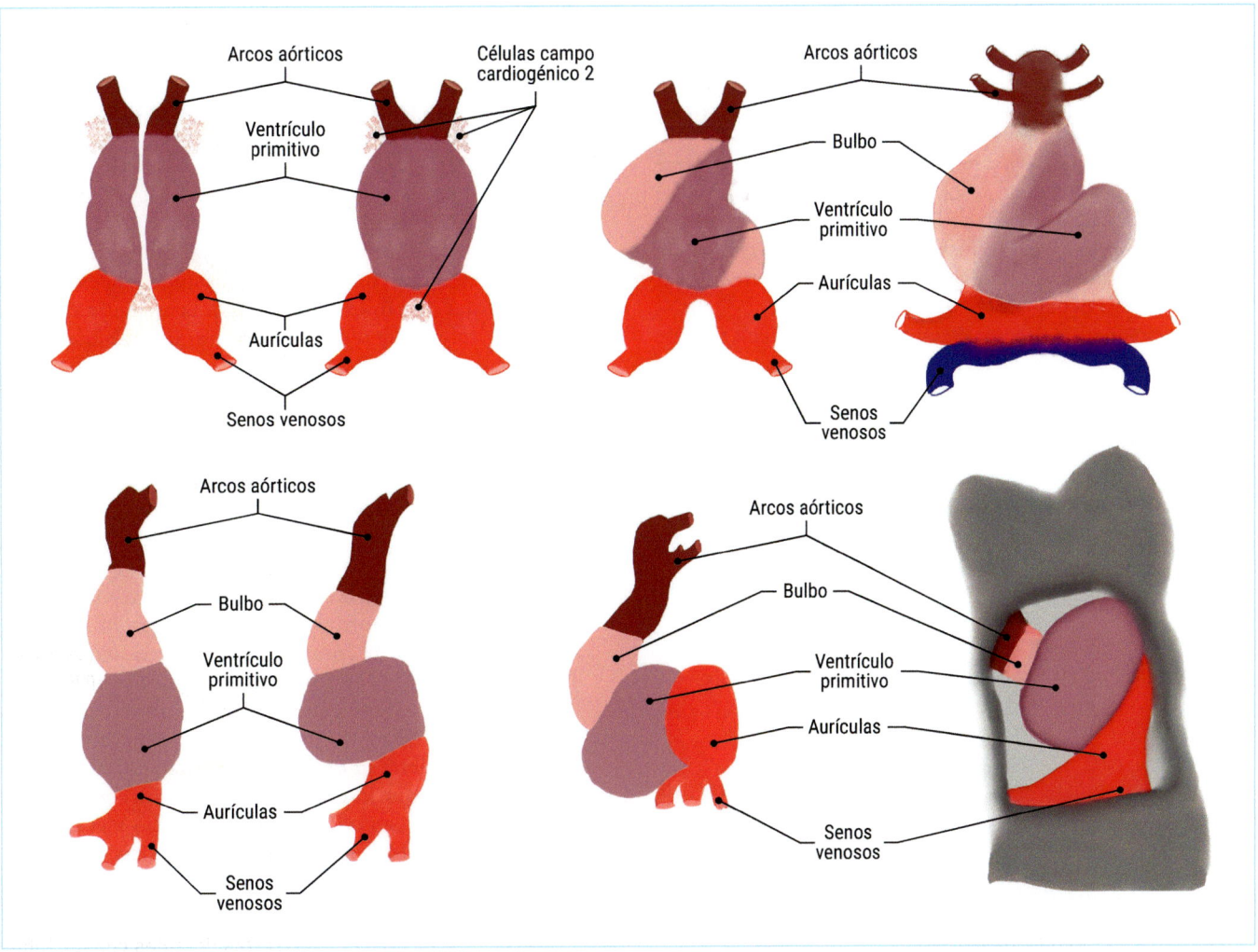

Figura 2-3. Plegamiento del tubo cardíaco.

Tabla 2-1. Correlación de alteración en el proceso embrionario y algunas anomalías congénitas cardíacas		
Momento embriológico	**Alteración**	**Anomalía resultante**
Etapa de asa	Plegamiento anómalo (ventral y hacia la izquierda en lugar de hacia la derecha)	Dextrocardia
Tabicamiento auricular	Reabsorción excesiva de *septum primum/secundum*	Comunicaciones interauriculares
Tabicamiento auriculoventricular	Ausencia de desarrollo de las almohadillas	Canal auriculoventricular completo
	Crecimiento excesivo	Estenosis/atresias valvulares
Tabicamiento ventricular	Alteraciones en la fusión del septo interventricular	Comunicaciones interventriculares
	Alteración en el desplazamiento del canal auriculoventricular	Ventrículo izquierdo o ventrículo derecho de doble entrada
Tabicamiento conotruncal	División desigual del cono	Tetralogía de Fallot
	Rebordes descienden en línea recta	Transposición de las grandes arterias
	No se completa el tabicamiento	*Truncus*
Formación válvulas semilunares	Fusión	Atresias valvulares
Desarrollo arcos aórticos	Ausencia de segmentos	Interrupción del arco aórtico/rama pulmonar izquierda nace de aorta, del ductus o de rama pulmonar derecha
	Variaciones en persistencia o involución de segmentos	Arco aórtico derecho, arteria subclavia aberrante
	Persistencia de segmentos	Ductus doble arco aórtico

Poco antes de que el *foramen primum* se cierre por completo aparecen varias zonas de muerte celular que dejan pequeñas perforaciones que al unirse forman el *ostium secundum,* que permitirá el paso de sangre de derecha a izquierda cuando el *foramen primum* se cierre.

Con posterioridad, a la derecha del *septum primum* aparece un segundo tabique, el *septum secundum*. Este tabique se forma en la parte craneal de la aurícula derecha, cerca del *septum primum,* y no se fusiona por completo, sino que forma los límites de una abertura llamada foramen oval situado justo debajo del *foramen secundum* (**Fig. 2-4**).

La alteración en el proceso de tabicamiento auricular puede dar lugar a *comunicaciones anómalas entre ambas aurículas* (v. **Tabla 2-1**).

- **Tabicamiento auriculoventricular:** en la etapa de post-asa (día 28) aparecen en el interior del canal atrioventricular dos masas de tejido mesenquimatoso llamadas almohadillas o cojines endocárdicos. Estas almohadillas continúan con el *septum primum* interauricular y contri-

buyen al cierre del *ostium primum* y con el tabique interventricular primitivo dividiendo así el canal atrioventricular en dos orificios.

Lateralmente, las almohadillas endocárdicas desarrollan unas protuberancias llamadas tubérculos derecho e izquierdo, de los que se originan la valva septal de la tricúspide y la valva aórtica de la mitral. Durante el desarrollo, el tubérculo derecho queda a un nivel más bajo que el izquierdo, lo que explica el diferente nivel de inserción de la válvula mitral y tricúspide y la existencia de una zona de tabique que separa la aurícula derecha del ventrículo izquierdo y que se denomina tabique atrioventricular (**Fig. 2-5**).

La alteración en el desarrollo de estas estructuras puede condicionar la ausencia de desarrollo de las almohadillas y sería responsable del defecto canal atrioventricular completo, o bien un crecimiento excesivo causar estenosis de alguna de las valvas, e incluso su cierre completo con resultado de una atresia valvular (mitral o tricúspide) (v. **Tabla 2-1**).

- **Tabicamiento ventricular**: durante la etapa post-asa temprana, los primordios ventriculares están comunicados entre sí por el foramen bulboventricular, que se localiza entre el borde libre del tabique interventricular y las almohadillas endocárdicas. Con el desarrollo, el crecimiento de tejido procedente de las almohadillas endocárdicas cierra el defecto y forma la porción membranosa del tabique interventricular. En esta etapa se produce también el crecimiento del miocardio y la producción de divertículos y trabéculas. Una de estas trabéculas, más prominente, es el origen del tabique interventricular muscular (**Fig. 2-6**). La alteración en este proceso puede dar lugar a comunicaciones anormales entre ambos ventrículos (v. **Tabla 2-1**).

- **Tabicamiento conotruncal**: las porciones de salida de los ventrículos se desarrollan a partir del cono, mientras que el tronco arterial contribuye a unir el cono con el saco aórtico. Al conjunto del cono y el tronco arterioso se le denomina bulbo arterial del corazón. Inicialmente, este bulbo arterial tiene una única luz y, por aparición de las crestas troncales y conales, se divide en dos (**Fig. 2-7**).

Estas crestas siguen un trayecto en espiral hasta fusionarse, de tal forma que el ventrículo derecho queda comunicado con el cono anterolateral, con la porción izquierda del tronco y con el VI arco aórtico (futuras arterias pulmonares derecha e izquierda), mientras que el ventrículo izquierdo se comunica con el cono posteromedial, la porción derecha del tronco y los II y IV arcos aórticos (futura aorta) (**Fig. 2-8**).

Después, este complejo sufre un giro horario de aproximadamente 180° que será el responsable de la relación normal entrecruzada entre aorta y tronco pulmonar. Si se produce alguna alteración en ese proceso, pueden ocurrir diversos tipos de cardiopatías (v. **Tabla 2-1**).

En las fases finales de la división del tronco aparecen unos pequeños tubérculos que formarán las válvulas aórtica y pulmonar. Si las válvulas semilunares se fusionan a una distancia variable, aparecerán atresias valvulares según la región afectada (**Fig. 2-9** y v. **Tabla 2-1**).

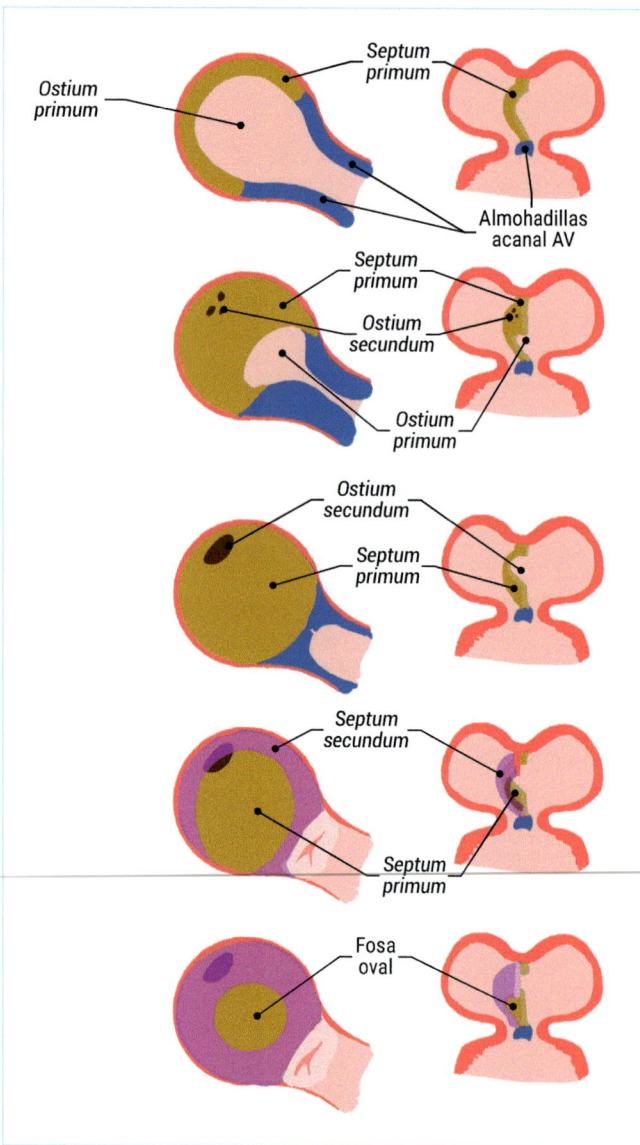

Figura 2-4. Tabicamiento de la aurícula común.

Figura 2-5. Tabicamiento auriculoventricular.

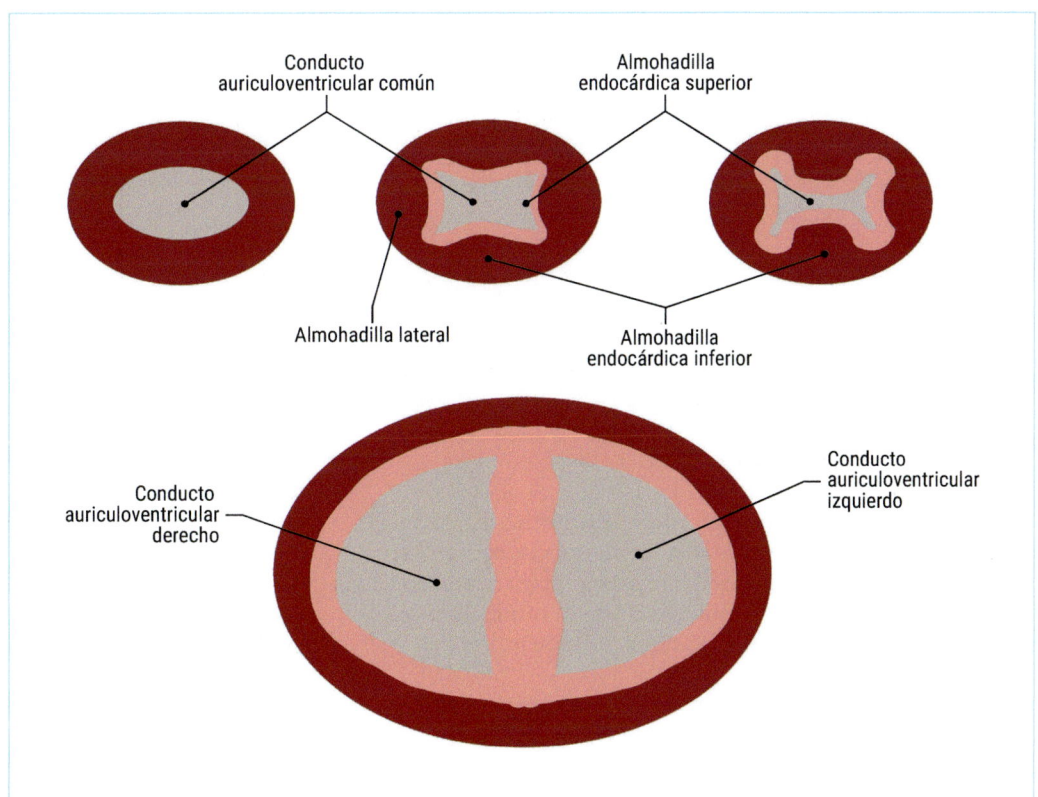

Formación de los vasos cardíacos

Sistema arterial

Los arcos aórticos se originan en la parte más distal del tronco arterial (saco aórtico), y aparecen y desaparecen de forma secuencial (**Fig. 2-10**).

Los arcos aórticos son los siguientes:

- **Par I** (arco mandibular): arteria maxilar y parte de las arterias carótidas externas.
- **Par II**: arterias hioideas y estapedias.
- **Par III**: arterias carótidas comunes y porción proximal de las arterias carótidas internas.

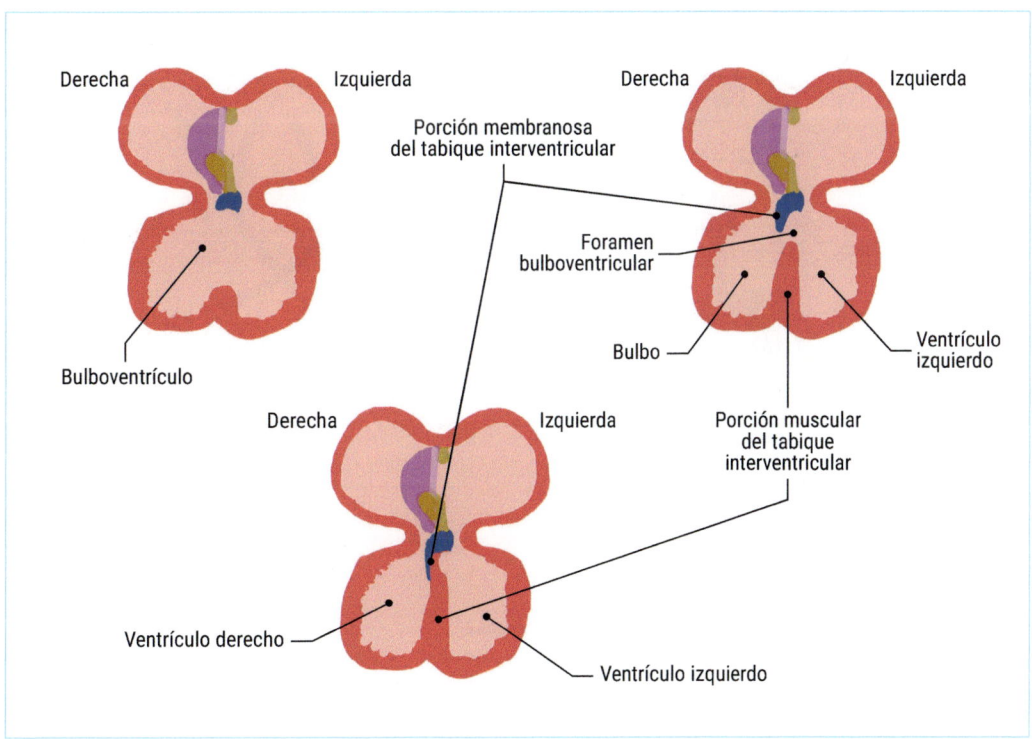

Figura 2-6. Tabicamiento ventricular.

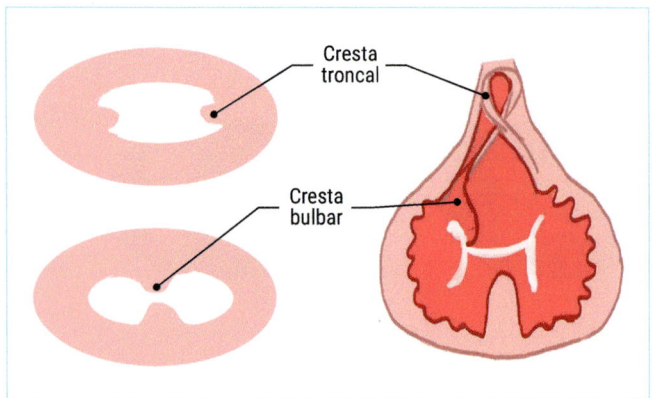

Figura 2-7. Tabicamiento conotruncal. Crestas conales y troncales.

- **IV par**: el izquierdo da lugar al cayado aórtico y el derecho al segmento proximal de la arteria subclavia derecha.
- **VI par**: la porción proximal del izquierdo origina la arteria pulmonar izquierda y la porción distal el conducto arterioso, y el derecho origina la arteria pulmonar derecha.

La alteración en el desarrollo de los arcos aórticos puede producir diversas malformaciones congénitas (v. **Tabla 2-1**).

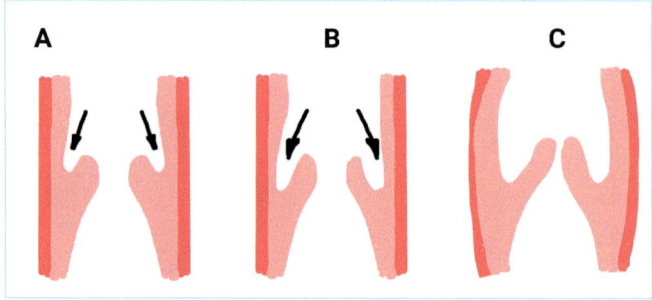

Figura 2-9. Formación de las válvulas semilunares.

Sistema venoso

- **Seno venoso**: en la cuarta semana, el corazón recibe sangre de dos astas venosas, derecha e izquierda. Cada asta recibe sangre de tres venas importantes:

  - **Vena vitelina u onfalomesentérica**: recoge sangre del saco vitelino.
  - **Vena umbilical**: transporta sangre oxigenada desde las vellosidades coriónicas.
  - **Venas cardinales**: devuelven sangre pobre en oxígeno del cuerpo del embrión.

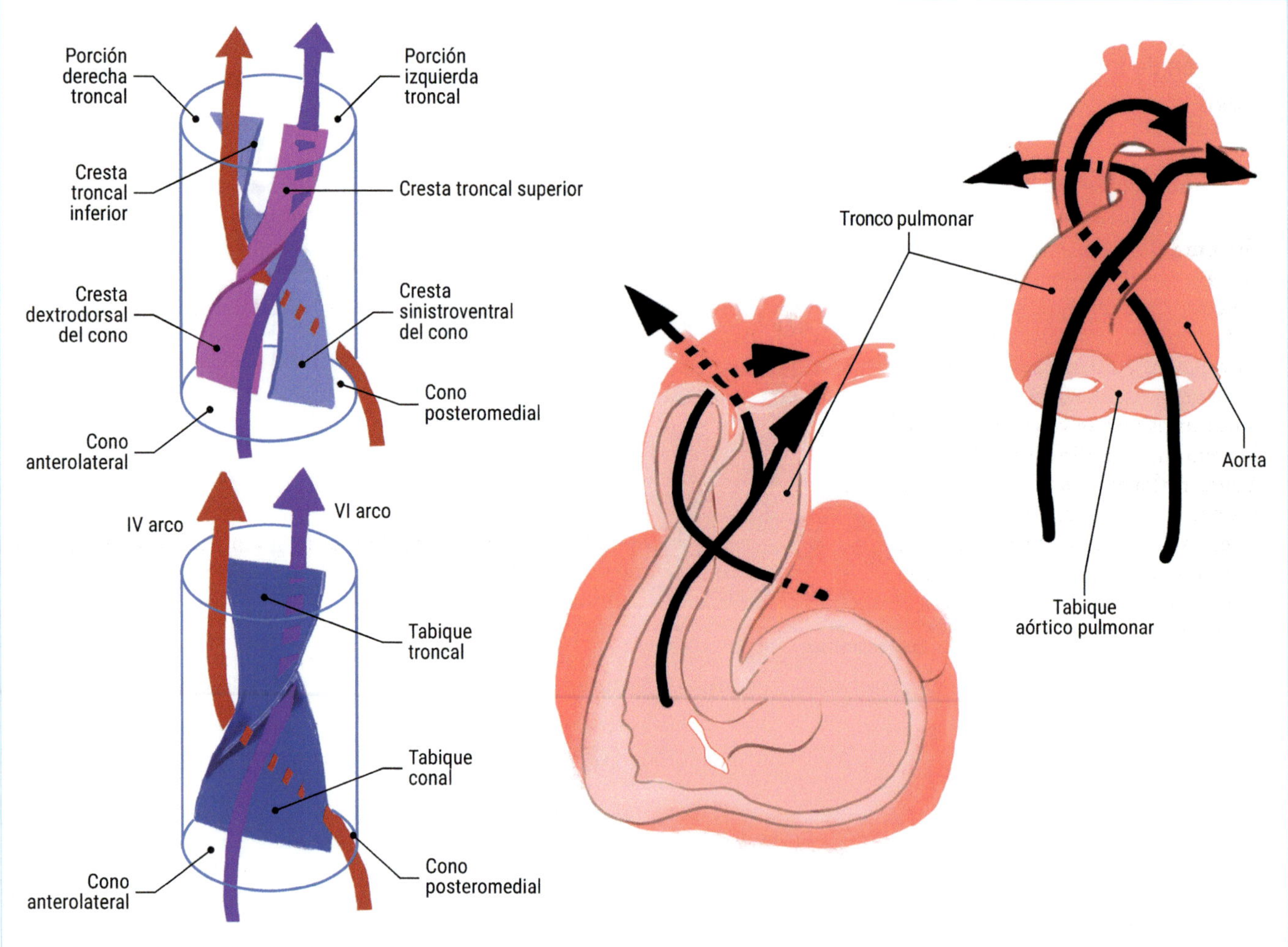

Figura 2-8. Tabicamiento conotruncal.

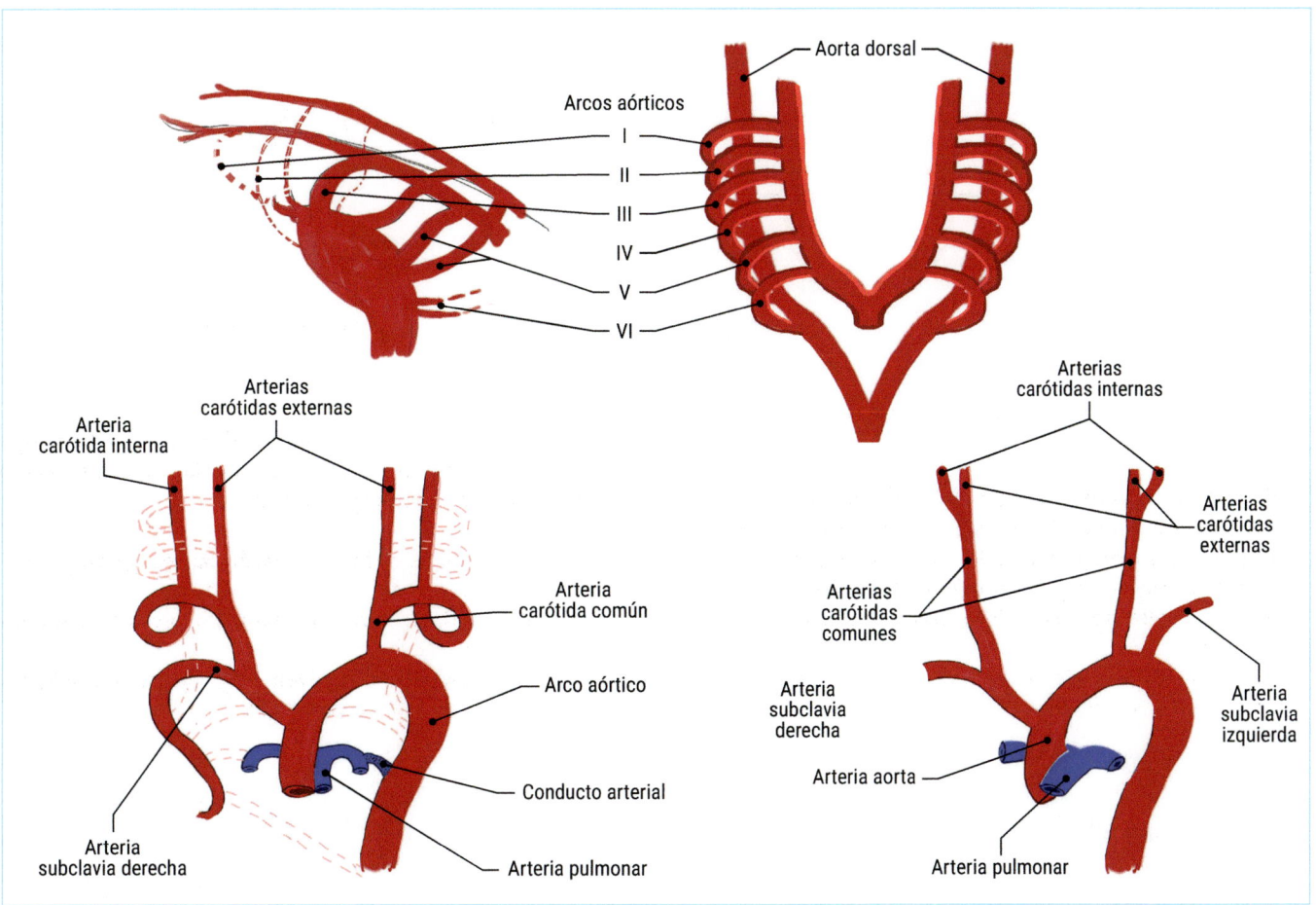

Figura 2-10. Desarrollo de los arcos aórticos.

- **Sistema de cavas** (Fig. 2-11): la formación del sistema de cavas se establece por la aparición de anastomosis entre derecha e izquierda de tal forma que la vena cava superior se forma por la unión de la vena cardinal derecha y la vena cardinal anterior, y la vena cava inferior se forma a partir de la vena vitelina derecha, la vena subcardinal derecha, la anastomosis entre venas subcardinales y supracardinales, y la vena supracradinal derecha.
- **Venas pulmonares** (Fig. 2-12): en cuanto a las venas pulmonares, se desarrollan en la etapa post-asa a partir de unas evaginaciones de la pared dorsal de la aurícula izquierda que se encuentran dentro de la mesenquimatosa dorsal y que crece con el *septum primum*. El crecimiento de esta protuberancia irá colocando a la vena pulmonar en desarrollo en la aurícula izquierda.

ANATOMÍA CARDÍACA

Al final, el corazón queda situado en el mediastino medio en relación inferior con el diafragma, con posterioridad al esófago, la tráquea y la aorta descendente, y anterioridad con los restos tímicos y el esternón y en lateral con los hilos pulmonares, el espacio plural y los nervios frénicos.

El corazón se encuentra dentro de un saco seroso llamado pericardio que tiene dos componentes: el pericardio parie-tal más fibroso y el pericardio visceral que rodea al corazón. Ambos están separados por una cavidad virtual denominada espacio pericárdico y cuya función es evitar la fricción durante el latido cardíaco.

Cámaras y válvulas cardíacas

Cámaras y válvulas cardíacas del lado derecho

A la aurícula derecha llega la sangre procedente del cuerpo a través de las venas cavas superior e inferior y del seno coronario. Esta sangre desoxigenada pasa al ventrículo derecho a través de la válvula tricúspide y de aquí es eyectada a la circulación pulmonar con paso a través de la válvula pulmonar.

- **Aurícula derecha:** el aspecto externo de la aurícula derecha es muy característico ya que el apéndice auricular u orejuela es amplio, con forma triangular. Internamente, la aurícula derecha está formada por dos partes:

  – Porción lisa: en la que desembocan la vena cava inferior, que presenta un repliegue membranoso llamado válvula de Eustaquio que en ocasiones es más redundante de lo normal y se conoce como red de Chiari; la vena cava superior; el seno coronario que presenta también una

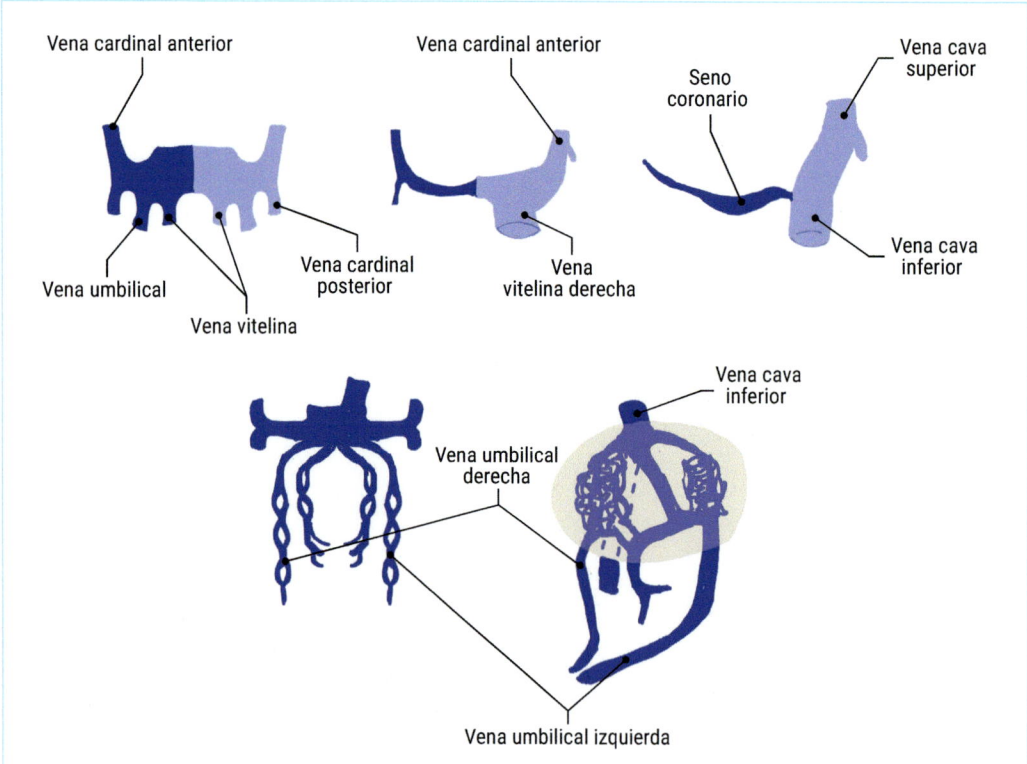

Figura 2-11. Desarrollo del sistema de venas cavas.

válvula conocida como válvula de Tebesio, y las venas cardíacas mínimas o venas de Tebesio.
– Porción trabeculada: con gran número de músculos pectíneos.

Ambas partes están separadas por una cresta muscular llamada cresta terminal.

En su superficie septal se encuentra el septo interauricular, que tiene una porción central más delgada y fibrosa llamada fosa oval, delimitada por un relieve que forma una cresta alrededor de la fosa oval llamada limbo de la fosa oval.

Por debajo y por delante del septo interauricular se encuentra el triángulo de Koch, delimitado por el *ostium* del seno coronario en las partes inferior y posterior, el velo septal de la tricúspide en la parte anterior y el tendón de Todaro en la parte superior. En dicho triángulo se encuentra el nodo auriculoventricular.

- **Válvula tricúspide**: es una estructura fibrosa que comunica la aurícula derecha con el ventrículo derecho y permite el paso unidireccional de sangre de aurícula a ventrículo. Consta de tres valvas (anterior, posterior y septal) y un aparato subvalvular con músculos papilares (anterior, posterior y septal) y cuerdas tendinosas (unen las valvas con los músculos papilares).
- **Ventrículo derecho**: tiene forma de pirámide triangular y en él se diferencian claramente el tracto de entrada y el tracto de salida, que están separados por una banda muscular llamada cresta supraventricular, que continúa con la pared libre del ventrículo derecho.
  En la zona del tabique interventricular surge la trabécula septomarginal, una banda que se inserta en el músculo papilar anterior y que se bifurca en dos ramas, una de los cuales es la conocida como banda moderadora. En el interior del ventrículo derecho se encuentran también los músculos papilares (anterior, posterior y septal).
- **Válvula pulmonar:** es una estructura fibrosa que comunica el ventrículo derecho con la arteria pulmonar y permite el paso unidireccional de sangre del ventrículo derecho hacia los pulmones. Consta de tres velos simétricos, un anillo fibroso al que se unen las cúspides de los velos de la vál-

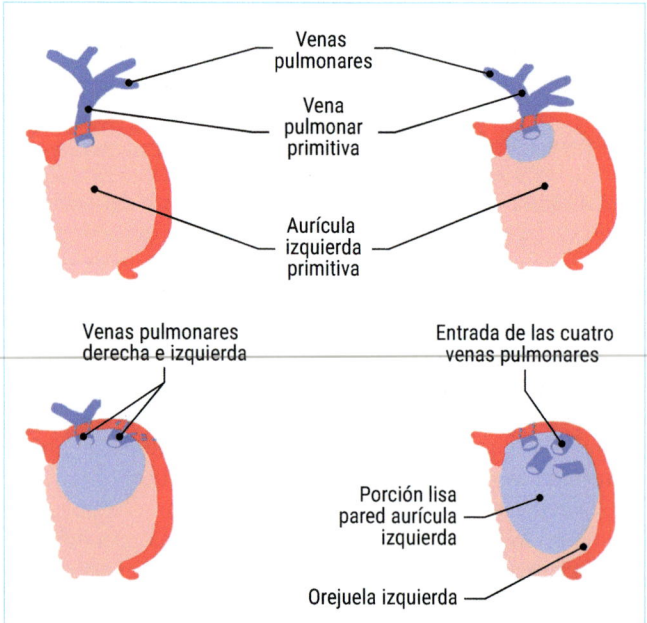

Figura 2-12. Desarrollo de las venas pulmonares.

vula y los nódulos de Arantius o de Morgagni, situados en el borde libre de las cúspides y cuya función es mejorar el cierre de los velos.

Cámaras y válvulas cardíacas del lado izquierdo

La aurícula izquierda (en la que desembocan las venas pulmonares) se comunica con el ventrículo izquierdo a través de la válvula mitral, y del ventrículo izquierdo la sangre se distribuye al resto del cuerpo a través de la arteria aorta.

- **Aurícula izquierda:** su superficie es lisa salvo la zona de la orejuela izquierda que tiene gran cantidad de músculos pectíneos.
  En su cara dorsal desembocan las cuatro venas pulmonares (dos izquierdas y dos derechas) existiendo una zona que separa las venas superiores de las inferiores y que se llama carina.
  En el ámbito del tabique interauricular se observa una depresión que corresponde a la zona de la fosa oval en la aurícula derecha y que se denomina fosita preseptal.
  La orejuela izquierda es una zona muscular con morfología alargada y estrecha, y frecuente asiento de trombos. Puede tener un solo lóbulo o, con más frecuencia, ser multilobulada. Está separada de las venas pulmonares por el ligamento de Marshall.
- **Válvula mitral:** es una estructura fibrosa que comunica la aurícula izquierda con el ventrículo izquierdo y permite el paso unidireccional de sangre de aurícula a ventrículo. Su forma es en silla de montar y su inserción es más basal que la válvula tricúspide. Consta de dos velos asimétricos (anterior y posterior), cada uno de los cuales se divide en tres segmentos (de uno a tres, de más lateral a más septal) y delimitan dos comisuras (anterior [unión de los segmentos A1 y P1] y posterior [unión de los segmentos A3 y P3]) y el aparato subvalvular con dos músculos papilares (posteromedial y anterolateral) y cuerdas tendinosas dirigidas hacia ambos velos mitrales.
  Además, el orificio auriculoventricular se encuentra adherido al esqueleto fibroso del corazón y a los velos izquierdo y no coronariano de la válvula aórtica (continuidad mitroaórtica).
- **Ventrículo izquierdo:** el ventrículo izquierdo es mucho más musculoso que el derecho debido a las altas presiones con las que debe trabajar. El septo interventricular es cóncavo hacia el ventrículo izquierdo y se divide en dos porciones: el septo membranoso, más basal, y el septo muscular, más apical. El ventrículo izquierdo presenta dos músculos papilares: anterior, que proporciona cuerdas tendinosas a la porción anterior de las cúspides anterior y posterior de la válvula mitral, y posterior, que aporta cuerdas tendinosas a la porción posterior de las cúspides anterior y posterior de la válvula mitral.

- **Válvula aórtica:** es una estructura fibrosa que comunica el ventrículo izquierdo con la arteria aorta y permite el paso unidireccional de sangre del ventrículo izquierdo hacia el resto del organismo. Consta de tres velos simétricos (coronariano derecho, izquierdo y no coronariano), el anillo fibroso al que se unen las cúspides de los velos de la válvula y los nódulos de las válvulas semilunares.

Sistema arterial y venoso del corazón

La vascularización arterial del corazón corre a cargo de las arterias coronarias:

Arteria coronaria izquierda

Nace del seno coronario izquierdo y se divide en dos ramas:

- **Arteria descendente anterior:** recorre el surco interventricular anterior y da varias ramas: rama del cono arterial, arterias diagonales y arterias septales que se hunden en el septo para irrigar los segmentos proximales del sistema de conducción y el septo.
- **Arteria circunfleja:** recorre el surco auriculoventricular izquierdo irrigando la aurícula izquierda y la pared lateral del ventrículo izquierdo. Da ramas oblicuas marginales para la pared libre del ventrículo izquierdo. En el caso de presentar dominancia izquierda, la arteria circunfleja dará la arteria interventricular posterior que recorre el surco interventricular posterior. Esta rama se originará en la arteria coronaria derecha en caso de dominancia derecha.

Arteria coronaria derecha

Nace del seno coronario derecho y se dirige hacia el surco auriculoventricular derecho hasta llegar a la cruz del corazón. Da varias ramas: arteria conal, ramas auriculares, ramas agudas marginales, arteria interventricular posterior (en caso de dominancia derecha) y ramos posterolaterales.

En cuanto al **sistema venoso**, existen tres sistemas de drenaje venoso:

- **Seno coronario:** se localiza en el surco coronario y recibe sangre de las venas cardíacas mayor, media, menor y posterior del ventrículo izquierdo, así como de la vena oblicua de la aurícula izquierda.
- **Sistema venoso anterior:** drena venas del ventrículo derecho.
- **Venas de Tebesio:** vasos de fino calibre.

PUNTOS CLAVE

- Hasta la tercera semana, el embrión satisface sus necesidades nutricionales por difusión de nutrientes, pero es a partir de esta semana, cuando ya no es capaz de recibir suficientes nutrientes mediante difusión y empieza a desarrollarse el sistema cardiovascular utilizando el corazón como bomba impulsora principal.

(Continúa)

PUNTOS CLAVE (*Cont.*)

- La formación del corazón se inicia a partir de las células cardíacas progenitoras, que formará los campos cardiogénicos primario y secundario.
- Existen tres etapas en la formación del tubo cardiaco (pre-asa, asa y post-asa) que concluirán con el posicionamiento y el plegamiento del corazón, mientras que con la formación de los tabiques cardíacos se logrará la separación de cavidades izquierdas (circulación sistémica) y derechas (circulación pulmonar). La formación del sistema arterial surge a partir de los arcos aórticos.
- Existen cuatro cámaras cardíacas: dos cavidades derechas (aurícula derecha y ventrículo derecho separados por la válvula tricúspide) y dos cavidades izquierdas (aurícula izquierda y ventrículo izquierdo separados por la válvula mitral) que se continúan con la arteria pulmonar y la arteria aorta, respectivamente, y que se llevarán sangre al circuito pulmonar y al sistémico.
- La irrigación del corazón se lleva a cabo por las arterias coronarias (arteria coronaria derecha y arteria coronaria izquierda, que se divide en descendente anterior y circunfleja) mientras que el drenaje venoso corre a cargo de tres grandes colectores: seno coronario, sistema venoso anterior y venas de Tebesio.

BIBLIOGRAFÍA

Allen HD, Driscoll DJ, Shaddy RE, Feltes TF, eds. Moss and Adams 'Heart Disease in Infants, Children and Adolescents, including the Fetus and Young Adult. 7ª ed. Philadelphia, PA: Lippincott Williams & Wilkins, 2008.

Anderson RH, Webb S, Brown NA, Lamers W, Moorman A. Development of the heart. Heart. 2003;89(8):949-58.

Gómez-Gómez M, Danglot-Banck C, Santamaría-Díaz H, Riera-Kinkel C. Desarrollo embriológico y evolución anatomofisiológica del corazón (Primera Parte). Rev Mex Pediatra. 2012;79(2):92-101.

Sadler TW. Langman. Embriologia Medica, 13e. 13ª ed. Baltimore: Wolters Kluwer Health; 2015

Soler-Botija C, Cervera RP, Oishi I, Raya RM, Dubova I, Rodríguez-Esteban C, et al. El conocimiento del desarrollo embrionario del corazón como una herramienta para la terapia celular cardíaca. An Pediatr. 2006;64(Supl 2):15-22.

Fisiología cardíaca y circulación fetal

3

M. Portolés Morales

OBJETIVOS

- Comprender la fisiología del corazón. Analizar el ciclo cardíaco con sus fases y comprender la circulación
- Explorar el concepto del gasto cardíaco e investigar los mecanismos de control que lo regulan
- Entender la circulación fetal y comprender las adaptaciones circulatorias específicas que permiten el intercambio de nutrientes y oxígeno en el feto a través de la circulación placentaria
- Examinar los cambios en la circulación posnatal, destacando los cambios críticos que ocurren tras el nacimiento y la adaptación a la respiración pulmonar.

FISIOLOGÍA CARDÍACA

La fisiología cardíaca es la ciencia que estudia la función y funcionamiento del corazón. Se encarga de comprender los procesos y mecanismos que regulan su actividad, incluida una serie de aspectos fundamentales, como:

- **Anatomía del corazón**. Conocer la estructura y las diferentes partes del mismo (v. **Capítulo 2**).
- **Ciclo cardíaco.** Estudiar el ciclo continuo de llenado y vaciado del corazón, con la implicacion del sistema de conducción y las fases de contracción (sístole) y relajación (diástole) de las cavidades cardíacas.
- **Control de la frecuencia cardíaca (FC)**. Estudiar la implicación del sistema nervioso autónomo y las hormonas en su funcionamiento.
- **Contracción cardíaca**. Comprender los mecanismos que permiten que las células del músculo cardíaco se contraigan de manera coordinada para bombear la sangre de manera efectiva.
- **Presión arterial**. Estudiar el binomio corazón-vasos sanguíneos, y su trabajo conjunto para mantener una presión arterial adecuada.
- **Transporte de sangre y oxígeno.**
- **Regulación de la circulación**. Comprender cómo se ajusta la circulación sanguínea a las necesidades del cuerpo, por ejemplo, durante el ejercicio o en situaciones de estrés.

En resumen, la fisiología cardíaca se encarga de comprender el funcionamiento del corazón a modo de bomba para mantener la circulación, suministrar oxígeno y nutrientes a los tejidos y eliminar productos de desecho del organismo.

Funcionamiento del corazón

Para explicar el complejo funcionamiento del corazón hay que comprender el ciclo cardíaco, la circulación y el gasto cardíaco como resultado de la perfecta interacción entre corazón y vasos sanguíneos.

El ciclo cardíaco

El ciclo cardíaco es el conjunto de fenómenos que se producen desde el comienzo de un latido hasta el comienzo del siguiente. Cada ciclo se inicia de forma espontánea tras la aparición de un potencial de acción en el nodo sinusal.

El nodo sinusal está localizado en la pared superolateral de la aurícula derecha (AD), cerca del orificio de la vena cava superior, y el potencial de acción que genera viaja con rapidez por ambas aurículas y después a través del haz auriculoventricular hacia los ventrículos. Debido a la especial disposición del sistema de conducción cardíaco, cuando el impulso pasa desde las aurículas hacia los ventrículos, sufre un retraso en el nodo auriculoventricular, lo que permite que las aurículas se contraigan en un primer lugar y bombeen sangre hacia los ventrículos antes de que comience la contracción ventricular. Por tanto, las aurículas actuarían como bombas de cebado para los ventrículos, y los ventrículos se encargarían de mover la sangre a través del sistema vascular del organismo (**Fig. 3-1**).

 Las aurículas actúan como bombas de cebado para los ventrículos.

La contracción del músculo cardíaco se refiere a la sístole y la relajación a la diástole. Cada una de las cuatro cámaras tiene su propia sístole y diástole, si bien, si no se especifica la cavidad, por lo general se refiere a la sístole o diástole ventricular.

19

Figura 3-1. Ciclo cardíaco.

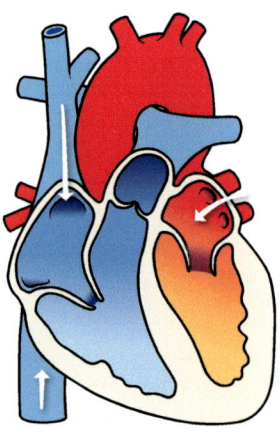
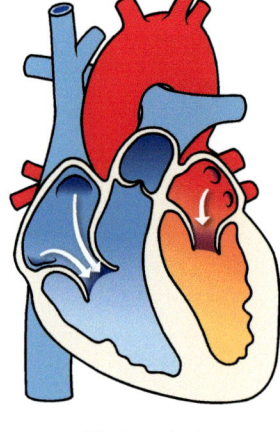
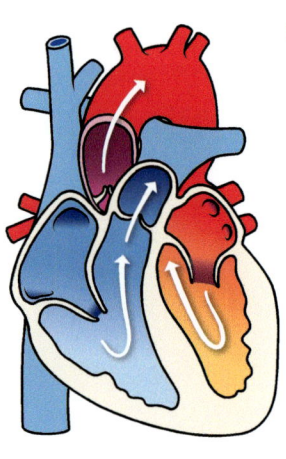

Diástole auricular **Sístole auricular** **Sístole ventricular**
Diástole ventricular

La sístole auricular es la contracción de las aurículas y su función es contribuir al llenado ventricular. Tras la sístole auricular sucede la ventricular, que impulsa la sangre fuera del corazón, hacia los pulmones (ventrículo derecho [VD]) y el resto del cuerpo (ventrículo izquierdo [VI]).

Por lo tanto, la secuencia correcta en el ciclo cardíaco es la sístole auricular, seguida por la sístole ventricular. Esta coordinación entre la contracción auricular y ventricular es esencial para el bombeo eficiente de la sangre a través del sistema circulatorio, para asegurar que los órganos y tejidos reciban el suministro de oxígeno y nutrientes que necesitan para funcionar de manera adecuada.

La circulación

El flujo de sangre en el corazón ocurre a través de un ciclo complejo y coordinado (**Fig. 3-2**). La sangre desoxigenada llega a la AD desde el cuerpo a través de las venas cavas (vena cava superior y vena cava inferior). La sístole auricular derecha impulsa la sangre hacia el VD y, con posterioridad, con la sístole ventricular derecha se bombea la sangre a los pulmones a través de las arterias pulmonares. Los pulmones oxigenan la sangre y esta retorna al corazón a través de las venas pulmonares a la aurícula izquierda (AI). La sístole auricular izquierda empuja la sangre hacia el VI, y con la sístole ventricular izquierda la sangre oxigenada es bombeada a todo el cuerpo a través de la aorta. Cavidades derechas y cavidades izquierdas actúan como un sistema en serie, es decir, en primer lugar, la sangre llega a las cavidades derechas y pasa a los pulmones a oxigenarse, después vuelve a las cavidades izquierdas desde donde se distribuye al resto del organismo para acabar retornando a cavidades derechas.

El sistema de válvulas cardíacas (tricúspide, mitral, pulmonar y aórtica), instaurado entre aurículas y ventrículos y a la salida de estos últimos, regula el flujo sanguíneo para que este se produzca en una sola dirección. Las válvulas cardíacas evitan que la sangre retroceda y de esta manera garantizan que el flujo se produzca exclusivamente hacia delante.

 En la circulación posnatal, cavidades derechas y cavidades izquierdas actúan como un sistema en serie.

El gasto cardíaco

El gasto cardíaco es la cantidad de sangre que el corazón bombea por minuto. Es un indicador importante de la función cardíaca y del suministro de sangre al cuerpo. Se calcula al multiplicar la FC (número de latidos por minuto) por el volumen sistólico (cantidad de sangre expulsada por el corazón en cada latido).

! Gasto cardíaco = frecuencia cardíaca × volumen sistólico.

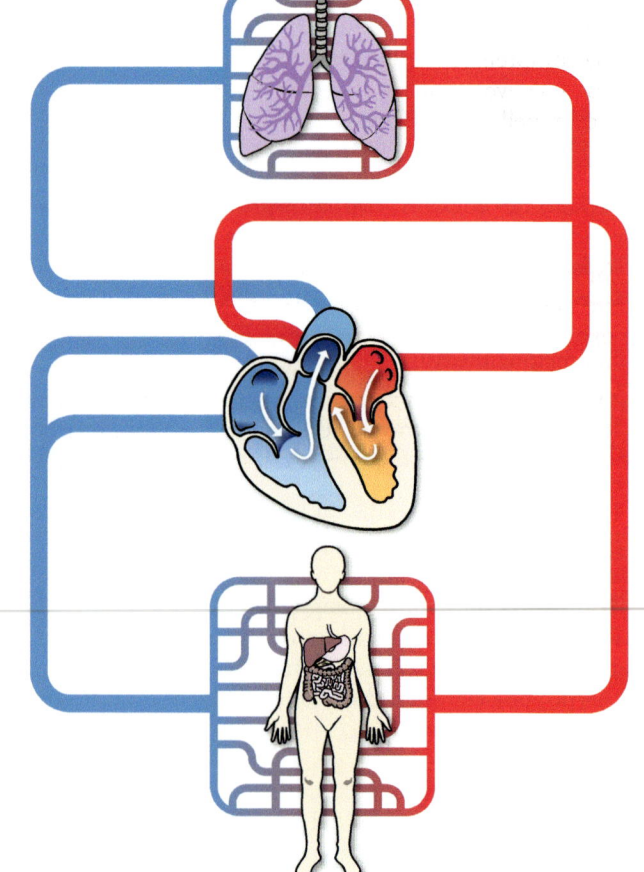

Figura 3-2. La circulación.

El gasto cardíaco puede variar según las demandas del organismo, como ocurre durante el ejercicio físico, el estrés o en respuesta a ciertas enfermedades como por ejemplo la sepsis. Depende de varios factores que afectan tanto a la FC como al volumen sistólico. El volumen sistólico está influenciado por varios factores, que a su vez se ven afectados por otros elementos. Entre estos factores se encuentran los siguientes:

- **La precarga**: es la cantidad de sangre que regresa al corazón. Un mayor retorno venoso, por lo general resulta en un mayor llenado ventricular y, por lo tanto, en un mayor volumen sistólico.
- **La poscarga**: es la resistencia vascular sistémica y pulmonar que el corazón debe superar para bombear la sangre hacia la circulación. Un aumento en la poscarga puede reducir el volumen sistólico.
- **La contractilidad del músculo cardíaco**: es la fuerza con la que el corazón se contrae durante cada latido.

En resumen, el gasto cardíaco es el resultado de la interacción compleja entre la FC, el volumen sistólico y otros factores que afectan a la función cardíaca. Estos elementos se ajustan dinámicamente para satisfacer las demandas del cuerpo en diferentes situaciones y estados fisiológicos o patológicos.

CIRCULACIÓN FETAL Y PERINATAL

El conocimiento de la circulación fetal y los cambios que suceden durante la adaptación perinatal son los pilares básicos para la comprensión de la fisiopatología, las manifestaciones clínicas y la evolución de las cardiopatías congénitas, sobre todo de aquellas que debutan en época neonatal.

Corazón fetal

La formación y el inicio de la actividad del corazón fetal ocurren en las primeras etapas del desarrollo embrionario. Aproximadamente alrededor de la tercera semana después de la concepción, el corazón primitivo del embrión comienza a latir y a bombear sangre. Este latido es un fenómeno inicial y esencial para el desarrollo del sistema circulatorio. En un primer momento, los movimientos de la sangre son de vaivén, pero pronto adquieren un carácter unidireccional y actúan como una bomba a través de las cavidades.

Durante la gestación, la circulación fetal continúa evolucionando con el desarrollo embrionario. El corazón fetal madura y es cada vez más eficiente en el suministro de sangre y nutrientes al feto en crecimiento. Tras completarse el desarrollo y la tabicación de sus cámaras, el corazón fetal funciona como dos bombas en paralelo (corazón derecho e izquierdo). Este funcionamiento en paralelo difiere de lo que ocurre posnatalmente, donde cavidades derechas e izquierdas funcionan como un sistema en serie, como se ha explicado con anterioridad.

 En la circulación fetal cavidades derechas e izquierdas actúan como un sistema en paralelo.

Circulación

La circulación fetal es una circulación especial y distinta a la que se encuentra en el período neonatal, en la infancia o en la edad adulta. Se diferencia en múltiples aspectos que tienen como origen el lugar en el que se produce el intercambio gaseoso. Durante la época fetal la placenta se encarga de llevar a cabo el intercambio gaseoso, y tras el nacimiento, en la infancia y edad adulta, el intercambio de gases se produce en los pulmones (**Fig. 3-3**).

El feto se encuentra unido a la placenta a través del cordón umbilical, que está formado por tres estructuras vasculares: dos arterias y una vena. Desde la placenta llegan al feto nutrientes y oxígeno a través de la vena umbilical, y las arterias umbilicales se encargan de transportar de vuelta la sangre desoxigenada y los productos de desecho desde el feto hacia la placenta.

En la época antenatal los pulmones se encuentran colapsados, solo reciben el 10-15 % de gasto ventricular combinado. La sangre más oxigenada que circula por el feto es la que procede de la placenta a través de la vena umbilical y el organismo en desarrollo la emplea para nutrir el sistema nervioso central y el corazón

Para que la placenta desarrolle su función nutricia el recorrido de la circulación es diferente, es decir, existen una serie de cortocircuitos o *shunts* vasculares fetales que permiten saltar la circulación pulmonar y redirigir la sangre con mayor cantidad de oxígeno a las principales zonas de interés, es decir, al miocardio y al cerebro. Estos cortocircuitos vasculares son tres: conducto venoso, agujero oval y conducto arterioso, y condicionan un sistema en el que el ventrículo predominante es el derecho, al contrario de lo que ocurre en la vida posnatal. Por este motivo, durante la vida fetal se habla de circulación en paralelo, porque el VD es el que se encarga de enviar sangre de manea simultánea a territorio sistémico y pulmonar, y maneja aproximadamente el 55 % del gasto ventricular combinado.

 En la circulación fetal existen una serie de cortocircuitos o *shunts* vasculares fetales que permiten saltar la circulación pulmonar y redirigir la sangre con mayor cantidad de oxígeno al miocardio y cerebro. Estos cortocircuitos vasculares son tres: conducto venoso, agujero oval y conducto arterioso.

Circulación fetal intrauterina

La circulación fetal intrauterina se diferencia de la circulación posnatal fundamentalmente en:

- La importancia de la función placentaria para la nutrición y oxigenación del feto.
- El mantenimiento de las altas resistencias vasculares en la circulación pulmonar.
- El mantenimiento de los cortocircuitos fetales: el agujero oval, el conducto arterioso, el conducto venoso de Arancio o conducto venoso.

Como se ha explicado con anterioridad, durante la vida fetal, la circulación tiene lugar de tal forma que permite que

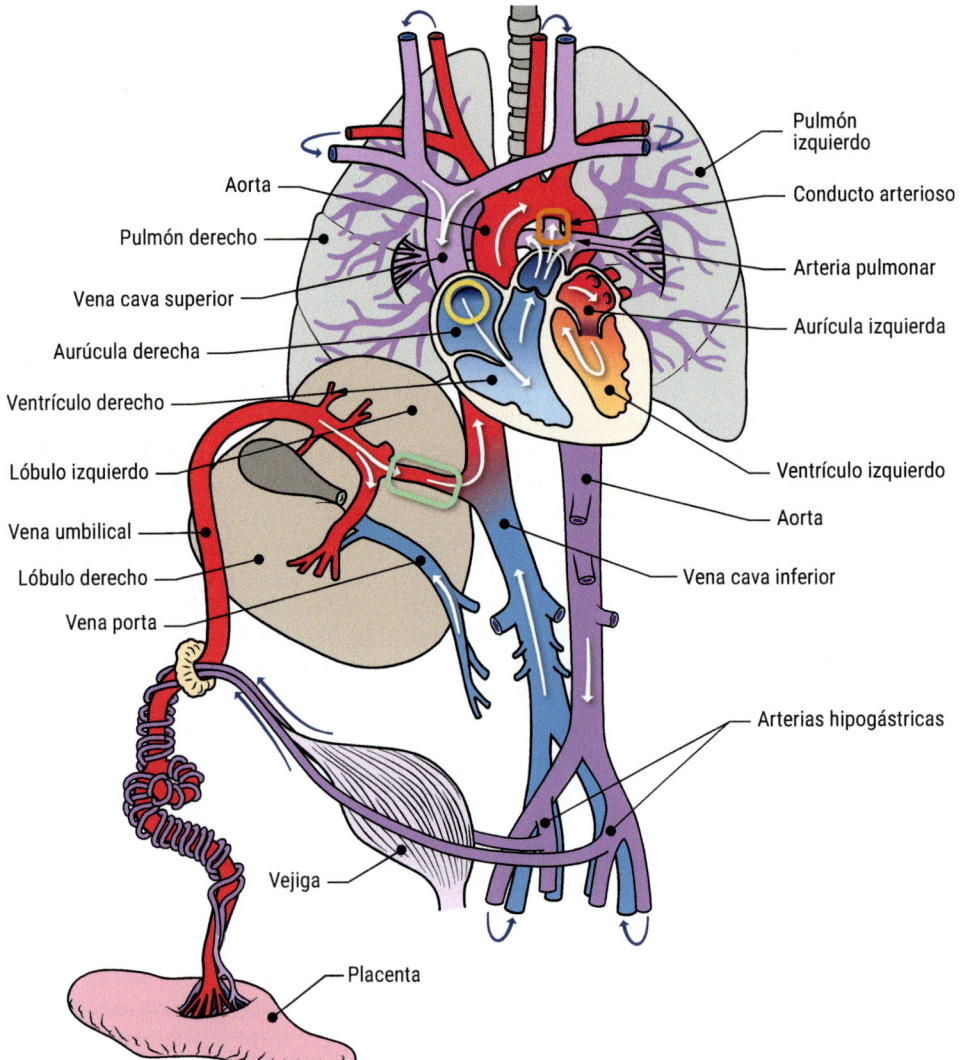

- Pulmón izquierdo
- Aorta
- Pulmón derecho
- Vena cava superior
- Aurúcula derecha
- Ventrículo derecho
- Lóbulo izquierdo
- Vena umbilical
- Lóbulo derecho
- Vena porta
- Vejiga
- Placenta
- Conducto arterioso
- Arteria pulmonar
- Aurícula izquierda
- Ventrículo izquierdo
- Aorta
- Vena cava inferior
- Arterias hipogástricas

Figura 3-3. Circulación fetal. Se pueden observar los *shunts* vasculares fetales: conducto venoso (verde), agujero oval (amarillo) y conducto arterioso (naranja).

la mayor concentración de oxígeno alcance los tejidos más nobles del organismo (cerebro y miocardio). La sangre más oxigenada en el feto se encuentra en la vena umbilical (presión parcial de oxígeno de 35 mmHg) y el objetivo del sistema circulatorio fetal será llevarla hacia la aorta evitando, en la medida de lo posible, que se mezcle con sangre menos saturada procedente de otros territorios. Para ello, en primer lugar, se dispone del conducto venoso de Arancio.

El conducto venoso de Arancio es un vaso sanguíneo presente en el período fetal que comunica la vena umbilical con la vena cava inferior. Su función es establecer un cortocircuito entre la vena umbilical y la vena cava inferior, evitando el paso de la sangre por el hígado fetal.

Una vez la sangre procedente de la vena umbilical ha atravesado el conducto venoso existen dos elementos que se van a encargar de dirigir, de manera preferencial, la sangre desde la cava inferior hacia el agujero oval (**Fig. 3-4**). Estos elementos son la válvula de Eustaquio y la *crista dividens*.

- **La válvula de Eustaquio** es una válvula venosa de la vena cava inferior y su función es dirigir la sangre que llega a la AD hacia el agujero oval para que pase a la AI.

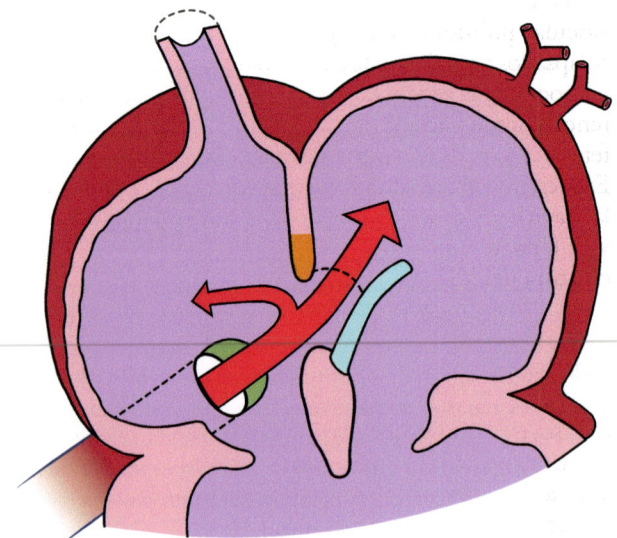

Figura 3-4. Flujo desde la vena cava inferior. La sangre entra en la aurícula derecha (flecha roja) y se dirige al agujero oval gracias a los flujos preferenciales determinados por la válvula de Eustaquio (verde), la *crista dividens* (naranja) y la valva de la fosa oval (azul).

- **La *crista dividens*** es una estructura auricular que forma parte del *septum secundum* y, gracias a su posición anatómica y su funcionamiento, evita la mezcla de la sangre procedente de la vena cava inferior con sangre no oxigenada procedente de la cava superior. Se encarga de dirigir preferencialmente el flujo de sangre procedente de la vena cava inferior hacia la AI, haciendo que atraviese el foramen oval.

En conclusión, este sistema de flujos preferenciales intenta dirigir la sangre procedente del conducto venoso a la AI a través del agujero oval.

- **El agujero oval** es una abertura en el septo interauricular y es una comunicación que existe en época fetal entre la AD y la AI. Gracias a la existencia de este orificio, la sangre procedente de la vena umbilical puede llegar a la AI con un nivel adecuado de saturación de oxígeno. En la AI esta sangre se mezcla con una pequeña cantidad de sangre pobre en oxígeno procedente de las venas pulmonares. Con posterioridad, la sangre alcanza el VI y tras la sístole se dirige por la aorta ascendente hacia las arterias coronarias y el cayado aórtico, desde donde se distribuye por el cuello, la cabeza, el tórax y las extremidades superiores, con la garantía de una buena irrigación y oxigenación de los órganos principales (corazón y cerebro).
  El resto de la sangre que llega a la AD, procedente de las venas cavas y del seno coronario, alcanza el VD y se dirige a la arteria pulmonar. La mayor parte del gasto cardíaco del VD se desvía a través del conducto arterioso hacia la aorta descendente para ser distribuida al resto del cuerpo fetal y retornar nuevamente a la placenta a través de las arterias umbilicales para ser oxigenada.
- **El conducto arterioso** es un vaso sanguíneo que conecta la arteria pulmonar con la aorta. Es una estructura crucial para la circulación fetal ya que permite que la mayor parte de la sangre que sale del VD evite la circulación pulmonar y se desvíe directamente hacia la circulación sistémica. En el ámbito intrauterino existe una elevada resistencia vascular pulmonar y los pulmones fetales se encuentran colapsados y no tienen función respiratoria intraútero. Esto provoca que la sangre de la arteria pulmonar se dirija preferencialmente hacia la aorta y solo se dirija a los pulmones fetales una pequeña parte del gasto del VD (10-15 %). Esta circulación condiciona que exista un predominio de las cavidades cardíacas derechas sobre las izquierdas en la vida fetal, lo que ocasiona un mayor desarrollo de la musculatura del VD.

Circulación posnatal

Tras el nacimiento se interrumpe la circulación placentaria y las tareas de oxigenación pasan a depender del sistema pulmonar del neonato. Para que esto pueda producirse son necesarios una serie de importantes cambios circulatorios:

- Disminución de las resistencias vasculares pulmonares.
- Aumento de las resistencias vasculares sistémicas.
- Cierre del agujero oval.
- Cierre del conducto arterioso.
- Cierre del conducto venoso.

Disminución de las resistencias vasculares pulmonares

La disminución de las resistencias vasculares pulmonares es el primer cambio y pilar fundamental para la correcta adaptación de la circulación pulmonar del recién nacido. Se produce una vasodilatación del lecho vascular pulmonar debida a la expansión pulmonar tras el inicio de la respiración, al incremento de la oxigenación y a la producción de sustancias como prostaglandinas y el óxido nítrico derivado del endotelio, entre otras. Tras el nacimiento, además de lo anteriormente nombrado, cobra importancia en la regulación de las resistencias vasculares pulmonares la situación del equilibro ácido-base. La interacción entre el oxígeno y el pH es muy importante, ya que el descenso de la presión parcial de oxígeno y del pH se traduce en vasoconstricción pulmonar.

Si estos cambios en la adaptación del sistema vascular pulmonar al nacimiento no se producen de forma normal, se desencadena un cuadro que se denomina hipertensión pulmonar persistente del recién nacido (HPPRN).

- **Hipertensión pulmonar persistente del recién nacido.** En la HPPRN no disminuyen las resistencias vasculares pulmonares. El mantenimiento de resistencias pulmonares elevadas condiciona hipertensión arterial pulmonar y, secundariamente, elevación de la presión en las cavidades derechas. Por este motivo, en los cortocircuitos vasculares fetales como son el conducto arterioso y el agujero oval se producirá un paso de sangre desaturada de cavidades derechas a izquierdas, lo que condiciona una hipoxemia desproporcionada al grado de afectación pulmonar.
- Si el *shunt* derecha-izquierda se produce predominantemente en el conducto, la desaturación más marcada se produce en la aorta descendente, y se pueden mantener saturaciones normales en el brazo derecho, la aorta ascendente y la circulación cerebral. Es lo que se conoce como diferencias de saturación pre- y posductal que pueden ser de utilidad para el diagnóstico de este cuadro.

Aumento de las resistencias vasculares sistémicas

La circulación placentaria es la que presenta menor resistencia en la circulación fetal. Tras la desaparición de la placenta, se cierran las arterias umbilicales y se produce un rápido aumento de la resistencia vascular sistémica.

Después del período neonatal los cambios en la circulación siguen produciéndose. Las resistencias vasculares pulmonares continúan disminuyendo durante los siguientes 2-3 meses después de nacer, y las resistencias vasculares sistémicas aumentan de manera gradual durante los primeros años de vida.

Cierre del agujero oval

Como consecuencia del incremento del flujo pulmonar, aumenta también el retorno venoso pulmonar a la AI. Esto produce un aumento de la presión en la AI y se invierte la relación de presiones que existía entre ambas aurículas en época prenatal. Este aumento de presión auricular deriva en un desplazamiento de la válvula del agujero oval que produce su cierre.

Cierre del conducto arterioso

El conducto arterioso se cierra funcionalmente en las primeras 12 horas de vida del recién nacido a término en respuesta al incremento de la saturación de oxígeno.

En un segundo tiempo, en torno a las 2-3 semanas de vida, se completa este cierre con la formación de un tejido conectivo que reemplaza a las fibras musculares, y es el ligamento arterioso el vestigio del conducto.

En el proceso del cierre ductal las prostaglandinas desempeñan un importante papel. Durante la época fetal el organismo tiene altas concentraciones de prostaglandinas circulantes por su elevada producción placentaria y su bajo catabolismo ocasionado por el escaso flujo pulmonar fetal. Tras el nacimiento, cesa la producción placentaria de prostaglandinas y el marcado incremento en el flujo pulmonar condiciona la eliminación de las prostaglandinas circulantes, lo que tiene como consecuencia (asociado a otros factores) el cierre ductal.

Esta relación de las prostaglandinas con la permeabilidad del conducto arterioso es la que condiciona que en determinados recién nacidos con cardiopatías congénitas, en las que su circulación sistémica o pulmonar depende del flujo a través del conducto, se utilice la perfusión continua de prostaglandinas endovenosas para evitar su cierre.

Cierre del conducto venoso

Como se ha explicado con anterioridad, el conducto venoso permite que la sangre oxigenada del cordón umbilical fluya directamente hacia la vena cava inferior del feto sin pasar por el hígado. Después del nacimiento, la circulación umbilical-placentaria desaparece y se interrumpe el flujo sanguíneo en la vena umbilical, inicialmente con el cierre funcional del conducto venoso. Después, el tejido que forma el conducto venoso es sustituido por un tejido fibroso y se produce su cierre permanente formando el ligamento venoso.

PUNTOS CLAVE

- El ciclo cardíaco es el conjunto de fenómenos que se producen desde el comienzo de un latido hasta el comienzo del siguiente. Cada ciclo se inicia de forma espontánea tras la aparición de un potencial de acción en el nodo sinusal.
- La sístole auricular es la contracción de las aurículas y su función es contribuir al llenado ventricular. Tras la sístole auricular sucede la ventricular, que impulsa la sangre fuera del corazón, hacia los pulmones (VD) y el resto del cuerpo (VI).
- En la circulación posnatal, cavidades derechas y cavidades izquierdas actúan como un sistema en serie.
- El corazón fetal funciona como dos bombas en paralelo (corazón derecho e izquierdo).
- Desde la placenta llegan al feto nutrientes y oxígeno a través de la vena umbilical. La sangre procedente de la vena umbilical es la más oxigenada de la circulación fetal.
- La no utilización de los pulmones y la necesidad de derivar la sangre más oxigenada al cerebro y corazón condicionan un sistema con una serie de comunicaciones vasculares: el agujero oval, el conducto arterioso y el conducto venoso.
- Con el inicio de la respiración y la oxigenación tiene lugar el descenso de las resistencias vasculares pulmonares.
- Con el incremento del retorno venoso pulmonar a la AI, aumenta su presión y se produce el cierre del agujero oval.
- El conducto arterioso se cierra funcionalmente tras el nacimiento, en respuesta al incremento de oxígeno y a la disminución de prostaglandinas circulantes.
- La HPPRN se produce cuando las resistencias pulmonares no disminuyen tras el nacimiento.

BIBLIOGRAFÍA

Albert Brotons, DC (coord.). Cardiología Pediátrica y Cardiopatías Congénitas del Niño y del Adolescente. Volumen 1 & 2. Madrid: CTO Editorial; 2015.

Galindo Izquierdo A, Gratacós Solsona E, Martínez Crespo JM (dir.). Cardiología fetal. Madrid: Marbán Libros; 2014.

Gray H, Weed LH. Gray's Anatomy. 20ª ed. Philadelphia: Lea & Febiger; 1918.

Guyton AC, Hall JE. Tratado de Fisiología Médica. 13ª ed. Barcelona: Elsevier; 2016.

Park M. Cardiología Pediátrica. 6ª ed. Barcelona: Elsevier; 2015.

Técnicas básicas de evaluación

4

4.1 *Historia clínica*

M. Toledano Navarro

OBJETIVOS

- Obtener el conocimiento para la realización de una anamnesis completa en el paciente pediátrico con sospecha de cardiopatía.
- Interpretar la semiología clínica para identificar los problemas, tomar decisiones sobre el diagnóstico y plantear razonadamente la solicitud de exploraciones complementarias específicas para cada paciente.
- Realizar un tratamiento adecuado y ordenado de todos los datos básicos que se deben recabar.

INTRODUCCIÓN

La historia clínica es un documento médico que recoge la información relevante sobre el paciente, su estado de salud, sus antecedentes, sus síntomas, su diagnóstico y su tratamiento.

 La historia clínica es fundamental para el seguimiento y la atención adecuada del paciente, así como para su uso con fines legales, docentes e investigadores.

En el caso de los pacientes pediátricos con cardiopatía, la historia clínica debe incluir aspectos específicos relacionados con el desarrollo y el crecimiento del niño, la presencia de factores de riesgo o antecedentes familiares de enfermedades cardíacas, la aparición y la evolución de los signos y síntomas cardiológicos, así como los resultados de las pruebas complementarias realizadas.

La exploración física es el conjunto de actos que el médico realiza para observar, palpar, auscultar y medir al paciente, con el fin de obtener datos objetivos sobre su estado de salud. La exploración física se complementa con la historia clínica, y permite orientar el diagnóstico y el tratamiento del paciente.

 La historia clínica y la exploración física pues, son las herramientas básicas para el abordaje del paciente pediátrico con cardiopatía. Este material permite al médico realizar una aproximación diagnóstica, solicitar estudios adecuados, establecer un manejo temprano, limitar el daño, y referir de manera oportuna al paciente a un centro especializado cuando sea necesario.

Al obtener los antecedentes de un niño con sospecha de enfermedad cardíaca, el médico busca tres tipos de datos: 1) los que sugieren un diagnóstico; 2) los que ayudan en la evaluación de la gravedad, y 3) los que indican la etiología de la afección.

- **Indicios diagnósticos:** los indicios o pistas diagnósticas son factores generales que ayudarán en la realización de un correcto diagnóstico, e incluyen los siguientes dentro de las cardiopatías pediátricas:
  - **Sexo:** la comunicación interauricular o el ductus arterioso persistente son entre dos y tres veces más probables en mujeres que en hombres. La coartación de aorta, la estenosis de la válvula aórtica y la transposición de grandes arterias son más habituales en niños varones.
  - **Edad:** la edad a la que se desarrolla un soplo cardíaco o un síntoma puede ser una importante pista diagnóstica. Los soplos de la estenosis aórtica congénita y la estenosis pulmonar suelen escucharse en la primera exploración tras el nacimiento. La comunicación interventricular suele reconocerse por primera vez por los síntomas, y el soplo, a las 2 semanas de vida. En cambio, el soplo de una comunicación interauricular puede no descubrirse hasta la exploración preescolar. En la mitad de los niños en edad escolar se detecta un soplo funcional (inocente).
  - **Tiempo de evolución:** es fundamental determinar el tiempo de inicio de los síntomas, y con ello diferenciar si se trata de una cardiopatía congénita (CC) o adquirida. En las CC, los síntomas se presentan en edades tempranas de la vida o incluso desde el nacimiento. La evolución en los casos de cardiopatías adquiridas es diferente; el paciente es completamente sano y asintomático hasta que ocurre un evento que como complicación produce una cardiopatía; un ejemplo de ello son los aneurismas coronarios en la enfermedad de Kawasaki, valvulopatías por fiebre reumática, miocarditis debida a procesos infecciosos, y otros tipos de miocardiopatías secundarias a quimioterapéuticos o tóxicos. En estos casos, la insuficiencia cardíaca (IC) será la manifestación primaria.
- **Gravedad de la afección cardíaca:** se debe buscar información que indique la gravedad de la afección (como se verá más adelante, por ejemplo, cianosis o fatiga).

– **Etiología:** se debe buscar información que sugiera una posible etiología primaria de la afección cardíaca (p. ej., lupus materno).

 Las indicaciones para la evaluación cardíaca por parte de cardiólogo pediátrico pueden dividirse a grandes rasgos en tres áreas: 1) evaluación de los signos y síntomas de enfermedad cardíaca; 2) cribado de enfermedad cardíaca en pacientes de riesgo, y 3) evaluación del paciente con enfermedad cardíaca conocida antes o tras una intervención quirúrgica o intervencionista.

En un paciente con una cardiopatía conocida, las decisiones de iniciar tratamientos médicos o quirúrgicos y las evaluaciones de los resultados clínicos se basan, entre otros factores, en los cambios descritos en la historia clínica (**Tabla 4.1-1**).

Historia cardíaca focalizada

El punto de partida para todos los pacientes que se someten a una evaluación cardiológica en cualquier contexto es una historia cardíaca detallada. Los elementos de la historia clínica incluyen información precisa sobre la presencia o ausencia de signos y síntomas, los antecedentes médicos pertinentes, los factores de riesgo cardiovascular en los antecedentes familiares, y la revisión de los síntomas presentes.

La información histórica, así como la exploración física, se utilizan para orientar las pruebas complementarias, y son la base para decidir si un diagnóstico cardíaco requiere una evaluación y un tratamiento adicionales, o si se trata de un hallazgo incidental que no requiere seguimiento.

Tabla 4.1-1. Indicaciones para el asesoramiento clínico realizado por un cardiólogo pediátrico	
Evaluación de signos y síntomas en paciente con sospecha de cardiopatía	• Soplo cardíaco • Cianosis • Insuficiencia cardíaca • Isquemia miocárdica • Arritmia
Cribado en pacientes de riesgo de cardiopatía	• Enfermedad cardíaca adquirida: enfermedad de Kawasaki, fiebre reumática, etc. • Cribado de cardiopatía en deportistas • Historia familiar de cardiopatía hereditaria • Síndromes genéticos que asocian cardiopatía • Factores de riesgo cardiovascular: obesidad, hipertensión arterial, síndrome metabólico
Asesoramiento preprocedimiento intervencionista/quirúrgico	• Procedimiento cardiovascular • Procedimiento no cardiovascular

Signos y síntomas de enfermedad cardíaca

La anamnesis por un problema cardíaco debe incluir información detallada sobre el inicio, la duración, la gravedad y los signos y síntomas asociados de la enfermedad principal. Aunque la fisiopatología subyacente puede diferir, los niños con enfermedades cardíacas pueden manifestar síntomas debidos a IC, isquemia y/o arritmias similares a las de los adultos.

 El tipo y la gravedad de los síntomas que pueden aparecer varían en función de la enfermedad subyacente y de la edad del paciente.

Por ejemplo, el primer signo de IC en un lactante o en un niño puede ser dificultad respiratoria y mala alimentación, mientras que la intolerancia al ejercicio puede ser el primer síntoma observado en un adolescente.

 La capacidad de notificar los síntomas con precisión está relacionada, evidentemente, con el desarrollo cognitivo del paciente.

En el lactante y en el niño pequeño, lo normal es confiar en los informes de los padres, pero si el paciente es un niño en edad escolar o un adolescente, el interrogatorio debe ir dirigido preferentemente a este. Además, el adolescente debe tener derecho a expresarse de manera privada acerca de sus vivencias, dolencias y problemas personales.

Por ello, para obtener una anamnesis adecuada, es fundamental comenzar con una buena relación de empatía con el niño y los padres.

Soplos cardíacos

La presencia de un soplo cardíaco objetivado por el pediatra puede ser el indicio que lleve al diagnóstico de una CC o adquirida tras referir al cardiólogo pediatra. Un soplo es un fenómeno acústico ocasionado por la turbulencia de la sangre al pasar a través de estructuras cardíacas o vasculares; como todo fenómeno acústico tiene tono, intensidad, irradiación y fenómenos acompañantes. El soplo es el hallazgo clínico de presentación más habitual, ya que prácticamente todos los niños y adultos con un corazón normal presentan un soplo inocente (fisiológico/funcional) en algún momento de su vida.

Los soplos cardíacos patológicos están causados por un flujo turbulento en el corazón o los grandes vasos debido a diferentes patologías estructurales como un *shunt* de izquierda a derecha, insuficiencia valvular o estenosis valvular o arterial. Pero no se debe olvidar que la turbulencia del flujo puede no estar presente en determinados defectos cardíacos congénitos, por lo general, asociados a cianosis. Por lo tanto, la ausencia de soplo no excluye la presencia de una cardiopatía significativa; los defectos más graves pueden no presentar soplos audibles, como sucede en la trasposición de los grandes vasos.

! En los pacientes con cardiopatía conocida, un cambio en el soplo o la aparición de un soplo nuevo puede ser un signo de deterioro hemodinámico o estructural. En la infancia, los soplos cardíacos benignos (es decir, funcionales, inocentes) son más frecuentes que los soplos patológicos.

Asimismo, una historia clínica negativa en cuanto a signos y síntomas de IC, cianosis o factores de riesgo asociados a cardiopatías no permite realizar el diagnóstico de soplo cardíaco benigno con certeza, ya que puede existir una cardiopatía leve o moderada. Se debe identificar la presencia de las características auscultatorias clásicas de un soplo benigno, así como de ruidos cardíacos normales. El soplo se estudiará más en detalle en el capítulo sobre la exploración física.

Cianosis

La cianosis es la coloración azulada o violácea de la piel causada por la presencia de al menos 5 g/dL de hemoglobina reducida en los lechos capilares. La sangre desaturada confiere a piel y mucosas un aspecto azulado, sobre todo en las zonas con una red capilar rica, como la de los labios o la mucosa oral. El grado de cianosis refleja la magnitud de la sangre desaturada. Puede haber grados leves de desaturación arterial sin que se observe cianosis. Además, la anemia es una condición en la cual puede ser difícil percibir la cianosis. Una cantidad menor de hemoglobina en sangre disminuye la probabilidad de alcanzar niveles de hemoglobina reducida detectable clínicamente.

Por ello, la ausencia de cianosis durante la exploración física no basta para descartar una cardiopatía congénita cianógena.

Por lo general, si la saturación arterial sistémica de oxígeno es inferior al 88%, puede reconocerse la cianosis, que varía en función de la pigmentación de la piel, la adecuación de la iluminación y la experiencia del observador. Un grado mínimo de cianosis puede manifestarse como una tez moteada, labios oscurecidos o dedos pletóricos. La cianosis se clasifica en periférica o central.

- **Cianosis periférica:** también llamada acrocianosis, se asocia a una función cardíaca y pulmonar normal. Relacionada con un flujo sanguíneo lento a través de los capilares, la extracción continuada de oxígeno conduce finalmente a un aumento de la cantidad de sangre desaturada en los lechos capilares. Suele afectar a las extremidades y, por lo general, no al tronco ni a las mucosas. La exposición al frío es la causa más frecuente de acrocianosis, que provoca manos y pies azules en neonatos y cianosis circumoral en niños mayores. Típicamente, desaparece con el calentamiento. La policitemia normal de los neonatos puede contribuir a la aparición de acrocianosis.
- **Cianosis central:** está relacionada con cualquier anomalía de los pulmones, el corazón o la hemoglobina que interfiera en el transporte de oxígeno de la atmósfera a los capilares sistémicos. Este tipo de cianosis afecta al tronco y a las mucosas, además de a las extremidades. Afecciones pulmonares, como la atelectasia, el neumotórax y el síndrome de dificultad respiratoria, pueden causar cianosis. En raras ocasiones, los trastornos disfuncionales de la hemoglobina, como los niveles excesivos de metahemoglobina, provocan cianosis porque la hemoglobina es incapaz de absorber cantidades normales de oxígeno.

 En las recomendaciones recientes para el cribado de cardiopatías críticas en neonatos, la evaluación cardíaca se debe realizar tras objetivar una saturación de oxígeno <90% en una sola lectura, o <95% en tres lecturas separadas por una hora.

Una historia clínica de cianosis no asociada a dificultad respiratoria es indicativa de un cortocircuito intracardíaco entre la circulación sanguínea derecha e izquierda, sobre todo en el neonato. La cianosis en un niño mayor sin cardiopatía conocida suele indicar una enfermedad pulmonar.

La mayoría de las cardiopatías cianóticas complejas (variantes de ventrículo único, defecto septal ventricular complejo, tetralogía de Fallot con arterias pulmonares pequeñas) se palian en el período neonatal o en la primera infancia. En esta población, la cianosis estará presente hasta que la circulación pulmonar y la sistémica hayan sido reparadas.

 El inicio, la duración, la gravedad y la localización de la cianosis son factores importantes para distinguir entre causas cardíacas y no cardíacas, principalmente pulmonares.

El aumento de la cianosis en el niño con CC paliada o reparada es una indicación importante para la reintervención, sobre todo si va acompañada de síntomas de taquipnea, taquicardia o fatiga.

La saturación de oxígeno y la determinación de hemoglobina son medidas adicionales utilizadas para controlar el aumento de la cianosis.

Insuficiencia cardíaca

La IC es en realidad un síndrome, y constituye, por tanto, un espectro amplio de diferentes manifestaciones clínicas que pueden estar causadas por distintas patologías.

 La principal causa de IC en pacientes pediátricos son las cardiopatías congénitas; sin embargo, la IC puede estar causada por cualquier alteración en los factores determinantes del gasto cardíaco: precarga, poscarga, integridad del músculo cardíaco, frecuencia cardíaca y los factores neurohormonales.

Así, enfermedades como hepatopatías, nefropatías, neumopatías, etc., también pueden producir síntomas de IC.

 Un paciente con IC puede estar desde asintomático hasta presentar estado de *shock* cardiogénico, con datos clínicos muy diversos entre estos dos extremos.

La IC congestiva es el conjunto sintomático descrito con más frecuencia en lactantes y niños con enfermedades cardíacas.

En la población pediátrica, el 80 % de los casos de IC se producen durante el primer año de vida y suelen estar asociados a una malformación cardíaca congénita.

El 20 % restante que se produce durante la infancia suele estar relacionado con enfermedades adquiridas. La prevalencia de la IC en niños con cardiopatías congénitas y miocardiopatías está aumentando a medida que mejora la supervivencia tras la cirugía cardíaca y el tratamiento médico de las miocardiopatías se ha hecho más eficaz.

Se debe tener en cuenta que muchas veces la disfunción miocárdica suele ser biventricular en niños con lesiones de derivación izquierda-derecha o miocardiopatía.

En la **tabla 4.1-2** se enumeran las causas más frecuentes de IC en niños.

Los lactantes con IC se presentan clínicamente con fatiga durante la ingesta, y precisan parar varias veces, lo que indica disnea de esfuerzo (el acto de succionar un biberón o mamar). El lactante transpira en exceso, presumiblemente por un aumento de la liberación de catecolaminas. La taquipnea, en especial cuando el lactante está en reposo/dormido, es un indicio inestimable de IC en ausencia de enfermedad pulmonar.

 La presencia de cianosis es un signo de IC grave y el fallo de medro de IC crónica.

Existe una clasificación descrita por Ross para determinar el grado de IC de acuerdo con datos clínicos en pacientes pediátricos (**Tabla 4.1-3**).

Tabla 4.1-2. Causas de insuficiencia cardíaca en la población pediátrica

Edad de inicio	Causa
Fetal	Transfusión maternofetal o fetofetal, anemias, arritmias graves, insuficiencias graves de válvulas auriculoventriculares
Primera semana de vida	• Urgencias quirúrgicas: drenaje venoso pulmonar anómalo total con obstrucción venosa • Cardiopatías críticas: síndrome de corazón izquierdo hipoplásico, coartación de aorta, estenosis aórtica, síndrome de Shone • Otros: fístula arteriovenosa sistémica, etc.
Segunda a cuarta semana de vida	• Cardiopatías críticas: drenaje venoso pulmonar anómalo total sin obstrucción venosa • Cardiopatías progresivas: lesiones con *shunt* I-D de gran tamaño (ductus arterioso persistente, comunicación interventricular, canal auriculoventricular, etc.) • Otras: las enunciadas previamente
Lactantes y niños mayores	• Lesiones con hiperflujo pulmonar por *shunt* I-D sin cianosis • Obstructivas (coartación de aorta, estenosis aórtica, estenosis mitral, etc.) • Cianóticas sin estenosis pulmonar, con mezcla e hiperflujo pulmonar • Valvulopatías graves • Coronariopatías

Tabla 4.1-3. Clasificación de Ross modificada para el paciente pediátrico con insuficiencia cardíaca

Clase	Lactante	Niño mayor
I	Asintomático	Asintomático
II	Taquipnea o sudoración con las tomas, crecimiento normal	Disnea con el ejercicio
III	Marcada taquipnea o sudoración con las tomas, tiempos de toma prolongados con escasa ganancia pondero-estatural	Marcada disnea con el ejercicio
IV	Síntomas en reposo: taquipnea, retracción costal, diaforesis	Síntomas en reposo: taquipnea, retracción costal, diaforesis

Los síntomas generales de la IC en niños mayores incluyen fatiga, intolerancia al ejercicio, taquicardia y retraso del crecimiento. El dolor abdominal es un síntoma importante de IC en niños mayores con síntomas y puede ser confundido con un cuadro de abdomen agudo.

 En presencia de bajo gasto cardíaco, pueden aparecer vómitos, mareos y fatiga sin síntomas de congestión venosa sistémica o pulmonar. En pacientes con cardiopatías congénitas asociadas a IC derecha, pueden predominar los síntomas de IC derecha, como hepatomegalia, dolor abdominal y edema.

Los pacientes con fisiología de ventrículo único tras el procedimiento de Fontan tienen presiones venosas sistémicas elevadas y pueden manifestar síntomas de IC derecha con una función ventricular sistémica normal.

 La presencia de IC clínica se asocia a peores resultados en niños con disfunción miocárdica.

Se ha propuesto el uso de una puntuación de IC para estratificar su riesgo y mejorar el seguimiento de sus síntomas a lo largo del tiempo. Aunque se han propuesto para uso clínico la clase de la New York Heart Association y la clase de IC de Ross, ninguna de ellas ha sido validada como predictor de morbilidad o mortalidad en niños. No obstante, el médico debe desarrollar un enfoque coherente para el seguimiento de los síntomas de IC con el fin de mejorar la evaluación objetiva de la progresión de la enfermedad.

Infecciones respiratorias

Las infecciones respiratorias, en particular la neumonía y las producidas por virus respiratorio sincitial, son frecuentes en los lactantes y, con menor frecuencia, en los niños mayores con anomalías cardíacas, sobre todo asociadas a un aumento del flujo sanguíneo pulmonar (*shunt* intracardíaco) o con un corazón muy dilatado. Los factores que conducen a una mayor incidencia de neumonía se desconocen en gran medida, pero pueden estar relacionados con la compresión de los bronquios principales por arterias pulmonares dilatadas, una aurícula izquierda dilatada o la dilatación de vasos linfáticos pulmonares. También puede producirse atelectasia, especialmente en el lóbulo superior derecho o medio, en niños con un flujo sanguíneo pulmonar muy aumentado, o en el lóbulo inferior izquierdo en niños con una miocardiopatía con aurícula y ventrículo izquierdos muy dilatados.

Trastornos del ritmo y otros síntomas asociados

Los trastornos del ritmo son identificados por los pacientes como palpitaciones y pueden asociarse a otros síntomas como síncope y/o dolor torácico. Es importante destacar que menos del 10 % de las palpitaciones, que son la autopercepción de posibles trastornos del ritmo, en el paciente pediátrico se asocian a una verdadera arritmia; se estima que la incidencia de arritmias en menores de 7 años es alrededor del 5 %.

> ❗ Se debe interrogar acerca de la duración, frecuencia, periodicidad, recurrencia, situaciones desencadenantes, forma de inicio y finalización, y posibles síntomas acompañantes.

Los antecedentes de taquicardia en reposo con inicio y final súbitos son indicativos de taquiarritmia. Los niños pequeños con taquiarritmia pueden tener antecedentes de dolor torácico debido a su incapacidad para localizar o describir la sensación de taquicardia.

Los trastornos del ritmo pueden ser primarios o secundarios y se dividen en cuatro grupos: 1) bradiarritmias; 2) taquiarritmias; 3) preexcitación y 4) bloqueos. Algunos de ellos se asocian a cardiopatías estructurales concretas como sucede con la preexcitación y la anomalía de Ebstein. Los lactantes con taquicardias auriculares rápidas a menudo no son detectadas hasta que aparecen síntomas de IC. La bradicardia debida a diversas formas de disfunción del nódulo sinusal o el bloqueo cardíaco, también pueden no ser diagnosticados hasta más avanzada la infancia.

El dolor precordial es una causa importante y frecuente de referencia al servicio de cardiología; sin embargo, a diferencia del paciente adulto, solo del 1 % al 5 % de todos los casos son de origen cardíaco identificable y se asocia sobre todo a cardiopatías estructurales como el prolapso de la válvula mitral, miocardiopatías u obstrucción del tracto de salida ventricular, o enfermedades adquiridas como la pericarditis o miocarditis. El 75 % suele ser idiopático o asociado a alteraciones musculoesqueléticas, digestivas, psicógenas, etc.

> ❗ Se debe interrogar acerca de la localización, duración, frecuencia, características anginosas, o si se desencadena con el esfuerzo.

Otros síntomas asociados a una taquiarritmia incluyen mareos, presíncope y, en raras ocasiones, un verdadero síncope.

Este constituye la pérdida completa transitoria de la conciencia y del tono muscular con recuperación espontánea. Se estima que hasta el 15 % de la población sufre un evento de síncope antes de la adolescencia, la mayor parte de los casos de etiología benigna.

La presencia de síncope con una taquicardia es un desencadenante importante para requerir una evaluación adicional debido al riesgo de un evento potencialmente mortal. También puede deberse a causas no cardíacas, como el síncope vasovagal benigno, la deshidratación, las anomalías metabólicas o los trastornos neuropsiquiátricos. La deshidratación o la hidratación inadecuada son un factor contribuyente importante para su aparición. Los antecedentes de síncope por esfuerzo pueden sugerir la presencia de arritmias (en particular, arritmias ventriculares, como las observadas en el síndrome de QT largo o lesiones obstructivas graves, por ejemplo, miocardiopatía hipertrófica). El síncope provocado por el ejercicio, acompañado de dolor torácico o con antecedentes de cardiopatía no operada u operada, sugiere una posible causa cardíaca. El síncope en sedestación puede sugerir arritmias o trastornos convulsivos. El síncope en bipedestación prolongada sugiere síncope vasovagal neurocardiogénico (a menudo asociado a deshidratación) sin cardiopatía subyacente, es el más habitual en pediatría y requiere un abordaje diagnóstico en el que una anamnesis detallada es fundamental para descartar otras etiologías. La hipoglucemia es una causa muy rara de síncope matutino. Una duración del síncope inferior a un minuto sugiere síncope vasovagal, hiperventilación o síncope causado por otro mecanismo ortostático. Un síncope de mayor duración sugiere trastornos convulsivos, migraña o arritmias cardíacas, aunque muchas veces es difícil determinar con seguridad la duración del episodio por parte de los testigos.

Dado que algunas patologías potencialmente mortales (p. ej., el síndrome de QT largo) pueden provocar un síncope después de que el paciente se haya sobresaltado o haya experimentado una situación emocionalmente estresante, de forma similar al síncope benigno, puede ser aconsejable realizar un electrocardiograma a cualquier niño con antecedentes de síncope de estas características.

Antecedentes prenatales y del parto

Los antecedentes prenatales también pueden ayudar a sugerir una etiología posible de la malformación de cardiopatía. En estos casos, se suele realizar un ecocardiograma fetal para identificar posibles anomalías del corazón o de otros órganos.

Dentro de los factores que durante el embarazo pueden tener relación con el desarrollo cardíaco y vascular, y que deben ser recogidos se incluyen:

- Antecedentes médicos familiares.
- Resultados de las pruebas prenatales.
- Antecedentes médicos personales de la madre (su salud general y cualquier enfermedad que haya tenido).
- Medicamentos utilizados durante el embarazo.
- Antecedentes de embarazos anteriores.

- Vacunación.
- Exámenes para la detección de infecciones.
- Alimentación.
- Uso de vitaminas.
- Tabaquismo y el uso de otras drogas recreacionales.
- Exposición a otras sustancias nocivas.

Los antecedentes maternos de uso de medicación, enfermedades sistémicas, enfermedades genéticas o metabólicas, diabetes gestacional u otras complicaciones relacionadas con el embarazo pueden identificar factores de riesgo de CC neonatal o miocardiopatía.

La revisión de los resultados de los controles ecográficos prenatales y el ecocardiograma fetal proporcionan información anatómica y funcional detallada sobre el corazón antes del nacimiento y, además, puede documentar una arritmia fetal que podría ser tratada en el período fetal.

Así mismo, los resultados de las pruebas genéticas del feto y/o la madre que se hayan realizado proporcionan información sobre el riesgo de CC o miocardiopatía y, en algunos casos, tienen valor pronóstico.

Los antecedentes del nacimiento también deben recogerse.

 Es necesario conocer los datos de embarazo, parto, peso al nacimiento, necesidad y tipo de reanimación neonatal.

Además, se recogerán los antecedentes de complicaciones relacionadas con el parto que afecten a la función cardíaca, pulmonar o neurológica que ayudarán a diferenciar los signos y síntomas de las enfermedades cardíacas de los debidos a causas no cardíacas.

Determinados datos perinatales pueden proporcionar información relativa a una posible CC. Así, el peso al nacer facilita información importante sobre la posible naturaleza del problema cardíaco. Si un bebé es pequeño para su edad gestacional, puede indicar infecciones intrauterinas o el uso de productos químicos o drogas por parte de la madre; el síndrome de rubéola materno o el síndrome alcohólico fetal son ejemplos típicos de esto. Además, los recién nacidos con CC tienen estadísticamente un peso inferior al que tienen los niños sanos, y este es un dato que se ha de tener en cuenta, aun siendo muy poco específico. Los hijos de madres diabéticas pregestacionales que tienen un peso elevado al nacer presentan una mayor incidencia de anomalías cardíacas (comunicación interventricular, transposición de grandes arterias, coartación de aorta, etc.). Curiosamente, los niños con transposición de grandes arterias suelen tener un peso al nacer superior a la media.

Así mismo, hay que tener presente que algunos síndromes polimalformativos (con cromosomopatía o sin ella) pueden asociarse a cardiopatías congénitas, algunos en prácticamente el 100 % de los casos, como las trisomías 13 o 18, y otros, con un grado variable de incidencia, como los síndromes de Down, Marfan, Turner, Williams, Holt-Oram, Noonan, etcétera.

También se sabe que muchas enfermedades metabólicas pueden afectar al corazón, como las mucopolisacaridosis, glucogenosis, alteraciones de la cadena respiratoria mitocondrial, o defectos de la betaoxidación de los ácidos grasos, etcétera.

Antecedentes médicos

Antecedentes médicos previos

Se debe interrogar acerca del estado posterior al nacimiento del niño, crecimiento estaturoponderal y procesos patológicos sufridos hasta la actualidad.

 En pacientes con cardiopatía conocida, es sumamente importante obtener una historia médica y quirúrgica detallada que incluya las fechas y los tipos de procedimientos quirúrgicos y/o intervencionistas realizados, las complicaciones derivadas de estas en el período posquirúrgico, los resultados de las pruebas no invasivas e invasivas y cualquier morbilidad que se haya producido en relación con procedimientos anteriores o con la anestesia.

Debe realizarse una revisión multidisciplinar de los resultados de las pruebas de imagen no invasivas, los cateterismos, las pruebas de esfuerzo y la monitorización de las arritmias. Deben documentarse las anomalías de los accesos vasculares y otras estructuras extracardíacas que puedan influir en condicionantes técnicos relevantes de un cateterismo o una intervención quirúrgica futura.

 Debe obtenerse una anamnesis de cualquier secuela de enfermedades infecciosas o inflamatorias que puedan afectar al corazón.

Entre ellas, se incluyen enfermedades como episodios previos de endocarditis infecciosa, fiebre reumática, artritis, enfermedades vasculares del colágeno, drepanocitosis o procesos oncológicos que pueden afectar directamente o indirectamente al corazón.

Uso de medicación

Deberá obtenerse un historial de la medicación cardíaca previa y actual, y realizarse una conciliación de la medicación con el cálculo de la dosis/kg/día como parte de la evaluación cardíaca para poder valorar si hace falta aumentar la dosis por el incremento ponderal tras la última revisión.

 La administración segura de medicamentos no aprobados para su uso en niños es un reto al que se enfrentan con frecuencia los cardiólogos pediátricos por varias razones.

En muchos casos, la preparación de formulaciones líquidas compuestas no está estandarizada, y la estabilidad de la formulación puede no conocerse bien. También ocurre que la dosis correcta y la ventana terapéutica no se han estudiado en todos los rangos de edades en muchas de las medicaciones empleadas habitualmente. Además, los acontecimientos adversos debidos a la medicación cardíaca son más frecuentes en niños menores de 4 años y, en el caso de fármacos como los antiarrítmicos, pueden tener consecuencias graves.

Es importante determinar si el tratamiento farmacológico de larga duración sigue estando indicado y, en caso afirmativo, si es necesario ajustar su dosis.

Revisión de sistemas

En un paciente sometido a una evaluación por posible enfermedad cardíaca, la revisión de sistemas identificará afecciones no cardíacas importantes que pueden alterar el diagnóstico diferencial de los signos y/o síntomas sometidos a evaluación.

 En pacientes con enfermedad cardíaca conocida, la revisión de los sistemas puede identificar comorbilidades importantes que influirían en las decisiones de tratamiento y el pronóstico.

- **Neurodesarrollo:** las cardiopatías congénitas y las miocardiopatías están estrechamente relacionadas con anomalías del neurodesarrollo. Se observan retrasos o discapacidades del desarrollo en las áreas de las habilidades cognitivas y motoras y la adaptación psicosocial.

La incidencia de anomalías leves del desarrollo en niños con cardiopatías como coartación de aorta, tetralogía de Fallot o comunicación interventricular alcanza hasta el 25 % de los pacientes.

La mayoría de los niños con las cardiopatías más graves presentan retrasos o discapacidades del desarrollo, y entre el 10 % y el 15 % muestran alteraciones graves del neurodesarrollo. Los antecedentes de los factores de riesgo de retraso del neurodesarrollo (Tabla 4.1-4) deberían dar lugar a una evaluación más exhaustiva del neurodesarrollo.
- **Psicosociales:** los supervivientes a largo plazo de una operación de CC experimentan niveles más altos de trastornos psicológicos y del comportamiento que la población normal. La depresión y la ansiedad son frecuentes, junto con trastornos de la imagen corporal y de las relaciones con sus compañeros.

 La detección de trastornos conductuales y psicológicos es un elemento importante de la evaluación del paciente cardíaco.

Tabla 4.1-4. Categorías de cardiopatías congénitas pediátricas con alto riesgo de trastornos o discapacidades del neurodesarrollo

- Cirugía extracorpórea neonatal o del lactante
- Cardiopatía cianótica
- Sospecha de síndrome genético
- Trasplante cardíaco
- Crisis convulsivas perioperatorias
- Anomalías significativas en neuroimagen
- Microcefalia
- Reanimación cardiopulmonar
- Antecedente de soporte mecánico
- Hospitalización prolongada (> 2 semanas)

- **Crecimiento:** el retraso del crecimiento es habitual en los lactantes con IC. Debe obtenerse un historial nutricional y alimentario como parte de una evaluación exhaustiva.

 Las anomalías anatómicas del tracto gastrointestinal son frecuentes en las cardiopatías complejas, al igual que las dificultades de coordinación oromotora y de deglución.

El retraso del crecimiento es habitual en niños con síndromes genéticos o metabólicos. La detección de estas anomalías debe realizarse como parte de la evaluación de un niño con una cardiopatía posible o conocida.
- **Respiratoria:** los niños con enfermedad cardíaca pueden tener enfermedad pulmonar asociada, por lo que debe llevarse a cabo una anamnesis cuidadosa en busca de signos y síntomas de enfermedad reactiva de las vías respiratorias, obstrucción de las vías respiratorias u otras anomalías estructurales de las vías respiratorias. La presencia de estridor puede ser el primer síntoma de un anillo vascular.
- **Hepático:** las anomalías de la función hepática son detectadas cada vez con más frecuencia en niños mayores y adolescentes con cardiopatías congénitas. La hepatopatía es más habitual en las cardiopatías congénitas asociadas a IC derecha. La hipertensión venosa sistémica (p. ej., tras el procedimiento de Fontan) es un problema relativamente frecuente al llegar a la adolescencia y al inicio de la vida adulta. Deben analizarse los antecedentes de exposición a la hepatitis, ya que la prevalencia de la hepatitis C es de hasta el 10-15 % en algunas series entre los niños con defectos cardíacos congénitos con cardiopatías congénitas operados antes de 1992.
- **Cuidados preventivos:** el historial dental incluye los signos y síntomas de la enfermedad dental, el régimen de higiene dental y la frecuencia de los cuidados dentales rutinarios.

Existe un mayor riesgo de endocarditis infecciosa y una mayor incidencia de enfermedades dentales en niños con cardiopatías congénitas complejas en comparación con los niños normales, por lo que en ellos es fundamental una cuidada higiene bucal.

El historial también debe detectar factores de riesgo de enfermedades cardiovasculares en la edad adulta, como obesidad, tabaquismo, hipertensión, hiperlipidemia o síndrome metabólico.

Antecedentes familiares

La historia médica familiar es un registro exhaustivo y dinámico de enfermedades y otra información sanitaria pertinente entre los miembros de la familia. Se utiliza para facilitar el diagnóstico, identificar a los miembros con riesgo de desarrollar una enfermedad concreta y, cada vez más, para gestionar la enfermedad. El Baltimore-Washington Infant Study, el mayor y más completo estudio epidemiológico sobre las malformaciones cardiovasculares (MCV), reconoció la diabetes y los teratógenos ambientales, como el ácido retinoico, como factores de riesgo de MCV, pero lo más importante es que identificó los antecedentes familiares positivos como el factor de riesgo más común de MCV.

> ⚠ El cardiólogo infantil debe obtener como parte de la anamnesis una historia familiar completa y un árbol genealógico para evaluar la posible presencia de malformaciones cardíacas congénitas, síndromes u otros trastornos hereditarios como las cardiopatías familiares.

Aproximadamente entre el 7 % y el 12 % de las personas con MCV presentan una anomalía cromosómica subyacente, como trisomía 21, trisomía 18, deleción 22q11 y trisomía 13. De estos diagnósticos, el síndrome de deleción 22q11 se transmite con mayor frecuencia de padres a hijos, si bien las manifestaciones clínicas de este síndrome son variables y, en algunas familias, el diagnóstico puede pasarse por alto o retrasarse. Entre las anomalías congénitas que deben suscitar más preguntas y la consideración del síndrome de deleción 22q11 se incluyen la interrupción del arco aórtico, el tronco arterial, la tetralogía de Fallot, la comunicación interventricular con anomalía del arco aórtico y las anomalías aisladas del arco aórtico, incluido un arco aórtico derecho que puede asociarse a anillos vasculares. También existen síndromes genéticos bien descritos causados por variantes de la secuencia de ADN en genes conocidos, como el síndrome de Noonan, el síndrome de Holt-Oram o el síndrome de Alagille.

La relativa reciente disponibilidad de pruebas genéticas exhaustivas ha llevado a importantes descubrimientos de defectos genéticos asociados a cardiopatías congénitas, miocardiopatías y arritmias. Los antecedentes familiares pueden identificar a pacientes y familias con riesgo de sufrir eventos cardíacos que deberían ser evaluados por un genetista clínico. Debe realizarse una historia familiar centrada en la presencia de enfermedades cardíacas hereditarias como las miocardiopatías, en especial la miocardiopatía hipertrófica, las conectivopatías como el síndrome de Marfan, o las canalopatías como el síndrome de QT largo.

Si la historia familiar es positiva, debe completarse un árbol genealógico con al menos tres generaciones (**Fig. 4.1-1**) con los miembros afectados y no afectados, cuya simbología se debe saber interpretar y realizar. Ello permite sospechar en ocasiones cardiopatías en otros miembros posiblemente afectados, y también servirá para identificar el reconocimiento del patrón de herencia, que podría aumentar la probabilidad de esta por parte del paciente. Si las pruebas genéticas realizadas identifican una mutación en un miembro de la familia afectado, debe hacerse todo lo posible para obtener los resultados detallados y el informe genético completo, puesto que no es

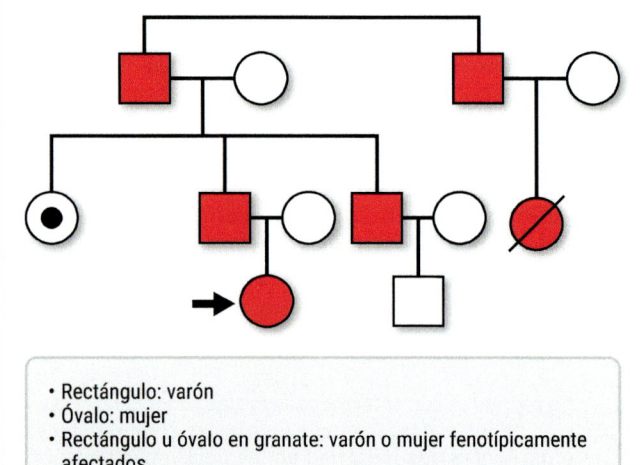

- Rectángulo: varón
- Óvalo: mujer
- Rectángulo u óvalo en granate: varón o mujer fenotípicamente afectados
- Rectángulo u óvalo sin relleno: varón o mujer sanos
- Punto negro en interior de óvalo: portadora sin expresión fenotípica
- Flecha: probando o caso índice
- Línea diagonal que tacha un símbolo: persona fallecida

Figura 4.1-1. Árbol genealógico de una cardiopatía con herencia autosómica dominante.

infrecuente que exista confusión en relación con el tipo y valor de la mutación encontrada. Aunque es posible cualquier tipo de herencia en las cardiopatías familiares (autosómica recesiva, ligada al X, mitocondrial, etc.), la mayoría se hereda de forma autosómica dominante.

Por otro lado, dado que se está descubriendo que muchas de las enfermedades supuestamente adquiridas en la edad adulta tienen causas evolutivas, es necesario comprender las bases genéticas de estas afecciones y actuar de forma proactiva, incluso aunque las afecciones clínicas no se manifiesten normalmente en la edad pediátrica. En la actualidad, se están realizando muchos esfuerzos para aumentar la concienciación sobre los factores de riesgo cardiovascular en relación con esto. Por eso, mención especial presentan la hipertensión arterial esencial y la enfermedad arterial coronaria que muestran un fuerte patrón familiar. Si se sospecha hipertensión arterial en un paciente pediátrico, es importante obtener los antecedentes familiares de hipertensión arterial. La aterosclerosis es el resultado de un proceso complejo en el que interactúan factores hereditarios y ambientales. El factor de riesgo más importante para la aterosclerosis es una historia familiar positiva con enfermedad coronaria antes de los 55 años en el padre o el abuelo, y antes de los 65 años en la madre o la abuela. La agrupación de factores de riesgo cardiovascular aparece con frecuencia en el mismo individuo (síndrome metabólico), lo que exige investigar otros factores de riesgo cuando se encuentra uno de ellos.

PUNTOS CLAVE

- Como en la evaluación de cualquier otro sistema, la anamnesis es un paso básico y fundamental en la evaluación cardíaca.

- Dentro de los síntomas cardíacos, la cianosis o la taquipnea en el lactante se relacionan con frecuencia con la presencia de cardiopatías.

(Continúa)

PUNTOS CLAVE (*Cont.*)

- Los antecedentes maternos durante el embarazo son útiles para el diagnóstico de las cardiopatías congénitas, ya que se sabe que ciertos acontecimientos prenatales son teratogénicos.
- Los antecedentes personales, incluido el período posnatal inmediato, proporcionan información directa y relevante para la evaluación cardíaca.

- Los antecedentes familiares también ayudan a relacionar un problema cardíaco con otros problemas médicos que pueden prevalecer en la familia. Los antecedentes familiares pueden indicar la necesidad de asesoramiento y pruebas genéticas. La recopilación periódica de información sobre los antecedentes familiares es una oportunidad para la educación familiar.

BIBLIOGRAFÍA

Barriales-Villa R, Gimeno-Blanes JR, Zorio-Grima E, Ripoll-Vera T, Evangelista-Masip A, Moya-Mitjans À, et al. Protocolo de actuación en las cardiopatías familiares: síntesis de recomendaciones y algoritmos de actuación. Rev Esp Cardiol. 2016;69(3):300-9.

Fonseca-Sánchez LA, Bobadilla-Chávez JJ. Abordaje del niño con sospecha de cardiopatía congénita. Rev Mex Pediatr. 2015;82(3);104-13.

Genetic Alliance. The New York-Mid-Atlantic Consortium for Genetic and Newborn Screening Services. Washington (DC): Genetic Alliance, 2009.

Johnson Jr. WH, Moller JH. Tools to diagnose cardiac conditions in children. Chap 2. Pediatric Cardiology: The Essential Pocket Guide. 3ª ed. Johnson E, Moller M, eds. Chichester, Reino Unido: Wiley Blackwell, 2014.

Marino BS, Lipkin PH, Newburger JW, Peacock G, Gerdes M, Gaynor JW, et al. Neurodevelopmental outcomes in children with congenital heart disease: evaluation and management: a scientific statement from the American Heart Association. Circulation. 2012;126(9):1143-72.

Miller EM, Hinton RB. A Pediatric Approach to Family History Cardiovascular Disease: Diagnosis, Risk Assessment, and Management. Pediatr Clin North Am. 2014;61(1):187-205.

Peña-Juárez RA, Corona-Villalobos C, Medina-Andrade M, Garrido-García L, Gutiérrez-Torpey C, Mier-Martínez M. Presentación y manejo de las cardiopatías congénitas en el primer año de edad. Arch Cardiol Mex. 2021;91(3):337-46.

Santos de Soto J. Historia clínica y exploración física en cardiología pediátrica. En: Zabala Argüelles JI, coord. Protocolos Diagnósticos y Terapéuticos en Cardiología Pediátrica, cap 1. Madrid: Sociedad Española de Cardiología Pediátrica y Cardiopatías Congénitas, 2010.

4.2 Exploración física

A. Sparano di Cola

OBJETIVOS

- Aprender la sistematización y metodología de cada hallazgo físico para realizar una adecuada exploración
- Conocer los fundamentos que permitan la orientación diagnóstica en el niño con cardiopatía congénita o adquirida
- Diferenciar adecuadamente los hallazgos clínicos cardiovasculares fisiológicos y patológicos
- Interpretar los signos de la exploración física para poder alcanzar un diagnóstico presuntivo más preciso
- Integrar los conocimientos adquiridos para fundamentar las resoluciones de casos clínicos

El diagnóstico clínico de las cardiopatías congénitas o adquiridas en la infancia puede ser el epítome de la lógica médica. Las deducciones se fundamentan en observaciones exactas, donde se establecen diagnósticos correctos. Basado en esto, la pregunta que se debe realizar antes de una exploración física es: ¿qué manifestaciones clínicas conllevan los trastornos anatómicos y fisiológicos de la cardiopatía congénita o adquirida? De esta forma se llegará a un diagnóstico asertivo.

La exploración clínica debe realizarse de una forma rutinaria, metódica y sistematizada desde la inspección hasta la auscultación para evitar obviar algún dato que pueda ser fundamental para el diagnóstico. No importa cómo se comience y termine, lo importante es realizar y cumplir todos los pasos para conseguir una presunción diagnóstica adecuada. La exploración física consiste en la inspección general, palpación, valoración de pulsos venosos y arteriales, percusión y auscultación.

INSPECCIÓN

En la inspección del paciente pediátrico en el área cardiovascular es fundamental la valoración de las características físicas y el estado general del fenotipo para identificar posibles cromosomopatías, así como el desarrollo físico y cognoscitivo. Con ello se realiza el cribado de alteraciones cardiovasculares que permitirá realizar una orientación diagnóstica adecuada.

Además de las características físicas, debe ser evaluada la coloración cutáneo-mucosa y signos de compromiso respiratorio, disfunción cardíaca, fatiga, cansancio, sudoración, irritabilidad, ortopnea y tos nocturna.

Alteraciones físicas, dimorfismo, malformaciones de otros sistemas, condiciones cromosómicas o genéticas están estrechamente relacionadas con malformaciones cardíacas congénitas.

Dentro de la inspección de escolares en adelante, se ha de valorar el patrón del pulso yugular que evalúa la hemodinamia del ventrículo y auricular derecha; su estudio comprende las características del contorno pulsátil y la estimación de la presión a través del punto más alto. Para ello el niño debe estar acostado a 45 grados. La onda A es el reflujo de la cava por contracción auricular y sincronía del primer ruido. La onda C es diminuta y se origina por presión retrógrada de la tricúspide y contracción ventricular derecha. La onda V aparece después del segundo tono cardíaco y es la final de la sístole ventricular y llenado gradual de la aurícula derecha por retorno venoso. La onda A gigante traduce elevación de la presión en aurícula derecha. La onda V gigante aparece en condiciones de sobrecarga de volumen.

Una de las formas clínicas para diferenciar la cianosis cardíaca de la pulmonar, es la prueba de respuesta a la hiperoxia.

La coloración cutáneo-mucosa en los niños debe ser cuidadosamente evaluada. Ante la presencia de cianosis se debe establecer el grado y la distribución (central o periférica). Precisar si se trata de una cianosis generalizada o periférica ayuda a orientar el mecanismo de producción; la cianosis generalizada o central se produce cuando existe una mezcla venoarterial de sangre desaturada con elevado contenido de hemoglobina reducida, si es secundaria a una cardiopatía congénita con cortocircuito de derecha a izquierda o si hay afectación pulmonar por una alteración en la ventilación-perfusión. En cambio, la cianosis periférica se asocia a flujo periférico disminuido y elevadas cantidades de hemoglobina reducida, vasoespasmos por frío o vasculopatías poco comunes. Diferenciar entre central o periférica se puede hacer de dos formas tras administrar oxígeno al 100 % durante 10 minutos, al extraer una gasometría arterial preductal, o con la colocación de un oxímetro de pulso con saturación basal. Si se trata de una patología pulmonar, aumenta la presión arterial de oxí-

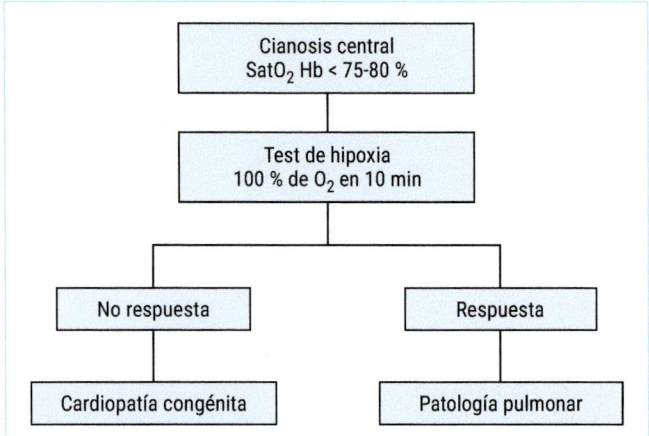

Figura 4.2-1. Algoritmo test de hiperoxia.

geno de 20 a 30 mmHg en la gasometría, o más del 10 % en el oxímetro. Si, por el contrario, se trata de un cortocircuito derecha-izquierda por cardiopatía, la presión pulmonar no subirá más de 20 mmHg o no habrá respuesta. En el cortocircuito izquierda-derecha o en cardiopatías complejas sin obstrucción ni hipertensión pulmonar la respuesta por gasometría u oxímetro es óptima (**Fig. 4.2-1**).

PALPACIÓN, PERCUSIÓN Y AUSCULTACIÓN

La palpación se debe hacer de manera sistemática, si bien el comienzo y orden queda a criterio de cada examinador.

Palpación

En la palpación del precordio se debe ubicar la localización de la punta cardíaca con la evaluación del impulso en el ápex izquierdo (levocardia) o derecho (dextrocardia o dextroversión) y determinar si es sostenido o hiperdinámico. El ápex sostenido es característico de las cardiopatías con sobrecarga de presión e hipertrofia ventricular. El ápex hiperdinámico, amplio y hasta desplazado en algunos casos, es indicativo de sobrecarga de volumen de la cavidad correspondiente en el ápex. Se debe palpar también la zona central de la horquilla esternal en forma de «garra» y el área subxifoidea para explorar en casos en los que pueda existir una predominancia del ventrículo derecho.

En la palpación del precordio también se podrán identificar ruidos cardíacos aumentados de intensidad o únicos, los frémitos y soplos significativos. Para la palpación de clic o chasquidos, el paciente deberá inclinarse hacia delante o colocarse en decúbito lateral o bien hacer apnea forzada en escolares o adolescentes. Se debe palpar el abdomen para evaluar la ubicación y tamaño del hígado y del bazo.

Percusión

La palpación del pulso arterial, a diferencia del pulso venoso, es un dato de absoluta importancia en la exploración cardiológica para la orientación diagnóstica.

En relación con la percusión, en niños escolares en adelante, la percusión torácica es útil para descartar hemotórax y taponamiento cardíaco. La percusión abdominal es útil también para determinar la ubicación de las vísceras y el tamaño.

 Se deben evaluar los pulsos braquial, radial, femoral, pedio y, en preadolescentes en adelante, carotídeo. Durante la evaluación se deben valorar de forma bilateral las siguientes características: presencia, frecuencia, ritmo, contorno o forma de la onda del pulso (ascenso y descenso) y amplitud.

Pulsos

Al evaluar el pulso se ha de determinar que pueden existir alteraciones o anomalías y comparar con el pulso contralateral. La frecuencia cardíaca puede aumentar (taquicardia) de forma fisiológica, y tratarse de una taquicardia sinusal si responde a maniobras vagales o al eliminar factores desencadenantes.

La frecuencia disminuida (bradicardia) igualmente podría ser fisiológica cuando se modifica al eliminar factores extracardíacos, o patológica.

En cuanto a la regularidad, el pulso puede ser regular cuando las pausas diastólicas son iguales entre sí, o irregular cuando esto no ocurre, con una expresión de ondas diferentes. Entre las variaciones de la regularidad se encuentran la arritmia fisiológica, que ocurre con la inspiración en la que el ritmo cardíaco se acelera en la inspiración y se enlentece en la espiración con una pausa no mayor a dos latidos, y las extrasístoles, que son latidos de menor amplitud que anteceden al ritmo de base, y que pueden ser aisladas o frecuentes.

En cuanto a la clasificación del pulso en relación con la amplitud y forma, este se puede clasificar de varias formas.

 La amplitud y forma del pulso arterial desde el cuello hasta los pies es de un valor significativo para interpretar la fisiología y hemodinamia de la circulación e interpretar el gasto cardíaco.

En cuanto a los pulsos disminuidos de amplitud y de forma modificada, el pulso *parvus* y *tardus* es un pulso disminuido de amplitud y lento en el ascenso y descenso por presión sistólica baja. En el pulso celer el ascenso y el descenso del pulso son rápidos y bajos de fuerza y amplitud. El pulso filiforme o débil en general es difícil de palpar y aparece en entidades con bajo gasto cardíaco, sobre todo izquierdo.

En relación con los pulsos aumentados de amplitud y forma modificada, el pulso celer o «martillo de agua» es un pulso amplio de gran magnitud con ascenso y descenso rápidos. El pulso saltón es similar al celer pero sostenido y fuerte, y se observa en cardiopatías de alto gasto. Los pulsos amplios se pueden identificar también en entidades no cardíacas.

Se pueden reconocer otros pulsos como el dícroto o en «iglesia de campaña» o «dedo de guante», que es débil y se siente doble latido. El pulso bisferiens se percibe como un doble pulsado, y mejor en carótida, humeral y radial. El pulso alternante, como su nombre indica, es un pulso con una onda de amplitud normal seguida de una onda de amplitud disminuida. El pulso paradójico es un pulso que desaparece con la inspiración, y es de máxima amplitud con la espiración.

Si existe compresión de la arteria subclavia, puede ser de utilidad la prueba de Abson: mientras se palpa el pulso radial, al rotar la cabeza hacia el lado explorado, si el pulso disminuye de forma significativa o desaparece, es muy sugestivo de compresión de la arteria subclavia.

Auscultación

En relación con la auscultación, en los adultos se habla de focos (ápex o mitral, tricúspide, aorta, pulmonar, aorta accesoria supravalvular y cuello), pero por las características del tórax del niño algunos autores recomiendan precisar el sitio anatómico con otra nomenclatura:

- Paraesternal izquierdo alto (pulmonar y ramas).
- Paraesternal medio izquierdo (aórtico, tabique interventricular).
- Paraesternal izquierdo bajo (tricúspide).
- Ápex (mitral).
- Paraesternal derecho medio y derecho alto (aórtico accesorio).
- Otros: supraclavicular, cuello, epigastrio, abdomen, espalda y pulmones.

Es fundamental realizar la auscultación de forma sistemática sin obviar ningún foco. Al realizar esta exploración no solo se deben precisar los ruidos y soplos, también se debe evaluar la localización del ápex, la frecuencia cardíaca, e interpretarla en función de la edad y sexo, además del ritmo y tonos con sus características.

Primer tono

En relación con el primer tono, el factor principal de la producción es el cierre de las válvulas auriculoventriculares (mitral y tricúspide), y sucede cuando la presión intraventricular supera la presión auricular que se corresponde con el inicio de la sístole auricular.

El desdoblamiento fisiológico, por lo general, es difícil de evaluar, y puede existir desdoblamiento patológico si se retrasa la elevación de la presión del ventrículo derecho. Con respecto a la intensidad del primer ruido, está aumentada cuando se retarda el paso de sangre de la aurícula al ventrículo, y puede auscultarse cambiante en los bloqueos cardíacos completos congénitos. La disminución de la intensidad aparece cuando se prolonga el PR (período entre el comienzo de la despolarización auricular y la despolarización ventricular) y, por lo tanto, la conducción eléctrica de la aurícula al ventrículo, o en estado de *shock*.

> **!** El primer ruido es la consecuencia del cierre de las válvulas auriculoventriculares. El inicio de la sístole ventricular es de baja frecuencia y se debe precisar si es único, si está aumentado o disminuido, y si esta desdoblado o fijo para establecer si es normal o existe patología.

Segundo tono

El segundo tono cardíaco aparece cuando las presiones intracavitarias ventriculares caen por debajo de las presiones de los grandes vasos y se cierran las válvulas sigmoideas, con el fin de la sístole y el inicio de la diástole ventricular. El segundo ruido es más agudo que el primero y se ausculta mejor el componente pulmonar en el foco paraesternal izquierdo alto, y en el foco paraesternal derecho medio y alto el componente aórtico. El componente aórtico se percibe más intenso y predominante.

El desdoblamiento del segundo tono puede ser fisiológico en niños como consecuencia del aumento del retorno venoso al corazón con la inspiración y, con ello, el llenado de la aurícula y el ventrículo derecho. El volumen de sangre expulsado retrasa el cierre de la válvula pulmonar.

El desdoblamiento anormalmente amplio del segundo ruido se produce cuando se aumenta el volumen diastólico final del ventrículo derecho, si existe un retraso en el cierre de la válvula tricúspide y, por lo tanto, de la semilunar derecha, o bien si existe una prolongación de la sístole por obstrucción en el tracto de salida derecho.

El desdoblamiento fijo del segundo ruido es característico del defecto del tabique interauricular y se mantiene en la inspiración y la espiración. El desdoblamiento paradójico o invertido del segundo ruido se debe a un retraso del componente aórtico con la separacion en espiración, y siendo único en inspiración.

Si el llenado de la aurícula y ventrículo izquierdos disminuye, se adelanta el cierre del componente aórtico en la espiración. Esto se traduce en un único segundo ruido, que puede aparecer cuando existe una sola válvula sigmoidea o una de ellas es estrecha.

El incremento de la intensidad del componente aórtico del segundo ruido es característico del aumento de la presión aórtica. Por el contrario, el incremento de intensidad del componente pulmonar puede ser consecuencia de hipertensión pulmonar o de una estenosis valvular pulmonar leve.

Puede auscultarse un segundo ruido disminuido cuando existe afectación del componente pulmonar u aórtico.

Tercer ruido

Este ruido puede aparecer cuando la presión intraventricular continúa descendiendo (fase de relajación isométrica) hasta caer un poco por debajo de la presión auricular. Se abren las válvulas auriculoventriculares y ocurre la diástole hemodinámica con sangre precipitada de la aurícula hacia el ventrículo relajado, fase de llenado rápido ventricular. Este fenómeno es pasivo y el tercer ruido se atribuye a la vibración de estructuras ventriculares por la entrada del flujo sanguíneo y a la súbita distensión del ventrículo. El tercer ruido es de baja intensidad y se ausculta mejor en la punta al inicio de la diástole después del segundo ruido.

Cuarto ruido

Este ruido puede auscultarse en niños hasta 8 años sin cardiopatía e incluso hasta los 25 años.

Tras el llenado pasivo rápido de los ventrículos, estos continúan con su llenado pasivo (fase de llenado lento), hasta el final de la diástole en que la contracción auricular activamente llena los ventrículos con la sangre residual contenida en ellas. Esto origina el cuarto ruido al final de la diástole (presístole), ocasionado por la contracción auricular. Es característico el sonido de tres tiempos, y es siempre patológico, e implica disfunción diastólica ventricular; puede aparecer también en situaciones en las que existe un aumento del llenado ventricular, ya sea izquierdo, derecho o ambos, y se asocia a cualquier cardiopatía que provoque obstrucción de la eyección ventricular o presión elevada auricular derecha o izquierda.

 El **ritmo de galope** es un sonido diastólico patológico, causado por el llenado brusco de un ventrículo insuficiente. Ocurre cuando existe adición del III o IV ruidos o ambos, aparecen con taquicardia y se produce la «cadencia de galope» (**Tabla. 4.2-1**). En ocasiones puede aparecer un III ruido fisiológico.

Otros ruidos

El clic de eyección es un sonido sistólico precoz, de alta frecuencia, que sigue al primer ruido, simula un desdoblamiento del primer tono y está relacionado con las válvulas semilunares. El clic mesosistólico de ápex se relaciona con el prolapso de la válvula mitral. El origen del clic puede ser aórtico o pulmonar y está relacionado con el área vascular por interrupción del flujo sanguíneo en la aorta, o pulmonar o dilatación de uno de los grandes vasos. El clic aórtico aparece después del primer tono.

El chasquido surge después del segundo tono, y su origen son las válvulas aurículoventriculares por compromiso de estas, ya sea funcional o anatómico. El chasquido de apertura puede ser mitral o tricuspídeo y se origina por vibración valvular antes de iniciar el llenado ventricular por el aumento del flujo auriculoventricular por grandes cortocircuitos interauriculares o interventriculares. Aparece después del segundo ruido en estenosis mitral o tricuspídea y en condiciones de sobrecarga de volumen auricular (**Fig. 4.2-2**).

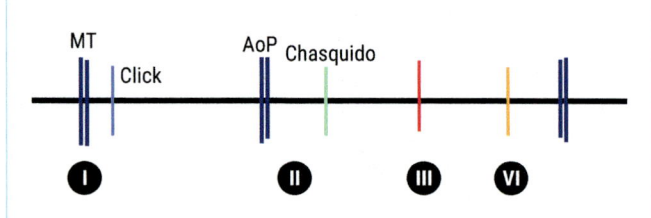

Figura 4.2-2. Gráfico de ruidos cardíacos.

Soplos cardíacos

La última parte de la auscultación es la valoración de los soplos cardíacos. Son sonidos producidos por turbulencia sanguínea intraventricular como consecuencia de modificaciones de presiones fisiológicas o patológicas. Los soplos pueden aparecer en la sístole o ser continuos, de mayor o menor intensidad, se pueden irradiar y modificarse con la respiración, posición y ejercicios (**Tabla 4.2-2**).

Al valorar un soplo cardíaco se debe establecer su ubicación, con la instauración de la localización en el foco en el que se ausculta con mayor intensidad, ciclo cardíaco en que aparece, duración, morfología, intensidad, calidad o timbre, irradiación, y su relación con la respiración y otras maniobras.

Soplos funcionales

Hay diversos soplos funcionales que pueden aparecer en pacientes pediátricos a diferentes edades:

- El soplo de Still se ausculta sobre todo en preescolares y desaparece hacia la adolescencia. Su etiología se desconoce y suele confundirse con defectos congénitos por sus características vibratorias. A diferencia de estos, el soplo de Still no se irradia, es suave y su génesis es aparentemente por vibración de la cúspide de la pulmonar; al tener una eyección baja del ventrículo derecho se evidencia un retorno leve por la tricúspide.
- El soplo sistólico pulmonar de Fogel se ausculta a cualquier edad, la mayoría entre los 8 y 14 años.
- El soplo sistólico pulmonar periférico se ausculta en neonatos y lactantes preferentemente y se debe a una disparidad de los diámetros entre el tronco de la arteria pulmonar y sus ramas periféricas, lo que se registra como turbulencia.
- El soplo supraclavicular sistólico se ausculta a cualquier edad. Es un soplo que varía en intensidad y es eyectivo, que se ausculta con el paciente sentado. Aparentemente se debe a las arterias braquiocefálicas y la turbulencia en relación con los movimientos de los hombros.

Tabla 4.2-1. Cardiopatías con soplos sistodiastólicos

Aórtico
- Doble lesión aortica

Pulmonar
- Persistencia del conducto arterioso con hipertensión pulmonar:
  - Hipertensión pulmonar primaria
  - Agenesia de válvula pulmonar

Mesocardio
- Comunicación interventricular:
  - Doble lesión triscupídea
  - Enfermedad de Ebstein

Ápex
- Doble lesión mitral

Tabla 4.2-2. Clasificación de los soplos según intensidad

- Grado I: muy débil
- Grado II: débil. Audible en silencio
- Grado III: claramente audible
- Grado IV: intenso-frémito
- Grado V: muy intenso-frémito palpable
- Grado VI: audible sin estetoscopio

- El soplo sistólico aórtico más común en el adolescente y adulto joven se debe a dilatación leve de la aorta o endurecimiento o aorta bicúspide.
- El soplo sistólico carotideo es audible en la carótida derecha y se irradia hacia la clavícula.
- El soplo apical de Evans es sistólico tardío, se ausculta en la punta y su origen se asocia al pericardio, si bien otros autores lo relacionan con regurgitación mitral no significativa, ya que tiene características funcionales.
- Puede aparecer un soplo funcional al auscultar la base, relacionado con la vibración de las válvulas auriculoventriculares, sobre todo tricúspide.
- Entre los soplos continuos funcionales está el murmullo venoso, el cual se ausculta en diástole por fuera del esternocleidomastoideo en forma bilateral, desaparece al comprimir, y el soplo mamario propio del final del embarazo (**Fig. 4.2-2**).

Soplos patológicos

Implican cardiopatía congénita o adquirida y son soplos más intensos, ásperos, con irradiación. Su intensidad se suele modificar con los cambios de posición y respiración, no desaparecen y mantienen la misma tonalidad y calidad del sonido.

Pueden ser sistólicos o diastólicos y también continuos si ocupan sístole y diástole.

Los sistólicos que aparecen después del primer ruido pueden ser precoz, proto, meso, tele u holosistólico, y pueden clasificarse en eyectivos y de regurgitación:

- Los soplos de eyección se relacionan con el paso de corriente hacia delante en las válvulas semilunares (aórtica o pulmonar) y son mesosistólicos *in crescendo* hasta la mitad, y con posterioridad, *decrescendo*, y desaparecen antes del segundo ruido. De acuerdo con la ubicación puede corresponder a obstrucción de tractos de salida o dilatación de las válvulas semilunares. Sus características son las mencionadas previamente de los soplos patológicos, y si su origen es pulmonar, por lo general se irradian al hombro y espalda, y si es aórtico, hacia el ápex, axila o supraesternal y clavicular (**Tabla 4.2-3**).
- Los soplos sistólicos de regurgitación corresponden al paso de corriente desde una cámara que en sístole tiene presión alta hacia atrás a través de las válvulas auriculoventriculares. Son soplos con características de organicidad, pero son de alta frecuencia, más largos, aparecen después del primer ruido y continúan de manera uniforme hasta llegar

al segundo tono. Se producen en las insuficiencias auriculoventriculares y en la comunicación interventricular.

Existen soplos sistólicos cortos orgánicos no eyectivos de regurgitación, que según la ubicación pueden corresponder a comunicaciones interventriculares o a prolapso de válvula mitral si es al final de la sístole y va acompañado de un clic en el ápex y axila.

El soplo pansistólico ocupa toda la sístole, y oculta u opaca el segundo y se produce en situaciones en las que existe aumento de la presión ventricular izquierda como las insuficiencias auriculoventriculares y en la comunicación interventricular.

Los soplos diastólicos aparecen después del segundo ruido y existen dos grupos, el soplo de regurgitación y el de llenado:

- Los soplos de regurgitación pueden ser protodiastólicos, protomesodiastólicos u holosistólicos según el grado de lesión de las válvulas semilunares. Son de alta frecuencia y en *decrescendo*, comienzan después del segundo ruido, y se producen en las insuficiencias de las válvulas aórticas o pulmonares y si hay dilatación de los anillos semilunares.
- Los soplos diastólicos de llenado se originan en el período de repleción ventricular y unos comienzan con el cierre de las válvulas semilunares y otros como consecuencia de la turbulencia de las válvulas. Son de baja frecuencia y pueden auscultarse en mesodiástole o telediástole por compromiso anatómico de válvulas auriculoventriculares o funcionales (**Tablas 4.2-4** y **4.2-5**).

Los soplos continuos ocupan la sístole y diástole y se deben al paso continuo de sangre de una zona de alta presión a otra de baja presión. Se originan en estructuras que permiten un gradiente de presión y alcanzan su máxima intensidad con el segundo tono. Estos soplos son de alta frecuencia y característicos de diversas patologías como la persistencia del conducto arterioso, fístulas coronarias, fístulas arteriovenosas, tetralogía de Fallot extremos y ventana aortopulmonar (**Tabla 4.2-6**).

Es fundamental saber realizar un adecuado diagnóstico diferencial entre los soplos funcionales y patológicos. Para ello se debe indagar en los antecedentes, valorar los signos físicos, interpretar adecuadamente las características del soplo, y realizar pruebas complementarias como el electrocardiograma y la radiografía.

Tabla 4.2-3. Soplos inocentes

Características

- Asintomático cardiovascular
- No se auscultan ruidos cardíacos patológicos agregados
- Sistólicos o continuos
- Corta duración
- Intensidad baja (I a III/VI)
- Escasa irradiación
- Se modifican o desaparecen con la respiración y/o cambios de posición
- Resto de los estudios complementarios normales

Tabla 4.2-4. Cardiopatías con soplo sistólico

Aórtico
- Estenosis aórtica

Pulmonar
- Comunicación interauricular:
  - Estenosis pulmonar
  - Tetralogía de Fallot
  - Persistencia del conducto arterioso

Mesocardio
- Comunicación interventricular:
  - Insuficiencia triscupídea asociada a:
    - Anomalía de Ebstein
    - Atresia pulmonar
    - Atresia mitral

Ápex
- Insuficiencia mitral congénita o adquirida

Tabla 4.2-5. Cardiopatías con soplos continuos

Pulmonar
- Persistencia del conducto arterioso

Aórtico
- Ventana aortopulmonar:
  - Anomalía de la coronaria izquierda
  - Tronco común

Mesocardio
- Fístula arteriovenosa:
  - Rotura del seno de valsalva

Posterior al tórax
- Fístulas arteriovenosas pulmonares

Tabla 4.2-6. Cardiopatías con soplos de llenado diastólicos

- Aurícula izquierda dilatada:
  - Persistencia del conducto arterioso
  - Comunicación interventricular
  - Ventana aortopulmonar
  - Tronco común
  - Insuficiencia mitral grave
- Aurícula derecha dilatada:
  - Atresia tricuspídea
  - Comunicación interauricular
  - Doble tracto de salida de ventrículo derecho

Los soplos funcionales o fisiológicos se auscultan sin que exista ninguna anormalidad anatómica en el corazón, y pueden aparecer en cualquier etapa de la infancia. Suelen ser sistólicos o continuos, pero nunca diastólicos con exclusividad. Los soplos sitólicos pueden ser orgánicos o funcionales. Los soplos diastólicos son siempre patológicos.

Tabla 4.2-7. Cardiopatía con soplo diastólico

Aórtico
- Insuficiencia aórtica

Pulmonar
- Insuficiencia pulmonar:
  - Comunicación interauricular
  - Comunicación interventricular
  - Persistencia del conducto arterioso
  - Tronco común

Mesocardio
- Estenosis triscupídea

Ápex
- Estenosis mitral

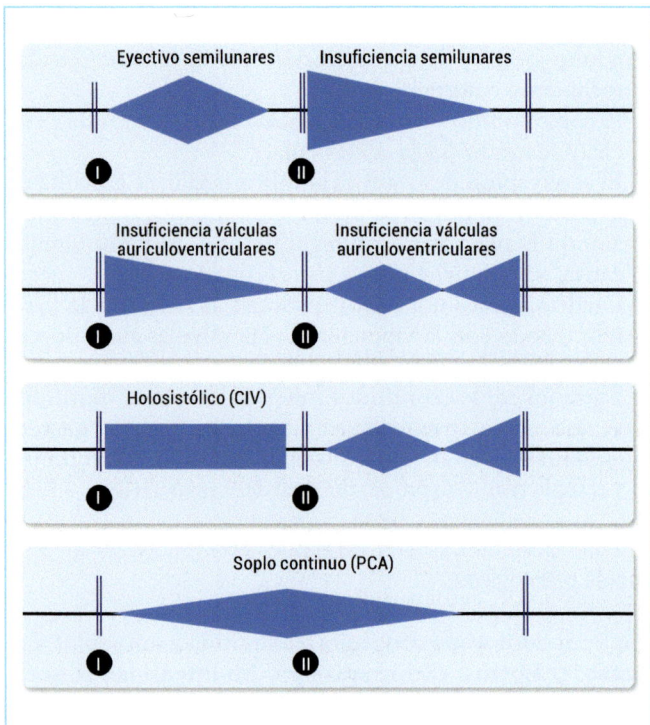

Figura 4.2-3. Gráfico de soplos cardíacos.

Existen otros soplos denominados en «vaivén» que son sistodiastólicos con presencia de un segundo tono tenue o presente débil y que pueden aparecer en la agenesia de la válvula pulmonar, en la insuficiencia aórtica por ruptura del seno de valsalva, en la comunicación interventricular y en el tronco común por válvula aortica única con insuficiencia (**Tabla 4.2-7** y **Fig. 4.2-3**).

Otros ruidos

Otro sonido presente en la patología cardíaca es el roce pericárdico. Es un sonido áspero, de alta frecuencia que se produce durante los movimientos bruscos del corazón por el roce de las hojas pericárdicas inflamadas y que contienen fibrina. En función del grado de inflamación se podría auscultar después del primer tono o en la diástole media.

Presión arterial

La determinación de la presión arterial es indispensable en toda exploración en cardiología pediátrica, y se expone en otro capítulo.

PUNTOS CLAVE

- La exploración física debe realizarse de forma rutinaria, sistemática y metódica para obtener una adecuada presunción diagnóstica.
- Cada paso de la exploración física desde la inspección a la auscultación tiene un valor y un objetivo que deben ser cumplidos para obtener un diagnóstico acertado.
- Dentro de la exploración física, es importante conocer los significados de cada hallazgo realizado y diferenciar si estos son funcionales o patológicos.

BIBLIOGRAFÍA

Balow JB, Pocock WA. The problem of non-ejection clicks and associate mitral systolics murmurs: emphasis on the billowing mitral leaflet syndrome. Am Heart J. 1975;90(5):636-55.

Braudo M, Rowe R. Auscultation of the Heart—Early Neonatal Period. JAMA Pediatrics. 1961;101:575-86.

Cochran ST, Gyepes MT, Smith LE. Obstruction of the airways by the heart and pulmonary vessels in infants. Pediatr Radiol. 1977;6(2):81-7.

Craige E. On the genesis of heart sounds: contributions made by echocardiographic studies. Circulation. 1976;53(2):207-9.

De Monchy C, van der Hoeven GMA, Beneken JEW. Studies on innocent praecordial vibratory murmurs in children. II: Systolic time intervals and pulse wave transmission times in children with an innocent praecordial vibratory murmur. British Heart J. 1973;35(7):679-84.

Dowd B, Stuckey D, Walsh H. Cardiac murmurs in school children. Med J Aust. 1957;44(2):36-8.

Emmanouilides GC, Baylen BG. Congenital absence of the pulmonary valve. En: Moss AJ, Adams FH, Emmanouilides GC, eds. Heart Disease in infants, Children and Adolescents. 2ª ed. Baltimore: Williams & Wilkins Co, 1978; p. 258.

Emmanouilides GC, Baylen BG. Neonatal cardiopulmonary distress without congenital heart disease. Curr Probl Pediatr. 1979;9(7):1-39.

Feldt RH, Ewert JC, Stickler GB, Weidman WH. Children with congenital heart disease. Motor development and intelligence. Am J Dis Child. 1969;117(3):281-7.

Fishleder BL. Exploración cardiovascular y fonomecanocardiografía clínica. Ciudad de Mexico: La Prensa Médica Mexicana, 1966.

Fogel DH. The innocent systolic murmur in children: A clinical study of its incidence and characteristics. Am Heart J. 1960;59:844-55.

Guadalajara JF. Semiología de la Auscultación. 1ª ed. Ciudad de México: Méndez Editores, 1981; p. 43-69.

Humphries JO, McKusick VA. The differentiation of organic and «innocent» systolic murmurs. Prog Cardiovasc Dis. 1962;5(2):152-71.

Leatham A, Gray I. Auscultatory and phonocardiographic sings of atrial septal defect. Br Heart J. 1956;18(2):193-208.

Leatham A. Auscultation of the heart. Lancet. 1958;2(7049):703-8.

Levine SA, Harvey WP. Clinical Auscultation of the Heart. Philadephia: W.B. Saunders Co., 1959.

March SK. W. Proctor Harvey: a master clinician-teacher's influence on the history of cardiovascular medicine. Tex Heart Inst J. 2022;29(3):182-92.

McKusick VA. Musical murmurs. En: Barnard L, ed. Theory and practice of auscultation. Philadelphia: F.A. Davis Co., 1964.

Morton WE, Huhn LA. Epidemiology of Congenital Heart Disease. Observations in 17,366 Denver School Children. JAMA. 1966;195(13):1107-10.

Perloff JK. Clinical recognition of aortic stenosis. Progr Cardiov Dis. 1968;10:323.

Perloff JK. Differential diagnosis of the innocent (functional) murmur. Heart Bull. 1960;9:93-7.

Sánchez López MC, Gracián Gómez M, Roca Llop J. Semiología del niño cardíaco. En: Sánchez PA, ed. Cardiología pediátrica. Madrid: Ediciones Salvat, 1986.

Segal BL. Innocent Murmurs: En: Barnard L, ed. Theory and Practice of Auscultation. Philadephia: F.A. Davis Co., 1964.

Stein PD, Sabbah HN. Aortic origin of innocent murmurs. Am J Cardiol. 1977;39(5):665-71.

Still GF. Common Disorders and Diseases of Childhood. London: Hodder & Stoughton, 1909. P. 1868-941.

Victorica BE, Krovetz LJ, Elliott LP, Van Mierop LH, Bartley TD, Gessner IH, et al. Persistent truncus arteriosus in infancy. A study of 14 cases. Am Heart journal. 1969;77(1):13-25.

Walsh SZ. Trastornos del ritmo cardíaco. En: Watson H, Ed. Cardiología Pediátrica y cardiopatías congénitas del niño y del adolescente. 1ª ed. Barcelona: Salvat, 1970; p. 987.

Zarco P. Exploración clínica del corazón: orientaciones actuales. 1ª ed. Madrid: Alhambra. 1961, p. 64, 147 y 152.

4.3 *Electrocardiograma*

A. Asenal Schafft y B. Zalba Altinier

OBJETIVOS

- Conocer las consideraciones técnicas para la adecuada realización de un electrocardiograma.
- Comprender el mecanismo por el cual el electrocardiograma registra la actividad eléctrica del corazón.
- Analizar de manera sistemática y ordenada los hallazgos obtenidos.
- Discriminar hallazgos normales de los patológicos de acuerdo con los cambios que ocurren en las distintas edades pediátricas.
- Reconocer los principales patrones electrocardiográficos anormales en niños para orientar el diagnóstico diferencial.

DEFINICIÓN

El electrocardiograma (ECG) es el registro gráfico de la actividad eléctrica del corazón en un momento determinado. A través de su análisis es posible localizar la posición cardíaca, inferir la configuración y la relación entre sus cámaras, sospechar cardiopatías congénitas o adquiridas, y determinar la repercusión hemodinámica de estas. Así, también permite diagnosticar trastornos del ritmo cardíaco, y determinar el impacto cardiológico de ciertas alteraciones hidroelectrolíticas o intoxicaciones medicamentosas.

CONSIDERACIONES TÉCNICAS Y CALIBRACIÓN

El ECG utiliza 12 derivaciones clásicas ubicadas sistemáticamente para representar la actividad eléctrica cardíaca en tres dimensiones. Algunas de estas derivaciones, llamadas bipolares, registran variaciones de voltaje entre dos puntos determinados. Las derivaciones unipolares, por el contrario, registran la diferencia de potencial entre un punto y el centro del corazón. Las derivaciones se clasifican, según su localización y el plano en que evalúan la actividad eléctrica cardíaca, en:

Derivaciones del plano frontal

- Derivaciones bipolares: DI, DII, DIII. Visualizan el corazón cada 60° en el plano frontal.
- Derivaciones unipolares de miembros: AVR, AVL, y AVF.

Derivaciones del plano horizontal

- Derivaciones unipolares precordiales: V1, V2, V3, V4, V5, V6.

La posición clásica de los electrodos para la obtención de derivaciones frontales y precordiales se muestran en la **figura 4.3-1**. La colocación imprecisa de los electrodos puede dar lugar a trazados erróneos, y es una causa frecuente de mala interpretación del ECG.

Variantes a las derivaciones precordiales clásicas

Cuando existe dextrocardia deben tomarse derivaciones del hemitórax derecho; en este caso, se utiliza la misma locali-

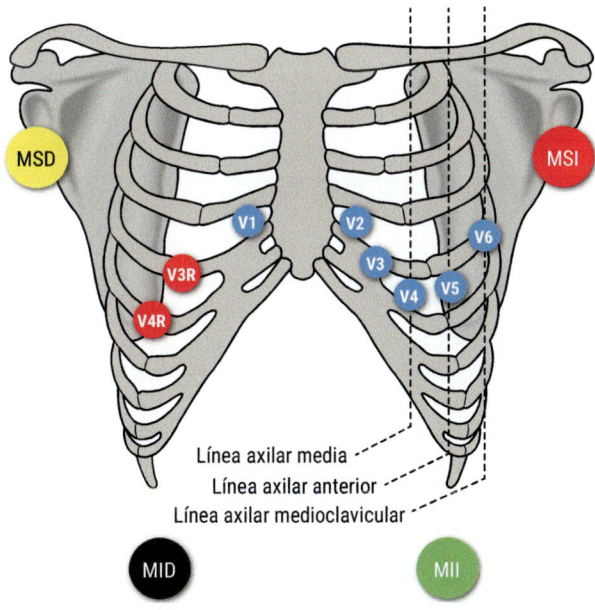

Figura 4.3-1. Posición de los electrodos de miembros y precordiales (en azul, se marca la posición clásica en levocardia, y en rojo, en casos de dextrocardia).

zación topográfica que en el lado izquierdo pero en espejo, y se las denomina al colocar una R final (V1R-V6R). Las derivaciones paraesternales derechas altas son de utilidad para desenmascarar la patente de Brugada: se coloca de V1 a V3 en 2°, 3° y 4° espacio intercostal (EIC) derecho, y de V4 a V6 en 2°, 3° y 4° EIC izquierdos.

> ! Para registrar la actividad eléctrica del corazón los electrodos son capaces de discriminar cómo cambian su voltaje los miocardiocitos a medida que se despolarizan y repolarizan. Cada electrodo es capaz de observar este frente de despolarización desde su orientación, con el registro de una onda positiva cuando este se acerca a su terminal positiva, y una deflexión negativa cuando el frente de despolarización se aleja de esta. Al analizar todas las derivaciones de manera simultánea es posible deducir cuál es el recorrido que la actividad eléctrica realiza a través del sistema de conducción del corazón.

Por convención, la calibración del tiempo y voltaje en el registro del ECG se mantiene en 25 mm/s y 10 mm/mV. Con esta calibración se obtiene la relación que cada cuadrado pequeño de 1 mm de tamaño equivale a 0,04 segundos (s) en el eje del tiempo, y 0,1 mV en el eje del voltaje, mientras que un cuadrado grande (cinco pequeños) equivale a 0,2 s en el eje del tiempo, y 0,5 mV en el eje del voltaje. Con esta referencia se han realizado las mediciones que estipulan los rangos normales a la hora de interpretar un ECG, y es lo primero que se debe confirmar en el momento de iniciar su lectura.

En determinadas situaciones es útil modificar esta relación para poder visualizar mejor ciertos hallazgos. Por ejemplo, en el caso de una taquicardia puede ser útil disminuir la velocidad a 50 mm/s, así el registro tendrá una mayor duración y se pueden analizar mejor las ondas al no estar tan cerca una de otra. Del mismo modo, en situaciones donde los voltajes están elevados, como por ejemplo en una miocardiopatía hipertrófica, y estos interfieran en las derivaciones impresas encima o debajo, puede disminuirse la relación del voltaje para que estos se impriman más pequeños.

INTERPRETACIÓN SISTEMÁTICA

Un ciclo cardíaco está representado en el trazado electrocardiográfico por una serie de ondas sucesivas: la onda P, el complejo QRS y la onda T. Estas ondas producen dos importantes intervalos (PR y QT) y dos segmentos (PQ y ST). Se miden rutinariamente dos intervalos (PR y QT) y dos duraciones (P y QRS) (**Fig. 4.3-2**).

Analizar un ECG de manera ordenada ayuda a la compresión y evita errores de interpretación.

Ritmo

Define cuál es el marcapasos del corazón y dónde se está originando. Lo más frecuente es el ritmo sinusal (RS) que implica que el ciclo cardíaco se está iniciando en el nódulo sinusal.

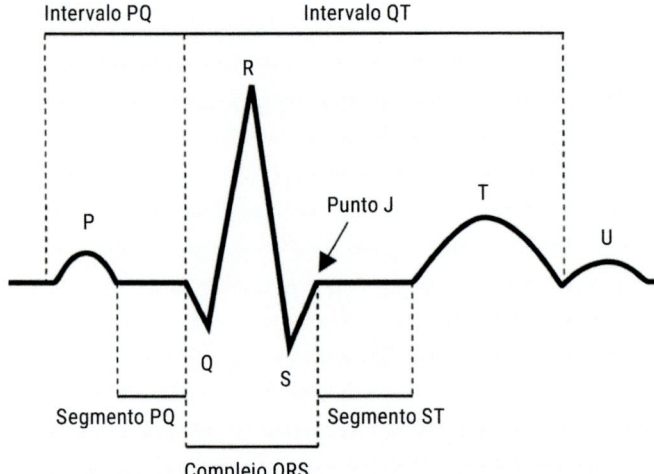

Figura 4.3-2. Ondas, intervalos y segmentos que componen un electrocardiograma.

> ! El RS se define cuando existe un ritmo regular con intervalo PR constante; ondas P positivas en DI, DII y avF, negativas en avR, y los QRS van precedidos siempre de una onda P.

Sin embargo, a diferencia de los adultos, en niños es habitual y más marcada la arritmia sinusal respiratoria, en la que la frecuencia cardíaca (FC) puede variar latido a latido, con una elevación en la inspiración y una disminución en la espiración, por lo que el RR no siempre es constante.

Frecuencia cardíaca

Cantidad de latidos por minuto. Existen distintos métodos validados para calcular la FC en un ECG, si bien en ciertos casos alguno puede tener mayor utilidad que otros.

- **Método de 1.500:** se obtiene por la división de 1.500 entre la cantidad de cuadrados pequeños que hay entre dos ondas R. Es más útil para frecuencias altas y regulares.
- **Método de 300:** se obtiene por la división de 300 entre la cantidad de cuadrados grandes que hay entre dos ondas R. Es una manera más rápida de calcular la frecuencia en ritmos regulares.
- **Método de las ondas R:** se obtiene por el producto de la cantidad de ondas R en la tira de ritmo por seis. Útil en ritmos irregulares.
- Se puede lograr una aproximación a la FC con el aprendizaje de memoria de la frecuencia correspondiente a determinados intervalos RR: cuando los intervalos RR son de 5, 10, 15, 20 y 25 mm, las frecuencias son de 300, 150, 100, 75, 60 latidos/min, respectivamente (**Fig. 4.3-3**).

La frecuencia normal varía en función de la edad:

- Recién nacido: 110-150 lpm
- 2 años: 85-125 lpm
- 4 años: 75-115 lpm
- >6 años: 60-100 lpm

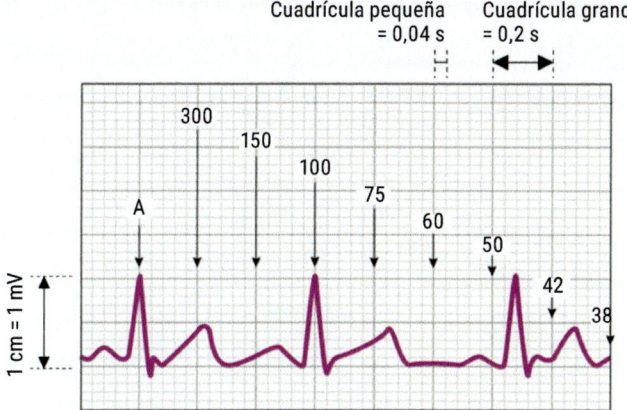

Figura 4.3-3. Calibración estándar de un electrocardiograma, junto con correlación con la frecuencia cardíaca.

Eje del QRS

Es la suma de los vectores de despolarización ventricular. Su definición es importante porque una alteración en el eje puede sugerir patologías estructurales varias, del aparato de conducción eléctrica o de la posición cardíaca. Para determinarlo hay que observar las desviaciones frontales.

Para su cálculo, habitualmente se utiliza el método de las aproximaciones sucesivas: es necesario tener presente el sistema de referencia hexaxial (**Fig. 4.3-4**) y recordar que la onda R de cada derivación representa la fuerza de despolarización dirigida hacia el polo positivo, y la onda S, hacia el polo negativo.

- **Localizar el cuadrante del eje, con el uso de DI y aVF**: según la deflexión neta de los complejos QRS en DI y aVF, el eje puede estar en cualquiera de los cuatro cuadrantes. Una deflexión QRS neta positiva en DI indica que el eje se ubica en el semicírculo izquierdo, y una deflexión QRS neta positiva en aVF posiciona al eje en el semicírculo inferior (**Tabla 4.3-1**).
- Una vez establecido el cuadrante, se debe buscar la derivación con complejo QRS isodifásico (es decir, aquella en la que la altura de la onda R y la profundidad de la onda S sean iguales). El eje se ubicará perpendicular a esta deri-

vación, dentro del cuadrante preestablecido. Si no se evidencia una clara derivación isodifásica, se debe buscar la derivación con la máxima deflexión del QRS, sea positiva

Tabla 4.3-1. Cálculo del eje mediante el método de cuadrantes

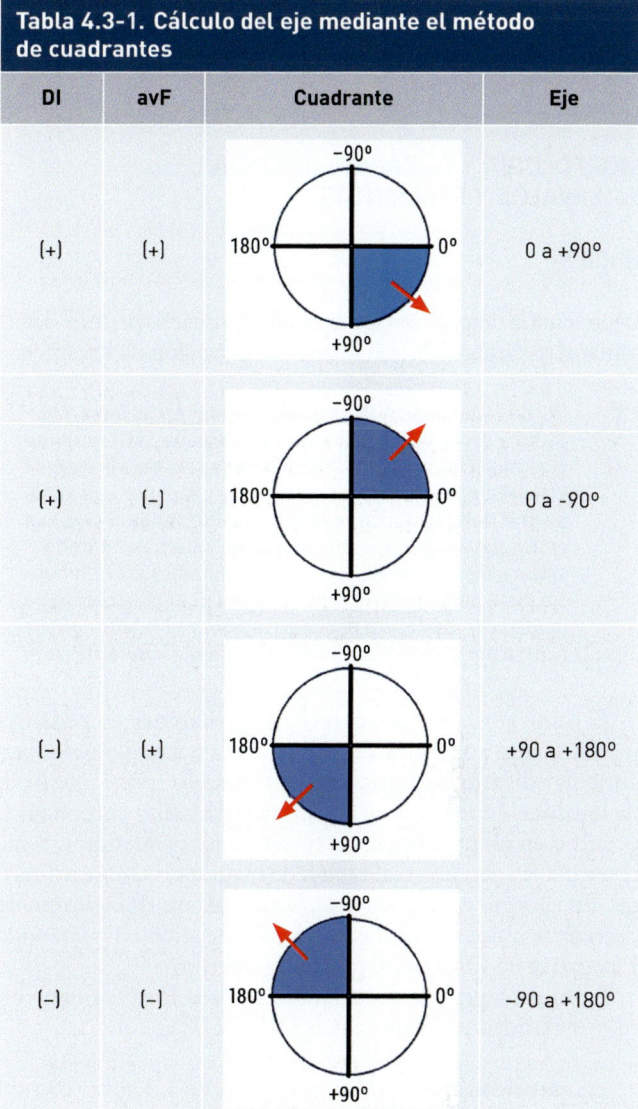

DI	avF	Cuadrante	Eje
(+)	(+)		0 a +90°
(+)	(−)		0 a −90°
(−)	(+)		+90 a +180°
(−)	(−)		−90 a +180°

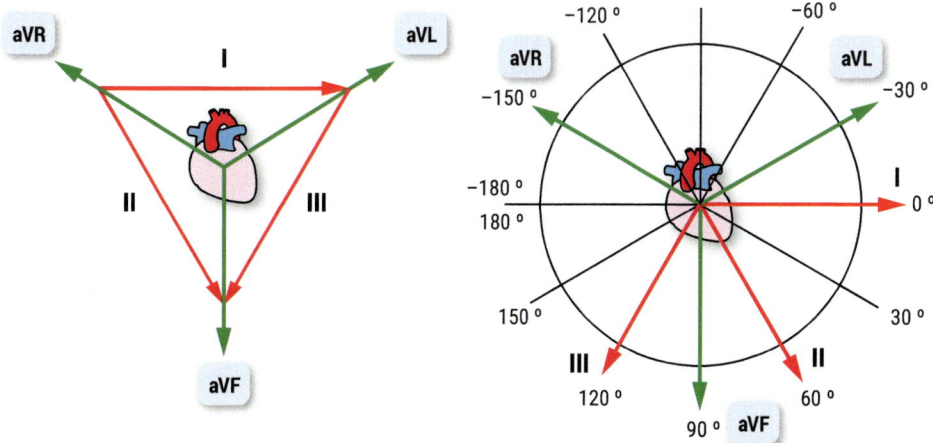

Figura 4.3-4. Sistema de referencia hexaxial. El polo positivo de cada derivación está indicado por el sentido de las flechas coloreadas (verde o naranja). El ángulo entre dos derivaciones de miembros adyacentes es de 30°.

o negativa, en el cuadrante preestablecido. El eje del QRS se ubicará próximo a la rama positiva o negativa de esta derivación.

MORFOLOGÍA Y DURACIÓN DE ONDAS, INTERVALOS Y SEGMENTOS

Onda P

Representa la despolarización auricular. Su análisis permite determinar si el ritmo es sinusal, y detectar dilatación de los atrios.

> **!** Por la localización del nódulo sinusal en la desembocadura de la VCS en la aurícula derecha (AD), cuando el ritmo es sinusal, el frente de despolarización avanza en sentido inferior, anterior e izquierdo, por lo que el eje de la P debe localizarse entre 0 y + 90° (onda P positiva en DII, DI y aVF, y negativa en aVR). Además, la onda P sinusal inscribe una morfología isodifásica en V1 (el inicio de la onda positiva representa la despolarización de la AD acercándose a esta derivación, y el final negativo ocurre por despolarización de la aurícula izquierda [AI]).

El ritmo auricular bajo es un hallazgo habitual en pediatría y ocurre ante aumentos del tono vagal en los que otro foco auricular distinto al sinusal toma el mando (por lo general, de localización inferior en la AD), y se visualiza con ondas P positivas en DI pero negativas en derivaciones inferiores. Suele revertir a RS con una realización de maniobras taquicardizantes. En el ritmo de *situs inversus*, la aurícula morfológicamente derecha se ubica a la izquierda, por lo que se objetivarán onda P negativa en DI y positiva en cara inferior.

La morfología y la duración de la onda P se evalúan con mayor claridad en derivaciones DII, DI, V1:

- La **amplitud** media de la onda P es de 1,5 mm, con un máximo de 3 mm. Ondas P altas, picudas, > 3 mm alertan sobre la posibilidad de que exista dilatación de AD, visible en pediatría en casos de obstrucción al tracto de salida derecho, como ocurre en la tetralogía de Fallot, atresia pulmonar con *septum* intacto o en casos de anomalía de Ebstein o hipertensión pulmonar primaria.
- La **duración** promedio de la onda P en niños es de 0,06±0,02 s. La prolongación de la onda P, ancha y que suele adquirir una morfología mellada por mayor visualización del componente vectorial de la AI, se evidencia ante casos de dilatación de AI (p. ej., secundario a estenosis mitral congénita). En V1, en estos casos, la onda P es positiva/negativa con predominio del componente negativo.

Intervalo PR

Representa la sumatoria del tiempo de despolarización auricular y el retraso fisiológico del impulso en el nodo AV. Se mide desde el inicio de la onda P al comienzo del complejo QRS (v. **Fig. 4.3-3**). Resulta más preciso medirlo en DII u otras derivaciones con onda Q visible. Los límites de normalidad varían según edad y FC, y ante mayor edad y menor FC, el intervalo

Tabla 4.3-2. Límites superiores e inferiores de normalidad del intervalo PR a distintas edades

Límite inferior	Edad	Límite superior
0,08 segundos	< 1 día	0,16 segundos
	1 dia-3 semanas	0,14 segundos
	1 a 2 meses	0,13 segundos
	3 a 5 meses	0,15 segundos
	6 a 11 meses	0,16 segundos
	12 a 35 meses	0,15 segundos
0,10 segundos	3 a 7 años	0,16 segundos
	8 a 11 años	0,17 segundos
	12 a 15 años	0,18 segundos
0,12 segundos	Adulto	0,20 segundos

se alarga. Los límites superiores e inferiores de normalidad a distintas edades pueden simplificarse en la **tabla 4.3-2**.

Complejo QRS

Representa la despolarización ventricular. Está formado por tres ondas, y su duración aumenta con la edad:

- Recién nacido a término: 0,05 s
- 1-3 años: 0,06 s
- Mayores de 3 años: 0,07 s
- Adultos: 0,08 s hasta 0,10 s

El eje del QRS representa el vector medio de la despolarización ventricular y muestra cambios en las distintas edades pediátricas.

Onda Q

Es la onda negativa que precede a la primera deflexión positiva del complejo QRS. Se origina por despolarización del tabique interventricular, que ocurre en sentido izquierda a derecha, lo que genera esta deflexión negativa visible sobre todo en precordiales izquierdas V5 y V6, así como en frontales izquierdas e inferiores: DI, DII, DIII, aVF. No es visible en V1. La amplitud máxima de esta onda es de 5 mm (puede ser mayor en DIII sin tener significado patológico), y la duración es de 0,02, y hasta 0,03 s.

En pediatría, la presencia de ondas Q profundas en DI, aVL, y precordiales V4-V6 deben alertar sobre el diagnóstico de ALCAPA: nacimiento anómalo de la arteria coronaria izquierda desde la arteria pulmonar con consecuente infarto de cara anterolateral del VI.

La ausencia de ondas Q con patrón rS en precordiales izquierdas combinado con su presencia en precordiales derechas con patrón qR son indicadoras de que el frente de despolarización del tabique ventricular está ocurriendo en forma inversa, de derecha a izquierda, y que la masa ventricular predominante se ubica a la derecha. En esta rara situación debe sospecharse inversión ventricular. El patrón qR en V1 también puede ser indicativo de hipertrofia ventricular derecha.

 La presencia de ondas Q en las derivaciones I, II, III, aVF y precordiales izquierdas no es un hallazgo patológico, en tanto sean de baja amplitud y escasa duración, y estén ausentes en las derivaciones derechas.

Onda R y onda S

La onda R es la primera deflexión positiva del complejo QRS. La onda S es la segunda deflexión negativa del complejo, y se encuentra después de la R. Las siguientes ondas positiva o negativa que puedan repetirse en el complejo se denominan r' o s', respectivamente. Por convención, se las nombra con mayúscula cuando su amplitud es >5 mm, y si es menor, se las denomina con minúscula. Es importante evaluar la relación entre la onda R y la S a lo largo de las precordiales para determinar la progresión de las fuerzas ventriculares.

Segmento ST

Se trata del período comprendido entre la despolarización y la repolarización ventricular. Se inscribe desde el final del QRS al inicio de la onda T, y es horizontal, isoeléctrico con la línea de base en los segmentos PQ y TP. Sin embargo, elevaciones o descensos del segmento ST hasta 1 mm en derivaciones de miembros, y hasta 2 mm en precordiales no son consideradas anormales.

Onda T

Corresponde a la repolarización ventricular.

 El vector de la onda T es posterior e izquierdo los primeros años de la vida, lo que da como resultado una onda T negativa en precordiales derechas (V1 y hasta V3-V4) desde los primeros días de vida y hasta la edad escolar o preadolescencia. Después de este período, el vector de la T se vuelve anterior, con positivización de las ondas T en precordiales derechas. El hallazgo de ondas T positivas en V1 en lactantes es patológico, y debe llevar a la sospecha de cardiopatías con obstrucción al tracto de salida derecho.

El eje de la T y del QRS suelen coincidir en el cuadrante inferior e izquierdo en derivaciones frontales. Cuando el ángulo formado entre ambos ejes es mayor de 90° se considera patológico (es decir, el eje de la T es oponente al eje del QRS), y esto suele verse en hipertrofias ventriculares significativas con patrón de tensión, trastornos de la conducción intraventricular o ectopias ventriculares. Por último, ondas T negativas aisladas en cara inferior pueden corresponder a prolapso de la válvula mitral.

Intervalo QT

Representa el tiempo necesario para la despolarización y repolarización ventricular, y abarca desde el inicio del complejo QRS al final de la onda T. Varía con la FC y con la edad, por lo que rutinariamente en pediatría debe interpretarse en relación con la FC (QT corregido). Para ello, suele utilizarse la fórmula de Bazett, que es el resultado de la duración del QT dividido por la raíz cuadrada del intervalo R-R previo (ambos expresados en segundos).

Los valores normales van de 0,35 a 0,45 s, aunque en menores de 6 meses pueden observarse prolongaciones hasta 0,49 s, que suelen ser transitorias. Para su cálculo, debe elegirse un R-R estable y regular, con medidas en DII u otras derivaciones con onda Q visible. En niños con arritmia sinusal respiratoria resulta útil generar un período de apnea para alcanzar regularidad en la FC y realizar una medición fidedigna. El síndrome de QT largo puede ser congénito en caso de canalopatías, o adquirido secundario a hipocalcemia, enfermedades miocárdicas difusas, o con más frecuencia, por efecto medicamentoso (antidepresivos, antipsicóticos, macrólidos, fluoroquinolonas, ondansetrón y domperidona, entre otros). El QT largo predispone al desarrollo de arritmias ventriculares, sobre todo *torsade de pointes*.

Las ondas U son pequeñas ondas positivas cuyo origen no es claro y que aparecen al final de la onda T. No deben incluirse en la medición del QTc, ya que pueden llevar a errores en este cálculo.

 En niños es necesario corregir el QT de acuerdo con la FC mediante la siguiente fórmula expresada en segundos:

$$QTc = \frac{QT}{\sqrt{R-R}}$$

Uno de los principales errores en su cálculo ocurre al realizar la medición ante intervalos R-R irregulares.

CAMBIOS EN EL ELECTROCARDIOGRAMA NORMALES A CADA EDAD

La mayoría de los cambios en el ECG pediátrico relacionados con la edad dependen de la relación entre la masa del ventrículo izquierdo (VI) y del ventrículo derecho (VD).

Al aumentar la edad, los cambios esenciales pueden sintetizarse en tres grupos:
• Aumentan las duraciones de ondas e intervalos.
• La dominación del VD del lactante va siendo reemplazada por la dominación del VI del adulto: el eje del QRS cambia de derecho y anterior a izquierdo y posterior, la progresión R/S en precordiales transiciona del predominio derecho al izquierdo.
• El vector de T es intermedio los primeros años de vida, lo que da como resultado ondas T negativas en V1. Hacia los 8-10 años se desplaza hacia anterior y resulta en ondas T positivas en derivaciones precordiales derechas [DPD].

Recién nacido a término

El ECG muestra desviación del eje a la derecha (hasta +180°), con progresión R/S derecha en precordiales: R altas en DPD y S profundas en derivaciones precordiales izquierdas (DPI). Las R puras en V1 son raras y sugestivas de hipertrofia del VD y obstrucción al tracto de salida derecho. La onda T en V1 suele ser positiva el primer día de vida y a lo largo de la primera semana de vida progresa hasta hacerse negativa. Caso contrario sugiere hipertrofia derecha. Es frecuente encontrar arritmias transitorias, sobre todo extrasístoles auriculares en este período.

1-6 meses de vida

El eje del QRS suele ser menor de +90°, pero se considera normal hasta +125°. La onda R sigue siendo dominante en V1, y la onda T en V1 debe ser negativa.

6 meses-3 años

El eje del QRS suele ser menor de +90°. La onda R es francamente dominante en V6. A esta edad, debido a la gran amplitud de las deflexiones del QRS en precordiales, muchos ECG suelen simular una hipertrofia biventricular.

3-8 años

El eje del QRS se encuentra entre 0 y +90°, y la progresión R/S en precordiales es la típica del adulto con predominio franco de las fuerzas del VI sobre el VD: rS en precordiales derechas, RS en las intermedias y qRs en precordiales izquierdas. La onda T en V1 permanece negativa.

8-16 años

El eje del QRS es de +60° de promedio, la progresión R/S es la propia del adulto. Las ondas T en V1 pueden ser positivas, pero las ondas T negativas no son consideradas anormales de V1 a V4.

 A medida que un niño crece el eje cardíaco tiende a dirigirse hacia la izquierda, la progresión R/S denota predominio izquierdo (rS en DPD y qRs en DPI), y las ondas T se positivizan en DPD.

ARTEFACTOS

En la infancia, el movimiento y el llanto generan artefactos que pueden dificultar el correcto análisis del ECG, lo que distorsiona la línea de base, las ondas, o asemejan trastornos del ritmo como latidos anticipados.

Los errores en la colocación de los electrodos provocan cambios en la polaridad de la onda P, del QRS y onda T, y simulan cardiopatías congénitas, dextrocardia e incluso alteraciones del ritmo. Por lo general, el error puede reconocerse por la presencia de patrones P-QRS inusuales no concordantes con el patrón en precordiales. La inversión accidental del brazo izquierdo con el brazo derecho es uno de los errores más habituales, y en este caso se registran ondas P, QRS y T negativas en DI (compatible con dextrocardia) pero con derivaciones precordiales que mantienen la progresión normal de los complejos QRS.

PATRONES ELECTROCARDIOGRÁFICOS ANORMALES

Hipertrofia ventricular

Muchas cardiopatías congénitas dan como resultado sobrecargas de presión o volumen en distintas cámaras cardíacas, situación que puede llevar a su hipertrofia. Además, miocardiopatías adquiridas y prevalentes como la miocardiopatía hipertrófica pueden ser sospechadas a partir del hallazgo de hipertrofia en ECG realizados de rutina. Como aspectos generales destacan:

- El eje del QRS suele desviarse hacia el ventrículo que está hipertrofiado.
- Cuanto mayor es el número de derivaciones con voltajes de QRS anormalmente grandes, más probable será la hipertrofia ventricular. El aumento de voltaje en derivaciones aisladas es un criterio relativamente débil para el diagnóstico de hipertrofias, y muchas veces se debe simplemente a la colocación inexacta de los electrodos en precordiales.
- Los voltajes normales y el límite superior de normalidad de las ondas R y S para las distintas derivaciones y a diferentes edades pueden revisarse en la **tabla 4.3-3**.
- Patrón a tensión: el término hace referencia a una repolarización ventricular anormal con ondas T oponentes al eje del QRS. Se visualizan ante grados de hipertrofia ventricular significativa.

Tabla 4.3-3. Voltajes normales para las ondas R y S				
Edad	Amplitud en V1 (mm)		Amplitud en V6 (mm)	
	R	S	R	S
1-2 d	14 (27)	9 (20)	4,5 (12)	3 (9,4)
3-6 d	13 (24)	6,5 (17)	5 (12)	3,5 (10)
1-3 sem	10,6 (21)	4 (11)	7,5 (16,5)	3,5 (10)
1-2 mes	9,5 (18)	5 (12)	11,5 (21)	3 (6,5)
3-5 mes	10 (20)	5,7 (17)	13 (22,4)	3 (10)
6-11 mes	9,4 (20)	6,5 (18)	12,6 (23)	2 (7,2)
1-2 a	9 (17,7)	8,5 (21)	13 (22,6)	2 (6,6)
3-4 a	8 (18)	10 (21,4)	15 (24)	1,5 (5)
5-7 a	7 (14)	12 (24)	16 (26,5)	1,2 (4)
8-11 a	5,4 (12)	12 (25)	16 (25,4)	1 (3,9)
12-15 a	4 (10)	11 (21)	14 (23)	0,8 (3,7)

Tabla 4.3-4. Criterios de hipertrofia ventricular

Criterios de hipertrofia ventricular derecha	Criterios de hipertrofia ventricular izquierda
• Desviación del eje a la derecha para la edad • Aumento de voltajes de QRS hacia derecha y anterior: R en V1, V2 o aVR >LSN para la edad, S en V6 o DI >LSN para edad • Relación R/S anormal a favor del VD • T + en V1 en niños mayores de 3 días de vida • Presencia de onda Q o R pura en V1	• Desviación del eje a la izquierda para la edad • Aumento de voltajes de QRS hacia izquierda, posterior e inferior: R en DI, DII, DIII, aVF, aVL, V5 y V6 >LSN para edad, S en V1 y V2 >LSN • Relación R/S anormal a favor del VI • Q profundas >5 mm y/o ondas T altas en V5-V6 • Patrón de tensión con ondas T planas o invertidas en DI o aVF

LSN: límite superior de la normalidad; VD: ventrículo derecho; VI: ventrículo izquierdo.

- La duración del QRS puede estar aumentada en hipertrofias como consecuencia del incremento de la masa ventricular.

En la **tabla 4.3-4** se muestran los criterios de hipertrofia ventricular derecha e izquierda.

Alteraciones de la conducción ventricular

Despolarización ventricular normal: inicialmente ocurre la despolarización septal en dirección izquierda a derecha, tras lo cual el VD y el VI se despolarizan casi de manera simultánea con fuerzas opuestas que se anulan, y el vector resultante principal será el del ventrículo más grueso (VI normalmente).

Bloqueo de rama derecha

Al bloquearse la rama derecha, el *septum* y el VI se despolarizan normalmente, pero el VD lo hace en forma retardada y por tejido no especializado de conducción. Este enlentecimiento da lugar a una prolongación en la parte terminal del complejo QRS, denominado empastamiento terminal. Este empastamiento se dirige hacia la derecha y anterior (topografía del VD), y se manifiesta electrocardiográficamente por ondas R' anchas y terminales en DPD, y ondas S empastadas en DPI y DI. Dado que el VD se despolariza tardíamente cuando la mayor parte del VI ya lo ha hecho, las fuerzas derechas no encuentran oposición y pueden inscribir voltajes anormalmente grandes, incluso en ausencia de hipertrofia.

> ! En lactantes y niños pequeños, la visualización del patrón RSR' en V1 es un hallazgo normal siempre y cuando la duración del QRS no esté aumentada y el voltaje de las ondas R no sea anormalmente grande. Este fenómeno ocurre como parte de la transición vectorial normal entre el período neonatal y la edad adulta.

En cardiopatías congénitas que cursan con dilatación del VD (como comunicación interauricular o anomalía de Ebs-

tein) se produce una elongación de la rama derecha que da lugar a patrones de bloqueo de rama derecha. Así, también en niños operados con ventriculotomía derecha es habitual ver bloqueos de rama derecha verdaderos. Típicamente se observa en cirugía correctora de tetralogía de Fallot o de ciertos tipos de comunicación interventricular.

Bloqueo de rama izquierda

Extremadamente raro en niños, en ocasiones se ve en miocardiopatías hipertróficas y en pacientes operados del tracto de salida del VI (como en resección de membranas subaórticas).

La despolarización septal se altera, ocurre de derecha a izquierda y genera pérdida de ondas Q en DPI. Luego, la despolarización del VD sucede normalmente, y la del VI se da a través del miocardio a una velocidad mucho más lenta. El QRS ancho se dirige a la izquierda y atrás, con la consecuente R empastada en DPI y S empastada en DPD.

Las características principales de cada bloqueo de rama se sintetizan en la **tabla 4.3-5**.

Hemibloqueos o bloqueos fasciculares

La rama izquierda está formada por tres fascículos: septal, anterosuperior y posteroinferior. En niños, el de mayor relevancia clínica es el fascículo anterior. Cuando ocurre bloqueo de este, la porción anterosuperior del VI se despolariza la última, y el vector del QRS se dirige en esa dirección, lo que resulta en un eje entre -30 y $-90°$, marcadamente desviado a la izquierda. Se lo denomina «eje superior».

Tabla 4.3-5. Características de las alteraciones de conducción

Bloqueo de rama izquierda	Bloqueo de rama derecha	
Completo	Completo	Incompleto
• Desviación del eje a la izquierda • Pérdida de ondas Q en DI, V5 y V6 • Es frecuente la inversión de la T en V4-V6	Desviación del eje a la derecha, al menos en su parte terminal	Sin alteración en el eje
Duración del QRS mayor que el LSN	Duración del QRS mayor del LSN para la edad	QRS de duración normal
Ondas S anchas en V1 y V2	S ancha y empastada en DI, V5 y V6	Sin alteraciones
Ondas R anchas en DI, AVL, V5 y V6	Patrón rsR' con R' terminal empastada en AVR, V1 y V2	Patrón rsR' o RsR'

> ! El hemibloqueo anterior izquierdo es característico de ciertas cardiopatías congénitas: el canal auriculoventricular y la atresia tricuspídea, que pueden también observarse ante cierres espontáneos de comunicaciones interventriculares perimembranosas o síndrome de Noonan.

El hemibloqueo posterior izquierdo, en cambio, se manifiesta con una marcada desviación del eje a la derecha.

Cambios en el segmento ST y en la onda T

En los ECG pediátricos, los cambios del ST y la onda T son relativamente raros por la escasez de afecciones del miocardio. Los cambios vistos con más frecuencia incluyen el síndrome de repolarización precoz, las pericarditis, las miocarditis y alteraciones hidroelectrolíticas.

Pericarditis

La pericarditis aguda puede generar cambios en el ECG debido a la inflamación adyacente que afecta al epicardio y en ocasiones hasta el miocardio. Si bien existen hallazgos que están descritos como típicos, hasta 50 % presentan hallazgos inespecíficos o no siguen la secuencia clásica.

> ! • 1er Estadio: elevación difusa del ST con curva cóncava en varias derivaciones que representan al VI (DI, DII, aVL, V5, V6). Puede presentar también descenso del PR. Ondas T positivas en todas las derivaciones que tengan elevación del ST.
> • 2º Estadio: retorno del ST a la línea isoeléctrica con aplanamiento de la onda T.
> • 3º Estadio: inversión de la onda T.
> • 4º Estadio: normalización del ECG.

En situaciones de derrame pericárdico puede encontrarse una disminución del voltaje del QRS en todas las derivaciones.

El principal diagnóstico diferencial es la repolarización precoz. Este es un patrón que se encuentra con frecuencia en la infancia en el cual el segmento ST está elevado en todas las derivaciones con onda T positiva y descendido en todas las derivaciones con onda T negativa. Va acompañado de una T relativamente alta, con un vector de T que permanece normal. Existen puntos que ayudan a su diferenciación:

• La repolarización precoz no cambia con el tiempo, a diferencia del carácter progresivo que tiene la pericarditis en el ECG.
• Puede diferenciarse mediante la división entre la altura máxima del segmento ST sobre la onda T. Una diferen-

cia mayor que 0,25 sugiere pericarditis, mientras que si es menor, orienta a repolarización precoz ya que las ondas T suelen tener mayor altura en esta.
• En la repolarización precoz puede aparecer un patrón llamado anzuelo de pescar (*fishhook*).

Miocarditis

Sus hallazgos son inespecíficos, e incluyen bloqueos de primer grado, prolongación del QT, cambios en la amplitud o polaridad de la onda T, baja amplitud del QRS en forma generalizada, y latidos ectópicos o arritmias.

Isquemia

Si bien las lesiones por isquemia son raras en pediatría pueden aparecer en niños con cardiopatías congénitas en situaciones de gravedad o en contexto posquirúrgico, por lo que es importante conocer sus características. En casos de lesión u oclusión coronaria podrá observarse depresión del ST y cambios en la onda T como aplanamiento o inversión en el territorio irrigado por dicha arteria.

Si la lesión llega a tener las características de un infarto, en el momento agudo se produce una elevación del ST de manera convexa junto con una onda Q de mayor duración y amplitud, seguido de la inversión de las ondas T. Estos hallazgos tienden a la recuperación con el tiempo, con permanencia únicamente de la onda Q producto de la cicatriz en el miocardio.

Alteraciones hidroelectrolíticas

Los dos electrólitos que generan alteraciones electrocardiográficas son el potasio y el calcio.

• **Potasio.** La hiperpotasemia, y sobre todo valores por encima de 6 mEq/L, produce ondas T altas «picudas», prolongación del PR y aumento de la duración del QRS por bloqueo intraventricular. En estadios más graves puede desaparecer la onda P y objetivarse una onda sinusoidal, favorecedora de fibrilación ventricular y paro ventricular. En hipopotasemia se evidencian ondas U prominentes, ondas T aplanadas o bifásicas y descenso del segmento ST.
• **Calcio.** La hipercalcemia acorta el segmento ST con consecuente acortamiento del QTc. La hipocalcemia alarga el ST, y prolonga el QTc. La onda T se retrasa pero no se ensancha.

📋 PUNTOS CLAVE

• Resulta fundamental verificar la correcta colocación de las derivaciones y la calibración (25 mm/s y 10 mm/mV) para así evitar artefactos o malinterpretar los resultados.

• Una interpretación correcta del ECG requiere un análisis sistemático que sigue una secuencia estandarizada: ritmo, FC, eje QRS, ondas intervalos y segmentos, progresión R/S, repolarización.

(Continúa)

PUNTOS CLAVE (*Cont.*)

- Siempre se debe conocer la edad del paciente y el motivo por el cual se realiza el ECG.
- Durante los primeros años de vida ocurren cambios fisiológicos en el ECG: La dominación del VD del período neonatal va siendo reemplazada por la del VI en la infancia y etapas posteriores, el eje del QRS cambia de derecho y anterior a izquierdo y posterior, la progresión R/S en precordiales transiciona del predominio derecho al izquierdo, y la onda T inicialmente negativa se positiviza.

- Hallazgos anormales en el QRS, ya sean en el eje, su morfología o amplitud, pueden significar una alteración del miocardio (hipertrofia ventricular) o una alteración eléctrica (bloqueo de rama).
- Alteraciones en el ST-T pueden corresponder a una pericarditis, que debe distinguirse de una repolarización precoz, así como desequilibrios hidroelectrolíticos. Muy raramente corresponden a lesiones isquémicas.

BIBLIOGRAFÍA

Allen HD, Shaddy RE, Penny DJ, Feltes TF, Cetta F. Moss & Adams Heart Disease in Infants, Children, and Adolescents. 9ª ed. Philadelphia: Wolters Kluwer; 2016.

Díaz Góngora G, Sandoval Reyes N, Vélez JF. Cardiología pediátrica. 2ª ed. Bogotá: Editorial Distribuna; 2018.

Electrocardiography. En: Park MK, Salamat M, authors. Park's Pediatric Cardiology for practitioners. 7ª ed. Philadelphia: Mosby Elsevier; 2020.

Park MK. El electrocardiograma pediátrico. 3ª ed. inglés, 1ª ed. español. Madrid: Mosby Elsevier; 1993.

4.4 Radiografía de tórax

I. Barranco Fernández

 OBJETIVOS

- Conocer los hallazgos cardiológicos más relevantes en la radiografía de tórax.
- Conocer el tamaño y aspecto normal del corazón en la radiografía de tórax.
- Relacionar la patología cardiovascular con los hallazgos en la radiografía de tórax.

INTRODUCCIÓN

La radiografía de tórax forma parte de las pruebas de imagen tradicionales no invasivas para la valoración cardiovascular. Es una prueba sencilla, muy accesible, habitualmente al alcance de cualquier nivel asistencial y que puede proporcionar información muy relevante. Las proyecciones habituales en las que se estudia el corazón y los grandes vasos son la posteroanterior (PA) y la lateral.

Para valorar de manera adecuada una radiografía de tórax es necesario, además de conocer la anatomía radiológica, seguir una sistemática de lectura. Existen diferentes, lo importante es seguir paso a paso una de ellas para asegurar la detección de anomalías. Habitualmente, el corazón se valora en último lugar. A continuación, se describe un ejemplo de sistemática de lectura:

- Partes blandas.
- Esqueleto óseo.
- Parénquima pulmonar.
- Pleura.
- Diafragma.
- Hilios.
- Mediastino.
- Silueta cardíaca.

LOCALIZACIÓN DEL CORAZÓN

Al valorar el corazón, se determinará primero el *situs* abdominal con la posición del hígado y de la burbuja gástrica. En condiciones normales, la punta del corazón debe situarse a la izquierda en la caja torácica, igual que el estómago. El corazón ocupa el mediastino medio, desde la línea media, en condiciones normales, un tercio a la derecha y dos tercios a la izquierda. Puede verse desplazado a un lado o a otro por diversas patologías tales como la atelectasia, el neumotórax, el derrame pleural, la elevación del diafragma o la hipoplasia pulmonar, entre otras.

SILUETA CARDÍACA

Tanto el corazón como los grandes vasos están situados en el mediastino medio, excepto la aorta descendente que se localiza en el mediastino posterior.

En la radiografía de tórax se pueden advertir protrusiones que se corresponden con el contorno de grandes vasos y del corazón.

En la proyección PA, el borde derecho de la silueta cardíaca viene determinada en sentido craneocaudal por la vena cava superior y la vena ácigos en personas jóvenes, la aorta ascendente en pacientes adultos de mayor edad y, por último, por la aurícula derecha. El contorno izquierdo de la silueta cardiovascular lo configuran en sentido craneocaudal el arco aórtico, la arteria pulmonar y, en ocasiones también, se delimita la arteria pulmonar izquierda. Más abajo, un pequeño arco se corresponde con la orejuela izquierda y, por último, en la parte más inferior se encuentra el ventrículo izquierdo (VI) con el ápex. El borde inferior del corazón lo ocupa el ventrículo derecho (VD), pero no se proyecta su silueta en esta proyección debido a que está oculto por el diafragma (**Fig. 4.4-1**).

En la proyección lateral, la silueta cardíaca anterior está compuesta, de nuevo en sentido craneocaudal, por la aorta ascendente, la arteria pulmonar y el VD. La silueta posterior la ocupa en la región más craneal la aurícula izquierda, y en la caudal, el VI. El arco aórtico cruza por arriba desde la parte anterior a la posterior y desciende paralelo a la columna vertebral (**Fig. 4.4-2**).

Es fundamental conocer la silueta cardíaca normal en la radiografía simple de tórax para así detectar patología y variantes de la normalidad como la dextrocardia con dextroápex o el arco aórtico derecho que pueden presentarse sin cardiopatía estructural asociada. Puede ser de utilidad para determinar la dirección del cayado aórtico observar por dónde desciende la aorta descendente, si a lo largo del borde izquierdo (arco aórtico izquierdo) o derecho (arco aórtico derecho) de la columna vertebral (**Fig. 4.4-3**).

Existen algunas siluetas cardíacas específicas en radiografía asociadas a determinadas cardiopatías congénitas como son el

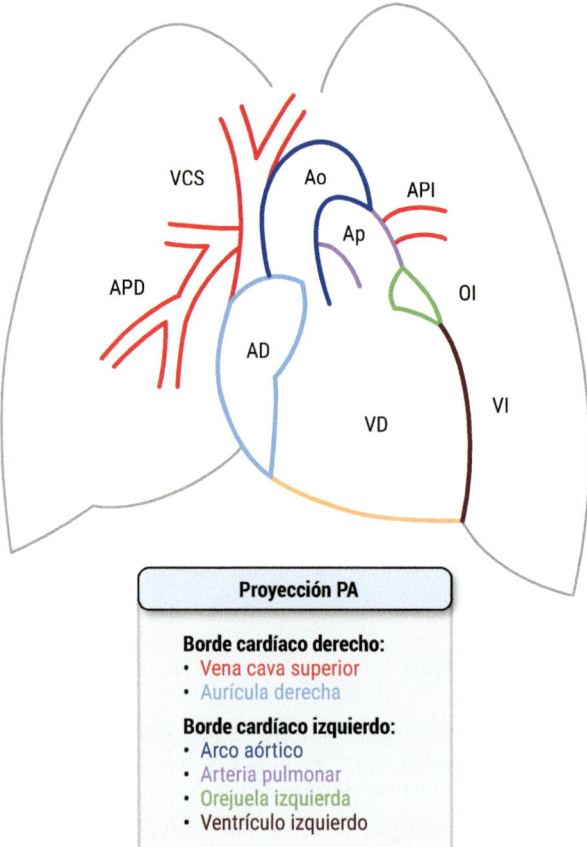

Proyección PA

Borde cardíaco derecho:
- Vena cava superior
- Aurícula derecha

Borde cardíaco izquierdo:
- Arco aórtico
- Arteria pulmonar
- Orejuela izquierda
- Ventrículo izquierdo

Figura 4.4-1. Silueta cardíaca en proyección posteroanterior.

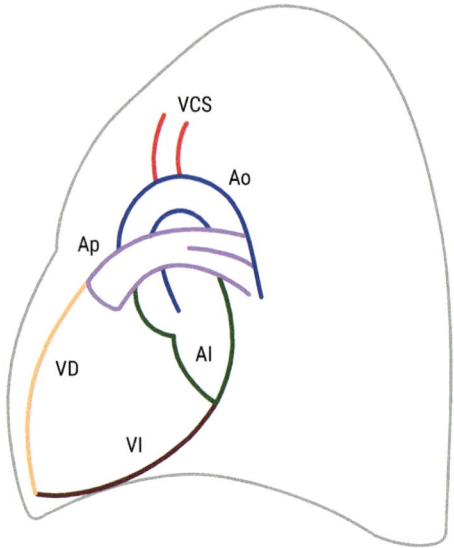

Proyección lateral

Borde cardíaco anterior:
- Aorta ascendente
- Arteria pulmonar
- Ventrículo derecho

Borde cardíaco posterior:
- Aurícula izquierda
- Ventrículo izquierdo

Figura 4.4-2. Silueta cardíaca en proyección lateral.

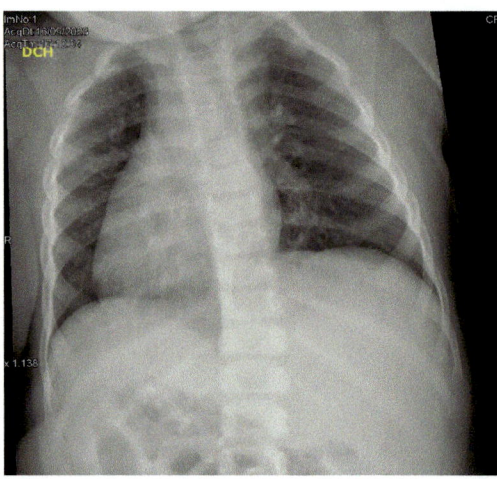

Figura 4.4-3. Dextrocardia con dextroápex en paciente con *situs inversus totalis*.

corazón en forma de bota de la tetralogía de Fallot, el corazón en forma de muñeco de nieve del drenaje venoso pulmonar anómalo total o el corazón en forma de huevo propio de la transposición de grandes vasos. En casos de coartación de aorta, a veces se puede observar en la aorta descendente el signo del 3, que se corresponde con la dilatación pre- y poscoartación y, en niños más mayores, habitualmente por encima de los 12 años, en ocasiones se objetivan muescas costales como resultado del desarrollo de circulación colateral a través de las arterias intercostales.

ÍNDICE CARDIOTORÁCICO

El índice cardiotorácico es la forma en la que se suele estimar el tamaño del corazón, y es el resultado de la división entre el diámetro transversal máximo del corazón y el diámetro transversal de la caja torácica en inspiración, a la altura de la cúpula diafragmática derecha. Se considera que el tamaño del corazón está aumentado cuando el índice es mayor que 0,5 (**Fig. 4.4-4**).

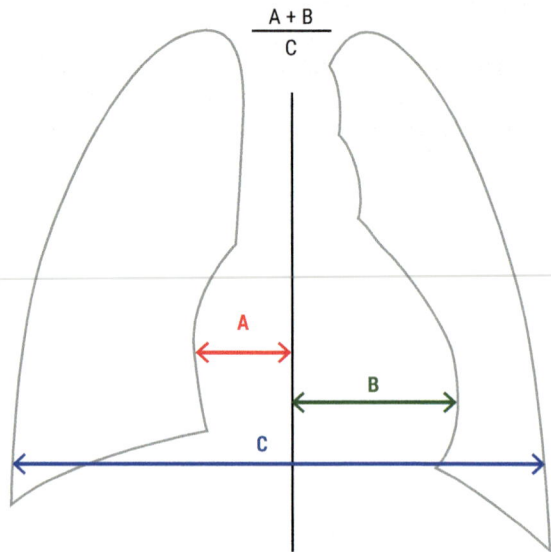

Figura 4.4-4. Método de cálculo del índice cardiotorácico.

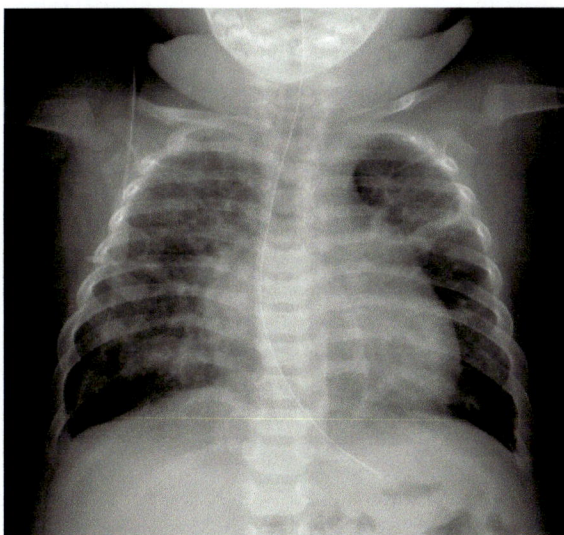

Figura 4.4-5. Cardiomegalia en paciente con comunicación interventricular grande.

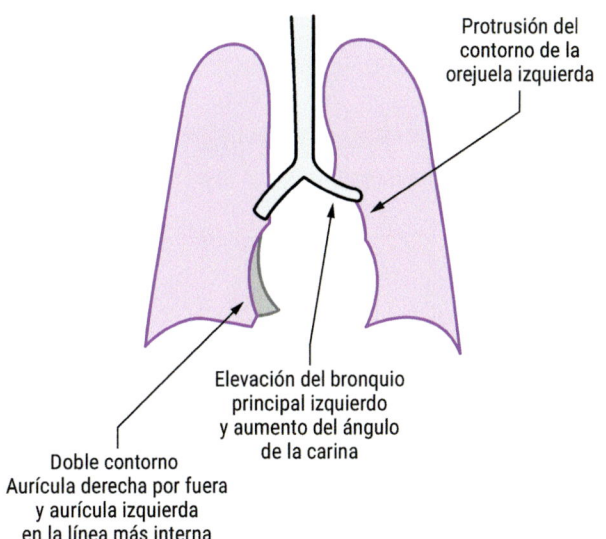

Figura 4.4-6. Signos de crecimiento de la aurícula izquierda en proyección posteroanterior.

Existen diferentes condicionantes extracardíacos que pueden afectar al tamaño y la forma del corazón, y así, por ejemplo, en pacientes muy delgados el corazón se encuentra más verticalizado, en una caja torácica más alargada y estrecha e impresiona de más pequeño. En pacientes obesos o en radiografías insuficientemente inspiradas, el diafragma se encuentra en posición más elevada, lo que horizontaliza el corazón y se obtiene un índice cardiotorácico aumentado, como sucede también en proyecciones realizadas con el paciente en decúbito supino donde el corazón aparece magnificado. La edad del paciente también ha de tomarse en cuenta ya que en menores de un año el índice cardiotorácico normal se sitúa entre 0,49-0,64, y en niños entre 1 y 5 años, entre 0,39-0,60, si bien en estos pacientes resulta difícil la medición pues es complicado obtener una radiografía adecuadamente inspirada. A partir de 5 años, los valores normales son iguales que en los pacientes adultos, y lo normal es <0,5. Además, en los niños pequeños la presencia del timo en el mediastino anterior altera la silueta cardíaca normal en radiografía y puede simular cardiomegalia. Hasta los 3 años, y en ocasiones hasta los 8 años, puede observarse el timo en una radiografía convencional de tórax, sobre todo en la región retroesternal de la radiografía de tórax lateral. Por otro lado, existen situaciones patológicas que aumentan el tamaño del corazón, como el derrame pericárdico y la cardiomegalia, sobre todo en aquellas cardiopatías que generan una sobrecarga de volumen y otras alteraciones de la pared torácica como el *pectus excavatum* que producen una falsa cardiomegalia (**Fig. 4.4-5**).

VALORACIÓN DE LAS CÁMARAS CARDÍACAS Y GRANDES VASOS

Crecimiento específico de cámaras cardíacas

Por lo general, observar un aumento de alguna cámara cardíaca suele corresponderse con situaciones de incremento de volumen más que de presión. A continuación se verá cada cámara cardíaca por separado.

Aurícula izquierda

Cuando se produce un aumento de la aurícula izquierda esta crece en todas direcciones. Crece hacia el lado izquierdo, y el pequeño contorno de la orejuela izquierda se hace más evidente; crece hacia posterior, con desplazamiento y compresion del esófago, y crece también hacía el lado derecho, lo que da lugar a una imagen de doble contorno o densidad en el borde cardíaco derecho. Por último, su crecimiento también es en dirección craneal, con aumento del ángulo de la carina y elevación del bronquio principal izquierdo (**Fig. 4.4-6**).

Si el crecimiento de la aurícula izquierda es sutil, solo se observará en la proyección lateral una protrusión de esta hacia posterior y desplazamiento de nuevo del bronquio principal izquierdo. Si es un aumento de tamaño significativo, se podrá objetivar también en la proyección PA, con incremento de los contornos izquierdo y derecho descritos en el párrafo anterior (**Fig. 4.4-7**).

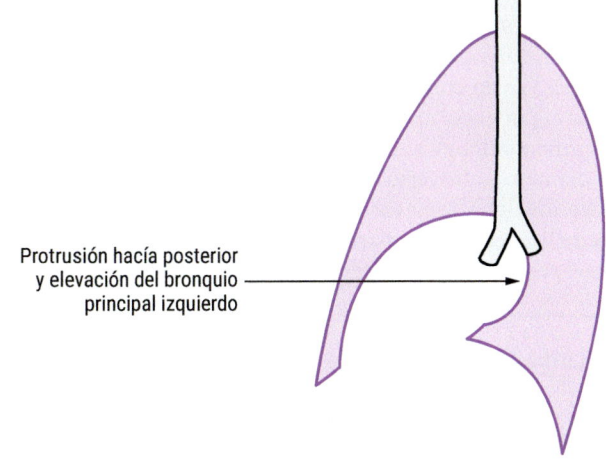

Figura 4.4-7. Signos de crecimiento de la aurícula izquierda en proyección lateral.

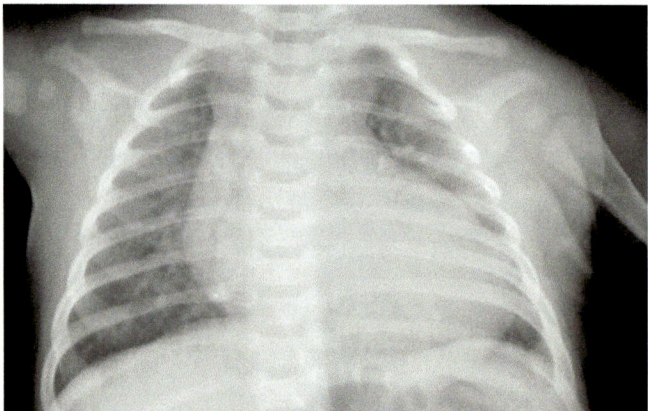

Figura 4.4-8. Cardiomegalia a expensas de crecimiento de ventrículo izquierdo en paciente con comunicación interventricular grande.

Ventrículo izquierdo

El crecimiento del VI, sobre todo si es a expensas de hipertrofia, produce en proyección PA un desplazamiento del ápex cardíaco hacia la izquierda. Si predomina la dilatación, se produce un descenso de la punta cardíaca buscando el diafragma e incluso sobrepasándolo. En la radiografía lateral aumenta la convexidad posterior con extensión del VI hasta sobrepasar el trayecto de la vena cava inferior, lo que se conoce como signo de Hoffman-Rigler (**Fig. 4.4-8**).

Aurícula derecha

En la proyección PA se aprecia un aumento de la convexidad del borde inferior de la silueta cardíaca derecha que se extiende en sentido craneal, y en la proyección lateral el aumento de la convexidad se produce en el borde cardíaco anterior. Suele ir acompañado de crecimiento del VD y es objetivable en casos de crecimiento muy significativo como en la atresia tricuspídea o la anomalía de Ebstein.

Ventrículo derecho

En general, se puede valorar su crecimiento con más facilidad en la proyección lateral, con aumento de la convexidad anterior, con ocupación de la región retroesternal. En la proyección PA, en condiciones normales, la silueta del VD no se objetiva por encontrarse en el borde inferior. En casos de gran crecimiento del VD, en la proyección PA se verá un aumento del diámetro transverso del corazón, con desplazamiento hacia posterior del VI, elevación de la punta cardíaca, e incluso puede llegar a formar parte del contorno cardíaco izquierdo, con el resultado de la imagen de corazón en bota (**Fig. 4.4-9**).

Crecimiento específico de grandes vasos

Aorta

Como se ha mencionado con anterioridad, en condiciones normales, en los pacientes pediátricos la aorta ascendente

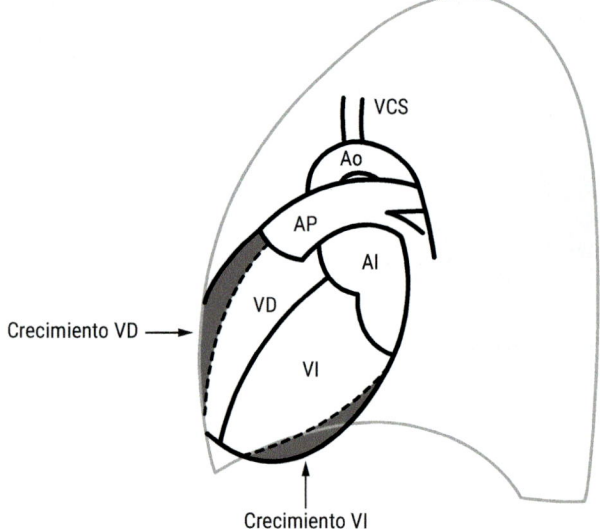

Figura 4.4-9. Esquema de crecimiento de ventrículo izquierdo y derecho en radiografía lateral de tórax.

no es visible en radiografía de tórax PA, pues se encuentra superpuesta con la vena cava superior.

Si existe una dilatación o elongación del vaso, como sucede en la valvulopatía aórtica, se hará visible en la silueta cardíaca derecha o como una protuberancia del botón aórtico en la región más craneal del borde cardíaco izquierdo (**Fig. 4.4-10**).

Arteria pulmonar

Si está dilatada, como en los cortocircuitos izquierda-derecha o como en la estenosis pulmonar, aparecerá en proyección PA una convexidad en la silueta cardíaca izquierda situada entre la aorta y el VI. Por el contrario, si existe hipoplasia, en lugar de convexidad, en esa zona se encontrará una concavidad (**Fig. 4.4-11**).

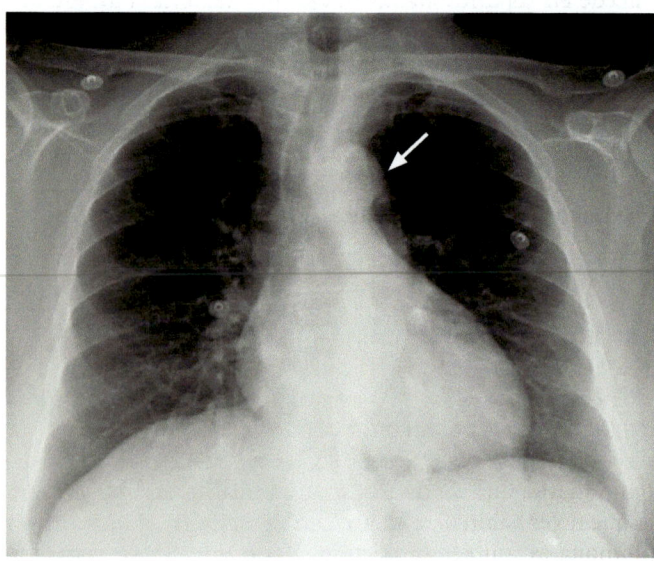

Figura 4.4-10. Aumento del botón aórtico.

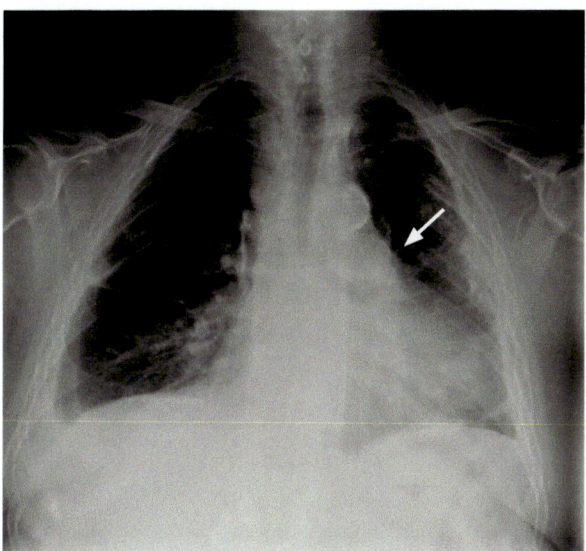

Figura 4.4-11. Aumento de tronco de la arteria pulmonar. Véase calcificación del botón aórtico y, a continuación, crecimiento del cono pulmonar.

VASCULARIZACIÓN PULMONAR

En la radiografía de tórax también se puede valorar la circulación pulmonar. La presión vascular es la que determina el tipo de patrón vascular pulmonar, y así, en condiciones normales, en un paciente en bipedestación los vasos pulmonares inferiores son de mayor calibre que los superiores ya que estos, por gravedad, llevan más flujo sanguíneo. Además, la vasculatura pulmonar no debe alcanzar el tercio externo de la imagen. En una radiografía de tórax en decúbito supino esta diferencia de tamaño desparece. Cuando existe patología cardiovascular este patrón vascular puede alterarse y se pueden visualizar en la imagen radiológica distintos patrones.

Disminución del flujo pulmonar

Sucede en las cardiopatías congénitas cianóticas donde hay una obstrucción de flujo en el VD o en la arteria pulmonar como la tetralogía de Fallot, la atresia tricuspídea o la atresia pulmonar. En la imagen radiológica, como consecuencia de esta oligohemia o hipoaflujo en los vasos pulmonares, se observará una disminución del tamaño de estos. El hilio pulmonar será pequeño y los campos pulmonares más oscuros, lo que se conoce también como patrón de isquemia pulmonar (**Fig. 4.4-12**).

Aumento del flujo pulmonar

Tiene lugar en cardiopatías congénitas con cortocircuito izquierda-derecha y en estados hipercinéticos como la anemia o el hipertiroidismo. Se visualiza dilatación de todos los vasos pulmonares, que además alcanzarán la periferia del pulmón, lo que no es habitual en condiciones normales. En los vértices pulmonares también se objetiva aumento de la vascularización (**Fig. 4.4-13**).

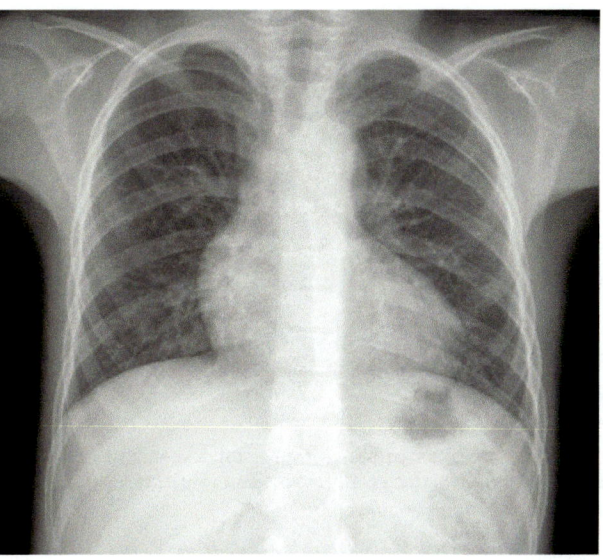

Figura 4.4-12. Paciente de 8 años con tetralogía de Fallot y cianosis grave sin diagnóstico previo. Vasos pulmonares periféricos afilados.

Hipertensión pulmonar venocapilar o congestión venosa

Es secundaria a patología en las venas pulmonares (obstrucción en el drenaje venoso pulmonar), en la aurícula izquierda *(cor triatriatum)*, en la válvula mitral (estenosis) o en el VI (miocardiopatías, disfunción, etc.). Se produce una disminución del retorno venoso pulmonar a la aurícula izquierda y esto se refleja en el aumento de la presión capilar pulmonar (PCP). En la radiografía de tórax se objetiva una redistribución de flujo hacia los campos superiores con vasos a ese nivel aumentados y una vasoconstricción de los vasos en segmentos medios e inferiores. Si la PCP continúa subiendo, aparece edema intraparenquimatoso, líneas B de Kerley (trazos hori-

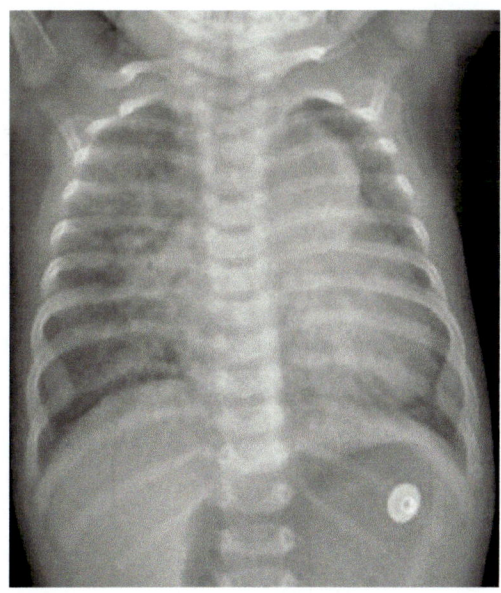

Figura 4.4-13. Plétora pulmonar en paciente con cardiopatía congénita con cortocircuito izquierda derecha.

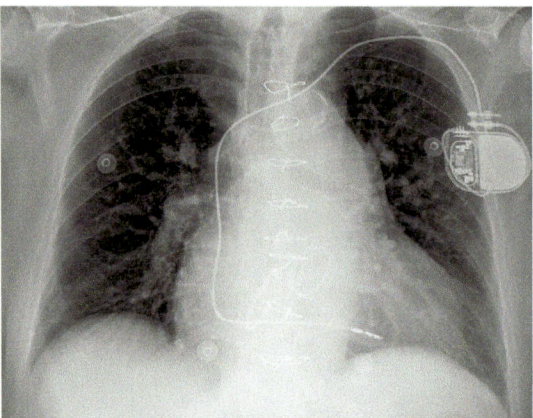

Figura 4.4-14. Aumento del tamaño del tronco de la arteria pulmonar con dilatación de hilios y ramas periféricas afiladas en paciente con hipertensión pulmonar.

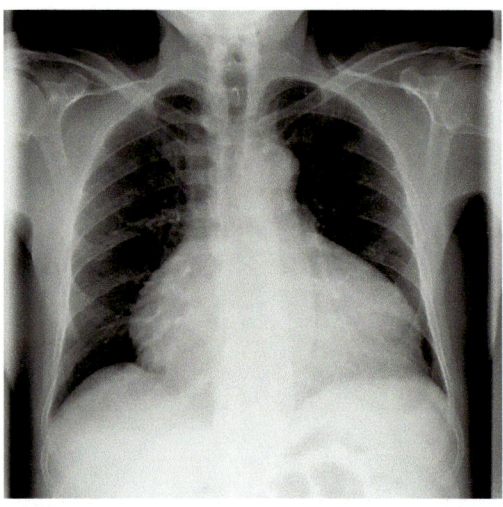

Figura 4.4-15. Derrame pericárdico.

zontales en la periferia del pulmón por edema intersticial e ingurgitación de los vasos linfáticos) y se borran los contornos bronquiales. Aparece edema alveolar de localización perihiliar sobre todo en casos en los que la PCP es superior a 25 mmHg. Puede asociarse en este punto hipertensión pulmonar arterial.

Hipertensión pulmonar arterial

Se define por un aumento de la presión en la arteria pulmonar media en reposo por encima de 25 mmHg con PCP < 15 mmHg. En general, en el paciente pediátrico es secundaria a cardiopatías con *shunt* izquierda-derecha e hiperaflujo pulmonar. Cuando esta situación se perpetúa da lugar al desarrollo de enfermedad vascular pulmonar con incremento de las resistencias pulmonares y esclerosis de las arteriolas. En ocasiones es secundaria a hipertensión venocapilar por aumento de la presión retrógrada, como ya se ha mencionado con anterioridad.

Los hallazgos radiológicos clásicos de la hipertensión pulmonar arterial son:

- Incremento de tamaño del tronco de la arteria pulmonar. En radiografía lateral se altera la silueta cardíaca anterior

con ocupación del espacio retroesternal por parte de esta arteria prominente.
- Aumento de tamaño de las arterias pulmonares principales y sus ramas con dilatación en los hilios.
- Las ramas más periféricas están afiladas con menor calibre. En la HTP por hiperaflujo esto se produce cuando existe enfermedad vascular pulmonar ya establecida. En estadios iniciales estas ramas periféricas están también dilatadas (patrón de congestión pulmonar) (**Fig. 4.4-14**).

DERRAME PERICÁRDICO

El pericardio no se puede objetivar en la radiografía de tórax a diferencia de la tomografía o la resonancia. En la radiografía, en los casos de derrame pericárdico, se visualiza un corazón en proyección PA aumentado de tamaño con imagen que recuerda a la de una botella de agua.

En la radiografía de tórax lateral se puede visualizar el signo del «cojinete graso». En este signo, el líquido pericárdico se aloja entre dos líneas radiolúcidas que se corresponden con la grasa epicárdica y la grasa del mediastino. Es un signo muy específico, pero poco frecuente (**Fig. 4.4-15**).

PUNTOS CLAVE

- La lectura sistemática de una radiografía de tórax incrementa las probabilidades de detectar alteraciones y realizar un diagnóstico correcto.
- Es fundamental conocer la anatomía de la silueta cardíaca en la radiografía de tórax en proyección PA y lateral.

- La radiografía de tórax forma parte de las pruebas complementarias de primer nivel para el cribado de cardiopatías.
- Otras pruebas de imagen han sustituido a la radiografía de tórax para valorar cardiopatías, pero para conocer el estado de la vascularización pulmonar, la radiografía continúa siendo, hoy en día, una prueba relevante.

BIBLIOGRAFÍA

Díaz-Usechi Laplaza R, Ruiz Páez E, Tárrega C, Tomás M, Carlavilla M, Rocafuerte C. Semiología cardíaca en Rx de tórax: lo que el R1 debe saber. 35 Congreso Nacional SERAM. 2021;1(1):

Herring W. Radiología Básica. Aspectos fundamentales. 2ª ed. Barcelona: Elsevier España, 2012; p. 68-85.

Park MK. Cardiología Pediátrica. 6ª ed. Barcelona: Elsevier España, 2015; p. 67-74.

Pedrosa CS. Diagnóstico por imagen. Tórax. 3ª ed. Madrid: Marbán Libros, 2009; p. 671-705.

Técnicas específicas de evaluación

5

5.1 Ecocardiograma

M. Á. Granados Ruiz

OBJETIVOS

- Adquirir los conceptos básicos que permiten interpretar las imágenes que conforman un estudio ecocardiográfico en pediatría.
- Aprender los conceptos físicos en que se basa la obtención de las imágenes ecocardiográficas en pacientes pediátricos.
- Familiarizarse con la sistemática de estudio del corazón mediante ecocardiografía en la edad pediátrica.
- Utilizar la información para iniciarse en la realización de estudios ecocardiográficos en pacientes pediátricos.

ANATOMÍA ECOCARDIOGRÁFICA BÁSICA

En condiciones normales, el corazón ocupa la región centrotorácica, dentro del mediastino medio (**Fig. 5.1-1**). Tiene forma de «fresa» y está dispuesto en posición oblicua, con dos tercios a la izquierda de la línea media y con el vértice o ápex cardíaco dirigido la izquierda, en sentido anterior e inferior.

Las aurículas se sitúan en un plano ligeramente superior y posterior respecto a su correspondiente ventrículo. La aurícula izquierda (AI) se sitúa en la línea media posterior y constituye la estructura más posterior del corazón. Cuatro venas pulmonares, una superior y una inferior de cada pulmón, drenan en la cara posterolateral de la AI. Debido a la posición central de la AI, la longitud de las venas pulmonares de ambos lados es muy similar. De la región anterior de la AI se origina la orejuela izquierda, un apéndice en forma de dedo que se dirige hacia delante y descansa a lo largo del surco auriculoventricular (AV) izquierdo que cubre la arteria circunfleja proximal y se apoya en el borde izquierdo del tronco pulmonar. La aurícula derecha (AD) es una cámara posterolateral derecha que, junto con la vena cava superior (VCS) y la inferior (VCI), forma el contorno derecho de la silueta cardíaca. La región anterior de la AD contiene un gran apéndice con forma piramidal, la orejuela derecha, que se proyecta hacia delante y hacia arriba y se apoya en la aorta ascendente en superposición a la arteria coronaria derecha proximal. Dada la orientación oblicua del corazón y del tabique interauricular en sentido posteroanterior, la AD ocupa una posición anterior con respecto a la AI.

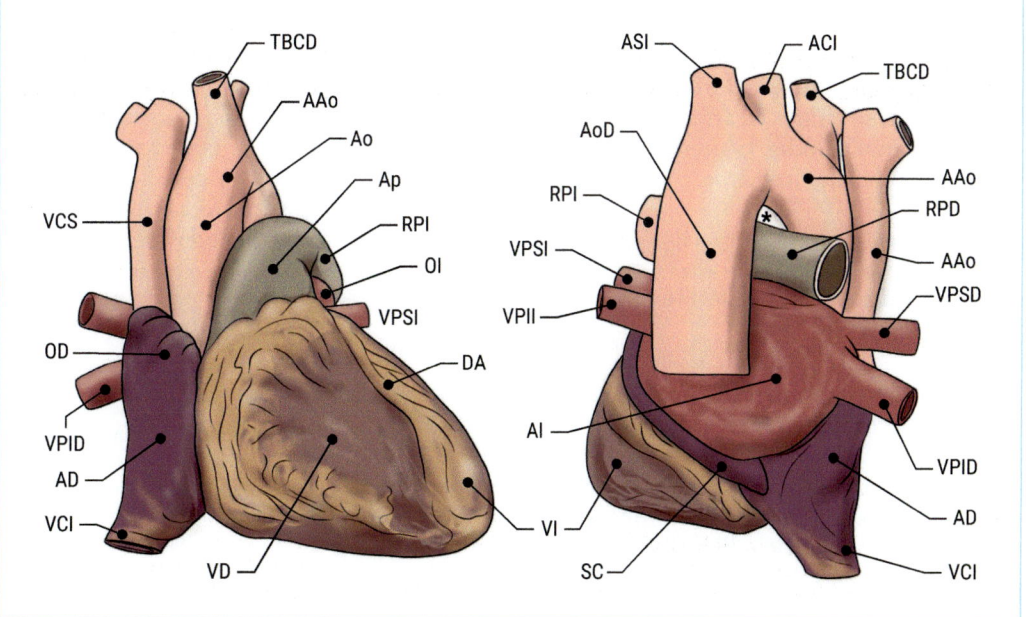

Figura 5.1-1. Anatomía ecocardiográfica básica. **A)** Vista anterior del corazón. **B)** Vista posterior del corazón. AAo: arco aórtico. ACI: arteria carótida izquierda. AD: aurícula derecha. AI: aurícula izquierda. Ao: aorta. AP: arteria pulmonar. ASI: arteria subclavia izquierda. OD: orejuela derecha. DA: descendente anterior; OI: orejuela izquierda. RPD: rama pulmonar derecha. RPI: rama pulmonar izquierda. SC: seno coronario. TBCD: tronco braquiocefálico derecho. VCI: vena cava inferior. VCS: vena cava superior. VD: ventrículo derecho. VI: ventrículo izquierdo. VPID: vena pulmonar inferior derecha. VPII: vena pulmonar inferior izquierda. VPSD: vena pulmonar superior derecha. VPSI: vena pulmonar superior izquierda.

El seno coronario (SC) es la principal vena del corazón. Recorre la parte posterior del surco AV izquierdo para desembocar en la región posteromedial de la AD, cerca del *ostium* de la VCI.

El ventrículo derecho (VD) es la cámara más anterior, situada detrás del esternón. Tiene una forma compleja que no se asemeja a ninguna figura geométrica, lo que explica la dificultad para calcular sus volúmenes y estimar su función sistólica. En el plano frontal tiene forma de «cono truncado» con su vértice en el anillo pulmonar. En un corte transversal aparece moldeado por el ventrículo izquierdo (VI) y tiene forma de *croissant* (en francés, «creciente», en el sentido de «cuarto creciente lunar»). A diferencia del VI, el VD es una cámara muy trabeculada. La banda moderadora es la trabécula más característica. Se extiende desde el septo interventricular a la base del músculo papilar anterior.

La arteria pulmonar (AP) nace del VD y se dirige hacia arriba, hacia atrás y hacia la izquierda para bifurcarse. La AP continúa en un arco suave con la rama pulmonar izquierda (RPI) que pasa por delante de la aorta descendente. La rama pulmonar derecha (RPD), sin embargo, nace en ángulo recto para pasar por debajo del arco aórtico, detrás de la VCS y encima de la AI. La AP y la RPI forman parte del borde izquierdo superior de la silueta cardíaca en el plano frontal.

El VI es una cámara posterior e izquierda que forma el borde izquierdo de la silueta cardíaca. Conforma, junto con el VD, la cara inferior del corazón. Tiene forma de «granada» y su cavidad se aproxima matemáticamente a un elipsoide truncado. En un corte transversal es circular. A diferencia del VD, el VI es una cámara lisa, aunque el ápex se caracteriza por la presencia de trabeculaciones pequeñas. En corazones normales es frecuente encontrar bandas de tejido fibroso o fibromuscular que atraviesan la cavidad ventricular, denominadas falsos tendones.

La arteria aorta nace del VI, en el centro del corazón. Se dirige hacia la derecha y hacia arriba para dar los troncos supraaórticos (TSA). Dentro del mediastino superior, la aorta se empieza a incurvar gradualmente hacia atrás y hacia la izquierda, ya como arco transverso, sobre la RPD. Los TSA se originan sobre la superficie convexa superior del arco y son, de proximal a distal, el tronco braquiocefálico derecho (TBCD), que se bifurca en arteria subclavia derecha y arteria carótida común derecha, la arteria carótida común izquierda y la arteria subclavia izquierda.

> ! El conducto arterioso (o el ligamento arterioso en caso de cierre anatómico de este) se inserta en la cara inferior del arco inmediatamente distal a la arteria subclavia izquierda.

El segmento del arco localizado entre el TBCD y la arteria carótida común izquierda se denomina arco proximal; entre la carótida común izquierda y la subclavia, arco distal; y entre la subclavia y la inserción del conducto arterioso (o el ligamento arterioso en caso de cierre anatómico del conducto), istmo aórtico. El arco distal se curva en sentido posterior para convertirse en la aorta descendente torácica. Esta convexidad distal del arco aórtico contribuye al borde

superior izquierdo de la silueta cardíaca frontal y da lugar al botón aórtico. La aorta descendente torácica desciende por el mediastino posterior a la izquierda del esófago y de la columna y posterior a la AI.

Las arterias coronarias surgen de los senos aórticos derecho e izquierdo. La arteria coronaria derecha proximal discurre entre la AP principal y la AD, y está cubierta por la orejuela derecha. La arteria coronaria principal izquierda es un vaso corto que nace de la aorta entre el tronco pulmonar y la orejuela izquierda. Debajo de la orejuela, se divide en la arteria descendente anterior y la arteria circunfleja.

PRINCIPIOS BÁSICOS DE ECOCARDIOGRAFÍA

Conceptos básicos

La ecografía es una técnica de diagnóstico por imagen basada en la utilización de ultrasonidos. Debido a su accesibilidad, a su carácter no invasivo y a la gran información que proporciona, es una herramienta fundamental en el estudio del corazón. El conocimiento de los principios básicos en los que se fundamenta y que se van a tratar brevemente supone una gran ayuda para su correcta utilización e interpretación.

En física, el sonido se define como una onda mecánica y longitudinal: mecánica porque se trata de un movimiento vibratorio que se propaga por el medio al aprovechar las propiedades elásticas de este; longitudinal porque la dirección de vibración es paralela a la de propagación. Se trata, por tanto, de una energía transmitida a lo largo de un medio elástico por la oscilación de sus partículas a una determinada frecuencia.

El oído humano tiene capacidad para detectar sonidos con una frecuencia máxima de 20.000 ciclos/s (20 KHz). Los sonidos con una frecuencia superior se denominan ultrasonidos. La frecuencia utilizada para la obtención de imágenes ecográficas está en el rango de 1 a 10 millones de ciclos/s (1-15 MHz).

Características físicas del ultrasonido

Se denomina interfase al límite o zona de contacto entre dos medios que transmiten el sonido a distinta velocidad. Cuando el haz de ultrasonidos llega a una interfase experimenta un fenómeno de reflexión: una parte del haz vuelve a la fuente emisora («eco») y el resto continúa propagándose hasta la siguiente interfase. La producción y detección de los ecos que se reflejan en las interfases constituye la base del diagnóstico ecográfico.

La impedancia acústica es la resistencia que oponen los tejidos al paso del ultrasonido.

> ! Si dos materiales tienen la misma impedancia acústica, su límite no produce eco. Si la diferencia es pequeña, se producirá un eco débil y la mayor parte del haz seguirá viajando a través del segundo medio. Si la diferencia es grande, se producirá un eco intenso. Si la diferencia es muy grande, todo el haz de ultrasonido será reflejado y el eco será máximo.

Típicamente, en los tejidos blandos la amplitud del eco que se produce en su interfase es baja. Sin embargo, las áreas que contienen hueso o aire no permiten que el ultrasonido pase más allá de la interfase y producen unos ecos muy intensos. El operador debe evitar este tipo de zonas (hueso o aire) y utilizar ventanas ultrasónicas específicas que permitan que el ultrasonido alcance estructuras más profundas.

La intensidad de la reflexión se expresa en escala de grises, de manera que los ecos más intensos se representan en tono blanco (hiperecoico), los más débiles en diversos tonos de gris (hipoecoico) y cuando no hay reflexión, en negro (anecoico).

Las estructuras del cuerpo están formadas por diferentes tejidos, lo que da lugar a múltiples interfases. El elemento que mejor transmite los ultrasonidos es el agua (no produce reflexión), por lo que esta produce una imagen ultrasonográfica anecoica (negra). En general, los tejidos muy celulares son hipoecoicos, dado su alto contenido en agua, mientras que los tejidos fibrosos son hiperecoicos debido al mayor número de interfases presentes en ellos.

Instrumentación

Los ultrasonidos se generan en un dispositivo llamado transductor, el cual contiene cristales con propiedades piezoeléctricas. Estos cristales, al ser sometidos a una corriente eléctrica alterna, vibran y emiten ultrasonidos de una frecuencia característica. Las ondas reflejadas en los tejidos vuelven al transductor donde interaccionan con los cristales y producen una señal eléctrica que será analizada y transformada por el equipo. Esta capacidad de los cristales de transformar la energía eléctrica en mecánica, y viceversa, es lo que se conoce como efecto piezoeléctrico. Los ultrasonidos no reflejados continuarán avanzando a través de los tejidos para seguir enviando información de estructuras más profundas.

Existen varios tipos de transductores que difieren tan solo en la manera en que están dispuestos sus componentes. Los transductores sectoriales (**Fig 5.1-2**) tienen una ventana

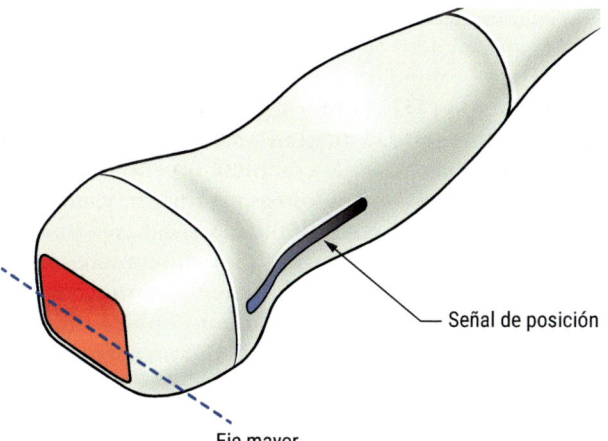

Figura 5.1-2. Transductor sectorial Philips S 8-3 para ecocardiografía transtorácica: La señal de posición del transductor coincide con la señal de posición en el monitor del equipo, que en ecocardiografía se localiza a la derecha de la pantalla, y permite conocer la orientación de la imagen. El eje mayor del transductor se emplea como plano de inclinación para obtener las modificaciones con respecto a las proyecciones ecocardiográficas de referencia.

pequeña y emiten haces divergentes de ultrasonido con los que se obtiene una imagen en abanico, muy estrecha en las proximidades del transductor y que se va haciendo más ancha a medida que aumenta la profundidad. La ventaja de este tipo de transductores es que con una superficie de contacto pequeña se consigue un ángulo de escaneo ancho. Son los que se emplean en ecocardiografía transtorácica ya que se puede dirigir el ultrasonido hacia el corazón a través de las distintas ventanas acústicas. En cardiología, se emplean transductores sectoriales con frecuencias comprendidas entre 1 y 3,5 MHz para adultos, y entre 4 y 12 MHz en niños.

Modalidades de ecocardiografía

La información básica recogida por los equipos de ecocardiografía puede representarse en dos modos distintos: modo M (movimiento) y modo 2D (bidimensional) o visualización en tiempo real.

Modo M

El modo M utiliza un solo haz de ultrasonido (una sola línea) para obtener imágenes unidimensionales en movimiento (**Fig. 5.1-3**). A lo largo de la línea que representa el haz se registran los ecos como puntos de brillo de distinta intensidad, a una distancia también proporcional al tiempo que tardan en ser recibidos. Se presenta en un trazo continuo sobre dos ejes: en el eje vertical se dispone la línea de puntos; en el horizontal, el tiempo. Permite medir con precisión los diámetros de las cavidades y los grosores de las paredes en cada momento del ciclo cardíaco e identificar movimientos anormales (válvulas, paredes ventriculares).

Modo 2D

El modo 2D o bidimensional es el más utilizado en el momento actual. La imagen se forma por la emisión de un número elevado de líneas de barrido por unidad de tiempo de manera que el ojo humano la percibe como una imagen en movimiento. Permite estudiar estructuras en continuo movimiento como las paredes del corazón, las válvulas cardíacas, etc.

EL ECOCARDIOGRAMA NORMAL EN PEDIATRÍA

Características de la imagen

El estudio ecocardiográfico del corazón se basa en el examen bidimensional en tiempo real a través de distintos planos obtenidos desde las ventanas acústicas habituales. En cardiología pediátrica, el ecocardiograma transtorácico tiene unas características específicas derivadas de la singularidad de la edad pediátrica. Por ejemplo, determinadas proyecciones (subcostal, supraesternal, paraesternal izquierda alta) son fundamentales en los estudios pediátricos. Además, la amplia

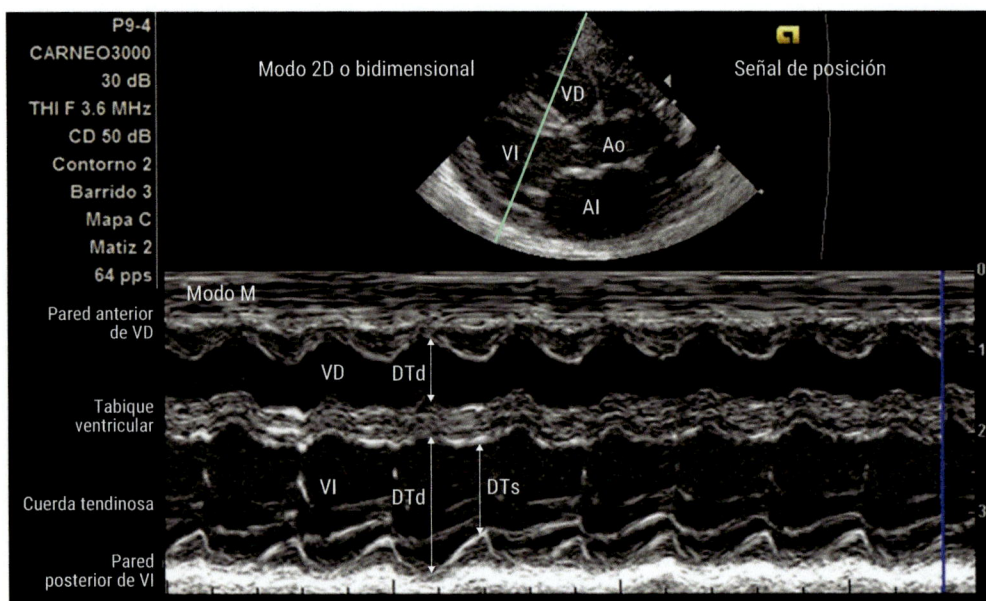

Figura 5.1-3. Modalidades de ecocardiografía: Sobre la imagen en modo 2D o bidimensional (parte superior de la imagen) se lanza una sola línea de puntos para obtener imágenes unidimensionales en movimiento (modo M). VD: ventrículo derecho. VI: ventrículo izquierdo. DTd: diámetro telediastólico. DTs: diámetro telesistólico.

gama de cardiopatías congénitas complejas con que se puede enfrentar el explorador hace recomendable su visualización en posición anatómica. Por fortuna, la mayoría de pacientes pediátricos tiene una ventana acústica excelente desde las proyecciones habituales, lo que permite obtener en la mayoría de ocasiones información detallada de la anatomía, fisiología y hemodinámica del corazón.

La precisión diagnóstica del examen va a depender en gran medida de la calidad de la imagen que se obtenga. El paciente suele colocarse inicialmente en posición de decúbito supino. En neonatos y lactantes pequeños esta posición se mantiene para todas las proyecciones. En niños mayores, en especial en caso de mala ventana paraesternal, puede ser preciso utilizar la posición de decúbito lateral izquierdo con el brazo izquierdo levantado y la mano izquierda detrás de la cabeza, con la finalidad de conseguir una aproximación del corazón a la pared anterior del tórax.

> ! A cualquier edad, la posición de decúbito supino con la cabeza girada a la izquierda consigue un ligero decúbito lateral izquierdo y es la posición que se emplea de entrada en nuestro laboratorio en todas las edades.

Se debe seleccionar el transductor adecuado a la edad y tamaño del paciente. En neonatos y lactantes se emplean transductores sectoriales de alta frecuencia (5-9 MHz), que permiten una adecuada resolución a la profundidad habitual de estudio. En niños mayores y adolescentes se necesitan transductores sectoriales de baja frecuencia (1-4 MHz) que experimentan menor atenuación y logran alcanzar la profundidad deseada. Estos transductores tienen una superficie rectangular y su eje mayor corresponde al plano de corte que se visualiza en la pantalla. Las modificaciones con respecto a las proyecciones ecocardiográficas de referencia se suelen hacer al inclinar el transductor con respecto a este eje mayor (v. **Fig. 5.1-2**).

Todos los transductores tienen un marcador de posición en un lateral, por lo general, representado por una muesca o una ranura (señal de posición; v. **Fig. 5.1-2**). Esta señal corresponde al marcador de orientación en el monitor del equipo de ultrasonido. En ecocardiografía, este marcador se localiza, por convención, a la derecha de la pantalla (v. **Fig. 5.1-3**). Desde el punto de vista docente, para obtener las distintas proyecciones ecocardiográficas resulta muy útil describir la posición de este marcador en relación con una esfera de reloj imaginaria colocada en la superficie del transductor (p. ej., transductor en donde se palpa el ápex del VI con la señal de posición colocada a las «tres en punto»).

Para evitar el contacto del ultrasonido con el aire (interfase aire-gel), se aplica sobre el transductor una pequeña cantidad de gel para la ecografía diagnóstica.

Es necesario ajustar la profundidad y el foco para centrar en la imagen las estructuras que se quiere estudiar. Además, suele ser necesario modificar los controles del equipo (ganancia, ganancia-tiempo, compresión) para optimizar las imágenes obtenidas. La ganancia aumenta la energía emitida con lo que incrementa de forma uniforme la intensidad de los ecos representados en la imagen. Los ecos que provienen de zonas más profundas pueden amplificarse con el control ganancia-tiempo (TGC, *time gain compensation*) con lo que se puede compensar la atenuación y dar lugar a imágenes más homogéneas. El ajuste de la compresión permite modificar los niveles de grises contenidos en una imagen y, por tanto, modificar el contraste (una alta compresión crea una imagen de alto contraste; por el contrario, una compresión baja muestra una imagen de bajo contraste y con muchos tonos de gris). La imagen se puede optimizar también utilizando un adecuado grado de magnificación o zoom para centrar las estructuras que se está estudiando. Es necesario tener siempre presente que la resolución aumenta cuando el ultrasonido incide perpendicularmente sobre las estructuras estudiadas.

Proyecciones ecocardiográficas habituales

Los estudios ecocardiográficos que se realizan de forma rutinaria en cardiología infantil incluyen las cinco proyecciones

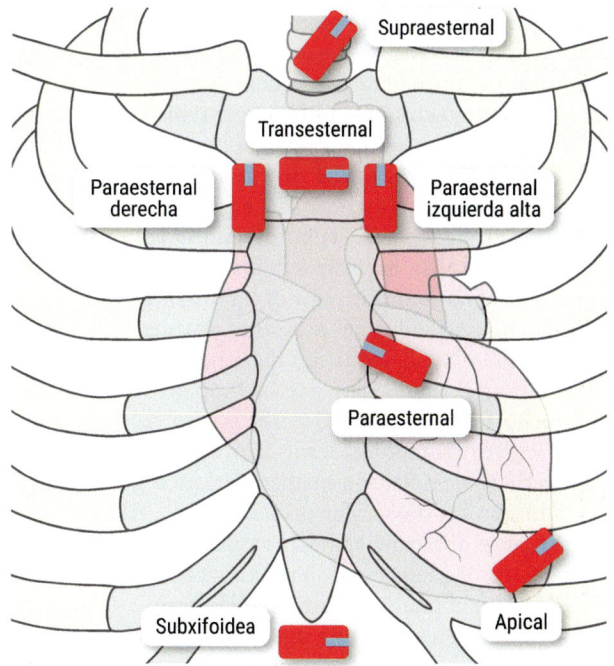

Figura 5.1-4. Proyecciones ecocardiográficas. Se representa la colocación del transductor en el tórax del paciente y la orientación de la señal de posición para a la obtención de las proyecciones de referencia.

estándar definidas por la Sociedad Americana de Ecocardiografía (**Fig. 5.1-4**): subxifoidea (subcostal), paraesternal izquierda, apical, supraesternal y paraesternal derecha. En neonatos y lactantes se puede emplear una proyección adicional descrita y desarrollada en el Hospital 12 de Octubre, la proyección transesternal.

Las imágenes obtenidas se identifican por la localización del transductor (subxifoidea, paraesternal, apical, transesternal, supraesternal y paraesternal derecha) y por el plano de corte con relación al corazón (eje largo, eje corto, cuatro cámaras, dos cámaras). Además, las imágenes pueden describirse desde el punto de vista de los planos anatómicos habituales (sagital, parasagital, transverso, coronal).

Proyecciones subxifoideas (subcostales)

Para la obtención de las proyecciones subxifoideas eje largo, o transversas, el transductor se coloca perpendicular al plano de la piel, por debajo del apéndice xifoides, apoyado en el hígado y con el marcador de posición orientado a la izquierda del paciente (posición a las «tres en punto»). Con objeto de obtener las imágenes en posición anatómica, en cardiología infantil se suele invertir el ápex del sector con el control de «inversión A/A» (arriba/abajo), de manera que las estructuras más posteriores se muestran en la parte superior de la pantalla, y las más anteriores, en la parte inferior.

El estudio suele empezar con la determinación del *situs* visceral abdominal. La estructura que siempre se encuentra en su lugar es la columna vertebral y se utiliza como referencia. El calcio de los cuerpos vertebrales da lugar a una estructura hiperecogénica detrás de la cual se produce una sombra anecoica.

En *situs solitus*, el hígado se localiza a la derecha y el estómago a la izquierda. El bazo tiene una ecogenicidad similar al hígado y se visualiza detrás del estómago. A la izquierda de la columna y ligeramente anterior se encuentra la aorta descendente. La VCI asciende a la derecha de la columna y a la altura del hígado se incurva hacia adelante para hacerse intrahepática y recoger el flujo de las venas suprahepáticas antes de entrar en la AD. Desde esta proyección subxifoidea transversa, el segmento hepático de la VCI se visualiza a la derecha de la columna, intrahepático y anterior a la aorta descendente. La presencia de una vena del sistema ácigos dilatada, a un lado u otro de la columna vertebral (ácigos a la derecha; hemiácigos a la izquierda), debe hacer sospechar la presencia de una interrupción de la VCI.

Una vez determinado el *situs* visceral, el haz de ultrasonido debe dirigirse lentamente hacia arriba, desde el abdomen hasta el tórax, «dejando caer la cola del transductor». El hígado transmite muy bien el ultrasonido y permite la obtención de las proyecciones subxifoideas en eje largo. A medida que el plano de corte asciende, se visualiza el drenaje de las venas suprahepáticas en la VCI y la conexión de esta con la AD. Cuando el plano alcanza la cara inferior/posterior del corazón, se puede identificar el SC, que discurre a lo largo del surco AV izquierdo posterior, por debajo de la AI para drenar en la AD. En el centro y en la posición más posterior se encuentra la estructura más posterior del corazón, la AI. La AD se sitúa a la derecha de la AI y en posición más anterior. Esta proyección es óptima para la visualización del tabique interauricular dado que el haz de ultrasonido incide casi perpendicularmente sobre este. Además, se pueden identificar las cuatro venas pulmonares que drenan en la AI. El ventrículo que se empieza a visualizar es el ventrículo más posterior, el VI.

Continuando con el desplazamiento del plano de corte hacia arriba, van apareciendo de forma progresiva las distintas proyecciones subxifoideas eje largo: 1) subxifoidea cuatro cámaras, en la cual se pueden visualizar de manera simultánea las cuatro cavidades; 2) subxifoidea eje largo de VI, en la que se identifica el tracto de salida del VI y la aorta ascendente, y 3) subxifoidea eje largo de VD, que permite visualizar todo el tracto de salida del VD en un corte coronal.

> **!** Las proyecciones subxifoideas en eje corto, o sagitales, se obtienen girando el transductor 90° en sentido horario desde la proyección subxifoidea transversa. De esta manera, la señal de posición queda orientada hacia abajo (posición a las «seis en punto»).

La proyección subxifoidea sagital de referencia se obtiene al orientar ligeramente el plano de corte hacia la derecha del paciente (hacia el hombro derecho) para visualizar la entrada de las venas cavas en la AD (también denominada «eje de cavas»). En esta proyección se identifica la AI en posición posterior, la AD más anterior y el tabique interauricular entre ambas. La RPD es seccionada transversalmente y se puede ver por detrás de la VCS, encima del techo de la AI. Con frecuencia se puede identificar el cayado de la vena ácigos sobre la RPD para drenar en la VCS. Dentro de la AD, se suele visualizar la válvula de Eustaquio como una extensión de la pared anterior de la VCI. Desde esta posición, se obtienen las distintas proyecciones subxifoideas eje corto al desplazar el transductor de manera progresiva de derecha a izquierda (al orientar inicialmente hacia el hombro derecho y acabando hacia el izquierdo), siempre con la señal de posición a las «seis en punto». De esta manera, van apareciendo de forma progresiva: 1) porción trabecular de VD; tracto de salida de VI y raíz aórtica; continuidad mitroaórtica; 2) tracto de salida de VD y válvula pulmonar (en eje largo); VI y válvula mitral, y 3) ambos ventrículos hasta la región apical.

En neonatos y lactantes pequeños es muy fácil obtener todas las proyecciones subxifoideas y son de gran utilidad para el estudio de la anatomía morfológica (identificación de las estructuras por sus características anatómicas) y el análisis segmentario del corazón (identificación de las conexiones AV y ventriculoarteriales).

Proyecciones paraesternales izquierdas

Antes de empezar a obtener el resto de proyecciones transtorácicas, se restablece la posición del ápex del sector con el control de «inversión A/A» (arriba/abajo), de manera que las estructuras más posteriores aparecen en la parte inferior de la pantalla y las más anteriores en la parte superior.

Con el paciente en decúbito supino (neonatos y lactantes) o en decúbito lateral izquierdo (niños mayores), la proyección paraesternal eje largo de referencia se obtiene con el transductor colocado sobre el tracto de salida del VI. Para ello, el transductor se sitúa en el borde esternal izquierdo, ligeramente por encima de la línea intermamilar, con la señal de posición dirigida hacia el hombro derecho (posición a las «diez en punto»). Esta proyección permite visualizar los tractos de entrada y de salida del VI de manera simultánea, así como la continuidad fibrosa entre el velo anterior de la válvula mitral y la válvula aórtica. Por lo general, el ápex del VI no se visualiza porque el plano es ligeramente medial a este y porque el sector de 90° no puede incluir completamente el VI.

Al inclinar ligeramente el plano de corte hacia la cadera derecha (esto es, «dejando caer la cola del transductor» hacia el hombro izquierdo) aparecen la válvula tricúspide y el tracto de entrada del VD. Si la inclinación del plano del corte se realiza hacia el hombro izquierdo (esto es, «dejando caer la cola del transductor» hacia la cadera derecha), las estructuras que se visualizan son el tracto de salida del VD, la válvula pulmonar y el tronco pulmonar.

> ! La proyección paraesternal eje corto se obtiene rotando el transductor 90° en sentido horario desde la proyección paraesternal eje largo, de manera que la señal de posición queda orientada hacia el hombro izquierdo (posición a las «dos en punto»).

La proyección paraesternal eje corto de referencia debe incluir: la válvula aórtica cortada transversalmente en el centro del corazón; el tracto de salida del VD que cruza de derecha a izquierda por delante de la aorta; la válvula tricúspide a la derecha de la aorta; la válvula pulmonar cortada longitudinalmente a la izquierda de la válvula aórtica; las dos aurículas

y el tabique interauricular detrás de la aorta. En diástole, la válvula aórtica cerrada da lugar a una imagen de «estrella de tres puntas» o «símbolo de Mercedes». La comisura posterior, entre la valva no coronariana y la coronariana izquierda, suele quedar en paralelo a la incidencia del haz de ultrasonido por lo que en ocasiones es difícil de visualizar. El velo coronariano derecho es anterior, situado entre el velo septal de la válvula tricúspide y la válvula pulmonar. El velo coronariano izquierdo se localiza entre la válvula pulmonar y la AI. El velo no coronariano o posterior es totalmente perpendicular al tabique interauricular. En ocasiones, se puede identificar la orejuela izquierda a la izquierda de la raíz aórtica.

Al inclinar el plano de corte ligeramente hacia el hombro derecho (esto es, «dejando caer la cola del transductor» hacia la cadera izquierda) desde la proyección paraesternal eje corto de referencia, se visualiza el tronco pulmonar y su bifurcación en las dos ramas principales. La RPI constituye prácticamente una extensión del tronco pulmonar y solo se identifica una pequeña porción proximal dado que enseguida se hace inferior al plano de corte. La RPD, sin embargo, nace del tronco pulmonar con una marcada angulación y se dirige a la derecha por detrás de la aorta ascendente y por encima de la AI, recorrido que puede visualizarse en su totalidad en este plano. Las arterias coronarias pueden identificarse desde la proyección paraesternal eje corto con ligeros cambios en la posición del plano de corte.

Si se inclina el plano de corte desde la proyección paraesternal eje corto de referencia en la base del corazón hasta el ápex (esto es, «dejando caer la cola del transductor» hacia el hombro derecho), aparecen de forma progresiva el resto de estructuras que se pueden visualizar en eje corto paraesternal: 1) el tracto de salida de VI, bordeado anteriormente por el septo interventricular y con posterioridad por la valva anterior de la válvula mitral; el septo interventricular incluye el septo membranoso, que se localiza a la derecha y debajo del velo septal de la válvula tricúspide, y el septo muscular de salida, anterior y que se extiende hasta el anillo pulmonar; 2) la válvula mitral, con sus velos anterior y posterior conformando en movimiento la llamada «boca de pez»; 3) los músculos papilares, el anterolateral a las «cuatro en punto» y el posteromedial a las «ocho en punto», y 4) el ápex del VI. En todas estas proyecciones, el VI debe tener forma circular, abrazado por el VD, con el tabique interventricular abombando de izquierda a derecha.

Proyecciones apicales

Las proyecciones apicales se obtienen desde el lugar donde se palpa el impulso apical. La postura en neonatos y lactantes sigue siendo, de entrada, decúbito supino. Sin embargo, en niños mayores estas proyecciones se consiguen mejor en posición de decúbito lateral izquierdo.

> ! La proyección apical de referencia es la proyección apical cuatro cámaras y se obtiene al colocar el transductor en el lugar donde se palpa el ápex del VI, con la señal de posición hacia la axila izquierda (posición a las «dos o tres en punto») y el plano de corte orientado hacia el hombro derecho.

Es, sin duda, la proyección más difícil de obtener en el proceso de aprendizaje. Si el transductor está correctamente posicionado y alineado, el ápex del VI coincide con el ápex del sector.

Esta proyección permite visualizar de manera simultánea las cuatro cámaras, las válvulas AV, el tabique interauricular y el tabique interventricular, por lo que es especialmente útil para definir el *situs* atrial y las conexiones AV. La superficie septal del VD morfológico se caracteriza por ser muy trabeculada, poseer bandas musculares que se dirigen desde el septo hasta la pared libre (bandas septoparietales), la más prominente de las cuales suele ser la banda moderadora, y recibir inserciones tendinosas de la válvula AV. Además, el VD se caracteriza porque su válvula AV se implanta ligeramente más cerca del ápex que la válvula mitral. La pared del VD que se visualiza en la proyección cuatro cámaras es la pared anterior.

La superficie septal del VI morfológico es lisa, no tiene bandas musculares septoparietales y no recibe cuerdas tendinosas de la válvula mitral. Además, el VI contiene una válvula AV, la válvula mitral, que se implanta ligeramente más lejos del ápex que la válvula tricúspide.

Desde la proyección apical cuatro cámaras, se puede visualizar una gran proporción de los tabiques interauricular e interventricular. El tercio inferior del tabique interauricular, en relación con el plano de las válvulas AV, es el área donde se localizan las comunicaciones interauriculares tipo *ostium primum*. La porción media está ocupada por la fosa oval y es el área donde aparecen las comunicaciones tipo *ostium secundum*. Esta zona es muy fina y el haz de ultrasonido incide sobre ella en paralelo por lo que es frecuente visualizar falsos defectos del tabique interauricular. La porción posterior y superior del tabique interauricular es el área en la que se producen las comunicaciones tipo seno venoso superior.

Los dos tercios inferiores del tabique interventricular corresponden con la porción media del tabique muscular trabecular. El tercio superior, localizado entre las dos válvulas AV, es tabique muscular de entrada.

Desde la proyección apical de referencia, si se inclina el plano de corte hacia abajo (esto es, «levantando la cola del transductor»), se puede identificar el SC en el surco AV izquierdo que drena en la AD, la entrada de la VCI en la AD y la aorta descendente torácica por detrás de la AI. Si, por el contrario, el plano se desplaza ligeramente hacia arriba (esto es, «dejando caer la cola del transductor»), va despareciendo la válvula tricúspide y la porción de entrada al VD, y empieza a aparecer el tracto de salida del VI, la válvula aórtica y una porción de la aorta ascendente, con la obtención del plano conocido como proyección apical cinco cámaras. La orejuela izquierda puede aparecer en esta proyección a lo largo del borde lateral izquierdo del corazón. En neonatos y lactantes pequeños, es posible desplazar todavía más hacia arriba el transductor (o, lo que es lo mismo, anteriorizar todavía más) sin perder el contacto con la piel y visualizar el tracto de salida del VD, la válvula pulmonar y parte del tronco pulmonar. Esta posición es óptima para alinear el flujo en el tracto de salida del VD.

La proyección apical dos cámaras se emplea sobre todo para el análisis de la contractilidad global y segmentaria del VI y no se realiza de rutina en todos los laboratorios de ecocardiografía pediátrica. Se obtiene desde la proyección apical cuatro cámaras de referencia al rotar el transductor en sentido

antihorario unos 60°, con la señal de posición a las «doce-una en punto». La cara inferior del VI aparece a la izquierda de la pantalla y la cara anterior a la derecha.

Proyección paraesternal izquierda alta o plano ductal

La proyección paraesternal izquierda alta o plano ductal se obtiene al colocar el transductor en el ángulo formado por el borde esternal izquierdo superior y la articulación esternoclavicular, con la señal de posición orientada hacia arriba (posición a las «doce en punto»).

Esta posición permite visualizar alineados el tronco pulmonar, el conducto y la aorta descendente. En el mismo plano, también se pueden visualizar el arco distal e istmo y la porción proximal de la RPI.

Proyecciones transesternales

En neonatos y lactantes el esternón y las costillas son estructuras predominantemente cartilaginosas que transmiten muy bien el ultrasonido. Además, el timo, localizado en el mediastino anterosuperior y con densidad de tejido blando, es un órgano desproporcionadamente grande en este grupo de edad que impide que se interponga el pulmón y facilita la visualización de las estructuras cardiovasculares. En concreto, la AP sigue un trayecto directo hacia atrás, muy horizontalizado, hasta la bifurcación. De esta manera, el anillo pulmonar se localiza en un plano distinto, casi perpendicular, al anillo aórtico, lo que determina que su eje corto no se pueda obtener de forma rutinaria desde las proyecciones ecocardiográficas habituales. Sin embargo, desde una posición transesternal alta, en este grupo de edad, el ultrasonido puede acceder sin dificultades al corazón y, al orientar el plano de corte en busca del anillo pulmonar, se puede conseguir un eje corto de la válvula pulmonar en la mayor parte de neonatos y lactantes.

La proyección transesternal alta se obtiene con el paciente en decúbito supino, preferiblemente con la cabeza girada hacia la izquierda porque con ello se consigue un mínimo grado de decúbito lateral izquierdo y el corazón se aproxima a la pared anterior del tórax. El transductor debe posicionarse sobre el manubrio del esternón con su eje mayor paralelo a la línea intermamilar (señal de posición «a las tres en punto»). La estructura cardiovascular que se suele identificar inicialmente es la bifurcación de la AP y se toma como referencia. Con posterioridad, desde esta posición, basta con inclinar el plano de corte ligeramente hacia inferior siguiendo el tronco pulmonar en sentido retrógrado hasta visualizar el corte transversal de la válvula pulmonar. De esta manera, se pueden obtener unas excelentes imágenes del eje corto de la válvula pulmonar y caracterizar la válvula según su morfología.

La principal aportación de la proyección transesternal alta consiste, sin duda, en la visualización del eje corto de la válvula pulmonar en neonatos y lactantes. Sin embargo, esta proyección permite también estudiar con detalle las siguientes estructuras:

• Con inclinación hacia abajo, según el protocolo descrito: 1) la bifurcación de la AP; 2) el drenaje de las venas pul-

monares; 3) la arteria coronaria izquierda y su bifurcación en descendente anterior y circunfleja;
- Con inclinación hacia arriba: 4) el tronco venoso innominado; 5) la lateralidad del arco aórtico; 6) el origen de los TSA, y 7) la bifurcación del primer tronco supraaórtico.

Proyecciones supraesternales

Para poder acceder de forma óptima al hueco supraesternal, es necesario colocar al paciente en decúbito supino con el cuello hiperextendido con la ayuda de una toalla enrollada o una pequeña almohada colocada por debajo de los hombros. La cabeza del paciente debe estar girada, preferentemente al lado izquierdo, para evitar que el mentón dificulte la colocación del transductor en el hueco supraesternal.

> ❗ La proyección supraesternal eje largo se obtiene con el transductor posicionado en el hueco supraesternal, y el plano de corte orientado entre la mamila derecha y la punta de la escápula izquierda, con la señal de posición a las «una-dos en punto».

Este plano permite visualizar la aorta ascendente, el arco aórtico y la aorta torácica descendente. El primer tronco que se origina del arco es el de mayor tamaño y corresponde al TBCD. El segundo y tercer tronco que nacen del arco son la arteria carótida común izquierda y la arteria subclavia izquierda, respectivamente. Anterior al TBCD y por encima del arco cruza la vena innominada izquierda en dirección a la VCS. Debajo del arco aórtico, se identifica la RPD y el bronquio principal derecho cortados de través. El bronquio derecho está situado por encima de la RPD (epiarterial) y, al estar lleno de aire, aparece muy refringente.

Si se inclina el plano del transductor ligeramente a la izquierda del paciente (esto es, «dejando caer la cola del transductor» hacia la mamila derecha), la RPD se deja de ver y aparecen el tronco pulmonar y la RPI. La RPI continúa su recorrido por delante de la aorta torácica descendente. Dado que el bronquio principal izquierdo es una estructura hipoarterial, no se visualiza aire entre la RPI y la aorta descendente.

> ❗ Para visualizar la proyección supraesternal coronal, el transductor debe colocarse sobre el hueco supraesternal y el plano de corte debe estar alineado en paralelo con el esternón, con la señal de posición orientada a las «tres en punto». Desde esta posición, al inclinar el transductor en sentido anteroposterior, se pueden obtener distintas proyecciones supraesternales coronales.

En la proyección supraesternal coronal de referencia, el arco aórtico aparece cortado de través. Por encima del arco se identifica la vena innominada izquierda seccionada longitudinalmente cruzando de izquierda a derecha para drenar en la VCS. Por debajo del arco, la RPD cruza de izquierda a derecha, desde su origen hasta su ramificación en el hilio pulmonar derecho, y aparece en la imagen cortada longitudinalmente por encima de la AI.

En neonatos y lactantes pequeños, al inclinar el plano de corte ligeramente hacia posterior (esto es, «al levantar la cola del transductor» respecto al cuello del paciente), se puede identificar el drenaje de las cuatro venas pulmonares en la AI («proyección del cangrejo» o *crab view*).

Si el plano de corte se desplaza ligeramente más anterior (esto es, «dejando caer la cola del transductor» hasta contactar con el cuello del paciente), es posible obtener un corte longitudinal de la aorta ascendente, desde el plano valvular hasta el origen de los TSA. A la izquierda de la aorta aparece el tronco pulmonar cortado de través, y a la derecha, la VCS que drena en la AD.

En el arco aórtico izquierdo normal, el primer tronco que se origina en el arco es TBCD, que se dirige a la derecha para bifurcarse en arteria subclavia derecha y arteria carótida común derecha. El origen del primer tronco y su trayecto (esto es, la lateralidad del arco aórtico) se suele determinar con facilidad desde la proyección supraesternal eje corto al inclinar el plano de corte en sentido anteroposterior. Si el primer tronco que nace del arco aórtico se dirige a la izquierda, el arco aórtico es derecho.

Proyecciones paraesternales derechas

Las estructuras y flujos situados a la derecha del esternón pueden estudiarse desde las proyecciones paraesternales derechas. Para obtener estas imágenes es preferible colocar al paciente en decúbito lateral derecho.

> ❗ La proyección de referencia es la proyección paraesternal derecha eje largo. Se obtiene posicionando el transductor en la línea paraesternal derecha, a la altura del tercio superior del esternón, con la señal de posición a las «doce en punto».

La imagen que se consigue es similar a la que se visualiza desde la proyección subxifoidea eje corto en eje de cavas, con la ventaja de enfrentar perpendicularmente el tabique interauricular al haz de ultrasonido. Desde esta posición, rotando el transductor aproximadamente 60° en sentido horario, con la señal de posición a las «dos en punto» y al inclinar el plano de corte hacia anterior (esto es, «dejando caer la cola del transductor» hacia el hombro derecho), se puede alinear de manera adecuada el flujo en la aorta ascendente. Esta proyección se emplea de forma habitual en la valoración de la gravedad de la estenosis valvular aórtica.

Protocolo de estudio

El estudio ecocardiográfico del corazón en la edad pediátrica se basa en el examen bidimensional en tiempo real (modo 2D) desde las proyecciones ecocardiográficas básicas obtenidas habitualmente en el siguiente orden:

- Paciente en decúbito supino:
  1) Proyecciones subxifoideas (subcostales):
     - Subxifoidea eje largo.
     - Subxifoidea eje corto.
- Paciente en decúbito supino (decúbito lateral izquierdo en niños mayores):

2) Proyecciones paraesternales izquierdas:
   – Paraesternal eje largo.
   – Paraesternal eje corto.
3) Proyecciones apicales:
   – Apical 4C.
   – Apical 5C (salida de Ao).
   – Apical 2C (estudio de la función del VI).
4) Plano ductal.
• En neonatos y lactantes en decúbito supino:
5) Proyección transesternal alta.
• Paciente en decúbito supino con el cuello hiperextendido:
6) Proyecciones supraesternales:
   – Eje largo.
   – Coronal.

Una vez realizado el examen bidimensional en tiempo real, el rastreo con Doppler-color permite identificar la dirección de los flujos valvulares y de las lesiones anatómicas identificadas y conseguir un buen alineamiento en paralelo para su posterior interrogación con Doppler-pulsado y/o continuo. El Doppler-pulsado se emplea para el estudio de la función ventricular a través del análisis de los flujos de baja velocidad (flujos valvulares y flujos venosos). Por otro lado, el Doppler-continuo permite el estudio de la situación hemodinámica a través del análisis de los flujos patológicos de alta velocidad. El estudio se completa con la visualización en modo M del movimiento de las paredes ventriculares, de las paredes de aorta y de la AI y del movimiento de las válvulas cardíacas (v. **Fig. 5.1-3**).

PUNTOS CLAVE

• La ecocardiografía es una herramienta clínica que está al alcance de todos los profesionales dedicados al cuidado de pacientes pediátricos.
• La actualización de los conceptos anatómicos que se estudian en la carrera es fundamental para entender las imágenes que conforman un estudio de ecocardiografía.
• El conocimiento de los principios básicos en los que se fundamenta la generación de las imágenes ecocardiográficas contribuye a su correcta interpretación y es el paso previo indispensable para su utilización como herramienta clínica.
• El ecocardiograma en cardiología infantil tiene unas características específicas derivadas de la singularidad de la edad pediátrica.

• Los estudios ecocardiográficos que se realizan de forma rutinaria en cardiología infantil incluyen las cinco proyecciones estándares definidas por la Sociedad Americana de Ecocardiografía, a las que hay que sumar la proyección transesternal alta.
• El estudio ecocardiográfico se basa en el examen bidimensional en tiempo real a través de múltiples planos obtenidos desde las distintas proyecciones ecocardiográficas. El estudio se complementa con la información que se obtiene a través del modo M, del rastreo con Doppler-color y de los cálculos hemodinámicos que se pueden realizar con Doppler-pulsado y Doppler-continuo.

BIBLIOGRAFÍA

Aldrich J. Basic physics of ultrasound imaging. Crit Care Med. 2007;35(5 Suppl):S131-7. doi:10.1097/01.CCM.0000260624.99430.22

Anderson RH, Becker AE, Freedom RM, et al. Sequential segmental analysis of congenital heart disease. Pediatr Cardiol. 1984;5(4):281-7. doi:10.1007/BF02424973

Anderson RH, Shirali G. Sequential segmental analysis. Ann Pediatr Cardiol. 2009;2(1):24-35. doi:10.4103/0974-2069.52803

Ben-Ami TE, O'Donovan JC, Yousefzadeh DK. Sonography of the chest in children. Radiol Clin North Am. 1993;31(3):517-31. http://www.ncbi.nlm.nih.gov/pubmed/8497588.

Bierman FZ, Williams RG. Subxiphoid two-dimensional imaging of the interatrial septum in infants and neonates with congenital heart disease. Circulation. 1979;60(1):80-90. http://www.ncbi.nlm.nih.gov/pubmed/445736.

Coley BD. Chest sonography in children: current indications, techniques, and imaging findings. Radiol Clin North Am. 2011;49(5):825-46. doi:10.1016/j.rcl.2011.06.008

Coley BD. Pediatric chest ultrasound. Radiol Clin North Am. 2005;43(2):405-18. doi:10.1016/j.rcl.2004.12.003

Edwards W. Cardiac anatomy and examination of cardiac specimens. En: Allen H, Driscoll D, Shaddy R, Feltes T, eds. Moss and Adams' Heart Disease in Infants, Children, and Adolescents: Including the Fetus and Young Adults. 7ª ed. Philadelphia: Lippincott Williams & Wilkins, 2008; p. 2-33.

García Fernández M, Zamorano J. Conceptos generales de la ecocardiografía. El eco-doppler normal. En: García Fernández MA, Zamorano JL, García Robles JA, eds. Manual de Ecocardiografía: Indicaciones e Interpretación En La Práctica Clínica. Madrid: Edimed, 2004; p. 1-26.

Granados MA, Albert L, Toral B. Echocardiographic two-dimensional view of the pulmonary valve in infants: the high transsternal view. Cardiol Young. 2016;26(4):790-2. doi:10.1017/S1047951115001845

Henry WL, DeMaria A, Gramiak R, et al. Report of the American Society of Echocardiography Committee on Nomenclature and Standards in Two-dimensional Echocardiography. Circulation. 1980;62(2):212-7. http://www.ncbi.nlm.nih.gov/pubmed/7397962.

Ho S, Rigby M, Anderson R, eds. The Normal Cross-sectional Echocardiographic Study. En: Echocardiography in Congenital Heart Disease. Made Simple. 1ª ed. Berlin/Heidelberg: Springer-Verlag; 2005:17-28.

Lai W, Ko H. The Normal Pediatric Echocardiogram. En: Lai W, Mertens L, Cohen M, Geva T, eds. Echocardiography in Pediatric and Congenital Heart Disease: From Fetus to Adult. Oxford: Wiley-Blackwell, 2009; p. 34-52.

Lange LW, Sahn DJ, Allen HD, Goldberg SJ. Subxiphoid cross-sectional echocardiography in infants and children with congenital heart disease. Circulation. 1979;59(3):513-24. http://www.ncbi.nlm.nih.gov/pubmed/761331.

Liu W, Deslauriers J. Mediastinal divisions and compartments. Thorac Surg Clin. 2011;21(2):183-90, viii. doi:10.1016/j.thorsurg.2010.12.005

López L, Colan SD, Frommelt PC, Ensing GJ, Kendal K, Younosxai AK, et al. Recommendations for Quantification Methods During the Performance of a Pediatric Echocardiogram: A Report From the Pediatric Measurements Writing Group of the American Society of Echocardiography Pediatric and Congenital Heart Disease Council. J Am Soc Echocardiogr. 2010;23(5):465-95. doi:10.1016/j.echo.2010.03.019

Ng A, Swanevelder J. Resolution in ultrasound imaging. Contin Educ Anaesthesia, Crit Care Pain. 2011;11(5):186-92. doi:10.1093/bjaceaccp/mkr030

Sholler G. Echocardiography for the neonatologist Edited by Jonathan Skinner, Dale Alverson and Stewart Hunter. Churchill Livingstone, London, 2000. 243 pp. Hear Lung Circ. 2003;12(1). doi:10.1016/s1443-9506(03)90041-2

Silverman NH, Schiller NB. Apex echocardiography. A two-dimensional technique for evaluating congenital heart disease. Circulation. 1978;57(3):503-11. http://www.ncbi.nlm.nih.gov/pubmed/564244.

Snider A, Serwer G, Ritter S, eds. The Normal Echocardiographic Examination. En: Echocardiography In Pediatric Heart Disease. 2ª ed. St. Louis, Missouri: Mosby, 1997:1-75.

Snider AR, Silverman NH. Suprasternal notch echocardiography: a two-dimensional technique for evaluating congenital heart disease. Circulation. 1981;63(1):165-73. http://www.ncbi.nlm.nih.gov/pubmed/7438390.

Tajik AJ, Seward JB, Hagler DJ, Mair DD, Lie JT. Two-dimensional real-time ultrasonic imaging of the heart and great vessels. Technique, image orientation, structure identification, and validation. Mayo Clin Proc. 1978;53(5):271-303. http://www.ncbi.nlm.nih.gov/pubmed/642598.

Walmsley R, Monkhouse WS. The heart of the newborn child: an anatomical study based upon transverse serial sections. J Anat. 1988;159:93-111. http://www.pubmedcentral.nih.gov/articlerender.fcgi?artid=1262012&tool=pmcentrez&rendertype=abstract.

Zema MJ, Caccavano M. Two dimensional echocardiographic assessment of aortic valve morphology: feasibility of bicuspid valve detection. Prospective study of 100 adult patients. Br Heart J. 1982;48(5):428-33.

5.2 *Tomografía computarizada cardíaca*

B. Toral Vázquez y C. Liébana de Rojas

OBJETIVOS

- Conocer las características del estudio con tomografía computarizada en la población pediátrica
- Definir el tipo de exploración que se ha de realizar en función del paciente y de la patología a estudio
- Aprender las indicaciones de la tomografía computarizada en el paciente pediátrico con cardiopatía congénita
- Enumerar los hallazgos más frecuentes en estos pacientes.

INTRODUCCIÓN

La tomografía computarizada (TC) y la resonancia magnética cardíaca (RMC) son técnicas de imagen que aportan información y han revolucionado la aproximación diagnóstica de los pacientes con cardiopatías. Estas técnicas se utilizan para guiar el tratamiento minimizando riesgos y de esta forma mejorar el pronóstico y la esperanza de vida de estos pacientes.

El ecocardiograma es el procedimiento diagnóstico inicial de estos pacientes; sin embargo, tiene limitaciones a la hora de definir estructuras extracardíacas (segmentos distales de aorta y ramas pulmonares [RRPP], troncos supraaórticos, venas pulmonares) y en la valoración de la relación del corazón con estructuras adyacentes (vía aérea y esófago).

Durante muchos años, la prueba de elección para la valoración de los vasos más distales ha sido el cateterismo. No obstante, es una prueba con varias limitaciones, algunas de ellas en relación con los accesos vasculares y sus posibles complicaciones (trombosis/seudoaneurismas en las zonas de punción), otras en relación con la radiación utilizada, y por último, la limitación en la valoración anatómica de determinadas estructuras como puede ser la vía aérea. En las últimas décadas, la TC y la RMC han desplazado la realización de cateterismos cardíacos a situaciones muy concretas.

Este capítulo se centrará en la TC, ya que la RMC se explicará en el **capítulo 5.3**.

 La TC se ha convertido en una herramienta fundamental en la valoración de cardiopatías congénitas complejas ya que ofrece una alta resolución temporoespacial de forma no invasiva.

NOCIONES TÉCNICAS

La evaluación del corazón y las arterias coronarias mediante TC es posible gracias a la sincronización (*gating* cardíaco) de las imágenes con el electrocardiograma (ECG) del paciente, con la diferenciación de la TC cardíaca de la TC de otras partes del cuerpo. El tomógrafo tiene un anillo (*gantry*) compuesto por un tubo emisor de rayos X, y un grupo de detectores que reciben esa radiación tras atravesar la estructura a estudio. En la técnica helicoidal, el *gantry* rota alrededor del paciente a la vez que la camilla se desplaza, lo que permite la adquisición rápida de imágenes (**Fig. 5.2-1**). La aparición de esta técnica helicoidal es lo que permitió inicialmente la realización de los estudios cardíacos.

Los equipos para realizar una TC cardíaca son multidetector (en la actualidad los más usados son los de 64 y 128 canales) y cuentan con características técnicas y parámetros que permiten adquirir un gran volumen de información que después se posprocesa con el uso de *softwares* específicos. Al igual que la RMC, la TC depende de la tecnología del equipo

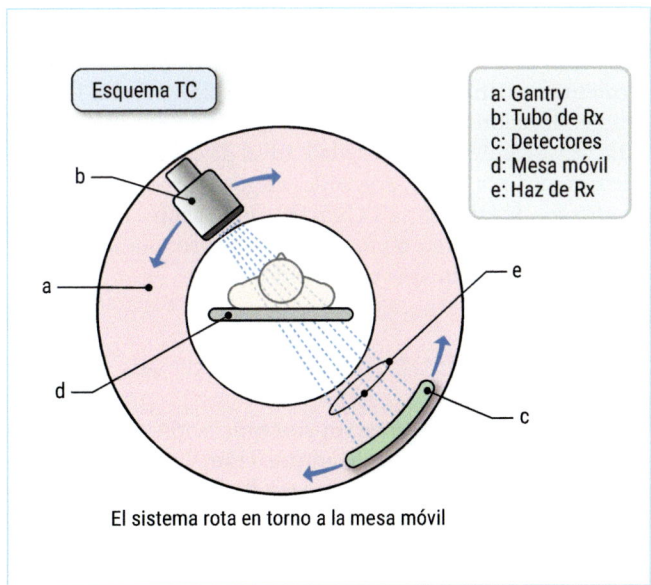

Figura 5.2-1. Esquema de tomografía computarizada.

69

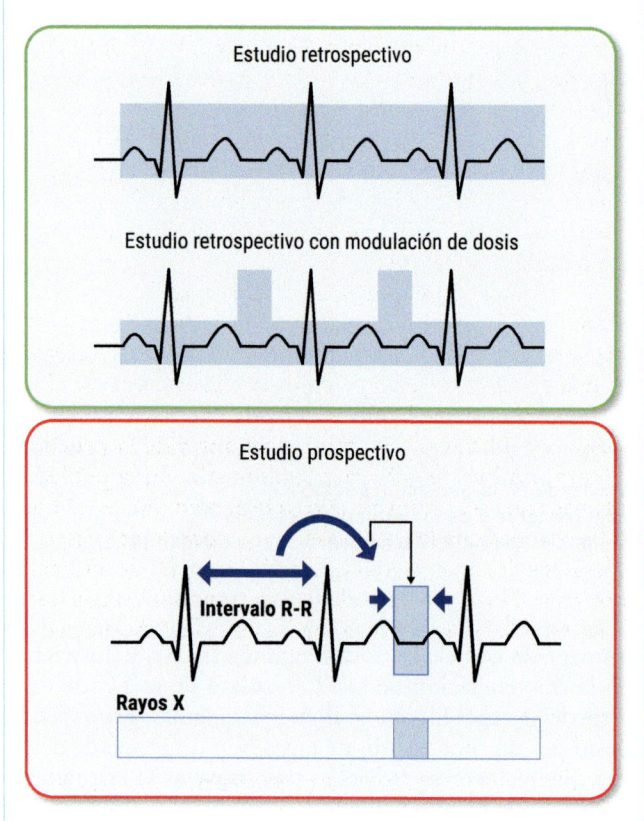

Figura 5.2-2. Esquema de los tipos de estudios.

(número y tamaño de detectores, velocidad de rotación del haz, técnica de doble fuente) y permite obtener imágenes con excelente resolución temporoespacial, ofreciendo un gran detalle anatómico como pueden ser las arterias coronarias de un recién nacido aún con el corazón latiendo.

Tipos de estudios (Fig. 5.2-2)

Tras establecer la indicación de realización de una TC, el paso siguiente es definir qué tipo de exploración se va a llevar a cabo en función de la información que se desea obtener y las características del paciente (edad, nivel de colaboración y frecuencia cardíaca [FC]). A grandes rasgos, existen tres tipos de protocolos de estudio: la TC sin sincronización cardíaca y los estudios retrospectivos o prospectivos que precisan sincronizar la adquisición de imágenes con el ECG.

Tomografía computarizada sin sincronización cardíaca

Se adquieren las imágenes sin sincronización con el ECG. Durante todo el tiempo de adquisición, las posiciones de los vasos en movimiento se promedian en un único volumen reconstruido, lo que ocasiona importantes artefactos de movimiento. Esta técnica se utiliza sobre todo para el estudio de estructuras vasculares extracardíacas (arterias pulmonares, aorta y troncos supraaórticos).

Estudio retrospectivo

La información se obtiene durante todo el ciclo cardíaco y permite reconstruir las imágenes en distintas fases, lo que permite evaluar tanto la anatomía como la función del corazón. La desventaja principal es que esta adquisición aumenta mucho la dosis de radiación. Si se aplica un filtro de modulación de dosis, solo se radia con mayor intensidad una parte del ciclo, y el resto, con una dosis muy baja. La TC cardíaca cuantifica de manera adecuada la función y el volumen de ambos ventrículos, aunque con menor resolución temporal que la ecocardiograma y RMC, y a expensas de una mayor irradiación.

> **!** ¿Cuándo se recomienda utilizar el estudio retrospectivo? Esta exploración se emplea en niños pequeños con FC altas (> 70-75 lpm) y/o irregulares por la presencia de arritmias, en los que no es posible realizar un estudio prospectivo. También se lleva a cabo si se pretende valorar la función ventricular en aquellos pacientes con contraindicación para realizar una RMC.

Estudio prospectivo (step and shoot)

La adquisición de las imágenes se realiza exclusivamente en un período determinado del ciclo cardíaco, por lo general al final de la diástole (70 % del intervalo entre onda R y onda R -RR-), y es necesario que la FC sea inferior a 70-75 lpm y regular. Mediante esta técnica se obtiene mejor resolución temporoespacial con menos artefactos de movimiento, y con una dosis de radiación significativamente menor que la que conlleva la TC cardíaca retrospectiva. Con estos protocolos se disminuye la dosis de radiación hasta en un 70-80 % con respecto al estudio retrospectivo.

> **!** ¿Cuándo se recomienda un estudio prospectivo? Para evaluar anatomía cardíaca en pacientes colaboradores. Es especialmente útil para ver las arterias coronarias.

Hay tres conceptos importantes que definen la calidad del estudio de TC:

- La **resolución espacial** se define como la distancia mínima (en milímetros) en que dos puntos se identifican como separados. A mayor resolución espacial, más precisión anatómica.
- La **resolución de contraste** es la capacidad de diferenciar la composición de distintos tejidos. En la TC, la resolución de contraste es baja, por lo que es necesaria la administración de contraste que realza el lumen de las estructuras vasculares.
- La **resolución temporal** es el tiempo requerido para obtener los datos que permiten reconstruir una imagen. Una alta resolución temporal significa que se obtienen las imágenes a gran velocidad, lo que permite reducir los artefactos por movimiento que degradan su calidad.

> **!** Es fundamental individualizar cada petición radiológica de TC para obtener el máximo rendimiento de la prueba y reducir los riesgos relacionados con la radiación.

REQUISITOS PARA REALIZAR LA TOMOGRAFÍA COMPUTARIZADA

Ayunas y otras restricciones

Se recomienda realizar ayunas de 4 horas.

Confirmar si precisa o no anestesia y anotar el peso del paciente

Es fundamental definir el objetivo de la prueba y el grado de colaboración del paciente. La utilización de los modelos más modernos de TC con protocolos ultrarrápidos limitará la necesidad de sedación a todas las edades.

En los neonatos y lactantes de 1-2 meses es posible realizar la TC sin sedación al utilizar la administración de sacarosa + chupete o un colchón de contención.

Si es necesario valorar vasos de muy pequeño calibre (p. ej., estudio de coronarias o MAPCA [*major aortopulmonary collateral arteries*]), es preciso limitar los artefactos de movimiento, y en este caso se realizará bajo sedación (sobre todo en menores de 6-7 años).

En los pacientes mayores de 7-8 años, en general, no es necesaria la sedación, aunque resulta fundamental instruirlos en la realización de apneas previo a la prueba.

Protocolo de premedicación en estudios prospectivos (Tabla 5.2-1)

Para realizar estudios prospectivos, es necesario premedicar al paciente con fármacos betabloqueantes. Antes de la administración de cualquier fármaco betabloqueante es fundamental confirmar que no hay contraindicaciones (asma grave, alergia, bloqueo auriculoventricular, disfunción ventricular grave, etc.).

Existen múltiples protocolos de premedicación que se han demostrado seguros en la población pediátrica. Los objetivos de FC para niños mayores son 60-65 lpm. Sin embargo, en menores de un año el objetivo de FC es 85-90 lpm, y entre 1-5 años, 70-75 lpm.

Tabla 5.2-1. Protocolo pediátrico de premedicación

En el paciente sin sedación

Una hora antes de la TC
- Si FC 50-60 lpm-→ metoprolol 2 mg/kg (máx. 50 mg) vía oral
- Si FC > 60 lpm-→ metoprolol 2 mg/kg (máx. 100 mg) vía oral

Inmediatamente antes de la TC
- Si FC > 60 lpm → metoprolol 0,25 mg/kg (máx. 1 mg/k/i.v. en <30 kg, o metoprolol 5-10 mg (máx. 30 mg) i.v. en >30 kg

En el paciente sedado
- Premedicación oral: si FC >60 lpm, metoprolol 1 mg/kg (máx. 50 mg) vía oral
- Inmediatamente antes de la TC: si FC >60 lpm metoprolol 0,25 mcg/kg (máx. 1mg/k) en <30 kg

1 metoprolol 50 mg 12 horas antes de la TC y otra dosis de 50-100 mg de metoprolol justo una hora antes de realizar la prueba

FC: frecuencia cardíaca; i.v.: intravenoso; TC: tomografía computarizada.

Hay que tener en cuenta que, durante la realización de la apnea y la administración del contraste, la mayoría de los niños tienen taquicardia (5-10 lpm por encima de su FC), y también que la administración intravenosa suele ser más eficaz que la vía oral. Durante la realización de la TC la FC debe ser evaluada de manera continua con un monitor y la presión arterial controlada cada tres minutos. Tras finalizar la prueba, el niño debe ser vigilado al menos durante una hora hasta que se recupere.

Otro fármaco ampliamente utilizado en adultos es la administración de nitroglicerina durante la realización de la TC coronaria. Los nitratos orgánicos son potentes vasodilatadores que dilatan las coronarias y relajan la musculatura lisa. Existen diferentes pautas de administración (1-2 dosis sublingual en espray [400 mcg], cinco minutos antes de la prueba, o 1-2 comprimidos de 400 mcg sublingual). En la población pediátrica no está protocolizado su uso, pero puede valorarse en casos seleccionados de adolescentes cuando sea necesario evaluar el origen y trayecto inicial de sospecha de anomalías coronarias. No se recomienda su uso en pacientes con aneurismas establecidos ya que la medida puede verse afectada.

Uso de contraste

Para realizar una TC vascular es necesaria la administración de agentes de contraste que suelen ser monoméricos no iónicos de baja osmolaridad (300 mg/mL).

Confirmar la ausencia de patología renal

En pacientes a los que se les haya realizado ya una TC previa, se debe confirmar la ausencia de alergia al contraste. En general, no es necesario realizar una valoración de función renal previa a la realización de la TC, pero si existe historia personal de nefropatía, es importante valorar la última cifra de creatinina y, si fuera posible, realizar una prueba de filtrado glomerular el mes anterior.

Localización de la vía y calibre

Se debe planificar dónde localizar la vía antes de realizar el estudio en función de lo que se pretenda evaluar. Lo habitual es canalizar la vía en el miembro superior derecho (para evitar el artefacto por paso de contraste por tronco venoso innominado) pero en determinados estudios puede ser necesaria la canalización en miembros inferiores (p. ej., estudios del arco aórtico, evaluación de arterias pulmonares en lactantes, etc.). Los pacientes con cardiopatías congénitas tienen con frecuencia cortocircuitos intracardíacos, por lo que es fundamental utilizar sistemas que impidan la inyección de burbujas para evitar embolismos arteriales. De manera excepcional, sobre todo en niños críticamente enfermos, se pueden usar de forma segura los catéteres umbilicales y otros catéteres centrales, pero es importante confirmar la localización de la punta (idealmente que no esté en contacto con estructuras intracardíacas) y que el catéter admita el flujo de infusión.

En general, el tamaño de la vía debe ser 24 G en neonatos y 18 G en niños mayores.

Concentración/volumen y tasa de flujo

La concentración del contraste y el volumen inyectado deben adaptarse al acceso vascular y al peso del paciente. Por lo general, se utiliza una concentración de 300 mg/mL (< 40 kg), y 350 mg/mL (> 40 kg).

El volumen que se ha de administrar es 1-2 mL/kg, aunque en neonatos puede aumentarse a 3 mL/kg.

La tasa de flujo varía entre 0,5 mL/s (cánulas de 24 G), y 5 mL/s (cánulas de 16-18 G).

Tras la administración de contraste se suele administrar un bolo de suero salino fisiológico de 10-20 mL.

Posición y apneas

El paciente se posiciona en decúbito supino con los miembros superiores hacia arriba y los electrodos colocados fuera del campo de estudio. A los pacientes colaboradores se les debe instruir en la realización de apneas.

Definir qué se quiere evaluar y elegir el área de estudio

Habitualmente la hélice se lanza cuando el contraste está en la aorta, salvo cuando sea interesante evaluar las arterias pulmonares; en este caso, se lanzará en fase pulmonar.

Es importante limitar el campo de radiación a las estructuras a estudio (p. ej., si se pretende valorar las arterias coronarias, se seleccionará un campo pequeño que cubra unos centímetros por encima del origen de la raíz aórtica; pero si además es preciso valorar la distribución más distal de estas, es necesario aumentar el campo con la inclusión de todo el volumen cardíaco y raíz aórtica).

Radiación

Es fundamental limitar los estudios de TC en los pacientes ya que aunque el riesgo de oncogénesis tras la radiación es bajo, no es despreciable. Es importante limitar los estudios solo a las situaciones necesarias e intentar usar protocolos que utilizan baja dosis de radiación. Existen unos valores generales de radiación en función del tipo de estudio:

- Estudio prospectivo (*step and shoot*) 0,3-1 mSv
- Estudio retrospectivo con modulación de dosis: 2-5 mSv
- Estudio con TC de última generación: 0,2-0,5 mSv

PRINCIPALES INDICACIONES DE LA TOMOGRAFÍA COMPUTARIZADA EN PEDIATRÍA

Desde el punto de vista de la cardiología pediátrica, las indicaciones más frecuentes de la TC en pediatría son:

- Valoración de anomalías coronarias y enfermedad arterial asociada (Kawasaki, postoperatorio de cirugía cardíaca).
- Valoración de vasos tortuosos (MAPCA), vasos pulmonares distales, etc. Su alta resolución espacial submilimétrica permite ofrecer una mejor imagen de estructuras anatómicas de muy pequeño tamaño.
- Situación crítica del paciente: gracias a su mayor disponibilidad, menor coste y al ser una prueba más rápida, puede ser preferible a la RMC en situaciones de urgencia.
- Valoración de la repercusión sobre la vía aérea de los anillos vasculares (evaluando a la vez el parénquima pulmonar)
- Contraindicación para realizar RMC (portador de dispositivos [desfibrilador automático implantable, marcapasos] claustrofobia, portadores de dispositivos metálicos).

Vasos sistémicos

Coartación de aorta (Fig. 5.2-3)

Permite definir detalles anatómicos de aortas complejas, sobre todo en localizaciones distales. La TC permite evaluar el diámetro y la longitud de la estenosis y la distancia con respecto a los troncos supraaórticos. Es muy útil tanto en el diagnóstico como durante el seguimiento tras correcciones quirúrgicas o intervencionismo percutáneo cuando se sospechen complicaciones (reestenosis, seudoaneurismas, situación del *stent*, etc.).

Si se pretende evaluar el diámetro de la raíz aórtica, por lo general es necesario realizar estudios sincronizados con el ECG para evitar el movimiento del corazón y optimizar la imagen obtenida.

Anomalías del arco aórtico

La TC es el método de elección ya que ofrece información de la anomalía vascular y de su repercusión sobre la vía aérea y el esófago. Es de utilidad para planificar la cirugía, sobre

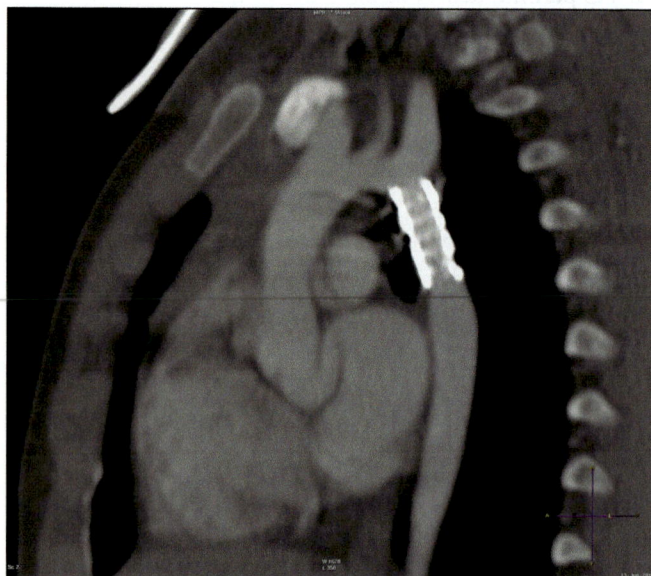

Figura 5.2-3. Coartación de aorta con *stent* (corte sagital).

todo a la hora de determinar la ubicación de la división del anillo y si es preciso algún otro procedimiento adicional, tipo aortopexia o reconstrucción traqueal.

Entre las anomalías más frecuentes que producen anillos vasculares completos se encuentran:

- **Doble arco aórtico**. Es el tipo más frecuente de anillo vascular. Los dos arcos rodean por completo la tráquea y el esófago, lo que produce la compresión de estos con síntomas respiratorios/digestivos que aparecen en torno al mes de vida. Clásicamente es más habitual que el arco dominante sea el derecho. La presencia de un segmento atrésico (más frecuente en el lado izquierdo) puede confundirse con un arco derecho con los troncos supraaórticos en espejo.
- **Arco aórtico derecho con arteria subclavia izquierda y divertículo de Kommerell**. Es el segundo tipo más habitual de anillo vascular. Con la TC se puede ver de manera adecuada el divertículo de Kommerell, que es una dilatación originada en la aorta descendente en el lado contralateral al arco aórtico y del cual se origina la arteria subclavia izquierda con recorrido retroesofágico.

Ventana aortopulmonar

Es una cardiopatía congénita rara (< 0,1 % de todas las cardiopatías congénitas) en la que existe una comunicación anómala entre la aorta y la arteria pulmonar (a diferentes niveles: tronco/RRPP). Con la ecocardiografía, a veces no se consigue diagnosticar de manera adecuada, y la TC permite identificar la localización y el tamaño del defecto además de ver su relación con las coronarias, datos importantes para la planificación quirúrgica.

Vasos pulmonares y colaterales

Arterias pulmonares

La TC permite definir el tamaño del tronco y RRPP, si son confluentes o no, tanto en segmentos proximales como a nivel más distal. Esta valoración va a ser muy útil en la planificación prequirúrgica de múltiples cardiopatías (atresia pulmonar con comunicación interventricular, tronco arterioso, tetralogía de Fallot (TOF). En los pacientes con TOF y agenesia de válvula pulmonar, forma anatómica rara, la dilatación tan grave de las RRPP puede comprimir la vía aérea y la TC es la prueba de imagen idónea para su valoración. Aunque el tromboembolismo pulmonar en pediatría es raro, cabe destacar la utilidad de la TC en su diagnóstico. Puede realizarse de urgencia y permite visualizar émbolos en las arterias pulmonares principales, lobares y segmentarias; en función del grado de sospecha clínica de tromboembolismo pulmonar, la sensibilidad diagnóstica global es del 75-90 %, y la especificidad, del 86-98 %.

Colaterales aortopulmonares (*Fig. 5.2-4*)

En las formas más graves de TOF (atresia pulmonar con comunicación intraventricular) pueden existir MAPCA, los cuales

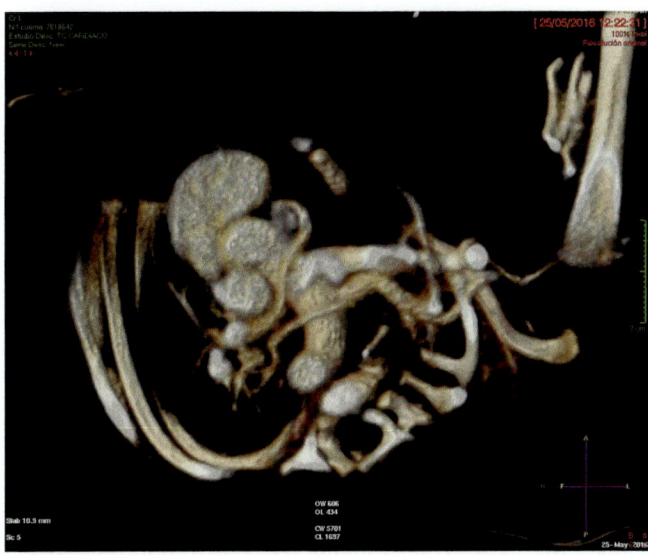

Figura 5.2-4. Colateral aortopulmonar con origen en seno coronario derecho.

son vasos arteriales que, originados en cualquier nivel de la aorta, ofrecen flujo arterial a determinados segmentos pulmonares. La localización y distribución de estas MAPCAs es fundamental para planificar la cirugía de unifocalización. Cuando se realiza una valoración por TC, la caja de estudio debe incluir desde el abdomen superior (para descartar colaterales infradiafragmáticas) hasta las arterias del cuello. En algunos centros que disponen de equipos de alta gama, la TC ha sustituido al cateterismo prequirúrgico para la valoración de estos vasos ya que permite una excelente resolución espacial con menor radiación, y se puede evaluar la relación de las MACPA con estructuras torácicas como son la vía aérea o el esófago.

Sling *de la pulmonar*

Malformación en la cual la rama pulmonar izquierda se origina de la rama pulmonar derecha y discurre posteriormente interponiéndose entre la tráquea y el esófago. Esta anomalía genera una estenosis grave de la tráquea que en muchas ocasiones requiere una traqueoplastia realizada en el mismo acto quirúrgico que la reinserción de la rama pulmonar izquierda en el tronco pulmonar. La TC es la prueba de elección para su diagnóstico ya que evalúa de manera adecuada el grado de compresión producido en la vía aérea, y permite descartar la asociación de un anillo traqueal.

Malformaciones arteriovenosas pulmonares

Se puede observar en entidades como el síndrome de ataxia telangiectasia o en pacientes con reparación univentricular en fase de Glenn o Fontan. Para el diagnóstico, hay que realizar una TC en fase arterial pulmonar en la que se identificarán una arteria y una vena dilatadas que se extienden hasta la periferia pulmonar. Es fundamental localizar la arteria pulmonar nutricia para planificar el intervencionismo en aquellos pacientes en los que esté indicado.

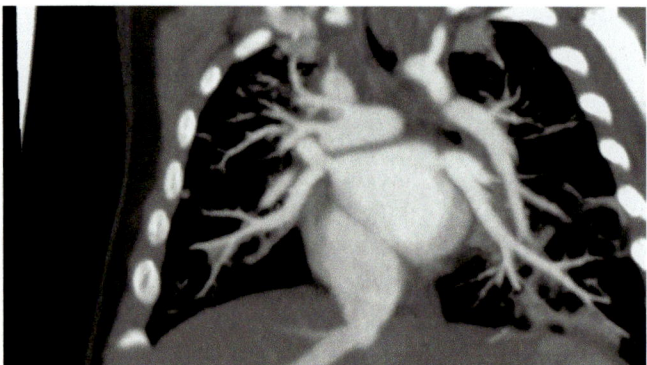

Figura 5.2-5. Estenosis de venas pulmonares.

Venas pulmonares (Fig. 5.2-5)

Las anomalías de las venas pulmonares consisten en un grupo de cardiopatías en las cuales una o varias venas pulmonares drenan de forma anómala en una vena sistémica, en la aurícula derecha directamente o a través del seno coronario. En este tipo de estudios la adquisición de imágenes debe incluir desde el sistema venoso supraclavicular hasta los riñones (drenaje venoso pulmonar anómalo supradiafragmático o infradiafragmático). La TC es la modalidad de elección en el diagnóstico y planificación preoperatoria y postoperatoria de estas anomalías, e informa acerca de:

- Número y calibre de las venas anómalas.
- Localización del drenaje.
- Grado de estenosis (focal o difuso) y la relación de estas con estructuras adyacentes.
- Anomalías asociadas en el parénquima pulmonar.
- Seguimiento tras la intervención quirúrgica (diámetro de la anastomosis) o tras el intervencionismo percutáneo (reestenosis si angioplastia previa o valoración del diámetro e integridad de *stent* si han sido colocados).

El drenaje anómalo de las venas pulmonares derechas inferiores suele formar parte del síndrome de la cimitarra (dextromesocardia, anomalía del pulmón y arteria pulmonar derecha +/- secuestro pulmonar asociado). La vena de la cimitarra tiene una forma similar a una espada turca (cimitarra) con un trayecto inferior a lo largo del borde cardíaco derecho, y drena en la vena cava inferior o en las venas suprahepáticas. Por lo general, drena todo el pulmón derecho, aunque en ocasiones solo drena el flujo de los lóbulos medio e inferior.

Conductos pulmonares

Estos conductos se colocan para reconstruir el tracto de salida del ventrículo derecho (VD) en múltiples patologías (atresia pulmonar, truncus, cirugía de Rastelli, etc.). Habitualmente la RMC sirve para determinar el grado de funcionalidad de estos (estenosis o insuficiencia) pero la TC es más útil para valorar el grado de calcificación, la integridad del *stent* si lo hubiera, y también para descartar complicaciones asociadas al conducto (aneurismas, seudoaneurismas), además de su relación con el esternón y las coronarias.

Arterias coronarias

La valoración de las arterias coronarias es la principal indicación de la TC en pediatría.

Con anterioridad ya se explicó que el protocolo de elección para este tipo de estudios es el prospectivo *(step and shoot)* con apnea para ofrecer una mejor resolución sin artefacto de movimiento.

El objetivo de la TC es ofrecer toda la información con respecto a la anatomía coronaria y, por tanto, el informe debe incluir: la altura a la que se origina en la raiz aórtica y el seno del que se origina; definir la anatomía del *ostium*, el grado de angulación con respecto a la raíz aórtica, el trayecto proximal (interarterial, retroaórtico, etc.); la presencia o no de segmentos intramurales, y la dominancia coronaria. Estos hallazgos anatómicos se han considerado pronóstico en las anomalías coronarias, sobre todo aquellas que precisan intervención quirúrgica.

La TC se utiliza tanto en anomalías congénitas como en adquiridas (p. ej., enfermedad de Kawasaki), y en el seguimiento posquirúrgico de técnicas donde se manipulan las arterias coronarias (*switch* arterial, Ross, Nikaidoh, etc.).

Principales indicaciones de tomografía computarizada de coronarias en pediatría

Origen anómalo de las arterias coronarias (Fig. 5.2-6)

El espectro de las anomalías coronarias varía desde hallazgos benignos/incidentales hasta aquellos que pueden tener un riesgo elevado de muerte súbita en la infancia-adolescencia. Las anomalías coronarias son la segunda causa más frecuente de muerte súbita en deportistas jóvenes, y se encuentran en el 0,2-2 % de la población.

Las anomalías coronarias incluyen las que se originan en un seno opuesto al habitual o aquellas que se originan en la arteria pulmonar, siendo la ALCAPA (*anomalous left coronary*

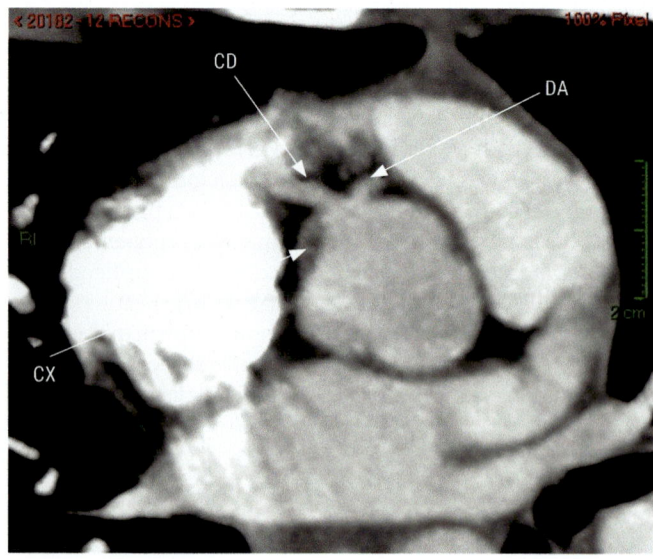

Figura 5.2-6. Arteria coronaria única saliendo de seno coronario derecho.

artery from pulmonary artery) la que tiene más relevancia en pediatría.

Debido a los riesgos tan graves que su diagnóstico conlleva, en los pacientes con sospecha ecocardiográfica se recomienda realizar una valoración exhaustiva con todas las técnicas de imagen posibles. En este sentido, la TC desempeña un papel fundamental para definir la anatomía exacta de la anomalía coronaria. Las reconstrucciones multiplanares con el uso de *software* de postproceso específicos pueden dar información sobre si existe o no angulación en el origen o cómo es el trayecto proximal. Este último puede ser interarterial/transpulmonar o intramural/intramiocárdico, y se sospecha cuando el origen tiene un diámetro con morfología elíptica y ausencia de grasa pericoronaria.

Es en este grupo de pacientes donde se debe planificar especialmente bien el estudio: el objetivo será realizar un trabajo prospectivo *step and shoot* de máxima calidad, con premedicación del paciente con betabloqueantes y valoración de forma individualizada incluso de la administración de nitroglicerina.

Estudio de arterias coronarias en cardiopatías congénitas

La presencia de anomalías coronarias en el seno de una cardiopatía congénita es habitual, con incidencias que llegan al 5 % en los pacientes con coartación de aorta, el 7 % en TOF, y hasta el 37 % en los ventrículos únicos. La identificación de estas anomalías tiene un papel fundamental en la valoración preoperatoria ya que puede ayudar a realizar una adecuada planificación quirúrgica cambiando el abordaje en casos puntuales.

Las principales patologías en las que el seguimiento de las arterias coronarias es fundamental son las siguientes:

- **Transposición de grandes arterias tras la reparación de *switch* arterial**. La baja incidencia de problemas coronarios reportados en los últimos años con esta técnica quirúrgica pone en duda la necesidad de realizar un cribado de rutina para valorar la anatomía coronaria de estos pacientes. En las últimas guías de seguimiento, solo se recomienda la realización de TC en pacientes sintomáticos.
- **Tetralogía de Fallot (TOF)**. Las anomalías coronarias son relativamente frecuentes en los pacientes con esta cardiopatía, y es importante definirlas previo a la intervención, sobre todo en aquellos que presentan coronarias anómalas que cruzan el tracto de salida del VD.

Enfermedad de Kawasaki

Esta vasculitis afecta a pacientes en edad pediátrica, sobre todo a menores de 5 años, y es la causa más habitual de cardiopatía adquirida en la infancia en nuestro medio. Durante la fase aguda se produce un estado proinflamatorio que afecta a los vasos de pequeño y mediano calibre (conjuntiva, piel, etc.), y hasta un 25 % de los pacientes no tratados desarrollan aneurismas coronarios. Esta dilatación inicial va seguida de una vasculitis crónica que puede ocasionar estenosis coronaria a largo plazo. Con el tratamiento adecuado la prevalencia de afectación coronaria se reduce al 4-8 %, por lo que el diagnóstico en fase precoz es fundamental para disminuir la morbilidad.

En la fase aguda, el ecocardiograma tiene alta sensibilidad y especificidad ya que la afectación inicial aparece en las zonas proximales de las coronarias. Sin embargo, su utilidad está limitada en la valoración de zonas más distales o para evaluar zonas estenóticas o calcificadas.

La TC está indicada en los pacientes con aneurismas proximales grandes, una vez que están estabilizados, y también en el seguimiento de estos pacientes para valorar zonas estenóticas o calcificadas. Estos hallazgos tienen implicación pronóstica ya que hay estudios que han demostrado que los aneurismas calcificados es poco probable que mejoren (**Fig. 5.2-7**). Hasta ahora no existen unos valores de normalidad sobre los diámetros de las arterias coronarias en la población pediátrica, por lo que se utilizan las *z-score* aplicadas al ecocardiograma.

Fístula coronaria

Es una cardiopatía rara, que consiste en la comunicación de una o más arterias coronarias (con más frecuencia la coronaria derecha) con una cámara cardíaca (por lo general, en el lado derecho). La mayoría de las fístulas son pequeñas y no tienen repercusión clínica, pero las comunicaciones grandes pueden ocasionar un cortocircuito izquierda-derecha con robo coronario (que puede causar isquemia del territorio miocárdico vascularizado por el segmento coronario distal a la fístula). La TC ofrece una visualización tridimensional de la anatomía coronaria que puede definir de manera adecuada el territorio fistuloso y facilita datos para planificar su tratamiento si estuviese indicado.

CIRCULACIÓN UNIVENTRICULAR

Existen varios tipos de cardiopatías congénitas que se clasifican como lesiones con reparación univentricular, entre las que se incluyen la atresia tricuspídea, el síndrome de ventrículo

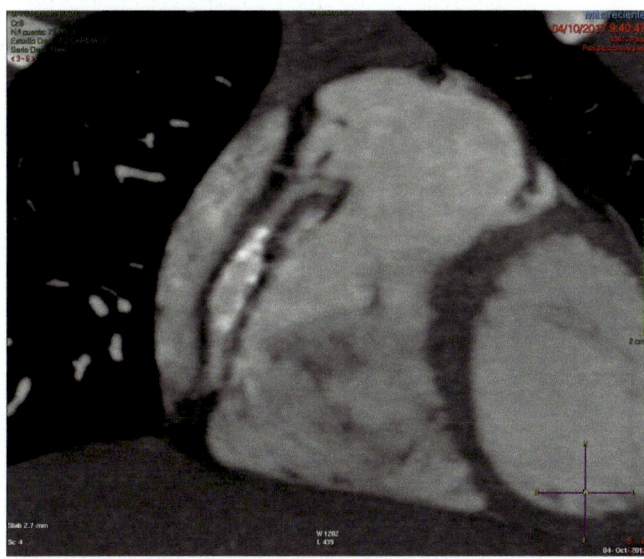

Figura 5.2-7. Aneurisma calcificado tras enfermedad de Kawasaki en arteria coronaria derecha.

izquierdo hipoplásico, el canal auriculoventricular desequilibrado o los ventrículos de doble entrada, entre otros. Este grupo de pacientes precisa una serie de correcciones quirúrgicas en estadios que se completan con la cirugía de Fontan (por lo general, en torno a los 4-5 años de vida). Además, requieren un plan de seguimiento para evaluar la situación hemodinámica con el uso de técnicas de imagen y la realización de cateterismos cardíacos en los diferentes estadios de reparación.

Aunque el seguimiento en muchos de ellos se realiza mediante RMC, existen algunas circunstancias en las que la TC se prefiere por la información que puede aportar:

- Previa a la realización del Glenn para definir el tamaño de las RRPP y la situación de la fístula/*stent* ductal.
- En el seguimiento del Fontan en pacientes con contraindicación para realizar RMC (portadores de marcapasos, dispositivos intracardíacos, *failing* Fontan). La TC permite obtener unas imágenes anatómicas de las diferentes estructuras con muy alta resolución espacial, admite la valoración del tamaño y función del ventrículo único y definir la anatomía de *stents* colocados en conductos o RRPP.
- Definición de colaterales venovenosas que pueden ser causa de desaturación en estos pacientes. Se visualizan múltiples estructuras venosas dilatadas que muchas veces se originan desde los miembros superiores y discurren hasta el mediastino para drenar en las venas pulmonares o en la aurícula izquierda.
- Estudio del parénquima pulmonar en aquellos pacientes en situación de Fontan con bronquitis plástica.

ESTUDIO DE IMAGEN EN LA HIPERTENSIÓN PULMONAR

La TC es una prueba fundamental en el estudio del paciente pediátrico con hipertensión pulmonar ya que puede orientar en su etiología. Entre los hallazgos que se deben evaluar destacan los siguientes:

- Evaluación del corazón derecho: tamaño del VD, definir si existe hipertrofia o no, anatomía del tracto de salida del VD, medidas del tronco pulmonar (comparado con la aorta), estudio de las arterias pulmonares en origen y a nivel más periférico (descartar tortuosidad vascular o trombos periféricos).
- Valorar venas pulmonares para descartar estenosis.
- Estudio del parénquima pulmonar y vía aérea con el objetivo de descartar malformaciones pulmonares y diafragmáticas.
- Descartar cardiopatías congénitas asociadas como drenaje venoso pulmonar anómalo, comunicación intraventricular, ductus arterioso permeable, comunicación interauricular, colaterales aortopulmonares, etc.

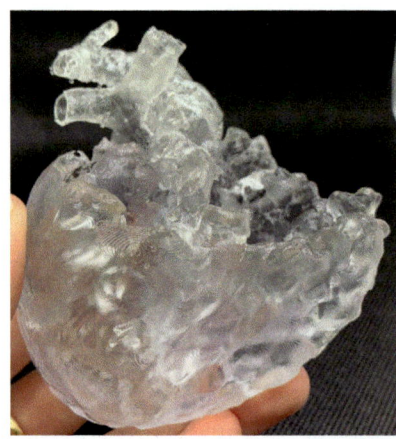

Figura 5.2-8. Modelo tridimensional obtenido de imagen de tomografía computarizada.

- Descartar tromboembolismo pulmonar ycalcificaciones periféricas.

TOMOGRAFÍA COMPUTARIZADA EN CARDIOPATÍAS CONGÉNITAS COMPLEJAS Y MODELOS TRIDIMENSIONALES (Fig. 5.2-8)

En ocasiones existen anatomías tan complejas, sobre todo las presentes en síndromes de heterotaxia o pacientes con otras malformaciones asociadas, en las cuales la ecocardiografía no es suficiente. La TC ofrece una visión tridimensional (3D) que ayuda en la toma de decisiones clínicas. Un protocolo sin sincronización cardíaca con una velocidad de hélice alta brinda una adecuada valoración de las estructuras extracardíacas, y puede además aportar información sobre la anatomía compleja intracardíaca. Si no se ha confirmado previamente por ecocardiografía, se recomienda que la parte superior del abdomen sea incluida en los estudios de cardiopatías congénitas complejas para valorar si existe o no isomerismo, evaluar de manera adecuada el retorno venoso pulmonar y sistémico, la posición de los órganos abdominales, etc.

La impresión 3D es una tecnología cada vez más utilizada en los modelos cardiovasculares. Una impresora 3D procesa un modelo digital creado a partir de un conjunto de datos de imágenes 3D para crear un modelo físico. Los modelos cardíacos se utilizan para la planificación prequirúrgica, la preparación de procedimientos intervencionistas y la enseñanza de pacientes y residentes en formación. La TC es una modalidad de imagen óptima para la impresión 3D debido a la excelente resolución espacial. Para que la imagen sea óptima, durante la adquisición se debe opacificar la región de interés con el objetivo de delimitar claramente las estructuras a estudio.

PUNTOS CLAVE

- El abordaje de los pacientes con cardiopatías congénitas debe ser multidisciplinar con elección en cada momento de qué prueba de imagen hacer en función del objetivo del estudio
- La TC cardíaca es una prueba de imagen que sobre todo aporta información anatómica y es de elección en pediatría en el estudio de las arterias coronarias, anillos vasculares y otros vasos o estructuras de pequeño tamaño.
- Es fundamental elegir el protocolo de adquisición de imágenes para disminuir la dosis de radiación, y este aspecto es una de las limitaciones de la TC.

BIBLIOGRAFÍA

- Abbara S, Blanke P, Maroules CD, Cheezum M, Choi AD, Han BK, et al. SCCT guidelines for the performance and acquisition of coronary computed tomographic angiography: A report of the society of Cardiovascular Computed Tomography Guidelines Committee: Endorsed by the North American Society for Cardiovascular Imaging (NASCI). J Cardiovasc Comput Tomogr. 2016;10(6):435–49.
- Albert Brotons DC. Cardiología pediátrica y cardiopatías congénitas del niño y del adolescente. 1ª ed. Madrid: Grupo CTO Editorial; 2015.
- Barrios Tascón A, Centeno Malfaz F, Rojo Sombrero H, Fernández-Cooke E, Sánchez-Manubens J, Pérez-Lescure Picarzo J, et al. Fe de errores de «Consenso nacional sobre diagnóstico, tratamiento y seguimiento cardiológico de la enfermedad de Kawasaki». An Pediatr. 2019;90(2):137-8.
- Baumgartner H, De Backer J, Babu-Narayan SV, Budts W, Chessa M, Diller GP, et al. 2020 ESC Guidelines for the management of adult congenital heart disease. Eur Heart J. 2021;42(6):563-645.
- Bitar P, Paolinelli P, Furnaro F. Tomografía Computada Cardíaca: Estado Actual. Rev Med Clin Las Condes. 2018;29(1):33-43.
- Cohen J, Asrani P, Lee S, Frush D, Han BK, Chelliah A, et al. Cardiovascular computed tomography in pediatric congenital heart disease: A state of the art review. J Cardiovasc Comput Tomogr. 2022;16(6):467-82.
- Dallaire F, Dahdah N. New equations and a critical appraisal of coronary artery Z scores in healthy children. J Am Soc Echocardiogr. 2011;24(1):60-74.
- Han BK, Rigsby CK, Hlavacek A, Leipsic J, Nicol ED, Siegel MJ, et al. Computed Tomography Imaging in Patients with Congenital Heart Disease Part I: Rationale and Utility. An Expert Consensus Document of the Society of Cardiovascular Computed Tomography (SCCT). Endorsed by the Society of Pediatric Radiology (SPR) and the North American Society of Cardiac Imaging (NASCI). J Cardiovasc Comput Tomogr. 2015;9(6):475-92.
- Han BK, Rigsby C, Leipsic J, Bardo D, Abbara S, Ghoshhajra B, et al. Computed Tomography Imaging in Patients with Congenital Heart Disease, Part 2: Technical Recommendations. An Expert Consensus Document of the Society of Cardiovascular Computed Tomography (SCCT). Endorsed by the Society of Pediatric Radiology (SPR) and the North American Society of Cardiac Imaging (NASCI). J Cardiovasc Comput Tomogr. 2015;9(6):493-513.
- Malone LDJ, Morin CE, Browne LP. Coronary computed tomography angiography in children. Pediatr Radiol. 2022;52(13):2498-509.
- Mortensen KH, Tann O. Computed tomography in paediatric heart disease. Br J Radiol. 2018;91(1092):20180201
- Raimondi F, Warin-Fresse K. Computed tomography imaging in children with congenital heart disease: Indications and radiation dose optimization. Arch Cardiovasc. Dis. 2016;109(2):150-7.
- Rapp JB, White AM, Otero HJ, Biko DM. Computed tomography of the airways and lungs in congenital heart disease. Pediatr Radiol. 2022;52(13):2529-37.
- Rigsby CK, deFreitas RA, Nicholas AC, Leidecker C, Johanek AJ, Anley P, et al. Safety and efficacy of a drug regimen to control heart rate during 64-slice ECG-gated coronary CTA in children. Pediatr Radiol. 2010;40(12):1880-9.
- Romberg EK, Stanescu AL, Bhutta ST, Otto RK, Ferguson MR. Computed tomography of pulmonary veins: review of congenital and acquired pathologies. Pediatr Radiol. 2022;52(13):2510-28.
- Secinaro A, Ait-Ali L, Curione D, Clemente A, Gaeta A, Giovagnoni A, et al. Recommendations for cardiovascular magnetic resonance and computed tomography in congenital heart disease: a consensus paper from the CMR/CCT working group of the Italian Society of Pediatric Cardiology (SICP) and the Italian College of Cardiac Radiology endorsed by the Italian Society of Medical and INterventional Radiology (SIRM) Part. I. Radiol Med. 2022;127(7):788-802.
- Secinaro A, Curione D, Mortensen KH, Santangelo TP, Ciancarella P, Napolitano C, et al. Dual-source computed tomography coronary artery imaging in children. Pediatr Radiol. 2019;49(13):1823-39.
- Valverde I, Gomez-Ciriza G, Hussain T, Suarez-Mejias C, Velasco-Forte MN, Byrne N, et al. Three-dimensional printed models for surgical planning of complex congenital heart defects: an international multicentre study. Eur J Cardiothorac Surg. 2017;52(6):1139-48.

5.3 Resonancia magnética cardíaca

L. Albert de la Torre

OBJETIVOS

Los objetivos de aprendizaje en resonancia magnética cardíaca (RMC) en el contexto de la cardiología pediátrica se centran en la evaluación de las patologías cardíacas en niños y adolescentes. En este capítulo se plantean los siguiente objetivos:

- Comprender la anatomía cardíaca pediátrica.
- Conocer las indicaciones específicas de la RMC en pediatría, como son las cardiopatías congénitas, enfermedades valvulares, miocardiopatías, afectación cardíaca de enfermedades sistémicas o síndromes.
- Dominar la técnica de la RMC en pediatría, teniendo en cuenta la limitación que suponen la frecuencia cardíaca más elevada y la respiración infantil.
- Interpretar imágenes en niños, teniendo en cuenta el crecimiento y desarrollo del corazón, así como las peculiaridades anatómicas de cada cardiopatía congénita.
- Evaluar la función y tamaño ventricular, teniendo en cuenta la superficie corporal del paciente.
- Identificar y caracterizar las anomalías cardíacas congénitas más comunes en niños.
- Evaluar la circulación pulmonar en pacientes pediátricos, especialmente en aquellos con enfermedades como la hipertensión pulmonar.
- Aprender el uso de agentes de contraste en RMC pediátrica, incluyendo la selección y administración de gadolinio, así como la evaluación de la perfusión miocárdica, el estudio de viabilidad y las indicaciones de la angiorresonancia.
- Aprender las consideraciones de seguridad específicas para pacientes pediátricos sometidos a RMC, incluyendo la sedación y la monitorización.

INTRODUCCIÓN

Definición de resonancia magnética cardiaca: la RMC es una técnica de diagnóstico por imagen no invasiva que utiliza campos magnéticos y ondas de radio para obtener imágenes detalladas del corazón y sus estructuras circundantes.

Importancia de la RMC en cardiología pediátrica: la RMC es esencial en la evaluación de patologías cardíacas en niños debido a su capacidad para proporcionar información detallada, segura y no invasiva sobre la anatomía y la función cardíaca, lo que contribuye a un diagnóstico preciso y al seguimiento efectivo de los pacientes pediátricos con patología cardíaca.

FUNDAMENTOS DE LA RESONANCIA MAGNÉTICA CARDIACA

El enfoque de la RMC en pacientes pediátricos debe ser individualizado, y casi todas las secuencias y protocolos deben adaptarse al tamaño, la edad, la frecuencia cardíaca y, por supuesto, a la pregunta clínica que se desea responder.

Principios físicos de la RMC

La RMC se basa en la interacción de los núcleos de hidrógeno (principalmente protones) presentes en el tejido cardíaco con campos magnéticos y ondas de radio, es decir, aprovecha las propiedades magnéticas de los núcleos de hidrógeno del organismo para generar imágenes detalladas del corazón, lo que la convierte en una herramienta valiosa para el diagnóstico y seguimiento de enfermedades cardíacas.

Secuencias y protocolos de RMC pediátrica

Las secuencias utilizadas habitualmente en la RMC pediátrica se dividen en tres categorías, de acuerdo a su utilidad.

Secuencias para definir la anatomía

1. Secuencias de pulso «spin-echo», comúnmente conocidas como «secuencias de sangre negra».
2. Secuencias de adquisición SSFP (*Steady-State Free Precession*), también conocidas como secuencias de «sangre blanca», presentan la sangre de manera brillante en las

imágenes. Estas secuencias pueden adquirirse de manera secuencial a lo largo del ciclo cardiaco, lo que resulta en una secuencia de cine. Esta secuencia suele adquirirse, si el paciente colabora, en apnea respiratoria y con sincronización con el ECG, para evitar los artefactos de movimiento de la caja torácica y del propio corazón. Sin embargo, incluso su adquisición en respiración libre, como ocurre en la práctica en la mayoría de los niños o niñas, es posible y se obtiene una imagen de gran calidad.

3. Angiografía por resonancia magnética (angio-RM) con contraste: En la angio-RM se inyecta un agente de contraste, el gadolinio, que aumenta la visibilidad de las estructuras vasculares y cardíacas.

Secuencias para estudio funcional

Los volúmenes ventriculares y la fracción de eyección (FE) se evalúan mediante la adquisición de una serie de cortes en secuencias de cine SSFP (como se describió anteriormente) que cubren todo el corazón. El cálculo del volumen y la FE se realiza basándose en el método Simpson, es decir, en la suma de todos los cortes con una mínima asunción geométrica. Los valores normales en la edad pediátrica están publicados en la bibliografía. El estudio de flujo a través de un vaso se realiza utilizando secuencias de contraste de fase, y para ello es preciso obtener un plano de corte perpendicular al vaso que se quiere evaluar.

Secuencias de caracterización tisular (potenciadas en T1 y T2)

1. Perfusión miocárdica: consiste en utilizar el flujo dinámico de un medio de contraste a base de gadolinio hacia el miocardio para visualizar zonas de perfusión reducida.
2. Realce tardío con gadolinio (LGE – *late gadolinium enhancement*): es una técnica que muestra la acumulación anormal del agente de contraste en el miocardio después de un tiempo considerable tras la inyección del mismo. Las áreas con hiperrealce focal representan regiones de fibrosis miocárdica. Las áreas fibrosas y necróticas en el miocardio se presentan con brillo en las imágenes de LGE, a diferencia del miocardio sano que se muestra oscuro.

PREPARACIÓN DEL PACIENTE PEDIÁTRICO

La realización de una RMC en pacientes pediátricos requiere de un enfoque especializado y minucioso por parte de los cardiólogos infantiles.

1. **Evaluación y selección de pacientes**: la selección adecuada de pacientes es esencial para el éxito de la RMC en niños. Los cardiólogos infantiles deben considerar los criterios clínicos, la edad, la cooperación del paciente y la naturaleza de la enfermedad cardíaca. Además, es crucial reconocer y evaluar las contraindicaciones potenciales, como la presencia de dispositivos médicos no compatibles con la RMC, la presencia de trastornos del ritmo que impidan la adecuada sincronización o la presencia de dispositivos metálicos que, aun siendo compatibles con la RMC, pueden ocasionar una gran molestia e incluso hacer imposible la exploración, como es la presencia de *brackets*.

2. **Abordaje psicológico y apoyo a los niños**: la RMC puede ser una experiencia abrumadora para los niños. Explicar el procedimiento de manera adecuada a la edad y al nivel de comprensión del paciente es esencial. Se pueden emplear estrategias de distracción, como la música o la narración de cuentos, para reducir la ansiedad del niño durante la RMC.

3. **Preparación de los padres o tutores**: los cardiólogos infantiles deben proporcionar información completa sobre el procedimiento, incluyendo sus beneficios y posibles riesgos a los padres o tutores. Fomentar la tranquilidad y la participación activa de los padres es esencial durante todo el proceso.

4. **Sedación y anestesia en niños**: La sedación o anestesia general puede ser necesaria en pacientes pediátricos que no pueden permanecer inmóviles durante una RMC, lo que incluye generalmente a los menores de 8-9 años y a los mayores que no colaboran. Esta debe ser realizada por anestesiólogos pediátricos y debe llevarse a cabo en un entorno especialmente equipado, seguro y dotado de una monitorización de las constantes vitales del paciente compatible con la RMC.

5. **Seguridad y contraindicaciones**: salvo para los pacientes que requieran anestesia general, los problemas de seguridad en la RMC en niños con cardiopatías congénitas no difieren de los que se presentan en la resonancia magnética pediátrica general. Las principales ventajas de la RMC son la ausencia de radiación ionizante y su carácter no invasivo. El paso más importante para reducir los posibles riesgos es establecer una estricta política de selección del paciente y de todas las personas que lo acompañan, incluyendo padres y personal médico. Y con respecto al personal sanitario y acompañantes del niño recordar la retirada de todos los objetos metálicos para evitar el «efecto misil» generado por las fuerzas magnéticas de la máquina.

Otros posibles problemas de seguridad relacionados con la RMC son la hipertermia, el ruido acústico, la presencia de dispositivos implantables y la fibrosis sistémica nefrogénica (FSN). Si se utiliza de acuerdo con las recomendaciones del fabricante, la RMC a 1,5 o 3 T no plantea preocupaciones de seguridad en cuanto a la deposición de energía y la hipertermia. No obstante, es importante señalar que los mecanismos de termorregulación son inmaduros en los lactantes, anormales en los pacientes con enfermedades cardiovasculares y pueden ser influenciados por algunos medicamentos como diuréticos, antagonistas del calcio, betabloqueantes, anfetaminas y sedantes. El ruido acústico durante la realización de la RMC puede causar una pérdida temporal o, muy excepcionalmente permanente, de la audición, por lo que se deben tomar precauciones adecuadas (en forma de cascos o tapones) para proteger a los pacientes y acompañantes en todo momento. En general, la mayoría de los dispositivos cardiovasculares implantados en la actualidad son compatibles con la resonancia magnética y seguros para ser escaneados. El sitio web *www.mrisafety.com* proporciona información de seguridad específica para dispositivos específicos y debe consultarse antes de realizar la exploración. Los implantes cocleares y las válvulas de derivación del líquido cefalorraquídeo son dispositivos no cardíacos que pueden estar presentes en pacientes con cardiopatías congénitas. La RMC está contraindicada en pacientes que tienen un implante coclear, salvo excepciones más recientes que son RMC compatibles, precisando en ese caso la intervención previa del especialista en otorrinolaringología para su desconexión y protección. La mayoría de las derivaciones del líquido cefalorraquídeo son compatibles con la RMC, pero se deben seguir las pautas de seguridad específicas del fabricante. Los pacientes portadores de marcapasos, resincronizadores y desfibriladores implantables deben ser tratados de acuerdo a las normas del fabricante en cuanto a su compatibilidad con la RMC, y en caso de ser compatibles, deberán ser primero manipulados por el especialista en dispositivos cardiacos, y revisados de nuevo tras la realización de la RMC. Estos pacientes son de especial riesgo durante la realización de la exploración y precisan por tanto una monitorización expresa y la presencia, durante la realización de la técnica, de personal cualificado en la solución de posibles problemas en relación con el fallo de funcionamiento de los dispositivos. Las complicaciones graves de los agentes de contraste derivados del gadolinio son raras en pacientes pediátricos. Los efectos secundarios comunes incluyen extravasación del agente de contraste y reacciones alérgicas que van desde una leve erupción cutánea hasta la descompensación cardiovascular. La FSN es una afección rara pero grave que consiste en la fibrosis de la piel, las articulaciones, los ojos y los órganos internos. El desarrollo de la FSN se ha relacionado con la estructura bioquímica de los agentes de contraste que contienen gadolinio en presencia de insuficiencia renal en etapa terminal. Por lo tanto, todos los pacientes que sean candidatos para la administración de medios de contraste derivados del gadolinio deben ser evaluados para determinar la función renal, y en lactantes se deben utilizar agentes de contraste macrocíclicos iónicos.

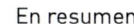

En resumen:
- La selección adecuada de pacientes es esencial para el éxito de la RMC en niños.
- La RMC en niños y adolescentes con enfermedades cardíacas tiene un alto perfil de seguridad.
- Es necesario contar con personal especializado y con un equipo compatible con la RMC para su realización con anestesia general o sedación profunda en niños con cardiopatías congénitas.
- Las principales contraindicaciones para la RMC en la infancia son los implantes cocleares, y la presencia de dispositivos cardiacos implantados no compatibles con la RMC.
- El uso de agentes de contraste derivados del gadolinio está contraindicado en niños con insuficiencia renal en etapa terminal debido al riesgo de desarrollar FSN.

EVALUACIÓN DE LA ANATOMÍA CARDÍACA Y ESTUDIO FUNCIONAL MEDIANTE RMC EN EL PACIENTE PEDIÁTRICO

Los planos de adquisición no difieren significativamente de los utilizados en el estudio de pacientes adultos, pero existen

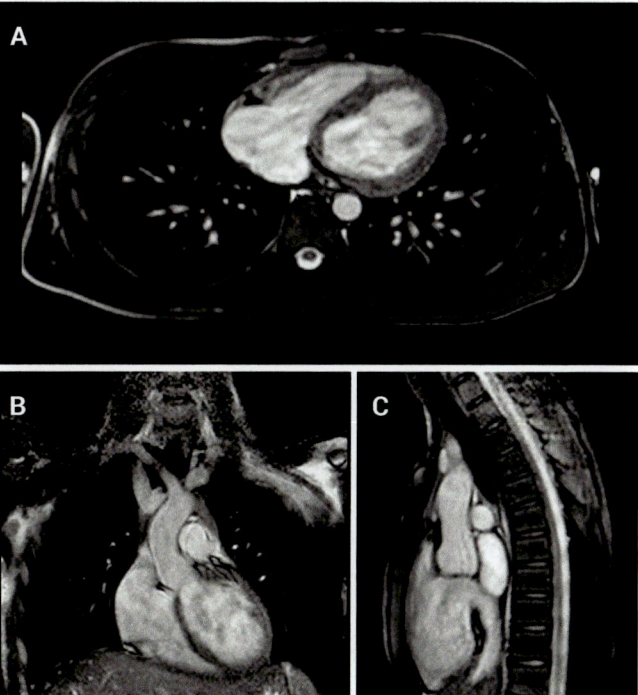

Figura 5.3-1. A) Plano axial puro. **B)** Plano coronal puro. **C)** Plano sagital puro.

diferencias inherentes al tamaño del paciente y las particularidades anatómicas que pueden surgir en cada cardiopatía congénita.

A continuación, se describen los planos de adquisición comunes en una RMC y su aplicación. Se dividen en dos categorías:

1. Planos puros del espacio: axial, sagital y coronal. Permiten ubicar el corazón y su posición en la caja torácica, y establecer su relación con otras estructuras adyacentes. Además, ofrecen información de interés de las estructuras extracardíacas incluidas (**Fig. 5.3-1**).
2. Planos interactivos, específicos del estudio cardíaco, obtenidos a partir de los tres planos puros del espacio. Son fundamentales: cuatro cámaras, dos cámaras, tres cámaras y eje corto (**Fig. 5.3-2**).

Plano de dos cámaras

Este plano permite estudiar específicamente las cavidades izquierdas y evaluar la función ventricular y la presencia de aneurismas o disfunción segmentaria.

Plano de cuatro cámaras

Ofrece una vista panorámica del corazón desde una perspectiva de las cuatro cámaras principales: aurículas derecha e izquierda, ventrículos derecho (VD) e izquierdo (VI). Permite específicamente estudiar las caras septal y lateral del VI, la pared libre del VD, el ápex y las válvulas AV. Es fundamental

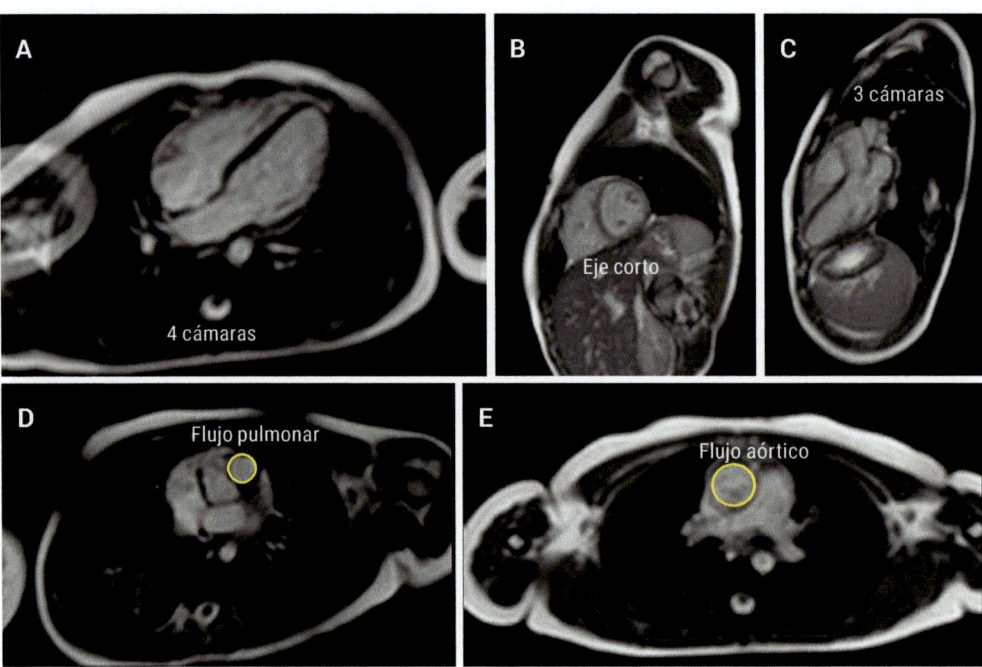

Figura 5.3-2. Planos interactivos del corazón.

para evaluar la función global del corazón, calcular la fracción de eyección (FE) y volúmenes ventriculares y detectar anormalidades en la disposición de las cámaras.

Plano de tracto de salida del ventrículo izquierdo o 3 cámaras

Este plano permite evaluar la porción anterior del tabique interventricular, la pared posterolateral del VI y el ápex cardíaco, el tracto de salida del VI y las válvula mitral y aórtica. En relación con la aorta, permite evaluar la raíz aórtica y la aorta ascendente proximal.

Plano eje corto

Se utiliza para evaluar la contractilidad global y segmentaria y es el plano fundamental para cuantificar la función cardíaca.

La selección de otros planos más específicos depende de los objetivos del estudio y las características clínicas del paciente. La capacidad de obtener imágenes en múltiples planos permite una evaluación exhaustiva de la anatomía cardíaca y la función e influye mucho la cardiopatía que se está estudiando.

El estudio del corazón por RMC básico incluye:

- Evaluación anatómica general: se analiza de forma cualitativa la relación del corazón con las estructuras circundantes y la posición de este en el tórax, las características de las cámaras cardíacas y la relación entre ellas, el análisis de las válvulas AV y sigmoideas. También incluye el estudio de los grandes vasos (aorta ascendente, arco aórtico, troncos supraaórticos, tronco y ramas pulmonares), y la relación de los mismos con las cámaras cardíacas, así como el retorno venoso sistémico y pulmonar y su relación con las cámaras cardíacas y otros grandes vasos.

Con este primer análisis cualitativo anatómico y el contexto clínico se podrán determinar las anomalías concretas en cada paciente.

- Evaluación funcional general. El estudio funcional básico en la RMC pediátrica incluye:
  - Análisis de la función y tamaño ventricular: FE, volumen sistólico, volumen telediastólico, volumen telesistólico y masa de ambos ventrículos.
  - Análisis de flujos aórtico y pulmonar y, según indicación, de ramas pulmonares, venas pulmonares y venas sistémicas: volumen eyectado, volumen de flujo reverso y fracción de regurgitación, velocidad del flujo a lo largo del ciclo. Esto permitirá el cálculo estimado de la relación de flujo pulmonar/flujo aórtico (Qp/Qs), y, en determinadas cardiopatías, permitirá la determinación de la presencia de flujo de colaterales.
- Caracterización del miocardio. En determinados pacientes estará indicado el estudio de viabilidad miocárdica con las secuencias de realce tardío (potenciadas en T1 y T2), precisando en este caso la administración de contraste intravenoso, habitualmente gadolinio. La adquisición se realiza entre 6-7 minutos tras la inyección de contraste, teniendo en cuenta para decidir el tiempo la frecuencia cardíaca del paciente, y se realizará en los planos de adquisición habituales (eje corto, 4C, 3C y 2C).

A continuación, se desarrollan los estudios específicos dirigidos en función de las cardiopatías congénitas que más frecuentemente se estudian con RMC.

Tetralogía de Fallot (TOF): la realización de una RMC en los pacientes con diagnóstico de TOF previo a la corrección quirúrgica no está generalmente indicada, salvo excepciones en que se quiere confirmar la anatomía y desarrollo del árbol pulmonar, precisando en ese caso la realización de una angio-RM (o angio-TC). El estudio con RMC de los pacientes con diagnóstico previo de TOF se realiza habitualmente en el seguimiento de los mismos, tras la cirugía correctora, y en función de esta, para evaluar el estatus del flujo pulmonar y del ventrículo derecho fundamentalmente.

Indicaciones de RMC en TOF corregido:

- Estudio funcional del flujo pulmonar y aórtico: establecer la fracción de regurgitación, el volumen y la velocidad del flujo pulmonar, tanto a nivel de la válvula o tronco pulmonar como de las ramas pulmonares, permitiendo así determinar la existencia de flujo diferencial a ambos pulmones. Se realizará además estudio básico del flujo aórtico. La relación de ambos establecerá el Qp/Qs, identificando posibles *shunts* residuales, a nivel ventricular y/o auricular.
- Estudio funcional del VD: obtener la fracción de eyección y el volumen del VD, tanto previo a una potencial indicación de reemplazo valvular pulmonar, como tras esta para evaluar la recuperación/situación del VD.
- Estudio funcional del VI: establecer la fracción de eyección y el volumen del VI.
- Estudio anatómico: caracterizar la anatomía del tracto de salida del VD, del tronco pulmonar y las ramas pulmonares o del conducto VD-tronco pulmonar si fuera el caso, así como valorar la dilatación de la raíz aórtica.
- Caracterización del miocardio: identificar posibles cicatrices poscirugía que condicionen sustrato de disfunción ventricular o de arritmias ventriculares.

Secuencias y planos específicos utilizados: 2D y 3D SSFP (planos 4C, 3C, 2C, eje corto y tracto de entrada y salida del VD, rama pulmonar derecha, rama pulmonar izquierda, sagital de la arteria pulmonar), secuencia de sangre negra en axial (especialmente útil cuando hay *stents* en tracto de salida o ramas pulmonares), secuencias de contraste de fase para estudio de flujos (en aorta, pulmonar y en ambas ramas pulmonares), secuencias de viabilidad tras administración de contraste y angio-RM para estudio anatómico (**Fig. 5.3-3**).

Las guías americanas recomiendan la realización anual de RMC cuando el volumen del VD es ≥ 150 mL/m^2 y/o la FE del VD es $\leq 48\%$ y cada 3 años fuera de estos valores, generalmente a partir de los 10 años desde la cirugía correctora, o antes si los datos ecocardiográficos no permiten una adecuada evaluación de la situación.

Transposición de grandes arterias (TGA): la realización de una RMC antes de la cirugía correctora en los pacientes con diagnóstico de TGA no está habitualmente indicada, salvo excepciones en que se quiera confirmar algún detalle anatómico que no sea posible valorar por ecocardiografía (fundamentalmente en presencia de anomalías de las ramas pulmonares, del arco aórtico o de los troncos supraaórticos en TGA complejas, o anomalías coronarias complejas). La indicación general de la RMC en la TGA se establece tras la cirugía correctora, habitualmente *switch* arterial. Por tanto, el objetivo de la RMC es la valoración de la anatomía de las ramas pulmonares, de la raíz aórtica, de las coronarias y de posibles cicatrices antiguas, así como a la evaluación de posibles lesiones valvulares o *shunts* residuales.

Indicaciones de RMC en TGA corregida mediante *switch* arterial:

- Estudio funcional de flujos aórtico, pulmonar y de ramas pulmonares y estudio de función y tamaño biventricular. Es de particular importancia en estos pacientes el estudio del flujo y anatomía de las ramas pulmonares específicamente, para establecer la presencia o no de flujo diferencial a ambos pulmones (que determinará la indicación o no de tratamiento de la rama pulmonar). También la valoración específica de la anatomía/dilatación de la raíz aórtica y de la función/cuantificación de regurgitación de la válvula neoaórtica.
- Estudio de la anatomía coronaria (valoración fundamentalmente del origen) y viabilidad miocárdica, al menos en una RMC durante el seguimiento, para establecer posibles cicatrices que hubieran acontecido en el postoperatorio tras la traslocación coronaria.

Secuencias y planos específicos utilizados: 2D y 3D SSFP (planos 4C, 3C, 2C, eje corto, axial, rama pulmonar derecha, rama pulmonar izquierda), secuencia de sangre negra en axial (especialmente útil cuando hay *stents* en ramas pulmonares), secuencias de contraste de fase para estudio de flujos (en aorta, pulmonar y en ambas ramas pulmonares), secuencias de viabilidad tras administración de contraste y angio-RM para estudio anatómico (**Fig. 5.3-4**).

Cortocircuitos pre- y postricuspídeos y anomalías de las venas pulmonares. La RMC en los cortocircuitos (comuni-

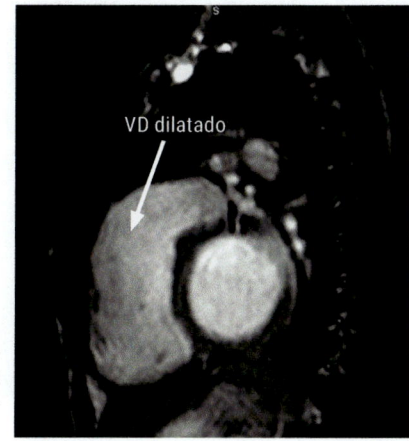

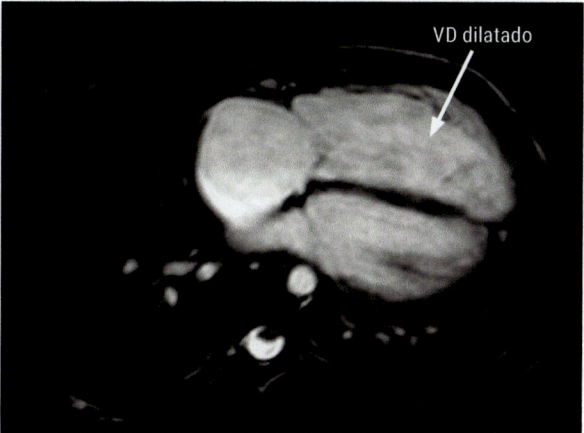

Figura 5.3-3. Paciente con tetralogía de Fallot corregida. Ventrículo derecho dilatado e insuficiencia pulmonar libre.

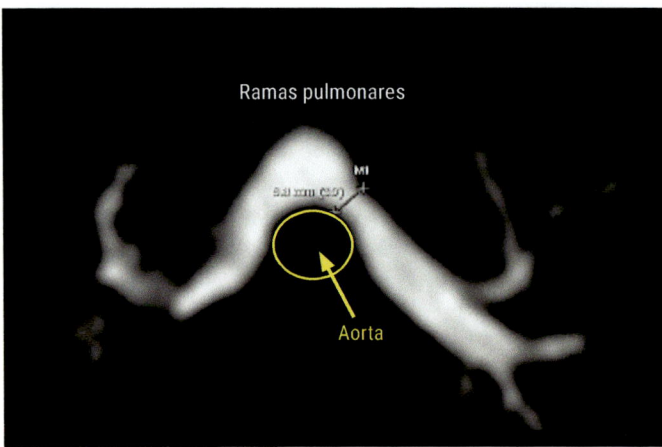
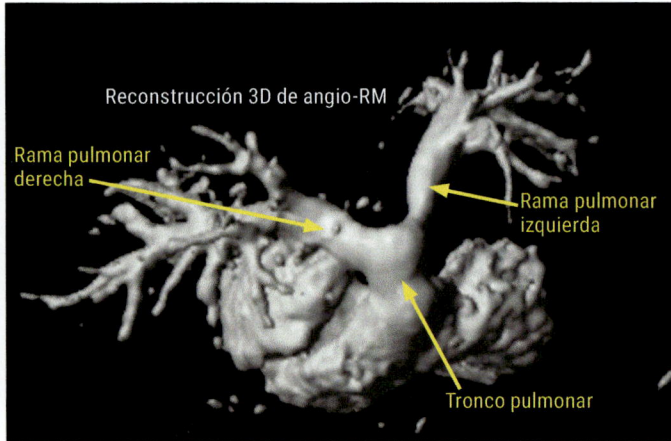

Figura 5.3-4. Paciente con transposición de grandes arterias intervenida mediante *switch* arterial.

cación interauricular, comunicación interventricular, ductus/ventana aortopulmonar, drenaje venoso pulmonar anómalo parcial o total supradiafragmático) se utiliza fundamentalmente para evaluar la repercusión hemodinámica que producen sobre las cavidades derechas o izquierdas (estudio de volúmenes y función biventricular) y para estimar el Qp/Qs (estudio de flujos aórtico y pulmonar). Además, en concreto, en las anomalías del retorno venoso pulmonar, está indicada también para el estudio anatómico, ya que la visualización de las venas pulmonares es especialmente difícil con la ecocardiografía, sobre todo, en los pacientes de mayor edad. La RMC permite determinar la presencia o no de drenaje venoso pulmonar anómalo parcial cuando no se ha podido descartar por ecocardiografía.

Secuencias y planos específicos utilizados: 2D y 3D SSFP (planos 4C, 3C, 2C, eje corto, axial –especialmente útil en la valoración del retorno venoso pulmonar), secuencias de contraste de fase para estudio de flujos (en aorta y en pulmonar) y angio-RM para estudio anatómico (fundamentalmente en las anomalías del retorno venoso pulmonar).

Fisiología de ventrículo único: la realización de una RMC en cualquiera de los estadíos de paliación en un paciente en fisiología univentricular permiten, desde el análisis de la compleja anatomía, hasta la evaluación del volumen y función del ventrículo único, independientemente de su morfología, la evaluación y la distribución de flujos por los diferentes conductos y grandes vasos o la evaluación de la presencia de escapes venosos o colaterales aortopulmonares.

Indicaciones de RMC en fisiología de ventrículo único:

- Caracterizar detalles anatómicos intracardíacos que no queden claros en el estudio ecocardiográfico, estudio anatómico de la fístula sistémico-pulmonar/conducto de Sano o *stent* ductal propios del primer estadío, del Glenn (anastomosis cavo-pulmonar superior), y del conducto de Fontan y su relación con las ramas pulmonares, venas pulmonares y aorta/neoaorta.
- Cuantificación de la función y tamaño ventricular, así como del gasto cardíaco.
- Cuantificación de la insuficiencia de la válvula AV y de la válvula sigmoidea.
- Cuantificación de la relación flujo pulmonar (Qp)/flujo sistémico (Qs), que, dependiendo del estadio en que se encuentre el paciente, será variable entre 0,5-2. En estadio de Fontan, este debe estar cercano a 1.

Secuencias y planos específicos utilizados: 2D y 3D SSFP (planos 4C, 3C, eje corto, plano Glenn, plano del circuito Glenn-Fontan, rama pulmonar derecha, rama pulmonar izquierda), secuencias de sangre negra, secuencias de contraste de fase para estudio de flujos y angio-RM para estudio anatómico (**Fig. 5.3-5**).

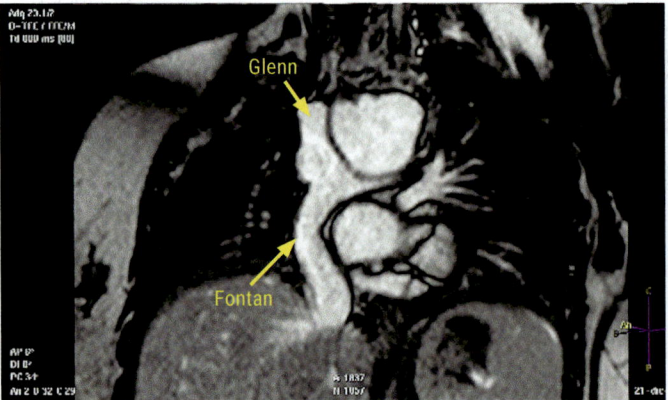
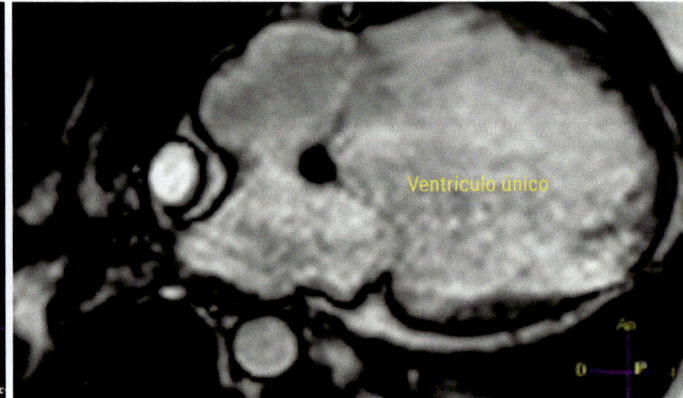

Figura 5.3-5. Paciente con fisiología univentricular en estadio de Fontan.

Anomalías coronarias (congénitas o adquiridas): la angio-TC coronaria es la técnica de imagen no invasiva de elección para el estudio de las anomalías coronarias en todas sus variantes, congénitas o adquiridas, y para el estudio de la enfermedad coronaria (característica del adulto). Sin embargo, también existe la posibilidad de estudiar las anomalías coronarias con RMC, fundamentalmente las características del vaso en el origen y los trayectos proximales, con una resolución más que aceptable (0,5-0,6 mm con RMC de 3T y 1-1,2 mm con RMC de 1,5T), en secuencias de sangre blanca o sangre negra, con o sin inyección de contraste, si bien el uso de contraste mejora la calidad de la imagen. Técnicas más recientes aprovechan el significativo aumento de la señal proporcionado por el agente de contraste ferumoxitol, que utiliza las partículas de hierro presentes en la sangre. Estas técnicas han demostrado resultados altamente prometedores al lograr resoluciones submilimétricas, incluso en lactantes con frecuencias cardíacas elevadas. La RMC, además, aporta información sobre la función miocárdica y la presencia de defectos de perfusión o alteraciones de la viabilidad, que completarían el estudio de las anomalías coronarias.

Coartación de aorta, válvula aórtica bicúspide (VAB) y otras aortopatías, anillos vasculares y *sling* de la arteria pulmonar: las anomalías de los grandes vasos tienen indicación de realización de RMC fundamentalmente para optimizar el estudio anatómico y para analizar su relación con otras estructuras adyacentes. En el caso de la VAB, además, la RMC permite el estudio funcional de la válvula aórtica. Y en el caso de aortopatías en el seno de enfermedades como los síndromes de Marfan o Loeys-Dietz permite estudiar la afectación de la raíz aórtica y las anomalías vasculares a otros niveles extratorácicos y, con la secuencia de sangre negra, estudiar la integridad de la capa íntima del vaso. La sospecha de disección deberá después confirmarse, en la mayoría de los casos, con una angio-TC para optimizar la resolución anatómica.

Indicaciones y secuencias específicas de RMC en anomalías de los grandes vasos:

• Coartación de aorta, anillos vasculares y *sling* de la arteria pulmonar: estudio anatómico con secuencias de cine en planos específicos y/o angio-RM. Estudio funcional del ventrículo izquierdo (volumen, masa y función) para valoración de la repercusión y estudio anatómico de la presencia de circulación colateral en las coartaciones. En los pacientes con *sling* de la pulmonar, es de interés además estudiar el flujo en cada rama pulmonar.

• Válvula aórtica bicúspide (VAB): estudio funcional de válvula aórtica con secuencias de flujo a nivel de la válvula para determinar estenosis y/o insuficiencia, y de la aorta ascendente, estudio anatómico de la válvula con 2D y 3D SSFP en plano axial y específico de la válvula aórtica y de la dilatación de la raíz aórtica y aorta ascendente en plano 3C, sagital de aorta y angio-RM, y estudio de la integridad de la íntima del vaso en secuencia de sangre negra en axial. Estudio funcional del ventrículo izquierdo para determinar la repercusión sobre el mismo de la lesión de la válvula aórtica (volumen, función).

• Síndromes de Marfan, Loeys-Dietz y variantes: estudio funcional de válvulas uriculoventriculares, estimación de la FR y análisis de la repercusión hemodinámica sobre las cavidades derechas y/o izquierdas. Estudio funcional y anatómico de la válvula aórtica. Estudio anatómico de la raíz aórtica y aorta ascendente, con secuencias de cine y angio-RM (en particular, en el síndrome de Loeys-Dietz, es importante estudiar los vasos hasta nivel cervical e incluso intracraneal y torácico-abdominal, hasta raíz de miembros, para detectar tortuosidad vascular y calcular el índice de tortuosidad vertebral: [longitud real de la arteria vertebral/longitud recta de la arteria vertebral-1)× 100] medido desde el origen de la arteria vertebral hasta C2, y que se relaciona con el riesgo de eventos) (**Fig. 5.3-6**).

• En la valoración hemodinámica del flujo en las anomalías de la aorta se ha desarrollado la técnica del 4D-*flow* por RMC, que permite valorar la particular alteración de la circulación que presentan estos pacientes en relación con la distorsión anatómica.

Transposición de grandes arterias congénitamente corregida (cc-TGA) sin intervenir o TGA intervenida mediante *switch* auricular (situaciones biventriculares con ventrículo derecho sistémico): el objetivo de la RMC en estos pacientes

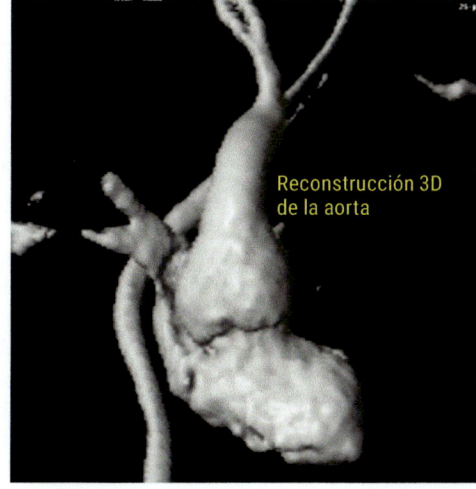
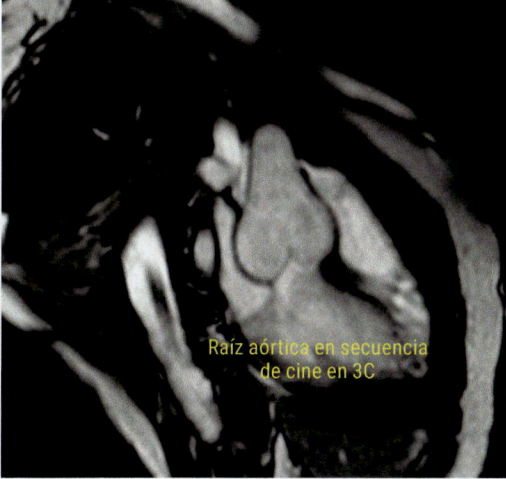

Figura 5.3-6. Paciente con síndrome de Marfan y dilatación de la raíz aórtica.

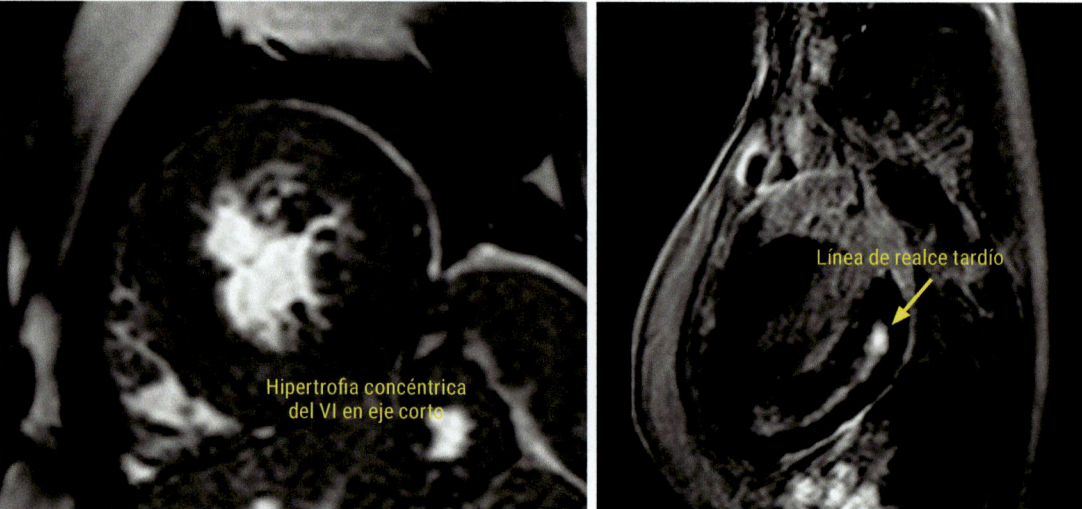

Hipertrofia concéntrica del VI en eje corto

Línea de realce tardío

Figura 5.3-7. Paciente con miocardiopatía hipertrófica y captación patológica en el estudio de viabilidad.

será la evaluación funcional (volumen, masa y FE) y la detección de fibrosis del VD sistémico y la valoración funcional de la válvula tricúspide «sistémica», y, en el caso de los pacientes con *switch* auricular, además, la valoración anatómica de los túneles intraauriculares, cuya evaluación ecocardiográfica suele ser muy dificultosa. Se valorará además la repercusión de posibles lesiones asociadas en los pacientes con cc-TGA, como estenosis pulmonar y/o comunicación interventricular (Qp/Qs, dilatación y/o hipertrofia de cavidades), así como la posibilidad de reparación anatómica de la cc-TGA mediante la evaluación y evolución de la masa del VI tras la realización de un *banding* de la arteria pulmonar para prepararlo.

Tras la corrección anatómica de la cc-TGA con doble *switch* (arterial y auricular), la RMC estará indicada en el seguimiento para determinar la situación hemodinámica, volumen, masa y función de ambos ventrículos, así como para evaluar la repercusión de posibles lesiones residuales, valorar anatómicamente los túneles intraauriculares y las ramas pulmonares y estudiar el flujo a ambos pulmones.

Miocardiopatía hipertrófica (MCH), distrofinopatías (Duchenne, Becker) y enfermedades de depósito. En este grupo de enfermedades, la RMC tendrá como objetivo fundamental el estudio funcional (volumen, masa y función) de ambos ventrículos, y la valoración de fibrosis miocárdica.

Indicaciones, hallazgos y secuencias específicas de RMC en enfermedades del miocardio:

• **Miocardiopatía hipertrófica**: los planos y secuencias de estudio en la MCH serán los habituales, incluyendo la administración de contraste para la caracterización del miocardio. En la MCH sarcomérica, las áreas de realce tardío se caracterizan por ser parcheadas e intramiocárdicas. Recientemente se utilizan en estos pacientes las secuencias T1 y T2 *mapping*, que permiten identificar la presencia de fibrosis miocárdica difusa característica aún en ausencia de captación patológica en el estudio de realce tardío. Esta secuencia permite además diferenciar la hipertrofia característica de la MCH sarcomérica de la hipertrofia hipertensiva o de la hipertrofia del atleta.

La RMC permite también distinguir la MCH sarcomérica de otras causas de hipertrofia ventricular como son la secundaria a obstrucción del tracto de salida del VI, la no compactada o la metabólica/infiltrativa secundaria a Enfermedad de Fabry o Ataxia de Friedrich, mediante la identificación de los patrones característicos de realce tardío (**Fig. 5.3-7**).

• **Distrofia muscular de Duchenne**: los planos y secuencias de estudio serán los habituales. El objetivo de la RMC será la evaluación funcional (tamaño, volumen y función) de ambos ventrículos, así como la detección de áreas de fibrosis características, localizadas habitualmente en segmentos inferolaterales y anterolaterales, y de distribución subepicárdica (a diferencia de la distribución de la MCH sarcomérica).

Tumores cardíacos: la RMC estará indicada ante la sospecha de masa cardíaca en la ecocardiografía para precisar la localización anatómica y caracterizarla (tamaño, áreas de afectación miocárdica y tejidos involucrados, diferenciación entre masas benignas o malignas o entre tumor y trombo). Permite además ver la extensión del mismo y su relación con las estructuras que lo rodean. Se utilizan las secuencias y planos habituales, y además secuencias realzadas con contraste que permiten identificar el tipo de tumor.

Miocarditis: la RMC en la miocarditis está indicada en diferentes momentos de la evolución, para evaluar el tamaño y función biventricular, las características tisulares de la inflamación miocárdica en fase aguda/subaguda y la aparición en el seguimiento de cicatrices/fibrosis del miocardio.

Para evaluar la presencia de inflamación (edema, hiperemia y/o fragilidad capilar) se utilizan secuencias potenciadas en T1 (obtenidas pre- y postadministración de contraste, para determinar la presencia de realce precoz sugerente de edema y de realce tardío sugerente de necrosis/cicatriz) y potenciadas en T2 para determinar la presencia de edema. El patrón de realce tardío en la miocarditis es típicamente subepicárdico (ocasionalmente transmural) y parcheado, sin seguir una evidente distribución coronaria.

PUNTOS CLAVE

- La RMC en niños y adolescentes con enfermedades cardíacas tiene un alto perfil de seguridad.
- La RMC pediátrica requiere adaptación a las diferencias anatómicas y de tamaño de cada paciente, utilizando planos de adquisición específicos. Evalúa la anatomía, incluyendo la relación con estructuras circundantes, la función ventricular, los flujos sanguíneos y la viabilidad miocárdica.
- La RMC en el TOF corregido evalúa el flujo pulmonar y aórtico, la función ventricular, la anatomía del tracto de salida del ventrículo derecho y del tronco pulmonar, así como la caracterización del miocardio, guiando el seguimiento posquirúrgico con secuencias específicas y recomendaciones de seguimiento anual o cada tres años, según los parámetros cardíacos obtenidos.
- La RMC en pacientes con TGA se utiliza habitualmente tras la cirugía correctora, en el seguimiento. Permite evaluar la anatomía de las ramas pulmonares, raíz aórtica, coronarias, posibles cicatrices antiguas (en relación a traslocación coronaria), lesiones valvulares y *shunts* residuales.
- La RMC en cortocircuitos pre- y postricuspídeos y anomalías de las venas pulmonares se centra en evaluar su repercusión hemodinámica sobre las cavidades cardíacas, estimar el Qp/Qs y estudiar anatómicamente las venas pulmonares.
- La RMC en pacientes con fisiología de ventrículo único permite caracterizar la compleja anatomía, evaluar el volumen y función del ventrículo único, analizar la distribución de flujos en conductos y grandes vasos, y detectar escapes venosos o colaterales aortopulmonares.
- La RMC es fundamental en anomalías de los grandes vasos como coartación de aorta, VAB y otras aortopatías, anillos vasculares y *sling* de la arteria pulmonar, permitiendo un estudio anatómico detallado, funcionalidad valvular y evaluación de complicaciones asociadas. Es esencial en el síndrome de Marfan, síndrome de Loeys-Dietz y variantes, donde se analiza la integridad de la íntima del vaso, la raíz aórtica y aorta ascendente y otras anomalías vasculares.
- En enfermedades como la MCH, distrofinopatías y enfermedades de depósito, la RMC se enfoca en el estudio funcional de ambos ventrículos y la evaluación de fibrosis miocárdica, utilizando técnicas más recientes de T1 y T2 *mapping*.

BIBLIOGRAFÍA

Franceschi P, Balducci A, Nardi E, Niro F, Attinà D, Russo V, et al. Predictive value of Cardiac Magnetic Resonance: new and old parameters in the natural history of repaired Tetralogy of Fallot. BMC Cardiovasc Disord. 2024 Jan 3;24(1):15.

Leo I, Sabatino J, Avesani M, Moscatelli S, Bianco F, Borrelli N, et al., On Behalf Of The Working Group On Congenital Heart Disease Cardiovascular Prevention In Paediatric Age Of The Italian Society Of Cardiology Sic. Non-Invasive Imaging Assessment in Patients with Aortic Coarctation: A Contemporary Review. J Clin Med. 2023 Dec 20;13(1):28.

DiLorenzo MP, Grosse-Wortmann L. Myocardial Fibrosis in Congenital Heart Disease and the Role of MRI. Radiol Cardiothorac Imaging. 2023 Jun 1;5(3):e220255.

Moscatelli S, Leo I, Lisignoli V, Boyle S, Bucciarelli-Ducci C, Secinaro A, et al. Cardiovascular Magnetic Resonance from Fetal to Adult Life-Indications and Challenges: A State-of-the-Art Review. Children (Basel). 2023 Apr 23;10(5):763.

Renella P, Li J, Prosper AE, Finn JP, Nguyen KL. Ferumoxytol-Enhanced Cardiac Magnetic Resonance Angiography and 4D Flow: Safety and Utility in Pediatric and Adult Congenital Heart Disease. Children (Basel). 2022 Nov 24;9(12):1810.

Dorfman AL, Geva T, Samyn MM, Greil G, Krishnamurthy R, Messroghli D, et al. SCMR expert consensus statement for cardiovascular magnetic resonance of acquired and non-structural pediatric heart disease. J Cardiovasc Magn Reson. 2022 Jul 21;24(1):44.

Puricelli F, Voges I, Gatehouse P, Rigby M, Izgi C, Pennell DJ, et al. Performance of Cardiac MRI in Pediatric and Adult Patients with Fontan Circulation. Radiol Cardiothorac Imaging. 2022 Jun 2;4(3):e210235.

Fogel MA, Anwar S, Broberg C, Browne L, Chung T, Johnson T, et al. Society for Cardiovascular Magnetic Resonance/European Society of Cardiovascular Imaging/American Society of Echocardiography/Society for Pediatric Radiology/North American Society for Cardiovascular Imaging Guidelines for the Use of Cardiac Magnetic Resonance in Pediatric Congenital and Acquired Heart Disease: Endorsed by The American Heart Association. Circ Cardiovasc Imaging. 2022 Jun;15(6):e014415.

Sarikouch S, Peters B, Gutberlet M, Leismann B, Kelter-Kloepping A, Koerperich H, et al. Sex-specific pediatric percentiles for ventricular size and mass as reference values for cardiac MRI: assessment by steady-state free-precession and phase-contrast MRI flow. Circ Cardiovasc Imaging. 2010 Jan;3(1):65-76. Epub 9 de octubre de 2009. PMID: 19820203.

Otras técnicas no invasivas

6

6.1 Ergometría y ergoespirometría

M. Flores Fernández

 OBJETIVOS

- Conocer la utilidad y la necesidad de indicar la realización de una prueba de esfuerzo en el manejo de las cardiopatías.
- Saber elegir qué prueba está más indicada (ergoespirometría o ergometría) y cuál va a aportar información más útil en cada caso.
- Interpretar el significado de las diferentes variables obtenidas en una prueba de esfuerzo.
- Integrar los resultados en una conclusión final que aporte un resumen al cardiólogo clínico.
- Integrar la prueba de esfuerzo como una prueba diagnóstica y de seguimiento en la cardiología pediátrica.

La prueba de esfuerzo es una herramienta diagnóstica muy útil en el ámbito de la cardiología pediátrica que va a permitir cuantificar de manera objetiva la capacidad de esfuerzo, estratificar el riesgo de diferentes patologías, monitorizar la evolución de la clase funcional (p. ej., tras cirugía o tras programa de rehabilitación) y desenmascarar algunas patologías (p. ej., taquicardia ventricular polimórfica catecolaminérgica o síndrome QTc largo).

No hay un único protocolo estandarizado para realizar una prueba de esfuerzo a un niño/adolescente. Cada estudio debe diseñarse en función de la edad y capacidad física estimada para proporcionar la información necesaria.

Para su realización se debe disponer de un equipo adecuado para edad infantil, un personal experimentado y medidas de seguridad.

CONCEPTOS GENERALES

Existen dos tipos de prueba de esfuerzo:

- Ergoespirometría o prueba de esfuerzo con consumo de oxígeno (VO_2), prueba de esfuerzo cardiopulmonar o ergometría con gases.
- Ergometría convencional o prueba de esfuerzo convencional.

La elección de una u otra va a depender de la indicación. En general, el protocolo que se utilice debe estar diseñado para que la prueba dure entre 8-12 minutos aproximadamente. Son protocolos incrementales con el objetivo de valorar la tolerancia al esfuerzo, y calcular el consumo máximo de oxígeno (VO_2 máximo). Es preferible realizar protocolos en rampa (muchas etapas de pequeños incrementos cada 15-60 segundos) porque proporcionan un incremento progresivo en la respuesta hemodinámica y fisiológica frente a los clásicos protocolos escalonados.

La elección entre realizar la prueba en bicicleta o tapiz rodante va a depender de la disponibilidad del laboratorio, indicación y elección del paciente.

- Tapiz rodante:
  - Ventajas: aproximadamente 10 % más VO_2 máximo que en bicicleta (al movilizar más grupos musculares), posibilidad de reproducir síntomas que sucedan con la carrera, técnicamente más familiar (la mayoría de los niños sabe/puede caminar y correr).
  - Desventajas: mayor número de artefactos en el registro electrocardiográfico (ECG) y en la medición de la presión arterial (PA) por los movimientos, mayor riesgo de caída.
- Cicloergómetro (bicicleta):
  - Ventajas: mejor registro ECG y menor número de artefactos en la medición de la PA, menor riesgo de caída (sobre todo en casos de síncope probable/posible), cuantificar de manera objetiva la carga de trabajo y la eficiencia del trabajo muscular (relación VO_2 con los vatios).
  - Desventajas: necesidad de saber pedalear y de mantener un ritmo-cadencia constante durante la prueba. Los menores de 8 años pueden finalizar la prueba de manera precoz por fatiga de piernas al tener todavía escaso desarrollo de los músculos extensores de la rodilla.

Particularidades de las pruebas de esfuerzo en los niños

A diferencia de en adultos, la prueba va a tener que adaptarse a más amplias variaciones de edad, tamaño y clase funcional. Por ejemplo, no es lo mismo realizar una prueba de esfuerzo a un adolescente de 15 años federado en fútbol que consulta por dolor torácico que a un niño de 7 años con circulación de Fontan, o que a un niño de 12 años con obesidad y miocardiopatía hipertrófica.

En los niños va a ser fundamental que el personal esté entrenado en animarles para conseguir un esfuerzo máximo. La mayoría de los niños sanos van a conseguir un esfuerzo máximo, pero aunque los más pequeños o los que presenten cardiopatías/neumopatías importantes pueden no llegar a un esfuerzo máximo, esta prueba aportará información.

En términos generales, se puede realizar una prueba de esfuerzo con suficientes garantías a partir de los 6-7 años.

Seguridad en la prueba de esfuerzo

Lo más importante durante una prueba de esfuerzo es garantizar la seguridad del paciente:

- Para prevenir lesiones físicas:
  - Elegir cuidadosamente el protocolo, bicicleta/tapiz.
  - Explicar con cuidado la prueba al paciente.
- Detectar y tratar complicaciones cardíacas o respiratorias que puedan aparecer.
  - Disponibilidad de material de reanimación cardiopulmonar.
  - Personal entrenado para actuación ante evento grave.
  - Protocolo de reanimación cardiopulmonar.

Aunque se trata de una prueba segura y existe una escasa incidencia de complicaciones en las pruebas de esfuerzo, aparecen complicaciones en aproximadamente el 1,5-2 %, y requieren tratamiento alrededor del 0,3 % de los pacientes. Albert *et al.* reportaron 1,79 % de complicaciones en 1.730 pruebas de esfuerzo en cicloergómetro, con el dolor torácico (0,69 %), mareo-síncope (0,29 %), descenso de PA (0,35 %) y arritmias (0,35 %) como las más comunes.

Se recomienda que haya como mínimo dos personas durante la prueba (por lo general, médico y personal de enfermería), uno para monitorizar directamente el estado del paciente y determinar su PA, y otro para vigilar ECG, gráficas y saturación de O_2 (**Tabla 6.1-1**).

Tabla 6.1-1. Patologías con mayor riesgo o con contraindicación para la prueba de esfuerzo	
Pacientes con mayor riesgo de complicaciones	• Hipertensión pulmonar • Síndrome de QTc largo • Miocardiopatía hipertrófica: sintomática, con arritmias previas documentadas, con obstrucción al tracto de salida • Obstrucción documentada de la vía aérea • Isquemia inducida con esfuerzo: sospecha o bien documentada con anterioridad • Desaturación basal • Síncope de esfuerzo de causa desconocida en estudio
Contraindicaciones para realizar una prueba de esfuerzo	• Enfermedad aguda como pericarditis o miocarditis en el momento agudo • Estenosis aórtica grave • Arritmias inestables • Insuficiencia cardíaca o hipertensión pulmonar grave en situación descompensada

Finalización de la prueba

La prueba se realiza a esfuerzo máximo, y el paciente debe llegar a realizar un ejercicio de intensidad alta, incluso exhausta. Existen algunas indicaciones para finalizar la prueba antes como, por ejemplo, el compromiso de la seguridad del niño (sintomatología presente, alteraciones graves en ECG/comportamiento de PA, problema muscular o torpeza motora/incapacidad para adaptarse al equipo) o fallo en el equipo.

Instrucciones para el paciente

Se recomienda informar al paciente que debe llevar ropa deportiva, en especial, calzado cómodo, realizar un ayuno de dos horas previas (con un desayuno ligero a primera hora), evitar ejercicio extenuante el día previo, y tomar la medicación salvo que se informe de lo contrario. Siempre se debe obtener el consentimiento informado con anterioridad a la prueba.

ERGOESPIROMETRÍA

La **ergoespirometría**, conocida también como prueba de esfuerzo con VO_2, prueba de esfuerzo cardiopulmonar o ergometría con gases, es una prueba de esfuerzo convencional con un test ergométrico ECG a la que se le añade la medida de la ventilación pulmonar e intercambio de gases respiratorios.

Indicaciones

- Valorar la clase funcional objetiva de los pacientes con cardiopatía congénita como prueba diagnóstica y prueba de seguimiento.
- Estudio de disnea de causa desconocida.
- Valoración previa y posprograma de rehabilitación cardíaca.
- Estratificación pronóstica en algunas patologías.
- Apoyo en decisiones de indicación quirúrgica/cateterismo.
- Planificación del entrenamiento en el adolescente deportista de alto rendimiento.

Metodología

- Calibración del equipo.
- Espirometría basal: necesaria antes de realizar la prueba para disponer de los valores reales de las variables respiratorias del paciente. Se repite un mínimo de tres veces, y se toma el mejor de los trazados como válido.
- Monitorización del paciente: colocación de electrodos de 12 derivaciones, ajuste de esfigmomanómetro manual en los brazos, colocación de la sonda de pulsioximetría, ajuste de la mascarilla y sensor de flujo.
- Comprobar que el paciente está en situación de reposo: $VO_2 < 5$ mL/min, cociente respiratorio (RER, *Respiratory Exchange Ratio*) $< 0,85$, ventilación por minuto (VE) 6-12 L/min.
- Inicio de fase de carga de la prueba.

- Finalización fase de carga: a petición del paciente, cuando haya alcanzado prueba máxima, o bien por criterios clínicos, ECG, hemodinámicos o respiratorios.
- Fase de recuperación.

Criterios para determinar prueba máxima

Se aconseja utilizar una combinación de múltiples criterios:

- Cociente respiratorio (RER): $\geq 1,1$ en pico de esfuerzo o $\geq 1,09$ a los dos minutos de recuperación.
- Frecuencia cardíaca (FC) máxima: según el grupo se considera cuando se alcanza $\geq 85\%$ de la FC máxima predicho (220-edad). Algunos autores lo consideran por encima del 95 %.
- Meseta en el VO_2 máximo: aproximadamente el 50 % de los niños sanos van a alcanzar meseta. Aumento de <150 mL con incrementos de carga $>5\%$.
- Reserva respiratoria $<15\%$.
- Ácido láctico ≥ 9 mM y pH $<7,3$ en caso de contar con gasometría arterial.

ESPIROMETRÍA

La espirometría es una prueba de función respiratoria que aporta información sobre alteraciones de la ventilación, diferencia entre patrones de enfermedad respiratoria (normal, obstructivo, restrictivo y mixto), cuantifica la gravedad y diagnostica broncoespasmo de esfuerzo.

Se valoran sobre todo los siguientes parámetros: FVC (capacidad vital forzada, volumen máximo expulsado en una maniobra espiratoria), FEV_1 (volumen espirado en el primer segundo de espiración forzada) y FEV_1/FVC (porcentaje de aire de la FVC espirado en el primer segundo).

Patrones ventilatorios:

$FEV_1/FVC > 0,7 \rightarrow$ no hay obstrucción $FVC \leq 80\% -$ patrón restrictivo $FVC > 80\% -$ normal	$FEV_1/FVC \leq 0,7 \rightarrow$ hay obstrucción $FVC \leq 80\% -$ patrón mixto $FVC > 80\% -$ patrón obstructivo

Variables de la ergoespirometría

Los parámetros obtenidos pueden agruparse en función de si hacen referencia al sistema cardiovascular, a la ventilación o al metabolismo. Constan de un valor numérico (en términos absolutos o relacionados con el valor estimado o predicho para el sujeto), pueden relacionarse entre sí, y la mayoría va a tener una representación gráfica. El sistema de gráficas más utilizado son las *nueve gráficas de Wasserman* (**Fig. 6.1-1**).

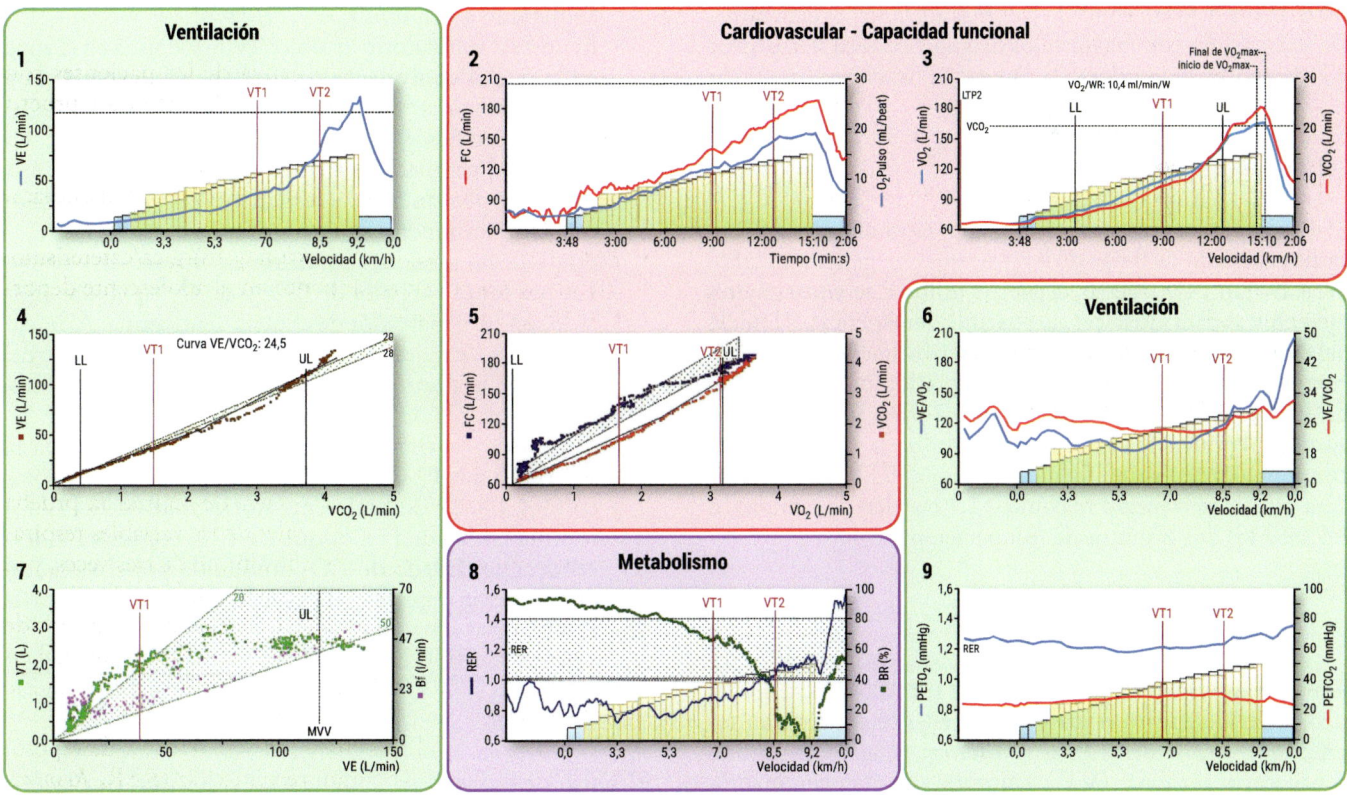

Figura 6.1-1. Resultado de ergoespirometría. Nueve gráficas de Wasserman. Prueba normal. Gráficas centradas en parámetros de respuesta ventilación: 1, 4, 6, 7, 8 y 9. Gráficas centradas en parámetros de la respuesta cardiovascular: 2, 3 y 5. Gráfica centrada en respuesta metabolismo: 8.

Consumo de oxígeno

Es el parámetro que mejor valora la capacidad funcional. Se expresa en valor absoluto (L/min), indexado (mL/kg/min) y relativo (% del valor predicho teórico para ese sujeto calculado según diferentes ecuaciones para su edad, sexo, peso, altura o etnia). Por lo general, para calcular el valor teórico en niños se utiliza la fórmula de Cooper. Se considera normal $\geq 85\%$ del valor predicho.

Durante el ejercicio, el VO_2 aumenta hasta llegar a un valor en el que a pesar de incrementar la carga no va a crecer más; este valor es el «VO_2 máximo», que representa la mayor cantidad de oxígeno que el cuerpo puede absorber, transportar y consumir por unidad de tiempo. Cuando no se alcanza el «VO_2 máximo», se denomina «VO_2 pico», que es el mayor valor de VO_2 alcanzado por esa persona al realizar el ejercicio.

Es importante valorar también la recuperación del VO_2 ya que al finalizar el esfuerzo, el VO_2 comienza a disminuir, y en condiciones normales lo hace con rapidez. Una recuperación lenta se debe a la deuda de O_2 producida en el músculo durante el ejercicio, y es un factor pronóstico en diferentes patologías (por ejemplo, insuficiencia cardíaca).

Pendiente de la eficiencia del consumo de oxígeno

Es la pendiente entre VO_2 y una transformación logarítmica de la ventilación. Representa el incremento de VO_2 en respuesta a una VE e indica la efectividad con la que el O_2 es extraído y transportado al organismo. Se trata de una medida submáxima, y junto con VT_1 (ver más adelante) es el parámetro submáximo con mayor valor diagnóstico (útil si la prueba no es máxima para valorar la capacidad funcional).

Cociente respiratorio

El RER es la relación entre el VCO_2 eliminado y el VO_2. Indica el estado de fatiga de los procesos energéticos metabólicos. Durante el esfuerzo, el cuerpo utiliza diferentes fuentes metabólicas para satisfacer las demandas energéticas. Al inicio del esfuerzo, cuando la intensidad es relativamente baja, participa el metabolismo aeróbico, donde predomina la oxidación de ácidos grasos (RER próximo a 0,7-0,8), y conforme se aumenta la intensidad del esfuerzo, utiliza la vía anaeróbica con el glucógeno como fuente de energía (RER 1). Se considera que es un esfuerzo máximo $\geq 1,1$ en pico de esfuerzo, o $\geq 1,09$ a los dos minutos de recuperación.

Umbrales ventilatorios

Durante un esfuerzo incremental el metabolismo energético se divide en tres etapas, y entre ellas se encuentran los umbrales ventilatorios (VT, *ventilatory threshold*): umbral ventilatorio aeróbico (VT_1) y umbral ventilatorio anaeróbico (VT_2).

La primera etapa es aeróbica, en la que se extrae la energía del ciclo de Krebs (ácidos grasos). Al aumentar la intensidad del esfuerzo la vía aeróbica no es suficiente y empieza la segunda fase, la glucólisis anaeróbica, en la que la extracción de energía es mixta (grasas-hidratos de carbono). En esa transición entre la primera y la segunda etapa se sitúa el primer umbral o VT_1, que aparece cuando la intensidad del ejercicio condiciona que el lactato comience a elevarse, si bien este se mantiene por debajo de 2 mmol/L. En este umbral la ventilación se intensifica respecto al O_2 consumido, y se identifica por un aumento en la ventilación pulmonar (se incrementa VE/VO_2 con VE/VCO_2 estable). Conforme crece la intensidad del ejercicio la vía anaeróbica va a ser la predominante, en la que el lactato aumenta a un ritmo mayor del que puede ser eliminado (metabolismo anaeróbico). En esa transición aparece el segundo umbral o VT_2, que se identifica porque incrementa de manera no lineal VE/VO_2, y también crece VE/VCO_2.

Los métodos más utilizados para determinar los umbrales son (**Fig. 6.1-2**):

- Método de V-*slope* o disociación de las pendientes de VCO_2 y VO_2:
  - El umbral ventilatorio aeróbico (VT_1) se sitúa cuando se produce un cambio en la linealidad de la pendiente de la recta en la gráfica número 5 (VCO_2/VO_2), y la eliminación de CO_2 mediante la ventilación aumenta (VCO_2) frente al VO_2.
- Método de los equivalentes ventilatorios:
  - Los equivalentes de CO_2 y de O_2 son marcadores de eficiencia ventilatoria. Cuando se inicia el ejercicio se reclutan unidades alveolares para disminuir el espacio muerto y hacer la ventilación más eficiente, por lo que los dos comienzan a disminuir.
  - El umbral ventilatorio aeróbico (VT_1) se sitúa en la zona en la que el equivalente de O_2 (VE/VO_2) comienza a aumentar, mientras el equivalente de CO_2 (VE/VCO_2) continúa en descenso.
  - El umbral ventilatorio anaeróbico (VT_2) se sitúa en la zona en la que también se incrementa el VE/VCO_2 junto con un nuevo incremento no lineal del VE/VO_2.
- Método de las presiones parciales:
  - Las presiones parciales de CO_2 y de O_2 en el aire espirado son otro marcador de eficacia ventilatoria. Al inicio del esfuerzo, el sujeto es más eficiente en la eliminación del CO_2 y en la absorción de O_2. El $P_{ET}O_2$ comienza a descender y el $P_{ET}CO_2$ a aumentar.
  - El umbral ventilatorio aeróbico (VT_1) se sitúa en la zona en la que $P_{ET}O_2$ comienza a aumentar, sin cambios en $P_{ET}CO_2$. El umbral ventilatorio anaeróbido (VT_2) se sitúa en la zona en la que $P_{ET}CO_2$ comienza a descender (por lavado de CO_2 producido por el aumento de frecuencia respiratoria) y con un nuevo incremento de $P_{ET}O_2$.

Pulso de oxígeno

El pulso de oxígeno se obtiene al dividir VO_2 por la FC, representa el VO_2 en los tejidos por latido, y tiene una relación directa con el volumen sistólico o volumen latido. Debe aumentar de manera progresiva durante la prueba salvo

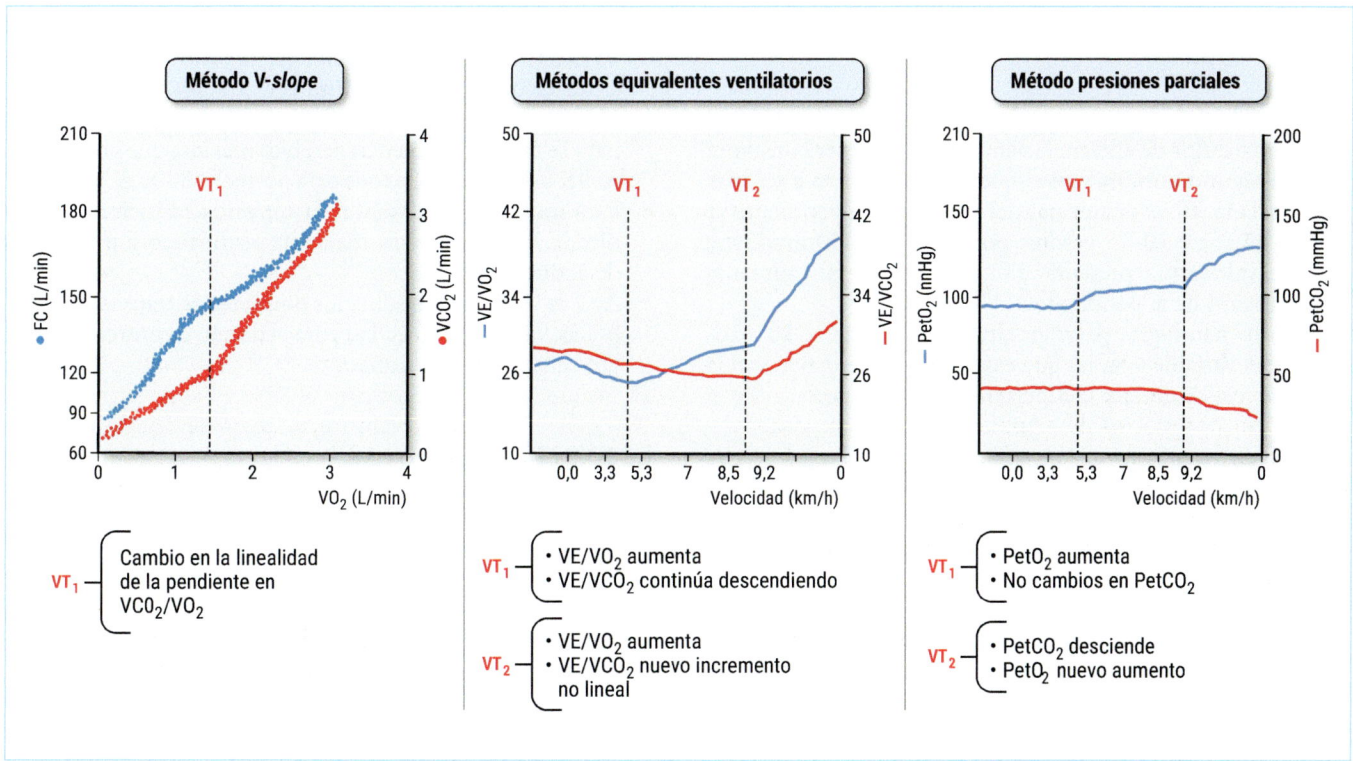

Figura 6.1-2. Métodos para obtener los umbrales ventilatorios.

cuando el paciente está próximo a alcanzar VO_2 máximo, en el que aumenta muy ligeramente o ya no se incrementa (VO_2 crece poco pero la FC sigue incrementándose).

Se debe describir la morfología de la curva, en la que es normal un incremento progresivo hasta pico de esfuerzo, y está alterada si existe un aplanamiento precoz o un descenso.

> ! La aparición de una meseta precoz (al alcanzar VT_1) o incluso descenso indica una disminución del volumen sistólico, y se considera una respuesta patológica (por isquemia, obstrucción dinámica al tracto de salida, disfunción sistólica, etc.).

Ventilación por minuto

La VE es igual al volumen corriente por la frecuencia respiratoria. Con un ejercicio incremental va a aumentar la VE, en un inicio por el incremento del volumen corriente, y cuando ya no puede aumentar (limitación del volumen pulmonar y de la caja torácica) viene determinada por un aumento en la frecuencia respiratoria. Cuando se alcanza el VT_1 aumenta la frecuencia respiratoria para eliminar el exceso de CO_2 producido al empezar la glicólisis anaeróbica, y de igual manera se producirá otro incremento al alcanzar VT_2.

Reserva respiratoria

La reserva respiratoria es la relación entre la máxima ventilación voluntaria y la máxima ventilación en ejercicio durante un minuto. Se expresa en porcentaje.

En situación normal, la reserva respiratoria al finalizar la prueba no será inferior al 20 %. En casos de patrones respiratorios obstructivos o restrictivos moderados puede ser inferior al 20%. Un caso especial es el del atleta entrenado que puede incluso llegar al 0 % gracias al entrenamiento muscular y la capacidad anaeróbica que tiene por los entrenamientos, sin ser considerado patológico; este caso va acompañado de cifras de VO_2 y pulso de O_2 por encima de la media poblacional.

Equivalentes ventilatorios

Los equivalentes de CO_2 (VE/VCO_2) y de O_2 (VE/VO_2) son marcadores de eficiencia ventilatoria.

El equivalente de O_2 (VE/VO_2) son los litros de aire que es preciso ventilar para proporcionar un litro de O_2 al organismo. Y el equivalente de CO_2 (VE/VCO_2) es el número de litros de aire que es preciso ventilar para eliminar un litro de CO_2.

Presiones parciales de oxígeno

Representan la presión parcial de CO_2 ($P_{ET}CO_2$) y de O_2 ($P_{ET}O_2$) medidas al final de cada espiración (unidad: mmHg). Son parámetros de eficiencia ventilatoria, y se considera mejor eficiencia ventilatoria a menor valor de $P_{ET}O_2$ y mayor valor de $P_{ET}CO_2$. En reposo, la $P_{ET}CO_2$ debe estar situada por encima de 33 mmHg, y durante la prueba debe aumentar de 3 a 8 mmHg en el primer umbral, con un descenso a partir del segundo umbral. Al inicio, la $P_{ET}O_2$ va a descender hasta el punto menor, donde se sitúa el primer umbral, y una vez alcanzado, comenzará a ascender.

Pendiente (slope) ventilación por minuto/volumen de dióxido de carbono

Resulta del cociente entre la VE y la eliminación de CO_2, y es otro marcador de eficiencia ventilatoria. Va a ser constante hasta el segundo umbral, en el que la pendiente va a ser más pronunciada. El valor normal del ángulo de la pendiente se encuentra entre 20-25 grados; por encima de 30 grados se considera alterada, y presenta valor pronóstico según aumenta la angulación de la pendiente.

Las dos patologías paradigmáticas en las que se ha estudiado esta variable y en las que existe valor pronóstico son la insuficiencia cardíaca y la hipertensión pulmonar.

Interpretación de los resultados

Se recomienda seguir un análisis sistemático en el análisis de la prueba:

1) Valorar el contexto clínico del paciente.
2) Estudiar si la prueba es valorable o no: si se ha iniciado en condiciones de reposo, si ha llegado a ser máxima, o si ha habido alguna interferencia (problema mecánico/*software*, fugas, etc.).
3) Indicar el tipo de prueba, protocolo, duración, carga alcanzada (vatio o pendiente-velocidad). Indicar la causa de finalización. Mostrar la presencia o no de síntomas.
4) Valorar los parámetros de capacidad funcional: VO_2 máximo o pico (L/min, mL/kg/min, porcentaje del predicho), determinación de los umbrales, VO_2 en VT_1 (mL/kg/min, porcentaje del predicho y VO_2 del pico), pendiente de la eficiencia del consumo de oxígeno.
5) Valoración cardiológica: ECG basal, FC basal y máxima (porcentaje respecto a predicha), FC en el primer minuto de recuperación, PA basal y máxima, doble producto máximo, arritmias/cambios ECG, pulso de oxígeno (valor absoluto y porcentaje del predicho) y descripción de la morfología de la curva del pulso.
6) Valoración respiratoria: resultado de la espirometría, saturación de O_2 (basal y si existe desaturación), ventilación basal y máxima, reserva respiratoria, variables de eficiencia respiratoria (equivalente de CO_2 en el umbral, equivalente de O_2 en máximo esfuerzo).
7) Variables de relación ventilación-perfusión: *slope* VE/VO_2, equivalente de CO_2, $P_{ET}CO_2$ (basal, en primer umbral y máximo) y $P_{ET}O_2$ (basal y máximo).
8) Emitir una conclusión/resumen: capacidad funcional, respuesta cardiológica, respuesta respiratoria y eficiencia ventilatoria.

ERGOESPIROMETRÍA

- La ergoespirometría es una prueba funcional que evalúa la integridad e interacción de los sistemas cardiovascular, respiratorio y muscular durante un esfuerzo físico.
- La duración de la prueba será entre 8 y 12 minutos.
- Se debe elegir el protocolo que se ha de utilizar, y el aparato (cicloergómetro o tapiz).

- Los parámetros fundamentales que se han de valorar son: VO_2, FC, tiempo de duración de la prueba, capacidad de alcanzar un esfuerzo máximo y VE/VCO_2 *slope*.
- El VO_2 es el parámetro que mejor valora la capacidad funcional y se refiere a la potencia aeróbica máxima que puede desarrollar una persona. Se considera normal $\geq 85\%$ del predicho.
- Está indicada para valorar la capacidad funcional, estudio de la disnea, estratificación pronóstico e indicación de actitud terapéutica.
- Aporta información sobre los umbrales de transición metabólica, que son de utilidad para el diseño de entrenamiento y/o rehabilitación cardíaca

ERGOMETRÍA

La metodología de la prueba es la misma que en la ergoespirometría sin ser necesaria la realización de una espirometría previa y la colocación de mascarilla-sensor de flujo para la medición de gases; el resto de monitorización y protocolo de la prueba es igual.

Para poder determinar que el estudio ha sido máximo se considera la FC máxima cuando se alcanza $\geq 85\%$ de la FC máxima predicha (220-edad). Algunos autores lo contemplan por encima del $\geq 95\%$.

Las consideraciones en cuanto a la preparación previa, consentimiento informado y seguridad son iguales que en la ergoespirometría.

Indicaciones

- Estratificación del riesgo:
  - QTc largo: valorar respuesta de la repolarización.
  - Preexcitación: comportamiento de onda delta en casos de preexcitación.
  - Extrasistolia: valorar la respuesta de la extrasistolia ventricular al esfuerzo.
- Valorar la respuesta de la FC ante casos de bloqueo aurículoventricular (AV).
- Valorar la función del nodo sinusal y atrioventricular.
- Valorar cambios isquémicos en enfermedades coronarias congénitas (anomalías coronarias) o adquiridas (enfermedad de Kawasaki, síndrome multiinflamatorio sistémico).
- Detectar la aparición de arritmias en diferentes patologías: tras fase subaguda de miocarditis, miocardiopatías, canalopatías.
- Estudio del dolor torácico con esfuerzo.

Variables que se han de analizar

La ergometría aporta información fundamentalmente de los cambios en el ECG y de la adaptación de la PA del paciente. Cambios de ECG con el esfuerzo:

- Aumento progresivo de la FC. Una vez finalizado el esfuerzo debe disminuir, y se considera peor pronóstico si en el primer minuto de recuperación no ha disminuido más de 12 latidos respecto a la FC pico.
- Onda P e intervalo PR: con el esfuerzo se acorta.

- Intervalo QRS: se mantiene estable o presenta un ligero acortamiento.
- Onda T: la altura de la onda T aumenta con el ejercicio.
- Intervalo QT: con el ejercicio se acorta.

Durante la prueba, la presión arterial sistólica (PAS) aumenta, mientras que la presión arterial diastólica apenas se modifica o incluso disminuye ligeramente. Durante el postesfuerzo las dos descienden con rapidez. No existe un acuerdo internacional en cuanto a los valores en la ergometría a partir de los cuales se catalogue a un individuo como hipertenso o que presenta el riesgo de desarrollar hipertensión. En las guías de adultos para ergometría de la American Heart Association y el American College of Cardiology se indica que una PAS > 214 mmHg o una persistencia de PAS o presión arterial diastólica elevada a los tres minutos del postesfuerzo aumentan las posibilidades de hipertensión arterial futura.

El doble producto es el resultado de la multiplicación de la PAS por la FC, y es útil sobre todo a la hora de valorar la carga de trabajo en algunos programas de rehabilitación cardíaca.

Situaciones clínicas

Bloqueo auriculoventricular

El bloqueo AV tipo I es frecuente en deportistas y es una manifestación de la influencia del nodo AV por parte del sistema parasimpático. Con el esfuerzo se produce un incremento del tono simpático que hace que desaparezca.

En los casos en los que exista bloqueo AV completo la ergometría es de utilidad para determinar qué FC máxima alcanza el paciente. Con periodicidad pueden presentar ectopia ventricular con el esfuerzo.

Extrasistolia auricular

Las extrasístoles auriculares son benignas, y la mayoría desaparecerán con el esfuerzo.

Extrasistolia ventricular

Las alteraciones del ritmo en el ámbito ventricular pueden ser frecuentes dada la sensibilidad del sistema eléctrico ventricular a la estimulación simpática durante el ejercicio.

Las extrasístoles ventriculares que desaparecen con el esfuerzo se consideran benignas, mientras que la ectopia ventricular compleja (polimorfas con diferente morfología, en dobletes-triples o rachas cortas de taquicardia ventricular) sugiere una mayor inestabilidad eléctrica del ventrículo que puede derivar en taquicardias ventriculares.

Se define taquicardia ventricular cuando se suceden más de tres latidos de origen ventricular a > 120 lpm.

Se deben buscar en la miocardiopatía hipertrófica, si hay sospecha de taquicardia ventricular, y en el síndrome de QTc largo. También se indicará la realización de una ergometría en caso de extrasistolia ventricular aislada en consulta, sobre todo si se trata de un niño deportista, para valorar el comportamiento con el esfuerzo.

Detección de isquemia

Durante el ejercicio se produce el aumento de los requerimientos metabólicos cardíacos, por lo que es una oportunidad para detectar anomalías en el aporte de oxígeno al miocardio. En adultos está ampliamente extendido su uso por esta indicación. En niños, sin embargo, al ser muy excepcional la enfermedad ateroesclerótica está dirigido a pacientes con anomalías coronarias congénitas (origen/trayecto anómalo, reimplante de coronarias por el tipo de cirugía), anomalías coronarias adquiridas (Kawasaki), y en el estudio del dolor torácico.

El paciente puede experimentar síntomas clásicos (dolor, palidez, náuseas) o tratarse solo de alteraciones en el ECG.

En adultos se han definido como cambios isquémicos un descenso del ST, sobre todo en V5-V6, de ≥ 1 mm, que dure más de 0,08 segundos, o el ascenso del segmento ST ≥ 1 mm en derivaciones sin onda Q patológica (diferentes de aVR) medido a 80 ms del punto J. La presencia de descenso ST únicamente en derivaciones inferiores tiene poco valor al tratarse por lo general de un falso positivo. La derivación V5 es más sensible para demostrar isquemia, y las derivaciones laterales las más específicas. Va a ser preciso que la alteración se repita en ≥ 3 latidos consecutivos. La prueba tiene mayor probabilidad de ser diagnóstica cuando se produce una alteración de ST: a mayor número de latidos, mayor tiempo hasta la normalización, mayor distancia en milímetros de descenso, y si existe pendiente de descenso del ST. La pendiente de descenso o la depresión horizontal del ST son más específicas que la depresión ascendente del ST. Todos estos cambios no se han validado en niños-adolescentes, y en los niños-adolescentes existe con mayor frecuencia variaciones no isquémicas del ST con el esfuerzo.

La presencia de bloqueo de rama derecha o izquierda (habitual en muchas cardiopatías congénitas operadas como la comunicación interventricular) dificulta la valoración de los cambios del ST.

Si se produce hipotensión con el esfuerzo, caída de la PAS por debajo de la basal o incremento inicial con caída posterior ≥ 10 mmHg, se considera indicador de isquemia, y se debe detener la prueba.

ERGOMETRÍA

La ergometría es una prueba funcional que se utiliza para evaluar la **respuesta del corazón** al ejercicio físico controlado.

La duración de la prueba es entre 8 y 12 minutos.

Se debe elegir el protocolo que se ha de utilizar y el aparato (cicloergómeto o tapiz).

Los **parámetros** fundamentales que se han de valorar son: FC, respuesta de la PA, registro ECG, tiempo de duración de la prueba.

Se utiliza para el estudio de alteraciones de repolarización, comportamiento de extrasistolia, preexcitación y bloqueo AV, estudio del dolor torácico, descartar isquemia en anomalías coronarias, y detección de arritmias.

PUNTOS CLAVE

- La prueba de esfuerzo (ergoespirometría y ergometría) es una herramienta fundamental tanto en el diagnóstico como en el seguimiento de las cardiopatías congénitas y adquiridas, el estudio de la disnea y el dolor torácico, y la estratificación del riesgo de diferentes alteraciones del ritmo.
- Por las características de la prueba no se puede realizar a niños de cualquier edad, pero a partir de aproximadamente los 6 años es posible realizarla con seguridad.

- En general, siempre que sea posible, se prefiere realizar una ergoespirometría, dado que aporta mucha más información. En los casos en los que solo se quiera analizar el comportamiento del ECG y/o PA se elegirá una ergometría simple.
- El VO_2 es el parámetro que mejor valora la capacidad funcional.
- Se debe realizar un análisis sistemático de cada variable.
- Es fundamental conocer el contexto clínico para la correcta indicación de la prueba e interpretación de los resultados.

BIBLIOGRAFÍA

- Abeytua M, Berenguel A, Castillo JI. Comprendiendo la ergometria de gases. Madrid, Omnicordis, 2019.
- Alpert BS, Verrill DE, Flood NL, Boineau JP, Strong WB. Complications of ergometer exercise in children. Pediatr Cardiol. 1983;4(2):91-6.
- Cohen A, Carré F. Practical guide to cardiopulmonary exercise testing. Elsevier Masson SAS; París, 2012.
- Fletcher GF, Ades PA, Kligfield P, Arena R, Balady GJ, Bittner VA, et al. Exercise standards for testing and training. A scientific statement from the American Heart Association. Circulation. 2013;128(8):873-934.
- Gibbons RJ, Balady GJ, Beasley JW, Briker JT, Duvernoy WF, Froelicher VF et al. ACC/AHA Guidelines for exercise testing. A report of the American College of Cardiology/American Heart Association Task Force on Practical Guidelines. J Am Coll Cardiol. 1997;30(1):260-311.

- Gibbons RJ, Balady GJ, Briker JT, Chaitman BR, Fletcher GF, Froelicher VF, et al. ACC/AHA 2002 guideline update for exercise testing: summary article: a report of the American College of Cardiology / American Heart Association task force on practice guidelines (Committee to Update the 1997 Exercise Testing Guidelines). Circulation. 2002;106:1883-92.
- Luks AM, Glenny RW, Robertson TT. Introduction to Cardiopulmonary Exercise Testing. Nueva York: Springer, 2013.
- Rowland TW. Cardiopulmonary exercise testing in children and adolescents. Champaign, IL: Human Kinetics, 2018.
- Wasserman K, Hansen JE, Sue DY, Stringer WW, Sietsema KE, Sun XG, et al. Principles of Exercise Testing and Interpretation: Including Pathophysiology and Clinical Applications. 5ª ed. Filadelfia: Lippincott Williams & Wilkins, 2012.

C. Blanco Rodríguez y A. Usano Carrasco

 OBJETIVOS

- Aprender las indicaciones de una monitorización ambulatoria de presión arterial en la edad pediátrica
- Saber interpretar la monitorización ambulatoria de presión arterial en la edad pediátrica
- Poder identificar y clasificar los diferentes fenotipos de hipertensión arterial

INTRODUCCIÓN

La hipertensión arterial (HTA) en la infancia es un factor de riesgo cardiovascular y cerebrovascular en la vida adulta y un problema de salud creciente. En la actualidad, su prevalencia es entre un 2-5 % de los niños, especialmente mayor en niños obesos.

La prevalencia de enfermedad cardiovascular en el adulto se reduce desde un 49,2 % a un 9,3 % si se excluye la HTA; por tanto, un diagnóstico precoz y un tratamiento en épocas tempranas de la vida puede evitar el daño de órganos diana, y tiene un importante efecto en la prevención de enfermedad cardiovascular en vida adulta.

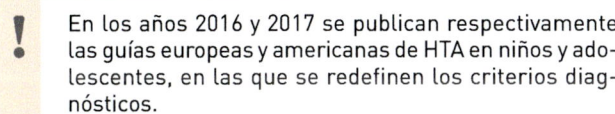

En los años 2016 y 2017 se publican respectivamente las guías europeas y americanas de HTA en niños y adolescentes, en las que se redefinen los criterios diagnósticos.

La clasificación de HTA en niños proviene de una definición estadística arbitraria de acuerdo con la distribución de los valores de presión arterial (PA) registrados en estudios poblacionales y con base en el concepto de que la PA aumenta en niños con la edad y el tamaño corporal. Por este motivo, no es posible utilizar un único punto de corte. Se recomienda el uso de las tablas de valores de la U.S. Preventive Services Task Force que contienen los percentiles de presión arterial sistólica (PAS) y presión arterial diastólica (PAD) para niños de 1 a 17 años de ambos sexos distribuidos en siete percentiles de talla (**Tablas 6.2-1 y 6.2-2**).

La HTA es un problema salud creciente en la infancia por la pandemia de obesidad. Se recomienda su cribado en niños sanos a partir de los 3 años o antes si existen factores de riesgo: prematuridad, bajo peso al nacimiento, obesidad, enfermedad renal crónica, diabetes *mellitus*, coartación de aorta, trasplante de órgano sólido.

MEDIDA DE LA PRESIÓN ARTERIAL EN NIÑOS

La PA sistémica es el resultado de complejos procesos fisiológicos que cambian en respuesta a diversos factores: posición, nivel de actividad física, estrés, edad del paciente, sexo, etc. El sueño es otro determinante importante de la PA. En circunstancias normales, la PA desciende entre un 10 y un 20 % durante el sueño, fenómeno conocido como *dipping*.

El método más habitual para realizar la medición de PA en consulta es auscultatorio *(gold standard)* o de forma oscilométrica con un aparato electrónico validado (www.dableducational.org) que suele ofrecer valores ligeramente más altos. Los valores de referencia en niños provienen de mediciones tomadas con el método auscultatorio. Estas medidas clínicas de la PA, incluso complementadas con automedidas domiciliarias, son incapaces de cuantificar el patrón circadiano de la PA, su nivel durante el descanso, o discriminar una HTA de una normotensión enmascarada (HTA de bata blanca), por lo que utilizar estos métodos en exclusiva puede conllevar una clasificación errónea de muchos pacientes, y además no proporciona un valor pronóstico independiente del riesgo de mortalidad y morbilidad cardiovascular.

La monitorización ambulatoria de presión arterial o Holter de PA (MAPA) registra automáticamente muchas medidas de PA durante el día y la noche mediante un aparato electrónico programado. De esta forma, facilita información sobre la variabilidad de la PA, el ritmo circadiano, y se ha estudiado que presenta una correlación entre los niveles de PA y el daño en órganos diana, así como el riesgo cardiovascular a largo plazo.

La MAPA está considerada hoy en día como la técnica más fiable para un exacto diagnóstico de la HTA, la valoración adecuada del riesgo cardiovascular, y para establecer el esquema terapéutico más apropiado en cada paciente.

Tabla 6.2-1. P90, P95 y P99 de presión arterial en niños según edad y percentiles de talla

Edad (años)	PA (percentil)	PAS (mmHg) percentil de talla							PAD (mmHg) percentil de talla						
		5	10	25	50	75	90	95	5	10	25	50	75	90	95
1	90	94	95	97	99	100	102	103	49	50	51	52	53	53	54
	95	98	99	101	103	104	106	106	54	54	55	56	57	58	58
	99	105	106	108	110	112	113	114	61	62	63	64	65	66	66
2	90	97	99	100	102	104	105	106	54	55	56	57	58	58	59
	95	101	102	104	106	108	109	110	59	59	60	61	62	63	63
	99	109	110	111	113	115	117	117	66	67	68	69	70	71	71
3	90	100	101	103	105	107	108	109	59	59	60	61	62	63	63
	95	104	105	107	109	110	112	113	63	63	64	65	66	67	67
	99	111	112	114	116	118	119	120	71	71	72	73	74	75	75
4	90	102	103	105	107	109	110	111	62	63	64	65	66	66	67
	95	106	107	109	111	112	114	115	66	67	68	69	70	71	71
	99	113	114	116	118	120	121	122	74	75	76	77	78	78	79
5	90	104	105	106	108	110	111	112	65	66	67	68	69	69	70
	95	108	109	110	112	114	115	116	69	70	71	72	73	74	74
	99	115	116	118	120	121	123	123	77	78	79	80	81	81	82
6	90	105	106	108	110	111	113	116	68	68	69	70	71	72	72
	95	109	110	112	114	115	117	117	72	72	73	74	75	76	76
	99	116	117	119	121	123	124	125	80	80	81	82	83	84	84
7	90	106	107	109	111	113	114	115	70	70	71	72	73	74	74
	95	110	111	113	115	117	118	119	74	74	75	76	77	78	78
	99	117	118	120	122	124	125	126	82	82	83	84	85	86	86
8	90	107	109	110	112	114	115	116	71	72	72	73	74	75	76
	95	111	112	114	116	118	119	120	75	76	77	78	79	79	80
	99	119	120	122	123	125	127	127	83	84	85	86	87	87	88
9	90	109	110	112	114	115	117	118	72	73	74	75	76	76	77
	95	113	114	116	118	119	121	121	76	77	78	79	80	81	81
	99	120	121	123	125	127	128	129	84	85	86	87	88	88	89
10	90	111	112	114	115	117	119	119	73	73	74	75	76	77	78
	95	115	116	117	119	121	122	123	77	78	79	80	81	81	82
	99	122	123	125	127	128	130	130	85	86	86	88	88	89	90
11	90	113	114	115	117	119	120	121	74	74	75	76	77	78	78
	95	117	118	119	121	123	124	125	78	78	79	80	81	82	82
	99	124	125	127	129	130	132	132	86	86	87	88	89	90	90

(Continúa)

Tabla 6.2-1. P90, P95 y P99 de presión arterial en niños según edad y percentiles de talla (*Cont.*)

Edad (años)	PA (percentil)	PAS (mmHg) percentil de talla							PAD (mmHg) percentil de talla						
		5	10	25	50	75	90	95	5	10	25	50	75	90	95
12	90	115	116	118	120	121	123	123	74	75	75	76	77	78	79
	95	119	120	122	123	125	127	127	78	79	80	81	82	82	83
	99	126	127	129	131	133	134	135	86	87	88	89	90	90	91
13	90	117	118	120	122	124	125	126	75	75	76	77	78	79	79
	95	121	122	124	126	128	129	130	79	79	80	81	82	83	83
	99	128	130	131	133	135	136	137	87	87	88	89	90	91	91
14	90	120	121	123	125	126	128	128	75	76	77	78	79	79	80
	95	124	125	127	128	130	132	132	80	80	81	82	83	84	84
	99	131	132	134	136	138	139	140	87	88	89	90	91	92	92
15	90	122	124	125	127	129	130	131	76	77	78	79	80	80	81
	95	126	127	129	131	133	134	135	81	81	82	83	84	85	85
	99	134	135	136	138	140	142	142	88	89	90	91	92	93	93
16	90	125	126	128	130	131	133	134	78	78	79	80	81	82	82
	95	129	130	132	134	135	137	137	82	83	83	84	85	86	87
	99	136	137	139	141	143	144	145	90	90	91	92	93	94	94
17	90	127	128	130	132	134	135	136	80	80	81	82	83	84	84
	95	131	132	134	136	138	139	140	84	85	86	87	87	88	89
	99	139	140	141	143	145	146	147	92	93	93	94	95	96	97

PA: presión arterial; PAD: presión arterial diastólica; PAS: presión arterial sitólica. Task Force en PA en niños y adolescentes.

INDICACIONES DE REALIZACIÓN DE LA MONITORIZACIÓN AMBULATORIA DE PRESIÓN ARTERIAL (Tabla 6.2-3)

Las circunstancias en las que se debe plantear la realización de una MAPA en un niño o adolescentes son las siguientes:

1) Confirmación diagnóstica ante la sospecha de HTA en un paciente sobre la base de mediciones clínicas de PA (normograma Task Force on High blood Pressure in Children and adolescent).
2) Evaluar mejor la PA en un paciente con PA clínicamente elevada pero no en rango de HTA.
3) Registro y cribado de HTA o HTA enmascarada, patrón no-*dipper* o alteración del ritmo circadiano de la PA en niños con factores de riesgo.

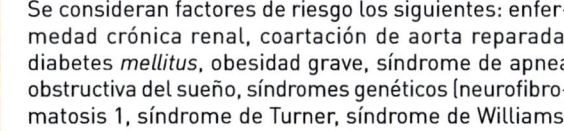
Se consideran factores de riesgo los siguientes: enfermedad crónica renal, coartación de aorta reparada, diabetes *mellitus*, obesidad grave, síndrome de apnea obstructiva del sueño, síndromes genéticos (neurofibromatosis 1, síndrome de Turner, síndrome de Williams) y trasplante de órganos sólidos.

Los prematuros y niños con bajo peso y pacientes con enfermedad de células falciformes también suelen presentar un anormal patrón circadiano de PA, por lo que también podría ser recomendable realizar una MAPA.
4) Monitorización del tratamiento antihipertensivo (resistencia al tratamiento o episodios de hipotensión).
5) Mareos o síncopes de origen no filiados, probablemente vinculados a crisis hipotensivas o ante la sospecha de enfermedad del nódulo sinusal.

Tabla 6.2-2. P90, P95 y P99 de presión arterial en niñas según edad y percentil de talla

Edad (años)	PA (percentil)	PAS (mmHg) percentil de talla							PAD (mmHg) percentil de talla						
		5	10	25	50	75	90	95	5	10	25	50	75	90	95
1	90	97	97	98	100	101	102	103	52	53	53	54	55	55	56
	95	100	101	102	104	105	106	107	56	57	57	58	59	59	60
	99	108	108	109	111	112	113	114	64	64	65	65	66	67	67
2	90	98	99	100	101	103	104	105	57	58	58	59	60	61	61
	95	102	103	104	105	107	108	109	61	62	62	63	64	65	65
	99	109	110	111	112	114	115	116	69	69	70	70	71	72	72
3	90	100	100	102	103	104	106	106	61	62	62	63	64	64	65
	95	104	104	105	107	108	109	110	65	66	66	67	68	68	69
	99	111	111	113	114	115	116	117	73	73	74	74	75	76	76
4	90	101	102	103	104	106	107	108	64	64	65	66	67	67	68
	95	105	106	107	108	110	111	112	68	68	69	70	71	71	72
	99	112	113	114	115	117	118	119	76	76	76	77	78	79	79
5	90	103	103	105	106	107	109	109	66	67	67	68	69	69	70
	95	107	107	108	110	111	112	113	70	71	71	72	73	73	74
	99	114	114	116	117	118	120	120	78	78	79	79	80	81	81
6	90	104	105	106	108	109	110	111	68	68	69	70	70	71	72
	95	108	109	110	111	113	114	115	72	72	73	74	74	75	76
	99	115	116	117	119	120	121	122	80	80	80	81	82	83	83
7	90	106	107	108	109	111	112	113	69	70	70	71	72	72	73
	95	110	111	112	113	115	116	116	73	74	74	75	76	76	77
	99	117	118	119	120	122	123	124	81	81	82	82	83	84	84
8	90	108	109	110	111	113	114	114	71	71	71	72	73	74	74
	95	112	112	114	115	116	118	118	75	75	75	76	77	78	78
	99	119	120	121	122	123	125	125	82	82	83	83	84	85	86
9	90	110	110	112	113	114	116	116	72	72	72	73	74	75	75
	95	114	114	115	117	118	119	120	76	76	76	77	78	79	79
	99	121	121	123	124	125	127	127	83	83	84	84	85	86	87
10	90	112	112	114	115	116	118	118	73	73	73	74	75	76	76
	95	116	116	117	119	120	121	122	77	77	77	78	79	80	80
	99	123	123	125	126	127	129	129	84	84	85	86	86	87	88
11	90	114	114	116	117	118	119	120	74	74	74	75	76	77	77
	95	118	118	119	121	122	123	124	78	78	78	79	80	81	81
	99	125	125	126	128	129	130	131	85	85	86	87	87	88	89

(Continúa)

Tabla 6.2-2. P90, P95 y P99 de presión arterial en niñas según edad y percentiles de talla (*Cont.*)

Edad (años)	PA (percentil)	PAS (mmHg) percentil de talla							PAD (mmHg) percentil de talla						
		5	10	25	50	75	90	95	5	10	25	50	75	90	95
12	90	116	116	117	119	120	121	122	75	75	75	76	77	78	78
	95	119	120	121	123	124	125	126	79	79	79	80	81	82	82
	99	127	127	128	130	131	132	133	86	86	87	88	88	89	90
13	90	117	118	119	121	122	123	124	76	76	76	77	78	79	79
	95	121	122	123	124	126	127	128	80	80	80	81	82	83	83
	99	128	129	130	132	133	134	135	87	87	88	89	89	90	91
14	90	119	120	121	122	124	125	125	77	77	77	78	79	80	80
	95	123	123	125	126	127	129	129	81	81	81	82	83	84	84
	99	130	131	132	133	135	136	136	88	88	89	90	90	91	92
15	90	120	121	122	123	125	126	127	78	78	78	79	80	81	81
	95	124	125	126	127	129	130	131	82	82	82	83	84	85	85
	99	131	132	133	134	136	137	138	89	89	90	91	91	92	93
16	90	121	122	123	124	126	127	128	78	78	79	80	81	81	82
	95	125	126	127	128	130	131	132	82	82	83	84	85	85	86
	99	132	133	134	135	137	138	139	90	90	90	91	92	93	93
17	90	122	122	123	125	126	127	128	78	79	79	80	81	81	82
	95	125	126	127	129	130	131	132	82	83	83	84	85	85	86
	99	133	133	134	136	137	138	139	90	90	91	91	92	93	93

PA: presión arterial; PAD: presión arterial diastólica; PAS: presión arterial sitólica. Task Force en TA en niños y adolescentes.

CONSIDERACIONES PRÁCTICAS DE LA MONITORIZACIÓN AMBULATORIA DE PRESIÓN ARTERIAL EN PEDIATRÍA

- La MAPA en pediatría debe ser realizada únicamente con dispositivos validados en niños de acuerdo con los estándares ANSI/AAMI/ISO.

Tabla 6.2-3. Indicaciones de realización de monitorización ambulatoria de presión arterial

- Confirmación diagnóstica ante la sospecha de HTA
- Registro y cribado de HTA o HTA en niños con factores de riesgo: enfermedad crónica renal, coartación de aorta reparada, diabetes *mellitus*, obesidad grave, síndrome de apnea obstructiva del sueño, síndromes genéticos (neurofibromatoris 1, síndrome de Turner, síndrome de Williams) y trasplante de órganos sólidos. Podría ser recomendable en prematuros, niños con bajo peso y pacientes con enfermedad de células falciformes
- Monitorización del tratamiento antihipertensivo
- Mareos o síncopes de origen no filiado, probablemente vinculados a crisis hipotensivas o ante la sospecha de enfermedad del nódulo sinusal

HTA: hipertensión arterial.

- Es esencial utilizar un brazalete adecuado para evitar errores de medida debidos a un tamaño inadecuado. Para la monitorización, se recomienda el uso de un manguito cuyo ancho sea del 40 % de la circunferencia del brazo del niño medida en el punto medio del acromion al olécranon, y cuya longitud cubra el 100 % de dicha circunferencia. Si existen dudas, es recomendable elegir el manguito más grande que mejor se ajuste. Se debe colocar en el brazo no dominante, salvo que esté contraindicado (p. ej., presencia de acceso de diálisis permanente). En pacientes con coartación de aorta reparada con anatomía vascular del arco normal, se debe colocar en el brazo derecho.
- La MAPA debe ser realizada e interpretada exclusivamente por personal entrenado de forma adecuada y estandarizada.
- La reproducibilidad y la estimación precisa de los parámetros obtenidos es mucho más dependiente de la duración que de la frecuencia de muestreo de la MAPA, por lo que idealmente se debe realizar una medición cada 15-20 minutos durante las horas de vigilia, y cada 20 a 30 minutos durante el sueño.
- Las medidas de la MAPA pueden no ser válidas si se toman durante el ejercicio físico, con movimientos excesivos o bajo estados inusuales de sobrecarga emocional. Es prefe-

rible realizarlas en un día escolar porque durante el fin de semana se pueden producir resultados más bajos de MAPA.

- El cuidado del equipo incluye calibrarlo de forma periódica (al menos una vez al año), inspección periódica de los manguitos e higiene y limpieza adecuada tras cada uso del dispositivo. Cuando no se use el dispositivo, las pilas deben ser retiradas.
- No se ha informado de eventos adversos graves relacionados con la MAPA en niños, aunque es más frecuente una mala tolerabilidad en adolescentes.

 Una MAPA debe realizarse con un dispositivo validado en pediatría y por personal experimentado. Es una técnica muy segura y habitualmente bien tolerada.

UTILIZACIÓN DE LOS DISPOSITIVOS DE MONITORIZACIÓN AMBULATORIA DE PRESIÓN ARTERIAL. PROGRAMACIÓN DE UNA PRUEBA

- En primer lugar, se debe encender el equipo y comprobar que las pilas tienen la batería adecuada.
- Conectar el equipo al PC mediante el cable de Interface y abrir la aplicación de *software* correspondiente.
- Crear un nuevo paciente o seleccionar uno ya existente. Accionar «Preparar dispositivo».
- Configurar el protocolo (frecuencia de muestreo correcta para las mediciones de los períodos de actividad y descanso). Se recomienda la toma de presión cada 15-20 minutos durante el día, y cada 20-30 minutos durante la noche.
- Confirmar que la fecha y la hora son correctas.
- Asegurarse de que el tono de aviso que señala el comienzo de una medición de PA esté apagado al menos durante el período de descanso nocturno; es opcional insonorizarlo durante el día.
- Una vez implantado el protocolo en el Holter, se desconecta el cable Interface y se coloca el manguito seleccionado para el paciente.
- Con el paciente sentado y relajado entre tres y cinco minutos, hacer tres mediciones con el dispositivo de la consulta en intervalos de tres minutos; debe descartarse la primera medida, y realizar la media de las dos restantes. Al inicio, se tiene que medir en los dos brazos, y si hay discordancia > 5 mmHg, colocar el manguito en el brazo con la PA más alta. Con posterioridad, la PA debe medirse con el dispositivo (MAPA) y comparar con los valores obtenidos con el dispositivo ambulatorio habitual (auscultatorio u oscilométrico) para ver que se correlacionan. Si el promedio de tres valores es más de ± 5 mmHg, se debe ajustar la colocación del manguito, cambiar las baterías o confirmar la precisión del dispositivo. Se debe instruir al paciente para:

- Mantener el manguito de medida de PA a la altura del corazón, no hablar ni moverse, dejando el brazo quieto y relajado, y respirar con normalidad cada vez que el manguito comience a hincharse.
- Utilizar preferentemente una prenda de algodón final bajo el manguito para minimizar el riesgo de equimosis y favorecer el cumplimiento.

- Se debe educar al paciente y a los padres sobre el funcionamiento del dispositivo e informarles de la frecuencia del muestreo programado, así como de la característica programada en la mayoría de los dispositivos de repetir automáticamente la medida de la PA dos minutos después de un error de medida. También se les debe instruir para detener una lectura si hay incomodidad excesiva, e indicar al paciente que mantenga el brazo inmóvil durante las lecturas. El dispositivo no se puede mojar, y no debe usarse durante deportes de contacto.
- Si tuvieran que retirar el dispositivo (ducha o cambio ropa), deben hacerlo inmediatamente después de una lectura para reducir la cantidad de datos perdidos, y volver a colocarlo lo antes posible.
- El paciente debe continuar con las actividades rutinarias habituales con restricciones mínimas, sin realizar actividades físicas que pueden interferir en el funcionamiento del dispositivo o en la medida precisa de la PA.
- Los pacientes deben registrar en un diario información precisa sobre: la hora de acostarse, hora de levantarse por la mañana, ingesta de medicación antihipertensiva, realización de ejercicio físico, estados de alteración emocional o cualquier síntoma, como mareos. De esta forma, puede realizarse una adecuada sincronización de los datos de PA con los ciclos de descanso-actividad real del paciente.

 La prueba se debe programar con una frecuencia de muestreo de una medición cada 15-20 minutos durante las horas de vigilia, y cada 20 a 30 minutos durante el sueño. Desactivar la alarma nocturna. Dar instrucciones de uso al niño y a la familia, y solicitar un diario de actividad.

Tras completar el registro de al menos 24 horas, los datos recogidos se deben descargar en la aplicación de *software*, tras conectar el equipo nuevamente con el PC mediante el cable de Interface.

INTERPRETACIÓN DE LOS RESULTADOS DE LA MONITORIZACIÓN AMBULATORIA DE PRESIÓN ARTERIAL. FENOTIPOS

Los registros de MAPA deben editarse. Los tiempos de vigilia-sueño registrados por el paciente en el diario deben usarse para indicar los períodos de vigilia y de sueño para el análisis.

Deben excluirse:

- Valores fuera del rango:
  - PAS < 60 mmHg o > 220 mmHg.
  - PAD < 35 mmHg o > 120 mmHg.
  - FC < 40 lpm o > 200 lpm.
  - Presión de pulso < 40 mmHg o >120 mmHg.

- Mediciones de prueba realizadas inmediatamente después de la colocación del dispositivo.
- Mediciones realizadas durante el ejercicio vigoroso.

Tabla 6.2-4. P90 y P95 de presión arterial sistólica y diastólica por monitorización ambulatoria de presión arterial en niños y niñas a partir 120 cm de talla

Chicos Talla (cm)	PA sistólica				PA diastólica			
	Día		Noche		Día		Noche	
	P90	P95	P90	P95	P90	P95	P90	P95
120	120,6	123,5	103,7	106,4	79,1	81,2	61,9	64,1
125	121,0	124,0	104,9	107,8	79,3	81,3	62,2	64,3
130	121,6	124,6	106,3	109,5	79,3	81,4	62,4	64,5
135	122,2	125,2	107,7	111,3	79,3	81,3	62,7	64,8
140	123,0	126,0	109,3	113,1	79,2	81,2	62,9	65,0
145	124,0	127,0	110,7	114,7	79,1	81,1	63,1	65,2
150	125,4	128,5	111,9	115,9	79,1	81,0	63,3	65,4
155	127,2	130,2	113,1	117,0	79,2	81,1	63,4	65,6
160	129,2	132,3	114,3	118,0	79,3	81,3	63,6	65,7
165	131,3	134,5	115,5	119,1	79,7	81,7	63,7	65,8
170	133,5	136,7	116,8	120,2	80,1	82,2	63,8	65,9
175	135,6	138,8	118,1	121,2	80,6	82,8	63,8	65,9
180	137,7	140,9	119,2	122,1	81,1	83,4	63,8	65,8
185	139,8	143,0	120,3	123,0	81,7	84,1	63,8	65,8

Chicas Talla (cm)	PA sistólica				PA diastólica			
	Día		Noche		Día		Noche	
	P90	P95	P90	P95	P90	P95	P90	P95
120	118,5	121,1	105,7	109,0	79,7	81,8	64,0	66,4
125	119,5	122,1	106,4	109,8	79,7	81,8	63,8	66,2
130	120,4	123,1	107,2	110,6	79,7	81,8	63,6	66,0
135	121,4	124,1	107,9	111,3	79,7	81,8	63,4	65,8
140	122,3	125,1	108,4	111,9	79,8	81,8	63,2	65,7
145	123,4	126,3	109,1	112,5	79,8	81,8	63,0	65,6
150	124,6	127,5	109,9	113,1	79,9	81,9	63,0	65,5
155	125,7	128,5	110,6	113,8	79,9	81,9	62,9	65,5
160	126,6	129,3	111,1	114,0	79,9	81,9	92,8	65,4
165	127,2	129,8	111,2	114,0	79,9	81,9	62,7	65,2
170	127,5	130,0	111,2	114,0	79,9	81,8	62,5	65,0
175	127,6	129,9	111,2	114,0	79,8	81,7	62,3	64,7

> **!** Se considera una MAPA válida cuando:
>
> - Abarca un período de seguimiento de al menos 24 horas.
> - Al menos un 70 % de los intentos de lectura son exitosos.
> - No existe falta de datos durante ≥ una hora.
> - El período de descanso nocturno es adecuado.

Los estudios subóptimos con períodos de datos de 18 a 20 horas pueden proporcionar información clínicamente útil (idealmente, debería repetirse el estudio).

> **!** Los cálculos estándares que se deben aportar en un informe normalizado son:
>
> - Media de la PA en 24 horas.
> - Media de la PAS/PAD durante la vigilia.
> - Media de la PAS/PAD durante el período de sueño (media de descanso).
> - Carga de PA (porcentaje de lecturas con PA >p95). Se considera normal <25 % (en la actualidad no se considera en la clasificación del fenotipo de la HTA).
> - Diferencia de PA día/noche (DIP nocturno): se calcula mediante la fórmula [(media PA diurna-media PA nocturna)/media PA diurna) x 100, tanto para la PAS como para la PAD. Se considera normal >10 %.

Los valores de una MAPA deben compararse con los datos de la MAPA específicos de sexo y altura. Hasta la fecha, la mejor referencia de los datos normativos específicos para el análisis de las cifras de PA obtenidas en una MAPA son los publicados por Wühl *et al.*, analizados en niños centroeuropeos desde los 5 años (v. **Tabla 6.2-4**); desafortunadamente no contienen valores de referencia para niños < 120 cm de altura, y están realizados con un dispositivo oscilométrico específico (Spacelabs Monitor 90207). Por tanto, la PAS y la PAD calculadas pueden variar según el dispositivo, y el uso de un dispositivo diferente al utilizado por Wühl *et al.* pueden afectar a la clasificación del paciente. Un enfoque razonable sería, si se usa un dispositivo diferente, utilizar la PA media, que debería ser equiparable entre diferentes dispositivos.

Fenotipos según patrón de presión arterial

Tras el análisis de los datos, se puede clasificar el patrón de la PA del paciente en diversos fenotipos (**Tabla 6.2-5**):

- Normotensión enmascarada o HTA de bata blanca: PA elevada en consulta, pero con medias totales de actividad y descanso normales.
- Hipertensión arterial enmascarada: PA normal en la consulta, pero con medias totales y/o de actividad y/o descanso elevadas. Presenta una prevalencia de hasta el 8-10 % en pacientes con enfermedad renal crónica, coartación de aorta reparada, y obesos.
- Normotenso no-*dipper*: media de actividad y descanso de la PAS/PAD normales, pero sin descenso nocturno de esta. Estos pacientes tienen un ligero aumento del riesgo cardiovascular, similar al de los pacientes *dipper* con PA ele-

Tabla 6.2-5. Fenotipos clasificación según presión arterial

Categoría	PAS o PAD ambulatoria		Media PAS o PAD	
	< 13 años	≥ 13 años	< 13 años	≥ 13 años
Normotenso	< P95	< 130/80	< P95	< 125/75 24 h < 130/80 despierto < 110/65 dormido
Normotensión enmascarada, HTA bata blanca	≥ P95	≥ 130/80		
Hipertensión enmascarada	< p95	< 130/80	≥ P95	≥ 125/75 24 h ≥ 130/80 despierto ≥ 110/65 dormido
Hipertensión ambulatoria	≥ p95	≥ 130/80		

h: horas; HTA: hipertensión arterial; PAD: presión arterial diastólica; PAS: presión arterial sistólica.

vada. Aquellos con diabetes *mellitus*, obesos, ECR y apnea obstructiva del sueño tienen una prevalencia significativamente elevada del patrón no-*dipper*. Si se precisara un tratamiento antihipertensivo en estos pacientes, la administración al acostarse sería la estrategia de elección.
- Hipertensión arterial.

En la actualidad, no se conocen las consecuencias que pueden tener a largo plazo la HTA enmascarada, la HTA de bata blanca, la hipertensión aislada nocturna o el patrón no-*dipper*.

CLASIFICACIÓN DE LA HIPERTENSIÓN ARTERIAL

Se define HTA como la PAS o PAD persistente por encima del P95 para su edad, talla y sexo. Los niños con PAS o PAD superior al P90 se considera que tienen una prehipertensión o PA normal-alta. En las guías europeas para los adolescentes ≥ 16 años no se utilizan los valores de los percentiles, sino que se aplican los puntos de corte del adulto, y se considera HTA si las cifras de PAS o PAD son ≥ 140/90 mmHg.

Tabla 6.2-6. Clasificación de la hipertensión arterial según guía europea 2016

Categoría	0-15 años	≥ 16 años
Normal	< P90	< 130/85 mmHg
Normal-alta	≥ P90 a < 95	130-139/85-89 mmHg
HTA	≥ P95	>140/90 mmHg
HTA grado 1	≥ P95 a P99 + 5 mmHg	140-159/90-99 mmHg
HTA grado 2	> P99 + 5 mmHg	160-179/100-109 mmHg

HTA: hipertensión arterial.

La clasificación de la HTA en las guías europeas es la mostrada (v. **Tabla 6.2-6**).

En las guías americanas, el valor para definir HTA difiere (es algo menor), y es a partir de los 13 años cuando se utilizan los puntos de corte de adulto (130/80 mmHg), por lo que la prevalencia de HTA en población infantil podría variar según la clasificación utilizada.

PROTOCOLO DE SEGUIMIENTO

Se recomienda realizar un seguimiento con MAPA:

- En grupos de riesgo normotenso, cada dos años.
- En pacientes con HTA estable, cada 12 meses.
- En pacientes con HTA en los que se modifica su régimen terapéutico: repetir a los tres meses.

PUNTOS CLAVE

- La HTA es un problema de salud creciente en la infancia; se recomienda su cribado en niños sanos a partir de los 3 años, o antes si existen factores de riesgo.
- La MAPA está considerada hoy en día como la técnica más fiable para un exacto diagnóstico de la HTA, la valoración adecuada del riesgo cardiovascular, y para establecer el esquema terapéutico más apropiado en cada paciente.
- Una MAPA debe realizarse con un dispositivo validado en pediatría y por personal experimentado. Es una técnica muy segura, y habitualmente bien tolerada.

- Se considera una MAPA válida cuando registra datos de todas las horas durante un seguimiento de al menos 24 horas, con un período adecuado de descanso nocturno, y al menos el 70 % de lecturas son exitosas.
- La MAPA permite clasificar el patrón de HTA en diversos fenotipos: HTA de bata blanca, HTA enmascarada, normotenso no-*dipper* o HTA.

BIBLIOGRAFÍA

Flynn JT, Kaelber DC, Baker-Smith CM, Blowey D, Carroll AE, Daniels SR, et al. Clinical Practice Guideline for Screening and Management of High Blood Pressure in Children and Adolescents. Pediatrics. 2017;140(3): e20171904.

Flynn JT, Urbina EM, Brady TM, Baker-Smith C, Daniels SR, Hayman LL, et al. Ambulatory Blood Pressure Monitoring in Children and Adolescents: 2022 Update: A scientific Statement From the American Heart Association. Hypertension, 2022;79(7):e114-24.

Lurbe E, Agabiti-Rosei E, Cruickshank JK, Dominiczak A, Erdine S, Hirth A, et al. 2016 European Society of Hypertension guidelines for the management of high blood pressure in children and adolescents. J Hypertens. 2016;34(10):1887-920.

Wuhl E, Witte K, Soergel M, Mehls O, Schaefer F; German Working Group on Pediatric Hypertension. Distribution of 24-h ambulatory blood pressure in children: normalized reference values and role of body dimensions. J. Hypertens. 2002;20(10):1995-2007.

Técnicas invasivas

7

7.1 Conceptos básicos de ecografía transesofágica

N. Rivero Jiménez

OBJETIVOS

- Saber las indicaciones del ecocardiograma transesofágico en la edad pediátrica, así como sus contraindicaciones.
- Conocer la preparación que precisan los pacientes antes de la realización de la ecografía transesofágica.
- Entender el manejo de la sonda transesofágica.
- Reconocer e interpretar los planos básicos de la ecocardiografía transesofágica.

INTRODUCCIÓN

La ecocardiografía transesofágica (ETE) se basa en la utilización de ultrasonidos de alta frecuencia emitidos y recogidos por un transductor formado por pequeños cristales que está integrado en una sonda transesofágica similar a las utilizadas en las endoscopias digestivas. De esta manera, al estar más próximo el transductor al corazón y utilizar altas frecuencias, se obtiene una excelente calidad de imagen, que aporta una mayor claridad y precisión a la hora de valorar ciertas estructuras cardíacas.

Los primeros reportes de la ETE datan de 1976, cuando Franzin *et al.* diseñaron los primeros transductores esofágicos elaborados para el estudio de pacientes adultos con patología pulmonar y obesidad con muy mala ventana acústica transtorácica. A partir de entonces se fueron diseñando nuevos transductores que permitieron realizar estudios multiplanares obteniendo cada vez de imágenes cardíacas de mayor calidad, llegando, hoy en día a la adquisición de imágenes tridimensionales con alta resolución. Este importante avance hizo que la American Society of Echocardiography and The Society of Cardiovascular Anesthesiologist (ASE/SCA) publicaran en 2013 las más recientes recomendaciones para realizar un estudio de ETE completo, enfocadas sobre todo a pacientes adultos con corazón estructuralmente sano.

El desarrollo de sondas pediátricas se produjo en los años 1980, y hoy en día la ETE es una herramienta de uso habitual en el campo de la cardiología infantil y cardiopatías congénitas. Esto hizo que la ASE publicara en 2019 una nueva guía de recomendaciones de la ETE en pediatría y cardiopatías congénitas. El contenido del presente capítulo se basa fundamentalmente en dicho documento.

APLICACIONES CLÍNICAS DE LA ECOCARDIOGRAFÍA TRANSESOFÁGICA: INDICACIONES Y CONTRAINDICACIONES

En general, en la edad pediátrica, la ETE se utiliza para mejorar la resolución de la imagen ya obtenida en el estudio transtorácico en circunstancias en las que se precisa una valoración más detallada (Tabla 7.1-1). Principalmente, aporta gran información a la hora de evaluar válvulas nativas y prótesis cardíacas, lo que permite excluir o confirmar infecciones en esa zona (verrugas infecciosas), valora la existencia de posibles cortocircuitos intracardíacos y permite confirmar la presencia o ausencia de trombos.

También es muy útil como herramienta de ayuda en procedimientos quirúrgicos cardíacos de forma intraoperatoria, ya que permite evaluar los resultados quirúrgicos y guiar el manejo ante cualquier complicación intraoperatoria.

Además, en los últimos años, la ETE ha desempeñado un papel principal en la sala de hemodinámica en relación con los procedimientos intervencionistas de cierre de defectos septales. En este contexto ha permitido reducir el tiempo de fluoroscopia, disminuir la cantidad de medio de contraste utilizado y ha mejorado la seguridad del procedimiento.

Sin embargo, hay que recordar que la ETE es un procedimiento invasivo no exento de posibles complicaciones, por lo que hay que conocer sus contraindicaciones (Tabla 7.1-2). La balanza beneficio/riesgo siempre tiene que ser mayor cuando se habla de pacientes con contraindicaciones relativas, sobre todo en pacientes con patología/cirugía del tracto digestivo superior o con malformaciones vasculares o de otro tipo que puedan comprometer potencialmente la vía aérea. Especial cuidado hay que tener con los niños con síndrome de Down, pues pueden presentar macroglosia relativa, estructuras hipofaríngeas estrechas y/o inestabilidad de la columna cervical.

- Las principales indicaciones de la ETE en la edad pediátrica incluyen la valoración de la anatomía y función durante la cirugía cardíaca, sirve de guía en cateterismos intervencionistas y cuando no es posible una evaluación completa con ecocardiografía transtorácica (evaluación de válvulas/prótesis, sospecha de endocarditis/trombos, etc.).
- Al tratarse la ETE de un procedimiento invasivo, siempre deben ser mayores los beneficios que los riesgos en pacientes con contraindicaciones relativas. La falta de sedación en pediatría es una contraindicación absoluta.

Tabla 7.1-1. Indicaciones de la ecocardiografía transesofágica

Indicaciones diagnósticas

- Paciente con sospecha de cardiopatía congénita y sin diagnóstico por ecografía transtorácica
- Evaluación de la presencia de foramen oval permeable con o sin solución salina agitada y de la dirección del cortocircuito como posible causa de etiología de infarto
- Evaluación de causa cardiovascular de embolismo sin causa no cardiovascular identificada
- Evaluación de túneles intra o extracardíacos en relación con cirugías de Fontan, Senning o Mustard
- Sospecha de patología aórtica aguda incluida pero sin limitarse a disección (p. ej., síndrome de Marfan, válvula aortica bicúspide, coartación aórtica)
- Evaluación intracardíaca por sospecha de vegetaciones o abscesos
- Evaluación de trombos intracardíacos previo a cardioversión por *flutter*/fibrilación atrial y/o ablación por radiofrecuencia
- Derrame pericárdico o evaluación de la función cardíaca y monitorización postoperatoria en pacientes con el tórax abierto o pobres ventanas acústicas
- Evaluación de válvulas protésicas ante malas imágenes por ecografía transtorácica
- Reevaluación de hallazgos previos por ecografía transesofágica (p. ej., resolución de trombos posterior a anticoagulación, resolución de vegetaciones posterior a antibioticoterapia)

Indicaciones pericirugía

- Precisar la anatomía cardíaca y la función preoperatoria inmediata
- Evaluar los resultados quirúrgicos postoperatorios y la función cardíaca
- Monitorización intraoperatoria del volumen y la función ventricular
- Monitorización de la presencia de aire intracardíaco o intravascular o la presencia de derrame pericárdico

Indicaciones en la sala de hemodinámica (guía durante el intervencionismo)

- Guía en la colocación de dispositivos oclusores: cierre de defectos septales (comunicaciones interauriculares/interventriculares), cierre de fenestración en conducto Fontan extracardíaco/intracardíaco
- Guía en realización de septostomía atrial con balón o navaja
- Guía en colocación/implante de *stent* en canales venosos en pacientes con cirugía de Mustard/Sening
- Guía durante intervenciones valvulares percutáneas
- Guía durante procedimientos de ablación con radiofrecuencia
- Evaluación de los resultados de cirugía mínimamente invasiva o procedimientos cardíacos vídeo asistidos

SELECCIÓN DE PACIENTES Y COMPLICACIONES

El uso de la ETE en la clínica habitual ha demostrado una seguridad favorable, con un promedio de complicaciones del 1-3 % en el grupo pediátrico. La mayoría de estas se han reportado en neonatos y pacientes pequeños, y son las más frecuentes las secundarias a compromiso respiratorio o compresión vascular. Dentro de las complicaciones graves, aunque poco habituales, hay que tener presente la perforación esofágica, la laceración gástrica, y la estenosis subglótica. También cabe destacar por su frecuencia la incidencia de disfagia orofaríngea posterior a la ETE, que se ha estimado que aparece

Tabla 7.1-2. Contraindicaciones de la ecocardiografía transesofágica

Absolutas	Relativas
• Fístula traqueoesofágica no reparada • Constricción u obstrucción esofágica • Víscera hueca perforada • Sangrado activo esofágico o gástrico • Pobre control de la vía aérea • Depresión respiratoria grave • Paciente no cooperador, no sedado	• Historia de cirugía esofágica o gástrica • Historia de cáncer esofágico • Varices o divertículo esofágico • Sangrado gastrointestinal reciente • Esofagitis activa o úlcera péptica • Anillo vascular, anomalía del arco aórtico con o sin compromiso de la vía aérea • Enfermedad orofaríngea • Coagulopatía grave • Trombocitopenia significativa • Lesión o anomalía de la columna cervical • Posgastrostomía o funduplicatura que limite las ventanas esofágicas

en un 18 % de los pacientes, y cede progresivamente en las horas-días siguientes.

 La ETE ha demostrado ser una técnica segura con un bajo porcentaje de complicaciones, y son más frecuentes en niños pequeños y las relacionadas con compresión de la vía área.

SITIO DE REALIZACIÓN Y NECESIDAD DE SEDACIÓN/ANESTESIA

A la hora de realizar una ETE en un paciente pediátrico se deben tener en cuenta tres características fundamentales de estos pacientes que les diferencia de la población adulta:

- **Falta de colaboración** en la realización de pruebas invasivas, que imposibilita la realización de estas o la obtención de estudios de alta calidad.
- **Motivo de indicación de la ETE**: en la gran mayoría de los casos está en relación con cardiopatías congénitas complejas que requieren un tiempo de estudio largo.
- **Situación hemodinámica basal del paciente**: en un contexto de cardiopatías complejas el ecocardiografista se puede enfrentar, por ejemplo, a niños con saturaciones basales por debajo del 90 %, lo que los convierte en pacientes de riesgo para la realización de esta prueba. Se considera grupo especial de riesgo aquellos niños con fisiología univentricular, cardiopatías cianógenas no corregidas o paliadas, o hipertensión pulmonar grave.

Todo ello hace que sea imprescindible realizar el estudio en colaboración con un intensivista/anestesista pediátrico formado en cardiología infantil en una unidad que cuente con los medios necesarios para realizar una sedación/anestesia bajo monitorización y con los recursos necesarios para solventar una posible complicación.

- La sedación es imprescindible para la realización de una ETE en la edad pediátrica, con el adecuado apoyo de un intensivista/anestesista infantil.
- Hay que tener especial cuidado en pacientes con fisiología univentricular, patologías cianógenas no corregidas o paliadas o hipertensión pulmonar grave.

ELECCIÓN DE SONDA, TÉCNICA DE COLOCACIÓN Y CUIDADOS

La elección de la sonda depende principalmente del peso del paciente y el tamaño de la sonda. Existen fundamentalmente cuatro tipos de sondas:

- **Sonda pediátrica micromultiplanar**: para pacientes >2,5 kg.
- **Sonda pediátrica minimultiplanar**: para pacientes >3,0-3,5 Kg.
- **Sonda de adulto multiplanar 2D**: debe considerarse para pacientes con peso >25 kg.
- **Sonda de adulto multiplanar 3D**: tiene dimensiones mayores que las sondas 2D de adulto y debe tenerse en cuenta para pacientes con peso >30 kg.

En neonatos y niños pequeños también se han utilizado sondas de ecocardiograma intracardíaco (8-10 Fr), y resultan ser de utilidad en algún caso, aunque solo aporta imágenes limitadas a un solo plano longitudinal (90°) y carece de la aprobación formal para este uso.

La colocación de la sonda se debe realizar una vez el paciente esté sedado/anestesiado. Para ello, previamente, ha debido permanecer en ayunas 6-8 horas. En muchas ocasiones, si las características del paciente lo permiten, se coloca un mordedor previo a la sedación para salvaguardar la integridad de la sonda frente a posibles reflejos de mordida.

Un aspecto que puede llevar a debate es la necesidad o no de realizar profilaxis de endocarditis bacteriana. Según las indicaciones de la ASE, la profilaxis no estaría recomendada para la realización de una ETE estándar, pero sí para pacientes de alto riesgo con material protésico, historia previa de endocarditis, cardiopatías cianógenas o *shunts* o fístulas sistémico-pulmonares quirúrgicas.

Una vez el paciente está dormido, se coloca su cabeza en una posición neutra y medial para la introducción de la sonda. En algunos centros colocan la cabeza de lado, ya que esta maniobra ocasiona el cierre del seno piriforme ipsilateral, un sitio donde la sonda puede encontrar obstrucción.

La introducción de la sonda se lleva a cabo por parte del ecocardiografista, excepto en situaciones complejas (pacientes intubados, cavidades orofaríngeas estrechas, etc.) en las que puede ser guiada mediante laringoscopia por parte del anestesista/intensivista. La sonda se debe introducir siempre desbloqueada y bien lubricada, en posición neutra, y en ciertas ocasiones con leve anteroflexión de la punta. La subluxación de la mandíbula, presión del cricoides y/o la guía con un dedo, pueden facilitar la colocación de la sonda. Levantar la cabeza también puede ser de utilidad en niños mayores.

Aunque se puede esperar cierta resistencia al avance de la sonda, se requiere experiencia y habilidad en esta técnica para distinguir qué resistencia es normal y cuál es excesiva.

Una vez finalizado el estudio, se debe llevar a cabo el enjuague y desinfección de la sonda según las instrucciones del fabricante y los protocolos de cada laboratorio. Tras limpiar la sonda, debe guardarse en una maleta bien ventilada, libre de polvo y con protectores en la punta de la sonda que protejan los cristales piezoeléctricos.

- La elección de la sonda se basa principalmente en el peso del paciente.
- La realización de una ETE precisa de ayuno.
- La sonda debe ser colocada una vez el paciente esté anestesiado/sedado.
- La profilaxis de endocarditis bacteriana queda relegada a pacientes de alto riesgo (portadores de material protésico, historia previa de endocarditis, cardiopatías cianógenas o *shunts* o fístulas sistémico-pulmonares quirúrgicas).

MANIPULACIÓN Y CONTROL DE LA SONDA

La sonda transesofágica puede manipularse en diferentes direcciones con el propósito de permitir la adquisición de los diferentes planos cardíacos (**Fig. 7.1-1**). Los movimientos principales de la sonda son:

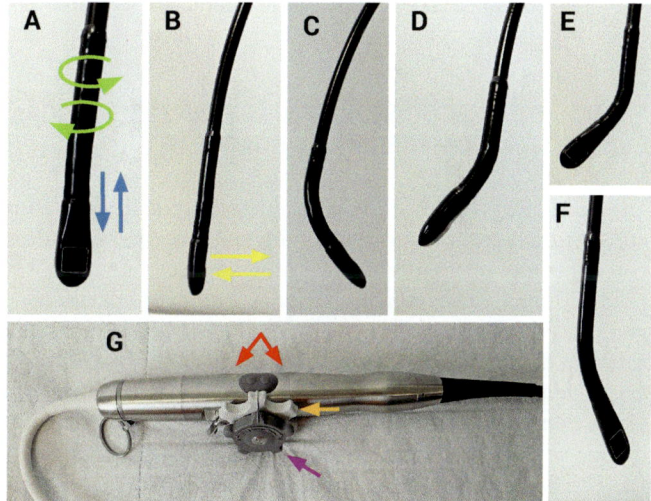

Figura 7.1-1. Sonda transesofágica y mando. Terminología empleada en la manipulación de la sonda. **A)** Vista anterior del transductor (en contacto con la pared del esófago). Las flechas azules indican la dirección de movimiento de la sonda durante el avance y retirada de esta. Las flechas verdes indican la dirección de movimiento de la sonda con el giro a la derecha o izquierda. **B)** Vista lateral del transductor. Las flechas amarillas indican la dirección de movimiento de la punta de la sonda con la anteroflexión y retroflexión. **C)** Anteroflexión de la sonda. **D)** Retroflexión de la sonda. **E)** Flexión de la punta hacia la derecha. **F)** Flexión de la punta hacia la izquierda. **G)** Mando de la sonda. Las flechas rojas indican los botones con los que se dan o quitan grados, la flecha naranja la manecilla mayor (que permite realizar los movimientos de flexión anterior y posterior), y la rosa, la manecilla menor (que permite realizar los movimientos de flexión derecha-izquierda).

- **Avance** (hacia los pies del paciente) o **retirada** (hacia la cabeza del paciente).
- **Movimientos de giro:** hacia la derecha (horario) o a la izquierda (antihorario), obtenidos al girar el mango de la sonda.
- **Movimientos de flexión** de la punta de la sonda, que se realizan con las manecillas que se encuentran en su mango. A su vez, pueden ser movimientos de:
  - Anteroflexión y retroflexión, realizados con la manecilla mayor.
  - Flexión hacia la izquierda o la derecha, en referencia hacia el lado izquierdo y derecho del paciente, respectivamente, realizados con la manecilla menor. Por lo general, las sondas pediátricas no cuentan con la flexión derecha-izquierda, lo que limita más la adquisición de los planos.

Además, el mango de las sondas multiplanares cuenta con unos botones que permiten rotar la imagen entre 0 a 180° (rotación hacia adelante) y de 180 a 0° (rotación hacia atrás).

Durante la realización de la ETE, la mano más cercana al paciente se colocará en la sonda en la zona más proximal a la boca de este para realizar los movimientos de avance y retirada y siempre asegurando la vía aérea en los pacientes intubados. La mano más alejada del paciente se situará en el mango de la sonda, realizado los movimientos de flexión con las manecillas y de giro de la imagen con los botones (aporte de grados).

 Los movimientos básicos de la sonda incluyen movimientos de: avance/retirada, giro (derecha/izquierda) y flexión (anterorretroflexión/flexión derecha e izquierda).

PLANOS DE LA ECOCARDIOGRAFÍA TRANSESOFÁGICA: EVALUACIÓN COMPRENSIVA Y COMPLETA

Las guías 2013 de la ASE/SCA establecen una serie de planos en 2D para la realización de una ETE en los pacientes adultos con corazones estructuralmente sanos, sin hacer mención a la población pediátrica ni a los pacientes con cardiopatías congénitas. Por ello, se creó la guía ASE de 2019, en la que se da cabida a estos pacientes, teniendo en cuenta consideraciones especiales pero que se basan, cuando es posible, en las mismas vistas con la misma nomenclatura, y con la consideración de que se trata de un paciente con *situs solitus* en levocardia. La ETE se realiza en cuatro posiciones principales de la sonda en relación con el tracto gastrointestinal: esofágico medio, transgástrico, transgástrico profundo y esofágico alto (**Fig. 7.1-2**). Todas las imágenes se mostrarán como en la guía ASE 2013, excepto las obtenidas desde un transgástrico profundo, donde proponen invertir la imagen (con el ápex del corazón en la parte inferior de la pantalla) para mostrarlas en una posición «anatómicamente corregida».

Debido a la gran variedad de cardiopatías congénitas existentes con innumerables variedades anatómicas, y más aún si se incluyen las variaciones en la posición cardíaca (levocardia vs. mesocardia/dextrocardia), hace que la evaluación en ETE se base más en estructuras anatómicas que en vistas ecocardiográficas. Todo ello condiciona que las 28 vistas descritas en

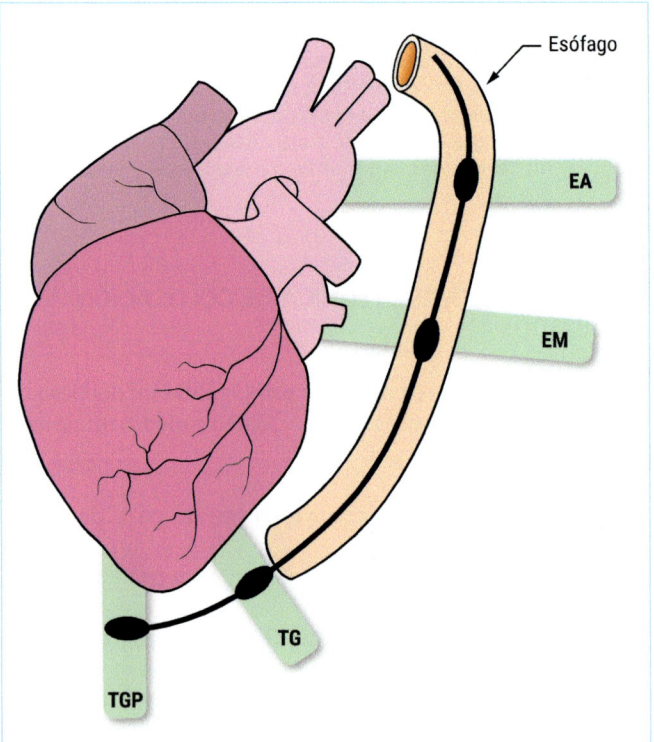

Figura 7.1-2. Posiciones principales de la sonda en relación con el tracto gastrointestinal para la realización de los planos ecocardiográficos: esofágico medio (EM), transgástrico (TG), transgástrico profundo (TGP) y esofágico alto (EA).

la guía ASE 2019 requieran en muchos casos modificaciones para el estudio anatómico preciso de una estructura cardíaca, sirviendo de punto de partida, y evitando tenerlas que realizar necesariamente por el orden en que se exponen. En lo referente a las cardiopatías congénitas, la improvisación del operador desempeña un papel muy importante, ya que puede utilizar en muchos casos planos no estandarizados obtenidos con la manipulación de la sonda. Los recursos utilizados para la optimización de la imagen son los mismos que los empleados en la ecografía transtorácica. Las 28 vistas propuestas en la guía ASE 2019 se exponen en la **tabla 7.1-3**.

- La guía ASE 2019 propone 28 vistas para el estudio ecocardiográfico transesofágico en la edad pediátrica y en los pacientes con cardiopatías congénitas.
- La ETE se realiza en cuatro posiciones primarias dentro del tracto gastrointestinal: esofágica media, transgástrica, transgástrica profunda y esofágica alta.
- Debido a la gran variedad anatómica de las cardiopatías congénitas, es frecuente que sea necesario realizar modificaciones de las vistas propuestas para el estudio adecuado de las distintas estructuras anatómicas.

PROTOCOLO DE ESTUDIO 3D TRANSESOFÁGICO

En el campo de la cardiología pediátrica y cardiopatías congénitas, el uso del 3D ha demostrado su utilidad durante

Tabla 7.1-3. Esquema de examen de ecocardiografía transesofágica con las 28 vistas propuestas en la guía ASE 2019 obtenidas mediante un simulador ecocardiográfico Vimedix (Medical Simulator)

Esofágico medio			
Nombre vista	**Adquisición**	**Estructuras valoradas**	**Imagen ETE**
• #1 • 4 cámaras	• 0°-10° • Puede requerir leve retroflexión • Es el plano base o home	• AI/AD • VI/VD • VM (A3A2-P2P1) • VT • SC • TIA/TIV	
• #2 • 5 cámaras	• 0°-10° • Desde vista #1, con ligera anteroflexión	• VA, TSVI • AI/AD • VI/VD/TIV • VM (A2A1-P1) • VT	
• #3 • Bicomisural mitral	• 50°-70° • Desde vista #1	• AI/VI • SC • VM (P3-A3A2A1P1) • Músculos papilares • Aparato subvalvular M	
• #4 • 2 cámaras	• 80°-100° • Desde vista #1	• AI • SC • OAI • VI • VM (P3-A3A2A1) • Cx	
• #5 • Eje largo	• 120°-140° • Desde vista #1	• AI • VI • TSVI/TSVD • VM (P2-A2) • VA • Ao asc prox	
• #6 • Eje largo de la válvula aórtica	• 120°-140° • Desde vista #5, retirando levemente la sonda	• AI • TSVI • VM (P2-A2) • VA • Ao asc prox • ACI	
• #7 • Eje largo de la aorta ascendente	• 90°-110° • Desde vista #6, retirando la sonda	• Porción media Ao ascendente • RPD	
• #8 • Aorta ascendente eje corto	• 0°-30° • Desde vista #7	• Porción media Ao ascendente • TP/bifurcación RRPP • VCS	
• #9 • Venas pulmonares derechas	• 0° • Desde vista #1, con giro horario	• Porción media Ao ascendente • VCS • VPID • VPSD	
• #10 • Venas pulmonares izquierdas	• 90°-110° • Desde vista #1, con giro antihorario	• VPII • VPSI • RPI	

(Continúa)

Tabla 7.1-3. Esquema de examen de ecocardiografía transesofágica con las 28 vistas propuestas en la guía ASE 2019 obtenidas mediante un simulador ecocardiográfico Vimedix (Medical Simulator) (*Cont.*)

		Esofágico medio	
Nombre vista	**Adquisición**	**Estructuras valoradas**	**Imagen ETE**
• #11 • Orejuela izquierda	• 90°-110° • Desde vista # 10, ligero giro horario con cierta anteroflexión o avance según sea necesario	• OI • VPSI	
• #12 • Válvula aórtica eje corto	• 25°-45° • Desde vista #2, se retira ligeramente la sonda y se hace anteroflexión	• VA • VP • AI/AD • TIA • TSVD • ACI/ACD	
• #13 • Entrada y salida del ventrículo derecho	• 50°-70° • Desde vista #12 con cierta anteroflexión hasta observar las cavidades derechas	• VA • VP • AI/AD • TIA • VT • TSVD • TIV (membranoso, salida)	
• #14 • Bicaval modificado de la VT	• 50°-70° • Desde vista # 13, con giro en sentido horario hasta que la VT esté en el centro de la imagen	• AI/AD • TIA • VT • VCS • VCI • SC	
• #15 • Bicaval	• 90°-110° • Desde vista #1, con giro en sentido horario hasta que se visualicen la VCS y VCI	• AI/AD • OD • TIA • VCS • VCI	
		Transgástrico (TG)	
Nombre vista	**Adquisición**	**Estructuras valoradas**	**Imagen ETE**
• #16 • TG • VCI/suprahepáticas	• 80°-110° • Desde vista #1, avanzar la sonda hasta el estómago y dar grados • Girar en sentido horario y se hace ligera anteroflexión	• VCI • VSH	
• #17 • TG eje corto basal	• 0°-20° • Desde vista #16	• VI (base) • VD (base) • VM • VT • TIV (muscular)	
• #18 • TG eje corto músculos papilares	• 0°-20° • Desde vista #17, se avanza la sonda con anteroflexión	• VI (medio) • Músculos papilares • VD (medio) • TIV (muscular)	

(*Continúa*)

Tabla 7.1-3. Esquema de examen de ecocardiografía transesofágica con las 28 vistas propuestas en la guía ASE 2019 obtenidas mediante un simulador ecocardiográfico Vimedix (Medical Simulator) (*Cont.*)

	Transgástrico (TG)		
Nombre vista	**Adquisición**	**Estructuras valoradas**	**Imagen ETE**
• #19 • TG eje corto apical	• 0°-20° • Desde vista #18, se continúa avanzando la sonda, manteniendo la anteroflexión	• VI (ápex) • VD (ápex) • TIV (muscular apical)	
• #20 • TG eje largo	• 120°-140° • Desde vista #18 dando grados	• VI • TSVI • VA • Raíz aórtica • VM	

	Transgástrico profundo (GTP)		
Nombre vista	**Adquisición**	**Estructuras valoradas**	**Imagen ETE**
• #21 • TGP • 5 cámaras	• 0°-20° • Requiere de avanzar más la sonda en el estómago, normalmente con importante anteroflexión	• VI/VD • TSVI • VA • Raíz de la aorta • VM • TIV	
• #22 • TGP tracto de salida VD	• 50°-90° • Desde vista #21, retirar la sonda ligeramente y se dan grados • Puede requerirse un ligero giro horario	• VI/VD • TSVD • VP • TSVI • VA • VM • TIV	
• #23 • TGP septo interauricular	• 80°-90° • Desde vista #22, con giro horario	• AD/OD • AI • APD • TIA • VCS/VCI	

	Esofágico alto		
Nombre vista	**Adquisición**	**Estructuras valoradas**	**Imagen ETE**
• #24 • Arco aórtico eje largo	• 0°-10° • Retirando la sonda hasta una posición esofágica alta	• Arco aórtico • VIn	
• #25 • Arco aórtico eje corto	• 70°-90° • Desde vista #24, se dan grados	• Arco aórtico • VIn • TP, bifurcación RRPP • VP	
• #26 • Arteria pulmonar	• 0°-20° • Desde vista #24, se avanza lentamente la sonda y se gira ligeramente en sentido horario	• TP • RPD • RPI • Porción media aorta ascendente	

(Continúa)

Tabla 7.1-3. Esquema de examen de ecocardiografía transesofágica con las 28 vistas propuestas en la guía ASE 2019 obtenidas mediante un simulador ecocardiográfico Vimedix (Medical Simulator) (*Cont.*)

Esofágico alto			
Nombre vista	**Adquisición**	**Estructuras valoradas**	**Imagen ETE**
• #27 • Aorta descendente eje corto	• 0°-10° • Desde vista #24, giro antihorario y se avanza lentamente siguiendo el arco aórtico	• Aorta descendente	
• #28 • Aorta descendente eje largo	• 90°-100° • Desde vista #27, se dan grados	• Aorta descendente	

Las vistas de transgástrico profundo se representan según se obtienen, pero se debe recordar que en la guía ASE se propone invertir la imagen.
ACD: arteria coronaria derecha; ACI: arteria coronaria izquierda; AD: aurícula derecha; AI: aurícula izquierda; Ao asc prox: aorta ascendente proximal; OAD: orejuela aurícula derecha; OAI: orejuela aurícula izquierda; RPD: rama pulmonar derecha; RPI: rama pulmonar izquierda; RRPP: ramas pulmonares; SC: seno coronario; TIA: tabique interauricular; TIV: tabique interventricular; TP: tronco pulmonar; TSVD: tracto de salida de ventrículo derecho; TSVI: tracto de salida de ventrículo izquierdo; VA: válvula aórtica; VCI: vena cava inferior; VCS: vena cava superior; VIn: vena innominada; VD: ventrículo derecho; VI: ventrículo izquiedo; VM: válvula mitral; VP: válvula pulmonar; VPID: vena pulmonar inferior derecha; VPII: vena pulmonar inferior izquierda; VPSD: vena pulmonar superior derecha; VPSI: vena pulmonar superior izquierda; VSH: venas suprahepáticas; VT: válvula tricúspide.

la realización de cateterismos intervencionistas y en las cirugías. En la **tabla 7.1-4** se reflejan las recomendaciones específicas de su uso para las diversas patologías y procedimientos, así como algunas en las que se ha usado de manera efectiva.

La ETE 3D requiere de mayor experiencia y conocimientos que la ETE 2D, e incluye técnicas específicas como el *live* 3D, volumen completo y multiplanar en vivo (**Fig. 7.1-3**).

 El uso del 3D en la ETE aporta gran información a los estudios, y aunque existen limitaciones para su uso en la edad pediátrica, en los últimos años se están produciendo grandes avances tecnológicos.

LIMITACIONES TECNOLÓGICAS Y FUTUROS AVANCES

Aunque en los últimos años se ha producido un gran avance tecnológico en el desarrollo de la ETE, en el campo de la pediatría se continúa con ciertas limitaciones, que incluyen principalmente: análisis subóptimo de color 3D, carencia de sondas 3D pediátricas y ausencia de una sonda ETE de alta calidad para neonatos pequeños en todas las plataformas.

Tabla 7.1-4. Indicaciones de uso del 3D en ecocardiografía transesofágica en cardiopatías congénitas

Se ha recomendado su uso para	Se ha utilizado de forma efectiva durante
• Guiar cierre de CIA/CIV con dispositivo • Visualizar catéteres y dispositivos • Medición de los defectos mediante vistas en face • Análisis de la anatomía y función de las válvulas auriculoventriculares • Visualización de la válvula aórtica y tracto de salida del ventrículo izquierdo	• Cierre de fenestraciones de Fontan • Cierre de aneurismas del seno de Valsalva rotos mediante dispositivo • Cierre de fístulas coronarias con dispositivos • Cierre de fugas paravalvulares protésicas con dispositivo • Cierre de fugas de túneles de *switch* atrial y colocación de *stent* en obstrucción de túneles • Punción transeptal auricular durante diversos procedimientos • Evaluación de sincronía de marcapasos biventricular y guía para la colocación de cables

CIA: comunicación interauricular; CIV: comunicación interventricular.

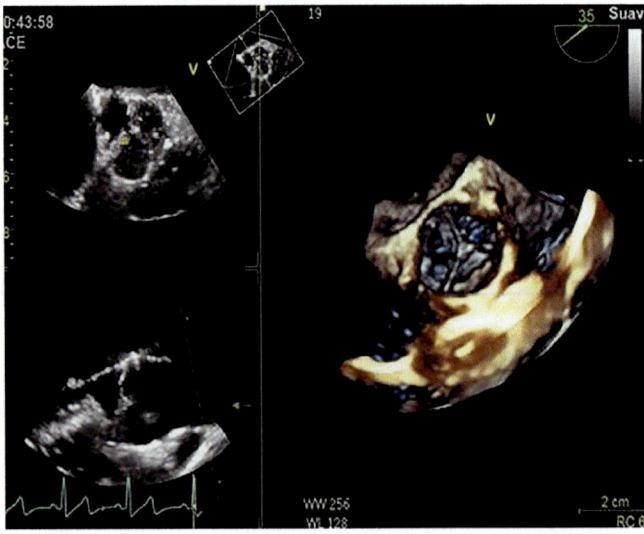

Figura 7.1-3. Reconstrucción 3D de válvula aórtica mediante técnica *X-plane* con volumen completo.

PUNTOS CLAVE

- La ETE en la edad pediátrica es una técnica segura que requiere un conocimiento y habilidades diferentes a las requeridas en el adulto.
- Precisa sedación y se usa bajo unas indicaciones precisas, sobre todo cuando la ecografía transtorácica no aporta una información completa y como guía en procedimientos intervencionistas y cirugías cardíacas.

- Al ser un procedimiento invasivo, la relación beneficio/riesgo debe ser a favor en todo paciente con contraindicaciones relativas.
- Para su realización, la ASE ha propuesto 28 vistas estandarizadas publicadas en su guía de 2019. No obstante, la gran variedad anatómica de las cardiopatías congénitas puede condicionar la utilización de planos no estandarizados para realizar un adecuado estudio.

BIBLIOGRAFÍA

Ayres NA, Miller-Hance W, Fyfe DA, Stevenson JG, Sahn DJ, Young LT, et al. Indications and guidelines for performance of transesophageal echocardiography in the patient with pediatric acquired or congenital heart disease: report from the task force of the Pediatric Council of the American Society of Echocardiography. J Am Soc Echocardiogr. 2005;18(1):91-8.

Bezold LI, Pignatelli R, Altman CA, Feltes TF, Gajarski RJ, Vick GW, et al. Intraoperative transesophageal echocardiography in congenital heart surgery. The Texas Children's Hospital experience. Tex Heart Inst J. 1996;23(2):108-15.

Deiros Bronte L, Bret Zurita M, Rivero Jiménez N, Rubio Vidal D, Gutiérrez-Larraya Aguado F. Métodos diagnósticos por imagen en cardiología pediátrica: ecocardiografía. En: Cardiología pediátrica y cardiopatías congénitas del niño y del adolescente. Madrid: Grupo CTO Editorial, S.L., 2015. Vol I; p. 83-106.

González-Ortiz A, Pérez-Juárez F, Mier-Martínez M, Sánchez-López HA, Osorio-Ugarte JR. Ecocardiograma transesofágico pediátrico: revisión de la literatura y diagrama de flujo para su realización. Rev Ecocardiogr Pract Otras Tec Imag Card (RETIC). 2023;6(2):11-5. doi: https://doi.org/10.37615/retic. v6n2a3.

Hahn RT, Abraham T, Adams MS, Bruce CJ, Glas KE, Lang RM, et al. Guidelines for performing a comprehensive transesophageal echocardiographic examination: recommendations from the American Society of Echocardiography and the Society of Cardiovascular Anesthesiologists. J Am Soc Echocardiogr. 2013;26(9):921-64.

Hilberath JH, Oakes DA, Shernan SK, Bulwer BE, D'Ambra MN, Eltzschig HK. Safety of transesophageal echocardiography. J Am Soc Echocardiogr. 2010;23(11):1115-27. quiz 1220-1.

Kohr L, Dargan M, Hague A, Nelson S, Duffy E, Backer C, et al. The incidence of dysphagia in pediatric patients after open heart procedures with transesophageal echocardiography. Ann Thorac Surg. 2003;76(5):1450-6.

López L, Colan SD, Frommelt PC, Ensing GJ, Kendall K, Younoszai AK, et al. Recommendations for quantification methods during the performance of a pediatric echocardiogram: a report from the Pediatric Measurements Writing Group of the American Society of Echocardiography Pediatric and Congenital Heart Disease Council. J Am Soc Echocardiogr. 2010;23(5):465-95. quiz 576-7.

Mart C, Rosen K. Optimal head position during transesophageal echocardiographic probe insertion for pediatric patients weighing up to 10 kg. Pediatr Cardiol. 2009;30(4):441-6.

Miller-Hance WC, Silverman NH. Transesophageal echocardiography (TEE) in congenital heart disease with focus on the adult. Clínica Cardiol. 2000;18(4):861-92.

Puchalski MD, Lui GK, Miller-Hance WC, Brook MM, Young LT, Bhat A, et al. Guidelines for Performing a Comprehensive Transesophageal Echocardiographic: Examination in Children and All Patients with Congenital Heart Disease: Recommendations from the American Society of Echocardiography. J Am Soc Echocardiogr. 2019;32(2):173-215. doi: https://doi. org/10.1016/j. echo.2018.08.016. Epub 2018 Dec 25. Erratum in: J Am Soc Echocardiogr. 2019;32(5):681. Erratum in: J Am Soc Echocardiogr. 2019;32(10):1373-8.

Rigby M. Transoesophageal echocardiography during interventional cardiac catheterisation in congenital heart disease. Heart. 2001;86(Suppl 2):II23-9.

Tumbarello R, Sanna A, Cardu G, Banda U, Napoleón U, Bini RM. Usefulness of transesophageal echocardiography in the pediatric catheterization laboratory. Am J Cardiol. 1993;71(15):1321-5.

Van Der Velde ME, Perry SB. Transesophageal echocardiography during interventional catheterization in congenital heart disease. Echocardiography. 1997;14(5):513-28.

Van der Velde M, Perry SB, Lijadoras SP. Transesophageal echocardiography with color Doppler during interventional catheterization. Echocardiography. 1991;8(6):721-30.

7.2 Cateterismo cardíaco y angiografía

B. Insa Albert

OBJETIVOS

- Saber las indicaciones del cateterismo cardíaco diagnóstico.
- Conocer los fundamentos del estudio hemodinámico y comprender el principio para medir el gasto cardíaco.
- Familiarizarse con las curvas de presión de las diferentes cámaras cardíacas y distinguir los diferentes tipos de gradientes de presión.
- Aprender cómo se detecta la presencia de cortocircuitos cardíacos y se calcula su magnitud.
- Conocer qué es la resistencia vascular y cómo valorarla.
- Comprender los principios básicos de la angiografía y proyecciones angiográficas.
- Entender la secuencia básica del procedimiento y algunos aspectos destacables de la técnica.
- Reconocer las complicaciones más frecuentes de los cateterismos cardíacos.

INTRODUCCIÓN, GENERALIDADES E INDICACIONES

El cateterismo cardíaco es una técnica invasiva para obtener información fisiopatológica y anatómica del corazón y vasos sanguíneos, mediante el acceso a estos con catéteres intravasculares. A este papel diagnóstico (cateterismo cardíaco diagnóstico), se añade la posibilidad de tratar lesiones, desde el acceso intracardíaco/intravascular, con diferentes técnicas y materiales (cateterismo cardíaco terapéutico o intervencionista).

Evolutivamente, el intervencionismo cardíaco ha desplazado en número e indicaciones a los cateterismos diagnósticos, entre otros motivos por el gran desarrollo de las técnicas de imagen cardiovascular no invasiva (ecocardiografía, resonancia y angiotomografía computarizada). El rol diagnóstico del cateterismo queda relegado a determinadas indicaciones y circunstancias clínicas y, en paralelo, hay un creciente y continuo desarrollo de la hemodinámica intervencionista. No obstante, siguen vigentes tanto la necesidad de estudio hemodinámico invasivo y la relevancia de la angiocardiografía en variados escenarios como la pertinencia del cateterismo diagnóstico que preceden a la mayoría de procedimientos intervencionistas.

 Con respecto al cateterismo cardíaco pediátrico, es prioritario saber todas las circunstancias relacionadas con esta técnica, qué es, para qué es útil y por último cuándo, dónde y cómo se debe usar.

Retomando el *qué*, el cateterismo cardíaco es una técnica de estudio invasiva que, con el uso de catéteres cardiovasculares, registra presiones, toma oximetrías sanguíneas y permite la inyección de contraste para visualizar y adquirir imágenes.

En el terreno de la cardiología infantil, su principal uso es complementar el diagnóstico de cardiopatías congénitas y tratar defectos, mediante la oclusión de comunicaciones anómalas o la apertura de válvulas o vasos estrechos. Pero, además, el cateterismo tiene diversas indicaciones en cardiopatías adquiridas (biopsia en miocarditis/miocardiopatías, valoración hemodinámica pretrasplante, estudio de hipertensión pulmonar, etc.).

Respecto a *para qué y cuándo* someter a un niño o adolescente con cardiopatía a un cateterismo cardíaco, introduce en el campo de las indicaciones y criterios temporales de estudio y tratamiento. En resumen, un estudio angiohemodinámico se realiza para:

- Evaluación anatómica precisa, cuando no es posible o completa por medios no invasivos, sobre todo en cardiopatías complejas.
- Valoración de gradientes transvalvulares o intravasculares, el cálculo de cortocircuitos (cc) y de resistencias vasculares (RV) y cuando se necesita conocer su valor preciso para tomar una decisión de manejo (evaluación preoperatoria, preintervencionista y/o pronóstica).
- Realización de test de vasorreactividad pulmonar cuando se requiera (evaluación pretratamiento, evolutiva y pronóstica).
- Previo al intervencionismo y para evaluar sus resultados.
- Revisión de la anatomía y la hemodinámica cuando el curso postoperatorio temprano es inesperadamente complicado y las técnicas de imagen no invasivas no logran brindar una explicación clara.

En definitiva, hay indicación de cateterismo siempre que no puede obtenerse información relevante sin él.

Algunas indicaciones específicas (clase de recomendación, nivel evidencia; guía AHA 2011) serían:

- Evaluación del paciente con miocardiopatía o miocarditis (clase lla, nivel B).
- Atresia pulmonar con septo íntegro, para la evaluación de la relación entre las arterias coronarias y el ventrículo derecho (clase I, nivel B).
- Atresia pulmonar con defecto septal, para la evaluación del árbol pulmonar y de colaterales sistémico-pulmonares (clase l, nivel B).
- Corazón univentricular, para medición de presiones, flujos y resistencias antes de la cirugía de Glenn y Fontan (clase la, nivel B).
- Es razonable la realización de un cateterismo para la evaluación coronaria en algunos casos de enfermedad de Kawasaki o en la sospecha de presencia de alteraciones congénitas de las arterias coronarias (clase lla, nivel B).
- Evaluación pretrasplante, siempre que la relación riesgo/beneficio lo aconseje (clase I, nivel C).
- Seguimiento postrasplante de la vasculopatía del implante (clase I nivel B).

Hoy en día, el cateterismo intervencionista es considerado la primera opción de tratamiento en muchas cardiopatías congénitas, pero la cirugía y el intervencionismo no son abordajes excluyentes, sino complementarios en muchas ocasiones. Con frecuencia, se requieren cirugías y cateterismos secuenciales, por estadio del tratamiento o para manejo intervencionista de defectos residuales o secuelas de cirugía anterior. Además, determinadas lesiones y pacientes necesitan coordinación de cirugía y cateterismo, simultánea o consecutivamente, en procedimientos híbridos.

También debe valorarse la experiencia, volumen y resultados de cada hospital en particular. Por otro lado, hay que tener en cuenta que las indicaciones y contraindicaciones relativas sufren modificaciones evolutivas.

PARÁMETROS HEMODINÁMICOS

En un cateterismo, se registran las presiones *in situ* y se toman muestras para, mediante oximetría, conocer el contenido de oxígeno de diferentes localizaciones, lo que permite realizar cálculos de flujos, cc y RV.

Presiones

El registro preciso de las ondas de presión y la correcta interpretación de los datos fisiológicos derivados de estas ondas es un objetivo principal del cateterismo cardíaco.

Medición de presión intravascular/intracardíaca

El sistema de registro de presiones intravasculares consta de un catéter no expandible lleno de fluido, que es conectado a un transductor de presión, un amplificador y un polígrafo multicanal para la visualización de las presiones y el electrocardiograma.

El transductor de presión debe calibrarse frente a una presión conocida. De forma arbitraria se toma el eje flebostático, y se establece el cero (0 mmHg) de referencia al inicio del cateterismo.

Son necesarios el conocimiento y la comprensión de las morfologías de las ondas de presión normales para entender las anomalías que caracterizan determinas condiciones patológicas. En la **figura 7.2-1** se muestran las morfologías habituales.

En condiciones normales, las presiones en las cavidades derechas son menores que en las izquierdas, y la presión sistólica en el ventrículo derecho y la arteria pulmonar es cercana al 20-30 % de la del lado izquierdo del corazón. Las presiones fásicas en las aurículas derecha e izquierda y la de enclavamiento pulmonar (esta es esencialmente una presión auricular izquierda ligeramente retrasada) tienen las mismas características. Excepto para el nivel del pico, superior, de las presiones sistólicas en el ventrículo izquierdo, las fases de la presión en los ventrículos presentan un contorno similar. Durante la eyección, las presiones ventriculares y las presiones en la aorta o en la arteria pulmonar son idénticas, caracterizadas por un aumento uniforme hasta un pico, luego un descenso hasta la melladura dícrota (señala el cierre de las sigmoideas), y continúan en descenso constante hasta el mínimo diastólico.

Al igual que otros parámetros vitales, los valores normales medios de presión en niños sanos muestran variaciones con la edad.

 La fiabilidad y valor de las mediciones de presión dependen de un adecuado registro y de la toma en condiciones lo más fisiológicas y similares al estado basal del paciente.

Hay posibles fuentes de error en el registro de las curvas en relación con la calibración inadecuada de la línea basal, conexiones del sistema incorrectamente ajustadas u obstrucción parcial del catéter (torsión, trombo, aire dentro del sistema, atrapamiento de la punta, etc.). Al purgar de manera adecuada y frecuente los catéteres se pueden evitar algunos de los artefactos.

Cálculo de gradientes de presión

Un gradiente de presión es la diferencia de presión entre dos puntos del sistema cardiovascular. La gravedad de las lesiones estenóticas suele definirse en términos de gradiente (aunque depende también de flujo y área). Se puede obtener al retirar un catéter a través de una obstrucción mientras se registra continuamente la presión o al realizar una medición simultánea en dos puntos de interés.

El gradiente pico-pico se determina como la diferencia entre el máximo de presión en un punto y el pico de presión en otro y se usa con frecuencia por la rapidez de obtención y porque puede ser estimado visualmente. El gradiente pico-pico del cateterismo suele ser menor que el gradiente pico instantáneo de la ecografía Doppler, calculado a partir de la ecuación de Bernoulli, porque este representa la máxima diferencia entre dos presiones medidas de manea simultánea.

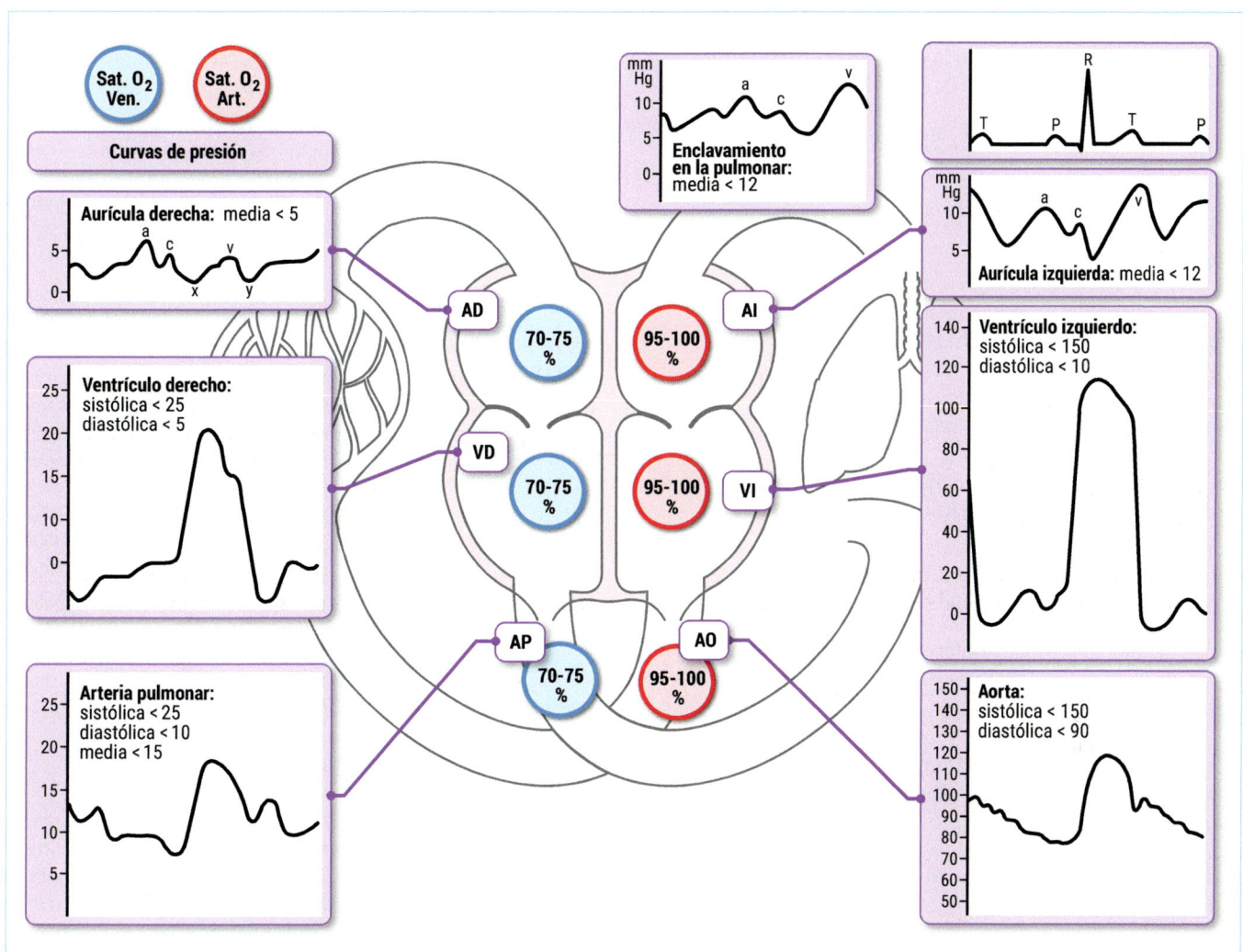

Figura 7.2-1. El diagrama muestra las morfologías normales de la curva de presión en las diferentes cámaras cardíacas y grandes vasos, así como el rango de saturación de oxígeno en las cavidades derechas e izquierdas.

Gasto cardíaco y variables hemodinámicas

Cálculo del gasto cardíaco

El gasto cardíaco (Gc) es la cantidad de sangre bombeada por el corazón a la circulación sistémica, expresado en litros por minuto. El índice cardíaco corresponde al Gc corregido por la superficie corporal (SC) (L/min/m²).

Toma de muestras y medida de saturación de oxígeno

El contenido de oxígeno (O_2) calculado a partir de la saturación de oxígeno (Sat O_2) en las diversas cavidades del corazón, las venas y las arterias, se utiliza para detectar y medir cc y, cuando se combina con el consumo de O_2, para determinar el Gc.

La Sat O_2 es el porcentaje de hemoglobina (Hb) presente en forma de oxihemoglobina, y se mide por espectrofotometría.

La Sat O_2 normal en el lado derecho del corazón suele ser del 70-75%, aunque puede oscilar entre el 65 y el 80%. La Sat O_2 en las cavidades izquierdas, al respirar aire ambiente, se sitúa entre el 95 y el 99%.

En la sangre de las cámaras del corazón derecho hay pequeñas variaciones físicas de la Sat O_2. La variación es máxima en la aurícula derecha ya que confluyen aportes de las venas renales (Sat O_2 relativamente alta), de las venas hepáticas (Sat O_2 relativamente baja), del seno coronario (Sat O_2 muy baja), y de la parte baja de la vena cava inferior y de la vena cava superior (Sat O_2 intermedias). La mezcla venosa o saturación venosa mixta se mide partir de la fórmula [2 VCS + 1 VCI]/3. Dado que no contabiliza el retorno venoso del seno coronario hasta AD, algunos autores toman exclusivamente la Sat O_2 de VCS para el cálculo del Gc.

Para calcular la *diferencia arteriovenosa de oxígeno* (dif AV), se resta el contenido de O_2 entre los puntos de interés.

El *contenido de O_2* es la cantidad total de O_2 presente en la sangre, tanto en forma de oxiHb como disuelto en plasma, y se expresa en volúmenes porcentuales. Al respirar aire ambiente, la gran mayoría del O_2 en sangre está ligado a Hb, por lo que la cantidad de O_2 disuelto en plasma, que es muy poca (0,03 mL/mmHg/L a temperatura corporal de 37 °C), por lo general, se desprecia. Sin embargo, deberá tenerse en cuenta en los cálculos hemodinámicos cuando la presión arterial de O_2 sobrepase los 100 mmHg.

La *capacidad de O_2* es la máxima cantidad de O_2 que puede ser transportada por la Hb; en la práctica se asume la máxima capacidad de O_2, 1,36 mL/g de Hb. Para un paciente dado:

$$\text{Capacidad } O_2 \text{ (mL/L } O_2) = \text{Hb (g/dL)} \times 1,36 \text{ (g/dL)} \times 10 \text{ (dL/L)}$$

Por tanto, la cantidad de O_2 presente en una muestra de sangre equivale a:

$$\text{Contenido } O_2 = \text{Capacidad de } O_2 \times \text{Sat } O_2 = \text{Sat } O_2 \times \text{Hb} \times 1,36 \times 10$$

Determinación del gasto cardíaco

El Gc puede determinarse mediante técnicas de dilución de indicador basadas en el principio de Fick.

El principio básico es que el flujo sanguíneo en un determinado período de tiempo es igual a la cantidad de una sustancia que entra en la circulación en ese período de tiempo, dividido por la diferencia de las concentraciones de dicha sustancia en la circulación antes y después del punto de entrada.

Los dos métodos usados con más frecuencia son el método directo de Fick y el de termodilución.

Cálculo de gasto cardíaco mediante oxígeno o técnica de Fick

El indicador empleado es el O_2 y la ratio de cambio del indicador es el consumo de O_2. Se entiende que las medidas se realizan en estado basal, de modo que el consumo de O_2 por los tejidos iguala al de los pulmones. Asume que la proporción en que se consume el O_2 está en función del flujo sanguíneo y la captación de oxígeno por los hematíes: el mismo número de hematíes que entra en los pulmones debe salir, si no existe cc intracardíaco. Por tanto, si determinados parámetros son conocidos (número de moléculas de O_2 unidas a los hematíes que entran en el pulmón, número de moléculas de O_2 unidas a los hematíes que salen del pulmón y número de moléculas de O_2 consumidas durante el paso a través del pulmón) puede determinarse el flujo de los hematíes a su paso por el pulmón.

La fórmula para su cálculo corresponde a:

$$\text{Gc} = \text{Consumo de } O_2/\text{Diferencia arteriovenosa } O_2 \times 10$$

Donde, Dif AV O_2 = contenido O_2 vena pulmonar – contenido O_2 arteria pulmonar. El denominador se multiplica × 10 para conversión de unidades, pues el consumo se informa en mL/min y el Gc en L/min.

El consumo de O_2 se puede medir o asumir. Debido a la dificultad, o incluso imposibilidad, de medirlo en la sala de hemodinámica, por lo general se usa un método de Fick *asumido* en el que el consumo de O_2 se asume sobre la base de la edad, género y SC del paciente. Se emplean, por ejemplo, las fórmulas de Lafarge y Meittinen, o bien se hace una estimación sobre la SC (mL/m²). Incluso, para simplificar más, se toma un valor predeterminado según edad.

Estas circunstancias implican bastante margen de error y explican que la mayor fuente de variabilidad en la medida del Gc está en la del VO_2 que se tome para su cálculo.

Cálculo de gasto cardíaco mediante técnica de termodilución

En este caso el indicador es la temperatura. De forma muy simplificada, requiere la inyección de un bolo de líquido (fisiológico o glucosado) y se valora el cambio de temperatura del líquido por un detector montado en extremo distal un catéter de doble luz, específico para esta determinación. La inyección es manual, pero el proceso está automatizado y el *software* del polígrafo realiza el cálculo. Esta técnica no debe emplearse en pacientes con *shunts* en el ámbito intra o extracardíaco.

Detección y cálculo de cortocircuitos

Evaluación cualitativa de cortocircuitos

Un cortocircuito izquierda-derecha (cc I-D) se detecta cuando existe un aumento significativo (no las pequeñas variaciones normales) en la Sat O_2 entre dos vasos o en cavidades derechas. Si se mide de forma secuencial la Sat O_2 durante la retirada de un catéter en las arterias pulmonares y las venas cavas, o viceversa, y existe un incremento de Sat O_2 entre una zona distal y otra proximal, este hallazgo sugiere desviación de sangre oxigenada en algún punto entre las dos zonas de toma de muestra. El mayor fallo del método es la falta de sensibilidad y que cc pequeños pueden no ser detectados. Inversamente, la desaturación sistémica indica entrada de sangre venosa sistémica directamente en la circulación arterial (cc D-I), y determinaciones secuenciales de Sat O_2 de muestras obtenidas de vena pulmonar, aurícula y ventrículo izquierdos y aorta permiten localizar la cámara de entrada de sangre venosa.

Una Sat O_2 en el lado derecho mayor de 80% inexplicada es sospecha de cc I-D, y una desaturación arterial menor que 95% indica cc D-I (siempre que no se deba a hipoventilación alveolar y 'cc fisiológico' asociado a enfermedad, congestión o edema pulmonar o *shock* cardiogénico).

Cálculo de cortocircuitos

Para cuantificar los cc, se emplean los principios de determinación de Gc de Fick. Se requiere medir el flujo sistémico (Qs), el flujo pulmonar (Qp) y flujo pulmonar efectivo (Qpe) o los respectivos índices (índice cardíaco [IC], índice pulmonar [IP] e índice pulmonar efectivo [IPe]). El Qpe es la cantidad de sangre venosa mixta que, finalmente, llega al pulmón para ser oxigenada. En ausencia de cc, los tres son iguales.

 En la práctica clínca es habitual emplear la relación de flujos (cociente Qp/Qs) para determinar la significación del cc. Una proporción menor que 1,5 indica un cc I-D pequeño.

$$IC\ (L/min/m^2) = \frac{Consumo\ O_2/m^2}{(Sat\ O_2\ Ao - Sat\ O_2\ MV) \times 1,36 \times Hb \times 10}$$

$$IP\ (L/min/m^2) = \frac{Consumo\ O_2/m^2}{(Sat\ O_2\ VP - Sat\ O_2\ AP) \times 1,36 \times Hb \times 10}$$

$$IPe\ (L/min/m\times) = \frac{Consumo\ O_2/m^2}{(Sat\ O_2\ VP - Sat\ O_2\ MV) \times 1,36 \times Hb \times 10}$$

Al asumir la conservación de masa, se conoce la cuantía del cc, en $L/min/m^2$, con la sustracción:

- Si el cc es unidireccional: cc I-D = IP-IC y cc D-I = IC-IP
- Si el cc es bidireccional: cc I-D = IP-IPe y cc D-I = IC-IPe

En cuanto a la relación Qp/Qs, al despejar en las ecuaciones antes formuladas y conocer las saturaciones, su valor se puede calcular de forma simplificada:

$$Qp/Qs = \frac{Sat.\ aorta - Sat.\ promedio\ cavas}{Sat.\ vena\ pulm* - Sat.\ art.\ pulm\ (tras\ el\ shunt)}$$

(*si no hay cc D-I, se puede usar en el denominador la Sat Ao si no se puede obtener la Sat VP).

Determinación de resistencias vasculares

El cálculo de las RV se basa en los principios hidráulicos del flujo de fluidos, según lo cual la resistencia se define como la proporción entre la diferencia de presión entre dos puntos de un segmento vascular y el flujo sanguíneo a su través. La determinación de RV requiere la medida de la presión media proximal y distal del lecho vascular y la medida precisa del Gc o pulmonar.

Resistencias elevadas pueden significar anomalías reversibles o fijas debidas a cambios anatómicos irreversibles. En algunas situaciones (cardiopatías congénitas con cc, hipertensión arterial pulmonar, valvulopatías, insuficiencia cardíaca), determinar si las RV pulmonares son fijas o pueden ser disminuidas transitoriamente en el cateterismo, proporciona información importante frente a potenciales estrategias de manejo. Para este test de vasodilatación farmacológico se emplean oxígeno, óxido nítrico o fármacos vasodilatadores (prostaciclina, sildenafilo, etc.).

Las resistencias se expresan en unidades Wood (o en $dinas/s/cm^{-5}$, que equivalen a $U \times 80$):

Resistencias sistémicas (Rs). Normal: 15-20 U

$$Rs = \frac{Presión\ Ao\ (media) - Presión\ AD\ (media)}{Qs}$$

Resistencias pulmonares (Rp). Normal: 0,26-1,6 U

$$Rp = \frac{Presión\ arterial\ pulm.\ (media) - Presión\ AI\ o\ capilar\ enclavado\ (media)}{Qp}$$

 Por lo general, las RV también se ofrecen indexadas por SC, por lo que el denominador será el IC o el IP respectivamente, y su resultado se expresará en UWm2.

Cálculo del área valvular

Con el cateterismo también se puede calcular el área valvular. Según la fórmula de Gorlin, basada en las propiedades físicas de un flujo a través de un orificio circular y su relación con el gradiente de presión y la velocidad de flujo, se determinan las áreas valvular aórtica y mitral al conocer el flujo sistólico y los gradientes medios sistólico y diastólico, respectivamente, y al aplicar las fórmulas adecuadas a cada válvula. Los gradientes medios se pueden calcular de forma precisa mediante planimetría del área entre los trazos de presión de las cavidades correspondientes, con el *software* informático del polígrafo.

ANGIOCARDIOGRAFÍA

Los componentes principales de la instrumentación para obtención de imágenes son la fuente de radiación de rayos X (RX), el intensificador de imagen y uno o más medios de exhibición y registro de la información radiográfica. El montaje del tubo RX y el receptor de imagen en extremos opuestos de un brazo en forma de C permiten el giro de forma exocéntrica y posicionar el arco de RX en la proyección deseada.

 La angiografía se realiza inyectando con rapidez, a través de un catéter de forma manual o con un inyector eléctrico automatizado, un agente de contraste orgánico yodado en un lugar seleccionado de la circulación. Se visualiza y registra cómo es el paso del contraste a través del corazón y grandes vasos y, además, se adquieren las secuencias de cineangiografía digital para su revisión posterior.

La cantidad de medio de contraste escogido para la inyección varía según el tamaño del paciente, el lugar de inyección y la anatomía esperada.

Se utilizan proyecciones en distintos ángulos para una mejor visualización de las características anatómicas de cada lesión. La inyección rápida de contraste a presión en la circulación no carece de riesgos y cada inyección selectiva debe planificarse cuidadosamente (optimizar la selección y colocación del catéter y la elección de la proyección que mejor delimite las estructuras a estudio).

El cateterismo cardíaco puede requerir múltiples angiografías en diferentes proyecciones. Disponer de sistemas angiográficos biplanos, con dos arcos ortogonales que ofrecen visualización simultánea en dos proyecciones complementarias, y un uso inteligente de los diferentes ángulos, hace más eficiente y corto el procedimiento.

Aunque su incorporación y uso no es generalizado, el desarrollo más reciente de técnicas de angiografía rotacional y adquisición de imágenes que permiten la reconstrucción tridimensional ha mejorado la definición anatómica y calidad del estudio angiográfico. La angiografía rotacional permite obtener múltiples proyecciones con la misma inyección de contraste y con menor dosis de radiación, si bien se pierde resolución espacial.

REALIZACIÓN DEL CATETERISMO

Dónde y cómo

El cateterismo cardíaco se realiza en estancias (sala o laboratorio de hemodinámica) dotadas de angiógrafo y polígrafo y con fácil disponibilidad de todo el material necesario por profesionales con formación específica para ello.

En la población pediátrica se efectúa, por lo general, bajo anestesia general, con posibilidad de sedación consciente en niños mayores/adolescentes.

El acceso vascular es generalmente percutáneo, a través de vena y/o arteria femoral, pero puede ser yugular, carotídeo, radial, etc. En determinadas circunstancias se emplean accesos alternativos (transhepático, umbilical en neonato, o abierto [en procedimientos híbridos]). Mediante la técnica percutánea de Seldinger (hoy en día ecoguiada) se coloca un alambre guía a través de una aguja de bisel corto introducida en el vaso elegido y se deja un introductor o vaina, que permite la sustitución de un catéter por otro y minimiza las hemorragias.

Existen diferentes tipos de catéteres. Su diámetro externo se identifica en unidades French; un French = 0,33 mm. En función de aspectos tales como el material de fabricación, su consistencia y respuesta a la manipulación, el calibre y longitud, la finalidad de su uso y modo de empleo, se seleccionarán en cada procedimiento los idóneos.

El manejo del catéter requiere coordinación mano-ojo, conocimiento de la anatomía y comprensión de cómo se mueven y comportan los catéteres y las guías.

Secuencia del procedimiento

El cateterismo cardíaco debe proporcionar la máxima información con el mínimo riesgo para el paciente, lo que, entre otras cosas, requiere una planificación cuidadosa. El procedimiento debe seguir una sistemática que asegure la eficiente adquisición de todos los datos pertinentes. La técnica particular y los procedimientos necesarios deben individualizarse. En

general, las mediciones hemodinámicas y la determinación del GC se realizan antes de la angiografía para reflejar con mayor precisión las condiciones basales. Han de monitorizarse, sobre todo, factores que puedan influir en el estado del paciente (temperatura corporal, equilibrio ácido/base, ventilación, volumen de líquidos).

Tras obtener los accesos vasculares necesarios, se heparinize al paciente y se debe ser meticuloso para evitar complicaciones embólicas por formación de trombos.

El recorrido del catéter, seguido en la pantalla de fluoroscopia, permite inferir buena información de la anatomía cardíaca. Hay que registrar los datos hemodinámicos en retirada y en secuencia rápida, sin que haya diferencias significativas en el tiempo y en las condiciones hemodinámicas del paciente entre las diversas mediciones.

Al finalizar el cateterismo, se efectúa hemostasia en los accesos, para evitar el sangrado. Se emplean diversas técnicas, como aplicar un vendaje tras la compresión manual inicial sobre el vaso puncionado o algún sistema que mantenga una compresión que se ha de retirar de manera gradual, como los dispositivos neumáticos (Safeguard), y hay otras opciones de cierre vascular.

COMPLICACIONES

Los cateterismos cardíacos no están exentos de riesgos para el paciente. A los derivados de la anestesia general y a la exposición a radiaciones ionizantes, se suman los del propio procedimiento (por acceder a través de vasos y manipular material dentro del corazón y vasos) y las repercusiones sobre el equilibrio hemodinámico (eventuales pérdida de sangre e hipovolemia o hipotermia, empeoramiento de la hipoxia, etc.), o consecuencias neurológicas por las descompensaciones o por embolismo. Pueden ocurrir arritmias y lesiones vasculares o cardíacas (perforaciones/desgarros, disección, lesión de válvulas) e incluso, infrecuentemente, la muerte. La aparición de complicaciones es mayor en pacientes más graves y complejos, en los más pequeños y cuando se realiza intervencionismo. Por su parte, las diferentes técnicas asocian riesgos específicos, por ejemplo, la embolización accidental de dispositivos oclusores cuando se cierran defectos, o la mala posición de *stents* cuando se dilatan vasos.

En la práctica, las complicaciones en el área de acceso vascular representan la mayoría de los eventos adversos asociados con cateterismo cardíaco. Pueden consistir en espasmo arterial y/o trombosis, desgarro del vaso, hematoma, formación de seudoaneurisma o fístula arteriovenosa. La frecuencia de complicaciones vasculares ha disminuido con modificaciones en las técnicas de acceso y mejoras en el material empleado.

CATETERISMO CARDÍACO TERAPÉUTICO

El cateterismo intervencionista consiste en la aplicación con fines terapéuticos de las técnicas de cateterismo. Incluye, fundamentalmente, técnicas dirigidas al incremento de flujo, aumento de oxigenación sanguínea u oclusión de conexiones anómalas en el seno de cardiopatías congénitas, para tratar tanto defectos nativos como lesiones residuales o complicaciones posquirúrgicas.

Existe una gran variedad de técnicas disponibles en el arsenal terapéutico del cateterismo cardíaco pediátrico actual:

Técnicas intervencionistas habituales en cardiopatías congénitas

- Dilatación de válvulas estenóticas (sobre todo valvuloplastia aórtica y pulmonar).
- Dilatación (angioplastia con o sin implante de *stents*) de vasos estenóticos, como en la coartación aórtica, estenosis de ramas pulmonares, estenosis de venas sistémicas o pulmonares, u otros (arterias anormales (MAPCAS), conductos estenóticos, tracto de salida ventricular derecho, conducto arterioso, fístulas sistémico-pulmonares quirúrgicas y otras indicaciones.
- Apertura del tabique interauricular (atrioseptostomía de Rashkind, perforación con aguja o radiofrecuencia y angioplastia con balón, implante de *stent*).
- Cierre percutáneo de comunicación interauricular, comunicación interventricular y conducto, con diversos dispositivos.
- Oclusión de vasos anómalos (arterias colaterales sistémicas, fístulas arteriovenosas pulmonares y sistémicas, colaterales venosas, etc.).
- Implante de válvulas (sobre todo pulmonar).

Técnicas diversas o procedimientos especiales

Hay indicaciones o técnicas específicas para distintas edades o substratos anatómicos. Entre otros, se incluyen el implante de *stents* en el conducto arterioso de recién nacidos con cardiopatías conducto-dependientes (como alternativa a la creación de una fístula sistémico-pulmonar quirúrgica) o la apertura de la válvula pulmonar (por radiofrecuencia o mecánica) en la atresia pulmonar.

También existen otros procedimientos como por ejemplo, la extracción de cuerpos extraños intravasculares (fragmentos de catéteres o dispositivos embolizados) o la biopsia endomiocárdica.

Por último, el tratamiento híbrido, consistente en la combinación de técnica quirúrgica y mediante catéter, tiene diversos escenarios posibles. A grandes rasgos, se puede recurrir a él cuando se precisa dar acceso directo (a cielo abierto o mediante punción de pared vascular o cardíaca) a la lesión que se ha de tratar en anatomías complejas (nativas o posquirúrgicas), ante oclusión o agenesia de vasos habituales, o si hay gran desproporción de tamaños entre paciente (y sus accesos vasculares) y sistemas de liberación del material que se ha de implantar, entre otras situaciones. Son ejemplos:

- Angioplastia/implante de *stents* en ramas pulmonares.
- Cierre de comunicación interventricular por vía perventricular.
- Procedimiento híbrido (estadio I) en síndrome de cavidades izquierdas hipoplásicas.

PUNTOS CLAVE

- Todo cateterismo cardíaco consta de varios componentes o fases de estudio y, para obtener toda la información requerida, resulta fundamental la planificación previa y el estudio detallado del caso particular.
- El procedimiento consiste en introducir uno o varios catéteres flexibles radiopacos en el interior de los vasos y, tras manipular el catéter bajo control radiológico, deslizarlo a través del sistema cardiovascular hasta zonas de interés, medir las presiones de cualquier punto alcanzado y recoger sangre para determinar el O_2 que contiene.
- El registro preciso de la presión y la interpretación de los datos de las ondas de presión son aspectos fundamentales de un cateterismo cardíaco.

- La incorporación de los datos de las oximetrías en las fórmulas de Gc permite conocer los flujos sistémico y pulmonar y calcular los cc. Igualmente, mediante cálculos hemodinámicos se puede derivar el valor de las RV.
- El estudio angiográfico, mediante la inyección de un contraste intravascular y adquisición de secuencias de video con el recorrido del contraste, aporta el conocimiento de la anatomía específica de las zonas de interés en cada inyección selectiva, permite realizar mediciones, definir las lesiones que se han de tratar y realizar el control postintervención.

BIBLIOGRAFÍA

Bergersen L, Foerster S, Marzhall AC, Meadows J. Congenital heart disease, the catheterization manual. New York: Springer Science; 2009.

Bergersen L, Gauvreau K, Foerster SR, Marshall AC, McElhinney DB, Beekman RH, et al. Catheterization for Congenital Heart Disease Adjustment for Risk Method (CHARM). JACC Cardiovasc Interv. 2011;4(9):1037-46.

Feltes T, Bacha E, Beekman III R, Cheatham JP, Feinstein JA, Gomes AS, et al. Indications for Cardiac Catheterization and Intervention in Pediatric Cardiac Disease. A Scientific Statement from the American Heart Association. Circulation. 2011;123(22):2607-52. doi: 10.1161/CIR.0b013e31821b1f10

Gutiérrez-Larraya F, Sánchez-Recalde A, Balbacid-Domingo E. Angiography: Radiation Exposure and Standard Projections. En: Cardiac Catheterization for Congenital Heart Disease. Cham: Springer International Publishing; 2021. p. 43–62. doi: 10.1007/978-3-030-69856-0_5

Krasemann T, Berger F, Liuba P, Thomson J. Recommendations for the configuration of a cardiac catheterisation laboratory for the treatment of children with CHD. Cardiol Young. 2018;28(6):791-4. doi: 10.1017/S1047951118000112

Nykanen DG, Forbes TJ, Du W, Divekar AA, Reeves JH, Hagler D, et al. Congenital Cardiac Interventional Study Consortium (CCISC). CRISP: Catheterization RISk score for Pediatrics: A Report from the Congenital Cardiac Interventional Study Consortium (CCISC). Catheter Cardiovasc Interv. 2016;87(2):302-9.

Prada F. Organización en la sala de cateterismo. En: Albert D, coord. Cardiología Pediátrica y Cardiopatías Congénitas del niño y del adolescente (Capítulo 7). Madrid: Grupo CTO editorial; 2015. http://video.grupocto.com/videosespecialidades/TratadoCpediatrica/CARDIOLOGIA_PEDIATRICA_Vol_I.pdf

Rueda F, Blanco C, Martínez I. Cateterismo cardíaco diagnóstico. En: Dimpna Albert D, coord. Cardiología Pediátrica y Cardiopatías Congénitas del niño y del adolescente (Capítulo 14). Madrid: Grupo CTO editorial; 2015. http://video.grupocto.com/videosespecialidades/TratadoCpediatrica/CARDIOLO-GIA_PEDIATRICA_Vol_I.pdf

Qureshi SA, Redington AN, Wren C, Ostman-Smith I, Patel R, Gibbs JL, et al. Recommendations of the British Paediatric Cardiac Association for therapeutic cardiac catheterisation in congenital cardiac disease. Cardiol Young. 2000;10(6):649-67. doi: 10.1017/s1047951100008982.

Rudolph A. Congenital Diseases of the Heart. 3ª ed. Chicester, UK: John Wiley & Sons Ltd..; 2009. Chap 2-3.

Sandoval JP, Benson LN. Hemodynamic assessment: Pressures, flow, resistances and vasoreactive testing. En: Cardiac Catheterization for Congenital Heart Disease. Cham: Springer International Publishing; 2021. p. 155-76. doi: 10.1007/978-3-030-69856-0_11

Zunzunegui JL. Angiography: Basics and Contrast Media. En: Cardiac Catheterization for Congenital Heart Disease. Milano: Springer Milan; 2015. p. 23–35. doi: 10.1007/978-88-470-5681-7_4

Cardiología fetal

Cribado neonatal de cardiopatías congénitas, indicaciones de ecocardiograma fetal

8

C. García González, C. Aramburu Anglada y M. M. Gil Mira

OBJETIVOS

- Comprender la fisiología del corazón. Analizar el ciclo cardíaco con sus fases y comprender la circulación
- Explorar el concepto del gasto cardíaco e investigar los mecanismos de control que lo regulan
- Entender la circulación fetal y comprender las adaptaciones circulatorias específicas que permiten el intercambio de nutrientes y oxígeno en el feto a través de la circulación placentaria
- Examinar los cambios en la circulación posnatal, destacando los cambios críticos que ocurren tras el nacimiento y la adaptación a la respiración pulmonar.

INTRODUCCIÓN

Las cardiopatías congénitas (CC) constituyen las malformaciones congénitas graves más frecuentes. Afectan aproximadamente al 0,8-1 % de los recién nacidos, y en la mitad de los casos corresponden a defectos graves que serán tributarios de tratamiento quirúrgico durante el primer año de vida. Son el grupo de anomalías congénitas que más contribuye a la mortalidad infantil, ya que el 15 % de las CC diagnosticadas prenatalmente provocarán el fallecimiento antes de la adolescencia.

 A lo largo de la última década, la mejora en la capacidad de detección prenatal de las CC ha mejorado significativamente su pronóstico, ya que permite individualizar el control de la gestación, planificar el parto y establecer un plan de tratamiento tras el nacimiento.

En los programas de diagnóstico prenatal de CC existen dos niveles de atención: el básico, dirigido a la población general, y el avanzado, o ecocardiograma (ECC) fetal, dirigido a la población de riesgo. La mayor parte de las CC (90 %) se diagnostican en población de bajo riesgo, por lo que es importante llevar a cabo una exploración de cribado sistemática y minuciosa en todas las gestantes. El corazón fetal completa su desarrollo en la octava semana tras la ovulación, por lo que un ecografista experimentado con un equipo adecuado podrá evaluar el corazón fetal y excluir la mayoría de CC graves en la ecografía del primer trimestre, que se realiza entre las 11 y 13+ 6 semanas de gestación. En esta ecografía se debe valorar: el *situs*, el ápex cardíaco (que debe ser izquierdo), las cuatro cámaras (que deben ser simétricas) y el ritmo cardíaco (que debe ser regular). Como se explica más adelante, una translucencia nucal (TN) $\geq 3,5$ mm junto a alteraciones en otros marcadores, como el conducto venoso (CV) o la regurgitación de la válvula tricúspide, aumentan el riesgo de CC.

Sin embargo, el momento óptimo para el estudio del corazón fetal es entre las semanas 20 y 22 de gestación, en la ecografía morfológica del segundo trimestre. A esta edad gestacional existe un adecuado desarrollo de los órganos y sistemas fetales, lo que permite detectar un elevado número de anomalías mayores, realizar pruebas complementarias y estimar el pronóstico del embarazo. Aunque posible, la valoración más temprana puede resultar limitada y requerir mayor número de reexploraciones. Se debe ofrecer un ECC fetal cuando se sospeche una anomalía cardíaca o cuando existan factores de riesgo de CC, que se detallarán más adelante.

 La mayor parte de las CC se diagnostican en pacientes sin factores de riesgo conocidos.

La ecografía morfológica de segundo trimestre se considera la prueba de cribado universal de CC. Hay que tener en cuenta que cuando se realiza una prueba de cribado, la decisión acerca de referir a un paciente para una prueba definitiva (en este caso, el ECC fetal) depende tanto de la prevalencia de la enfermedad como del rendimiento de la prueba. En cuanto a la prevalencia de CC, no existen datos precisos en el período prenatal, y los datos que se utilizan están basados en registros de nacimiento que la estiman en 0,3-1,2 %. Por otro lado, el rendimiento de la prueba, en este caso, la tasa de detección de la ecografía morfológica, es variable. Depende de factores como la habilidad y formación del operador, el equipo de ultrasonidos utilizado, la constitución de la paciente, la presencia de cicatrices abdominales, la edad gestacional, el volumen de líquido amniótico o la posición fetal. Para aumentar la tasa de detección, las guías de ecografía obstétrica han ampliado los planos que se han de incluir en las ecografías de cribado, y se ha pasado de un corte de cuatro cámaras a incluir ambos tractos de salida, el corte de tres vasos y de tres vasos-tráquea.

> ! La indicación más frecuente de ECC fetal es la sospecha de una malformación cardíaca en la ecografía de cribado, y en el 40-50 % de los casos se diagnostica una CC.

Sin embargo, una multitud de factores se asocian a una mayor probabilidad de desarrollar una CC (**Tabla 8-1**), aunque supongan un riesgo menor que un cribado positivo. La decisión acerca de derivar para un estudio diagnóstico avanzado dependerá del sistema sanitario en que se produzca, la habi-

lidad del operador y de los recursos disponibles. En general, en las pruebas de cribado prenatal, se recomiendan estudios complementarios a las pacientes con un riesgo mayor que el 2-3 %, por lo que es razonable que este criterio también se utilice en el cribado de CC. Con un riesgo de 1 a 2 % se podrá considerar la realización de un ECC, aunque el beneficio en estos casos es menos claro.

INDICACIONES

Indicaciones fetales

- **Sospecha de anomalía cardíaca estructural**: como ya se ha mencionado con anterioridad, la ecografía morfológica sirve como cribado para la detección de CC. Tan solo con el corte de cuatro cámaras se puede detectar el 40-57 % de las CC, porcentaje que aumenta hasta el 80-90 % si se añaden los cortes de tractos de salida y el de tres vasos-tráquea. A pesar de ello, hasta el 30 % de las CC pueden llegar a pasar desapercibidas hasta el nacimiento.
- **Malformación extracardíaca fetal con asociación conocida con CC**: las CC pueden estar asociadas a malformaciones extracardíacas, incluso cuando el cariotipo es normal. Las CC están presentes en el 30 % de los fetos con onfalocele, 20 % de las atresias duodenales, 30 % de los fetos con hernia diafragmática congénita, 5-15 % de las malformaciones del sistema nervioso central y hasta 70 % de las malformaciones del sistema genitourinario.
- **Hídrops fetal no inmutario**: se define como la acumulación patológica de fluido en dos o más compartimentos, que incluyen: derrame pleural, derrame pericárdico, ascitis o edema subcutáneo. Se piensa que es debido a una combinación entre una elevación de la presión hidrostática, una disminución de la presión oncótica y, en algunos casos, una obstrucción linfática. Entre el 15-25 % de los casos de hídrops fetal no inmunitario se deben a malformaciones cardíacas que generan regurgitación valvular u obstrucción biventricular, o bien a taquicardias en las que disminuye el tiempo de llenado. Además, el 10 % de los fetos con hídrops tienen un estado de alto gasto cardíaco debido a anemia fetal, feto acardio en gestación gemelar (secuencia TRAP, *Twin Reversed Arterial Prefusion*), teratoma sacrococcígeo o malformaciones vasculares fetales o placentarias.
- **Alteraciones en el ritmo o frecuencia cardíaca (disritmias)**: en este apartado se incluyen las taquicardias, bradicardias y arritmias fetales que aparecen en el 2 % de las gestaciones y suponen hasta el 20 % de las indicaciones para realizar un ECC fetal. Por lo general, se observan en la semana 20, y la gran mayoría están producidas por focos de contracciones prematuras en la zona atrial, que se resuelven de forma espontánea; finalmente, tan solo el 10 % de los casos que se remiten para ECC fetal tienen algún tipo de significación clínica. Las taquicardias ($\geq$ 180 lpm) y bradicardias ($\leq$ 100 lpm) fetales mantenidas son menos habituales, pero pueden producir inestabilidad hemodinámica e hídrops fetal. Las taquicardias fetales más frecuentes son la taquicardia supraventricular seguida del *flutter* auricular, y raramente están asociadas a CC. La causa más habitual

Tabla 8-1. Factores asociados al desarrollo de una cardiopatía congénita

Indicación	Fetal	Materna/familiar/ambiental
Absoluta	Sospecha de anomalía cardíaca estructural o funcional	Diabetes *mellitus* pregestacional
	Malformación extracardíaca fetal con asociación conocida a CC	Fenilcetonuria
	Hídrops fetal no inmunitario	Anticuerpos anti-Ro/SSA y/o anti-LA/SSB
	Alteraciones en el ritmo o frecuencia cardíaca (disritmias)	Exposición a retinoides
	Translucencia nucal $\geq$3,5 mm	Rubéola materna en primer trimestre
	Alteración genética	Infección fetal confirmada (TORCH o parvovirus B19)
	Gemelos monocoriales	Familiar de primer grado del feto con CC
		Familiar de primer o segundo grado del feto con enfermedad de herencia mendeliana y manifestaciones cardíacas en la infancia
Relativa	Translucencia nucal >percentil 95	Diabetes gestacional diagnosticada en primer trimestre o al inicio del segundo trimestre
	CV reverso	Exposición a teratógenos: paroxetina, carbamacepina, valproato, litio, IECA
	Regurgitación tricuspídea	Familiar de segundo grado del feto con CC
		Concepción por FIV

CC: cardiopatía congénita; CV: conducto venoso; IECA: inhibidores de la enzima convertidora de la angiotensina; FIV: fecundación *in vitro*.

de bradicardia es la bradicardia sinusal, que suele deberse a un estímulo vagal por la compresión abdominal realizada durante la ecografía, pero siempre se deben descartar otras causas, como los bloqueos auriculoventriculares (BAV). Los ritmos irregulares deben ser estudiados cuando presenten latidos ectópicos frecuentes para intentar determinar el mecanismo de la arritmia y valorar la morfología cardíaca.

- **Translucencia nucal (TN) ≥3,5 mm**: la TN es la colección subcutánea de líquido que se observa ecográficamente en la nuca del feto, entre las semanas 10 y 14 de gestación. Su incremento se ha relacionado con mayor riesgo de aneuploidías y otras malformaciones fetales, por lo que se considera un marcador fundamental en la ecografía de primer trimestre. La TN depende de la longitud craneocaudal, y aumenta proporcionalmente con esta, pero para cualquier edad gestacional, el percentil 99 (p99) corresponde a 3,5 mm. En los fetos con TN elevada, el primer paso será ofrecer a los padres un estudio genético. Si este estudio es normal, se debe llevar a cabo una ecografía morfológica detallada y un ECC fetal entre las semanas 20 y 22. La probabilidad de que el feto sea portador de una CC con un estudio genético negativo es de aproximadamente el 6 %, pero aumenta exponencialmente con el tamaño de la TN.
- **Translucencia nucal (TN) > p95**: cuando la TN se encuentra entre el p95-p99, el riesgo de presentar una CC aumenta del 1 al 2 %. Este subgrupo supone el 4 % de la población, por lo que se podría realizar un ECC a estas pacientes si se cuenta con los medios necesarios.
- **Conducto venoso (CV) reverso en la ecografía de primer trimestre**: los fetos con CC manifiestan un flujo anómalo en el CV, expresado como la presencia de onda «a» reversa, en el 28 % de los casos, mientras que este hallazgo solo se observa en el 2 % de los fetos sanos. Por tanto, el rendimiento del cribado precoz para CC mediante la medición de la TN mejora con la adición del flujo en el CV.
- **Regurgitación tricuspídea (RT) en la ecografía de primer trimestre**: un tercio de los fetos con CC manifiestan RT, en comparación con el 1 % de fetos sanos. La combinación de la medición de la TN, CV y RT permite un cribado efectivo de CC de forma precoz, que detecta el 52 % de las CC cuando se usa una TN ≥3,5 mm, y el 58 % para una TN >p95.

> La TN ≥3,5 mm es indicación para realizar un ecocardiograma por el riesgo aumentado de CC. Cuando se asocian marcadores secundarios, el rendimiento de este cribado aumenta de manera considerable.

- **Anomalías genéticas**: en presencia de una mutación genética, deleción, reordenamiento o aneuploidía, el riesgo de anomalías congénitas es alto, por lo que en estos casos está indicado llevar a cabo un ECC. La asociación entre diferentes alteraciones cromosómicas y las CC es ampliamente conocida. La proporción de CC que se encuentra asociada a estas alteraciones varía desde el 9-18 %, incluidas principalmente aneuploidías (trisomía 21, 18 y 13) y la deleción 22q11.2. Las CC principalmente asociadas a anomalías cromosómicas son el arco aórtico interrumpido, el canal atrioventricular y el ventrículo derecho de doble salida.

- **Gemelos monocoriales (MC)**: las CC son más comunes en gestaciones gemelares, en particular en el caso de MC, que tienen un riesgo nueve veces mayor de padecerlas que las gestaciones únicas. Se ha hipotetizado que en los embarazos MC, que son todos monocigóticos, la división del óvulo fecundado podría ser un factor determinante en la aparición de cardiopatías estructurales primarias. El desarrollo de CC en gestaciones MC es especialmente prevalente en casos de síndrome de transfusión feto-fetal (STFF), que complica el 10-15 % de los embarazos MC y es la consecuencia de un desequilibrio crónico del aporte sanguíneo de un gemelo (donante) al otro (receptor) a través de anastomosis vasculares placentarias. En el STFF el gemelo donante suele presentar una función cardíaca normal, aunque no son infrecuentes los casos de coartación aórtica; sin embargo, las CC más prevalentes en el gemelo receptor son hipertrofia biventricular, insuficiencia valvular AV, obstrucción del tracto de salida del ventrículo derecho, defectos septales, estenosis aórtica o hídrops fetal. La asociación entre el STFF y estas CC apoyan la hipótesis de la influencia de las alteraciones hemodinámicas en el desarrollo del corazón fetal.

Indicaciones maternas, familiares y ambientales

- **Diabetes *mellitus* (DM) pregestacional**: se trata de una de las patologías más comunes en el embarazo. Afecta aproximadamente al 1 % de las mujeres gestantes, de las cuales el 20 % tienen DM pregestacional. En comparación con la población general, las pacientes con DM pregestacional tienen cinco veces más riesgo de tener embarazos afectados de CC, con mayor incidencia de algunas cardiopatías específicas, como síndromes de heterotaxia, ventrículo único, transposición de grandes vasos y *truncus* arterioso. El corazón fetal está formado en la octava semana tras la ovulación, por lo que el metabolismo materno en esa etapa es crucial para su desarrollo. Se ha descrito que un mal control glucémico en el primer trimestre se asocia a un aumento de malformaciones fetales, mientras que el control glucémico estricto en la etapa preconcepcional y durante el embarazo reduce el riesgo a un grado comparable al de la población general. En todas las pacientes con valores de hemoglobina glucosilada elevados el riesgo de CC está significativamente aumentado con respecto a la población general; por ello, todas las mujeres con DM pregestacional deben ser remitidas para un ECC fetal. La resistencia insulínica adquirida durante el embarazo, o DM gestacional, no parece aumentar el riesgo de CC. Cuando existe un mal control glucémico, los fetos pueden desarrollar hipertrofia ventricular en el tercer trimestre, tanto más grave cuanto mayor sea el nivel de hemoglobina glucosilada. En estos casos, podría considerarse remitir a la paciente para un ECC fetal, aunque su utilidad aún está por determinar.
- **Fenilcetonuria**: la fenilcetonuria materna no tratada tiene efectos perjudiciales sobre el feto, como retraso mental, microcefalia, restricción de crecimiento y malformaciones cardíacas. Estos efectos están directamente relacionados

con el grado de fenilalanina en sangre materna, de forma que cuando está elevado durante la etapa periconcepcional y el primer trimestre (fenilalanina >10 mg/dL), el riesgo de desarrollar CC es de 10 a 15 veces mayor que la población general; sin embargo, cuando el nivel de fenilalanina es <10 mg/dL, el riesgo no está aumentado. Por tanto, se recomienda ECC fetal a aquellas pacientes con fenilcetonuria no controlada. Un buen control dietético periconcepcional puede disminuir de manera significativa el riesgo de padecer CC.

 Tanto en la DM como en la fenilcetonuria un buen control en la etapa periconcepcional disminuye de manera significativa el riesgo de CC.

- **Anticuerpos anti-Ro/SSA y anti-La/SSB**: la presencia de anticuerpos anti-Ro/SSA o anti-La/SSB confiere un mayor riesgo de bloqueo cardíaco congénito. La forma de expresión más grave del bloqueo cardíaco congénito (BCC) es el BAV completo o de tercer grado, con frecuencia asociado a miocardiopatía. El BAV se produce por la presencia de autoanticuerpos dirigidos contra los antígenos Ro/SSA y La/SSB presentes en las células del miocardio y, sobre todo, en el sistema de conducción. Los anticuerpos atraviesan la barrera placentaria y alcanzan la circulación fetal >16 semanas de gestación. El riesgo de BAV en gestantes portadoras de estos autoanticuerpos es de un 1,5-2 %, en caso de antecedente de lupus neonatal no cardíaco, de hasta un 15 %, y en caso de un hijo previo con BAV, del 20 % (riesgo que asciende hasta el 40-45 % tras dos hijos previos afectos). El BAV completo puede condicionar la aparición de hídrops en el 40-60 % de los casos, con un riesgo de mortalidad perinatal que se estima en el 45-50 %, y la necesidad de marcapasos posnatal de >80 %.

- **Teratógenos cardíacos**: muchos de los teratógenos cardíacos se utilizan en mujeres en etapa reproductiva, y la exposición a estas sustancias en el período de cardiogénesis aumenta el riesgo de CC. Los teratógenos más estudiados se detallan a continuación:
  - Ácido retinoico: los retinoides, como la isotretinoína, son análogos de la vitamina A contraindicados en el embarazo por sus conocidos efectos teratogénicos. Las CC asociadas con más frecuencia son los defectos conotruncales y las anomalías del arco aórtico, que aparecen en el 8 % de las gestaciones expuestas que llegan a término. Cuando existe exposición a estos fármacos, siempre se recomienda realizar un ECC fetal.
  - Inhibidores selectivos de la recaptación de serotonina: son los antidepresivos empleados con más frecuencia, sobre todo en las mujeres gestantes. Hay resultados que indican que no existe un aumento de riesgo con el empleo de estos fármacos, aunque sí se ha visto un leve incremento en pacientes en tratamiento con paroxetina, menor del 2 %, por lo que podría considerarse llevar a cabo un ECC fetal.
  - Antiepilépticos: fármacos como la carbamacepina y el ácido valproico se asocian a tres veces más riesgo de desarrollo de defectos del septo interventricular. Otros antiepilépticos desarrollados con posterioridad, como la lamotrigina, parecen tener un efecto terato-

génico menor. El motivo por el que estos antiepilépticos originan CC no está claramente definido, pero las principales causas serían la alteración del metabolismo del ácido fólico, la inducción de hipoxia y el estrés oxidativo.
  - Litio: clásicamente se consideraba que el riesgo asociado era del 8 %, sobre todo de anomalía de Ebstein, por lo que siempre estaba indicado realizar un ECC, pero estudios más recientes demuestran que el riesgo no es tan alto como se pensaba en un principio, y se encuentra alrededor del 1,6 %, por lo que la indicación actualmente es controvertida.
  - Inhibidores de la enzima convertidora de la angiotensina (IECA): en un extenso estudio poblacional se evidenció que la exposición a IECA en el primer trimestre se asocia a un mayor riesgo de CC en comparación con población no expuesta. Sin embargo, los defectos más reportados fueron conducto arterioso persistente y comunicación interauricular, ninguno de los cuales sería detectado prenatalmente. Por tanto, a pesar de que se desaconseja su uso en el embarazo, no está claro el beneficio de realizar un ECC a pacientes expuestos a IECA.

- **Infección materna**: en la infección materna por rubéola durante el primer trimestre del embarazo existe un riesgo aumentado de malformación cardíaca estructural del 10-20 % de los casos, que genera defectos septales, estenosis pulmonar y conducto arterioso persistente. La exposición o seroconversión materna a otros agentes virales no suele estar asociada a alteraciones en el ECC cuando no existen hallazgos ecográficos, por lo que no es una indicación de ECC fetal en sí misma. Sin embargo, en presencia de signos sospechosos de infección fetal como ascitis, hídrops, derrame pleural o pericárdico, o de confirmarse una infección fetal por TORCH o parvovirus B19, debe realizarse un ECC fetal.

- **Familiar de primer grado del feto con CC**: el riesgo de recurrencia es más del doble cuando la CC es materna que cuando es de origen paterno. Los riesgos varían ampliamente en función de la malformación, y se han descrito mayores recurrencias en síndromes de heterotaxia, canal AV (del 10 al 14 %) y estenosis aórtica (del 13 al 18 %), aunque el riesgo de recurrencia de la mayoría de CC está entre el 3 y 7 %. Cuando hay antecedente de malformación cardíaca paterna, el riesgo de recurrencia está en torno al 2-3 %. En casos de estenosis aórtica, el riesgo parece algo mayor, lo cual podría atribuirse a la presencia de válvula aórtica bicúspide, una malformación con una clara preponderancia masculina e importante carga genética. Cuando existe una CC en una gestación previa, el riesgo de recurrencia oscila entre el 2 y 6 %, y aumenta cuando hay más de un hijo afecto.

- **Enfermedades o síndromes de herencia mendeliana y manifestaciones cardíacas en la infancia**: en familiares de primer grado con enfermedades de herencia mendeliana con riesgo de afectación cardíaca o en embarazos con síndromes de deleción que se asocien a CC (deleción 22q11, síndrome de Alagille o síndrome de Williams) el riesgo de recurrencia es alto, por lo que se recomienda realizar un ECC fetal.

- **Familiares de segundo y tercer grado del feto con CC**: en general, el riesgo de CC cuando hay un familiar de segundo grado afectado es bajo, aunque en determinadas malformaciones el riesgo de recurrencia puede ser mayor. No está indicado el ECC fetal en familiares de tercer grado.
- **Concepción por fecundación *in vitro***: en la práctica actual no existe consenso sobre si se debe de llevar a cabo un ECC en todas estas gestaciones. Los resultados de los

diferentes estudios son contradictorios, y aunque globalmente presentan un riesgo mayor de CC que las gestaciones espontáneas, la mayoría de los defectos cardíacos son menores y con escasa significación clínica. A pesar de este leve incremento de riesgo, debido al aumento desmesurado de las gestaciones obtenidas por fecundación *in vitro*, realizar un ECC a todas las pacientes que se someten a esta técnica no es rentable, por lo que la indicación en estos casos es controvertida.

PUNTOS CLAVE

- La detección prenatal de las CC mejora su pronóstico posnatal.
- La mayoría de las CC aparecen en población de bajo riesgo.
- El momento óptimo para el estudio del corazón fetal es en la ecografía morfológica del segundo trimestre, y se considera la prueba de cribado de CC.
- La indicación más frecuente de ECC fetal es la sospecha de una malformación cardíaca en la ecografía de cribado.

- La TN, el flujo en el CV y la RT son marcadores de la ecografía del primer trimestre que permiten un cribado precoz y efectivo de CC.
- El control adecuado de enfermedades maternas, como la DM o la fenilcetonuria, durante la etapa periconcepcional y en el primer trimestre disminuyen de manera significativa el riesgo de padecer CC.

BIBLIOGRAFÍA

AIUM Practice Parameter for the Performance of Fetal Echocardiography. J Ultrasound Med. 2020;39(1):E5-E16.

Atzei A, Gajewska K, Huggon IC, Allan L, Nicolaides KH. Relationship between nuchal translucency thickness and prevalence of major cardiac defects in fetuses with normal karyotype. Ultrasound Obstet Gynecol. 2005;26(2):154-7.

Bahtiyar MO, Dulay AT, Weeks BP, Friedman AH, Copel JA. Prevalence of Congenital Heart Defects in Monochorionic/Diamniotic Twin Gestations: A Systematic Literature Review. J Ultrasound Med. 2007;26(11):1491-8.

Boucoiran I, Castillo E. No. 368-Rubella in Pregnancy. J Obstet Gynaecol Lata. 2018;40(12):1646-56.

Carvalho JS, Axt-Fliedner R, Chaoui R, Copel JA, Cuneo BF, Goff D, et al. ISUOG Practice Guidelines (updated): fetal cardiac screening. Ultrasound Obstet Gynecol. 2023;61(6):788-803.

Carvalho JS. Fetal dysrhythmias. Best Pract Res Clin Obstet Gynaecol. 2019;58:28-41.

Chelemen T, Syngelaki A, Maiz N, Allan L, Nicolaides KH. Contribution of Ductus Venosus Doppler in First-Trimester Screening for Major Cardiac Defects. Fetal Diagn Ther. 2011;29(2):127-34.

Chung EH, Lim SL, Havrilesky LJ, Steiner AZ, Dotters-Katz SK. Cost-effectiveness of prenatal screening methods for congenital heart defects in pregnancies conceived by in-vitro fertilization. Ultrasound Obstet Gynecol. 2021;57(6):979-86.

Depla AL, De Wit L, Steenhuis TJ, Slieker MG, Voormolen DN, Scheffer PG, et al. Effect of maternal diabetes on fetal heart function on echocardiography: systematic review and meta-analysis. Ultrasound Obstet Gynecol. 2021;57(4):539-50.

DeVore GR, Medearis AL, Bear MB, Horenstein J, Platt LD. Fetal echocardiography: factors that influence imaging of the fetal heart during the second trimester of pregnancy. J Ultrasound Med. 1993;12(11):659-63.

Donofrio MT, Moon-Grady AJ, Hornberger LK, Copel JA, Sklansky MS, Abuhamad A, et al. Diagnosis and Treatment of Fetal Cardiac Disease: A Scientific Statement From the American Heart Association. Circulation. 2014;129(21):2183-242.

Galindo A, Gratacos E. Cardiología fetal. Madrid: Marbán; 2015.

Gómez Montes E, Arenas Ramírez J, Escribano Abad D, Galindo Izquierdo A. Guía de la exploración ecográfica del corazón fetal. Guía de Asistencia Práctica de la sección de Ecografía Obstétrico-ginecológica de la SEGO. 2020.

Hartman RJ, Rasmussen SA, Botto LD, Riehle-Colarusso T, Martin CL, Cragan JD, et al. The Contribution of Chromosomal Abnormalities to Congenital Heart Defects: A Population-Based Study. Pediatr Cardiol. 2011;32(8):1147-57.

Hospital Clínic, Hospital Sant Joan de Déu, Universitat de Barcelona. Protocolo: Lupus eritematoso sistémico y embarazo. 2021.

Lisowski LA, Verheijen PM, Copel JA, Kleinman CS, Wassink S, Visser GHA, et al. Congenital Heart Disease in Pregnancies Complicated by Maternal Diabetes Mellitus: An International Clinical Collaboration, Literature Review, and Meta-Analysis. Herz. 2010;35(1):19-26.

Miller E, Hare JW, Cloherty JP, Dunn PJ, Gleason RE, Soeldner JS, et al. Elevated Maternal Hemoglobin A 1C in Early Pregnancy and Major Congenital Anomalies in Infants of Diabetic Mothers. N Engl J Med. 1981;304(22):1331-4.

Øyen N, Poulsen G, Boyd HA, Wohlfahrt J, Jensen PKA, Melbye M. Recurrence of Congenital Heart Defects in Families. Circulation. 2009;120(4):295-301.

Pereira S, Ganapathy R, Syngelaki A, Maiz N, Nicolaides KH. Contribution of Fetal Tricuspid Regurgitation in First-Trimester Screening for Major Cardiac Defects. Obstet Gynecol. 2011;117(6):1384-91.

Pierpont ME, Basson CT, Benson DW, Gelb BD, Giglia TM, Goldmuntz E, et al. Genetic Basis for Congenital Heart Defects: Current Knowledge: A Scientific Statement From the American Heart Association Congenital Cardiac Defects Committee, Council on Cardiovascular Disease in the Young: Endorsed by the American Academy of Pediatrics. Circulation. 2007;115(23):3015-38.

Platt LD, Koch R, Hanley WB, Levy HL, Matalon R, Rouse B, et al. The International Study of Pregnancy Outcome in Women with Maternal Phenylketonuria: Report of a 12-year study. Am J Obstet Gynecol. 2000;182(2):326-33.

Simpson LL. Screening for Congenital Heart Disease. En: Queenan JT, Spong CY, Lockwood CJ, editors. Queenan's Management of High-Risk Pregnancy. 1ª ed. Wiley, 2012; p. 47-54.

Ylinen K, Aula P, Stenman UH, Kesaniemi-Kuokkanen T, Teramo K. Risk of minor and major fetal malformations in diabetics with high haemoglobin A1c values in early pregnancy. Br Med J (Clin Rres Ed). 1984;289(6441):345-6.

Principios de ecocardiografía fetal

9

S. Gil-Pugliese y R. Villalobos-Gómez

 OBJETIVOS

- Conocer las recomendaciones internacionales sobre el alcance del estudio ecocardiográfico en cada trimestre del embarazo.
- Comprender la importancia de un adecuado estudio ecocardiográfico como parte de las ecografías de rutina del embarazo.
- Valorar la necesidad del trabajo multidisciplinar desde el primer trimestre del embarazo para mejorar la tasa diagnóstica prenatal de las cardiopatías congénitas.

INTRODUCCIÓN

El diagnóstico prenatal de las cardiopatías congénitas (CC) brinda múltiples beneficios. Permite al equipo médico dar al caso un seguimiento individualizado, realizar estudios prenatales adicionales (incluidas pruebas genéticas), realizar terapia intrauterina en algunos casos, y planificar el nacimiento en un centro con las capacidades y experiencia adecuadas para el manejo de CC. Por otro lado, da a los progenitores la posibilidad de informarse de manera precoz sobre el pronóstico de la patología, los tratamientos disponibles, y las posibles complicaciones de estos. En función de la edad gestacional al diagnóstico, la gravedad de la cardiopatía detectada, su asociación a anomalías genéticas y las leyes locales, los padres podrían además optar por la interrupción legal del embarazo.

La detección prenatal de las CC estuvo históricamente circunscrita al segundo trimestre del embarazo, momento en que el tamaño cardíaco fetal es lo suficientemente grande como para ser examinado por ultrasonido transabdominal por un especialista en ecocardiografía pediátrica. El grupo de alto riesgo que accedía a ecocardiografía avanzada se establecía típicamente por la historia materna (diabetes pregestacional, diabetes gestacional diagnosticada en el primer trimestre del embarazo, exposición a teratógenos, presencia de anticuerpos anti-Ro/anti-La, fenilcetonuria, familiar de primer grado afectado con CC, embarazo gemelar monocigótico o concepción por fertilización *in vitro*). Lamentablemente, solo el 10 % de las CC se presentan en pacientes con antecedentes de riesgo, mientras que el 90 % de los casos aparecen en población de bajo riesgo. Esto motivó la estandarización del estudio ecocardiográfico básico incluido en la ecografía morfológica de rutina entre las 20 y 24 semanas de gestación. La sistematización del estudio de la anatomía cardíaca a través de la obtención de cortes axiales del corazón permitió a los profesionales dedicados al diagnóstico prenatal que realizan las ecografías morfológicas sospechar las CC en la población general y referirlas para un estudio avanzado de ecocardiografía fetal con un especialista.

En la actualidad, los avances tecnológicos en la generación de imágenes y la implementación generalizada en el ámbito mundial del cribado combinado de las 11^{+0} a 13^{+6} semanas desplazaron al primer trimestre del embarazo la sospecha y el diagnóstico de un alto porcentaje de patologías fetales, incluidas las CC. Este cambio de paradigma ha dado lugar al desarrollo de equipos multidisciplinares de medicina fetal con personal altamente capacitado que han mejorado de manera considerable las tasas de detección de CC. En este contexto, el límite entre el estudio ecocardiográfico básico y el avanzado es difuso.

En este capítulo se desarrollarán con especial énfasis las recomendaciones internacionales para las evaluaciones de la anatomía cardíaca normal que deben realizarse en la ecografía de cribado de primer trimestre y en el estudio morfológico de rutina del segundo trimestre. Debe tenerse en cuenta que los principios de la ecocardiografía de segundo trimestre aplican también para el tercer trimestre.

ECOCARDIOGRAFÍA FETAL EN PRIMER TRIMESTRE

Cribado combinado de primer trimestre

En 1992, Nicolaides *et al.* describieron que el aumento del espesor de la translucencia nucal (área hipoecogénica subyacente a la piel de la nuca fetal) es un marcador útil en el primer trimestre para la detección de anomalías cromosómicas. Desde entonces, la Fetal Medicine Foundation de Londres desarrolló un algoritmo de cálculo de riesgo paciente-específico para trisomías 21, 18 y 13 entre las 11^{+0} y 13^{+6} semanas del embarazo con el uso de datos de la historia materna junto con la evaluación de múltiples marcadores ultrasonográficos y bioquímicos. En la actualidad, este estudio se ha expandido y perfeccionado con la inclusión de una evaluación ecográfica detallada de la anatomía fetal que permite calcular, entre otras cosas, el riesgo específico de preeclampsia de pretérmino (< 37 semanas) y restricción del crecimiento fetal para cada gestante. Su implementación revolucionó el cuidado prenatal y abrió una ventana de oportunidad para la detección de CC en la población general durante el primer trimestre de gestación.

Cribado de cardiopatías congénitas en el primer trimestre

El corazón completa su formación entre las 8 y 10 semanas de gestación, por lo que, al momento del cribado combinado del primer trimestre las CC ya están presentes. La imposibilidad de obtener las imágenes normales que forman parte del estudio ecocardiográfico básico del primer trimestre despierta la sospecha de una CC y motiva la derivación a un especialista en ecocardiografía fetal para la realización de un estudio avanzado. De igual manera, el aumento marcado de la translucencia nucal (≥ 3,5 mm), la regurgitación de la válvula tricúspide y las anomalías del flujo en el conducto venoso, además de ser marcadores de riesgo para trisomía, son también marcadores para CC, por lo que al ser detectados durante el cribado combinado de primer trimestre justifican la derivación de la paciente para evaluación y seguimiento individualizado por parte de un subespecialista en ecocardiografía fetal. Esta metodología ha elevado la tasa de diagnóstico prenatal de cardiopatías complejas aisladas hasta un 95 % en los centros de medicina fetal más importantes del mundo.

Vía de exploración

En el contexto del cribado de primer trimestre, la evaluación ecocardiográfica básica puede lograrse en la mayoría de los casos por vía abdominal. La vía transvaginal proporciona una mejor calidad de imagen y es de gran utilidad en pacientes con índice de masa corporal elevado. Si el operador ha completado el estudio anatómico por vía abdominal, y está satisfecho con las imágenes obtenidas, puede dar por concluida la exploración. Pero en caso de que se sospeche una CC o ante la detección de otras anomalías morfológicas fetales, el operador debería complementar el estudio con una evaluación transvaginal. El estudio ecocardiográfico avanzado de primer trimestre realizado por subespecialistas debería incluir siempre una exploración por vía transvaginal.

Seguridad del ultrasonido en el primer trimestre

Existe alguna preocupación con respecto a la utilización de las modalidades de ultrasonografía Doppler durante el primer trimestre, ya que utilizan alta energía concentrada en una región determinada. El uso del Doppler después de las 11 semanas parecería ser seguro, pero se sugiere mantener los índices mecánico y térmico por debajo de 1,0 y utilizarlo tan poco tiempo como sea razonablemente posible.

Recomendaciones para el estudio ecocardiográfico básico de primer trimestre

A continuación se presenta un resumen de las recomendaciones de la Sociedad Internacional de Ultrasonidos en Obstetricia y Ginecología para el estudio ecocardiográfico básico durante la ecografía de cribado de primer trimestre.

Corte de cuatro cámaras

Corte axial estricto del tórax fetal (solo una costilla visible a cada lado) para obtener una vista de cuatro cámaras, preferentemente apical (**Fig. 9-1**). Tanto con el uso de escala de grises como Doppler color, se debe constatar:

- Actividad cardíaca con frecuencia normal (160 +/- 15 latidos por minuto[lpm]) y ritmo regular.
- El corazón debe ocupar 1/3 del tórax, y 2/3 del corazón se ubican del lado izquierdo de este.
- Eje cardíaco: el septo ventricular debe tener un ángulo de 30 a 60° respecto de la línea media del tórax (trazada desde el cuerpo vertebral hasta el esternón), y el ápex debe apuntar hacia la izquierda.
- Dos aurículas y dos ventrículos de similar tamaño.
- Cruz del corazón conservada con válvulas auriculoventriculares izquierda y derecha independientes y con buena apertura. Ausencia de *jet* de regurgitación en válvulas auriculoventriculares.
- Situs: el transductor se desplaza de manera momentánea al abdomen para constatar que la aorta abdominal (vaso posterior cercano al cuerpo vertebral) y el estómago se ubiquen a la izquierda, mientras que la vena cava y el hígado se sitúan a la derecha y un poco más anteriores.

Corte de tres vasos tráquea

Con mantenimiento del corte axial del tórax fetal y con el desplazamiento del transductor hacia la parte superior de

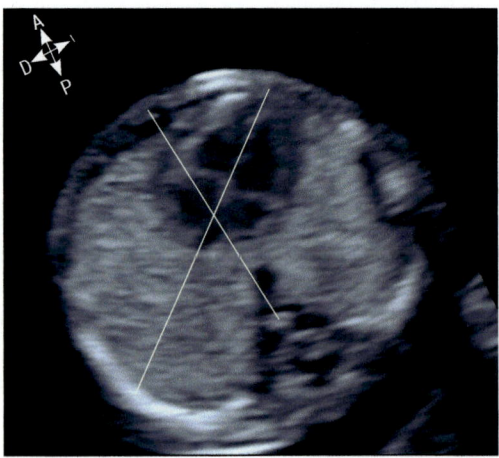

Figura 9-1. Corte de cuatro cámaras cardíacas en proyección apical de un feto de primer trimestre. Permite constatar tamaño, posición y ángulo cardíaco, simetría ventricular y válvulas auriculoventriculares independientes.

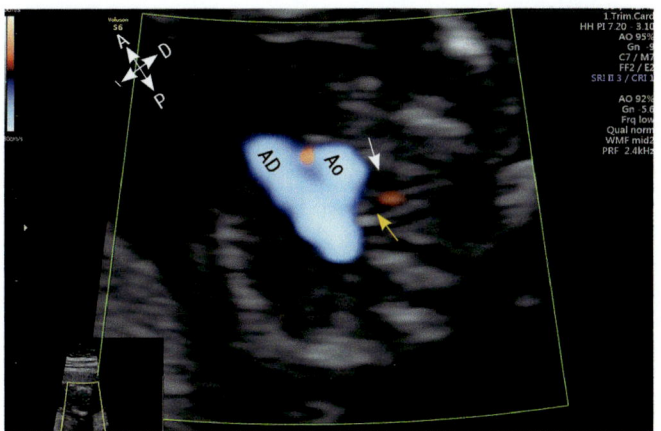

Figura 9-2. Corte de tres vasos tráquea de un feto de primer trimestre. Corte axial en la zona del mediastino superior con Doppler color. Imagen característica en forma de «V» conformada de izquierda a derecha por el arco ductal (AD), seguido del arco aórtico (Ao), ambos vasos en convergencia a la izquierda de la tráquea (flecha amarilla). La vena cava superior se muestra como una imagen redondeada anecoica a la derecha de la tráquea (flecha blanca). El flujo en ambas ramas de la «V» se dirige hacia el dorso fetal, por lo que presentan la misma codificación en la exploración con Doppler color.

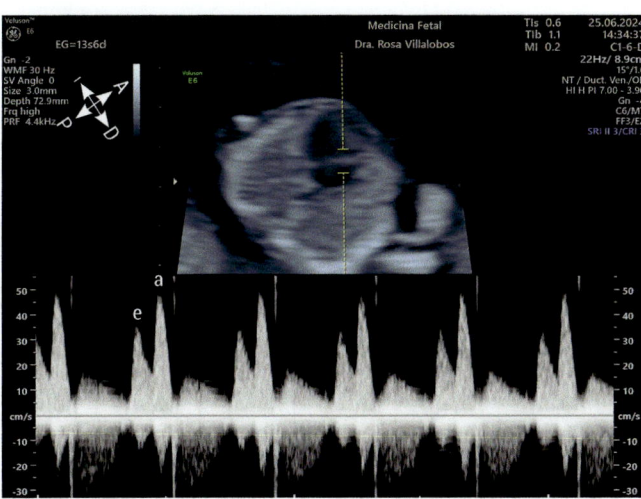

Figura 9-3. Corte de cuatro cámaras cardíacas en proyección apical de un feto de primer trimestre. El Doppler espectral del aparato valvular tricuspídeo demuestra la onda bifásica de llenado ventricular donde la onda «e» corresponde al llenado pasivo durante la diástole ventricular, y la onda «a», al llenado activo durante la sístole auricular. No se observa regurgitación tricuspídea durante la sístole ventricular (período entre el final de la onda «a» y el comienzo de la siguiente onda «e»).

este. Con el uso de Doppler color se debe constatar: arteria pulmonar con continuación del conducto arterioso que alcanza el arco aórtico en su porción descendente y forma una imagen similar a una V a la izquierda de la tráquea con su vértice en dirección hacia el dorso fetal. Flujo en ambas ramas de la V con dirección al dorso fetal. Tamaño similar de ambas ramas de la V con leve predominio de la rama pulmonar (**Fig. 9-2**).

Marcadores ultrasonográficos adicionales

Debido a la elevada prevalencia de CC en fetos aneuploides, los marcadores ecográficos utilizados en el cribado de trisomías de semana 11-13 son a la vez marcadores de CC.

Regurgitación tricuspídea

En un corte de cuatro cámaras se utilizará Doppler pulsado para evaluar el flujo a través de la válvula tricúspide (**Fig. 9-3**). La regurgitación tricuspídea se presenta en una alta proporción de fetos aneuploides, pero en fetos euploides se asocia a un aumento de ocho veces en el riesgo de CC. Un tercio de los fetos con CC mayor presentan regurgitación tricuspídea en el primer trimestre, pero solo se observa en 2 % de fetos normales.

Evaluación del flujo a través del conducto venoso

En un corte levemente parasagital derecho que incluya tórax y abdomen y uso Doppler color, debe constatarse la existencia del conducto venoso, observado como un vaso con alta velocidad entre la vena umbilical y el corazón. Con el uso de Doppler pulsado se deberán investigar las características de la onda del conducto venoso y constatar la presencia de onda a positiva (**Fig. 9-4**).

La onda «a» ausente o reversa se presenta en 1/3 de los fetos euploides con una CC mayor. En 4 % de los fetos euploides puede encontrarse una onda «a» anormal en el DV. En fetos euploides con translucencia nucal aumentada, la onda «a» ausente o reversa triplica la probabilidad de una CC, mientras que ante una onda «a» normal la probabilidad de CC disminuye a la mitad.

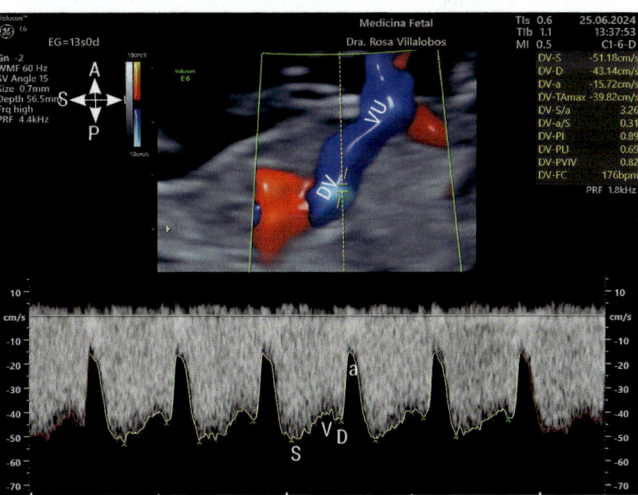

Figura 9-4. Corte parasagital derecho del tórax y abdomen de un feto de primer trimestre. Con el uso de Doppler color se observa la entrada de la vena umbilical (VU) al abdomen fetal, y una zona de adelgazamiento de la misma con fenómeno de *aliasing* que corresponde al conducto venoso (CV). El Doppler espectral muestra una onda cuatrifásica (ondas S, D, V, y a). La onda «a» representa la contracción auricular y debe presentar flujo.

Translucencia nucal

Las anomalías estructurales asociadas con más asiduidad a translucencia nucal aumentada en fetos euploides son las CC, por lo que una translucencia nucal superior al percentil 95 debe motivar la derivación para una exploración ecocardiográfica fetal avanzada en el primer trimestre y un seguimiento individualizado por parte de un especialista.

ECOCARDIOGRAFÍA FETAL EN SEGUNDO TRIMESTRE

La ecocardiografía fetal de cribado se realiza durante el estudio morfológico de segundo trimestre entre las 18 y 24 semanas de gestación. La tasa de detección de CC graves de este estudio varía entre 30 al 80 % (en función del centro y la experiencia del explorador, el índice de masa corporal materno, así como la disponibilidad de equipos de alta frecuencia).

Exploración ecocardiográfica de cribado del segundo trimestre

Está compuesta por una secuencia de cinco cortes axiales descritos por Yagel *et al.* (2001) que recorren la anatomía fetal desde el abdomen hasta el mediastino, y que deben ser explorados tanto con escala de grises, para la valoración anatómica, como con Doppler color; este último ayuda a demostrar la presencia y dirección de flujo dentro de las cavidades cardíacas y grandes vasos, evidenciar fenómenos no esperados en el flujo sanguíneo y corroborar la integridad del *septum* interventricular.

Corte abdominal y lateralidad fetal

Se definen el lado derecho e izquierdo del feto. Con posterioridad, se realiza un corte transverso en el abdomen fetal justo por debajo del diafragma donde se deben visualizar: estómago, bazo y aorta abdominal a la izquierda, esta última por delante del cuerpo vertebral. Anterior y a la derecha de la aorta, se visualiza la vena cava inferior y el hígado bilobulado con dominancia del lóbulo derecho (**Fig. 9-5**).

Corte de cuatro cámaras

Al desplazar el transductor en dirección cefálica en un corte axial estricto, se visualiza al corazón ocupando aproximadamente un tercio del área torácica, ubicado sobre todo en el hemitórax izquierdo, con su ápex en dirección a la izquierda a 45° (±20°). El espacio pericárdico no debe superar los 2 mm de espesor, y no debe haber derrame pleural. El ritmo cardíaco debe ser regular, con una frecuencia que oscila entre 110 a 160 lpm. La exploración con el ápex en dirección al transductor (vista apical) es útil para valorar la cruz del corazón y los aparatos valvulares, mientras que la exploración con el *septum* interventricular perpendicular al transductor (vista septal) es útil para valorar la integridad de este con

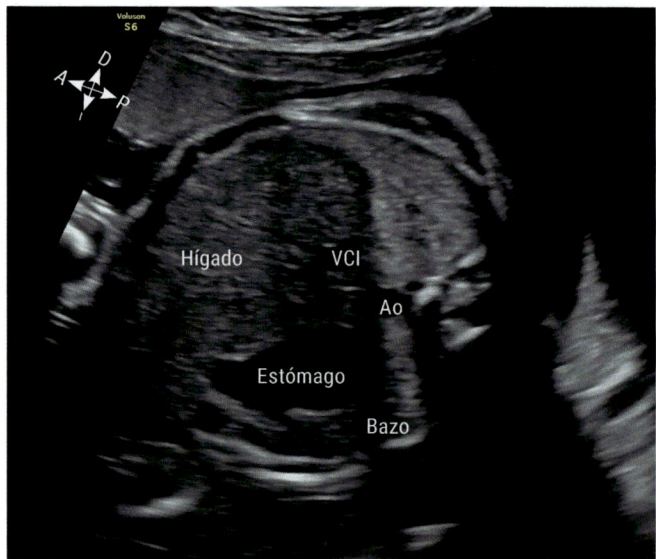

Figura 9-5. Corte axial del abdomen de un feto en segundo trimestre en presentación cefálica con dorso izquierdo. Se visualizan en hemiabdomen izquierdo, estómago, bazo y aorta abdominal (Ao). En hemiabdomen derecho, hígado y vena cava inferior (VCI) en su porción intrahepática; esta última, anterior y a la derecha de la Ao.

ayuda del Doppler color. En el corte de cuatro cámaras se deberá observar:

- Región retrocardíaca: solo es visible la aorta torácica al transcurrir a la izquierda del cuerpo vertebral, por detrás de la aurícula posterior.
- Aurículas: dos aurículas de tamaño similar. El agujero oval ocupa un tercio del *septum* interatrial con apertura del *septum primum* hacia la aurícula izquierda sin abarcar más del 50 % de su diámetro transverso. Ayudado por el Doppler color se distinguen las dos venas pulmonares inferiores al ingresar a la aurícula izquierda de posición posterior.
- Ventrículos: dos ventrículos de tamaño similar; el ventrículo derecho (VD) es la cavidad más anterior. Presenta la banda moderadora y un músculo papilar que lo recorre en su diámetro longitudinal. El ventrículo izquierdo forma el ápex cardíaco, de configuración cónica cuya pared septal es lisa. En la vista septal, con el uso de Doppler color se debe evaluar la integridad del *septum* interventricular en sus porciones muscular y perimembranosa de entrada.
- Unión auriculoventricular: dos aparatos valvulares independientes que se abren libremente con la cruz del corazón intacta sin evidencia de jets de regurgitación en Doppler color. La inserción tricuspídea en el septo interventricular es levemente más apical que la mitral (**Fig. 9-6**).

Corte de tracto de salida del ventrículo izquierdo

También llamado corte de cinco cámaras. Se debe visualizar la continuidad entre la porción de entrada y de salida del ventrículo, y la continuidad de las paredes aórticas con el *septum* interventricular y la válvula mitral. La arteria aorta emerge sin bifurcaciones y se dirige con posterioridad de izquierda a

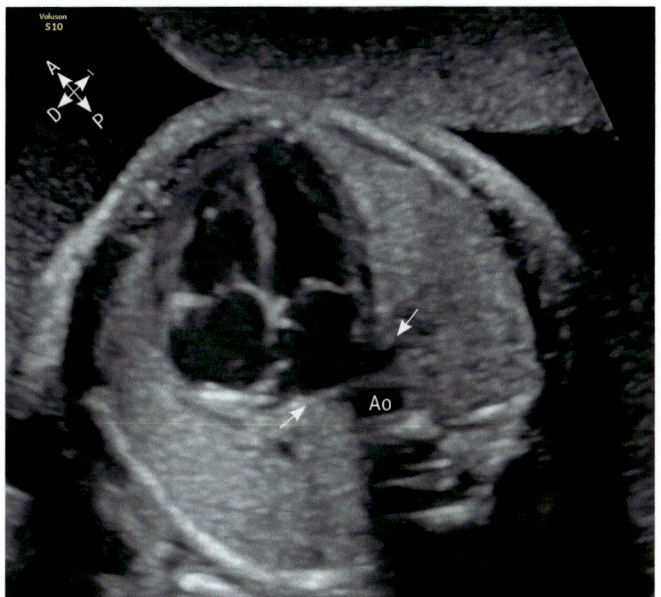

Figura 9-6. Corte de cuatro cámaras, en proyección apical, en un feto en segundo trimestre en presentación podálica con dorso izquierdo. Corazón de tamaño normal en levocardia, sin derrame pleural. Se visualizan de posterior a anterior: aorta descendente (Ao) imagen redondeada anecoica pulsátil a la izquierda de la columna vertebral y en relación con la aurícula izquierda, donde desembocan las venas pulmonares (flechas). Dos aurículas de tamaño similar, septo interauricular con agujero oval que ocupa el tercio central de este y cuyo *flap* incursiona hacia la aurícula izquierda sin superar el 50% de su diámetro transverso. Cruz cardíaca íntegra (*septum* atrioventricular). Se demuestran dos válvulas auriculoventriculares cerradas con inserción septal de la válvula tricúspide levemente más apical respecto a la mitral. Ventrículos de tamaño similar, el derecho (en posición anterior) presenta en su región trabecular la banda moderadora, y el izquierdo (ventrículo de posición posterior) presenta morfología cónica y forma el ápex cardíaco.

derecha hacia la aorta descendente. La válvula semilunar aórtica desaparece durante la sístole, y la utilización de Doppler color puede ayudar a sospechar estenosis valvular si se visualiza flujo turbulento o atresia en ausencia de flujo transvalvular (**Fig. 9-7**).

Corte de tracto de salida del ventrículo derecho

La arteria pulmonar emerge de la porción infundibular del VD ubicado en posición anterior y transcurre de derecha a izquierda y superior a la aorta, donde se entrecuza con esta en un ángulo de 90°, para luego bifurcarse en dos ramas dirigidas a ambos pulmones. La válvula semilunar pulmonar desaparece durante la sístole, y la utilización de Doppler color puede ayudar a sospechar estenosis o atresia valvular (**Fig. 9-8**).

Corte de tres vasos y tráquea

En este corte se visualizan de manea consecutiva, de izquierda a derecha, de anterior a posterior, y con tamaño decreciente el arco ductal, el arco aórtico y la vena cava superior. Estos tres vasos se ubican por detrás del timo, el cual se visualiza como una imagen más hipoecogénica en comparación con los pulmones, y que contiene pequeños quistes. La tráquea

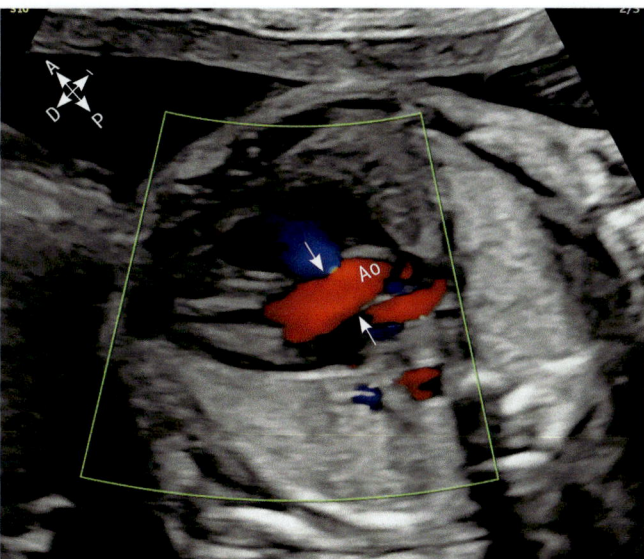

Figura 9-7. Corte del tracto de salida del ventrículo izquierdo, con Doppler color. Se observa cómo la arteria aorta (Ao) emerge del ventrículo izquierdo (de ubicación posterior) y se dirige de anterior a posterior y de izquierda a derecha sin bifurcaciones. La flecha superior señala la continuidad septoaórtica, y la flecha posterior, la continuidad mitroaórtica. Se demuestra flujo transvalvular aórtico normal (laminar y homogéneo).

marca el centro del mediastino y se visualiza como una imagen hipoecogénica de bordes hiperecogénicos anterior al cuerpo vertebral. La lateralidad derecha o izquierda de los arcos aórtico y ductal, así como de la vena cava superior se establecen en relación con la tráquea (**Fig. 9-9**).

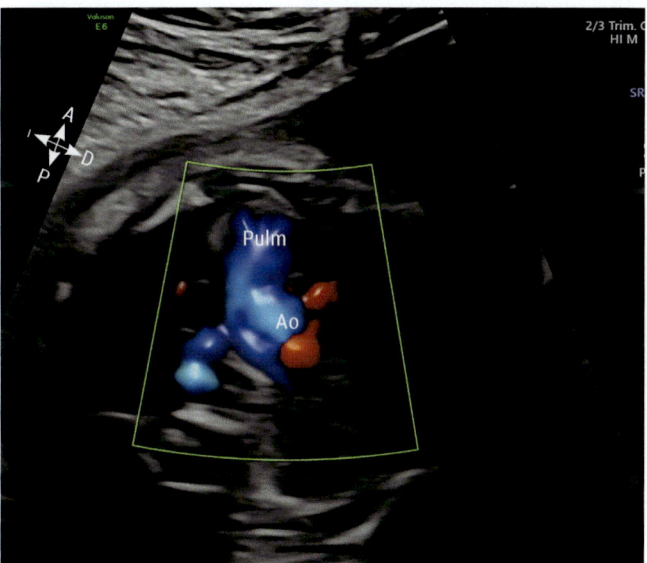

Figura 9-8. Corte del tracto de salida del ventrículo derecho, con Doppler color. Se observa la arteria pulmonar (Pulm) que emerge de anterior a posterior desde la porción infundibular del ventrículo derecho (de ubicación anterior) y transcurre de derecha a izquierda en una posición superior respecto de la porción ascendente de la aorta para luego bifurcarse en sendas ramas pulmonares, izquierda y derecha; esta última rama transcurre por detrás de la aorta ascendente (Ao). Se demuestra flujo transvalvular pulmonar normal (laminar y homogéneo).

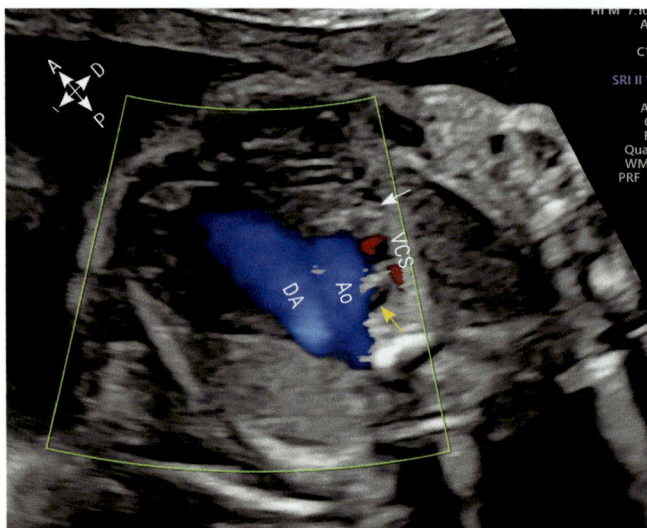

Figura 9-9. Corte de tres vasos tráquea, con Doppler color. Por detrás del timo (flecha blanca), menos ecogénico que los pulmones y con pequeños quistes en su interior, se observan sucesivamente, de izquierda a derecha, de anterior a posterior, y con tamaño decreciente: la arteria pulmonar en su continuación con el conducto arterioso (CA), el arco aórtico transverso (Ao) y la vena cava superior (VCS). El CA y la Ao convergen a la izquierda de la tráquea (flecha amarilla) y forman una imagen en «V»; el flujo de ambos vasos se dirige de anterior a posterior y presenta idéntica codificación al Doppler color.

El conducto arterioso es el vaso de mayor tamaño que se observa en posición anterior y a la izquierda. El arco aórtico transverso se ubica en posición medial y con un diámetro menor al del conducto arterioso.

 Estos dos arcos confluyen a la izquierda de la tráquea, donde forman una «V» con ambas ramas y presentan codificación de color Doppler en dirección hacia el dorso fetal.

A la derecha de la tráquea se observa la vena cava superior como una única imagen anecoica redondeada y de diámetro levemente menor al del arco aórtico. Con el desplazamiento de unos milímetros del transductor en dirección cefálica, y ayudado por el Doppler color, se pueden demostrar las arterias subclavias que discurren hacia los hombros, y ambas arterias mamarias que se dirigen hacia la pared anterior del tórax con un rodeo al timo, conocido como corte de subclavias (**Fig. 9-10**).

Ecocardiografía fetal: cortes avanzados

En fetos con sospecha o riesgo aumentado de CC, debe realizarse un estudio ecocardiográfico avanzado que incluya además los siguientes cortes.

Exploración abdominal

Con el uso de Doppler color, en el corte axial, se debe estudiar la anatomía del sistema porta, la presencia del conducto venoso y las venas suprahepáticas. En un corte sagital se debe corroborar la entrada del conducto venoso al vestíbulo venoso infradiafragmático en la vena cava inferior.

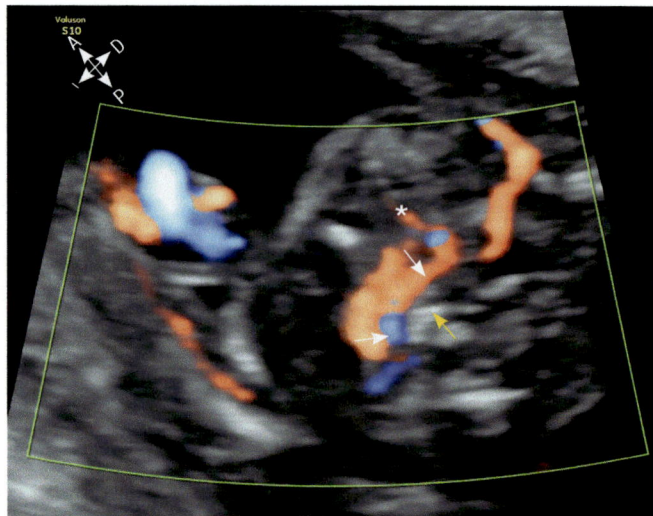

Figura 9-10. Corte de subclavias, con Doppler color. En la porción superior del tórax, se observan dos vasos sanguíneos (flechas blancas) que emergen de la aorta en dirección opuesta hacia sendos hombros fetales, donde conforman una imagen semejante a un «manubrio de bicicleta». La arteria subclavia derecha discurre anterior a la tráquea (flecha amarilla) y de ella emerge la arteria mamaria interna derecha (*) en dirección a la pared anterior del tórax, al lado del timo.

Cortes sagitales

- **Corte bicaval:** evidencia la entrada de ambas venas cavas (superior e inferior) a la aurícula derecha, y se logra con un corte sagital paramedial derecho.
- **Corte de arco aórtico:** demuestra a la aorta ascendente que emerge del centro del corazón y forma el arco aórtico con sus tres vasos supraaórticos; se logra con un corte sagital levemente paramedial izquierdo.
- **Corte de arco ductal:** demuestra el arco ductal que emerge del ventrículo anterior y se incorpora a la aorta descendente, se logra con un corte sagital paramedial izquierdo (**Fig. 9-11**).

Ejes cortos

- **Eje corto ventricular:** demuestra los ventrículos y el *septum* interventricular. Se observa el VD en posición anterior y el izquierdo posterior, y se realiza un barrido desde el ápex cardíaco hasta el tracto de salida del ventrículo izquierdo.
- **Eje corto de los grandes vasos:** demuestra ambas aurículas, la válvula tricúspide, el infundíbulo del VD, la arteria pulmonar y la válvula aórtica. Es útil para evaluar el tracto de salida del VD, la bifurcación de la arteria pulmonar, y la anatomía de la válvula aórtica (**Fig. 9-12**).

Doppler pulsado o espectral

Se utiliza sobre todo en el contexto de estudios ecocardiográficos avanzados. Para la evaluación de las válvulas atrioventriculares, en un corte de cuatro cámaras apical, un

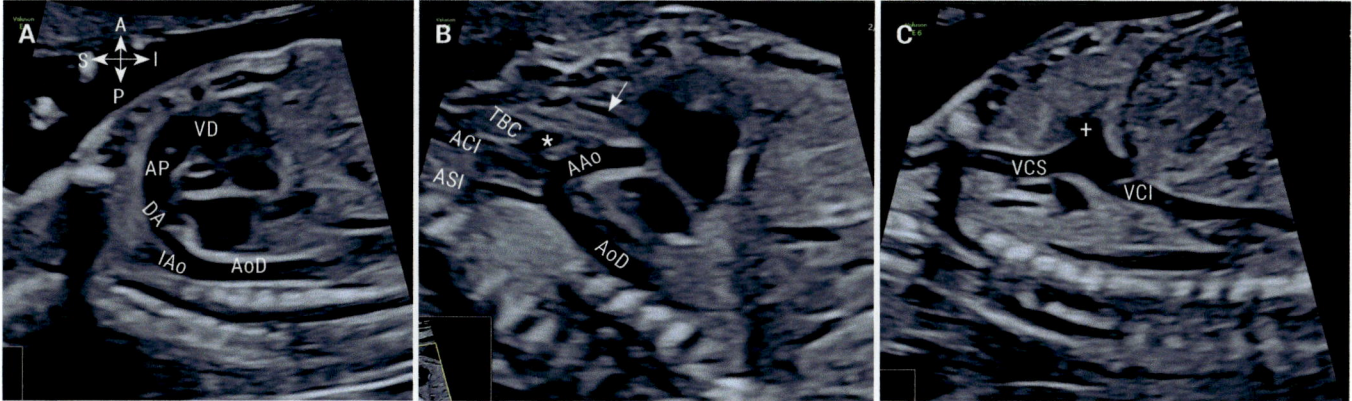

Figura 9-11. A) Corte sagital del arco ductal (DA). Del ventrículo derecho (VD) emerge la arteria pulmonar (AP). Esta continúa con el arco ductal (DA), que en ángulo obtuso alcanza la aorta descendente (AoD) inferior al istmo aórtico (IAo). **B)** Corte sagital del arco aórtico (AAo). Desde el centro del corazón y en ángulo agudo, emerge el AAo y da origen a tres vasos: el tronco braquiocefálico común (TBC), la arteria carótida izquierda (ACI) y la arteria subclavia izquierda (ASI). La vena innominada (*) transcurre anterior al arco aórtico y posterior al timo (flecha). **C)** Corte bicava; se observan las venas cavas superior (VCS) e inferior (VCI) que desembocan en la aurícula derecha, y forman una imagen de «alas de gaviota» inferior a la orejuela auricular derecha (+).

volumen de muestra de 2 a 3 mm se coloca en el ventrículo inmediatamente por debajo de la válvula atrioventricular que se ha de examinar. El ángulo de insonación respecto al *septum* interventricular debe ser < 20°. Se obtiene una onda bifásica donde la primera fase (onda «E») representa el llenado ventricular pasivo, y la segunda fase (onda «A») representa la contracción auricular o llenado ventricular activo. La velocidad de la onda A predomina sobre la de la onda E. En presencia de regurgitación de alguna de las válvulas atrioventriculares, el Doppler color permite visualizar el sitio con mayor velocidad del jet de regurgitación; allí se deberá aplicar la muestra para demostrar su velocidad máxima y estimar su gravedad. Para la evaluación de la válvula aórtica, en un corte apical de cinco cámaras, el volumen de muestra se colocará sobre la aorta ascendente. Para la evaluación de la válvula pulmonar, en un corte de eje corto de los grandes vasos, el volumen de muestra se colocará en la arteria pulmonar principal (**Fig. 9-13**).

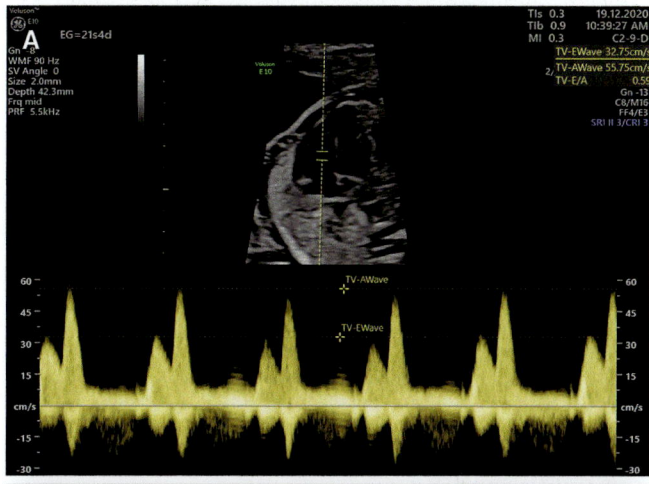

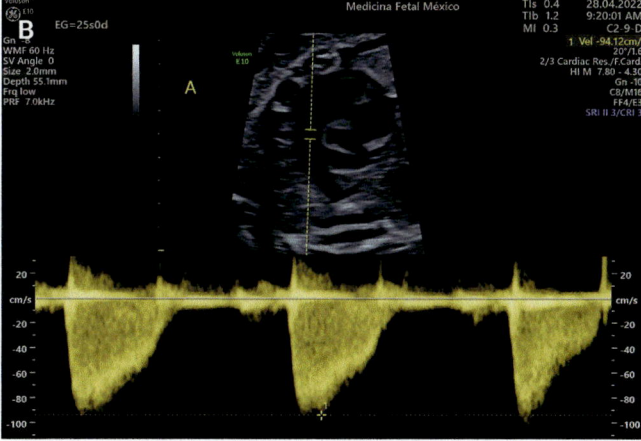

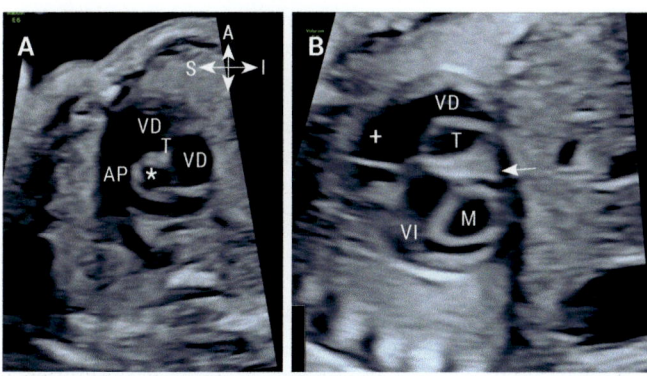

Figura 9-12. A) Corte de eje corto del ventrículo derecho, se observan la aurícula derecha (AD) conectada con el ventrículo derecho (VD) a través de la válvula tricúspide (T); del VD se desprende la arteria pulmonar (AP) cuya rama derecha discurre por detrás de la aorta (*). **B)** Corte de eje corto de los ventrículos en la zona de las válvulas auriculoventriculares. El VD se observa en posición anterior, superior a este, su infundíbulo (+), y en relación con el *septum* interventricular (flecha) el anillo de la válvula tricúspide; en posterior, el ventrículo izquierdo (VI) y el anillo de la válvula mitral (M).

Figura 9-13. A) Corte de cuatro cámaras apical, se aplica el volumen de muestra del Doppler espectral en el ventrículo derecho, en el borde libre de las valvas de la válvula tricúspide en su excursión hacia el ventrículo derecho durante la diástole. Se obtiene un espectro bifásico del llenado ventricular donde la onda «E» corresponde al llenado pasivo del ventrículo durante su diástole, y la onda «A» de mayor velocidad que corresponde al llenado ventricular activo durante la sístole auricular. **B)** Corte de eje corto del ventrículo derecho, se aplica el volumen de muestra del Doppler espectral para investigar el flujo transvalvular pulmonar.

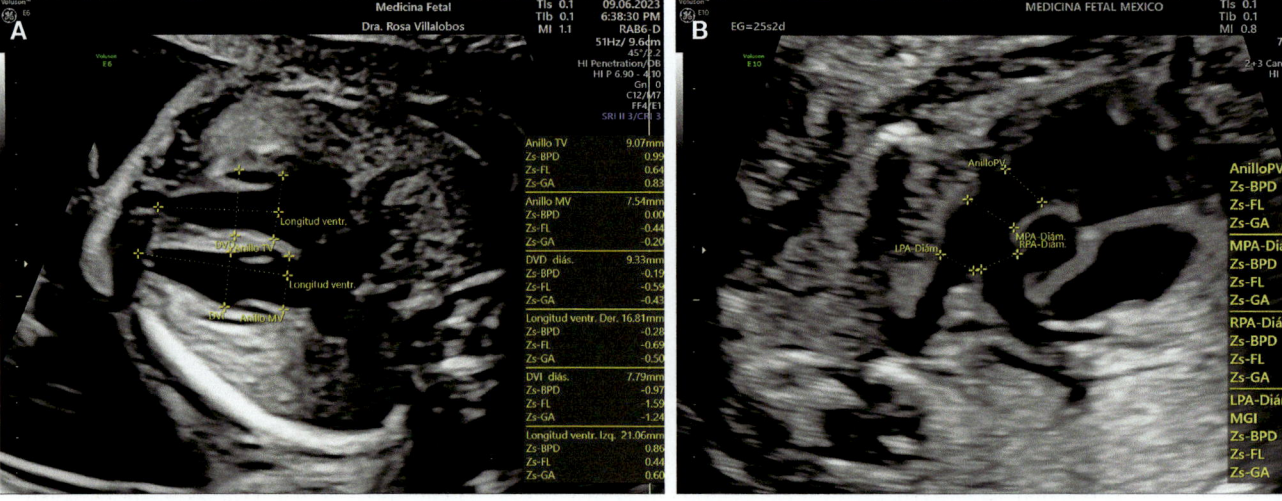

Figura 9-14. Morfometría cardíaca con técnica de Schneider. **(A)** En corte de cuatro cámaras durante la diástole ventricular (válvulas auriculoventriculares abiertas) se miden anillos de la válvula tricúspide (anillo TV) y mitral (anillo MV), diámetro del ventrículo derecho (DVD-diám.) e izquierdo (DVI-diám.), y la longitud de ambos ventrículos. **(B)** Durante la sístole ventricular (válvula pulmonar no visible) se mide el anillo de la válvula pulmonar (anillo PV), el diámetro del tronco de la arteria pulmonar (MPA-diám) y el diámetro de sus ramas derecha (RPA-diám) e izquierda (LPA-diám).

Morfometría cardíaca

Las mediciones del corazón y los grandes vasos se deben realizar según técnicas específicas que dependen de las tablas de referencia de normalidad que se utilicen. Para la medición de las cavidades cardíacas, las válvulas atrioventriculares y los grandes vasos, los parámetros de normalidad más comúnmente utilizados son los descritos por Schneider *et al.* (2005), donde las medidas del corte de cuatro cámaras se realizan en diástole en su máximo diámetro, y la de los grandes vasos en sístole. Otra tabla de normalidad para la medición de las cavidades y paredes ventriculares, las aurículas y el índice de esfericidad cardíaco, es la descrita por García-Otero *et al.* (2019); en este caso, las medidas deben realizarse al final de la diástole, definida como el cuadro previo a la apertura de las válvulas atrioventriculares, el cual se alcanza al retroceder con cine *loop*. El rango de normalidad de estas medidas se establece mediante la utilización de *Z-Scores* dependientes de la edad gestacional (**Fig. 9-14**).

PUNTOS CLAVE

- Es importante sistematizar la ecografía de cribado de la semana 20 para optimizar el rendimiento diagnóstico de las CC. Para ello, las diferentes sociedades científicas proponen el uso de cinco planos axiales con y sin Doppler color, con el resto como complementarios para el diagnóstico.
- El cribado de CC debe ser universal, idealmente alrededor de la semana 20. Si se realiza únicamente en gestaciones de alto riesgo, se perdería el diagnóstico prenatal en el 90 % de los casos.

- El diagnóstico de las CC puede realizarse ya en el primer trimestre del embarazo. Además, la presencia de ciertos marcadores como la translucencia nucal aumentada, la regurgitación tricuspídea o el flujo reverso en la onda «a» del conducto venoso ayudan a identificar a las gestantes con un riesgo aumentado a presentarlas y que deberían recibir una ecocardiografía especializada, con el incremento así de la tasa diagnóstica.

BIBLIOGRAFÍA

Carvalho JS, Axt-Fliedner R, Chaoui R, Copel JA, Cuneo BF, Goff D, et al. ISUOGPractice Guidelines (updated): fetal cardiac screening. Ultrasound Obstet Gynecol 2023;61:788-803.

Sociedad Española de Ginecología y Obstetricia (SEGO). Guía de Asistencia Práctica: Guía de la exploración ecográfica del corazón fetal. Progresos de Obstetricia y Ginecología 2020;63:365-402

Diagnóstico de cardiopatías congénitas en el período fetal

10

P. Tobías González

OBJETIVOS

- Conocer las posibilidades y limitaciones del diagnóstico de cardiopatías en el feto durante el embarazo y las diferencias con el diagnóstico posparto.
- Saber las diferencias en el diagnóstico y sus implicaciones según el momento de la gestación.
- Revisar las indicaciones de pruebas complementarias según los hallazgos ecográficos, técnica habitual de cribado de cardiopatías.
- Conocer las repercusiones en el desarrollo fetal de las cardiotónicas congénitas.

INTRODUCCIÓN

La ecografía diagnóstica fetal halla anomalías estructurales en el 3-5 % de los embarazos; entre ellas, las cardiopatías congénitas (CC) afectan a casi un 1 % de estos. Hasta el 25-50 % de los recién nacidos afectados de una CC necesitarán cirugía cardíaca el primer año de vida. El diagnóstico de CC, pese a las mejoras técnicas y formativas, continúa representando un desafío importante durante el control del embarazo. El progresivo avance en las técnicas de imagen (sobre todo la ecografía) ha permitido un conocimiento preciso de la fisiología cardíaca fetal y un estudio anatómico y funcional detallados, que ofrece por ello mejoras en el pronóstico fetal y neonatal al permitir establecer un control preparto y posparto adecuados y posibilitar incluso el tratamiento de casos complejos antes del nacimiento.

 En diversos estudios y metaanálisis se ha evidenciado la disminución de la morbimortalidad neonatal con un diagnóstico anteparto de una CC.

Ante un diagnóstico de sospecha se puede realizar un adecuado asesoramiento de los progenitores, lo que permite, entre otras cosas, la posibilidad de la interrupción del embarazo dentro de los supuestos legales en aquellos casos de peor pronóstico. Acepta también el establecimiento de una planificación del final de la gestación, teniendo en cuenta el lugar (grado asistencial del centro), necesidad de tratamiento posparto inmediato o diferido y momento de la finalización según el peso fetal estimado (PFE), maduración de los distintos órganos y sistemas y disponibilidad de los recursos humanos y materiales necesarios.

 El rendimiento diagnóstico de la ecografía fetal varía a lo largo de la gestación, con tasas de detección para CC que oscilan entre el 40 y el 90 %.

También está obviamente influido por diversos factores, tales como el tipo de malformación, la posición fetal, la experiencia del ecografista, la gama del equipo usado, las características de la gestante o el tiempo asignado a la exploración.

Ante la sospecha de una cardiopatía, es recomendable la realización de una exploración cardíaca avanzada realizada por personal cualificado que incluya el eje corto (ventrículos y grandes vasos) y cortes longitudinales (arco aórtico, arco ductal y venas cavas), biometría cardíaca y estudio funcional mediante Doppler color. Casos complejos requerirán además de una valoración multidisciplinar con especialistas en medicina maternofetal, neonatólogos, genetistas y cirujanos pediátricos.

EVALUACIÓN ECOGRÁFICA DEL CORAZÓN FETAL

Debido a que la mayoría de las CC se diagnostican en embarazos de bajo riesgo (más del 90 %), la exploración ecográfica ha de ser completa y sistemática, con utilidad de la vía vaginal según la posición fetal la vía vaginal (sobre todo en el primer trimestre del embarazo). Sin embargo, debería indicarse una ecocardiogafía fetal de entrada en aquellas gestantes que presentan *a priori* un riesgo elevado (> 2 %) como se ha mencionado en capítulos previos.

El estudio del corazón fetal básico o de cribado está recogido en diversas guías clínicas, tales como las de la Sociedad Española de Ginecología y Obstetricia o las de la International Society of Ultrasound in Obstetrics and Gynecology, que establecen unos planos de corte que han de valorarse en las ecografías recomendadas durante el embarazo. Dichos cortes son los cinco planos de Yagel:

- Abdomen superior/*situs* cardíaco.
- Cuatro cámaras (**Fig. 10-1**).
- Tracto de salida del ventrículo izquierdo (**Fig. 10-2**).

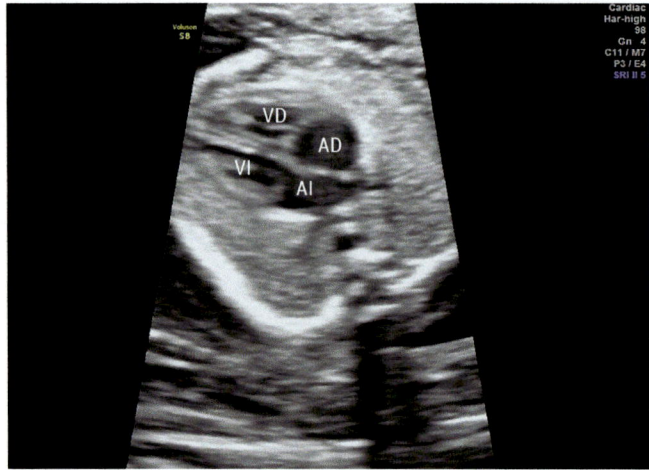

Figura 10-1. Corte de 4 cámaras, visualizándose ambos ventrículos y aurículas balanceados.

- Tracto de salida del ventrículo derecho (**Fig. 10-3**).
- Corte de tres vasos/tres vasos-tráquea (**Fig. 10-4**).

Para el estudio del corazón fetal se recomienda un único foco acústico localizado inmediatamente posterior a la zona de estudio, un ángulo estrecho, una ampliación que lleve al corazón a ocupar un tercio o más de la pantalla y un contraste apropiado con una buena definición de los bordes. Se requiere una gran optimización de la imagen en comparación con otros órganos.

> **!** El uso del Doppler color ayuda en el reconocimiento de estructuras, sobre todo ante situaciones de mala transmisión de los ultrasonidos (obesidad materna, cicatrices abdominales, interposición de partes fetales, etc.).

Permite también valorar de manera indirecta las alteraciones de los calibres valvulares por los flujos anómalos, tales como en las estenosis (flujos turbulentos) o insuficiencias (flujos retrógrados más allá de los límites fisiológicos).

En diversas situaciones resulta de utilidad la evaluación de las estructuras propias de la circulación fetal. El estudio del

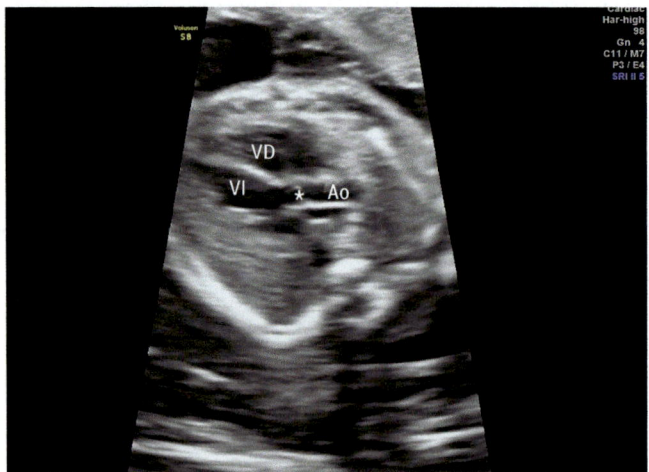

Figura 10-2. Tracto de salida del ventrículo izquierdo, confirmándose integridad septoaórtica, con válvula aórtica abierta (*).

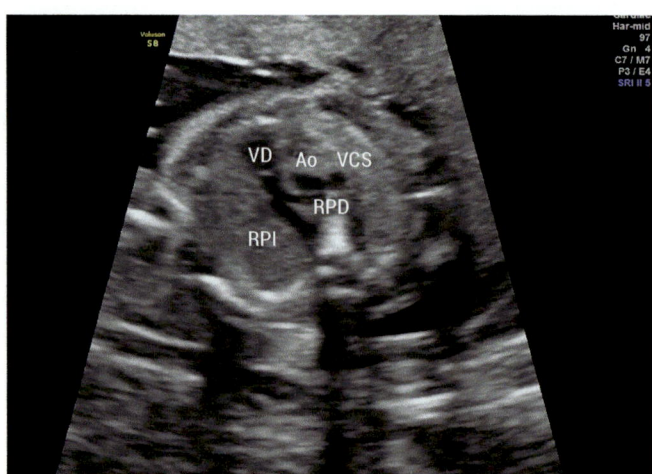

Figura 10-3. Tracto de salida del ventrículo derecho, con bifurcación de la arteria pulmonar en rama pulmonar derecha e izquierda; aorta y vena cava superior.

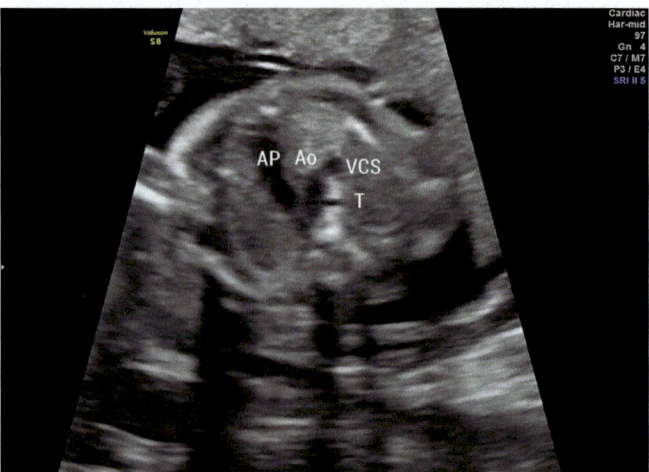

Figura 10-4. Corte de 3 vasos-tráquea, visualizando de izquierda a derecha arteria pulmonar y aorta con confluencia en forma de «v», vena cava superior y tráquea.

conducto venoso (**Fig. 10-5**) permite una evaluación indirecta de alteraciones en la relajación cardíaca, con un flujo disminuido e incluso reverso durante la contracción auricular (onda

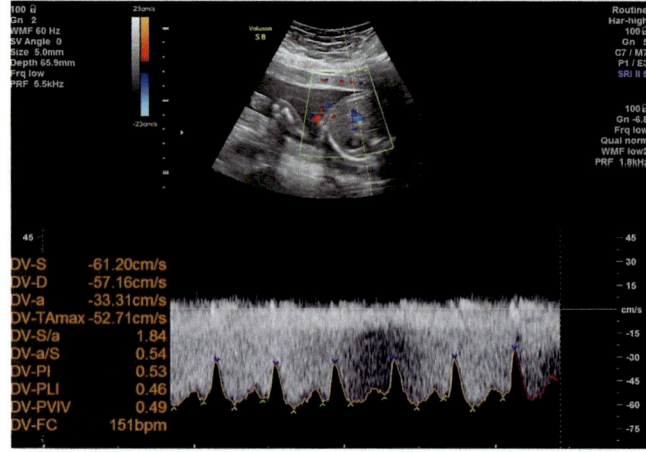

Figura 10-5. Conducto venoso con onda a anterógrada.

A). El Doppler del istmo aórtico se usa, por ejemplo, en la valoración de fetos con crecimiento intrauterino restringido (CIR), con relación de la presencia de flujo reverso en esa zona con un alto riesgo de daño neurológico tardío.

En este país, la Sociedad Española de Ginecología y Obstetricia recomienda en la actualidad tres ecografías de cribado a lo largo del embarazo.

Primer trimestre del embarazo (11-13+6 semanas)

Pese a que la utilidad de la ecografía del primer trimestre del embarazo clásicamente ha sido identificar el número de fetos, establecer la viabilidad de la gestación, estimar la edad gestacional y realizar el cribado de cromosomopatías, los avances técnicos han hecho que sea la exploración que más ha avanzado. Aun con las limitaciones inherentes al tamaño del corazón por la edad gestacional con una formación adecuada, un plano de cuatro cámaras puede ser visible (con el uso de la vía abdominal y la vaginal) hasta en el 98 % de los fetos en la semana 11 de gestación, con una variación los demás planos entre un 70-80 %.

Las guías clínicas han ido ampliando las posibilidades del estudio cardíaco en esta ecografía, con la recomendación, a día de hoy, de observar el *situs*, la frecuencia cardíaca fetal, el eje cardíaco, la presencia de los tabiques, aunque no se pueda corroborar su integridad, las dos válvulas auriculoventriculares con un movimiento simétrico y tamaño similar, la salida de los grandes vasos y su cruce.

> ❗ Se asume por conocimiento embriológico que hasta el 85 % de las malformaciones estarían ya presentes en el primer trimestre del embarazo, lo que ejemplifica el porqué de dedicar esfuerzos a esta exploración.

En cuanto a las tasas de detección del primer trimestre, son muy variables en la series, entre el 29 y el 83%, y cambian a su vez marcadamente según las malformaciones: 90 % o más para los casos de atresias de las válvulas auriculoventriculares, síndrome del corazón izquierdo hipoplásico o defectos septales; menos del 30% para trasposición de grandes vasos (TGV) o anomalías del arco aórtico. Como ya se ha comentado, la vía vaginal ayuda a completar la exploración en un 15-20 % de los casos, lo que aumenta las tasas de detección. Dado el mayor rendimiento diagnóstico en torno a la semana 13, hay voces como la Society of Obstetricians and Gynecologists of Canada que recomiendan intentar realizar la ecografía en ese momento.

Con respecto al uso del Doppler en el primer trimestre, cabe mencionar el principio radiológico ALARA *(As Low As Reasonable Achievable)*, pues se han descrito incrementos de temperatura de hasta 2,4 °C con su uso, sin estar claras las implicaciones en el desarrollo embrionario posterior; por ello, es recomendable la utilización del Doppler solo en casos estrictamente necesarios y durante el menor tiempo posible.

Los marcadores ecográficos de cromosomopatías asocian también un mayor riesgo de CC. Una translucencia nucal aumentada (mayor que el percentil 95) o un conducto venoso anormal, con la exclusión de fetos cromosómicamente anormales, conllevan mayor riesgo de manera independiente.

Ante casos con una alta sospecha de malformación, tales como una discrepancia marcada del tamaño de las cavidades o de los grandes vasos o flujos valvulares anormales o ausentes, sería recomendable la realización de una ecografía precoz en las semanas 15-16.

Segundo trimestre del embarazo (18-22 semanas)

La realización entre las semanas 18 y 22 de la ecografía morfológica en el segundo trimestre del embarazo permite una valoración completa del corazón fetal, dando además tiempo para estudios posteriores antes de la viabilidad fetal. Aunque existe una sistemática descrita para dicha ecografía, en España, a diferencia de en otros países, no se precisa una certificación obligatoria para la realización de la ecografía morfológica fetal o de una ecocardiografía fetal.

No se entra en la descripción en detalle de la técnica del estudio cardíaco en esta ecografía al haber sido reseñada en capítulos previos.

Tercer trimestre del embarazo (34-36 semanas)

No existe consenso en cuanto a la realización de una ecografía en el tercer trimestre de manera sistemática; en la mayoría de los países europeos la norma es su ausencia, y está recomendada, por ejemplo, en Francia, Italia, España, Austria, Bélgica y Croacia. No la recogen, por ejemplo, la Society of Obstetricians and Gynaecologists of Canada, la American College of Obstetricians and Gynecologists o la Royal Australian and New Zealand College of Obstetricians and Gynaecologists. Sin embargo, encuestas realizadas en España encuentran una implantación cercana al 100 %, sobre todo en centros de referencia. La posibilidad de evolución en varias CC hace necesaria además la valoración progresiva a lo largo del embarazo.

La utilidad de esta ecografía radica sobre todo en la detección de defectos del crecimiento fetal, pero da una tercera ventana de oportunidad para el descubrimiento de malformaciones, con un ligero incremento de la tasa de detección global de las malformaciones en torno al 5-15 %, sobre todo en el caso de CC menores o de expresión más tardía. En concreto, en las CC permite el diagnóstico de malformaciones no vistas previamente tales como miocardiopatías (hipertrófica y dilatada), tumores cardíacos, estenosis de aorta o pulmonar, coartación de aorta, defectos pequeños del tabique interventricular o cierre prematuro del conducto arterioso.

La valoración cardíaca en esta edad gestacional está claramente limitada por la mayor osificación y la interposición de miembros fetales, por lo que se requiere la obtención de pequeñas ventanas intercostales.

Como ejemplo se muestran imágenes de diferentes CC para comparar con el estudio post-natal (**Figs. 10-6 a 10-8**).

RESONANCIA MAGNÉTICA FETAL

En múltiples estudios se ha observado un diagnóstico mayor de malformaciones en el sistema nervioso central (SNC) con

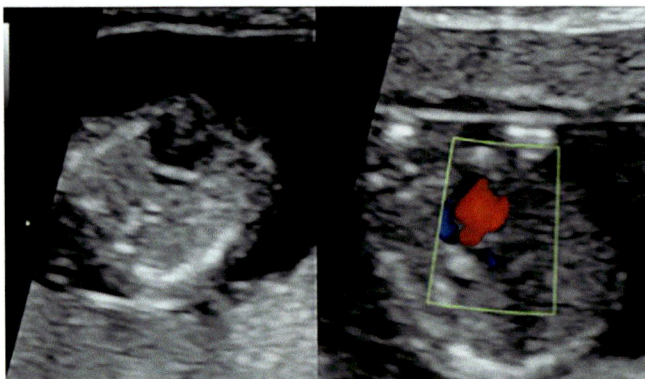

Figura 10-6. Gestante de 12 semanas con canal AV. Obsérvese la ausencia de tabique IV y el llenado único en alas de murciélago con el Doppler color.

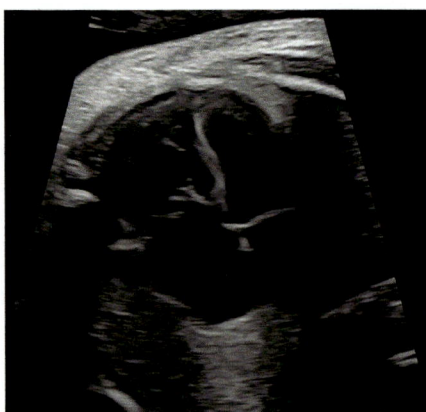

Figura 10-8. Gestante de 36 + 2 semanas con anomalía de Ebstein, con una implantación más baja de la válvula mitral.

el uso asociado de la resonancia magnética (RM) tras una sospecha inicial ecográfica (hasta en un tercio de los casos en algunas series), sobre todo en afectación de la fosa posterior, pequeñas lesiones isquémicas, agenesias parciales o disgenesias del cuerpo calloso; o defectos más leves del desarrollo cortical. De hecho, la valoración del SNC es la indicación fundamental para la realización de una RM fetal. Desde la semana 18 de gestación la valoración del desarrollo cortical resulta similar entre la ecografía y los hallazgos en la RM, pero es cierto que en muchas ocasiones se requiere el uso de la ecografía 3D para la obtención de planos difícilmente adquiribles dentro del estudio convencional en 2D. El uso de RM evidencia lesiones isquémicas en un 20-40 % de los recién nacidos con CC.

El empleo de la RM durante el embarazo resulta una técnica segura, con décadas de uso sin daños fetales descritos. El uso de espectroscopia y tensor de difusión en RM ha permitido visualizar alteraciones en la microarquitectura cerebral no valorables mediante ecografía. La RM, además, evita ciertas limitaciones inherentes al uso de la ecografía, sobre todo en el tercer trimestre del embarazo, tales como la obesidad materna, la osificación fetal o el oligoamnios relativo.

La presencia de rabdomiomas cardíacos es una indicación clara para excluir la presencia de hamartomas en el SNC, por ejemplo. Su uso para la valoración cardíaca es en cambio más limitado.

ESTUDIO ETIOLÓGICO

Si bien la etiología de las CC es desconocida en torno al 70-85 % de los casos, ciertas causas de CC conllevan un peor pronóstico y evolución, con la mayoría de las etiologías halladas de origen genético.

> ! Además, la presencia de una CC también conlleva un riesgo de hasta un 15-25 % de cromosomopatías.

Por todo ello, en algunos casos puede estar indicada la realización de técnicas invasivas para el estudio causal, con unos resultados que pueden condicionar el pronóstico y, por tanto, el asesoramiento dado a los progenitores. La biopsia corial (obtención de tejido placentario por vía abdominal o vaginal) puede realizarse entre las semanas 10-14, mientras que la amniocentesis (obtención de líquido amniótico por vía abdominal) puede realizarse a partir de la semana 15. El estudio de líquido amniótico permite la valoración de causas genéticas y también infecciosas mediante cultivo y PCR. Los avances en las técnicas de detección de ADN fetal circulante en sangre materna han aumentado la sensibilidad y especificidad en el cribado y diagnóstico de cromosomopatías, y algunos síndromes genéticos.

Causas genéticas

Cómo se ha referido con anterioridad, las causas genéticas representan la mayoría de las etiologías conocidas en los casos de CC.

> 💡 El hallazgo de una causa genética para una CC es cuatro veces más habitual en los diagnósticos prenatales debido a la letalidad intraútero de muchas anomalías.

La frecuencia de aneuploidías varía según la CC (**Tabla 10-1**). A su vez, diversas aneuplodías suelen asociar ciertas CC concretas (**Tabla 10-2**). La mayoría de las causas genéticas de las CC corresponden a las aneuplodías (en torno al 6-10 %), mientras que como segunda causa estarían los síndromes genéticos (3-5 %).

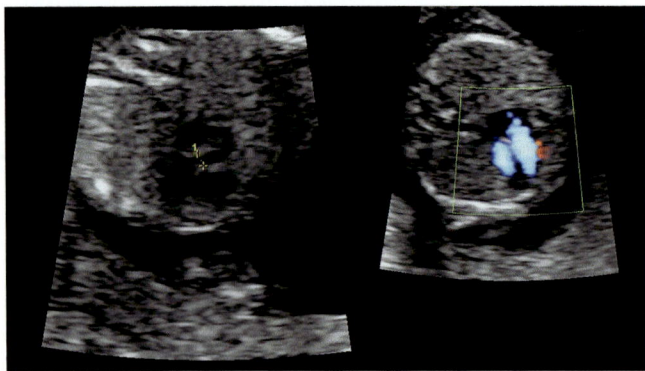

Figura 10-7. Gestante de 15 + 6 semanas con coartación de aorta, con diámetro menor a lo esperado de la aorta, así como discordancia con predominio de cavidades derechas en el Doppler color.

Tabla 10-1. Cardiopatías congénitas y probabilidad de aneuploidía

Cardiopatía congénita	Riesgo de aneuploidía
Defectos septales	46-73%
Truncus arteriosus	19-78%
Malformaciones conotruncales	6-43%
Tetralogía de Fallot	7-39%
Alteraciones del arco aórtico	5-37%
Displasias de la válvula tricúspide	4-16%
Síndrome del corazón izquierdo hipoplásico	4-9%
Atresia o estenosis pulmonar	1-12%
Síndromes ataxia/heterotaxia	0,00%
Trasposición de grandes vasos	0,00%

Dentro de la valoración multidisciplinar recomendada, es procedente la realizada por un genetista para elegir las técnicas apropiadas (cariotipo, hibridación fluorescente *in situ*, reacción en cadena de la polimerasa cuantitativa y fluorescente, microarray, secuenciación del exoma, etc.). El uso de microarrays, por ejemplo, aumenta el rendimiento diagnóstico en torno a un 7% con respecto al cariotipo convencional, sobre todo en fetos con malformaciones asociadas. Aun siendo situaciones infrecuentes, también es posible el

Tabla 10-2. Aneuploidías y cardiopatías congénitas asociadas

Aneuploidía	Cardiopatía congénita	Riesgo
Trisomía 21	Canal AV, CoA, defectos septales, Fallot	40-50%
Trisomía 18	CoA, EAo, EP, malformaciones conotruncales, patología polivalvular, SCIH	99,00%
Trisomía 13	CoA, defectos septales, EAo, EP, Fallot, SCIH, VDDS	80-90%
Síndrome de Turner	CoA, defectos septales, EAo, SCIH	30-40%
Microdeleción 22q11	CoA, interrupción del arco aórtico, malformaciones conotruncales	75-85%
Triploidía	CIV	60,00%
Síndrome Wolf-Hirschorn	CAP, defectos septales	40-60%
Síndrome Cri-du-Chat	CAP, defectos septales	30-60%

AV: auriculoventricular; CAP: conducto arterioso persistente; CIV: comunicación interventricular; CoA: coartación de aorta; EAo: estenosis aórtica; EP: estenosis pulmonar; SCIH: síndrome corazón izquierdo hipoplásico; VDDS: ventrículo derecho de doble salida.

estudio de enfermedades monogénicas con sondas dirigidas ante ciertos patrones o una historia familiar positiva. En la actualidad, existen más de 100 enfermedades monogénicas conocidas asociadas a CC, tanto sindrómicas como no (**Tabla 10-3**).

Causas no genéticas

Dentro de las causas no genéticas de las CC se encontrarían la obesidad materna (sobre todo grado III), el uso de fármacos y tóxicos (alcohol, retinoides, anticonvulsivantes, antagonistas de la vitamina K, litio, antidepresivos), enfermedades metabólicas (fenilcetonuria, diabetes pregestacional), o causas

Tabla 10-3. Síndromes genéticos y cardiopatías congénitas asociadas

Síndrome	Cardiopatía congénita
Alagille	CoA, defectos septales, EP, Fallot
Apert	CoA, defectos septales, Fallot
Carpenter	PDA
CHARGE	Defectos septales, CAP, Fallot, VDDS
Deleción 1p36	CoA, defectos septales, DAP
Ehlers-Danlos	Dilatación de la raíz aórtica, patología válvula aórtica y mitral
Ellis-van Creveld	Defectos septales
Esclerosis tuberosa	Defectos septales, SCIH, CoA, EAo
Goldenhar	CoA, defectos septales, Fallot, interrupción del arco aórtico
Holt-Oram	Defectos septales, malformaciones conotruncales
Kabuki	Defectos septales, Fallot, SCIH, TGV
Klippel-Feil	CIV, TGV
Marfan	Dilatación de la raíz aórtica, patología válvula aórtica y mitral
Meckel-Gruber	CoA, defectos septales, EP
Microdeleción 22q11	CoA, interrupción del arco aórtico, malformaciones conotruncales
Neurofibromatosis	CoA
Noonan	CIV
Osler-Weber-Rendu	Malformaciones AV pulmonares
Rubinstein-Taybi	Defectos septales, CAP
TAR	Defectos septales, CAP
Asociación VACTERL	Defectos septales, Fallot, TGV
Williams-Beuren	Eao, EP, defectos septales

AV: arteriovenosas; CAP: conducto arterioso persistente; CIV: comunicación interventricular; CoA: coartación de aorta; EAo: estenosis aórtica; EP: estenosis pulmonar; SCIH: síndrome corazón izquierdo hipoplásico; TGV: trasposición de grandes vasos; VDDS: ventrículo derecho de doble salida.

infecciosas (rubéola, toxoplasmosis o virus Coxsackie). Como ya se ha referido, dada la cronología del desarrollo embrionario, es altamente infrecuente la presencia de CC cuando una noxa actúa más allá del primer trimestre del embarazo. Es por ello que hasta la restricción en el uso de agentes altamente teratogénicos como los fármacos quimioterápicos es mucho más laxa a partir de ese momento de la gestación.

Entre las causas metabólicas destaca la diabetes pregestacional (en casos con un mal control metabólico con hemoglobina glucosilada >6,1 %), con teoría de un incremento de los radicales libres que afectarían a la expresión de diversos genes reguladores como causa de CC. Los defectos asociados a la diabetes son las comunicaciones interventriculares, la TGV, el síndrome de corazón izquierdo hipoplásico y el ventrículo único. La fenilcetonuria se ha asociado a defectos septales, coartación de aorta y tetralogía de Fallot.

Con respecto a las infecciones maternas, el agente infeccioso con mayor riesgo de cardiopatía fetal es la rubéola (60-70 % en infecciones anteriores a la semana 16), que puede provocar defectos septales, tetralogía de Fallot, coartación de aorta o estenosis pulmonar. Infecciones por toxoplasmosis, virus Coxsackie, citomegalovirus o parvovirus B19 están más asociadas a miocarditis o anemia fetal, aunque se han descrito casos de comunicación interventricular o persistencia del conducto arterioso.

Múltiples tóxicos y fármacos se han descrito como cardiotóxicos. Paradigmático es el caso del uso de la indometacina, sobre todo si es posterior a la semana 32, y el cierre prematuro del conducto arterioso. La fenitoína se ha asociado a defectos septales y coartación de aorta. Agentes retinoides como la isotretinina se han relacionado con la trasposición de grandes vasos, anomalías aórticas o el *truncus arteriosus*.

REPERCUSIONES EN EL DESARROLLO FETAL

En la actualidad, cerca del 15 % de las CC resultan letales antes de la edad adulta. La afectación de un feto por una CC conlleva alteraciones en el desarrollo de otros órganos y sistemas. En el aspecto neurológico, la hipoxia e hipoperfusión crónicas provocan alteraciones del neurodesarrollo. Aunque la mayoría de las CC se presentan de manera aislada, el diagnóstico de una de ellas vincula un riesgo 10 veces mayor de una malformación asociada; por ello es necesaria una valoración completa y adecuada de toda la anatomía fetal en esos casos. A su vez, ante el hallazgo de una malformación fetal debe valorarse el corazón fetal de manera correcta. Hasta un 4 % de los fetos diagnosticados con una CC presentan un síndrome asociado.

Alteraciones del crecimiento fetal

De un 20 a un 60 % de las malformaciones fetales asocian defectos en el crecimiento fetal, y en torno al 10 % de los fetos con defectos en el crecimiento muestran alguna malformación asociada. Aun siendo una de las causas menos probables, dentro del estudio etiológico de los fetos CIR se encuentra la exclusión del una CC. Se define como un feto

CIR aquel que presenta un PFE por debajo del percentil 3 o del percentil 10 que asocia afectación del flujo vascular cerebroumbilical o uterino evaluado mediante Doppler. Dentro del estudio recomendado de los fetos dos de CIR de manera grave (por debajo del percentil 3 de PFE) está la valoración cardíaca detallada.

En la estimación de los fetos CIR se usa el Doppler de diversos vasos (arterias y venas umbilicales, arteria cerebral media, arterias uterinas, istmo aórtico y conducto venoso) para clasificar el estadio de la enfermedad, determinar su pronóstico y establecer el momento de la finalización de la gestación. La determinación del pico sistólico de la arteria cerebral media se usa también para estimar de manera indirecta la hemoglobina fetal en casos de sospecha de anemia.

Los fetos CIR presentan, entre otros riesgos, mayor posibilidad de enfermedad cardiovascular y síndrome metabólico en la edad adulta dada la adaptación fetal a la situación de hipoxia mantenida, con mecanismos de remodelación cardíaca conocidos para conseguir un ahorro energético como una ligera cardiomegalia y una disminución del índice de esfericidad. Las alteraciones cardiovasculares persisten más allá de los 5 años de vida según se ha visto en estudios prospectivos.

Neurodesarrollo

Los cambios en la oxigenación cerebral por un flujo sanguíneo alterado debido a las modificaciones anatómicas y funcionales en las CC son causa del daño neurológico. No resulta sorprendente este hecho si se tiene en cuenta que en la circulación fetal cerebral se utiliza una cuarta parte del gasto cardíaco. Aquellas CC en las cuales la sangre oxigenada proveniente de la vena umbilical con sangre peor oxigenada el aporte final de oxígeno en el cerebro será evidentemente menor. De hecho, es más habitual hallar una disminución en el cociente cerebroplacentario, un índice usado en el estudio de la unidad fetoplacentaria calculado al dividir el índice de pulsatilidad de la arteria cerebral media con el de la arteria umbilical en fetos con CC que en fetos sanos.

 En múltiples fetos diagnosticados con CC se encuentran retrasos en el neurodesarrollo, con descripción de tasas que llegan al 50 % y con afectación sobre todo en casos de circulación univentricular como el síndrome del corazón izquierdo hipoplásico y la TGV.

La gravedad de las alteraciones está lógicamente en relación con la complejidad de la CC y la presencia o no de un síndrome genético. Los síndromes genéticos y las cromosomopatías son por sí mismos factores independientes en las afecciones en el neurodesarrollo (síndrome de Noonan, síndrome de Williams, microdeleción del cromosoma 22, aneuploidías, etc.). También las propias técnicas quirúrgicas, el uso de *bypass* cardiopulmonar (por activación de vías inflamatorias), la necesidad de oxigenación con membrana extracorpórea (ECMO) o la hipotermia terapéutica (en tiempos prolongados, más de 45-60 minutos) son factores de riesgo para alteraciones en el neurodesarrollo. Se ven afectadas múltiples áreas, como las habilidades motoras finas, las cognitivas (memoria, atención, etc.), las habilidades lingüísticas y las visuoespaciales. La disminución, por ejemplo, del cociente intelectual, aun siendo en la mayoría de los casos, puede llegar a ser <70 en hasta un 8 % de los casos tras intervenciones complejas como un Fontan.

Se han descrito prenatalmente tanto por ecografía como por RM múltiples casos con daño en la sustancia blanca que refuerzan la hipótesis del daño causado por las CC de manera independiente, tales como lesiones isquémicas o leucomalacia periventricular. Las lesiones observadas con más frecuencia son la ventriculomegalia (27 %), atrofia cerebral (27 %), calcificaciones en el tálamo y los ganglios basales (20 %), y hemorragia intraventricular (16 %).

El riesgo de afectación neurológica persiste tras la corrección quirúrgica; los niños con CC presentan alteraciones que se mantienen durante años y condicionan el rendimiento escolar.

Malformaciones extracardíacas

La presencia de una CC asociada se da en hasta un 20-45 % de las malformaciones fetales. Por ejemplo, una CC se puede hallar en torno al 71 % de las malformaciones genitourinarias, en un 30 % de los onfaloceles o las hernias diafragmáticas congénitas, en un 20 % de las atresias duodenales y en un 5-15 % de las malformaciones del SNC.

Algunas CC son más propensas a presentar malformaciones asociadas, tales como los defectos septales o la atresia tricúspidea. En el caso contrario se ubicarían la dextrotrasposición de los grandes vasos o la atresia pulmonar, que son las CC aisladas con más frecuencia. La presencia de ciertas malformaciones asociadas puede de hecho afectar marcadamente al pronóstico y asesoramiento de los progenitores, como en casos que asocian una hernia diafragmática congénita, malformaciones renales o una atresia intestinal.

PUNTOS CLAVE

- El diagnóstico de CC durante el embarazo es complejo, aunque la tasa de detección ha aumentado en los últimos años con las mejoras en la técnica y los programas formativos.
- El diagnóstico de CC graves es posible desde el primer trimestre del embarazo, pero el cribado estándar sigue siendo en el segundo trimestre.
- El estudio etiológico es fundamental para un correcto asesoramiento y una planificación terapéutica idónea.

- Aunque la mayoría de las CC no presentan una causa clara, algunos motivos pueden asociar un peor pronóstico.
- Ante el diagnóstico de sospecha de una CC es recomendable una valoración especializada, y es imperativo un estudio fetal completo para descartar malformaciones asociadas.
- La presencia de una CC afecta al desarrollo fetal en múltiples ámbitos.
- La RM puede ayudar en el diagnóstico de lesiones en el SNC.

BIBLIOGRAFÍA

Araujo E, Tonni G, Chung M, Ruano R, Martins WP. Perinatal outcomes and intrauterine complications following fetal intervention for congenital heart disease: systematicreview and meta-analysis of observational studies. Ultrasound Obstet Gynecol. 2016;48(4):426-33.

Arenas J, Galindo A, Puerto B, Sainz JA, Gómez E, Escribano D. Guías sistemática de la exploración ecográfica de segundo trimestre. Guía de Asistencia Práctica de la Sección de Ecografía Obstétrico-Ginecológica de la SEGO. 2019.

Arenas J, Puerto B, Antolín E, Sainz JA, Herrero B, Borrero C. Guía de La exploración ecográfica del III trimestre. Guía de Asistencia Práctica de la Sección de Ecografía Obstétrico-Ginecológica de la SEGO. 2020.

Arenas J, Puerto B, Puente JM, Sainz JA, Álvaro M. Guía de la exploración ecográfica del I trimestre. Guía de Asistencia Práctica de la Sección de Ecografía Obstétrico-Ginecológica de la SEGO. 2021.

Donofrio MT, Moon-Grady AJ, Hornberger LK, Copel JA, Sklansky MS, Abuhamad A, et al. Diagnosis and Treatment of Fetal Cardiac Disease: A Scientific Statement From the American Heart Association. Circulation. 2014;129(21):2183-242.

Galindo A, Gratacós E, Martínez JM. ECO Fetal (Handbook). Madrid: Marbán; 2018.

Gómez E, Arenas J, Escribano D, Galindo A. Guía de la exploración ecográfica del corazón fetal. Guía de Asistencia Práctica de la Sección de Ecografía Obstétrico-Ginecológica de la SEGO. 2020.

Gómez R, Llurba E, Gratacós E, Oros D, Rodríguez G. Documento de consenso: Defectos del crecimiento fetal. SEGO 2014.

Helmy S, Bader Y, Koch M, Tiringer D, Kollman C. Measurement of Thermal Effects of Doppler Ultrasound: An In Vitro Study. PloS One. 2015;10(8):e0135717.

Holland BJ, Myers JA, Woods CR Jr. Prenatal diagnosis of critical congenital heart diseasereduces risk of death from cardiovascular compromise prior to planned neonatal cardiacsurgery: a meta-analysis. Ultrasound Obstet Gynecol. 2015;45(6):631-8.

Hospital Clínic - Hospital Sant Joan de Déu - Universitat de Barcelona. Protocolo: Defectos del crecimiento fetal.

Khalil A, Suff N, Thilaganathan B, Hurrell A, Cooper D, Carvalho JS. Brain abnormalities and neurodevelopmental delay in congenital heart disease: systematic review and meta-analysis. Ultrasound Obstet Gynecol. 2014;43(1):14-24.

Khoshnood B, Lelong N, Houyel L, Bonnet D, Ballon M, Jouannic JM, et al. Impact of prenatal diagnosis on survival ofnewborns with four congenital heart defects: a prospective, population-based cohortstudy in France (the EPICARD Study). BMJ Open. 2017;7(11):e018285.

Lamont RE, Xi Y, Popko C, Lazier J, Bernier F, Lauzon J, et al. Next-Generation Sequencing Using a Cardiac Gene Panel in Prenatally Diagnosed Cardiac Anomalies. J Obstet Gynaecol Lata. 2018;40(11):1417-23.

Maiz N, PlasenciaW, Dagklis T, Faros E, Nicolaides K. Ductus venosus Doppler in fetuses with cardiac defects and increased nuchal translucency. Ultrasound Obstet Gynecol. 2008;31(3):256-60.

Marino BS, Lipkin PH, Newburger JW, Peacock G, Gerdes M, Gaynor JW, et al.; American Heart Association Congenital Heart Defects Committee of the Council on Cardiovascular Disease in the Young, Council on Cardiovascular Nursing, and Stroke Council. Neurodevelopmental outcomes in children with congenital heart disease: evaluation and management. A scientific statement from the American Heart Association. Circulation .2012;126(9):1143-72.

Nevo O, Brown R, Glanc P, Lim K. No. 352-Technical update: The role of early comprehensive fetal anatomy ultrasound examination. J Obstet Gynaecol Can. 2017;39(12):1203-11.

Pajkrt E, Weisz B, Firth HV, Chitty LS. Fetal cardiac anomalies and genetic syndromes. Prenat Diagn. 2004;24(13):1104-15.

Paladini D, Alfirevic Z, Carvalho JS, Khalil A, Malinger G, Martínez JM, et al. ISUOG consensus statement on current understanding of the association of neurodevelopmental delay and congenital heart disease: impact on prenatal counseling. Ultrasound Obstet Gynecol. 2017;49(2):287-8.

Pasupathy D, Denbow ML, Rutherford MA; Royal College of Obstetricians and Gynaecologists. The Combined Use of Ultrasound and Fetal Magnetic Resonance Imaging for a Comprehensive Fetal Neurological Assessment in Fetal Congenital Cardiac Defects: Scientific Impact paper No. 60. BJOG. 2019;126(7):e142-e51.

Russell MW, Chung WK, Kaltman JR, Miller TA. Advances in the Understanding of theGenetic Determinants of Congenital Heart Disease and Their Impact on Clinical Outcomes. J Am Heart Assoc. 2018;7(6):e006906.

Salvesen KÅ, Lees C, Abramowicz J, Brezinka C, Ter Haar G, Marsál K. Safe use of Doppler ultrasound during the 11 to 13 + 6-week scan: Is it possible? Ultrasound Obstet Gynecol. 2011;37(6):625-8.

Sotiriadis A, Papatheodorou S, Eleftheriades M, Makrydimas G. Nuchal translucency and major congenital heart defects in fetuses with normal karyotype: A meta-analysis. Ultrasound Obstet Gynecol. 2013;42(4):383-9.

Van der Bom T, Zomer AC, Zwinderman AH, Meijboom FJ, Bouma BJ, Mulder BJ. The changing epidemiology of congenital heart disease. Nat Rev Cardiol. 2011;8(1):50-60.

Von Kaisenberg C, Chaoui R, Hausler M, Kagan KO, Kozlowski P, Merz E, et al. Quality requirements for the early fetal ultrasound assessment at 11–13+6 weeks of gestation (DEGUM Levels II and III). Ultraschall Med. 2016;37(3):297-302.

Yagel S, Cohen SM, Achiron R. Examination of the fetal heart by five short-axis views: A proposed screening method for comprehensive cardiac evaluation. Ultrasound Obstet Gynecol. 2001;17(5):367-9.

Arritmias fetales

11

R. S. Liandro, C. de Paco Matallana y M. Sorlí García

 OBJETIVOS

- Aprender las técnicas ecográficas empleadas para el diagnóstico de las arritmias fetales.
- Comprender la fisiopatología que rige las alteraciones del ritmo cardíaco en la vida intrauterina.
- Diferenciar las principales alteraciones del ritmo fetal.
- Establecer el protocolo de tratamiento óptimo para cada patología.
- Poder hacer un seguimiento de la medicación y tener la capacidad de adaptarla de acuerdo con la evolución maternofetal.

INTRODUCCIÓN

El ritmo cardíaco fetal presenta variaciones fisiológicas significativas a lo largo de toda la gestación ya que depende de un sistema de conducción inmaduro, lo que permite observar así un ritmo usualmente regular, pero con alteraciones menores latido a latido. La frecuencia cardíaca (FC) ventricular fetal se encuentra usualmente entre 110-160 latidos por minuto (lpm) y depende de la edad gestacional.

Una arritmia fetal es cualquier alteración en la frecuencia del ritmo al cual late el corazón del feto no asociado a una contracción uterina. Estas se detectan en el 1-3 % de todas las gestaciones y representan hasta un 14% de las derivaciones a centros obstétricos especializados. Por lo general son benignas y autolimitadas, por lo que no afectan de manera negativa al sistema cardiovascular en desarrollo. Un 2-5 % de ellas se asocian a alguna alteración estructural del corazón, y hasta un 10-12 % de los casos pueden llegar a hidrops fetal no inmunitario por fallo cardíaca congestiva.

La sospecha diagnóstica permite la detección precoz y la intervención oportuna para procurar un desenlace fetal favorable. Esta condición es una de las pocas afecciones cardíacas fetales que son susceptibles de una terapia intraútero indirecta (por vía transplacentaria) o directa (administración de fármacos antiarrítmicos al feto) eficaz. Pese a todos los avances ocurridos durante los últimos años, la mortalidad continúa siendo elevada (10 %).

CLASIFICACIÓN

De modo práctico, las arritmias fetales se clasifican en tres grandes grupos:

- Ritmos cardíacos fetales irregulares:
  - Contracciones auriculares prematuras (extrasístoles supraventriculares [ESV]).
  - Contracciones ventriculares prematuras (extrasístoles ventriculares [EV]).
  - Bloqueo auriculoventricular (BAV) de segundo grado (tipo Mobitz I, y algunos tipos de Mobitz II).
- Taquiarritmias: (FC fetal [FCF] > 180 lpm):
  - Taquicardia sinusal.
  - Taquicardia supraventricular:
    - Taquicardia por reentrada AV.
    - Taquicardia paroxística de la unión AV.
    - Taquicardia auricular ectópica.
  - Flúter auricular (FA).
  - Taquicardia ventricular (TV).
- Bradiarritmias: (FCF < 100 lpm):
  - Bradicardia sinusal.
  - Extrasístoles auriculares no conducidas (EANC) en bigeminismo.
  - Bloqueo AV completo:
    - Asociado a cardiopatía estructural.
    - Inmunitario.
    - Idiopático/aislado.

TÉCNICAS DIAGNÓSTICAS

El diagnóstico de alteraciones del ritmo cardíaco durante la vida fetal usualmente se realiza a través de técnicas especiales de ultrasonografía ecocardiográfica (modo M, Doppler pulsado [PWD], Doppler de tejido [TDI]), en contraste con la universalmente aceptada electrocardiografía que es el estándar para el diagnóstico posnatal. La cardiotocografía o la magneto-cardiografía son técnicas alternativas con utilidad aún limitada.

Modo M (modo movimiento) ecocardiográfico

Se obtiene al registrar el haz de ultrasonido en relación con la profundidad del transductor y el tiempo. Detecta la actividad mecánica contráctil de las paredes camerales, por lo que de su análisis se puede inferir la actividad eléctrica del corazón fetal. Permite evaluar de manera simultánea la actividad cardíaca ventricular y auricular, y así el patrón de contracción secuencial. Para ello, el cáliper lineal de evaluación debe posicionarse en perpendicular a través de la pared libre de una cámara cardíaca (aurícula o ventrículo), y pasar por la válvula AV hasta la pared libre de la cámara cardíaca opuesta (ventrículo o aurícula) en una vista de cuatro cámaras (u opcionalmente, a través de la válvula aórtica y el ventrículo izquierdo (VI) en la vista del eje largo de salida del VI). En ausencia de alteraciones, cada contracción auricular debe ir acompañada de un movimiento de la válvula AV (conducción 1:1). Es vital contar con una magnificación cardíaca óptima para permitir la visualización de los movimientos más finos. El inicio y el pico de las contracciones auriculares y ventriculares no se definen claramente en el modo M, lo que presenta una limitación mayor a la hora de evaluar las anormalidades del ritmo fetal, ya que impide medir los intervalos de tiempo AV, lo que hace más dificultosa la tarea diagnóstica. El modo M es simple de usar en casos de buena ventana acústica; si la calidad de la imagen es pobre debido al hábito materno, polihidramnios o posición fetal subóptima, entonces, la técnica PWD es preferible (**Fig. 11-1**).

Modo M color

Utiliza una combinación de modo M para demostrar contracciones auriculares como sustituto de las ondas P, y la evaluación del flujo de color a través de una válvula o vaso (comúnmente el LVOT o la aorta) como un sustituto para los eventos ventriculares. El modo correcto para su obtención es con la alineación del modo M a través del tracto de salida ventricular izquierdo y la pared auricular opuesta. Es beneficioso mantener la caja del Doppler color lo más estrecha posible y la velocidad de barrido alta para obtener señales limpias.

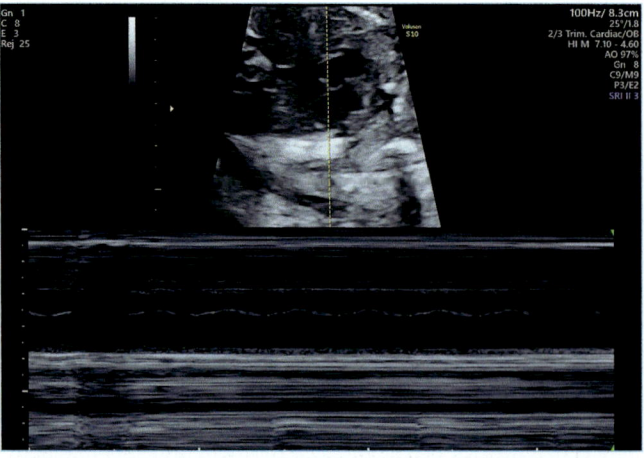

Figura 11-1. Modo M (modo movimiento) ecocardiográfico.

- El modo M permite evaluar de manera simultánea la actividad cardíaca ventricular y auricular, y así el patrón de contracción secuencial.
- El PWD permite la evaluación de las medidas de los intervalos de tiempo.

Doppler pulsado

Permite la evaluación del flujo sanguíneo intracardíaco e intravascular que se correlaciona con los cambios mecánicos y eléctricos. Las señales nítidas obtenidas se prestan mejor a las medidas de los intervalos de tiempo y, por lo tanto, proporcionan información útil para comprender los mecanismos causales de la arritmia. Desafortunadamente, los métodos actuales de evaluación de ultrasonido no proporcionan información sobre las anormalidades de la repolarización. Su mayor utilidad consiste en la obtención de información acerca del impacto de la arritmia en el sistema cardiovascular del feto. Dos configuraciones del equipo de ultrasonido deben verificarse de manera preliminar: 1) el volumen de la muestra debe ser adecuado a la edad gestacional (una caja demasiado grande conducirá a la inclusión de señales extrañas, y una caja demasiado pequeña dificultará la toma de muestras de estructuras adyacentes simultáneamente. Se debe iniciar con una caja de 3 mm y reducirla o ampliarla según necesidad), y 2) la velocidad de barrido espectral debe ser suficiente para mostrar con claridad eventos auriculares y ventriculares sin superposición.

Doppler de flujo de entrada o Doppler de válvula mitral-aorta

En la vista de cinco cámaras del corazón fetal se debe colocar la caja en el tracto de salida del VI muy cerca de la válvula mitral para lograr obtener señales simultáneas de las dos estructuras. En el ritmo sinusal normal, la onda de entrada de la válvula mitral A sigue la despolarización auricular y corresponde a un sustituto de la onda P en el electrocardiograma (ECG), mientras que la contracción ventricular da como resultado la eyección ventricular y flujo sanguíneo transaórtico, el cual se interpreta como un sustituto del complejo QRS en el ECG. Es aquí donde se realiza la medición del intervalo AV (utilizado como sustituto para el intervalo PR en ECG). Fisiológicamente, hay un patrón de entrada bifásico, pero a altas frecuencias cardíacas fetales, estos se fusionan e impiden que las ondas A y E se puedan ver por separado, lo que limita su uso en el contexto de las taquicardias fetales. Las técnicas alternativas incluyen la medición de Doppler espectral y la dirección del flujo sanguíneo de manera simultánea en la vena cava superior con aorta ascendente. Esta técnica se usa con mayor frecuencia para distinguir diferentes tipos de taquicardia supraventricular (**Fig. 11-2**).

Doppler arterial y venoso simultáneo

Se utiliza para estudiar la consecuencia fisiológica de la contracción auricular y ventricular. La contracción auricular da como resultado la reversión del flujo en las venas, y los resultados de

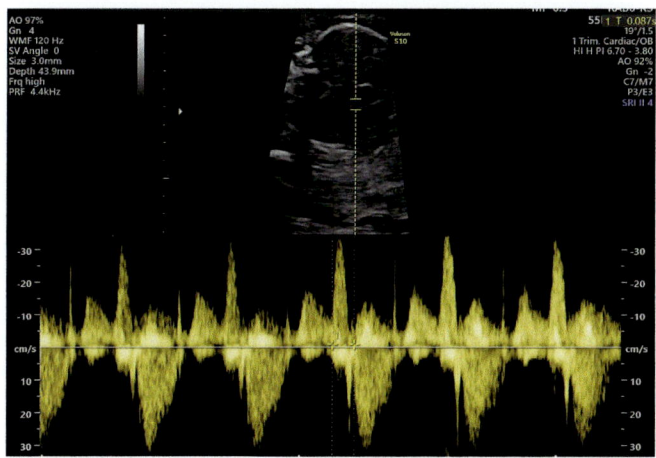

Figura 11-2. Doppler pulsado de flujo de entrada o Doppler de válvula mitral-aorta.

la contracción ventricular del flujo en la arteria o la falta de flujo si son ineficaces. Dicha información se puede obtener del muestreo simultáneo de la vena cava superior y aorta ascendente.

Análisis de Doppler de tejido

Mide la velocidad de movimiento del miocardio. Durante el análisis, se puede evaluar la actividad de las aurículas y los ventrículos para proporcionar información sobre el momento de los eventos miocárdicos, como la contracción auricular y ventricular. Por lo general, esta técnica se aplica en un entorno de investigación debido a que no es una opción en muchos equipos de ultrasonido que usan sondas curvilíneas, y la necesidad de posprocesamiento de las imágenes.

Análisis de Doppler de tejido con Doppler pulsado

El cursor Doppler se coloca en la región de interés como el anillo de la válvula mitral o tricúspide o la unión entre las aurículas y los ventrículos, de modo que las señales auriculares y ventriculares se detectan en la misma traza.

Cardiotocografía

El monitoreo fetal externo proporciona información sobre cambios repentinos en el ritmo y la variabilidad de la FC. El dispositivo se coloca a través de una sonda Doppler sobre el abdomen materno. Existen varias limitaciones, incluida la incapacidad de rastrear frecuencias cardíacas muy rápidas, la interferencia de la FC materna, los movimientos fetales que conducen a un rastreo deficiente y una mala sensibilidad en el entorno de un ritmo fetal irregular.

Magnetocardiografía

Detecta el campo magnético asociado a las señales eléctricas dentro del corazón fetal. Esta técnica proporciona la capacidad de medir características como la morfología QRS y el intervalo QT que no se puede evaluar mediante técnicas de ultrasonido. La técnica es relativamente costosa, y por lo general requiere una habitación magnéticamente blindada, por lo que su uso permanece restringido a algunos centros especializados.

ARRITMIAS FETALES

Ritmos cardíacos fetales irregulares

Extrasístoles supraventriculares

Representan la arritmia fetal más frecuente (85-90 %), y se producen aproximadamente en el 1-3 % de las gestaciones. Son latidos originados en un foco ectópico auricular de forma prematura. Respecto a la etiología, se postula que son debidas a inmadurez del sistema de conducción fetal. Las ESV aparecen generalmente en la segunda mitad de la gestación, y en la mayoría de los casos son bien toleradas y con tendencia a la regresión espontánea.

- **Diagnóstico**: se realiza al identificar el latido auricular prematuro, mediante modo M o Doppler pulsado, para demostrar así la irregularidad del ritmo auricular. Las ESV pueden conducirse o no a los ventrículos, en función del momento del ciclo en el que se produzcan. Si se generan en sístole precoz, el nodo AV se encuentra en período refractario, por lo que la ESV no es conducida a los ventrículos. Se observará un latido auricular adelantado, seguido de ausencia de latido ventricular. Si se producen en sístole tardía, se observará un latido auricular adelantado, con su correspondiente latido ventricular (**Fig. 11-3**).
Las ESV pueden ser esporádicas o acoplarse rítmicamente con los latidos sinusales. Se define bigeminismo cuando

Figura 11-3. Doppler pulsado y modo M con muestra de extrasístoles auriculares no conducidas. Obsérvese la frecuencia cardíaca fetal auricular vs. ventricular, y la falta de *jet* aórtico con presencia de ondas A de la válvula auriculoventricular debido a que los impulsos auriculares aparecen prematuramente cuando el nodo auriculoventricular aún se encuentra en período refractario.

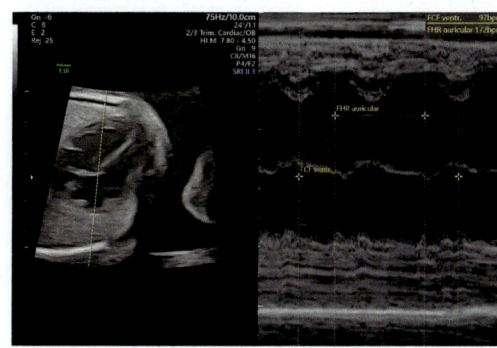
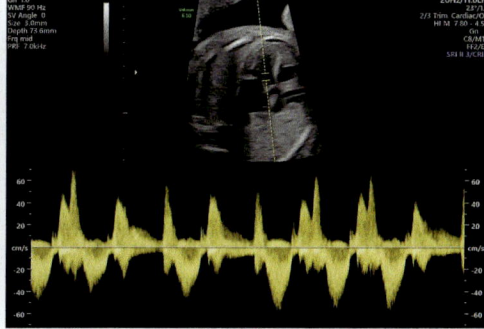

alterna un latido sinusal con una extrasístole, y trigeminismo cuando existen dos latidos sinusales entre cada extrasístole.

- **Seguimiento**: se recomienda observación de los fetos con extrasístoles por la posibilidad teórica del desarrollo posterior de taquicardias supraventriculares (TSV). Este hecho se describe aproximadamente en un 2-5 % de fetos con ESV, y es más habitual en aquellos con mayor densidad de extrasístoles, en especial en casos de EANC en bigeminismo.

- Las ESV se diagnostican mediante modo M o PWD, y pueden conducirse o no a los ventrículos.
- Pueden ser esporádicas, en bigeminismos o trigeminismos.

Extrasístoles ventriculares

Son mucho menos frecuentes que las ESV, y de etiología variable. Se trata de latidos ventriculares prematuros originados en focos ectópicos ventriculares.

- **Diagnóstico**: en modo M o con Doppler pulsado se objetivará una contracción ventricular prematura, con un ritmo auricular regular.
- **Pronóstico**: en ausencia de cardiopatía estructural asociada, miocarditis o QT largo, habitualmente tienen buen pronóstico.

Bloqueo auriculoventricular de 2º grado

Tipo I (Mobitz 1 o Wenckebach)

Se produce un alargamiento progresivo del intervalo AV, hasta que una contracción auricular no se conduce a los ventrículos. Produce por tanto una irregularidad en la FCF, pero no da lugar a bradicardia.

Tipo II (Mobitz 2)

Algunas contracciones auriculares se conducen a los ventrículos, y otras no, pero siempre con el mismo intervalo AV. Puede dar lugar a FCF irregular, en función del número de contracciones auriculares no conducidas. El grado más avanzado sería el BAV 2:1. En este caso, la FCF sería regular, pero con bradicardia.

TAQUIARRITMIAS

Se definen por una FCF >180-200 lpm registrada fuera del trabajo de parto. Se clasifican en incesantes cuando se mantienen en más de un 50 % de la exploración (aunque sea de forma discontinua), e intermitentes cuando duran menos del 50 % de la exploración.

Según su origen, se clasifican en TSV cuando se originan y mantienen en las aurículas y nodo AV, y TV cuando se originan en los ventrículos.

Las TSV se pueden dividir en dos grandes grupos, en función del intervalo AV y VA:

- **La TSV con intervalo ventriculoauricular (VA) corto (VA <AV):** sugerente de taquicardia por reentrada AV (TRAV).
- **La TSV con intervalo VA largo (VA >AV):** sugerente de taquicardia auricular ectópica o de taquicardia de Coumel (**Fig. 11-4**).

Se define hidrops fetal como la presencia de acúmulo patológico de líquido en dos o más cavidades corporales, o en una cavidad + edema subcutáneo.

A continuación se describen las taquicardias más frecuentes en la etapa fetal.

Taquicardia sinusal

Se define por una relación A:V de 1:1 y una FCF en general <200 lpm. La mayoría de los casos son secundarios a una causa extracardíaca como anemia fetal, pérdida de bienestar fetal, infección, ingesta de fármacos y enfermedad tiroidea materna. El pronóstico y tratamiento depende por tanto de la causa subyacente.

Taquicardia supraventricular

Taquicardia supraventricular por reentrada auriculoventricular

Es la taquicardia más frecuente en el feto. Representa el 1-5 % de las arritmias fetales.

- **Etiología**: existencia de vías accesorias en el miocardio inmaduro fetal que comunican las aurículas con el miocardio ventricular. En este tipo de taquicardia la relación AV es 1:1, y la FCF generalmente es de 220-260 lpm. Suelen

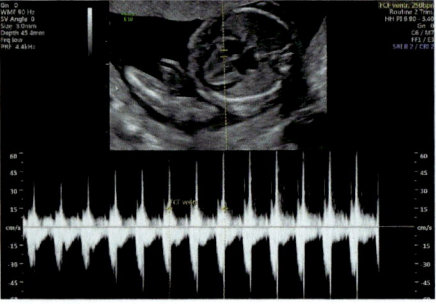
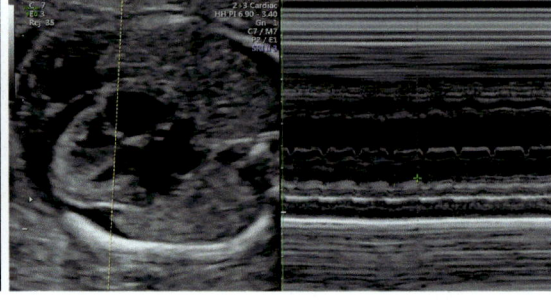

Figura 11-4. Doppler pulsado y modo M con muestra de taquicardia supraventricular por probable reentrada auriculoventricular. Nótese la relación auriculoventricular 1:1 y la frecuencia cardíaca fetal en 250 lpm.

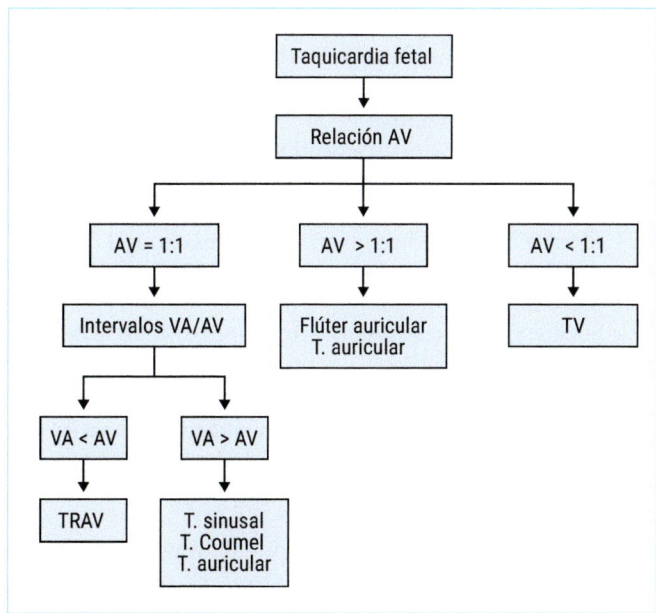

Figura 11-5. Algoritmo de taquicardia fetal según relación auriculoventricular e intervalos ventriculoauricular y auriculoventriculares. Intervalo AV: intervalo auriculoventricular; Intervalo VA: intervalo ventriculoauricular; Relación AV: relación auriculoventricular; TRAV: taquicardia supraventricular por reentrada auriculoventricular.

aparecer en el segundo trimestre de la gestación, con inicio y final paroxísticos. Pueden estar desencadenadas por una extrasístole que ocurre en un momento crítico, con la vía accesoria en período refractario, de modo que pueden enlazarse ambas vías e iniciarse la taquicardia de forma brusca.

• **Diagnóstico**: con modo M o Doppler pulsado se objetivará una taquicardia regular con relación AV 1:1, y FCF generalmente entre 220 y 260 lpm. Si se logra objetivar el inicio y/o el fin de la taquicardia, estos serán paroxísticos. Es importante tratar de medir los intervalos AV y VA durante la taquicardia, porque de ello dependerá el tratamiento farmacológico. En la TRAV el intervalo VA es corto (VA < AV) (**Fig. 11-5**).

Taquicardia incesante de la unión auriculoventricular (de Coumel)

También conocida como taquicardia de Coumel, se trata de una taquicardia mediada por una vía accesoria con velocidad de conducción lenta y decremental. Da lugar a taquicardias incesantes con relación AV 1:1, y con intervalo VA largo (VA > AV). Las taquicardias suelen tener frecuencias de 180-300 lpm, generalmente < 220 lpm.

Taquicardia auricular ectópica

Se produce por la presencia de uno o más focos auriculares con automaticidad aumentada que provocan la despolarización auricular a una frecuencia mayor que el ritmo sinusal. Por lo general, son taquicardias sostenidas irregulares, con frecuencia auricular 150-250 lpm. La relación AV suele ser > 1:1, por cierto grado de bloqueo en el nodo AV, pero una relación

AV 1:1 no descarta este tipo de taquicardia. El inicio y la terminación de estas taquicardias son graduales, y es característica la variabilidad de la frecuencia ventricular en diferentes momentos. Estos datos pueden ayudar a diferenciarlas de la TRAV y de la taquicardia incesante de la unión AV.

 Las taquiarritmias más frecuentes en el feto son la TRAV y el FA.

Flúter auricular

Es la segunda taquicardia en frecuencia en el feto, después de la TRAV. Incidencia: 1/4.000-10.000 gestaciones. Se produce por la presencia de un circuito de macroreentrada auricular, por lo que requiere de la existencia de un tamaño auricular mínimo para su génesis. Por ello es característica del tercer trimestre.

En el FA la frecuencia de las aurículas suele estar entre 400-600 lpm, y la relación AV es > 1:1, con mayor frecuencia de contracciones auriculares que ventriculares. La frecuencia ventricular depende del grado de bloqueo AV. Suele ser la mitad de la auricular, con relación AV 2:1, pero en algunos casos el grado de bloqueo AV es mayor, y la conducción es 3:1, 4:1, etc. (**Fig. 11-6**).

Taquicardia ventricular

Muy rara en vida fetal, representa solo el 3-5 % de las taquicardias sostenidas. La FCF oscila entre 180-300 lpm. La característica definitoria de la TV es la presencia de disociación AV, con relación AV < 1:1. En ocasiones, la TV se puede conducir retrógradamente a la aurícula, lo que provoca la estimulación auricular y una relación AV 1:1. En estos casos, el diagnóstico diferencial con la TSV por reentrada puede ser muy difícil.

La TV suele estar ocasionada por un foco ventricular ectópico que puede ser secundario a isquemia o proceso inflamatorio del miocardio. También puede asociarse a tumores cardíacos y al síndrome del QT largo (**Tabla 11-1**).

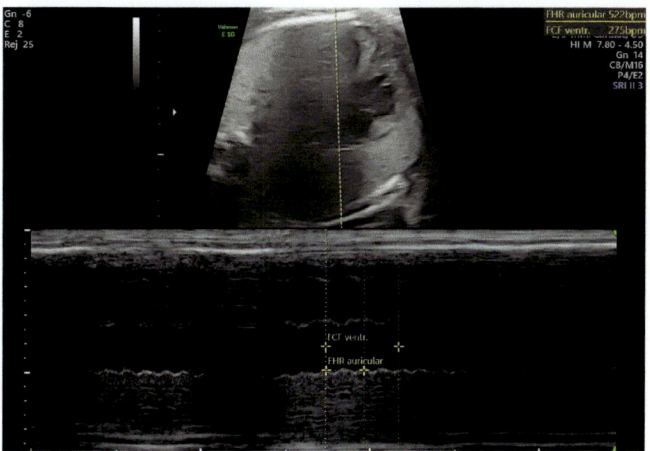

Figura 11-6. Modo M durante un estudio ecocardiográfico fetal con muestra de flúter auricular. Obsérvese la relación auriculoventricular > 1:1 y la frecuencia cardíaca auricular en 522 lpm.

Tabla 11-1. Diferencias entre taquiarritmias

	Relación AV	FCF	Intervalo VA
TRAV	1:1	220-260	VA < AV
Taquicardia incesante de la unión AV	1:1	180-300	VA > AV
Taquicardia auricular ectópica	>1:1 o 1:1	150-250	VA > AV
Flúter auricular	>1:1	400-600 (auricular) 200-300 (ventricular)	

FCF: frecuencia cardíaca fetal; Intervalo VA: intervalo ventriculoauricular; Relación AV: relación auriculoventricular; TRAV: taquicardia supraventricular por reentrada auriculoventricular.

Actitud terapéutica en la taquicardia fetal

Ante un feto con taquicardia hay cuatro opciones de tratamiento: actitud expectante, parto y tratamiento posnatal de la taquicardia, tratamiento transplacentario y tratamiento fetal directo.

- **Actitud expectante**: se reservará para aquellos casos con taquicardia no sostenida, en menos del 30 % del registro de al menos media hora, y sin ninguna repercusión hemodinámica fetal. En estos casos se mantendrá una vigilancia frecuente, cada 48-72 horas. En general, se reserva para fetos con episodios de taquicardia muy breves y con frecuencia ventricular < 220 lpm.

- Existen cuatro opciones terapéuticas ante una taquicardia fetal:
  - Actitud expectante.
  - Parto y tratamiento posnatal.
  - Tratamiento farmacológico fetal directo.
  - Tratamiento farmacológico uterino transplacentario:
    - Digoxina.
    - Flecainida.
    - Sotalol (FA).

- **Parto y tratamiento posnatal**: siempre que no esté contraindicado, se iniciará tratamiento intrauterino en caso de diagnóstico de taquicardia fetal antes de término. Se considerará parto y tratamiento posnatal tras fracaso de tratamiento intrauterino en fetos no hidrópicos a partir de la semana 35, mientras que en fetos hidrópicos se intentará evitar el parto prematuro, y esperar a la semana 37 para indicar el parto.
- **Tratamiento farmacológico fetal directo (cordocentesis o intramuscular)**: muy poco utilizado. Reservado sobre todo para casos de hidrops que no responden a la vía transplacentaria. Los fármacos más utilizados son amiodarona y digoxina.
- **Tratamiento intrauterino transplacentario**: el tratamiento depende sobre todo del tipo de taquicardia y del grado de afectación hemodinámica (hidrops vs. no hidrops). Los fár-

macos utilizados con más frecuencia son digoxina, flecainida, sotalol y amiodarona. Los datos disponibles de estudios mayoritariamente retrospectivos ofrecen las siguientes tasas de cardioversión:
- Digoxina: ratio de conversión a ritmo sinusal 52-85 % de casos de TSV, y 45-65 % de FA, en ausencia de hidrops. Ratio < 20 % en presencia de hidrops.
- Flecainida: ratio de conversión a ritmo sinusal 80-90 % de casos de TSV en ausencia de hidrops, y 43-58 % en presencia de hidrops.
- Sotalol: ratio de conversión a ritmo sinusal 40-90 % de casos en ausencia de hidrops, y 50 % en presencia de hidrops.

La cardioversión a ritmo sinusal parece ser superior y más rápida con sotalol en casos de FA, y con flecainida en casos de TSV con hidrops.

El tratamiento farmacológico puede iniciarse de forma ambulatoria en ausencia de hidrops fetal. En caso de hidrops se recomienda ingreso para monitorización maternofetal.

No existe un protocolo de tratamiento definido con base en estudios aleatorizados realizados en mujeres gestantes. Depende de la experiencia de cada centro el seguimiento de un esquema de tratamiento.

A continuación se expone el protocolo de tratamiento propuesto por el Grupo de Trabajo de Cardiología fetal de la Sociedad Española de Cardiología Pediátrica y Cardiopatías Congénitas (Fig. 11-7).

En caso de que un feto en esquema de tratamiento sin hidrops lo desarrolle, pasaría al esquema correspondiente a fetos hidrópicos.

Existen otros protocolos, como el del Hospital Clínic de Barcelona, que en casos de FA considera el sotalol como el primer escalón terapéutico, y en caso de TSV, emplean la flecainida como primer escalón.

Controles y monitorización de la gestante y el feto

Antes de empezar el tratamiento, se realizará ECG a la embarazada, así como analítica con iones y función renal. Se llevarán a cabo niveles de digoxina tras los dos días de dosis de carga. Se efectuarán niveles valle (transcurridas al menos 6-8 horas de la última toma).

Durante el seguimiento, se recomienda realización de ECG a las gestantes en las sucesivas revisiones, con especial atención a la prolongación del QTc cuando se paute sotalol o amiodarona, y al ensanchamiento del QRS cuando se paute flecainida. Se reducirá la dosis si QTc > 500 ms o ensanchamiento de QRS > 180ms.

Mientras persista la taquicardia fetal, se recomiendan controles ecográficos cada 24-72 horas.

Una vez conseguida la reversión a ritmo sinusal, se controlará a la paciente, al principio dos veces por semana, y después, semanalmente.

Una vez controlada la taquicardia, se recomienda mantener el tratamiento hasta el momento del parto, con ajuste de dosis según tolerancia materna. Se han descrito recidivas en el 8 % de fetos con FA, y en el 14 % de TSV.

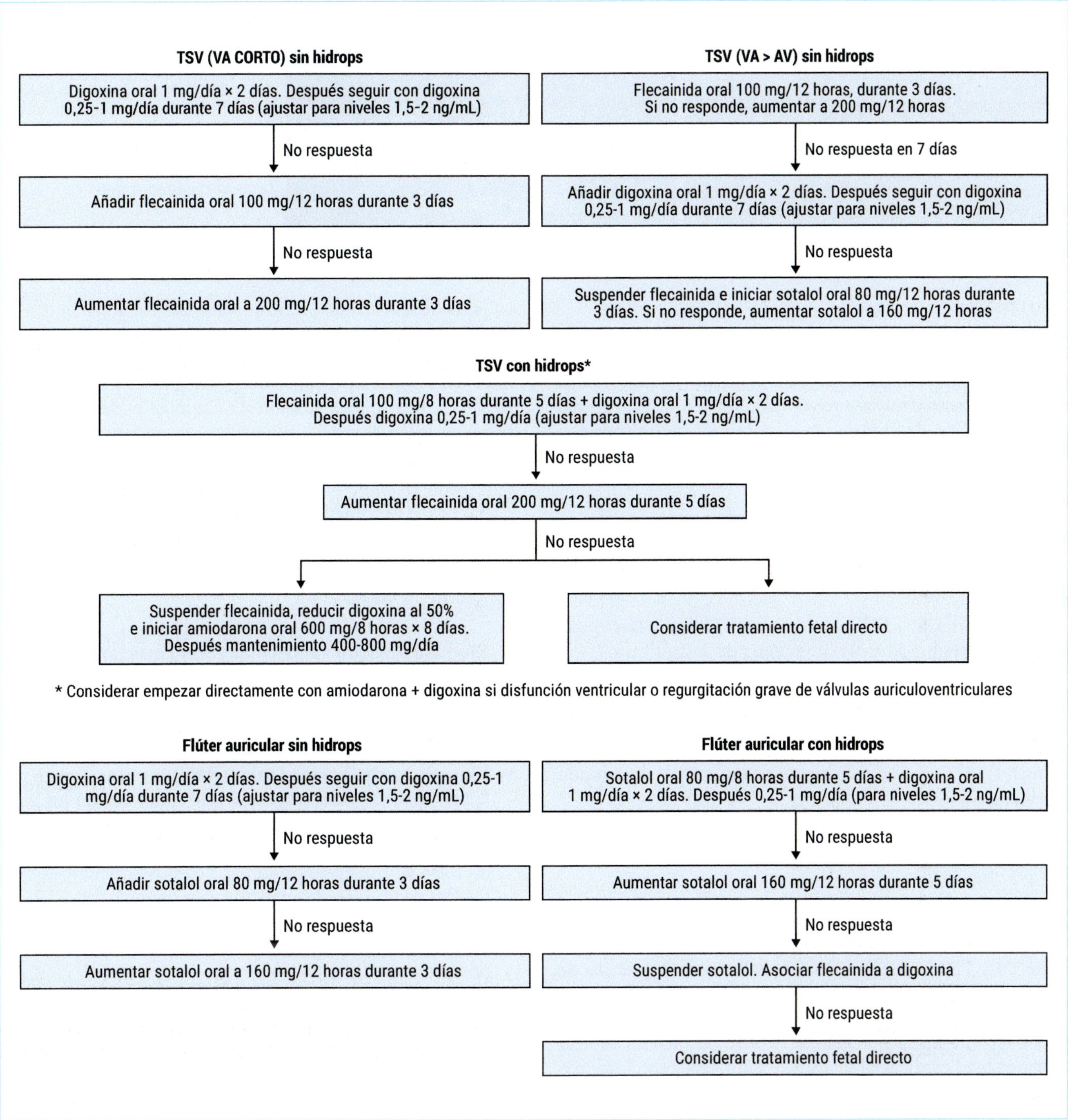

TSV (VA CORTO) sin hidrops

Digoxina oral 1 mg/día × 2 días. Después seguir con digoxina 0,25-1 mg/día durante 7 días (ajustar para niveles 1,5-2 ng/mL)

↓ No respuesta

Añadir flecainida oral 100 mg/12 horas durante 3 días

↓ No respuesta

Aumentar flecainida oral a 200 mg/12 horas durante 3 días

TSV (VA > AV) sin hidrops

Flecainida oral 100 mg/12 horas, durante 3 días. Si no responde, aumentar a 200 mg/12 horas

↓ No respuesta en 7 días

Añadir digoxina oral 1 mg/día × 2 días. Después seguir con digoxina 0,25-1 mg/día durante 7 días (ajustar para niveles 1,5-2 ng/mL)

↓ No respuesta

Suspender flecainida e iniciar sotalol oral 80 mg/12 horas durante 3 días. Si no responde, aumentar sotalol a 160 mg/12 horas

TSV con hidrops*

Flecainida oral 100 mg/8 horas durante 5 días + digoxina oral 1 mg/día × 2 días. Después digoxina 0,25-1 mg/día (ajustar para niveles 1,5-2 ng/mL)

↓ No respuesta

Aumentar flecainida oral 200 mg/12 horas durante 5 días

↓ No respuesta

Suspender flecainida, reducir digoxina al 50% e iniciar amiodarona oral 600 mg/8 horas × 8 días. Después mantenimiento 400-800 mg/día

Considerar tratamiento fetal directo

* Considerar empezar directamente con amiodarona + digoxina si disfunción ventricular o regurgitación grave de válvulas auriculoventriculares

Flúter auricular sin hidrops

Digoxina oral 1 mg/día × 2 días. Después seguir con digoxina 0,25-1 mg/día durante 7 días (ajustar para niveles 1,5-2 ng/mL)

↓ No respuesta

Añadir sotalol oral 80 mg/12 horas durante 3 días

↓ No respuesta

Aumentar sotalol oral a 160 mg/12 horas durante 3 días

Flúter auricular con hidrops

Sotalol oral 80 mg/8 horas durante 5 días + digoxina oral 1 mg/día × 2 días. Después 0,25-1 mg/día (para niveles 1,5-2 ng/mL)

↓ No respuesta

Aumentar sotalol oral 160 mg/12 horas durante 5 días

↓ No respuesta

Suspender sotalol. Asociar flecainida a digoxina

↓ No respuesta

Considerar tratamiento fetal directo

Figura 11-7. Protocolo de tratamiento de taquicardia fetal (Sociedad Española de Cardiología Pediátrica y Cardiopatías Congénitas). mg: miligramos; ng: nanogramos; mL: mililitro.

- Antes de comenzar el tratamiento:
  - ECG materno.
  - Analítica materna (iones, función renal).
  - Control ecocardiográfico y anatómico fetal.
- Seguimiento:
  - Niveles valle de digoxina maternos tras dos días de dosis de carga.
  - ECG maternos sucesivos.
  - Control ecocardiográfico fetal cada 24-72 horas.

Modificaciones del tratamiento en el seguimiento

Si se pautara sotalol a dosis superiores a 240 mg/día, tras un período de tres semanas en ritmo sinusal, se intentará reducir la dosis a la mínima eficaz.

Si se pautara flecainida a dosis > 200 mg/día, se intentará reducir tras revertir a ritmo sinusal.

Si se pautara amiodarona asociada a digoxina, este primer fármaco se suspendería tras tres semanas en ritmo sinusal, con mantenimiento de la digoxina.

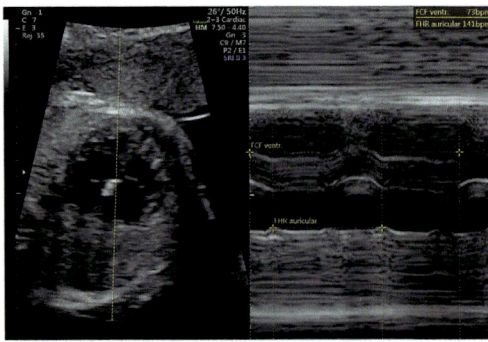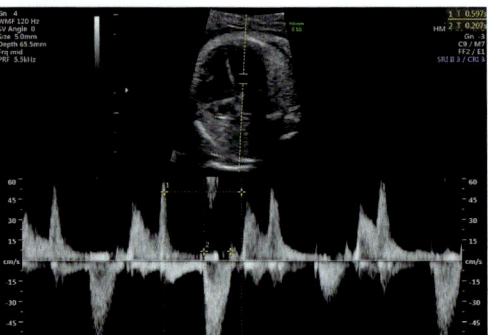

Figura 11-8. Doppler pulsado y modo M con muestra de bloqueo auriculoventricular completo. Obsérvese la frecuencia cardíaca fetal auricular vs. ventricular, y la falta de *jet* aórtico con presencia de ondas A de la válvula auriculoventricular debido a la existencia de alguna alteración estructural que impide la correcta conducción.

Vía de finalización de la gestación

En casos de reversión a ritmo sinusal en período fetal, no se modifica la conducta obstétrica habitual. Por tanto, en la mayoría de casos el parto será vía vaginal. Solo se recomienda cesárea en casos de hidrops grave, con importante aumento del perímetro cefálico y/o abdominal, o ante la presencia de taquicardia en el momento del parto, debido a la imposibilidad de una correcta monitorización.

Bradiarritmias

Se define como una FCF mantenida < 110 lpm. Los episodios breves de bradicardia, de menos de 1-2 minutos, son relativamente frecuentes en el segundo y tercer trimestre de la gestación, secundarios a compresión transitoria de la cabeza o cordón umbilical.

La bradicardia fetal mantenida puede deberse a: bradicardia sinusal, EANC acopladas en bigeminismo, o BAV de segundo o tercer grado.

Bradicardia sinusal

Se caracteriza por tener una relación AV normal (1:1) con intervalo AV normal (90-140 ms). La FCF se sitúa generalmente entre 80 y 110 lpm. La causa más habitual es la pérdida de bienestar fetal secundaria a factores maternos (hipertensión arterial, diabetes, fármacos, tóxicos) u obstétricos. También puede ser secundaria al SQTL. Se debe sospechar esta entidad ante una bradicardia fetal sin causa identificable, con intervalo AV normal, en especial si va acompañada de BAV 2:1 o episodios de taquicardia.

Extrasístoles auriculares no conducidas acopladas en bigeminismo

Son EA precoces que no conducen al ventrículo por estar el sistema de conducción en período refractario. Cuando estas EA están acopladas en bigeminismo (es decir, un EANC tras cada latido sinusal), ocasionan una disminución de la frecuencia ventricular, conocida como seudobradicardia. En general, es una situación benigna y transitoria, con tendencia a la desaparición durante el período perinatal, pero precisa seguimiento por la posibilidad de desarrollo de TSV. El diagnóstico se basa

en la identificación de un ritmo auricular irregular (intervalo AA corto-largo alterno), con generación de una bradicardia que usualmente oscila entre 60 y 80 lpm, y con relación AV 2:1. El intervalo AV es normal. Se debe distinguir esta situación del BAV 2:1, en el que la relación AV también es de 2:1, pero el ritmo auricular es regular (intervalo AA constante).

Bloqueo auriculoventricular completo

Existe disociación completa entre la actividad auricular y la ventricular. La frecuencia ventricular en general está por debajo de 60-80 lpm.

- **Bloqueo auriculoventricular (BAV) asociado a cardiopatía estructural**: secundario a alteración anatómica del tejido de conducción. Las cardiopatías asociadas con más frecuencia a BAV completo son la L-TGA, el isomerismo izquierdo y el canal AV.
- **Bloqueo auriculoventricular (BAV) inmunológico**: por la presencia de autoanticuerpos dirigidos contra los antígenos Ro/SSA y La/SSB, presentes en las células miocárdicas y, sobre todo, en el sistema de conducción. El riesgo de BAV en mujeres portadoras de estos anticuerpos (Ac) (1-2 % de mujeres en edad fértil) es de un 1-2 %.
- **Bloqueo auriculoventricular (BAV) aislado**: BAV completo no asociado a cardiopatía estructural ni a anticuerpos maternos (**Fig. 11-8**).

El pronóstico de los fetos con BAV asociado a cardiopatía congénita es malo (mortalidad fetal y durante el primer año del 50-80%). En el BAV inmunológico, la mortalidad fetal se sitúa en un 5-10 % (**Tabla 11-2**).

 Los factores de mal pronóstico son: edad gestacional al diagnóstico < 20 semanas, frecuencia ventricular <50-55 lpm, presencia de hidrops, disfunción ventricular o fibroelastosis subendocárdica.

Conducta ante la bradicardia fetal

Realizar ecocardiografía para descartar cardiopatía estructural asociada.

Establecer el tipo de bradicardia: además del estudio de los intervalos AA y AV, la frecuencia ventricular ayuda a orientar el tipo de bradicardia:

Tabla 11-2. Diferencias entre bradiarritmias

	Relación AV	FCF	Intervalo AV	Intervalo AA
Bradicardia sinusal	1:1	80-110	Normal	Normal
EANC en bigeminismo	2:1	60-80	Normal	Corto/ largo alterno
BAV completo	2:1/3:1/...	<80	Disociación AV	Constante

BAV: bloqueo atrioventricular; EANC: extrasístoles auriculares no conducidas; FCF: frecuencia cardíaca fetal; Intervalo AA: intervalo atrio-atrial; Intervalo AV: intervalo atrioventricular; Relación AV: relación atrioventricular.

- <60 lpm: BAV completo.
- 60-80 lpm: EANC o BAV de segundo o tercer grado.
- 80-110 lpm: bradicardia sinusal (considerar SQTL).

Descartar la presencia de Ac anti-Ro/SSA y anti-La/SSB en sangre materna.

Prevención/tratamiento del bloqueo auriculoventricular inmunológico

La hidroxicloroquina es el único fármaco que parece prevenir el BAV en hijos de madre con Ac anti-Ro. Se recomienda el tratamiento con hidroxicloroquina (5 mg/kg/día, habitualmente 300-400 mg/día) idealmente desde el período preconcepcional en aquellas pacientes conocidas ya como portadoras.

> Se recomienda seguimiento a las gestantes portadoras de Ac anti-Ro/SSA + a títulos >1/50 U/mL, semanal o cada dos semanas, entre las semanas 16 y 28.

Si los Ac anti-La/SSB son positivos, el riesgo de bloqueo AV es mayor. Si los Ac anti-La son positivos y los Ac anti-Ro son negativos, no existe riesgo de BAV (aunque esta situación es muy poco frecuente).

Cuando se diagnostica un BAV completo establecido, el tratamiento con corticoides fluorados no debe indicarse por la posibilidad de efectos secundarios en la gestante y en el feto.

Solo estaría indicado el tratamiento con corticoides (dexametasona oral, 4 mg/día es la pauta más utilizada) en las siguientes situaciones:

- BAV de primer grado (intervalo AV >150 ms persistente).
- BAV de segundo grado.
- Excepcionalmente se podría intentar en el BAV de tercer grado de muy reciente aparición (menos de una semana).
- Presencia de signos de lesión miocárdica (derrame pericárdico, fibroelastosis subendocárdica, miocardiopatía dilatada), con independencia del tipo de BAV.

En casos de BAV completo, se realizarán revisiones semanales para detectar signos de insuficiencia cardíaca fetal. La FCF crítica suele ser 50-55 lpm.

En caso de BAV con riesgo de insuficiencia cardíaca e hidrops (frecuencia ventricular <50-55 lpm) en fetos con edad gestacional <35 semanas, se valorará la administración de agonistas β-adrenérgicos vía oral (salbutamol 2-8 mg cada 6-8 horas, máximo 40 mg/día; terbutalina 2,5-7,5 mg/6-8 horas, máximo 30 mg/día), con el objetivo de aumentar la frecuencia ventricular 5-10 lpm. Se valorará le respuesta fetal y la tolerancia materna para decidir si se mantiene el tratamiento.

La finalización de la gestación en casos de BAV completo se realizará mediante cesárea electiva en semana 36-37.

En casos muy seleccionados (gestantes con Ac anti-Ro + e hijo previo con BAV completo) se podrá valorar la posibilidad de realizar recambios plasmáticos junto a la administración de inmunoglobulinas intravenosa. La evidencia acerca de su eficacia es escasa y de baja calidad.

PUNTOS CLAVE

- Para la correcta detección del patrón de contracción secuencial, se utiliza el modo M con colocación del cáliper lineal de evaluación en perpendicular a través de la pared libre de una cámara cardíaca (aurícula o ventrículo), con pase por la válvula AV, hasta la pared libre de la cámara cardíaca opuesta (ventrículo o aurícula) en una vista de cuatro cámaras.
- El modo PWD permite evaluar las medidas de los intervalos de tiempo. Dos configuraciones del equipo de ultrasonido deben verificarse preliminarmente: 1) el volumen de la muestra debe ser adecuado a la edad gestacional), y 2) la velocidad de barrido espectral debe ser suficiente para mostrar con claridad eventos auriculares y ventriculares sin superposición.
- Las ESV representan la forma más habitual de arritmia fetal (85-90 %), aparecen en la segunda mitad de la gestación y suelen revertir de manera espontánea. Debe realizarse seguimiento del feto por posible desarrollo posterior de TSV (2-5 %).
- El flúter auricular es la segunda taquicardia en frecuencia en el feto, se produce por la presencia de un circuito de macroreentrada auricular, por lo que es característica del tercer trimestre.
- El tratamiento intrauterino transplacentario depende del tipo de taquicardia y de la presencia o no de hidrops fetal. La cardioversión a ritmo sinusal parece ser superior y más rápida con sotalol en casos de FA, y con flecainida en casos de TSV con hidrops.
- Ante una bradiarritmia fetal, realizar ecocardiografía para descartar cardiopatía estructural asociada y descartar la presencia de Ac anti-Ro/SSA y anti-La/SSB en sangre materna.

BIBLIOGRAFÍA

Abuhamad AZ, Chaoui R. A practical guide to fetal echocardiography: Normal and abnormal hearts. 4ª ed. Baltimore, MD: Wolters Kluwer Health; 2022.

Coady AM. Bower S, eds. Twining's textbook of fetal abnormalities. 3ª ed. Elsevier Health Sciences UK; 2014.

Galindo Izquierdo AG, Solsona EM, Crespo J. Alteraciones del ritmo cardiaco. En: Cardiología fetal. Madrid: Marbán; 2015.

Gozar L, Gabor-Miklosi D, Toganel R, Fagarasan A, Gozar H, Toma D, et al. Fetal tachyarrhythmia management from digoxin to amiodarone-A review. J Clin Med. 2022;11(3). http://dx.doi.org/10.3390/jcm11030804

Lindsey D, Andrew C, Huggon IC. Ecocardiografía fetal, una guía práctica. Ediciones Journal, 2010; p. 209-25.

Paladini D, Volpe P. Ultrasound of congenital fetal anomalies: Differential diagnosis and prognostic indicators. 2ª ed. Boca Raton, FL: CRC Press; 2014.

Protocols Medicina Maternofetal. Hospital Clínic - Hospital Sant Joan de Déu - Universitat de Barcelona Protocolo: alteraciones del ritmo cardiaco fetal. Arritmias fetales. 2021. fetalmedicinebarcelona.org

Perín FR, Vázquez MF, Menduiña QD, Bronte LR, Nuñez FC, Malfaz FG, et al. Taquicardia fetal: estudio multicéntrico retrospectivo en 9 hospitales españoles. Acta Pediatr Esp. 2015;73(4):88-95.

Rizzo G, Arduini D, eds. 4D Fetal Echocardiography. Bentham Science Publishers; 2012.

Shah S, Maheshwari S, Suresh. Fetal Echocardiography. New Delhi, India: Jaypee Brothers Medical; 2017.

Sharland G. Fetal cardiology simplified: A practical manual. TFM Publishing; 2013.

Simpson J, Zidere V, Miller OI, eds. Fetal cardiology: A practical approach to diagnosis and management. Cham, Suiza: Springer Nature; 2019.

Veduta A, Panaitescu AM, Ciobanu AM, Neculcea D, Popescu MR, Peltecu G, et al. Treatment of fetal arrhythmias. J Clin Med. 2021;10(11):2510. http://dx.doi.org/10.3390/jcm10112510

Preparación al parto y manejo prenatal de fetos con cardiopatías congénitas

12

L. Sotillo Mallo, A. Abascal Saiz, M. de la Calle Fernández-Miranda, L. Deiros Bronte y E. Antolín Alvarado

OBJETIVOS

- Conocer las principales complicaciones obstétricas asociadas a estas gestaciones, así como su manejo.
- Establecer los controles de bienestar fetal anteparto en los fetos con cardiopatías congénitas.
- Indicación del momento de finalización, la vía del parto y el grado de asistencia médica que van a requerir estos neonatos.
- Comprender los diferentes métodos de inducción de parto.

INTRODUCCIÓN

Las cardiopatías son las malformaciones congénitas más frecuentes, con una incidencia aproximada de 6-10 casos por cada 1.000 recién nacidos vivos.

Si solo se realizaran ecocardiografías fetales en gestaciones de riesgo elevado, solo se detectarían el 20 % de las cardiopatías congénitas. De ahí la importancia de un buen cribado universal a todas las gestantes en los controles ecográficos realizados a lo largo del embarazo, con especial cuidado en el estudio morfológico cardíaco realizado en la semana 20 de gestación.

Solo un correcto diagnóstico de aquellos fetos con cardiopatía congénita permitirá un mejor seguimiento de la gestación y, lo más importante, establecer un correcto plan de parto con el fin último de mejorar los resultados perinatales.

COMPLICACIONES OBSTÉTRICAS DURANTE LA GESTACIÓN

Todas aquellas gestantes con cardiopatía fetal deben ser controladas en una unidad de alto riesgo obstétrico dado que presentan mayor incidencia de desarrollar dos cuadros obstétricos importantes como son el crecimiento intrauterino restringido y la amenaza de parto prematuro, ambos con importante repercusión en el manejo y la evolución de la cardiopatía fetal.

Alteraciones del crecimiento fetal

Los fetos con cardiopatía congénita presentan con mayor frecuencia un crecimiento intrauterino restringido o bajo peso para la edad gestacional. Si bien se desconocen con exactitud los mecanismos por los cuales existe un retraso del crecimiento en estos fetos, entre las posibles etiopatologías propuestas se postula el bajo gasto cardíaco como uno de los factores más determinantes.

Durante la gestación el cálculo de peso fetal estimado se realiza mediante la medición por ecografía de cuatro parámetros biométricos que son: el diámetro biparietal, la circunferencia cefálica, la circunferencia abdominal y la longitud del fémur. A partir de estas proporciones, y mediante fórmulas matemáticas multiparamétricas (la más habitual la de Hadlock), se calculará el peso fetal estimado y, con el uso de curvas de normalidad, se obtendrá el percentil de peso para esa edad gestacional. Si el peso fetal estimado se encuentra entre el percentil 3 y el 10, y el Doppler es normal, se hablará de feto pequeño para la edad gestacional, y no se adelantará la finalización de la gestación, que en el feto cardiópata con peso normal se sitúa entre las 39 y las 40 semanas. Si el percentil es < 3, o está entre el 3 y el 10 pero con alteraciones del Doppler, se hablará de crecimiento intrauterino restringido y la finalización de la gestación, condicionada sobre todo por las alteraciones Doppler, no será más allá de la semana 37-38. En la **figura 12-1** se recoge el momento adecuado de la finalización de la gestación en el feto cardiópata con alteración del crecimiento.

Está claramente establecida la relación existente entre cardiopatías congénitas, especialmente en algunas de ellas, y un menor desarrollo biométrico cefálico fetal, así como la presencia de alteraciones en pruebas de neuroimagen (neurosonografía y/o resonancia magnética). Desde el segundo trimestre de la gestación, los fetos con cardiopatías presentan una circunferencia cefálica menor, así como cambios en la perfusión cerebral. Si bien este impacto en las biometrías cefálicas en el tercer trimestre es más marcado en aquellas cardiopatías en las que se prevé una menor oxigenación cerebral (síndrome de ventrículo izquierdo (VI) hipoplásico, transposición de grandes arterias), también está presente en otros tipos de cardiopatías (tetralogía de Fallot), por lo que, además del menor aporte de oxígeno cerebral, se sugiere que deben existir otros mecanismos implicados.

Diferentes grupos de trabajo han encontrado una reducción en los niveles plasmáticos maternos de factores angiogénicos

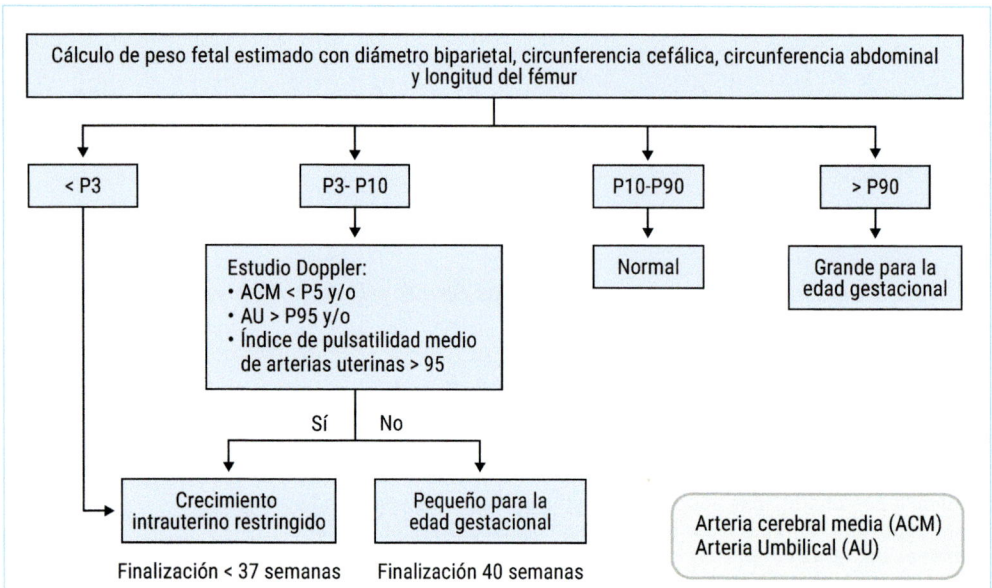

Figura 12-1. Alteraciones del crecimiento fetal.

como el factor de crecimiento placentario, y un aumento de factores antiangiogénicos como el factor soluble de la tirosina-cinasa 1 en madres con fetos cardiópatas. Se postula que estas alteraciones en los factores angiogénicos, además de estar presentes en las células de trofoblasto, lo que condiciona un mayor riesgo de preeclampsia y de crecimiento intrauterino restringido, pueden hallarse en la zona cardiovascular y cerebrovascular fetal, lo que amplía de esta manera a otros posibles mecanismos implicados en el desarrollo cerebral en los fetos con cardiopatías congénitas.

Conviene destacar que las alteraciones prenatales detectadas por neuroimagen no siempre tienen traducción clínica, por lo que es fundamental trabajar en la detección temprana de estas anomalías, y en la estimulación precoz de estos niños.

Amenaza de parto prematuro

Los fetos con cardiopatía presentan un mayor riesgo de nacer antes de la semana 37. Varios estudios poblacionales lo han atribuido principalmente al incremento del parto prematuro espontáneo y no al inducido por razones obstétricas, por lo que la cardiopatía en sí misma parece desempeñar un importante papel en el desencadenamiento del parto prematuro. Hasta el 50 % de los casos de parto prematuros de los fetos con cardiopatía se relacionan con una rotura temprana de membranas.

Las cardiopatías congénitas que presentan una mayor asociación a prematuridad son la tetralogía de Fallot, la coartación de aorta, el canal auriculoventricular, la atresia pulmonar y el ventrículo derecho de doble salida. Determinadas cardiopatías congénitas que pueden dar lugar a fallo cardíaco, con polihidramnios secundario y aparición de dinámica uterina, también tienen aumentado el riesgo de parto prematuro. Además, tal y como demuestra el estudio EPICARD, el riesgo de parto prematuro es mayor en los fetos cardiópatas con anomalías extracardíacas asociadas y/o síndromes genéticos que en aquellos con cardiopatía aislada.

Si bien la mayoría de los fetos con cardiopatía nacerán a término, su asociación a prematuridad hace que los recién nacidos de muy bajo peso (< 1.500 gramos) entre la semana 25 y 32 de gestación presenten un riesgo de cardiopatía hasta cinco veces superior que los neonatos nacidos a término.

Factores tan directamente relacionados como el bajo peso y el parto prematuro tienen un claro impacto negativo en la posibilidad de supervivencia y de morbilidades asociadas en estos niños con cardiopatía. En la **tabla 12-1** se resumen los principales fenómenos fisiopatológicos intrínsecos al parto prematuro y que pueden condicionar el manejo hemodinámico y la evolución de la cardiopatía.

En todas estas gestaciones, dado el riesgo incrementado de parto prematuro, se deberá realizar un cribado del acortamiento cervical en caso de sintomatología o de aparición de factores de riesgo asociados, como puedan ser polihidramnios y/o hidrops fetal, o en el contexto de una gestación gemelar. El cribado se realiza mediante cervicometría, que consiste en la medición de la longitud de cérvix efectivo mediante ecografía transvaginal. Se establece como punto de corte una longitud cervical < 25 mm en gestaciones de menos de 32 semanas, e < 15 mm entre la semana 32 y 34. Ante un acortamiento cervical se plantearán medidas de prevención secundaria, entre las cuales la más aceptada es la administración de progesterona vaginal 200 mg al día.

En el caso de amenaza de parto prematuro instaurada en la que se requiera el empleo de tratamiento tocolítico se recomiendan de primera elección el tractocile (antagonista del receptor de oxitocina) y el nifedipino (antagonista de los canales de calcio) por la menor tasa de efectos secundarios cardiovasculares en el feto, frente a otros tratamientos tocolíticos como la ritrodina, un beta-2 agonista que puede producir taquicardia fetal. La maduración pulmonar con corticoides intramusculares en gestaciones de menos de 34,6 semanas, y la neuroprotección con sulfato de magnesio intravenoso ante un parto inminente antes de las 32 semanas deben administrarse en gestantes con fetos cardiópatas según el protocolo habitual.

Tabla 12-1. Afectación orgánica de los fetos prematuros con cardiopatía congénita

Órgano	Fisiología del prematuro		Recomendaciones en el manejo
Cardiovascular	Contractilidad miocárdica	Menor contractilidad cardíaca y menor distensibilidad (por desorganización de los miocitos, aumento de proteínas no contráctiles y menor número de miofilamentos)	• Gasto cardíaco dependiente de frecuencia cardíaca • Mayor sensibilidad a la poscarga • Menor tolerancia a la sobrecarga de volumen
	Utilización de la energía	• El miocardio prematuro depende de la dextrosa, en lugar de la grasa, para la obtención de energía • Disfunción cardíaca por menores depósitos de glucógeno hepático y menor gluconeogénesis	Evitar la hipoglucemia
	Utilización del calcio	Inmadurez de las proteínas reguladoras del calcio	Asegurar la normocalcemia
	Simpático y respuesta a las catecolaminas	• Aumento del tono vagal y disminución de los niveles de ACTH y de cortisol • Reducción de la respuesta a las catecolaminas exógenas por disminución de los receptores β-adrenérgicos del miocardio	Conocer estos cambios para optimizar la necesidad de fármacos vasoactivos
	Persistencia del CA	*Shunt* izquierda-derecha, lo que provoca aumento de la vascularización pulmonar y una disminución de la perfusión sistémica, hipotensión diastólica, y todo ello puede conducir a un fallo cardíaco	Valorar la necesidad de tratamiento
	Hipotensión	Peor vasoregulación periférica, peor función miocárdica	Corregir la hipotensión con volumen, ionotrópicos
Respiratorio	Menor distensibilidad pulmonar		
	Mayor síndrome de distrés respiratorio por deficiencia en la síntesis, en la secreción y /o en la función del surfactante pulmonar (colapso alveolar)		• Corticoides antenatales • CPAP al nacimiento • Empleo de surfactante cuando sea necesario
	Mayor displasia broncopulmonar		• Evitar la producción de radicales libres de oxígeno con el uso de la menor FiO_2 necesaria • Empleo de volumen corriente bajo (4-6 mL/kg)
Nutrición	• Aumenta el riesgo de enterocolitis necrotizante debido a la inmadurez intestinal, a la disminución de la perfusión del intestino por condiciones hemodinámicas concomitantes y a la alteración de la microbiota intestinal (mayor empleo de antibióticos por fenómenos infecciosos) • Mayor riesgo de retraso del crecimiento en situaciones de retraso en el inicio de la alimentación enteral y restricción de líquidos • Alto gasto de energía y estrés metabólico relacionado con la cirugía cardíaca. Cianosis, bajo gasto cardíaco e insuficiencia cardíaca congestiva		Los beneficios de la alimentación enteral temprana con leche materna ya que contiene componentes inmunomoduladores que mejoran la defensa innata
Inmunológico	• Disminución de la inmunidad innata y adquirida • Reducción de las células inmunológicas y de las citocinas • Aumento de la incidencia de sepsis e infección nosocomial (especialmente las fúngicas) • Mayor duración de la estancia hospitalaria, el empleo de ventilación mecánica y los accesos venosos		• Monitorización estrecha de los signos y síntomas de infección • Profilaxis temprana de las infecciones fúngicas en los prematuros de alto riesgo (cierre esternal diferido)
Neurológico	• Más del 50 % de los prematuros van a presentar alteraciones de la sustancia blanca o infartos • Especial vulnerabilidad en el desarrollo de los oligodendrocitos en relación con las alteraciones de la perfusión y la inflamación		• Considerar neurosonografía temprana y resonancia magnética preoperatoria en aquellos casos con mayor riesgo • Es necesaria la realización de estudios focalizados en el daño neurológico de los prematuros con cardiopatía

CONTROL DEL BIENESTAR FETAL ANTEPARTO

Registro cardiotocográfico

El registro cardiotocográfico (RCTG) es una prueba que permite el registro simultáneo de la frecuencia cardíaca fetal y la dinámica uterina.

La frecuencia cardíaca fetal es el resultado del equilibrio entre el sistema nervioso simpático y parasimpático, por lo que es una traducción de la actividad y madurez cerebral. Del registro de la frecuencia cardíaca fetal deben evaluarse cuatro parámetros:

- **Frecuencia cardíaca fetal basal**: es la frecuencia cardíaca fetal en ausencia de aceleraciones y desaceleraciones. El valor normal es entre 120-160 latidos por minuto (lpm).
- **Variabilidad u ondulatoria**: es la oscilación de la frecuencia cardíaca latido a latido, el resultado del equilibro entre el sistema nervioso simpático y parasimpático. El valor normal se encuentra entre 10-25 lpm. Ondulatorias silentes (<5 lpm) u ondulatorias de tipo saltatoria (>25 lpm) mantenidas son consideradas patológicas.
- **Aceleraciones**: son incrementos >15 lpm de la frecuencia cardíaca basal durante un tiempo ≥ 15 segundos.
- **Desaceleraciones**: son descensos de la frecuencia cardíaca basal. Existen diferentes tipos de desaceleraciones. En ausencia de trabajo de parto, no deben existir desaceleraciones para considerar un RCTG normal.

Perfil biofísico fetal y perfil biofísico modificado

El perfil biofísico fetal (PBF) está integrado por cinco parámetros: el RCTG, la cantidad de líquido amniótico, los movimientos fetales, los movimientos respiratorios y el tono fetal. Cada uno de ellos se puntúa de 0 a 2, con la consideración de normal, una puntuación ≥ 7. Dado que el PBF consume mucho tiempo asistencial, suele ser sustituido por el perfil biofísico modificado que incluye los dos parámetros con mayor valor en el control del bienestar fetal, que son el RCTG y la valoración del líquido amniótico.

Tanto el RCTG como el PBF son pruebas usadas para detectar aquellos fetos con riesgo de hipoxia y de acidosis. Si bien no existen guías que recojan la validez de estas pruebas en el control del bienestar fetal en gestaciones con cardiopatías congénitas aisladas, parece prudente y recomendable su empleo sobre todo en caso de comorbilidades o factores de riesgo adicionales como pueden ser la preeclampsia, la diabetes, la gemelaridad y/o la edad materna avanzada.

Puntuación del perfil cardiovascular

El perfil cardiovascular permite establecer el riesgo de fallo cardíaco en fetos con cardiopatía congénita.

Consta de cinco parámetros: edema, derrame o hidrops fetal; índice cardiotorácico; parámetros de función cardíaca diastólica y sistólica; hallazgos Doppler en territorio arterial (arteria umbilical) y hallazgos Doppler venoso (conducto

Tabla 12-2. Perfil cardiovascular

	Perfil cardiovascular		
	2 puntos	**1 punto**	**0 puntos**
Hidrops	No	Ascitis o derrame pleural o pericárdico	Edema subcutáneo
Índice cardiotorácico	0,20-0,35	0,35-0,50	<0,20 o >0,50
Función cardíaca	• Válvula tricúspide y mitral normal • Fracción acortamiento ventricular en VI o VD >0,28 • Llenado diastólico (EA) bifásico	• Insuficiencia tricúspidea holosistólica • Fracción acortamiento ventricular en VI o VD < 0,28	• Insuficiencia mitral holosistólica • IT con dP/dt <400 • Llenado diastólico (EA) monofásico
Doppler en arteria umbilical	Normal	AFTD	FR
Doppler venoso	Normal	Conducto venoso onda «a» reversa	Vena umbilical pulsátil

AFTD: ausencia de flujo telediastólico; FR: flujo telediastólico reverso; VD: ventrículo derecho; VI: ventrículo izquierdo.
Puntuación ≤ 7: alto riesgo de compromiso perinatal y muerte.

venoso y vena umbilical). Cada parámetro recibe una puntuación del 0 al 2, con lo que se puede obtener una puntuación global entre 0 y 10. Una puntuación ≤ 7 se asocia a un alto riesgo de compromiso perinatal o muerte (**Tabla 12-2**).

De los cinco parámetros valorados, la cardiomegalia grave (área cardiaca/área torácica $>0,5$) y la presencia de hidrops fetal son los que presentan una mayor asociación con la mortalidad.

El perfil cardiovascular se emplea tanto en la valoración de fetos con anomalías cardíacas estructurales como en las alteraciones del ritmo. También es útil en el seguimiento de otras patologías, como en el hidrops fetal no inmunitario.

PLANIFICACIÓN DEL PARTO

En la planificación del parto (tipo de centro, semanas de gestación y vía del parto), será imprescindible tener en cuenta los siguientes factores: riesgo de inestabilidad hemodinámica fetal en el momento del parto, recursos sanitarios del hospital donde se atenderá el parto y existencia de patología médica o complicaciones obstétricas asociadas.

¿Dónde atender el parto?

Debe establecerse de la forma más precisa posible el riesgo de compromiso fetal al nacimiento o en los primeros días de vida, dado que esto tendrá un fuerte impacto en la morbilidad neonatal.

La evaluación de determinados parámetros ecocardiográficos permitirá establecer el mejor plan de parto posible. En la tabla 12-3 se recogen las principales recomendaciones en función del tipo de cardiopatía congénita, así como determinados parámetros ecocardiográficos prenatales con impacto en el manejo posnatal.

Tabla 12-3. Recomendaciones en el momento del parto en función del tipo de cardiopatía congénita

Cardiopatía congénita	Hallazgos ecográficos	Recomendaciones al parto
Lesiones conducto-dependientes	Circulación pulmonar conducto-dependiente: • Flujo de la aorta a la pulmonar a nivel del CA • Orientación reversa del CA, definido como un ángulo de unión entre el CA y la aorta < 90° • En los Fallot, Z-score válvula pulmonar <−3 DS (> semana 16) Circulación sistémica conducto-dependiente: • Flujo de izquierda a derecha a nivel del agujero oval • Flujo reverso a nivel de aorta transversa. Flujo del arco aórtico dependiente de CA	• Parto en hospital con cuidados intensivos neonatales, cardiólogo de guardia y cirugía cardiovascular infantil • Valorar la necesidad de PGE1 (según ecocardiografía posnatal)
Síndrome de corazón izquierdo hipoplásico con agujero oval restrictivo o septo atrial íntegro	Signos ecocardiográficos de agujero oval restrictivo • Flujo reverso durante la contracción auricular en las venas pulmonares) • Aneurisma del tabique interauricular	• Parto en hospital con cuidados intensivos neonatales, cardiólogo de guardia y cirugía cardiovascular infantil • Medios disponibles, humanos y materiales para una posible intervención urgente con el fin de descomprimir la aurícula izquierda (catéter balón, stent, cirugía)
Transposición completa de grandes arterias	Valoración de necesidad de atrioseptostomía urgente si agujero oval restrictivo (signos ecocardiográficos de agujero oval restrictivo)	• Parto en hospital con cuidados intensivos neonatales, cardiólogo de guardia y cirugía cardiovascular infantil • Valorar la necesidad de atrioseptostomía de Rashkind con balón y medidas de aumento de flujo pulmonar efectivo
Fallot con agenesia de válvula pulmonar	Hallazgos sugestivos de enfisema lobar	• Parto en hospital con disponibilidad de personal entrenado en ventilación especializada +/- ECMO en casos con compromiso respiratorio grave por gran dilatación de ramas pulmonares
Anomalía de Ebstein	• Hidrops fetal • Arritmia no controlada • Flujo pulmonar retrógrado a través del conducto arterioso (CA) • Descartar cardiopatías asociadas	• Considerar de forma precoz medidas para disminuir las resistencias pulmonares, tratar las arritmias y mejorar el gasto cardíaco • En los casos con flujo pulmonar retrógrado el parto debe realizarse en centros con cuidados intensivos neonatales, cardiólogo de guardia y cirugía cardiovascular infantil con valoración posnatal de necesidad de PGE1
Drenaje venoso pulmonar anómalo total, obstructivo		• Necesidad urgente de cirugía cardíaca posnatal • Parto en hospital con cuidados intensivos neonatales, cardiólogo de guardia y cirugía cardiovascular infantil
Taquiarritmias	• Diminución del gasto cardíaco • Derrame pericárdico/hidrops • Valorar identificación del tipo de arritmia y de tratamiento antiarrítmico fetal transplacentario lo más precozmente posible	• Considerar adelantar el parto si edad gestacional próxima al término, si la terapia intrauterina no ha sido eficaz o ha sido rechazada por la pareja • Terapia médica antiarrítmica +/- cardioversión si signos de afectación hemodinámica posnatal
Bloqueo cardíaco congénito	• Perfil cardiovascular ≤7 • Frecuencia ventricular baja • Hidrops fetal • Presencia de miocardiopatía asociada	• Considerar adelantar el parto con análisis exhaustivo de comorbilidad debido a la prematuridad • Parto en hospital con cuidados intensivos neonatales, cardiólogo de guardia y cirugía cardiovascular infantil • Considerar tratamiento para mejorar el cronotropismo y valoración de necesidad de estimulación cardíaca

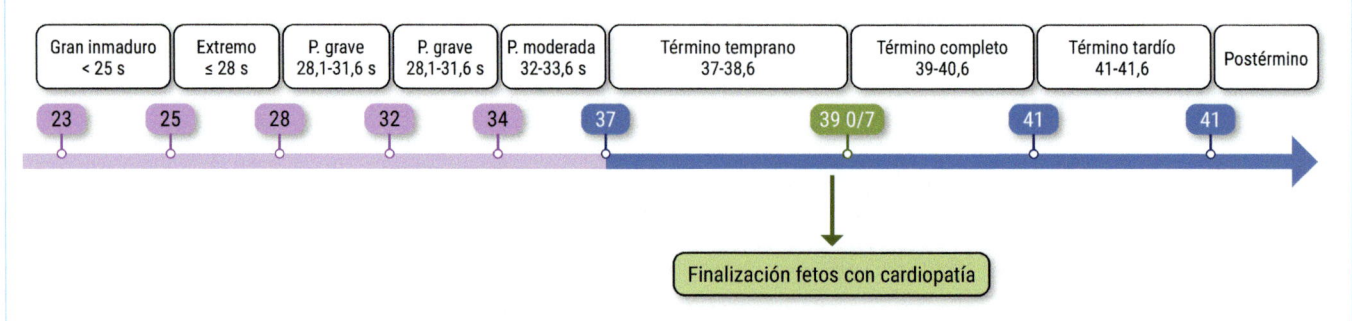

| Gran inmaduro < 25 s | Extremo ≤ 28 s | P. grave 28,1-31,6 s | P. grave 28,1-31,6 s | P. moderada 32-33,6 s | Término temprano 37-38,6 | Término completo 39-40,6 | Término tardío 41-41,6 | Postérmino |

23 25 28 32 34 37 39 0/7 41 41

Finalización fetos con cardiopatía

Figura 12-2. Finalización de los fetos con cardiopatía congénita sin otras complicaciones asociadas.

¿Cuándo finalizar la gestación?

Clásicamente, lo más habitual era finalizar la gestación una vez alcanzado el término, entre las 37 y las 38 semanas. Sin embargo, la evidencia científica ha demostrado peores resultados perinatales en estos recién nacidos a término precoces, con más ingresos hospitalarios y mayor morbimortalidad perinatal. Por ello, en la actualidad, no se recomienda la finalización electiva antes de la semana 39 si no existen complicaciones maternas o fetales asociadas (**Fig. 12-2**).

La importancia de una madurez fetal completa cobra especial relevancia en los fetos con cardiopatía, por los siguientes motivos:

- Después del parto algunas cardiopatías requieren que diferentes *shunts* o cortocircuitos que existen en vida fetal persistan permeables:
  - **Conducto arterioso**: su permeabilidad permite asegurar una buena circulación sistémica o pulmonar en determinadas cardiopatías, para lo que es necesaria la infusión de prostaglandina E1 (PGE1). Este tratamiento es especialmente importante en los fetos prematuros y/o de bajo peso hasta alcanzar el adecuado para realizar la intervención quirúrgica necesaria. Sin embargo, el empleo de PGE1 no está exento de efectos secundarios y complicaciones como la hipertermia, las pausas de apnea, las convulsiones, las alteraciones hidroelectrolíticas, la hipotensión, la enterocolitis necrotizante, y otras más raras pero que pueden aparecer con el empleo prolongado de esta medicación como son la hiperostosis cortical o la hiperplasia de la mucosa antral gástrica. La aparición de pausas de apnea por el empleo de este fármaco casi se triplica en los prematuros en comparación con los recién nacidos a término (67 % prematuros *versus* 22 % a término). Además, la depresión respiratoria es dosis dependiente, por lo que en los pretérminos con riesgo de depresión respiratoria se deber considerar usar dosis más bajas.
  - **Agujero oval**: determinadas cardiopatías, como el síndrome de VI hipoplásico o la transposición de grandes arterias con agujero oval restrictivo, requerirán una atrioseptostomía urgente con balón mediante cateterismo. Dicho procedimiento presentará una mayor dificultad técnica y un considerable riesgo de complicaciones en recién nacidos con bajo con peso y menor edad gestacional al parto. Así, está descrito que la mortalidad asociada

al cateterismo se multiplica hasta por 10 en los recién nacidos de menos de 2.000 gramos en comparación con los de mayor peso.

- Alteraciones del neurodesarrollo: el parto prematuro tiene un claro impacto negativo en el desarrollo neurológico de estos niños. Son factores de riesgo de hemorragia intraventricular en fetos con cardiopatía el bajo peso, la menor edad gestacional en el momento del parto, el retraso en la cirugía cardíaca y el empleo de ECMO (oxigenación por membrana extracorpórea).

- Enterocolitis necrotizante: tanto la prematuridad como la cardiopatía en sí son importantes factores de riesgo para el desarrollo de esta complicación. Se plantea como posible hipótesis una disminución del flujo sanguíneo en la zona intestinal. Esta hipoperfusión mesentérica es más habitual en cardiopatías en las que existe un compromiso del flujo sistémico (coartación de aorta, interrupción del arco aórtico, síndrome del VI hipoplásico) o en aquellas con aumento del robo diastólico (*truncus* arterioso, conducto grande con repercusión hemodinámica, insuficiencia aórtica grave).

¿Vía del parto?

No existen estudios aleatorizados que hayan evaluado los resultados perinatales en función de la vía del parto. Los datos disponibles hasta ahora no muestran beneficio de la cesárea frente al parto vaginal excepto en aquellos casos en los en los que existan signos claros de insuficiencia cardíaca con o sin hidrops como en determinadas anomalías de Ebstein con gran insuficiencia valvular, o bloqueo cardíaco con frecuencia cardíaca muy baja y signos de insuficiencia cardíaca fetal, así como en taquiarritmias en las que no sea posible monitorizar de manera correcta la frecuencia cardíaca fetal que asegure un correcto control del bienestar fetal. Con excepción de estos casos, no se ha encontrado que la cesárea suponga una reducción del peligro de inestabilidad hemodinámica, mejora del test de Apgar, reducción de la morbilidad pre- y posquirúrgica, de la acidosis metabólica ni del tiempo de hospitalización.

Las ventajas del parto vaginal en estos recién nacidos incluyen la prevención de la taquipnea transitoria del recién nacido, debido a la reabsorción del líquido alveolar por la compresión torácica al atravesar el canal del parto. Además, favorece la adquisición de la microbiota vaginal materna, lo que mejora la flora intestinal neonatal y disminuye el riesgo de enterocolitis.

Aunque durante el parto la gestante podrá permanecer en una sala de dilatación, se recomienda que el expulsivo se asista en quirófano. El contacto piel con piel se permitirá en función del nivel de gravedad de la cardiopatía.

La versión cefálica externa en caso de presentación podálica no debe recomendarse en fetos con cardiopatía congénita.

En la **tabla 12-4** se recogen los diferentes grados de cuidados necesarios, así como el plan de parto recomendado según el tipo de cardiopatía.

Pinzamiento tardío de cordón umbilical

El Colegio Americano de Obstetras y Ginecólogos recomienda el pinzamiento tardío de cordón umbilical en los nacidos pretérminos que vienen al mundo con buenos signos de vitalidad, apoyado en múltiples publicaciones que han demostrado los diferentes beneficios de esta práctica, entre los que se encuentran: la disminución del riesgo de sepsis neonatal tardía, la reducción de la incidencia de hemorragia intraventricular y la menor necesidad de fármacos vasoactivos, entre otros. También existe evidencia de los beneficios del pin-

Tabla 12-4. Nivel de cuidados previstos y plan de actuación al parto

Definición	Ejemplo de CHD	Recomendaciones al parto	Recomendaciones en la sala de dilatación
CC que se planean cuidados paliativos	• CC con anomalía genética grave o fetal o enfermedad multisistémica	• Parto normal en hospital local • Planear el soporte a la familia y los cuidados paliativos	
CC sin riesgo previsto de inestabilidad hemodinámica al parto o en los primeros días al nacimiento	• Defectos septales atrioventriculares o ventriculares • Valvulopatías leves • Fallot leve	• Parto normal en hospital local • Consulta a cardiología o evaluación ambulatoria	• Cuidados rutinarios • Evaluación neonatal
CC con mínimo riesgo de inestabilidad hemodinámica en paritorio pero que requiere cateterismo/cirugía posnatal	Lesiones conducto-dependiente como: • Síndrome de corazón izquierdo hipoplásico • Coartación de aorta crítica • Estenosis aórticas graves • Interrupción del arco aórtico • Atresia pulmonar con septo íntegro • Fallot grave	• Se puede considerar a término planear inducción • Hospital con neonatología y cardiología/cirugía cardiovascular pediátrica	• Neonatólogo presente en el parto • Valoración de PGE1 • Transporte disponible para cateterismo/cirugía
CC con probable inestabilidad hemodinámica al parto que requiere para su estabilización cuidados neonatales especializados inmediatos	• Síndrome de corazón izquierdo hipoplásico con AO restrictivo • d-TGA con AO restrictivo • Ebstein grave con VD dilatado • Fallot con disfunción cardíaca • Arritmias no controladas • Bloqueo AV con insuficiencia cardíaca	• Parto en hospital de III nivel • Programar inducción en semana 39 • Valorar cesárea si es necesario, para la coordinación de equipos	• Neonatólogo, cardiólogo y obstetras en el parto • Tener un plan establecido para la intervención en caso de indicación según diagnóstico
CC en la que se prevé inestabilidad hemodinámica al parto, y se requiere cateterismo o cirugía inmediata para mejorar la supervivencia	• Síndrome de corazón izquierdo hipoplásico con septo interauricular íntegro • dTGA con AO restrictivo grave o septo IA íntegro, CA anómalo • Drenaje venoso pulmonar anómalo total obstructivo • Ebstein grave con hidrops • Fallot con atresia pulmonar o hidrops • Arritminas con hidrops • Bloqueo AV con frecuencia ventricular baja o hidrops • Fibroelastosis endocárdica con hidrops	• Cesárea en semanas 38-39 en hospital con disponibilidad de sala de hemodinámica y cirugía cardíaca infantil (antes en los casos de hidrops y/o insuficiencia cardíaca)	• Neonatólogos y cardiólogos especializados durante la cesárea • Puede ser necesario de forma inmediata cateterismo cardíaco, cirugía y/o ECMO

AO: agujero oval; AV: aurícula ventricular; CC: cardiopatía congénita; PGE1: prostaglandina E1; TGA: transposición de grandes arterias; VD: ventrículo derecho.

Tabla 12-5. Valoración de las condiciones cervicales. Test de Bishop

	0	1	2	3
Dilatación	0	1-2 cm	2-3 cm	>4 cm
Borramiento	0-30 %	40-50 %	60-70 %	>80 %
Consistencia	Dura	Media	Blanda	
Posición	Posterior	Media	Anterior	
Plano de Hodge de la presentación fetal	Sobre estrecho superior de la pelvis	I-II plano	III plano	IV plano

zamiento tardío de cordón umbilical en fetos con cardiopatía no cianógena nacidos a término, aunque es muy controvertido en cardiopatías cianógenas por el estado de policitemia relativa. Esto lleva a pensar que los beneficios puedan ser potencialmente extrapolables a los recién nacidos prematuros con cardiopatía congénita no cianógena; sin embargo, son necesarios más estudios que evalúen los resultados en este último subgrupo de pacientes.

MÉTODOS DE INDUCCIÓN DE PARTO

Para poder valorar el mejor método de inducción al parto, así como su eficacia, es necesario conocer las condiciones cervicales. Para ello, se utiliza el test de Bishop, que evalúa mediante tacto vaginal cuatro características del cérvix uterino que son el grado de dilatación, borramiento, consistencia y posición, y la altura de la presentación fetal (**Tabla 12-5**). Se consideran condiciones cervicales favorables una puntuación en el test de Bishop >5.

Los métodos de inducción de parto pueden ser farmacológicos o mecánicos, y dependerán de las condiciones cervicales de las que se parte.

Agentes para la maduración cervical cuando las condiciones cervicales son desfavorables (test de Bishop ≤5)

Farmacológicos. Prostaglandinas

Son derivados del ácido araquidónico, y producen, a través de diferentes mecanismos, una mejora en las condiciones cervicales y el inicio de la aparición de contracciones uterinas. Entre sus principales efectos secundarios se encuentran la fiebre, los escalofríos, las náuseas y la taquisistolia fetal.

Se cuenta con dos tipos de PG empleadas en la maduración cervical:

- La *PGE1* o *misoprostol*, disponible en tres vías de administración, la oral, la rectal y la vaginal; la oral es la de elección para esta indicación. Puede producir taquisistolia fetal (más de cinco contracciones en 10 minutos) o hipertonía (tono uterino aumentado durante > 2 minutos). Estos efectos indeseables y la imposibilidad de su retirada contraindican su uso en los casos de cicatriz uterina o crecimiento intrau-

terino restringido. Se recomienda un intervalo mínimo de cuatro horas desde la última dosis de misoprotol y el inicio de la perfusión de oxitocina.

- La *PGE2* o *Propess* es un polímero que contiene 10 mg de dinoprostona con una cadena de recuperación de poliéster. Se coloca en el fondo del saco vaginal posterior durante un máximo de 24 horas, y se debe retirar al menos 30 minutos antes de comenzar con la perfusión de oxitocina. Presenta la gran ventaja frente al misoprotol de que puede ser retirada de la vagina en casos de taquistolia y/o hipertonía.

Mecánicos. Balones intracervicales

Existen diferentes balones que pueden utilizarse para la maduración cervical. Sin embargo, el único que se encuentra diseñado para este uso es el catéter con doble balón de Cook. Este dispositivo se encuentra conformado por dos balones que se llenan con una cantidad aproximada de 80 centímetros cúbicos de agua estéril, uno localizado en el orificio cervical interno, y el otro, en la zona de la vagina durante un tiempo aproximado de 12 horas.

No existe un incremento del riesgo infeccioso si la bolsa está íntegra, si bien, está contraindicado en pacientes con rotura prematura de membranas.

También existen protocolos que combinan el uso de balones intracervicales y misoprostol oral.

Métodos de inducción de parto si las condiciones cervicales son favorables (test de Bishop >5)

Farmacológicos. Oxitocina

La oxitocina tiene un inicio de acción rápido pero una vida media corta (3-4 minutos), por ello, se debe de administrar en perfusión continua. En pacientes con cérvix favorable, el uso de oxitocina junto a la amniotomía temprana son las técnicas de elección.

Mecánicos. Amniotomía

Rotura artificial de las membranas. Suele asociarse al empleo concomitante de oxitocina para aumentar la tasa de éxito.

PUNTOS CLAVE

- El diagnóstico prenatal de las cardiopatías congénitas mejora los resultados perinatales.
- Los fetos con cardiopatía congénita presentan mayor riesgo de restricción de crecimiento y prematuridad.
- En caso de amenaza de parto prematuro, los tocolíticos de elección son el tractocile y el nifedipino.
- El perfil cardiovascular permite evaluar el grado de compromiso de la función cardíaca en fetos con cardiopatía congénita. Una puntuación 7 se asocia a un alto riesgo de compromiso perinatal y muerte.

- Se recomienda la finalización electiva de la gestación entre las semanas 39 y 40.
- La vía de elección de parto es la vaginal excepto en aquellos casos con signos claros de insuficiencia cardíaca, con o sin hidrops, o en aquellas arritmias en las que no es posible interpretar el RCTG y, por tanto, no se puede monitorizar el bienestar fetal intraparto.
- La elección del método de inducción de parto no vendrá determinada por el tipo de cardiopatía, sino por las condiciones cervicales y otros condicionantes obstétricos.

BIBLIOGRAFÍA

ACOG Committee Opinion No. 765: Avoidance of Nonmedically Indicated Early-Term Deliveries and Associated Neonatal Morbidities. Obstetr Gynecol.2016;133(2):e156-e163.

Cnota JF, Gupta R, Michelfelder EC, Ittenbach RF. Congenital heart disease infant death rates decrease as gestational age advances from 34 to 40 weeks. J Pediatr. 2011;159:761-5.

Costello JM, Polito A, Brown DW, McElrath TF, Graham DA, Thiagarajan RR, et al. Birth before 39 weeks' gestation is associated with worse outcomes in neonates with heart disease. Pediatrics. 2010;126(2):277-84.

De Vaan MD, Ten Eikelder ML, Jozwiak M, Palmer KR, Davies-Tuck M, Bloemenkamp KW, et al. Mechanical methods for induction of labour. Cochrane Database Syst Rev. 2019;10:CD001233.

Donofrio MT, Skurow-Todd K, Berger JT, McCarter R, Fulgium A, Krishnan A, et al. Risk-stratified postnatal care of newborns with congenital heart disease determined by fetal echocardiography. J Am Soc Echocardiogr. 2015;28(11):1339-49.

Donofrio MT, Moon-Grady AJ, Hornberger LK, Copel JA, Sklansky MS, Abuhamad A, et al. Diagnosis and treatment of fetal cardiac disease: a scientific statement from the American Heart Association. Circulation. 2014;129(21):2183-242.

Haxel CS, Johnson JN, Hintz S, Renno MS, Ruano R, Zyblewski SC, et al. Care of the fetus with congenital cardiovascular disease: from diagnosis to delivery. Pediatrics. 2022;150(Suppl 2):e2022056415C.

Hawkins JS, Wing DA. Current pharmacotherapy options for labor induction. Expert Opin Pharmacother. 2012;13(14):2005-14.

Hofstaetter C, Hansmann M, Eik-Nes SH, Huhta JC, Luther SL. A cardiovascular profile score in the surveillance of fetal hydrops. J Matern Fetal Neonatal Med. 2006;19(7):407-13.

Johnson BA, Ades A. Delivery room and early postnatal management of neonates who have prenatally diagnosed congenital heart disease. Clin Perinatol. 2005; 32:921-46.

Labor Induction Techniques: Which Is the Best? Obstet Gynecol Clin North Am. 2017;44(4):567-82.

Lass E, Leolong N, Thieulin AC, et al. EPICARD Study Group. Preterm birth and congenital hearts defects: a population-based study. Pediatrics. 2012;130(4): e829-37.

Lass E, Leoloong N, Ancel PY, et al; EPICARD study group. Impact of the preterm birth oninfant mortality for newborns with congenital hearts defects: The EPICARD population-based cohort study. BMC Pediatr.2017;18:37-41.

Lenz F, Chaoui R. Changes in pulmonary venous Doppler parameters in fetal cardiac defects. Ultrasound Obstet Gynecol 2006;28:63-70.

Levine LD, Downes KL, Elovitz MA, et al. Mechanical and pharmacologic methods of labor induction: a randomized controlled trial. Obstet Gynecol 2016;128(6):1357-64.

Manning FA, Harman CR, Morrison I, Menticoglou SM, Lange IR, Johnson JM. Fetal assessment based on fetal biophysical profile scoring. IV. An analysis of perinatal morbidity and mortality. Am J Obstet Gynecol. 1990;162(3):703-9.

Masoller N, Sanz-Cortes M, Crispi F, Gómez O, Bennasar M, Egana-Ugrinovic G, et al. Severity of fetal brain anomalies in congenital heart disease in relation to the main expect pattern of in the utero brain blood supply. Fetal Diagn Ther. 2016;39(4):269-78.

Michelfelder E, Gómez C, Border W, Gottliebson W, Franklin C. Predictive value of fetal pulmonary venous flow patterns in identifying the need for atrial septoplasty in the newborn with hypoplastic left ventricle. Circulation. 2005;112:2974-9.

Ordás P, Rodríguez R, Herrero B, Deiros L, Gómez E, Llurba E, et al. Longitudinal changes in fetal head biometry and fetoplacental circulation in fetuses with congenital heart defects. Acta Obstet Gynecol Scand. 2022;101(9):987-95.

Palacio M, Sanin Blair J, Sánchez M. The use of a variable cutt-off value of cervical length in women admitted for preterm labor before and after 32 weeks. Ultrasound Obstet Gynecol. 2007;29:421.

Reddy RK, McVadon DH, Zyblewski SC, Rajab TK, Diego E, Southgate WM, et al. Prematurity and congenital heart disease: a contemporary review. Neoreviews. 2022;23(7):e472-85.

Reddy RK, McVadon DH, Zyblewski SC, et al. Prematurity and Congenital Heart Disease: A Contemporary Review. Neoreviews. 2022;23(7):e472-85.

Sanapo L, Moon-Grady AJ, Donofrio MT. Perinatal and delivery management of infants with congenital heart disease. Clin Perinatol. 2016;43(1):55-71.

Sánchez O, Ribera I, Ruiz A, Eixarch E, Antolín E, Cruz-Lemini M, et al. Angiogenic imbalance in maternal and cord blood is associated with neonatal birthweight and head circumference biometrics in major fetal congenital heart defects. Ultrasound Obstet Gynecol. 2023.

SEGO. Protocolos Asistenciales en Obstetricia. Inducción del parto, 2013.

Wieczorek A, Hernández-Robles J, Ewing L, Leshko J, Luther S, Huhta J. Prediction of outcome of fetal congenital heart disease using a cardiovascular profile score. Ultrasound Obstet Gynecol. 2008;31(3):284-8.

Zeng S, Zhou J, Peng Q, Tian L, Xu G, Zhao Y, et al. Assessment by three-dimensional power Doppler ultrasound of cerebral bloow perfusion in fetuses with congenital heart disease. Ultrasound Obstet Gynecol. 2015;45(6):649-56.

Ficha técnica del Misofar®. Agencia Española del medicamento. https://cima.aemps.es/cima/pdfs/es/ft/69682/69682_ft.pdf.

Ficha técnica del Propess®. Agencia Española del medicamento. https://cima.aemps.es/cima/pdfs/es/ft/62088/62088_ft.pdf.

Intervencionismo fetal

13

E. Gómez Montes y C. Villalaín González

OBJETIVOS

- Comprender la justificación y finalidad del intervencionismo cardíaco fetal.
- Entender las indicaciones y los criterios para la selección de candidatos en el intervencionismo cardíaco fetal.
- Conocer la técnica y resultados del intervencionismo cardíaco fetal.

INTRODUCCIÓN

El intervencionismo cardíaco fetal (ICF) se basa en el aspecto evolutivo que tiene la propia evolución natural de las cardiopatías congénitas (CC), muchas de las cuales progresan en vida fetal. Esto ocurre en los casos de obstrucción grave de las válvulas semilunares y en los que cursan con una restricción del flujo interauricular, lo que condiciona el desarrollo de complicaciones graves que suponen un empeoramiento significativo del pronóstico posnatal. Así:

- El ventrículo afectado por una obstrucción grave al flujo en su tracto de salida puede progresar hacia una situación de hipoplasia extrema que no permita la circulación biventricular (CBV) tras el nacimiento. Esto supone tener que aplicar tratamientos quirúrgicos paliativos, no correctores, que conduzcan a una circulación univentricular (CUV).
- En el caso de la obstrucción grave del tracto de salida del ventrículo derecho (VD), el aumento de la poscarga que supone sobre dicho ventrículo puede conllevar una incompetencia tricúspide que ocasione un fracaso cardíaco derecho e hidrops fetal.
- El cierre prematuro del agujero oval (AO) puede condicionar el desarrollo de hipertensión pulmonar (HTP) e hipoxia extrema en el período neonatal.

El ICF (valvuloplastia aórtica o pulmonar, atrioseptostomía intrauterina) puede alterar la historia natural de estas CC. Desde la primera descripción de un procedimiento cerrado de ICF en 1989, un número limitado de centros han puesto en marcha un programa de ICF. Sin embargo, son procedimientos infrecuentes y los grupos con mayor experiencia todavía no alcanzan los 150 casos. Esto es debido a diversos factores: las CC subsidiarias de ICF apenas representan el 7-10 % de todas las CC, los criterios de selección de los candidatos a ICF son muy restrictivos, la ausencia o tardanza en el diagnóstico prenatal de estas y/o de remisión del paciente a las unidades de referencia, el rechazo de los padres, que con frecuencia optan por la interrupción legal del embarazo ante su diagnóstico, y las dificultades técnicas del propio procedimiento.

JUSTIFICACIÓN PARA EL INTERVENCIONISMO CARDÍACO FETAL

Está justificado en los casos de CC muy graves para las que la única opción terapéutica posnatal son las estrategias quirúrgicas paliativas con resultados subóptimos. Hay que tener en cuenta que la finalidad del ICF no es corregir ni curar definitivamente intraútero estas CC de peor pronóstico, ni reemplazar al tratamiento posnatal, sino modificar su historia natural para mejorar las alternativas quirúrgicas posnatales de modo que, en el mejor de los casos, en lugar de suponer una reconstrucción paliativa univentricular permitan instaurar una CBV.

> ! En la estenosis de válvula semilunar, el ICF tiene como objetivo conseguir una normalización de los flujos a través de las válvulas semilunares que, a su vez, conduzca a una reducción de la presión intraventricular, lo que favorecería el crecimiento y función del ventrículo, que permitiría alcanzar una CBV posnatal como resultado del ICF. Esto supone mejorar las tasas de supervivencia y la calidad de vida del paciente en comparación con la CUV, y también su desarrollo cognitivo puesto que este será tanto mejor cuanto mejor sea la situación funcional. En los casos de ventrículo izquierdo (VI) hipoplásico, el cierre prematuro del AO puede condicionar el desarrollo de HTP e hipoxia extrema en el período neonatal, situaciones que aumentan la mortalidad, y que se pretende evitar mediante ICF.

INDICACIONES

Las características que debe cumplir una CC para ser candidata a ICF son: ser graves (tratamiento quirúrgico paliativo como única opción terapéutica tras el nacimiento), su historia natural debe ser conocida, no deben ser anatómicamente complejas, y deben ser subsidiarias de procedimientos mínimamente invasivos. Existen tres CC que cumplen estas características y, por tanto, en las que el ICF estaría indicado:

- Estenosis aórtica crítica (EAC).
- Estenosis pulmonar crítica/atresia pulmonar membranosa con septo interventricular íntegro (EPC/AP-SI).
- Agujero oval (AO) restrictivo en el contexto de un síndrome de VI hipoplásico (SVIH).

! Una vez diagnosticadas en la etapa prenatal estas CC potencialmente candidatas a ser intervenidas antes del nacimiento, se han de determinar dos aspectos para establecer la indicación de ICF:
- ¿El paciente presenta una enfermedad suficientemente grave como para plantear el ICF? Es decir, si se deja a su libre evolución, ¿tendrá un empeoramiento progresivo que suponga una hipoplasia ventricular grave, fracaso cardíaco o HTP grave si no se realiza ICF?
- ¿El paciente se encuentra en una fase en la que el ventrículo es todavía «rescatable»? Es decir, si se lleva a cabo el ICF y este cursa con éxito, ¿puede mejorar el crecimiento y la función ventricular o la hemodinámica cardiovascular, con un aumento por ello de las posibilidades de CBV y/o la reducción de las lesiones secundarias asociadas a la CC?

Estenosis aórtica crítica

Criterios de selección

En este caso es esencial distinguir la EAC de la atresia aórtica. Ambas entidades tienen un aspecto ecográfico muy similar, sin embargo, solo la EAC es candidata a ICF puesto que únicamente en la EAC es posible atravesar el anillo valvular con el catéter-balón para realizar la valvuloplastia. Para diferenciar ambas CC es fundamental el empleo del Doppler color y/o pulsado que pondrá de manifiesto la existencia de flujo anterógrado transvalvular en el caso de la EAC, mientas que, por el contrario, no se identificará flujo si se trata de una atresia aórtica.

Los criterios que deben cumplirse para considerar un feto con EAC candidato a ICF se describen en la tabla 13-1. Estos criterios se basan en la observación de que cuanto mayor sean las estructuras del corazón izquierdo y mejor sea la función del VI, más probable es alcanzar el éxito biológico de la valvuloplastia prenatal y el logro de una CBV. Por ello, es importante tener en cuenta que la selección de fetos con EAC candidatos a ICF ha de hacerse preferiblemente en el segundo trimestre. En ocasiones, cuando se diagnostica más allá de la ecografía morfológica de la semana 20, la función y la estructura del VI se encuentran gravemente dañadas, de modo que el VI ya no es «rescatable» mediante ICF y queda abocado a una CUV tras el nacimiento.

Los criterios mostrados en la tabla 13-1 son los criterios clásicos establecidos por el grupo que acumula la mayor experiencia en ICF, el grupo de Boston, y que fueron definidos en

Tabla 13-1. Criterios de selección de fetos con estenosis aórtica crítica para valvuloplastia prenatal

Anatomía cardíaca: estenosis aórtica crítica valvular, sin obstrucción subvalvular

Flujo anterógrado a través de la válvula aórtica (*jet* con Doppler color menor que el diámetro del anillo valvular aórtico)

Criterios que indican una progresión hacia VI hipoplásico (CUV tras el nacimiento) si no se realiza valvuloplastia prenatal, es decir, si se deja evolucionar libremente
Función sistólica del VI cualitativamente deprimida y
- Flujo reverso en arco aórtico
- Dos de los siguientes: flujo mitral monofásico, inversión del flujo a través del AO (izquierda a derecha), AO restrictivo o flujo bidireccional en venas pulmonares

Criterios que indican que el VI es «rescatable», es decir, se puede alcanzar CBV si se realiza valvuloplastia prenatal
Z-score del eje largo del VI ≥2 y al menos cuatro de los siguientes criterios:
- *Z-score* eje largo VI >0
- *Z-score* eje corto VI >0
- *Z-score* anillo mitral ≥2
- *Z-score* anillo aórtico ≥3,5
- Gradiente sistólico máximo en ventrículo izquierdo ≥20 mmHg

AO: agujero oval; CBV: circulación biventricular; CUV: circulación univentricular; VI: ventrículo izquierdo.

el año 2000, y actualizados y modificados con posterioridad en 2009.

Sin embargo, más recientemente, el mismo grupo ha descrito otros factores que se asocian a una CBV tras la realización de valvuloplastia aórtica prenatal (Tabla 13-2), es decir, que ayudan a determinar si el VI es «rescatable» mediante ICF. Con ello ponen de manifiesto que la probabilidad de alcanzar una CBV tras el nacimiento en aquellos casos con EAC sometidos a ICF es mayor cuanto mayor sean las dimensiones de las estructuras cardíacas izquierdas, y también cuanta mayor capacidad tenga el VI para generar altas presiones, y cuanto mayor sea el tiempo de relleno del VI, lo cual es indicativo de una mejor función diastólica del VI. Con base en estos parámetros, propo-

Tabla 13-2. Factores ecocardiográficos asociados a circulación biventricular posnatal en recién nacidos vivos sometidos a valvuloplastia aórtica prenatal

	Nacidos vivos sometidos a valvuloplastia aórtica prenatal técnicamente eficaz	Todos los nacidos vivos sometidos a valvuloplastia aórtica prenatal
Presión en VI	>47 mmHg	>47 mmHg
Z-score aorta ascendente	≥0,57	≥0,57
Z-score anillo mitral	≥0,1	≥−1,48
Z-score tiempo de relleno VI	≥−2	≥−2,58
Z-score eje largo VI	<2,94	—

VI: ventrículo izquierdo.

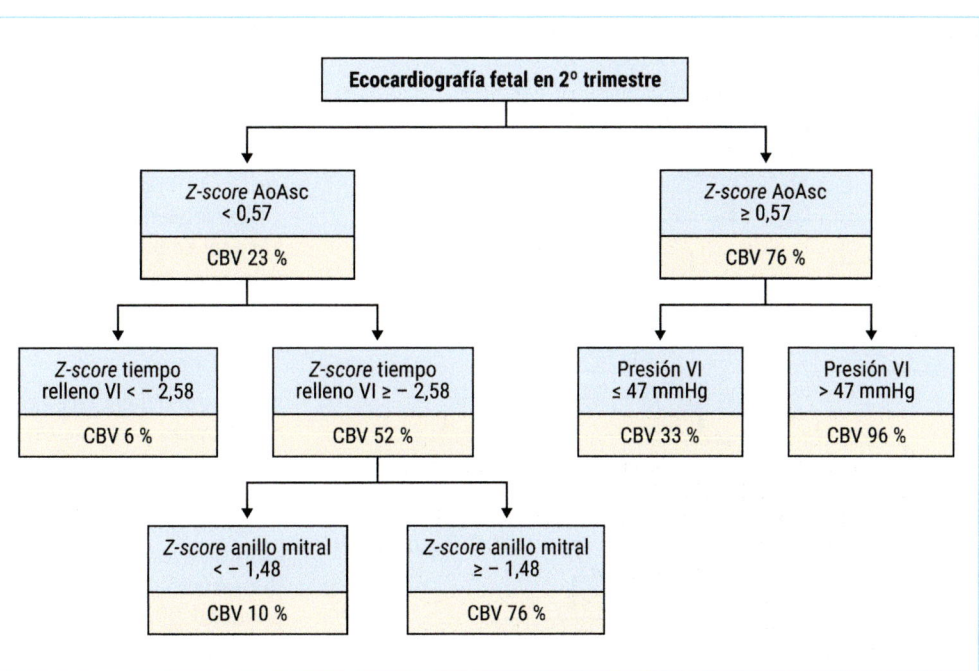

Figura 13-1. Algoritmo de decisión propuesto por el grupo de Boston para la selección de candidatos a valvuloplastia aórtica prenatal según la combinación de diferentes parámetros ecocardiográficos. Las cajas verdes representan una probabilidad mayor del punto de corte propuesto (26 %) para circulación biventricular (CBV) posnatal y, por tanto, candidatos a intervencionismo cardíaco fetal. Las cajas amarillas representan una probabilidad de CBV ± 10 % del punto de corte propuesto. Las cajas rojas representan una probabilidad de CBV muy por debajo del 26 % y, por tanto, no candidatos a intervencionismo cardíaco prenatal. AoAsc: aorta ascendente; VI: ventrículo izquierdo.

nen emplear un modelo de decisión (**Fig. 13-1**) según el cual se ofrecería la realización de valvuloplastia aórtica prenatal solo en aquellos casos en los que, tras aplicar el algoritmo de decisión descrito, se obtenga una probabilidad de CBV posnatal de al menos un 26 %. Este árbol decisión presenta una sensibilidad (Sn) del 82 %, especificidad (Esp) del 92 %, valor predictivo positivo del 88 %, y valor predictivo negativo del 88 % para la predicción de CBV tras el nacimiento.

El grupo de Linz emplea los criterios del grupo de Boston para valorar la posibilidad de evolución natural hacia VI hipoplásico (v. **Tabla 13-1**). Sin embargo, para determinar si el VI es «rescatable» mediante ICF emplea el *Z-score* del eje largo del VI >−3 (>−1 tras actualizar los criterios en el año 2014). En la mayor parte de los estudios las tasas de CBV descritas están referidas a la situación cardiológica existente en el momento del alta hospitalaria o a los 28 días de vida. Estas tasas de CBV pueden no reflejar su verdadera incidencia a más largo plazo puesto que la aparición de complicaciones postoperatorias o la persistencia de una disfunción diastólica grave del VI con HTP pueden obligar a poner en marcha estrategias quirúrgicas que impiden la CBV. Por ello, el grupo de Linz, en un estudio reciente, analiza los factores ecocardiográficos (valorados con anterioridad al ICF) asociados a una CBV sin HTP al año de vida tras la realización de una valvuloplastia aórtica prenatal. El cociente entre la longitud del VI y el VD combinado con la velocidad máxima de la insuficiencia mitral, con diferentes puntos de corte, son los factores que mejor predijeron este resultado (CBV sin HTP al año de vida) con una alta Sn y Esp (**Figs. 13-2 y 13-3**), y que, por tanto, ayudarían a valorar si el VI es «rescatable» mediante ICF.

Predicción del resultado posnatal tras valvuloplastia aórtica prenatal

Otra cuestión importante es, una vez realizada la valvuloplastia aórtica prenatal, cómo se puede predecir el resultado pos-

natal, puesto que, en estos casos, es esencial el asesoramiento parental sobre las diferentes posibilidades pronósticas tras el nacimiento.

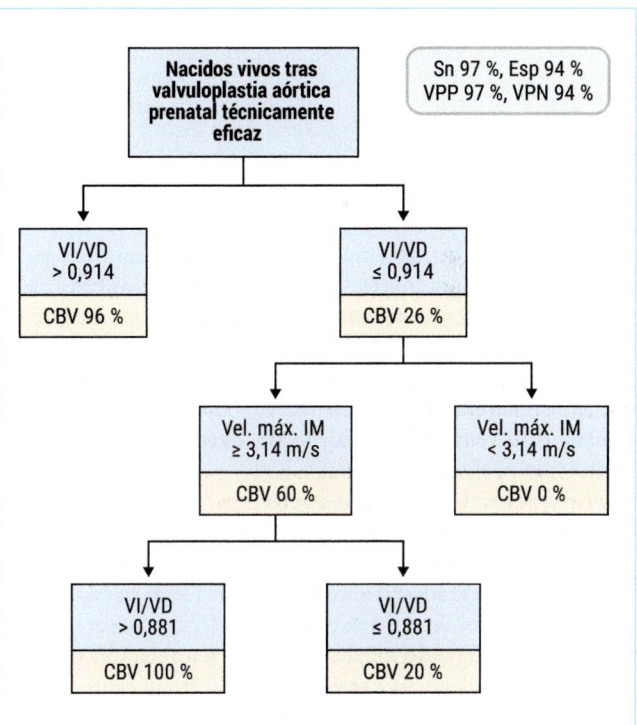

Figura 13-2. Probabilidad de alcanzar una circulación biventricular (CBV) sin signos de hipertensión pulmonar al año de vida en los casos sometidos a valvuloplastia aórtica prenatal, técnicamente eficaz, en función de la combinación de diferentes factores ecocardiográficos (valorados previamente al intervencionismo cardíaco), según el grupo de Linz. Esp: especificidad; Sn: sensibilidad; VD: ventrículo derecho; Vel. máx. IM: velocidad máxima de la insuficiencia mitral; VI: ventrículo izquierdo; VPN: valor predictivo negativo; VPP: valor predictivo positivo.

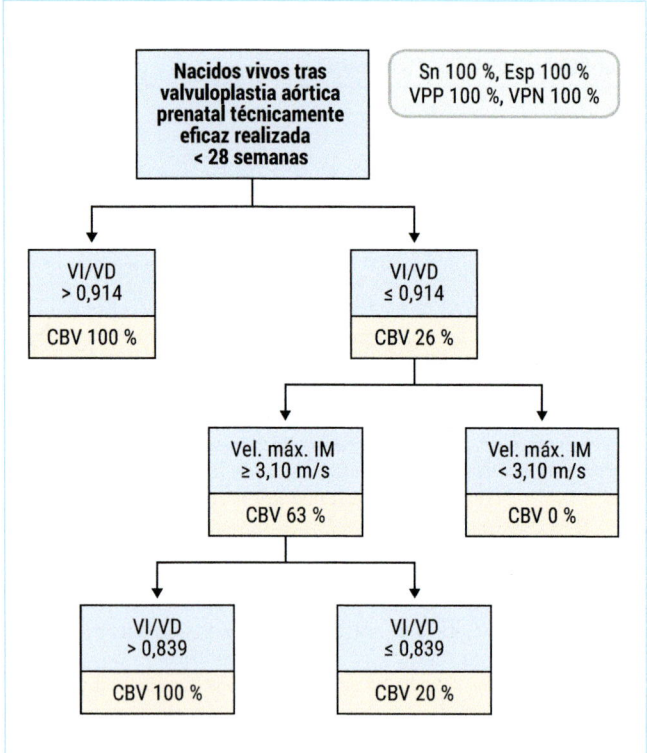

Figura 13-3. Probabilidad de alcanzar una circulación biventricular (CBV) sin signos de hipertensión pulmonar al año de vida en los casos sometidos a valvuloplastia aórtica prenatal, técnicamente eficaz antes de la semana 28, en función de la combinación de diferentes factores ecocardiográficos (valorados previamente al intervencionismo cardíaco), según el grupo de Linz. Esp: especificidad; Sn: sensibilidad; VD: ventrículo derecho; Vel. máx. IM: velocidad máxima de la insuficiencia mitral; VI: ventrículo izquierdo; VPN: valor predictivo negativo; VPP: valor predictivo positivo.

Se han descrito diversos factores que, valorados en el postoperatorio inmediato (1-2 días tras valvuloplastia aórtica intraútero), están relacionados con el tipo de circulación posnatal:

- **Flujo revertido en arco aórtico, y flujo en AO sin cambios (bidireccional o izquierda-derecha):** solo el 11 % de estos pacientes alcanzan CBV.
- **Flujo revertido en arco aórtico, y aparición de flujo bidireccional en AO tras ICF:** el 33,3 % de estos pacientes alcanzan CBV.
- **Flujo anterógrado en arco aórtico tras ICF, pero flujo en AO sin cambios:** el 56 % de estos pacientes alcanzan CBV.
- **Flujo anterógrado en arco aórtico, y aparición de flujo bidireccional en AO tras ICF:** el 83 % de estos pacientes alcanzan CBV.

La dirección del flujo en el arco aórtico en el tercer trimestre (34-37 semanas) también ayuda a predecir el tipo de circulación posnatal tras valvuloplastia aórtica intraútero. Así, es más probable alcanzar CBV cuando, 24 horas tras la valvuloplastia aórtica, el flujo en el arco aórtico es anterógrado y este se mantiene en el tercer trimestre (77 % de los casos presentan CBV tras el nacimiento). Sin embargo, cuando

24 horas tras el ICF el flujo en el arco aórtico es revertido y se mantiene así en el tercer trimestre, solo un 4 % de los casos alcanzarán CBV. Finalmente, aquellos pacientes que presentan flujo anterógrado en el arco aórtico inmediatamente tras ICF, pero en el tercer trimestre vuelve a ser revertido, lograrán CBV en un 33 % de los casos.

Recientemente, además del flujo anterógrado en el arco aórtico, se han descrito otros factores ecocardiográficos que, valorados en el tercer trimestre (34-37 semanas), se asocian a una CBV en aquellos casos sometidos a valvuloplastia aórtica prenatal. Estos factores son:

- Z-score del eje largo del VI $>-2,3$.
- Fracción de eyección del VI $>28\%$.
- Flujo en AO bidireccional o derecha-izquierda.

La combinación del Z-score del eje largo del VI y la fracción de eyección del VI, valorados en el tercer trimestre, ha demostrado ser un fuerte predictor del tipo de circulación posnatal. De modo que, la mayor probabilidad de CBV la tienen aquellos casos que en el estudio ecocardiográfico del tercer trimestre tienen un Z-score del eje largo del VI $>-2,3$ y una fracción de eyección del VI $>28\%$ (probabilidad de CBV del 82 %) (Fig. 13-4).

Uno de los criterios de selección de fetos con EAC para valvuloplastia prenatal es la existencia de un flujo anterógrado a través de la válvula aórtica asociado a signos que indican una progresión hacia un VI hipoplásico en caso de no realizar ICF (función sistólica del VI cualitativamente deprimida y flujo revertido en arco aórtico, o dos de los siguientes: flujo mitral monofásico, inversión del flujo a través del AO, AO restrictivo o flujo bidireccional en venas pulmonares), con el VI potencialmente «rescatable» mediante ICF (con base en las dimensiones del VI, anillo mitral y anillo aórtico, sobre todo).

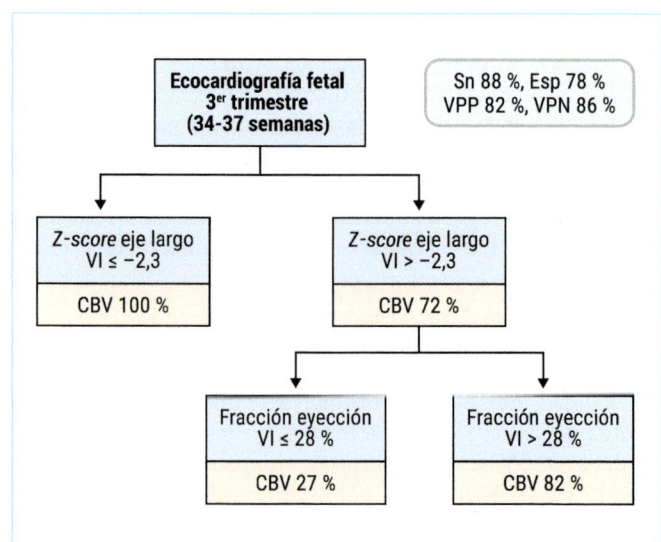

Figura 13-4. Probabilidad de alcanzar una circulación biventricular (CBV) tras el nacimiento en los casos sometidos a valvuloplastia aórtica prenatal en función de la combinación de diferentes parámetros ecocardiográficos valorados en tercer trimestre. Esp: especificidad; Sn: sensibilidad; VI: ventrículo izquierdo; VPN: valor predictivo negativo; VPP: valor predictivo positivo.

Otros factores asociados a este último aspecto (VI «rescatable» al realizar valvuloplastia aórtica prenatal) son una mayor capacidad del VI para generar altas presiones, y un mayor tiempo de relleno del VI, así como un mayor cociente entre la longitud del VI y el VD combinado con una mayor velocidad de la insuficiencia mitral.

Una vez realizada la valvuloplastia aórtica intraútero, los parámetros ecocardiográficos asociados a una mayor probabilidad de CBV son: el flujo anterógrado en el arco aórtico, Z-score del eje largo del VI $>-2,3$, fracción de eyección del VI $>28\%$, y un flujo en AO bidireccional o derecha-izquierda.

Estenosis pulmonar crítica/atresia pulmonar con septo íntegro

Al contrario que en la EAC, en la EPC/AP-SI es posible realizar ICF cuando existe atresia si esta es membranosa (75 % de las APSI), situación que con frecuencia corresponde al estadio final de una EPC. En la atresia membranosa los velos valvulares son móviles, aunque no llegue a producirse su separación en sístole, y el desarrollo del infundíbulo, anillo valvular y tronco pulmonar es mayor que en la atresia muscular.

La EPC/AP-SI puede darse en dos escenarios distintos. En uno de ellos, la válvula tricúspide es competente sin apenas insuficiencia, y existe riesgo de evolucionar hacia una hipo-

plasia del VD, con connotaciones similares a las descritas para la EAC. En el segundo, la válvula tricúspide es incompetente con insuficiencia grave, y sus complicaciones se asemejan a las que pueden suceder en los fetos con anomalía de Ebstein o displasia tricúspide con riesgo de fracaso cardíaco derecho e hidrops secundario al aumento de la presión venosa.

! Cuando la válvula tricúspide es competente, la selección de candidatos para ICF sigue las mismas pautas que en el caso de la EAC. Es decir, se plantearía en aquellos fetos con EPC/AP-SI con riesgo de evolucionar hacia un VD hipoplásico si no se realiza el intervencionismo, pero «rescatable» mediante este. Sin embargo, al contrario de lo que ocurre con la EAC, en estos casos hay un mayor desconocimiento sobre los parámetros que permiten predecir la progresión de la enfermedad. Por tanto, los criterios de selección no están tan bien establecidos, y se basan en sistemas de puntuación multiparamétricos que se emplean para predecir el tipo de circulación posnatal (CUV o CBV). Estos sistemas incluyen datos cardiométricos y funcionales basados sobre todo en la comparación entre el tamaño de las estructuras cardíacas derechas e izquierdas, el tamaño del anillo tricúspide, la presencia de fístulas ventriculocoronarias (FVC), la insuficiencia tricúspide, y en la relación entre el tiempo de llenado ventricular derecho y la duración del ciclo cardíaco (Tabla 13-3).

Tabla 13-3. Sistemas de puntuación publicados para predecir el tipo de circulación posnatal en fetos con estenosis pulmonar crítica-atresia pulmonar con septo íntegro

Estudio	Predicción prenatal de CBV	Predicción prenatal de no-CBV	Comentarios
Peterson RE, *et al.* J Am Soc Echocardiogr. 2006 (n = 28) (EG: 16-37 s)		• Z-score VT ≤−3 (21-23 s), o • Z-score VT ≤−4 (23-30 s), o • VT ≤5 mm (>30 s), o • VD/VI eje largo o corto <0,5 • Ausencia de IT	Parámetros individuales asociados a CUV
Salvin JW, *et al.* Pediatrics. 2006 (n = 23) (EG: 18-29 s)		• Z-score VT al diagnóstico y en último control ≤−3 • Crecimiento de VT más lento	Parámetros individuales asociados a no-CBV and RVDCC
Roman K, *et al.* Am J Cardiol. 2007 (n = 27) (EG: 19-31 s)		• VT/VM <0,7 • Longitud VD/VI <0,6 • Tiempo de relleno VD/ciclo cardíaco <31,5 % • Presencia de FVC	3/4 criterios: Sn 100 %, Esp 75 % (≤31 s)
Gardiner HM, *et al.* JACC. 2008 (n = 21) (EG: 16-34 s)	• Z-score AnP >−1 y Z-score VT >−3,4 (< 23 s) • Z-score VT >−3,95 (<26 wks) • Z-score AnP >−2,8 y VT/VM > 0,71 (26-31 s) • Z-score VT >−3,9 y VT/VM >0,59 (> 31 s) • Presión en AD (RAP) score ≥3 (IT, DV, y AO) (<−26 s)		
Iacobelli R, *et al.* UOG. 2008 (n = 17) (EG: 24-32 s)		Predictores de FVC: • Ausencia de IT • VT/VM <0,56	
Gómez-Montes E, *et al.* Prenat Diagn. 2011 (n = 16) (EG: 20-28 s)		• VT/VM ≤0,83 • Longitud VD/VI ≤0,64 • AnP/AnAo ≤0,75 • Tiempo de relleno VD/ciclo cardíaco ≤36,5 %	4/4 criterios: Sn 100 %, Esp 100 % 3/4 criterios: Sn 100 %, Esp 92 %

(Continúa)

Tabla 13-3. Sistemas de puntuación publicados para predecir el tipo de circulación posnatal en fetos con estenosis pulmonar crítica-atresia pulmonar con septo íntegro (*cont.*)

Estudio	Predicción prenatal de CBV	Predicción prenatal de no-CBV	Comentarios
Lowenthal A, *et al.* FDT, 2014 (n = 15) (EG: 22-33 s)	Predictores de *Z-score* VT favorable al nacimiento (>–3) con CBV • VT/VM >0,63 (Sn 78 %, Esp 100 %) • Longitud VD/VI > 0,54 (Sn 89 %, Esp 83 %) • VT *Z-score* >–4 (Sn 90 %, Esp 83 %) • Tiempo de relleno VD/ciclo cardíaco >31 % (Sn 83 %, Esp 80 %) • Flujo anterógrado a través de AP • IT moderada o grave		
Cao L, *et al.* Pediatr Cardiol, 2017 (n = 36) (EG: 16-41 s)	• *Z-score* VT ≥–3 • IT significativa • Ausencia FVC • Ausencia estenosis subaórtica		
Liu L, *et al.* Medicine, 2019 (n = 51) (EG: 18-37 s)	• *Z-score* VT >–3,28 • VT/VM >0,71 • Longitud VD/VI >0,62 • Tiempo de relleno VD/ciclo cardíaco >33,95 %		• Sn 100 %, Esp 94 % • Sn 77 %, Esp 100 % • Sn 85 %, Esp 100 % • Sn 92 %, Esp 94 %
Cohen J, *et al.* UOG, 2019 (n = 57) (EG: 27±5,2 s)		Tensión intramiocárdica para predecir RVDCC. Combinación del GLS del VI y VD junto con otros parámetros (*Z-score* VT, VT/VM, *Z-score* longitud VD y longitud VD/VI) (sistema de puntuación para predecir RVDCC y/o el tipo de cirugía posnatal)	
Gottschalk I, *et al.* FDT, 2020 (n = 34) (EG: 15-38 s)		• No IT o IT leve <2 m/s • Presencia de FVC • VD hipoplásico (VD/VI ≤0,6)	CBV si ≤1; CUV si >1 (Sn 100 %, Esp 100 %)
Wolter A, *et al.* Arch Gynecol Obstet. 2021 (n = 53) (EG: 12-31 s)		• VT/VM <0,67 (<24 s), <0,62 (24-30 s), o <0,71 (>30 s) • IT <2,5 m/s • Presencia de FVC	No-CBV si >1 (Sn 100 %, Esp 71-83 %)

AD:; AnAo: anillo aórtico; AnP: anillo pulmonar; AO: agujero oval; EG: edad gestacional; CBV: circulación biventricular; CUV: circulación univentricular; CV: conducto venoso; Esp: especificidad; FVC: fístulas ventrículo-coronarias; GLS: *global longitudinal strain*; IT: insuficiencia tricúspide; RVDCC: circulación coronaria, dependiente de ventrículo derecho; s: semanas; Sn: sensibilidad; VD: ventrículo derecho; VI: ventrículo izquierdo; VM: válvula mitral; VT: válvula tricúspide.

Hay más de 10 modelos multiparamétricos descritos, y uno de los más empleados es el propuesto por Roman *et al.* en el que la presencia de tres de los cuatro criterios permite predecir la evolución a CUV con una Sn del 100 % y una Esp del 75 %. Los sistemas de puntuación que incluyen tres o cuatro parámetros ecocardiográficos tienen un mejor rendimiento a la hora de predecir el tipo de circulación posnatal en comparación con parámetros individuales. En general, no se consideran candidatos a valvuloplastia pulmonar prenatal aquellos casos con FVC o sin insuficiencia tricúspide que además presentan un VD de pequeño tamaño con escaso tiempo de relleno del VD.

En los casos en los que la válvula tricúspide es incompetente, la selección de candidatos a ICF se puede basar en la valoración de la presencia o no de hidrops o, en casos más dudosos, con el uso del sistema de puntuación descrito por Huhta. Este sistema incluye múltiples parámetros: presencia de edema subcutáneo o derrame/s en cavidad/es serosa/s, Doppler venoso, Doppler en la arteria umbilical, tamaño

cardíaco y función cardíaca. Una puntuación ≤7 indica que existe fracaso cardíaco o un alto riesgo de que aparezca y, por tanto, puede haber indicación de ICF.

La EPC/AP-SI puede darse en dos escenarios distintos (con válvula tricúspide competente o incompetente). Si la válvula tricúspide es competente, la selección de candidatos para valvuloplastia pulmonar prenatal sigue las mismas pautas que en el caso de la EAC. Se consideraría en aquellos fetos con EPC/AP-SI con riesgo de evolucionar hacia un VD hipoplásico si no se realiza el ICF, pero «rescatable» mediante este. Los criterios de selección no están tan bien establecidos como en la EAC, y se basan en sistemas de puntuación multiparamétricos que se emplean para predecir el tipo de circulación posnatal (CUV o CBV). Estos sistemas incluyen datos cardiométricos y funcionales basados sobre todo en la comparación entre el tamaño de las estructuras cardíacas derechas e izquierdas, el tamaño del anillo tricúspide, la presencia de FVC, la insuficiencia tricúspide, y en la relación entre el tiempo de llenado ventricular derecho y la duración del ciclo cardíaco. En general, no se consideran candidatos a valvuloplastia pulmonar prenatal aquellos casos con FVC o sin insuficiencia tricuspídea que además presentan un VD de pequeño tamaño con escaso tiempo de relleno del VD.

En los casos en los que la válvula tricúspide es incompetente, la selección de candidatos a ICF se puede basar en la valoración de la presencia o no de hidrops o, en casos más dudosos, con el uso del sistema de puntuación de perfil cardiovascular descrito por Huhta.

Agujero oval restrictivo en el contexto de un síndrome de ventrículo izquierdo hipoplásico

El cierre del AO es una complicación que aparece en el 6-10 % de fetos con SVIH, aunque hasta el 15-22 % presentan un componente importante de restricción al flujo con repercusión clínica. Esta situación empeora de manera significativa el pronóstico de estos casos, con una mortalidad perioperatoria inicial por encima del 60 %, aun con un diagnóstico prenatal y un manejo perinatal óptimo. La elevada mortalidad es consecuencia de la imposibilidad que tiene la sangre procedente de las venas pulmonares para acceder al territorio sistémico, lo que da lugar, prenatalmente, a una hipertensión venosa pulmonar crónica que conduce a una alteración histológica irreversible del árbol vascular pulmonar. Se trata de una urgencia quirúrgica extrema que requiere la realización de una atrioseptostomía en el período neonatal inmediato. En estos casos, la descompresión de la aurícula izquierda mediante una atrioseptostomía prenatal puede favorecer la correcta oxigenación fetal y detener los cambios responsables de la HTP.

> **!** El diagnóstico de esta complicación y, por tanto, la selección de candidatos para atrioseptostomía intraútero se lleva a cabo mediante el análisis de la onda de velocidad de flujo de las venas pulmonares.

Esta onda, en condiciones normales, tiene características trifásicas, similar al conducto venoso, con un primer pico de flujo anterógrado durante la sístole ventricular (S), un segundo pico de menor velocidad también anterógrado que coincide con la fase precoz de la diástole ventricular (D) y, finalmente, durante la contracción atrial, es decir, en la fase tardía de la diástole ventricular (A), se produce un cese del flujo o un pequeño flujo revertido (la onda A revertida no siempre se observa, de hecho solo aparece en el 18 % de los fetos normales) (**Fig. 13-5**). Por el contrario, cuando la onda de flujo de las venas pulmonares presenta un componente anterógrado que coincide con la sístole ventricular (S), seguido de una ausencia de flujo coincidente con la primera fase de la diástole ventricular y finalmente una onda revertida durante la contracción atrial (A), indica la existencia de un AO cerrado o gravemente restrictivo (v. **Fig. 13-5**). No obstante, los estudios más recientes recomiendan la valoración cuantitativa de la onda de velocidad de flujo de las venas pulmonares con la medición del cociente de la integral velocidad-tiempo (VTI) del flujo anterógrado respecto al revertido (VTIa/VTIr). Este parámetro se considera el más sensible y

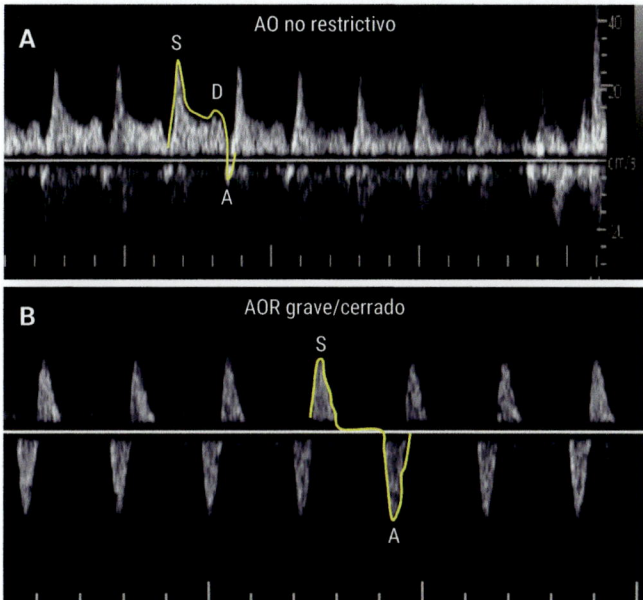

Figura 13-5. A) La imagen muestra la onda de velocidad de flujo de las venas pulmonares que presenta un carácter trifásico en condiciones normales. **B)** La imagen muestra el patrón de flujo de las venas pulmonares cuando el agujero oval es gravemente restrictivo o cerrado. En este último caso, la onda D, que en condiciones normales es una onda anterógrada coincidiendo con la fase precoz de la diástole ventricular, ha desaparecido, y solo se observa un flujo bifásico constituido por la onda S anterógrada (sístole ventricular) y una onda A significativamente revertida durante la contracción atrial. En estos casos estaría indicada una atrioseptostomía intraútero. AO: agujero oval; AOR: agujero oval restrictivo.

preciso para la predicción de restricción/cierre del AO y de atrioseptostomía urgente en las primeras horas de vida tras el nacimiento, con la proposición de un algoritmo de manejo pre- y posnatal con base en el VTIa/VTIr:

- **VTIa/VTIr > 5:** Bajo riesgo de AO restrictivo y, por tanto, de atrioseptostomía precoz urgente. En estos casos se reevaluaría el flujo en las venas pulmonares cada cuatro semanas hasta la semana 34-36, lo que permitiría el parto según criterios convencionales.
- **VTIa/VTIr > 3-≤ 5:** riesgo intermedio de AO restrictivo y, por tanto, de atrioseptostomía precoz urgente. Igualmente, se valoraría el flujo en las venas pulmonares cada cuatro semanas hasta la semana 34-36. Si en los controles sucesivos el VTIa/VTIr es > 5, se permitiría el parto según criterios convencionales. Por el contrario, si el VTIa/VTIr es ≤ 3 y esto se mantiene así en el último control prenatal (34-36 semanas), proponen considerar la realización de cesárea para llevar a cabo una atrioseptostomía de urgencia tras el nacimiento con el fin de mejorar el pronóstico de estos casos.
- **VTIa/VTIr ≤ 3:** alto riesgo de AO restrictivo y, por tanto, de atrioseptostomía precoz urgente. En estos casos, proponen considerar la realización de terapia fetal y repetir la valoración del flujo en las venas pulmonares cada cuatro semanas. Si el VTIa/VTIr se mantiene ≤ 3 en el último control prenatal (34-36 semanas), sugieren realizar una cesárea y atrioseptostomía de urgencia tras el nacimiento.

El diagnóstico de AO restrictivo y, por tanto, la selección de candidatos para atrioseptostomía intraútero se realiza con la evaluación de la onda de velocidad de flujo de las venas pulmonares. Cuando esta onda presenta un flujo bifásico constituido por la onda S anterógrada (sístole ventricular) y una onda A significativamente revertida durante la contracción atrial, es indicativo de un AO cerrado o gravemente restrictivo, por lo que se debe considerar la atrioseptostomía prenatal. No obstante, los estudios más recientes recomiendan la valoración cuantitativa de la onda de velocidad de flujo de las venas pulmonares mediante el cociente VTIa/VTIr, considerado como el parámetro más sensible y preciso para la predicción de restricción/cierre del AO.

TÉCNICA

Dada la infrecuencia de este tipo de procedimientos, y su complejidad, su realización debe centralizarse en manos de equipos multidisciplinares altamente especializados en el diagnóstico prenatal de CC, y en el intervencionismo pre- y posnatal y tratamiento quirúrgico de estas. El ICF no suele realizarse antes de la semana 20 de gestación debido a las limitaciones derivadas del tamaño de las estructuras cardíacas y de la ausencia de material específicamente diseñado para terapia cardíaca fetal.

El éxito del ICF está condicionado sobre todo por la calidad de la imagen y la posición fetal. El procedimiento se realiza mediante acceso directo percutáneo guiado bajo control ecográfico. El feto ha de estar colocado preferiblemente en dorso-posterior, con el tórax en posición anterior y el lado izquierdo hacia arriba, apoyado en la pared uterina y sin interposición de extremidades. Una vez conseguida esta posición, se anestesia al feto mediante la inyección intramuscular de relajantes musculares, analgésicos opiáceos y atropina, en dosis adecuadas al peso fetal estimado. Asimismo, la madre recibe sedación y anestesia local en la zona de la punción.

La inserción de la aguja hasta el corazón fetal se controla mediante ecografía bidimensional. Para la valvuloplastia aórtica, el acceso se realiza a través del ápex del VI, con la aguja en dirección hacia la válvula aórtica. Cuando el objetivo es la válvula pulmonar, el acceso ha de realizarse preferiblemente a través del infundíbulo del VD con el fin de lograr una mejor alineación con la válvula. Por último, si se pretende perforar el tabique interauricular, la vía de entrada ideal es la pared libre de la aurícula derecha, aunque también puede accederse por la izquierda. Una vez alcanzada la región cardíaca de interés, se retira el trocar y se introducen a través de la aguja los dispositivos necesarios para la intervención (guía de punta flexible y catéter-balón) hacia la estructura afectada. Para garantizar la dilatación de la estructura estenosada, se realizan entre dos y cuatro inflados del balón. Su duración debe ser especialmente breve en el caso de la valvuloplastia aórtica, con el objeto de no producir una isquemia por limitación del flujo coronario. La aguja debe ser de al menos 15 cm de longitud, y su calibre de 18 o 19 G. La guía metálica suele ser de 0,03556 cm, y el cociente entre el diámetro del balón y

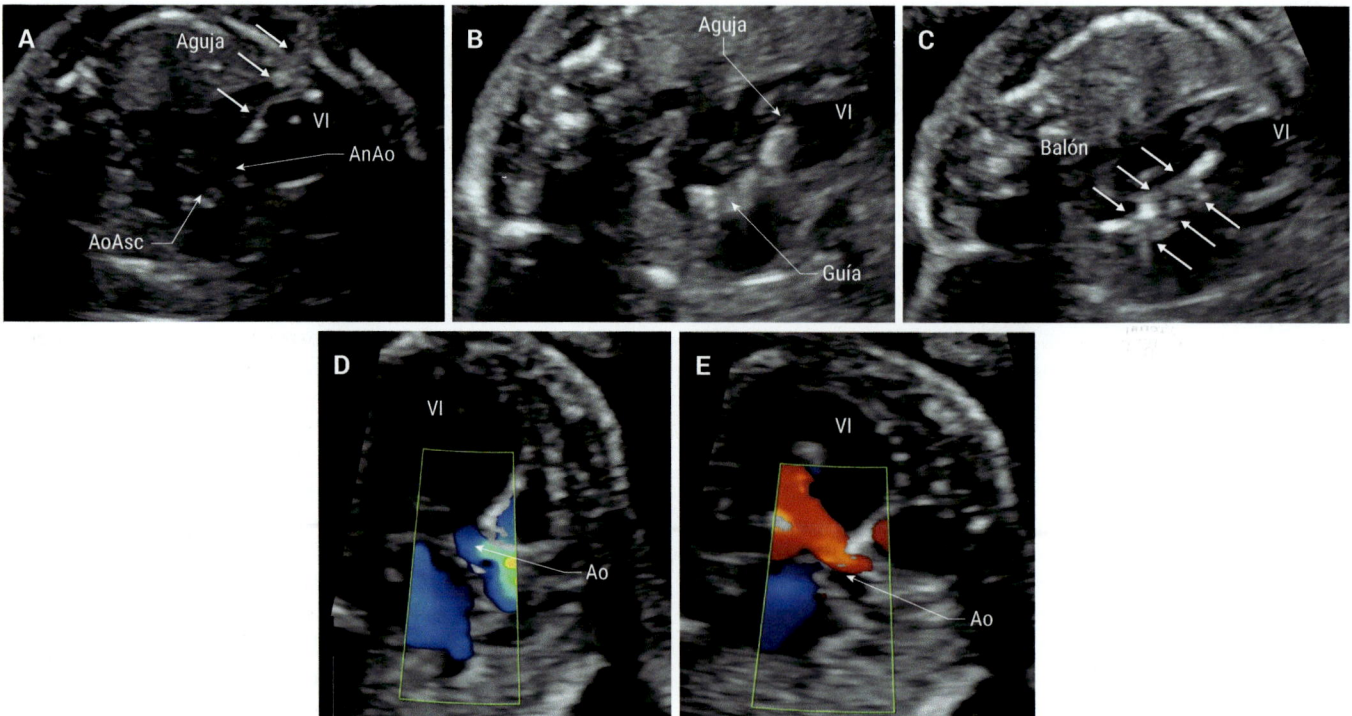

Figura 13-6. A, B y C) Imágenes ecográficas que muestran el proceso de realización de una valvuloplastia aórtica. D y E) En las imágenes ecográficas se puede observar cómo tras la valvuloplastia aórtica se produce un aumento del flujo anterógrado a través de la válvula aórtica, así como la aparición de un flujo de regurgitación valvular. Ao: aorta; AoAsc: aorta ascendente; AnAo: anillo aórtico; VI: ventrículo izquierdo.

el anillo de la válvula estenosada ha de estar alrededor de 1,1-1,2 cm, con el fin de demorar al máximo la aparición de reestenosis incluso a expensas de provocar una regurgitación valvular residual, que suele desaparecer en pocas semanas. Tras comprobar la mejoría en el flujo anterógrado a través de la válvula estenosada se retiran el dispositivo y la aguja (**Fig. 13-6**).

Las complicaciones asociadas con más frecuencia al procedimiento son la bradicardia que requiere tratamiento (34-60 %), el hemopericardio que requiere drenaje (20-43 %), la rotura del balón (10 %), la trombosis intraventricular (15-20 %) y la muerte fetal (6-32 %). En caso de bradicardia mantenida puede ser necesaria la administración de atropina o adrenalina intracardíaca o intramuscular para revertirla, e incluso se ha propuesto su administración profiláctica tras realizar la punción cardíaca.

Se considera un éxito técnico de la valvuloplastia cuando la válvula es atravesada y el balón es inflado y se evidencia un aumento del flujo anterógrado y/o aparición de regurgitación valvular (v. **Fig. 13-6**). Las principales variables que favorecen dicho éxito técnico son la dimensión del eje largo del ventrículo (Z-$score \geq 2$) y su índice de esfericidad. En la atrioseptostomía, el éxito técnico queda definido por la aparición de flujo a través del nuevo defecto creado en el septo interauricular, preferiblemente de al menos 3 mm.

A las tres-cuatro semanas de haber realizado la valvuloplastia, se valora su eficacia al analizar la evolución de la función y el tamaño del ventrículo afectado. Se considera un éxito biológico cuando se consigue rescatar el ventrículo afecto con el logro de alcanzar una CBV tras el nacimiento o, en el caso de la valvuloplastia pulmonar, al menos una situación de «ventrículo y medio». Para la atrioseptostomía se considera éxito biológico si se consigue aumentar el flujo interauricular y reducir los signos de HTP.

PUNTOS CLAVE

- El ICF tiene como objetivo no corregir, sino modificar la historia natural de determinadas CC graves y progresivas en vida prenatal, con la mejora, de este modo, de las opciones terapéuticas posnatales. Las CC candidatas a ICF son la EAC, la EPC/AP-SI, y el AO restrictivo en el contexto de un SVIH.

- La selección de candidatos se hace con base en diferentes sistemas de puntuación multiparamétricos que incluyen datos cardiométricos y funcionales. En el caso del AO restrictivo se parte de la valoración de la onda de velocidad de flujo de las venas pulmonares.

BIBLIOGRAFÍA

Alphonso N, Angelini A, Barron DJ, Bellsham-Revell H, Blom NA, Brown K, et al. Guidelines for the management of neonates and infants with hypoplastic left heart syndrome: The European Association for Cardio-Thoracic Surgery (EACTS) and the Association for European Paediatric and Congenital Cardiology (AEPC) Hypoplastic Left Heart Syndrome Guidelines Task Force. Eur J Cardiothorac Surg. 2020;58(3):416-99.

Araujo Junior E, Tonni G, Chung M, Ruano R, Martins WP. Perinatal outcomes and intrauterine complications following fetal intervention for congenital heart disease: systematic review and meta-analysis of observational studies. Ultrasound Obstet Gynecol. 2016;48(4):426-33.

Beattie MJ, Friedman KG, Sleeper LA, Lu M, Drogosz M, Callahan R, et al. Late gestation predictors of a postnatal biventricular circulation after fetal aortic valvuloplasty. Prenat Diagn. 2021;41(4):479-85.

Bradford VR, Tworetzky W, Callahan R, Wilkins-Haug LE, Benson CB, Porras D, et al. Hemodynamic and anatomic changes after fetal aortic valvuloplasty are associated with procedural success and postnatal biventricular circulation. Prenat Diagn. 2022;42(10):1312-22.

Chintala K, Tian Z, Du W, Donaghue D, Rychik J. Fetal pulmonary venous Doppler patterns in hypoplastic left heart syndrome: relationship to atrial septal restriction. Heart. 2008;94(11):1446-9.

Divanovic A, Hor K, Cnota J, Hirsch R, Kinsel-Ziter M, Michelfelder E. Prediction and perinatal management of severely restrictive atrial septum in fetuses with critical left heart obstruction: Clinical experience using pulmonary venous Doppler analysis. J Thorac Cardiovasc Surg. 2011;141(4):988-94.

Escribano D, Herraiz I, Galindo A. Intervencionismo cardíaco fetal. En: Galindo Izquierdo A, Gratacós Solsona E, Martínez Crespo J, editors. Cardiología Fetal. Madrid: Marbán, 2015; p. 520-32.

Freud L, Tworetzky W. Fetal interventions for congenital heart disease. Curr Opin Pediatr. 2016;28(2):156-62.

Freud L, McElhinney D, Marshall A, Marx G, Friedman K, del Nido J, et al. Fetal aortic valvuloplasty for evolving hypoplastic left heart syndrome. Postnatal outcomes of the first 100 patients. Circulation. 2014;130(8):638-45.

Friedman KG, Sleeper LA, Freud LR, Marshall AC, Godfrey ME, Drogosz M, et al. Improved Technical Success, Postnatal Outcomes and Refined Predictors of Outcome for Fetal Aortic Valvuloplasty. Ultrasound Obstet Gynecol. 2018;52(2):212-20.

Galindo A, Gómez-Montes E, Gómez O, Bennasar M, Crispi F, Herraiz I, et al. Fetal Aortic Valvuloplasty: Experience and Results of Two Tertiary Centers in Spain. Fetal Diagn Ther. 2017;42(4):262-70.

Gardiner HM, Belmar C, Tulzer G, Barlow A, Pasquini L, Carvalho JS, et al. Morphologic and functional predictors of eventual circulation in the fetus with pulmonary atresia or critical pulmonary stenosis with intact septum. J Am Coll Cardiol. 2008;51(13):1299-308.

Gellis L, Drogosz M, Lu M, Sleeper LA, Cheng H, Allan C, et al. Echocardiographic predictors of neonatal illness severity in fetuses with critical left heart obstruction with intact or restrictive atrial septum. Prenat Diagn. 2018;38(10):788-94.

Glatz JA, Tabbutt S, Gaynor JW, Rome JJ, Montenegro L, Spray TL, et al. Hypoplastic left heart syndrome with atrial level restriction in the era of prenatal diagnosis. Ann Thorac Surg. 2007;84(5):1633-8.

Gómez-Montes E, Herraiz I, Mendoza A, Galindo A. Fetal intervention in right outflow tract obstructive disease: selection of candidates and results. Cardiol Res Pract. 2012;2012:592403.

Gómez-Montes E, Herraiz I, Mendoza A, Albert L, Hernández-García J, Galindo A. Pulmonary atresia/critical stenosis with intact ventricular septum: prediction of outcome in the second trimester of pregnancy. Prenat Diagn. 2011;31(4):372-9.

Huhta JC. Guidelines for the evaluation of heart failure in the fetus with or without hydrops. Pediatr Cardiol. 2004;25(3):274-86.

Jadczak A, Respondek-Liberska M, Sokołowski Ł, Chrzanowski J, Rizzo G, Araujo Júnior E, et al. Hypoplastic left heart syndrome with prenatally diagnosed foramen ovale restriction: diagnosis, management and outcome. J Matern Fetal Neonatal Med. 2022;35(2):291-8.

Lowenthal A, Kipps AK, Brook MM, Meadows J, Azakie A, Moon-Grady AJ. Prenatal diagnosis of atrial restriction in hypoplastic left heart syndrome is associated with decreased 2-year survival. Prenat Diagn. 2012;32(5):485-90.

McElhinney D, Marshall A, Wilkings-Haug L, Brown D, Benson C, Silva V, et al. Predictors of technical success and postnatal biventricular outcome after in utero aortic valvuloplsty for aortic stenosis with evolving hypoplastic left heart syndrome. Circulation. 2009;120(15):1482-90.

Michelfelder E, Polzin W, Hirsch R. Hypoplastic left heart syndrome with intact atrial septum: Utilization of a hybrid catheterization facility for cesarean section delivery and prompt neonatal intervention. Catheter Cardiovasc Interv. 2008;72(7):983-7.

Michelfelder E, Gómez C, Border W, Gottliebson W, Franklin C. Predictive value of fetal pulmonary venous flow patterns in identifying the need for atrial septoplasty in the newborn with hypoplastic left ventricle. Circulation. 2005;112(19):2974-9.

Moon-Grady A, Morris S, Belfort M, Chmait R, Dangel J, Devlieger R, et al. International Fetal Cardiac Intervention Registry. A Worldwide Collaborative Description and Preliminary Outcomes. J Am Coll Cardiol. 2015;66(4): 388-99.

Patel ND, Nageotte S, Ing FF, Armstrong AK, Chmait R, Detterich JA, et al. Procedural, pregnancy, and short-term outcomes after fetal aortic valvuloplasty. Catheter Cardiovasc Interv. 2020;96(3):626-32.

Pickard SS, Wong JB, Bucholz EM, Newburger JW, Tworetzky W, Lafranchi T, et al. Fetal Aortic Valvuloplasty for Evolving Hypoplastic Left Heart Syndrome: A Decision Analysis. Circ Cardiovasc Qual Outcomes. 2020;13(4):e006127.

Prosnitz AR, Drogosz M, Marshall AC, Wilkins-Haug LE, Benson CB, Sleeper LA, et al. Early hemodynamic changes after fetal aortic stenosis valvulo-

plasty predict biventricular circulation at birth. Prenat Diagn. 2018;38(4): 286-92.

Roman K, Fouron J, Nii M, Smallhorn J, Chaturvedi R, Jaeggi E. Determinants of outcome in fetal pulmonary valve stenosis or atresia with intact ventricular septum. Am J Cardiol 2007;99(5):699-703.

Sokolowski L, Respondek-Liberska M, Pietryga M, Slodki M. Prenatally diagnosed foramen ovale restriction in fetuses with hypoplastic left heart syndrome may be a predictor of longer hospitalization, but not of a need for an urgent rashkind procedure. Ginekol Pol. 2019;90(1):31-8.

Taketazu M, Barrea C, Smallhorn J, Wilson G, Hornberger L. Intrauterine pulmonary venous flow and restrictive foramen ovale in fetal hypoplastic left heart syndrome. J Am Coll Cardiol. 2004;43(10):1902-7.

Tulzer A, Arzt W, Gitter R, Sames-Dolzer E, Kreuzer M, Mair R, et al. Valvuloplasty in 103 fetuses with critical aortic stenosis: outcome and new predictors for postnatal circulation. Ultrasound Obstet Gynecol. 2022;59(5): 633-41.

Tulzer G, Arzt W. Fetal cardiac interventions: Rationale, risk and benefit. Semin Fetal Neonatal Med. 2013;18(5):298-301.

Villalaín C, Moon-Grady AJ, Herberg U, Strainic J, Cohen JL, Shah A, et al. Prediction of postnatal circulation in pulmonary atresia/critical stenosis with intact ventricular septum: systematic review and external validation of models. Ultrasound Obstet Gynecol. 2023;62(1):14-22.

Cardiopatías congénitas y adquiridas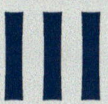

Cortocircuitos

14

14.1 Comunicación interauricular

L. García-Cuenllas Álvarez y M. Rodríguez Méndez

OBJETIVOS

- Comprender la embriología y los tipos de comunicaciones interauriculares.
- Entender su fisiopatología y clínica.
- Conocer las opciones terapéuticas, sus indicaciones y complicaciones.

INTRODUCCIÓN

La comunicación interauricular (CIA) es una cardiopatía congénita (CC) que consiste en una solución de continuidad en cualquier porción del tabique interauricular, que provoca un cortocircuito. Supone en torno al 10-15 % de las CC (1-2 por cada 1.000 recién nacidos vivos), y afecta más a mujeres. Las consecuencias clínicas dependerán de su localización, tamaño y la presencia o ausencia de otras anomalías cardíacas. Hasta un 30-50 % de los niños con otra CC presentan una CIA como parte de ella. La falta de síntomas tempranos, junto con la sutileza de los hallazgos físicos, puede retrasar el diagnóstico, a veces hasta la vida adulta o incluso hasta una edad más avanzada. Si el defecto es significativo y no se corrige, puede dar lugar a hipertensión pulmonar (HP). Para resolver las CIA con repercusión existen distintas opciones terapéuticas tales como el cierre percutáneo o quirúrgico.

ETIOLOGÍA

La mayoría de los casos son aislados, esporádicos y sin antecedentes familiares de CC, sin embargo, en un pequeño porcentaje, la lesión se asocia a síndromes como Holt-Oram, (anomalías esqueléticas del antebrazo y la mano debido a mutaciones en el gen *Tbx5*), síndrome de Noonan o síndrome de Treacher-Collins.

EMBRIOLOGÍA

Para poder comprender la morfología y clasificación de las CIA primero se debe conocer la formación y estructura del tabique auricular normal.

En la 5ª semana embrionaria se inicia la septación de las aurículas con la formación del *septum primum* (SP), que crece desde la porción superior de la aurícula común primitiva hasta la zona de los cojines subendocárdicos. Justo cuando se va a producir la unión de estas dos estructuras, con el cierre así del orificio inicial denominado *ostium primum* (OP), se forma una nueva apertura en la parte superior del SP, llamado *ostium secundum* (OS), y este último queda cubierto por un segundo tabique que surge a la derecha del anterior, denominado *septum secundum* (SS). Durante la 6ª semana, el SS crece, lo que reduce de manera progresiva el OS, pero no se cierra por completo, y constituye así el denominado agujero oval (AO). Cabe destacar que el AO, a pesar de ser un orificio en la pared interauricular, no se considera CIA porque no existe ausencia de tejido. En el 70 % de la población adulta se produce la fusión del SP con el SS, lo que crea un septo interauricular íntegro (**Fig. 14.1-1**).

CLASIFICACIÓN

Según su localización se pueden clasificar de la siguiente forma (**Fig. 14.1-2**):

- **Comunicación interauricular (CIA) tipo OP**: es la segunda CIA más frecuente (15-20 %). Se localiza caudal al AO a consecuencia de la fusión deficiente del SP con los cojinetes endocárdicos. Suele asociar otras anomalías como válvula auriculoventricular común y defectos del septo interventricular. Un 20 % de los individuos con síndrome de Down presentan esta alteración.
- **Comunicación interauricular (CIA) tipo OS**: es la más frecuente (70-80 % de los casos). Se encuentra en la zona central del septo, alrededor del AO. Se produce como consecuencia de una reabsorción excesiva del SP y/o un hipodesarrollo del SS. Se observa retorno pulmonar anómalo en el 10 % de los casos.
- **Comunicación interauricular (CIA) tipo seno venoso superior e inferior**: constituyen alrededor del 5-10%. Se deben a la mala posición de la inserción de las venas cavas, que encabalgan el septo interauricular. El defecto

181

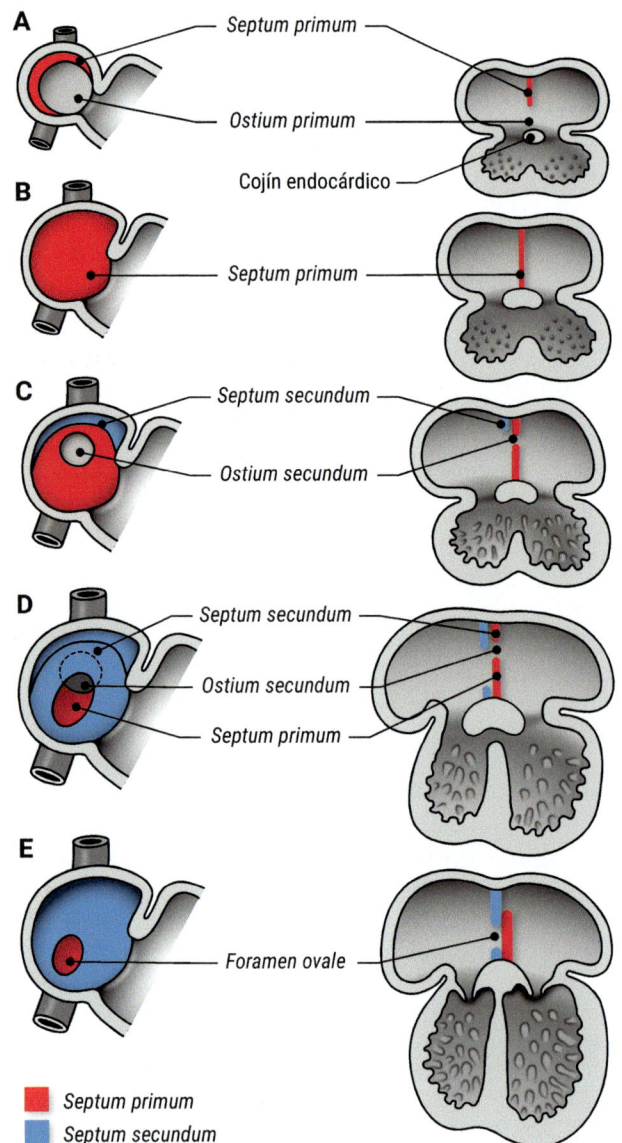

Figura 14.1-1. Desarrollo del tabique interauricular.

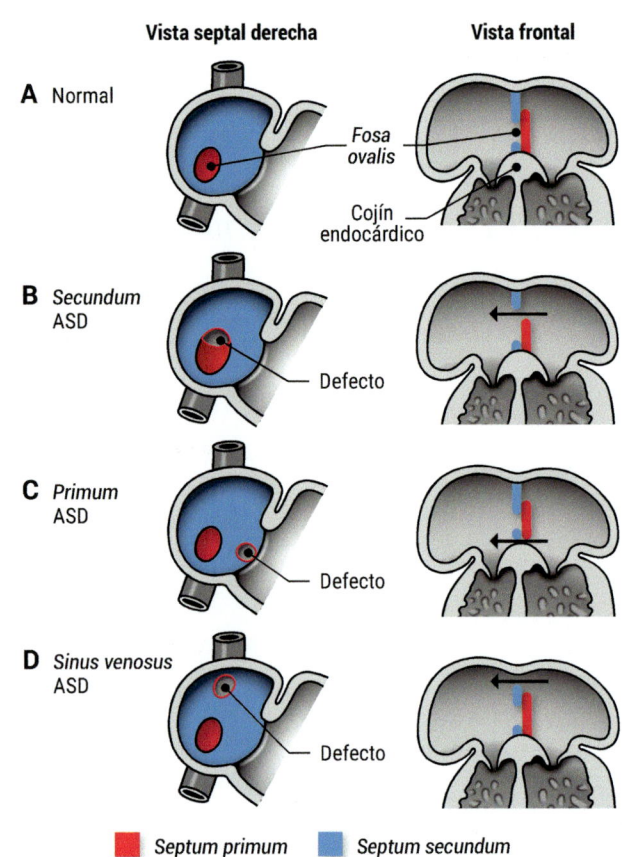

Figura 14.1-2. Tipos de comunicaciones interauriculares.

suele estar localizado posterior al AO, en la entrada de la vena cava superior (CIA-seno venoso superior), y en raras ocasiones, en la entrada de la vena cava inferior (CIA-seno venoso inferior). Es frecuente que vayan acompañados de drenaje venoso pulmonar anómalo parcial.

- **Comunicación interauricular (CIA) tipo seno coronario**: constituye menos del 1% de los casos. Se debe a la existencia de un defecto en el techo del seno coronario, con cortocircuito desde este hacia la aurícula derecha (AD), y posterior drenaje en ambas aurículas. Suele asociarse a persistencia de vena cava superior izquierda.

FISIOPATOLOGÍA

La fisiopatología de las CIA aisladas depende de la relación entre las resistencias sistémicas y pulmonares, la complianza de los ventrículos y el tamaño del defecto.

- En general, el tamaño se define como **CIA pequeña:** 3-4 mm a <6 mm de diámetro; **CIA moderada:** 6 a 8 mm, y **CIA grande:** >8 mm. Estas medidas absolutas no son exactas y el tamaño relativo del defecto (en relación con el tamaño cardíaco) puede ser más relevante. Por ejemplo, una CIA de 6 mm en el caso de un adolescente será insignificante, mientras que en un recién nacido será moderada.
- **Fisiología prenatal y perinatal:** en el útero, el flujo pulmonar (Qp) está limitado por las altas resistencias vasculares pulmonares. La sangre oxigenada que llega a la AD pasa a través del AO o la CIA hacia la aurícula izquierda (AI), y de ahí a la circulación sistémica. Al nacer, la presión en la AI será mayor que la presión en la AD, lo que resulta en un *shunt* izquierda-derecha (I-D) a través del AO o la CIA. En los primeros días, el volumen de sangre a través del cortocircuito será pequeño, pero conforme disminuyan las resistencias vasculares pulmonares aumentará la complianza del VD y se incrementará el flujo a través del defecto.
- **Fisiología posnatal:** la fisiopatología de los distintos tipos de CIA es similar.

En defectos pequeños, el *shunt* será I-D, porque la presión en la AI es mayor en condiciones normales que la de la AD (**Fig. 14.1-3**). El gradiente de presión entre las aurículas y la cantidad de flujo depende del tamaño del defecto y de la distensibilidad de las cavidades derechas e izquierdas. Aun en los defectos de gran tamaño, en los cuales la presión interauricular se iguala, el *shunt* seguirá siendo I-D porque la complianza es mucho mayor en el VD comparado con el VI.

Figura 14.1-3. Fisiopatología de la comunicación interauricular.

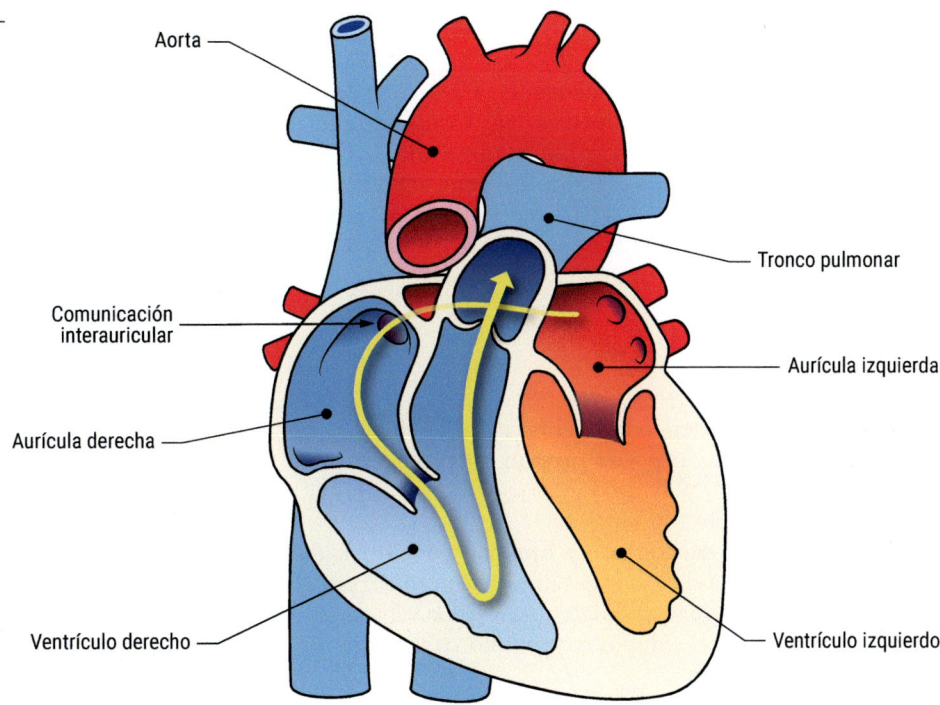

El cortocircuito mezcla sangre oxigenada de la AI con sangre no oxigenada del retorno venoso sistémico, lo que da lugar a un excedente de sangre que recircula por un circuito inútil (desde la AI a través de la CIA hacia la AD, de ahí al VD y a la arteria pulmonar, con sobrecarga del pulmón y retorno a la AI, y así de manera sucesiva). De esta forma, el Qp es mayor que el flujo sistémico (Qs), con lo que la relación Qp/Qs puede llegar a ser incluso 3:1 en el caso de CIA grandes.

El flujo extra que llega de forma anómala a la AD da lugar a una sobrecarga de volumen que provoca:

- Dilatación de cavidades derechas.
- Dilatación de arterias pulmonares.
- Hiperaflujo pulmonar.

La dilatación progresiva puede ser bien tolerada durante años, siendo la insuficiencia cardíaca (IC) infrecuente en menores de 30 años. El estiramiento auricular puede producir arritmias en edad adulta y, a pesar de que las resistencias vasculares pulmonares pueden permanecer bajas en la infancia y primeros años de la vida adulta, existe riesgo de desarrollar HP si el defecto es significativo y persiste durante décadas. Fisiológicamente se traduciría en un cortocircuito bidireccional con aumento progresivo del cortocircuito derecha-izquierda, lo que se denomina síndrome de Eisenmenger. Esta complicación es poco común en este medio gracias a la intervención temprana.

> **!**
> - En la infancia una CIA producirá un cortocircuito izquierdo derecha.
> - La cantidad de flujo dependerá del gradiente de presión entre las aurículas, la distensibilidad de las cavidades cardíacas y el tamaño del defecto.
> - Se producirá dilatación de cavidades derechas, de arterias pulmonares e hiperaflujo pulmonar.

EVOLUCIÓN NATURAL

La evolución natural de una CIA aislada varía, ya que los defectos pequeños suelen cerrarse de manera espontánea en la infancia, mientras los moderados y grandes tienden a persistir y generar síntomas con el paso del tiempo.

El cierre natural ocurre en las CIA pequeñas diagnosticadas en período lactante o preescolar. Las CIA moderadas y grandes, las que no son tipo OS y las que se detectan en edad escolar o adolescencia habitualmente no se cierran de forma espontánea y pueden crecer con el tiempo.

Se produce el cierre natural en más del 80 % de las ocasiones en los pacientes con defectos de entre 3 y 8 mm antes del año y medio de edad, y del 40 % antes de los 4 años de vida. Una CIA con un diámetro > 8 mm o en niños mayores de 8 años raras veces se cierra de forma espontánea.

Cuando se trata de defectos medianos y grandes, lo más habitual es que no presenten síntomas durante la infancia, y es raro que muestren retraso ponderal, infecciones respiratorias de repetición y/o signos de IC. Si un defecto es significativo y no recibe tratamiento, se desarrollarán síntomas de IC alrededor de la cuarta década de la vida. Otros síntomas pueden ser palpitaciones, intolerancia al ejercicio, disnea o fatiga. El aumento progresivo de la AD predispone a arritmias, especialmente FA y flúter.

La sobrecarga de volumen de cavidades derechas se tolera bien durante años. La enfermedad vascular pulmonar se desarrolla aproximadamente en un 10 % de pacientes adultos, pero es poco habitual en edad pediátrica (y además es reversible con una intervención precoz). En pacientes adultos evolucionados se pueden encontrar casos de HP grave irreversible (síndrome de Eisenmenger) con signos de IC derecha que se traduce en un *shunt* invertido (derecha-izquierda), cianosis, disnea, hepatomegalia y acropaquias. Además, tendrán un riesgo elevado de embolismo paradójico.

CLÍNICA

Como se ha comentado, la mayoría de CIA son pequeñas y asintomáticas en edad pediátrica. Con frecuencia se diagnostican a raíz de un soplo o como un hallazgo ecocardiográfico casual. En casos de CIA con repercusión es poco habitual la clínica de IC, infecciones respiratorias de repetición o fallo de medro. En niños es inusual el embolismo paradójico.

Exploración física

Los hallazgos físicos dependen del tamaño del defecto, la cantidad de cortocircuito y la presión en la arteria pulmonar.

- **S2 ampliamente desdoblado y fijo**, con poca variación o ninguna durante el ciclo respiratorio. Se produce por el paso de mayor cantidad de sangre a través de la válvula pulmonar, por lo que el componente pulmonar del segundo tono está atrasado.
- **Soplo sistólico de eyección** en borde esternal izquierdo superior, por aumento del flujo a través de la válvula pulmonar.
- **Soplo protomesodiastólico** en borde paraesternal izquierdo bajo por hiperaflujo a través de la válvula tricúspide.

DIAGNÓSTICO. PRUEBAS COMPLEMENTARIAS

Electrocardiograma

Los hallazgos típicos en el electrocardiograma son una desviación del eje a la derecha de +90 a +180° y una leve hipertrofia ventricular derecha o un bloqueo de rama derecha con un patrón rSR' en V1. También se puede observar onda p pulmonar por crecimiento auricular derecho (**Fig. 14.1-4**). En CIA OP se puede encontrar bloqueo auriculoventricular de primer grado, bloqueo de rama derecha y hemibloqueo izquierdo anterior con eje izquierdo.

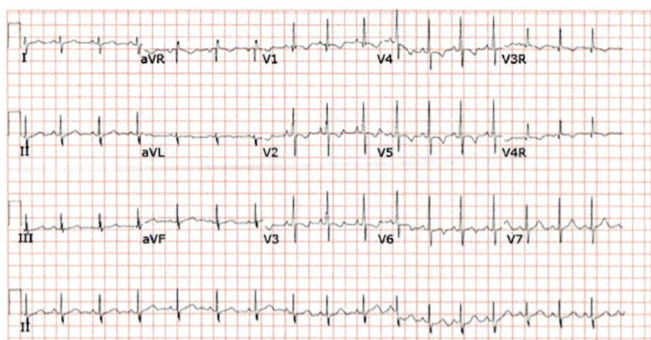

Figura 14.1-4. Electrocardiograma de un niño de 6 años con comunicación interauricular *ostium secundum* grande. Se aprecia crecimiento de cavidades derechas y patrón de bloqueo incompleto de rama derecha (rSR´ en V1).

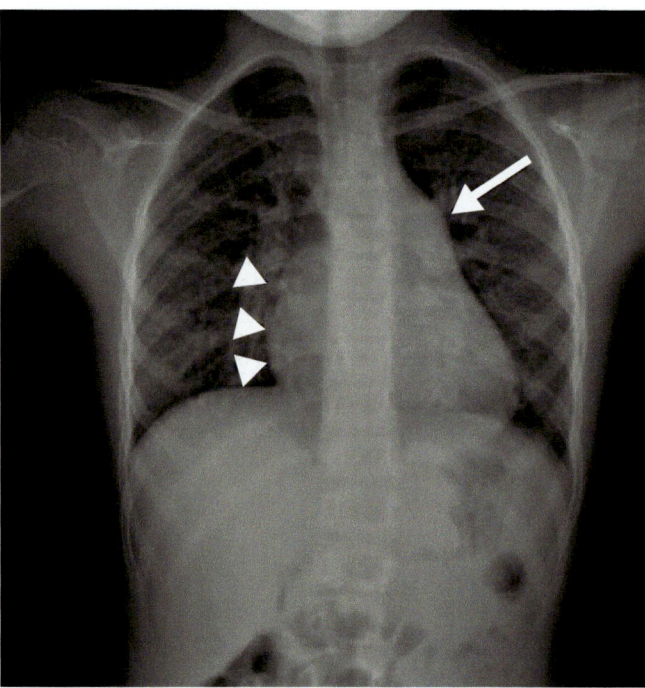

Figura 14.1-5. Radiografía de tórax de niño de 6 años con comunicación interauricular *ostium secundum* grande. Muestra cardiomegalia con convexidad marcada del lado derecho del corazón (cabeza de flecha). Se aprecia crecimiento del la arteria pulmonar (flecha) y aumento de la vascularización pulmonar.

Radiografía de tórax

En caso de CIA con repercusión hemodinámica se observa cardiomegalia con crecimiento de AD y VD, tronco de la arteria pulmonar dilatada y aumento de la vascularización pulmonar (plétora) (**Fig. 14.1-5**).

Ecocardiografía

La ecografía es la técnica diagnóstica por excelencia. Proporciona información anatómica y funcional, como el tamaño y posición del defecto, el *shunt*, el grado de dilatación de cavidades derechas, la presión sistólica en la arteria pulmonar, el movimiento del tabique interventricular, etc. Existe la posibilidad de diagnóstico de CIA OP en período fetal. El resto de las CIA son de diagnóstico posnatal.

La proyección subcostal cuatro cámaras es la más útil debido a la orientación perpendicular al tabique interauricular respeto del haz de ultrasonido. La ecocardiografía transtorácica suele ser suficiente para establecer el diagnóstico definitivo, y la transesofágica se reserva para aquellos pacientes con mala ventana acústica y/o candidatos a cierre percutáneo.

La ecocardiografía de contraste puede proporcionar información complementaria (test de burbujas), pero rara vez es necesaria (**Fig. 14.1-6**).

Resonancia magnética

Útil en casos en los que los hallazgos ecocardiográficos no sean concluyentes o se sospeche alguna cardiopatía asociada

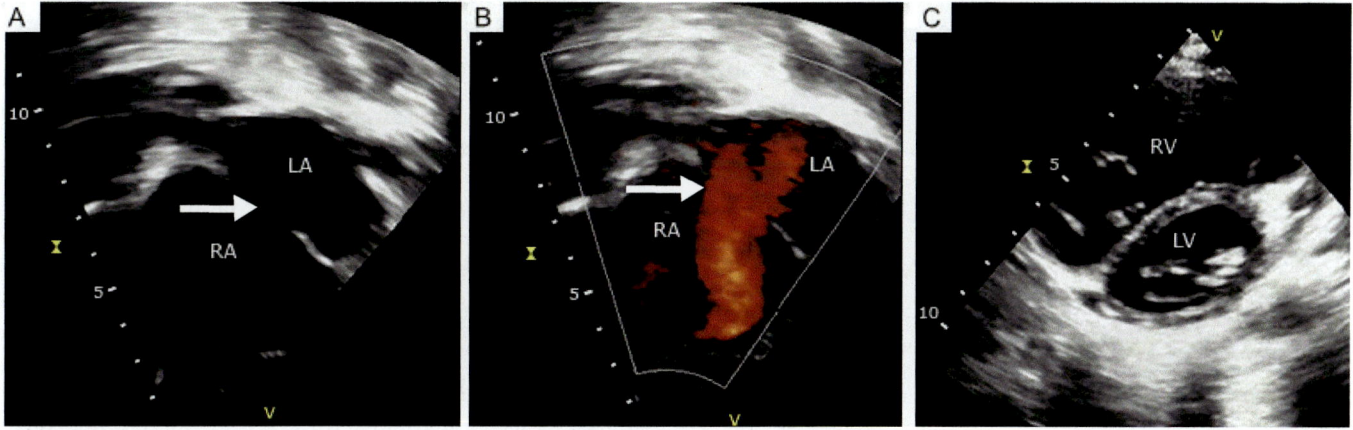

Figura 14.1-6. Ecografía 2D y Doppler color de comunicación interauricular *ostium secundum* amplia en niño de 6 años. **A)** Plano subcostal 2D que muestra el defecto en el tabique interauricular (flecha). **B)** Mismo plano con Doppler color que demuestra el paso de sangre (*shunt* ID) a través de la comunicación interauricular *ostium secundum*. **C)** Eje corto 2D en el que se muestra crecimiento del ventrículo derecho con aplanamiento del septo interventricular por sobrecarga derecha.

(drenaje venoso pulmonar anómalo parcial). Permite cuantificar con precisión los volúmenes ventriculares y el Qp/Qs. Requiere sedación/anestesia en el caso de niños pequeños.

Cateterismo cardíaco

Su uso como prueba diagnóstica se limita casi por completo al cálculo de presiones y resistencias, junto con el diagnóstico de anomalías asociadas, aunque en la actualidad se emplea con fines terapéuticos. Requiere anestesia.

MANEJO Y TRATAMIENTO

Consideraciones de cara al manejo de una CIA:

- Es importante el tamaño del defecto, la cantidad de flujo a su través (Qp/Qs).
- Valorar la persistencia de la CIA o las posibilidades de cierre espontáneo.
- Si existe indicación de cierre, decidir entre percutáneo o quirúrgico.

La indicación clásica de cierre de CIA es cuando el Qp/Qs es > 1,5:1 o 2:1, según autores. Esta situación ocurre con CIA moderadas-grandes con repercusión hemodinámica y dilatación de cavidades derechas.

La mayoría de defectos se cierran de forma natural en torno a los 2 años (algunas tardan hasta los 5), por lo que, en ausencia de síntomas no se indica el cierre electivo en menores de 2-3 años. Como se comentaba con anterioridad, las CIA OS moderadas o grandes y los otros tipos de CIA no se cerrarán de forma natural. Incluso en los casos en los que persistan CIA pequeñas asintomáticas, no intervenir puede ser una opción. Se debe sopesar el riesgo/beneficio de un improbable embolismo paradójico en el futuro.

En primer lugar, se realizará seguimiento clínico y ecocardiográfico del paciente durante los primeros años de vida para atestiguar la progresión de la cardiopatía. En la actualidad no se recomienda la supervisión en caso de AO.

La decisión del momento de cierre la marcará la presencia de clínica o un cortocircuito significativo (Qp/Qs > 1,5:1 o 2:1, según autores), dilatación de cavidades derechas, congestión pulmonar. No es recomendable retrasar el cierre mucho más de los 5 años por la posibilidad de cambios cardíacos irreversibles. Tampoco se aconseja el cierre de las comunicaciones < 5-6 mm ni en caso de enfermedad vascular pulmonar avanzada por HP.

De cara a la intervención, se realizará una evaluación ecocardiográfica lo más precisa posible que incluya el tamaño de la CIA en dos planos ortogonales, junto con las medidas de sus bordes; cribado de otras CC asociadas, con descarte de HP evidencia de sobrecarga atribuible al cortocircuito.

Se aconseja la vacunación de gripe anual (en > 6 meses) y tratamiento del virus respiratorio sincitial (en < 2 años).

Será necesario el tratamiento con diurético, con o sin inhibidores de la enzima convertidora de la angiotensina, en casos de sobrecarga hemodinámica en los que se decida esperar para el cierre del defecto.

Tratamiento percutáneo

Su indicación principal es la CIA tipo OS no demasiado grande (< 30 mm), con bordes adecuados para dar apoyo al dispositivo (≥ 5 mm). Queda contraindicado en el resto de supuestos o si la CIA OS es grande con signos de IC. El paciente ideal debe pesar al menos 15 kg (3-5 años).

Evita la circulación extracorpórea, la esternotomía o toracotomía y la atriotomía, con resultados excelentes. El dispositivo más utilizado es Amplatzer® Septal Occluder, aunque en los últimos años se han introducido nuevos dispositivos como el Solysafe Septal Occluder y el Occlutech Figulla Device (**Fig. 14.1-7**). La implantación en el defecto auricular se efectúa en tres tiempos: despliegue del disco auricular izquierdo, correcta aposición de este al tabique interauricular, y despliegue del disco auricular derecho. El dispositivo va atornillado a un cable liberador y el conjunto puede ser progresado, o retirado si es necesario, a través

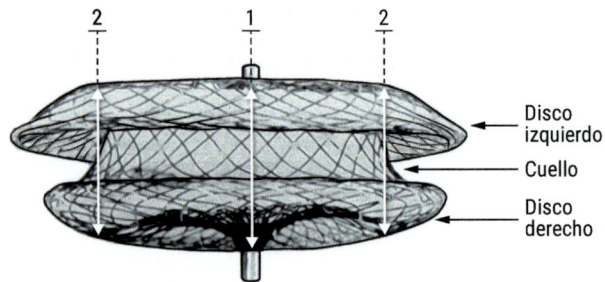

Figura 14.1-7. El dispositivo Amplatzer está formado por dos discos unidos por un cuello, compuestos por una fina malla de nitinol (aleación de níquel y titanio con propiedades de elasticidad y memoria), y contiene poliéster en su interior para facilitar la trombosis y oclusión total del defecto.

de vainas largas introductoras. Todo el proceso se controla por ecografía transesofágica intraprocedimiento. Se pueden implantar con éxito en niños < 2 años, aunque la práctica habitual sugiere que un peso > 15 kg puede ofrecer ventajas, ya que simplifica el procedimiento. Varios estudios han demostrado no inferioridad del cierre percutáneo en comparación con el quirúrgico, por lo que ambas técnicas son seguras y efectivas. Este procedimiento evita la toracotomía, complicaciones propias de la circulación extracorpórea, menor tiempo quirúrgico y de hospitalización, pero presenta otras hasta un 6,6 % de problemas (1,9 % de complejidades mayores: la más habitual es la embolización del dispositivo). El éxito del procedimiento se encuentra entre el 88-98 %.

Tratamiento quirúrgico

Indicado en los casos en los que el cierre por dispositivo no cumple criterios, es decir, todas las CIA que no sean tipo OS y las > 25-30 mm o sin buenos bordes (anatomía desfavora-

ble). También será la primera opción para niños en IC por una CIA grande.

La reparación quirúrgica mediante esternotomía media bajo circulación extracorpórea se considera el tratamiento estándar, ya que su mortalidad asociada es cercana a cero. Se emplean parches de pericardio o de Dacron para el cierre. En caso de CIA pequeñas se cierran con un punto. Las CIA tipo SV necesitan un parche para redirigir el flujo de las venas pulmonares derechas a la AI, y el retorno venoso sistémico a la AD. La minitoracotomía anterolateral derecha se ha aplicado como una alternativa a la esternotomía con mortalidad y morbilidad posoperatoria similares y resultados estéticos superiores en comparación. También se han desarrollado otras técnicas de acceso alternativo como la miniesternotomía, tocacotomía posterolateral y acceso axilar. Existen complicaciones hasta en un 20-30 % de los pacientes, normalmente transitorias que no requieren reintervención. Los resultados son excelentes, sin diferencias en la mortalidad a largo plazo con respecto al cierre percutáneo.

CUIDADOS POSTINTERVENCIÓN

Tras cualquier procedimiento se deben vigilar embolismos, arritmias y episodios de dolor torácico. El seguimiento ecocardiográfico es esencial para detectar *shunt* residual, derrames pericárdicos, atestiguar la función ventricular y la presión en la arteria pulmonar. En los pacientes sometidos a cierre percutáneo hay que determinar si existe migración del dispositivo o trombosis. Después de la colocación de un dispositivo, el paciente recibirá aspirina durante los siguientes seis meses, y sin hacer ejercicio vigoroso en las semanas posprocedimiento. Tras el cierre quirúrgico se deben vigilar derrames y síndrome pospericardiotomía que se manifiesta con fiebre, dolor torácico, abdominal o vómitos.

PUNTOS CLAVE

- Las CIA son CC frecuentes, especialmente las tipo OS.
- Se clasifican en función de su localización y embriogénesis (OP, OS, SV, SC). El AO no se considera CIA.
- Su curso natural varía: la CIA OS pequeña puede cerrarse sola, mientras que el resto de tipos no se cierra de manera espontánea.
- Clínicamente suele ser asintomática en la infancia, excepto los defectos moderados/grandes que pueden provocar IC, infecciones respiratorias de repetición o incluso fallo de medro.
- La ecografía es esencial en su diagnóstico.
- El manejo depende del tipo de CIA, del tamaño, de las posibilidades de cierre espontáneo y de la cantidad de flujo a su través.

- Se recomienda el cierre cuando exista dilatación de cavidades derechas, congestión pulmonar y evidencia de cortocircuito I-D significativo. Estos hallazgos son típicos de CIA moderadas-grandes.
- Para el cierre se espera, si es posible, hasta los 2 años en pacientes asintomáticos.
- La valoración ecocardiográfica es fundamental antes y durante el procedimiento de cierre.
- Se indica el cierre percutáneo para pacientes con CIA tipo OS aislada con anatomía favorable (tamaño y bordes).
- El cierre quirúrgico se reserva para el resto de CIA (OS grandes, OP, SV, SC), cuando presentan IC o con anatomía desfavorable.
- Los resultados en ambas técnicas son excelentes, con distintas complicaciones en función del método de cierre empleado.

BIBLIOGRAFÍA

Albert Brotons. Cardiología pediátrica y cardiopatías congénitas del niño y del adolescente. 1a. ed. Vol. 1. Madrid: CTO Editorial, 2015; p. 394.

Chambault AL, Olsen K, Brown LJ, Mellor SL, Sorathia N, Thomas AE, et al. Transcatheter versus surgical closure of atrial septal defects: a systematic review and meta-analysis of clinical outcomes. Cardiol Young. 2022;32(1):1-9.

Lai WW, Mertens LL, Cohen MS, Geva T, eds. Echocardiography in pediatric and congenital heart disease: from fetus to adult. 1a ed. Oxford: Wiley-Blackwell; 2009; p. 796.

Lei YQ, Liu JF, Xie WP, Hong ZN, Chen Q, Cao H. Anterolateral minithoracotomy versus median sternotomy for the surgical treatment of atrial septal defects: a meta-analysis and systematic review. J Cardiothorac Surg. 20, 2021;16(1):266.

López-Herce J, Calvo C, Rey C, Rodríguez A. Manual de cuidados intensivos pediátricos. 5a ed. España: Publimed; p. 932.

Park MK. Cardiología pediátrica. 6a ed. Elsevier, 2015; p. 688.

Rueda F, Pazos P. Introducción a la ecocardiología en patologías congénitas. Curso de Cardiología Pediátrica. 1a ed. Cardioatrio.com. p. 148.

http://178.79.142.153/cardioatrio2011/index.php/cursos-de-cardiologia-pediatrica/introduccion-a-la-ecocardiografia-en-cardiopatias-congenitas

Wernovsky G, Anderson RH, Kumar K, Mussatto K, Redington AN, Tweddell JS, et al., eds. Anderson's pediatric cardiology. 4ª ed. Philadelphia: Elsevier, 2020; p. 1.599.

Wesley Vick G, Bezold LI. Isolated atrial septal defects (ASDs) in children: Management and outcome. UptoDate. 2023. https://medilib.ir/uptodate/show/5754

14.2 Comunicación interventricular

F. Borges Rodríguez, M. J. Hermanni Peña, A. E. Franco Talavera y E. M. Marcano Marcano

OBJETIVOS

- Conocer la epidemiología y la etiología de las comunicaciones interventriculares (CIV), para así poder inferir las implicaciones en la población general y más específicamente en la población pediátrica.
- Recordar la clasificación y anatomía de las CIV.
- Saber de la existencia de las CIV como patología aislada y su posible asociación en otras cardiopatías, y todo lo que implica para su manejo.
- Relacionar la clasificación con la fisiología y su implicación en la repercusión hemodinámica, y el tipo de manejo para cada caso en particular.
- Conocer los métodos diagnósticos o exámenes complementarios y su aplicabilidad en cada caso.
- Recordar la evolución natural de los diferentes tipos de CIV.
- Hacer un juicio de valor con base en lo aprendido justificado con un razonamiento coherente.

EPIDEMIOLOGÍA

Los defectos septales ventriculares son comunicaciones entre ventrículo izquierdo (VI) y ventrículo derecho (VD) y, en un mínimo porcentaje, entre VI y aurícula derecha (defecto tipo Gerbode).

Los defectos septales ventriculares son las alteraciones cardíacas congénitas más comunes, la válvula aórtica bicúspide puede competir para ser la más frecuente, pero esta última raramente es diagnosticada en la infancia.

Por ello, desde el punto de vista pediátrico, las comunicaciones interventriculares (CIV) son el defecto más común en la infancia, y representan un 20 % como cardiopatía aislada, hasta un 40% si se suman las CIV asociadas a otras cardiopatías.

Su manifestación es ligeramente mayor en mujeres (56 %) que en hombres (44 %). Pueden o no estar ligadas a síndromes cromosómicos (de estarlo, son el mayor defecto relacionado con estas alteraciones). Sin embargo, en más del 95 %, las CIV no tienen relación con alteraciones cromosómicas.

Presentan una incidencia de aproximadamente 4 por cada 1.000 recién nacidos vivos.

ETIOLOGÍA

La causa multifactorial es la que predomina. La herencia autosómica dominante con penetrancia completa genera un riesgo del 50 % (sin importar el sexo), y la herencia autosómica recesiva disminuye al 25 % en caso de que ambos padres sean portadores.

Si la pareja tiene un hijo afectado, el riesgo de recurrencia es del 3 %, y si tienen dos hijos afectados, el riesgo se triplica.

ANATOMÍA

Anatómicamente el *septum* interventricular se podría dividir de forma práctica en dos porciones: muscular y membranosa.

Es la porción membranosa el lugar de mayor ubicación de estos defectos. A su vez, la parte muscular se divide en tres raciones: de entrada, trabecular y de salida (Gerbode).

Región membranosa

Anatómicamente, al ver el tabique desde el VD, esta porción se encuentra ubicada por debajo de la válvula aortica, más específicamente en relación con el seno de Valsalva, tanto derecho como el no coronario, y medialmente a la válvula tricuspídea, más específicamente la valva septal de esta. Esto es importante, porque en algunas ocasiones estos senos de Valsalva aórticos, por el efecto Venturi o la succión que ejerce el paso de flujo por la CIV, pueden prolapsar en el defecto para intentar ocluirlo, lo que genera insuficiencia y daño valvular de la válvula aórtica. La parte membranosa se divide en dos porciones debido a la inserción de la valva septal tricuspídea de forma más apical que su homónima, la valva septal de la mitral: porción atrioventricular membranosa y porción interventricular membranosa.

De manera adicional se llaman CIV perimembranosas porque en la mayoría de los casos no solo quedan condicionadas

189

a esta zona, sino que logran extenderse a otras adyacentes de tejido muscular, como pueden ser la parte de entrada, trabecular o de salida.

En este lugar existe una continuidad fibrosa entre la válvula mitral-tricúspide-aorta, con un repliegue fibroso de mayor cuantía que separa un poco más a la aorta de la tricúspide que de la mitral. Por último, se debe dar una clasificación aparte de los defectos por mala alineación del septo conal que, a pesar de generar una comunicación en la región perimembranosa, esta mala alineación con el septo muscular genera dos grandes presentaciones: desviación anterior del septo conal con obstrucción del tracto de salida derecho (lo que se observa en la tetralogía de Fallot), y desviación posterior del septo conal que genera distintos grados de obstrucción del tracto de salida de VI.

Región muscular

- **La porción muscular de entrada**: se encuentra justo por debajo de la parte perimembranosa, y se extiende medial por debajo de la valva septal de la tricúspide y anteriormente hacia la trabécula septomarginal, sin alcanzarla. Los defectos en esta zona representan un 5-8 %. Como característica *sine qua non*, no cierran de manera espontánea. Pueden encontrarse solos o en conjunto con defecto de los cojinetes endocárdicos, lo cual entraría dentro de la clasificación del canal auriculoventricular (AV), es decir, CIV tipo canal AV, con su clasificación específica.

- **La porción muscular trabecular**: representa de un 5 a un 20 %. Puede ser única o múltiple. Puede ubicarse en la región central y la región marginal o apical. En la parte marginal o apical anterior, se sitúa por delante de la trabécula septomarginal con su inclusión, y se extiende hacia el infundíbulo sin llegar al tracto de salida *per se*. Los centrales se encuentran en toda la región central delimitada posteriormente por el tracto de entrada, superoanterior por el tracto de salida y los apicales inferiores ubicados hacia la punta del corazón. Estos son difíciles de ubicar tanto por el ecocardiografista como por el cirujano. Sin embargo, tienen buena visibilidad por fluoroscopia y, por ende, mejor posibilidad para su reparación por esta vía. Existe una denominación llamada «en queso suizo», la cual usualmente se encuentra en la porción central, y su característica es la de tener múltiples defectos pequeños organizados en esta zona.

- **Defectos de salida (conales, supracristales, doblemente relacionadas, subarteriales)**: en la población occidental representan un 5-7 %, y en la población oriental asiática, un 30 %. Se encuentran en el septo conal hacia el *septum* infundibular en relación con el anillo aórtico, en inmediatez con el seno de Valsalva derecho y anillo pulmonar.

Sistema de conducción

Los defectos musculares quedan en relación con ramas principales o secundarias de conducción, y lo que puede generar retrasos en la conducción intraventricular o hemibloqueos. Las de salida no tienen relación con el tejido de conducción.

 Los defectos perimembranosos obligan al tejido de conducción a transcurrir de forma subendocárdica por el cuadrante posteroinferior del defecto, lo cual debe tenerse en cuenta para el cierre percutáneo y quirúrgico con parche. Los defectos musculares de entrada obligan al tejido de conducción a pasar por encima del defecto, y quedan en el cuadrante anterosuperior.

LESIONES ASOCIADAS

Las lesiones asociadas son: obstrucción de tracto de salida derecho con desalineación de tracto de salida izquierdo, tetralogía de Fallot, hipertrofia progresiva y obstrucción de tracto de salida derecho, estenosis subaórtica, membrana subaórtica, doble tracto de salida de VD, prolapso de válvula aórtica, regurgitación aórtica e hipertensión pulmonar (HP).

FISIOLOGÍA

La fisiología depende en gran medida de la cuantía del cortocircuito en la CIV, es decir, de la cantidad del paso de sangre por la CIV.

Se establece cortocircuito a través de la CIV, cuya cuantía depende del tamaño del defecto y de las resistencias tanto aórtica como pulmonar.

Con un gran cortocircuito el gran volumen de sangre retorna a la aurícula izquierda (AI), lo que aumenta su presión telediastólica, lo que provoca dilatación de la aurícula y del VI. Esto genera un incremento de la presión en el lecho vascular pulmonar con edema e insuficiencia cardíaca congestiva (ICC), a veces asociado a disminución de la contractilidad de VI. Si existe aumento de la resistencia u obstrucción a la salida del VI, se incrementará el cortocircuito. Si existe crecimiento de la resistencia a la salida del VD, disminuirá el cortocircuito como en el caso de estenosis o HP. Esta última puede aparecer causada por lesión crónica de la vasculatura pulmonar por el hiperaflujo. En CIV pequeñas no habrá un gran cortocircuito ni clínica de ICC, por lo que el defecto puede cerrarse de manera espontánea con el paso del tiempo, sobre todo en CIV musculares.

CLÍNICA

Las manifestaciones clínicas dependen de la cuantía del cortocircuito. En período neonatal, con CIV grandes, inicialmente generan poca clínica por las altas resistencias pulmonares propias del recién nacido que limitan el cortocircuito. Las CIV pequeñas con gran soplo no producen clínica. Las CIV moderadas o grandes en la infancia generan clínica de ICC. Si aparece HP, se desvanece la ICC, y si es grave la HP, produce cianosis con IC derecha en su evolución, lo que se denomina síndrome de Eisenmerger.

PRUEBAS COMPLEMENTARIAS

Electrocardiograma

En la infancia, las CIV grandes generan hipertrofia de VD o biventricular, y dilatación de AI y VI. Dada las alteraciones fisiológicas, se objetivarán en el electrocardiograma como criterios de crecimiento auricular y ventricular. Las CIV con poco cortocircuito no producen modificaciones electrocardiográficas.

Radiología de tórax

En las CIV grandes aumenta la vasculatura pulmonar y se produce dilatación del tronco de arteria pulmonar y cardiomegalia a expensar de AI y VI. Si aparece síndrome de Eisenmerger, se desvanece la cardiomegalia y la vasculatura pulmonar, y permance la dilatación del tronco.

Ecocardiograma-Doppler

La medición del diámetro del defecto interventricular debe realizarse en múltiples planos de imagen, con el uso de la superficie del tabique ventricular derecho como referencia. El diámetro de la CIV se debe comparar con el del anillo aórtico, y se considera una CIV pequeña < 25 % del diámetro aórtico, moderada < 50 %, y grande > 50 %.

> **!** La evaluación ecocardiográfica, en general, es la principal herramienta diagnóstica de la CIV y muchas veces la única para determinar la ubicación, tamaño y la interpretación de la repercusión hemodinámica o cuantía del cortocircuito.

Se debe identificar el tabique conal en términos de alineación con el resto del tabique. Se deben excluir otras CIV asociadas, con descenso del valor de la medida velocidad en el Doppler color para hacer más evidente el cortocircuito, o con mayor visualización del color en el defecto, sobre todo en caso de presiones de VD y AP elevadas.

- **Técnica de examen**: para evaluar las CIV se usan diferentes planos y cortes bidimensionales, Doppler pulsado, continuo y color.
  - Doppler continuo: se debe localizar la trayectoria del cortocircuito de la CIV por el Doppler color y alinear la línea de Doppler continuo lo más paralelo posible, en paraesternal eje largo y subcostal. Es útil para obtener el gradiente de la CIV a través de la ecuación de Bernoulli. También para estimar la presión sistólica del VD al medir el flujo de regurgitación de la tricúspide.
- **Comunicación interventricular (CIV) perimembranosa**: se encuentra en la base del corazón, detrás de la valva septal de la válvula tricúspide y debajo de la válvula aórtica. Se puede observar en el corte subcostal, paraesternal eje largo y apical cuatro-cinco cámaras. Se contempla la falta de tejido en región perimembranosa, y puede adquirir

dimensiones grandes o moderadas si engloba otras porciones del tabique. En las vistas paraesternales de eje corto, este defecto se localiza a lo largo de la cara anterior derecha del tracto de salida aórtico adyacente a la válvula tricúspide (alrededor de las 9:00 a las 11:00 horas en punto si se considera la sección transversal de la válvula aórtica como la esfera de un reloj). Se puede observar tejido accesorio que ocluye de forma parcial o total el defecto. Los aneurismas del tabique membranoso, por lo general presentan una CIV pequeña en su región central. Se debe medir la CIV real y el orificio más pequeño en la parte aneurismática como orificio efectivo, lo cual está relacionado con el compromiso hemodinámico del defecto.

- **Comunicación interventricular (CIV) de vía de entrada**: se ubican con posterioridad a lo largo de la extensión de la valva septal de la válvula tricúspide. Se pueden observar en subcostal cuatro cámaras y en apical cuatro cámaras. En caso de defecto total del tabique AV, la membrana de la válvula AV única se encuentra en el borde más posterior de la CIV.
- **Comunicación interventricular (CIV) muscular**: la ubicación de las CIV musculares dentro del tabique trabecular muscular se puede delimitar con el uso de las designaciones de CIV muscular medio septal, apical, anterior e inferior (posterior).
- **Comunicación interventricular (CIV) de salida**: este defecto se conoce por su gran tamaño y por no obstruir otras estructuras. Suelen vincularse con ausencia o hipoplasia del tabique conal; el primero convierte el área de continuidad fibrosa entre las válvulas aórtica y pulmonar en el borde anterosuperior del defecto. Las CIV de salida suelen ubicarse a lo largo de la cara anterior izquierda del flujo de salida aórtico adyacente a la válvula pulmonar en vistas paraesternales de eje corto (alrededor de las 12:00 a las 14:00 horas en la esfera del reloj de la válvula aórtica). Las CIV con mala alineación se reconocen cuando el tabique conal gira fuera de su posición normal entre las ramas de la banda septal. La mala alineación anterior del tabique conal se observa mejor en las proyecciones sagital subxifoidea, oblicua anterior derecha y paraesternal de eje corto. La mala alineación posterior suele ser más sutil y puede reconocerse cuando la aorta se asienta por completo sobre el ventrículo. Esto se puede demostrar en una proyección oblicua anterior izquierda subcostal, una proyección apical de eje largo o una proyección paraesternal de eje largo.
- **Hallazgos complementarios en la evaluación ecocardiográfica de la CIV**: se debe evaluar la dilatación de las cámaras izquierdas y la arteria pulmonar. Esto permitirá relacionar cómo de grande es el cortocircuito de izquierda a derecha (I-D). Los flujos pulmonares aumentados también son característicos de CIV moderadas y grandes, excepto si existe HP. Con la observación del cortocircuito de I-D por Doppler color se puede determinar el diámetro de la CIV a través de sus bordes. La trayectoria por Doppler color del cortocircuito de la CIV asociada a insuficiencia aórtica sin prolapso de la cúspide aórtica visible es una señal indirecta de CIV doblemente relacionada con ambos vasos pulmonar y aorta.

Las mediciones seriadas del tamaño del VI mediante puntuaciones Z pueden ayudar a determinar si el VI se dilata con el tiempo. Además, se puede evaluar la función ventricular y cualquier efecto de la CIV sobre la función de la válvula AV.

Resonancia magnética

Las imágenes de sangre negra y sangre brillante obtenidas con resonancia magnética (RM) cardíaca pueden proporcionar información sobre el tamaño y la forma de una CIV, así como su ubicación, particularmente en términos de las estructuras circundantes. Se pueden crear reconstrucciones tridimensionales a partir de datos de sangre brillantes, y estos se pueden cortar en cualquier plano para perfilar el tabique ventricular y el defecto. También puede proporcionar mediciones precisas de los volúmenes de la AI y del VI como sustitutos de la gravedad de la derivación.

> ! Otro método para evaluar la gravedad de la derivación implica el cálculo de la relación entre el flujo sanguíneo pulmonar y el flujo sanguíneo sistémico (relación Qp/Qs) con medición del flujo a través de la aorta ascendente y el tronco pulmonar (este cálculo se puede hacer también con ecocardiograma), o a través de las válvulas tricúspide y mitral mediante RM con contraste de fase, lo que a menudo excluye la necesidad de cateterismo. La relación Qp/Qs también se puede estimar con el cálculo de los volúmenes sistólicos del VD y VI a partir de conjuntos de datos tridimensionales de sangre brillante.

Tomografía computarizada

Puede proporcionar información anatómica sobre las CIV en pacientes en los que una RM cardíaca no es apropiada o está contraindicada. Sin embargo, su capacidad para proporcionar datos fisiológicos es más limitada que la RM cardíaca e implica exposición a radiación.

Cateterismo diagnóstico

El cateterismo cardíaco, con estudio hemodinámico y angiocardiográfico, permite evaluar la magnitud del cortocircuito, medir la presión arterial pulmonar y estimar las resistencias vasculares, además de determinar el tamaño, número y localización de los defectos, y excluir lesiones asociadas en aquellos pacientes que deben ser intervenidos. Cuando las resistencias vasculares pulmonares (RVP) estén elevadas, por lo que pueden contraindicar el cierre de la CIV por cirugía o cateterismo, se debe valorar la respuesta a la administración de vasodilatadores pulmonares (oxígeno al 100%, óxido nítrico, epoprostenol, iloprost, adenosina) y considerar, en general, que hasta valores de 6 a 8 unidades Woods (UW) el paciente se beneficia del cierre del defecto. Un índice basal de RVP <6 UW por metro cuadrado asociado a relación entre RVP y sistémica (RVS) <0,3 sin test de vasorreactividad se interpreta como indicativo de resultado quirúrgico favorable. El test de vasorreactividad se indica cuando presenta RVP entre 6 y 9 UW y presencia de una

relación RVP/RVS entre 0,3 y 0,5. Aunque no hay consenso universal acerca de la operabilidad, se considera un resultado favorable si existe disminución del 20% del índice RVP, descenso del 20% de la relación RVP/RVS, RVP final <6 UW, y una relación RVP/RVS final <0,3. En presencia de HP deben descartarse causas corregibles de esta (estenosis mitral, supramitral o estenosis de venas pulmonares). El cateterismo solo debe emplearse para obtener información no alcanzable por otros medios diagnósticos. No se hace cateterismo de rutina en la valoración de las CIV. Las indicaciones fundamentales del cateterismo son: 1) valoración preoperatoria de defectos amplios y/o múltiples, con sospecha de patología asociada insuficientemente identificada por procedimientos no invasivos; 2) defectos medianos con indicación de cirugía dudosa, y 3) pacientes con HP y cortocircuito I-D pequeño o moderado, para valorar las resistencias pulmonares y la posibilidad de tratamiento quirúrgico o percutáneo, indicación clase 1B.

EVOLUCIÓN NATURAL

Al existir gran cortocircuito con el paso del tiempo, el remodelado y la disfunción vascular dan lugar a aumentos de la RVP, y finalmente se desarrolla un síndrome de Eisenmenger, que es la forma más avanzada.

> ! Los defectos membranosos y musculares reducen su tamaño con el tiempo y en muchos casos se cierran de manera espontánea, sobre todo durante los dos primeros años de vida, aunque pueden hacerlo más tarde, incluso en la edad adulta.

Las CIV infundibulares y las del septo de entrada no suelen cerrarse de manera natural, como tampoco lo hacen los defectos con mala alineación. El porcentaje global de cierre espontáneo es del 30-35%, significativamente mayor en las CIV musculares, por lo general, en relación con crecimiento e hipertrofia del músculo alrededor del defecto.

> ! Muchas CIV perimembranosas se asocian al llamado aneurisma de septo membranoso, que está formado, más que por tejido septal, por aposición de tejido redundante de la valva tricúspide que se adhiere al borde del defecto y condiciona la reducción de este o su oclusión.

Tras el cierre espontáneo de una CIV, el paciente puede ser dado definitivamente de alta, sin requerir controles o precauciones especiales. La incidencia estimada de endocarditis infecciosa como complicación en pacientes con CIV varía entre el 1 y el 15%. Se deberá valorar la profilaxis cuando se practique una intervención que pueda provocar bacteriemia. Un pequeño número de enfermos (3-5%), sobre todo con defectos infundibulares y algunos con perimembranosos, desarrollan insuficiencia aórtica por prolapso valvular. Tiene carácter progresivo, y la valva deformada puede cerrar de manera parcial la CIV con reducción del cortocircuito I-D. Los pacientes con CIV pequeñas tienen un pronóstico excelente. El 95% está asintomático en seguimiento a 25 años; no obstante, existe un ligero riesgo de complicaciones (endocarditis, regurgitación aórtica, dilatación ventricular izquierda, arritmias), por lo que se debe mantener control cardiológico a largo plazo. Los enfermos con CIV medianas presentan máximo riesgo de ICC en los primeros 6 meses. En principio, deben manejarse médicamente a la espera de la reducción del defecto y sus repercusiones. El niño que ha alcanzado la edad de 6 meses sin signos de ICC ni HP puede ser tratado de forma conservadora y, en muchos casos, nunca requerirá una intervención. Aproximadamente un 15-20% continúa teniendo un cortocircuito importante y debe recomendarse cirugía o cateterismo intervencionista para el cierre del defecto. Los pacientes con grandes CIV son de manejo difícil, con morbimortalidad asociada a IC, HP e infecciones pulmonares recurrentes, por lo que muchos deben ser intervenidos durante el primer año. Algunos desarrollan estenosis pulmonar infundibular importante, que mejora la situación clínica al reducir el cortocircuito, pero hace necesaria la corrección quirúrgica. Los defectos grandes no corregidos evolucionan al progreso de enfermedad pulmonar vascular obstructiva. Inicialmente puede existir una mejoría aparente al reducirse el cortocircuito I-D, pero una vez establecida es progresiva, con inversión del cortocircuito, aparición de cianosis y deterioro clínico, con fatigabilidad, policitemia y hemoptisis, por lo general a partir de la adolescencia, y un cuadro de IC derecha.

DIAGNÓSTICO DIFERENCIAL

Con otras cardiopatías congénitas que generan hiperaflujo e ICC: canal AV completo, conducto arterioso grande, ventana aortopulmonar y doble tracto de salida de VD sin estenosis pulmonar.

MANEJO MÉDICO

En CIV grandes el manejo médico se basa en controlar la ICC. Se utilizan diuréticos del ASA (furosemida 1-4 mg/kg/día; se puede usar intravenoso en casos graves de ICC); diuréticos ahorradores de potasio (espironolactona 1-3 mg/kg/día para compensar la pérdida por los diuréticos del ASA); inhibidores de la enzima convertidora de angiotensina (captopril, el más utilizado); digital en casos graves de ICC 10 mg/kg/día (actualmente, más en desuso), así como betabloqueantes (propranolol, atenolol).

CIRUGÍA

El cierre de CIV por cirugía sigue siendo la indicación I (recomendada e indicada por consenso general).

La cirugía se debe realizar en casos con ICC, menores de 1 año si no se logra controlar la ICC, o a edades superiores si se logra controlar los síntomas de ICC.

CATETERISMO INTERVENCIONISTA CON DISPOSITIVO

El cierre de las CIV a través de cateterismo esta contraindicado en los siguientes casos: CIV con enfermedad vascular pulmonar irreversible, bloqueo de rama izquierda del haz de Hiss preexistente o anomalía de conducción, regurgitación aórtica, lesiones asociadas que requieran cirugía, CIV del tracto de entrada y CIV subpulmonares.

El dispositivo no debe ser desplegado si ocurre alguno de los siguientes hallazgos durante el procedimiento: regurgitación aórtica, bloqueo auriculoventricular completo (BAVc), bloqueo de rama izquierda, y regurgitación mitral o tricuspídea.

En CIV restrictivas, el cierre percutáneo se indica en caso de endocarditis y prolapso de cúspide aórtica.

- Cierre con dispositivo: tiene algunos criterios de elegibilidad en la bibliografía: peso > 8 kg en general y > 5 kg para CIV muscular. Con cortocircuito I-D Qp/Qs: > 1,5, es decir, repercusión hemodinámica o gran cortocircuito (ICC).

  La indicación I es: CIV medio muscular, muscular anterior o CIV residual postoperatoria.

  Indicación IIB (puede ser considerada. Uso y eficacia menos establecida) en las CIV perimembranosas con al menos 4 mm de distancia de la válvula aórtica.

Protocolo de este grupo de trabajo

Se inicia con el cierre de CIV a través de cateterismo intervencionista en el año 2004 en el Hospital de Niños JM de los Ríos de Caracas, y se logra cerrar más de 500 CIV para el año 2023, con una media de seguimiento > 15 años. Se establecen unas premisas con base en las complicaciones establecidas en la bibliografía en este procedimiento, con el BAVc como la más frecuente. Dichas premisas fueron:

- No sobredimensionar el dispositivo con respecto al diámetro de la CIV para que no ejerciera presión radial sobre el tabique interventricular por donde pasa el haz de conducción eléctrica.
- Utilizar el aneurisma en caso de que existiese, es decir, colocar el dispositivo dentro del aneurisma para evitar el haz de conducción eléctrica en el tabique interventricular.
- No cerrar la CIV en caso de que durante el procedimiento apareciera BAVc.
  - Elegibilidad del paciente: CIV con repercusión hemodinámica. Otras indicaciones: prolapso de seno de Valsalva por el riesgo de ruptura; ruptura del seno de Valsalva o Gerbode; antecedente de endocarditis.
  - Criterios sociales como elegibilidad para algún tipo de empleo:
    - **Universo de pacientes**: más de 500 casos de CIV cerradas a través de cateterismo intervencionista; 53% femeninos; de 5 meses a 56 años; de 4,4 a 77 kg; 94% de las CIV fueron perimembranosas; otras características: > 70% con aneurisma; 17% con prolapso de cúspides aórticas; 9% con aneurisma y prolapso de cúspides aórticas en forma simultánea; CIV fenestrada 9%.
  - Rutas de acceso o procedimiento:
    - **Con ASA, anterógrada**: se ingresa con catéter a través de arteria femoral hasta VI, se pasa a través de la CIV

a VD, se ingresa de VD a una rama pulmonar y se expone la guía de recambio fuera del catéter. Se realiza un segundo ingreso desde vena femoral a VD y a la misma rama pulmonar con un catéter que contenga un rescatador tipo lazo (Snare), con este se captura la guía expuesta y se tracciona hasta sacarla por la vena, y se completa un ASA arteriovenosa con la guía. Con posterioridad, sobre esa guía se regresa desde la vena con un catéter de transporte a VD y se pasa por CIV y a la aorta. En ese lugar, se expone el dispositivo (en algunas ocasiones, se presenta el primer disco en punta de VI) para colocarlo con su primer disco en VI al borde de la CIV y segundo disco en VD con un 87 % de éxito.

- **Vía retrógrada**: se ingresa con catéter a través de la arteria femoral hasta el VI, se pasa a través de la CIV a VD y se coloca allí una guía de alto soporte o rígida para luego pasar un catéter de transporte sobre dicha guía. Se expone el dispositivo en VD y se coloca el primer disco en VD al borde la CIV, y el segundo disco en VI con un 97 % de éxito, lo que los convierte en casos con caracaterísticas más amigables para el cierre en los que se acorta el tiempo de procedimiento y el de fluoroscopia.

– Dispositivos utilizados: 73 % Amplatzer, con el 91 % de éxito; el 27 % Nit Occlud (*coil*), con el 93 % de éxito, en estos, la mayoría con aneurisma. De los Amplatzer: Amplatzer Perimembranous VSD (asimétrico) para las CIV subaórticas; Amplatzer CIV muscular para CIV con aneurisma o CIV musculares por ambas rutas de acceso; Amplatzer ADO II (Duct Occlud II de doble disco) para CIV con aneurisma o CIV musculares por ambas rutas de acceso, y VSD Lee Nit Occlud (*coil* con fibras), PDA Nit Occlud (*coil* sin fibras) para CIV con aneurisma.

RESULTADOS

- Según el tipo de CIV: con aneurisma son las más exitosas, hasta 64 veces más. Las que se producen menos son las posterobasales (solo nueve casos) tipo canal AV; de ellas se logró cerrar el 66 %, todas con aneurisma. De las que se logró cerrar de forma exitosa le siguen las subaórticas, sin que influya el no tener distancia a la válvula aórtica o no tener aneurisma.

  El error en la técnica fue la mayor causa de fallo en un 35 %, con BAVc transitorio y prolapso de cúspide aórtica en un 38 %. Los procedimeintos abortados, que son los casos donde se decidió no intentar el cierre, la mayoría fueron por HP grave.

- Según su clasificación, las CIV cerradas fueron: perimembranosas > 90 %; de ellas: subtricuspídeas: 53 %; subaórticas: 22 %; mediobasal: 9 %, y otras (musculomembranosa, subpulmonar, posterobasal): 16 %.

- Según el tipo de dispositivo: Amplazer vs. Nit Occlud, con porcentaje de éxito similar.

La curva de aprendizaje fue de cuatro años, 135 casos, con éxito del procedimiento después de ese tiempo a más del 90 %.

COMPLICACIONES

Complicaciones mayores: 2,49 % en total; de ellas: cortocircuito residual inmediato: Amplatzer 8 %; Nit Occlud 26 % (*coil*); cortocircuito en el seguimiento: 1,1 % la mayoría sin repercusión hemodinámica, 99 %; hemólisis transitoria: Amplatzer 1,85 %, Nit Occlud 3,4 %; migraciones: 3 %; BAVc 0,99 %, menos que en cirugía 1,1 %; bloqueo de rama del haz de His 2,97 % sin repercusión hemodinámica, y cirugía 1 %.

CONCLUSIONES

El 90 % de las CIV con repercusión hemodinámica son elegibles a cierre percutáneo.

Se logró cierre del defecto en el 91 % de los casos elegidos.

PUNTOS CLAVE

- Las CIV son comunicaciones entre VI y VD y, en un mínimo porcentaje, comunicación entre VI y aurícula derecha (Gerbode).
- Los defectos septales ventriculares son las alteraciones cardíacas congénitas diagnosticadas más comunes en la infancia.
- Etiología multifactorial. Anatómicamente el *septum* interventricular se divide de forma práctica en dos porciones: muscular y membranosa. La gran mayoría de CIV son membranosas.
- La evaluación ecocardiográfica es la principal herramienta diagnóstica para determinar la ubicación, el tamaño y la repercusión hemodinámica de las CIV.
- El manejo de las CIV puede ser: simple observación de la evolución, tratamiento médico, cirugía o cateterismo intervencionista.

BIBLIOGRAFÍA

Alkanhal A, Ducas R, Mackie A, Cameron M, Averin K, Mah K, et al. Practice Patterns in the Management of Pressure Restrictive Perimembranous Ventricular Septar Defects: A Multinational Survey. Pediatr Cardiol. 2023;44(4):845-54.

Allen HD, Shaddy RE, Penny DJ, Feltes YF, Cetta F. Moss and Adams'. Heart Disease in infants, childrens and adolescents. 9ª ed. FIladelfia, Wolters Klumer; 2016.

Borges F, Sparano A, Robles Y, Urbano E, Hermani M, Zabala R, et al. Percutaneous Transcatheter Closure of Perimembranous Ventricular Septal Defects in one working group, Long-term follw up. J Pediatr Neonatal Care. 2016;5(1)12-4.

Carminati M, Butera G, Chessa M, De Giovanni J, Fisher G, Gewillig M, et al. Trascatheter closure of congenital ventricular septal defects: results of European Registry. Eur Heart J. 2007;28(19):2361-8.

López L, Hoyel L, Colan SD, Anderson RH, Béland MJ, Aiello VD, et al. Classification of Ventricular Septal Defects for the Eleventh Iteration of the International Classification of Diseases-Striving for Consensus: A Report From the International Society for Nomenclature of Paediatric and Congenital Heart Disease. Ann Thorac Surg. 2018;106(5):1578-89.

Mostefa-Kara M, Houyel L, Bonnet D. Anatomy of the ventricular septal defect in congenital heart defects: random association? Orphanet J Rare Dis. 2018;13(1):118.

Saxena A, Relan J, Agarwal R, Awasthy N, Azad S, Chakrabarty M, et al. Indian guidelines for indications and timing of intervention for common congenital heart diseases: Revised and updated consensus statement of the Working group on management of congenital heart diseases. Ann Pediatr Cardiol. 2019;12(3):254-86.

Tucker EM, Pyles LA, Bass JL, Moller JH. Permanent pacemaker for atrioventricular conduction block after operative repair of perimembranous ventricular septal defects. J Am Coll Cardiol.2007;50(12):1196-200.

Walavalkar V, Maiya S, Pujar S, Ramachandra P, Siddaiah S, Spronk B, et al. Percutaneous Device Closure of Congenital Isolated Ventricular Septal Defects: a Single-Center Retrospective Database Study Amoengst 412 Cases. Pediatr Cardiol. 2020;41(3):591-8.

14.3 *Conducto arterioso persistente*

M. T. Fernández Soria y Á. Lafuente Romero

OBJETIVOS

- Definir el concepto de conducto arterioso persistente (del niño sano y del prematuro).
- Describir la anatomía ductal y su importancia en vida fetal, así como los diferentes tipos morfológicos descritos.
- Conocer la evolución natural del conducto arterioso, los mecanismos de cierre ductal fisiológico y la fisiopatología de su persistencia, así como los diferentes factores que determinan la repercusión hemodinámica de su permeabilidad.
- Precisar el concepto conducto arterioso persistente hemodinámicamente significativo.
- Profundizar en las diferentes técnicas diagnósticas, centrándose en el ecocardiograma.
- Valorar las indicaciones de cierre ductal y las opciones terapéuticas aceptadas en la actualidad.

INTRODUCCIÓN

El conducto arterioso (CA) es una estructura vascular que desempeña un papel esencial en la circulación fetal. Conecta la arteria pulmonar principal con la aorta descendente y se encarga de transportar sangre desde el ventrículo derecho (VD) a la aorta, sin pasar por el lecho vascular pulmonar de alta resistencia. Al nacer, con la respiración, la resistencia vascular pulmonar (RVP) disminuye y la circulación placentaria se interrumpe, por lo que el conducto ya no es necesario.

Normalmente, en los recién nacidos a término, el conducto se cierra de manera espontánea en el 90 % a las 48 horas, y en casi el 100 %, a las 96 horas de edad. Una persistencia del flujo sanguíneo ductal más allá del período neonatal se denomina conducto arterioso persistente (CAP) y constituye un cortocircuito (*shunt*) patológico.

En los recién nacidos prematuros, la inmadurez estructural y fisiológica del conducto se asocia con el cierre tardío del CA y aumenta la probabilidad de que permanezca permeable en el equivalente a la gestación a término. De este modo, en el paciente prematuro sería más correcto hablar de conducto arterioso permeable.

ANATOMÍA Y EMBRIOLOGÍA

El CA deriva embriológicamente de la porción dorsal del sexto arco que se origina aproximadamente el día 29 de la gestación. Ya está formado en la octava semana. En la gran mayoría de los casos conecta el tronco pulmonar, cercano a la arteria pulmonar izquierda (API), con la aorta descendente, distal al origen de la subclavia izquierda.

En el ámbito histológico, el tejido ductal pasa por diferentes cambios de maduración a lo largo de la vida fetal.

El tejido ductal maduro difiere de la arteria pulmonar y aorta adyacentes; estas últimas tienen una capa media formada principalmente por fibras elásticas circunferenciales, mientras que el CA lo hace con fibras musculares lisas con orientación longitudinal y en espiral. Esto es de gran importancia en el proceso del cierre. La madurez ductal determina la capacidad de respuesta a la presión de oxígeno y a las prostaglandinas.

En el ámbito morfológico, el CA puede encontrarse en diferentes formas y tamaños. Por lo general, tiene forma de embudo corto o cónico, y el extremo pulmonar es más estrecho que el aórtico. La **figura 14.3-1** muestra la clasificación morfológica de Krichenko descrita por angiografía, vigente en la actualidad.

EPIDEMIOLOGÍA

Se desconoce la incidencia exacta del CAP, ya que la mayoría de los casos son asintomáticos o silentes y la incidencia real puede ser de hasta 1:500 recién nacidos o hasta un 0,5 % en alguna serie de adultos. Se han informado casos de CAP clínicamente evidentes con una tasa de 1:2.000 recién nacidos vivos.

Los CAP representan hasta el 5-10% de todos los pacientes con cardiopatías congénitas. Es más frecuente en niñas (2:1)

La incidencia también es mayor en recién nacidos a gran altura en comparación con los nacidos al nivel del mar.

La mayoría de los casos de CAP son esporádicos, no se encuentra una causa identificable, y cada vez se apoyan más en una herencia multifactorial, en la que existe una predisposición genética subyacente al desarrollo de un CAP si hay un

197

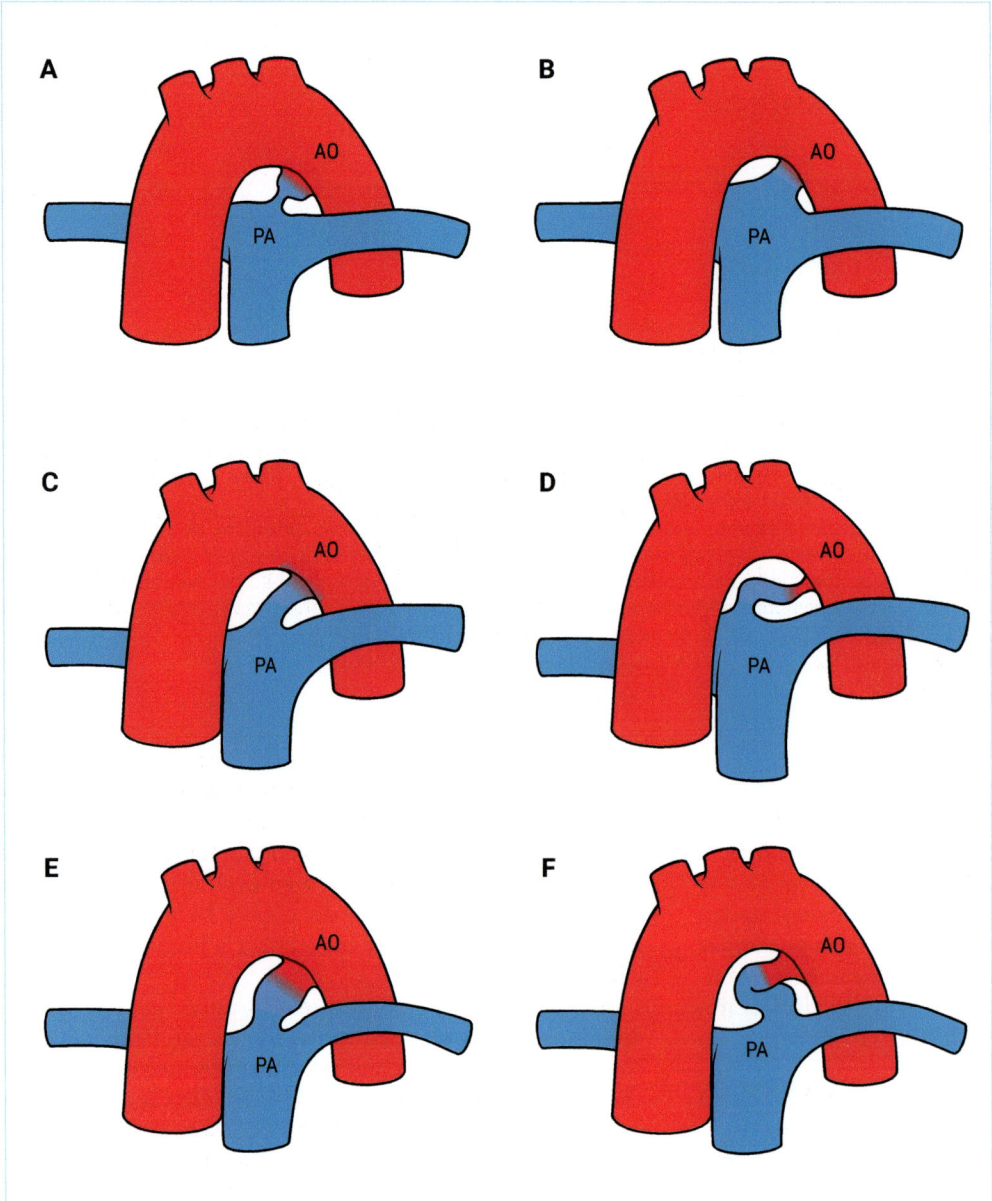

Figura 14.3-1. Tipos de conducto arterioso persistente según la clasificación angiográfica de Krichenko. Tipo A («cónico»): con ampolla aórtica definida y constricción cerca del extremo de la arteria pulmonar. Tipo B («ventana»): de corta longitud y constricción en el extremo aórtico. Tipo C («tubular»): sin constricciones en los extremos aórtico o pulmonar. Tipo D («sacular»): con extremos aórticos y pulmonares constreñidos y un centro ancho. Tipo E («elongado»): estrecho con un extremo pulmonar constreñido. Tipo F («fetal»): se encuentra sobre todo en lactantes prematuros y es largo, ancho y tortuoso (inclusión tardía en la clasificación).

desencadenante ambiental en un momento vulnerable. Existe una tasa de recurrencia entre hermanos del 3 %.

Otros factores de riesgo son la infección por rubéola durante el primer trimestre de embarazo y la exposición prenatal a teratógenos (alcohol, anfetaminas, anticonvulsivantes, fenitoína).

En una minoría de pacientes (el 10 % aproximadamente) el CAP se asocia a trastornos genéticos que incluyen cromosomopatías (trisomía 21, trisomía 18, trisomía 13) y múltiples síndromes, pero no se ha identificado una alteración genética específica del CAP.

La incidencia de CAP en prematuros es inversamente proporcional a la edad gestacional (> 50 % en recién nacidos prematuros ≤ 28 semanas de gestación) y al peso al nacimiento. Aunque las tasas de cierre espontáneo son altas, la práctica histórica ha llevado a la terapia médica o quirúrgica en el 60 a 70 % de los recién nacidos prematuros ≤ 28 semanas de edad gestacional.

FISIOLOGÍA Y FISIOPATOLOGÍA

Papel del conducto en la vida fetal y su cierre normal

Vida fetal

El conducto maneja la mayor parte del gasto cardíaco del VD (dada la alta resistencia pulmonar fetal), aproximadamente el 60 % del gasto cardíaco total. Como resultado, gran parte de la sangre que sale del VD pasa de derecha a izquierda (D-I) a través del CA hacia la aorta descendente y luego, a la placenta para su oxigenación.

La permeabilidad del CA en la vida fetal está controlada por diversos factores con efecto vasodilatador, con el bajo contenido de oxígeno arterial, los metabolitos del ácido araquidónico, específicamente la prostaglandina E2 (PGE2) producida por el tejido placentario y el óxido nítrico producido por el endotelio ductal, como los más importantes. Estos factores contribuyen a disminuir las concentraciones de calcio intracelular, lo que evita la contracción de las células del músculo liso del CA. Si el CA se cierra de manera prematura durante la vida fetal, puede producir insuficiencia cardíaca derecha e hidrops fetal.

Tras el nacimiento

Con el inicio de la respiración, los pulmones asumen la función de intercambio gaseoso llevada a cabo previamente por la placenta. La saturación sistémica de oxígeno aumenta, lo que produce vasodilatación pulmonar y una caída de la RVP. Al mismo tiempo, la resistencia vascular sistémica (RVS) aumenta. Estos factores provocan una inversión repentina del flujo sanguíneo en el conducto de D-I a I-D.

En los prematuros, estos mecanismos que contribuyen al cierre ductal no se presentan o están inmaduros: insensibilidad al oxígeno, hipersensibilidad a PGE2, hiperproducción de óxido nítrico, flujo ductal bidireccional, etc. Todos estos factores contribuyen a que el CA permanezca permeable durante más tiempo y genere un aumento de la morbilidad (hemorragia intraventricular, hemorragia pulmonar, displasia broncopulmonar, enterocolitis necrotizante) y la mortalidad en el recién nacido prematuro.

Fisiopatología

La fisiopatología del CAP es compleja y va a depender de varios factores: edad del paciente, la presencia o no de cardiopatía congénita asociada y una interacción compleja entre múltiples factores anatómicos (diámetro, forma y elasticidad del CA) y hemodinámicos (RVP y RVS). Todos estos factores van a determinar el grado de cortocircuito.

En ausencia de defectos cardíacos significativos y de una RVP elevada, el CAP produce un cortocircuito izquierda-derecha (I-D), desde la aorta hacia las arterias pulmonares. Si el flujo es lo suficientemente significativo, provoca sobrecarga de volumen en el corazón izquierdo: en primer lugar, dilatación del ventrículo izquierdo y aumento de la presión telediastólica de este con posterior dilatación e incremento de la presión de la aurícula izquierda. La función sistólica se mantiene gracias a los mecanismos compensatorios y pueden inducir hipertrofia del ventrículo izquierdo. Finalmente, esta sobrecarga de volumen en el circuito pulmonar, cuando las cavidades izquierdas no la pueden manejar, produce congestión pulmonar.

A su vez, si el flujo I-D es suficientemente significativo, puede llevar a una disminución del flujo sanguíneo sistémico con potencial riesgo de hipoperfusión cerebral, esplácnica o renal. Las consecuencias fisiológicas de este «robo ductal» dependen del tamaño del cortocircuito y de la respuesta compensatoria del corazón, los pulmones y otros órganos. Este mecanismo suele ser relevante solo en prematuros.

Con el tiempo, el hiperaflujo pulmonar puede producir enfermedad vascular pulmonar e hipertensión pulmonar (HTP). Cuando la RVP se aproxima y supera la RVS, el flujo ductal se invierte y se vuelve D-I, descrita clásicamente como síndrome de Eisenmenger. En este contexto, los pacientes pueden desarrollar insuficiencia sistólica del VD, la causa más común de muerte entre los pacientes con síndrome de Eisenmenger.

En pacientes con lesiones obstructivas asociadas del corazón derecho (por ejemplo, tetralogía de Fallot o atresia pulmonar), un CAP proporciona una vía para el flujo sanguíneo pulmonar. Por el contrario, en pacientes con lesiones obstructivas del corazón izquierdo (p. ej., atresia aórtica, coartación de la aorta) un CAP permite la perfusión sistémica a través del corazón derecho.

MANIFESTACIONES CLÍNICAS

Recién nacidos a término, niños mayores y adultos

Por lo general, los CAP pequeños no producen síntomas y pasan desapercibidos, pueden presentarse como un soplo incidental durante una exploración rutinaria o un hallazgo casual en la ecocardiografía realizada por otras razones.

La presencia de un cortocircuito I-D moderado puede manifestarse con hallazgos secundarios de insuficiencia cardíaca congestiva que incluyen dificultad para las tomas, polipnea, retraso ponderal, infecciones respiratorias de repetición, etc. Los niños mayores y los adultos jóvenes pueden presentar intolerancia al ejercicio.

Los pacientes con cortocircuitos muy grandes no diagnosticados pueden mostrar inicialmente clínica de insuficiencia cardíaca, que desaparecerá en tres a seis meses debido al aumento de la RVP para progresar hasta síndrome de Eisenmenger años más tarde, en la adolescencia o en la edad adulta temprana.

En la exploración física se puede observar:

- **Conducto arterioso persistente (CAP) pequeño:** soplo sistólico (recién nacidos) y continuo o «en maquinaria» (lactantes y niños mayores) a la altura infraclavicular izquierda o zona superior del borde esternal izquierdo (BEI) irradiado a la espalda.
- **Conducto arterioso persistente (CAP) moderado o grande:** soplo continuo. Pulsos periféricos «saltones» con amplia presión diferencial (presión arterial sistólica elevada y diastólica reducida). Precordio hiperdinámico, incluso se puede observar frémito o *thrill* en la zona superior del BEI, y signos de insuficiencia cardíaca cómo taquicardia, taquipnea y tiraje intercostal.

La evolución a enfermedad vascular pulmonar y aparición de HTP se manifiesta con aparición de cianosis diferencial (saturación de oxígeno más baja en el pie que en la mano derecha) por inversión del cortocircuito, a D-I, con flujo de sangre desoxigenada de la arteria pulmonar a la aorta descendente. A la palpación del precordio puede estar desplazado a la derecha. A la auscultación: soplo sistólico que se acorta e incluso desaparece, segundo ruido aumentado que con el tiempo se hace fijo. Si HTP: soplo diastólico pulmonar (insuficiencia pulmonar) y sistólico en BEI (insuficiencia tricuspídea).

Recién nacidos prematuros

En prematuros, el impacto fisiológico de un CA permeable está relacionado con el grado de cortocircuito, con los

Tabla 14.3-1. Hallazgos en la clínica que sugieren la presencia de un conducto arterioso persistente hemodinámicamente significativo en prematuros

- Necesidades de soporte respiratorio o aumento de las necesidades sin otra causa que lo justifique MAP ≥8 cmH₂O y/o FiO₂ >0,4
- Hemorragia pulmonar
- Aumento de la presión diferencial (PAD <50 % de la PAS o diferencia entre ambas de >25 mmHg)
- Cardiomegalia y/o edema pulmonar en la radiografía de tórax
- Hipotensión que requiere drogas vasoactivas
- Signos de hipoperfusión: oligoanuria, acidosis metabólica que no se puede explicar por otra causa

FiO₂: fracción inspirada de oxígeno; MAP: presión media en la vía aérea; PAD: presión arterial diastólica; PAS: presión arterial sistólica.

mecanismos adaptativos cardiopulmonares y el tiempo de exposición. Por tanto, en estos pacientes es más difícil determinar la importancia hemodinámica solo con el tamaño del conducto. En la actualidad, se prefiere hablar de CAP hemodinámicamente significativo o no, teniendo en cuenta los hallazgos clínicos junto con los hallazgos anatómicos y hemodinámicos de las pruebas de imagen. El objetivo final es identificar aquellos recién nacidos prematuros en los que se estima que los volúmenes de derivación a través del CA son los principales contribuyentes patológicos a la situación hemodinámica y respiratoria actual (**Tabla 14.3-1**).

Las consecuencias clínicas asociadas con los CAP hemodinámicamente significativos van a venir determinadas por:

- **Los efectos del hiperaflujo pulmonar:** edema pulmonar, aumento de las necesidades de asistencia respiratoria, hemorragia alveolar, displasia broncopulmonar e HTP.
- **Los efectos de la hipoperfusión sistémica:** hipotensión, enterocolitis necrotizante, hemorragia intraventricular y lesión renal aguda.

> **Concepto de «ductus silente»**
> Engloba aquellos CAP muy pequeños sin soplo a la auscultación y sin consecuencias hemodinámicas ni clínicas que son diagnosticados, de forma incidental, en ecocardiografías u otras pruebas de imagen realizadas por otra causa.

DIAGNÓSTICO

Por lo general, el diagnóstico de CAP se basa en sus hallazgos clínicos característicos y habitualmente se confirma mediante ecocardiografía.

La radiografía de tórax (edema pulmonar, cardiomegalia) y el electrocardiograma (signos de crecimiento de cavidades izquierdas) pueden ser útiles, pero son poco sensibles y específicos en comparación con la ecocardiografía.

> La ecocardiografía transtorácica es la prueba *gold standard* para diagnóstico y valoración de la repercusión hemodinámica del CAP.

Tabla 14.3-2. Parámetros ecocardiográficos que ayudan a definir un conducto arterioso persistente hemodinámicamente significativo en pacientes prematuros

Tamaño del conducto y características del flujo	• Diámetro >1,5 mm • CAP/API >1 • Flujo transductal no restrictivo (<2 m/s; gradiente medio <8 mmHg)
Signos de hiperaflujo pulmonar y sobrecarga de volumen izquierdo	• Velocidad de flujo telediastólica en API >0,2 m/s • Velocidad media en API >0,42 m/s • TRIV <40 ms • Dilatación AI, VI (DVItd) • AI/Ao ≥1,6 • E/A ≥1
Signos de hipoperfusión sistémica	• Flujo reverso diastólico en Ao descendente («robo ductal»)

API: arteria pulmonar izquierda; AI: aurícula izquierda; Ao: aorta; CAP: conducto arterioso persistente; DVItd: diámetro telediastólico de ventrículo izquierdo; TRIV: tiempo de relajación isovolumétrica; VI: ventrículo izquierdo.

Ecocardiograma

Los planos ecocardiográficos típicos son el paraesternal eje corto, el paraesternal alto (o plano ductal), y el supraesternal corte sagital. Por una parte, se evaluará el tamaño y las características del flujo ductal y por otra, se valorarán las consecuencias hemodinámicas de dicha derivación (presencia de dilatación de cavidades, signos de hiperaflujo pulmonar, signos de HTP). Además, ayuda a descartar la presencia de otras anomalías cardíacas asociadas.

> El ecocardiograma es la prueba diagnóstica más útil para el diagnóstico y seguimiento del CAP.

A continuación se exponen unas tablas con los parámetros ecocardiográficos que ayudan a definir un CAP hemodinámicamente significativo tanto en prematuros (**Tabla 14.3-2**) como en niños a término, niños mayores y adultos (**Tabla 14-3.3**).

Tabla 14.3-3. Parámetros ecocardiográficos que ayudan a definir el conducto arterioso persistente hemodinámicamente significativo en lactantes a término, niños y adultos

Tamaño del conducto y características del flujo	• Diámetro >4 mm (CAP moderado) • CAP/API >2/3 del tronco pulmonar • Flujo transductal no restrictivo (<4 m/s)
Signos de sobrecarga de volumen izquierdo	• Dilatación AI, VI (DVItd) por *z-score* • AI/Ao >1,3
Signos de hipoperfusión sistémica	• Flujo reverso diastólico en Ao descendente («robo ductal»)

API: arteria pulmonar izquierda; AI: aurícula izquierda; Ao: aorta; CAP: conducto arterioso persistente; DVItd: diámetro telediastólico de ventrículo izquierdo; TRIV: tiempo de relajación isovolumétrica; VI: ventrículo izquierdo.

El ecocardiograma también ayuda a realizar un diagnóstico diferencial con otras anomalías vasculares como: colaterales aortopulmonares, la fístula coronaria a tronco pulmonar, la ventana aortopulmonar o la dilatación idiopática del tronco pulmonar con presencia de flujo retrógrado sistólico tardío. Muchas entidades congénitas o adquiridas tienen manifestaciones clínicas similares pero la ecocardiografía permite distinguirlas con facilidad.

En la videoclase se profundizará más sobre el ecocardiograma en el CAP tanto en lactantes y niños mayores como en prematuros.

Resonancia magnética y tomografía axial computarizada

El uso de estas pruebas diagnósticas queda indicado en aquellos casos con dudas diagnósticas, pacientes con mala ventana acústica, sobre todo, para el momento de planificar una actitud terapéutica, o para la evaluación de complicaciones.

Cateterismo: angiografía y estudio hemodinámico

Por lo general, solo son necesarios cuando se considera indicado el cierre (para tratamiento percutáneo), en el contexto de una cardiopatía congénita más compleja o ante sospecha de HTP de larga evolución (con dudas de la irreversibilidad).

TRATAMIENTO, SEGUIMIENTO Y RECOMENDACIONES

A modo de introducción histórica, la primera cirugía realizada para la corrección de una cardiopatía congénita fue el cierre del conducto en una niña de 7 años en 1938, en Boston. Desde entonces, ha habido grandes avances en el mundo de la cardiología pediátrica y cardiopatías congénitas, por lo que el tratamiento del CAP ha cambiado de manera radical.

> ❗ El tratamiento de elección del CAP es el cierre percutáneo, siempre y cuando la edad/peso del paciente, la situación clínica y la anatomía del ductus lo permitan.

La indicación de cierre de conducto se suele hacer al diagnóstico, excepto si se opta por una actitud expectante en caso de niños muy pequeños. Está claramente indicado si es sintomático y/o si genera repercusión volumétrica en cavidades izquierdas (*shunt* significativo). Su cierre está contraindicado en casos de HTP irreversible grave (fisiología Eisenmenger con desaturación de piernas).

Existe controversia respecto al tratamiento del CAP silente: previamente se indicaba su cierre por el riesgo de endarteritis/endocarditis infecciosa pero cada vez está más discutido.

El procedimiento percutáneo para cierre y la tecnología disponible han evolucionado mucho en las últimas décadas. Inicialmente se usaban oclusores tipo *coil*, pero en la actualidad existen dispositivos específicos como el ADO-I (Amplatzer duct occluder®) con forma de embudo o el ADO-II con forma simétrica, que han simplificado mucho la técnica (**Fig. 14.3-2**).

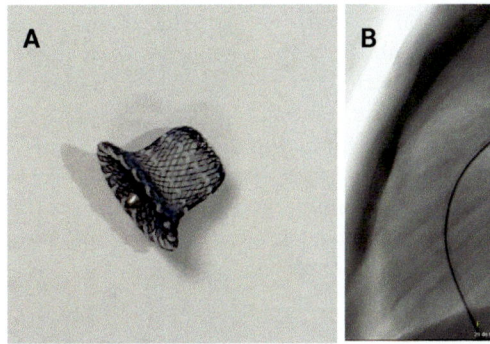
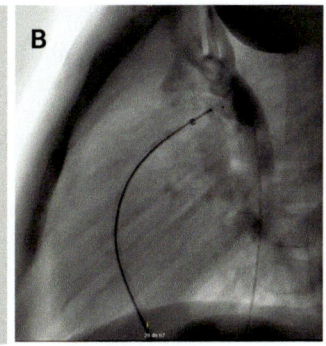

Figura 14.3-2. A) Dispositivo de cierre percutáneo (ADO-I). **B)** Imagen angiográfica de su despliegue durante un cateterismo.

Dada su anatomía con conexión entre el sistema vascular pulmonar y sistémico se pueden distinguir dos métodos de acceso al conducto y vías de cierre: anterógrado (por acceso venoso, desde la arteria pulmonar con dispositivos tipo embudo; en ocasiones es necesario hacer un asa arteriovenosa) o retrógrado (por acceso arterial, dispositivos simétricos).

Tras el procedimiento se suele comprobar la posición correcta por radiografía y por ecocardiografía, y no se precisa tratamiento médico/antiagregante (en comparación con otros dispositivos como el de cierre de comunicación interauricular).

La cirugía, por toracotomía lateral mínimamente invasiva, ya solo se reserva para casos complejos y aquellos en los que la anatomía del conducto, su repercusión o la situación del paciente desaconseja el tratamiento por cateterismo. Consiste en disección cuidadosa de estructuras por abordaje lateral izquierdo y oclusión simple mediante la aplicación de un clip.

En el caso de los grandes prematuros, donde el manejo del conducto es siempre controvertido, el debate también se extiende al tipo de cierre cuando falla el tratamiento médico (los antiinflamatorios no esteroideos o el paracetamol tienen alta eficacia): percutáneo o quirúrgico. Cada vez más centros realizan cierres percutáneos en mayores de 700 g con similar tasa de éxito y complicaciones, dado que supone un procedimiento mucho menos invasivo que una cirugía abierta en niños muy frágiles.

Las complicaciones son las usuales asociadas a cateterismos o cirugías torácicas al tener en cuenta que es un procedimiento extracardíaco sin necesidad de *bypass*: sangrado, dolor, etc. El cateterismo es menos invasivo, pero supone complicaciones locales en zona de punción (hematoma, trombosis, isquemia de extremidad, etc.) y existe riesgo de embolización del dispositivo, hemólisis si *shunt* residual y compresión de estructuras vecinas (estenosis de rama pulmonar izquierda o coartación de aorta yatrogénica). En cualquier caso, son complicaciones infrecuentes si se hace una selección cuidadosa de los casos y una técnica adecuada.

Cabe destacar el llamado «síndrome postligadura» o «poscierre», casi exclusivo de prematuros, en el que se produce una situación análoga al síndrome de bajo gasto posquirúrgico transitorio en las primeras 24 horas tras la intervención. Se explica por el cambio brusco en las situaciones de precarga y poscarga (con hipertensión arterial, disfunción sistólica transitoria, etc.), y parece prevenirse con el uso de milrinona.

El seguimiento a largo plazo (en especial, en pacientes pequeños) parece prudente, pero no existen lesiones residuales ni secuelas habituales descritas. En caso de cirugía siempre se debe vigilar el desarrollo de anomalías torácicas y escoliosis. Cuando se hace un cateterismo, podrían existir casos de alergia al componente (níquel) o problemas en las zonas de acceso vascular o por la presencia de *shunt* residual. En adultos, si tras el cierre no hay *shunt* residual, no se recomienda seguimiento tras seis meses del procedimiento.

Respecto a las recomendaciones de estilo de vida y actividad física son similares a las de otras cardiopatías simples. No existe limitación al ejercicio (recreativo ni de competición) excepto en casos de HTP irreversible de larga evolución (altamente infrecuente). En relación con la prevención de endocarditis, solo se recomiendan las medidas higiénico-dietéticas clásicas (evitar *piercings* y tatuajes, buena higiene bucodental, etc.) pero ya no está indicada la profilaxis antibiótica ante procedimientos (excepto en los seis meses tras el implante de un dispositivo de cierre).

PUNTOS CLAVE

- El CA es una estructura esencial en la circulación fetal. Su persistencia fuera del período neonatal supone una cardiopatía con *shunt* I-D.
- El conducto del prematuro tiene características específicas que ameritan su estudio de manera separada.
- Como otros *shunt* postricuspídeos, la fisiopatología y repercusión del CAP depende de su tamaño y de la relación de presiones/resistencias entre el circuito sistémico y el pulmonar.

- El diagnóstico y valoración funcional del CAP se hace esencialmente por ecocardiografía.
- Las indicaciones de su cierre se basan sobre todo en la prevención de la progresión de enfermedad vascular pulmonar.
- El tratamiento intervencionista ha ido desplazando de forma progresiva al quirúrgico, al demostrar altas tasas de eficacia y seguridad.

BIBLIOGRAFÍA

Alkamali AM, Hassan AA. Patent Ductus Arteriosus Closure. En: Gianfranco Butera G, eds. Cardiac Catheterization for Congenital Heart Disease. From Fetal Life to Adulthood. Springer, 2021; p. 585-602.

Anilkumar M. Patent Ductus Arteriosus. Cardiol Clin. 2013;31(3):417-30.

Backes CH, Hill KD, Shelton EL, Slaughter JL, Lewis TR, Weisz DE, et al. Patent Ductus Arteriosus: A Contemporary Perspective for the Pediatric and Adult Cardiac Care Provider. J Am Heart Assoc. 2022; 11(17):e025784.

Ballesteros Tejerizo F, Rodriguez Ogando A, Gil Villanueva N. Ductus arterioso persistente (en el niño a término) y ventana aortopulmonar. En: Albert Brotons DC, coord. Cardiología pediátrica y cardiopatías congénitas en el niño y adolescente. Vol. I; sección III. Madrid: Grupo CTO ed. 2015. p. 229-39.

Baruteau AE, Hascoët S, Baruteau J, Boudjemline Y, Lambert V, Angel CY, et al. Transcatheter closure of patent ductus arteriosus: past, present and future. Arch Cardiovasc Dis. 2014;107(2):122-32. doi: 10.1016/j.acvd.2014.01.008.

Baumgartner H, De Backer J, Babu-Narayan SV, Budts W, Chessa M, Diller GP, et al.; ESC Scientific Document Group. 2020 ESC Guidelines for the management of adult congenital heart disease. Eur Heart J. 2021;42(6):563-645. doi: 10.1093/eurheartj/ehaa554.

Bautista-Rodríguez C, Bouvaist H, OtunlaT, Baruteau AE, Fraisse A. Percutaneous Closure of PDA in Premature Babies. En: Butera G, Chessa M, Eicken A, Thompson J, eds. Cardiac Catheterization for Congenital Heart Disease From Fetal Life to Adulthood. Cham (Suiza), Springer, 2021; p. 603-15. https://doi.org/10.1007/978-3-030-69856-0

Benson L, Spicer D, Anderson R. Arterial Duct: Its Persistence and Its Patency. En: Wernovsky G, Anderson RH, Kumar K, Redington A, Tweddell JS, Tretter J, eds. Anderson's Pediatric Cardiology. 4ª ed. Barcelona: Elservier, 2020; p. 41, 755-773.e6.

Corbett L, Forster J, Gammlin W, Duarte N, Burgess O, Harkness A, et al. A practical guideline for performing a comprehensive transthoracic echocardiogram in the congenital heart disease patient: consensus recommendations from the British Society of Echocardiography. Echo Research & Practice. 2022;9(10). https://doi.org/10.1186/s44156-022-00006-5.

Feltes TF, Bacha E, Beekman RH 3rd, Cheatham JP, Feinstein JA, Gomes AS, et al.; American Heart Association Congenital Cardiac Defects Committee of the Council on Cardiovascular Disease in the Young; Council on Clinical Cardiology; Council on Cardiovascular Radiology and Intervention; American Heart Association. Indications for cardiac catheterization and intervention in pediatric cardiac disease: a scientific statement from the American Heart Association. Circulation. 2011;123(22):2607-52. doi: 10.1161/CIR.0b013e-31821b1f10.

Fernández Ruiz A, del Cerro Marín MJ, Rubio Vidal D, Castro Gussoni MC, Moreno Granados F. Cierre percutáneo del ductus arterioso persistente con dispositivo de Amplatz: resultado inmediato y seguimiento a medio plazo [Transcatheter closure of patent ductus arteriosus using the Amplatzer duct occluder: initial results and mid-term follow-up]. Rev Esp Cardiol. 2002;55(10):1057-62. Spanish. doi: 10.1016/s0300-8932(02)76756-0.

Fernández Soria MT, Crespo Marcos D. Actividad física en niños y adolescentes con enfermedad cardiovascular. Pediatr Integral 2021;XXV(8):413-25.

Gillam-Krakauer M, Reese J. Diagnosis and Management of Patent Ductus Arteriosus. Neo Reviews. 2018;19(7):e394-402.

Hundscheid T, Onland W, Kooi EMW, Vijlbrief DC, de Vries WB, Dijkman KP, et al.; BeNeDuctus Trial Investigators. Expectant Management or Early Ibuprofen for Patent Ductus Arteriosus. N Engl J Med. 2023;388(11):980-90. doi: 10.1056/NEJMoa2207418.

Jang GY, Son CS, Lee JW, Lee JY, Kim SJ. Complications after transcatheter closure of patent ductus arteriosus. J Korean Med Sci. 2007;22(3):484-90. doi: 10.3346/jkms.2007.22.3.484.

Lai WW, Geva T, Shirali GS, Frommelt PC, Humes RA, Brook MM, et al.; Writing Committee, New York, New York; Boston, Massachusetts; Charleston, South Carolina; Milwaukee, Wisconsin; Detroit, Michigan; San Francisco, California; Houston, Texas; and Philadelphia, Pennsylvania. Guidelines and Standards for Performance of a Pediatric Echocardiogram: A Report from the Task Force of the Pediatric Council of the American Society of Echocardiography. J Am Soc Echocardiogr. 2006;19(12):1413-30.

May LA, Masand PM, Qureshi AM, Jadhav SP. The ductus arteriosus: a review of embryology to intervention. Pediatr Radiol. 2022;53(3):509-22.

Mitra S, de Boode WP, Weisz DE, Shah PS. Interventions for patent ductus arteriosus (PDA) in preterm infants: an overview of Cochrane Systematic Reviews. Cochrane Database Syst Rev. 2023;4(4):CD013588. doi: 10.1002/14651858.CD013588.pub2.

Bergersen L, Foerster S, Marshall AC, Meadows J. PDA Closure. En: Congenital Heart Disease. Boston, MA: Springer US; 2009. p. 123–6. doi: 10.1007/978-0-387-77292-9.

Tacy A. Abnormalities of the Ductus Arteriosus and Pulmonary Arteries. En: Lai WW, Mertens LL, Geva T, Cohen MS, eds. Echocardiography in Pediatric and Congenital Heart Disease. From Fetus to Adult. 1ª ed. Blackwell Publishing Ltd., 2009; p. 283-96.

Rigby ML. Closure of the arterial duct: past, present, and future. Heart. 1996;76(6):461-2. doi: 10.1136/hrt.76.6.461.

Wernovsky G, Anderson RH, Kumar K, Mussatto KA, Redington AN, Tweddell JS, et al., eds. Anderson's Pediatric Cardiology. 4ª ed. Philadelphia: Elsevier, 2020; 1599 p.

14.4 Canal auriculoventricular

I. Barranco Fernández

OBJETIVOS

- Conocer las características anatómicas del canal auriculoventricular.
- Aprender la fisiopatología de esta malformación.
- Entender en qué consisten las manifestaciones clínicas según el estado evolutivo del paciente.
- Valorar la importancia del diagnóstico precoz y la elección del tratamiento adecuado de estos pacientes.

INTRODUCCIÓN

Definición y epidemiología

Los defectos del septo atrioventricular, también denominado septo auriculoventricular, canal AV, o defecto de cojines endocárdicos, son un espectro de malformaciones congénitas que se producen en la zona central del corazón o *crux cordis* y que están causados por una alteración en la formación embrionaria de los cojines endocárdicos. Se caracterizan por: la ausencia del tabique AV, un defecto en la septación auricular y/o ventricular y un grado variable de afectación de las válvulas auriculoventriculares, pues esta ausencia de tabique AV deja sin sustento a sus velos. Además, se añaden alteraciones en la geometría ventricular, esqueleto fibroso y en el sistema de conducción del corazón.

El canal AV supone entre el 3-5 % de todas las cardiopatías congénitas, con una incidencia aproximada de 0,2-0,4 casos por cada 1.000 recién nacidos vivos, y con una ligera predisposición en mujeres.

Entre el 50-70 % de los pacientes con canal AV presentan síndrome de Down, y el 40 % de los fetos con este síndrome presentan una cardiopatía; en un 50 % de los casos se trata de defectos de los cojines endocárdicos. Pueden existir otras malformaciones asociadas tales como la tetralogía de Fallot, que aparece en el 6 % de los pacientes con canal AV; ventrículo derecho de doble salida, también en el 6 % de los casos, y transposición de grandes arterias, aproximadamente en un 3 %. También es frecuente diagnosticar los defectos de septo AV en los síndromes de heterotaxia. Los defectos asociados son infrecuentes en los niños con síndrome de Down.

Clasificación anatómica

Existen diferentes variantes anatómicas que van desde defectos completos o parciales a formas transicionales o intermedias.

Se puede enumerar una serie de características anatómicas que son comunes a todas estas variantes:

- Defecto a la altura de la cruz del corazón.
- A diferencia de un corazón normal, las válvulas AV se insertan a la misma altura.
- El defecto en el septo interventricular de entrada produce un alargamiento del tabique infundibular con una posición anómala de la válvula aórtica. Puede haber obstrucción en el tracto de salida del ventrículo izquierdo (TSVI).
- Rotación antihoraria de los músculos papilares del VI.
- Deficiencia de tejido en el velo septal de la mitral, lo que se conoce como hendidura o *cleft*.
- La ausencia del septo AV contribuye a una disposición anómala del nodo AV y, por tanto, se ve alterado el tejido de conducción.

Clásicamente, se utilizan tres criterios para clasificar las diferentes variantes anatómicas de los defectos de los cojines endocárdicos.

Según las características anatómicas y morfología de la válvula atrioventricular (Fig. 14.4-1)

- **Defecto completo o canal AV común**: se caracteriza por la ausencia de partición del anillo primitivo AV que da lugar a una válvula AV común. Esta válvula está constituida por cinco valvas o cojinetes, dos anterosuperiores (derecha e izquierda), dos laterales (derecha e izquierda) y una posterior común, sin fusión entre ellas. Por tanto, se está ante un único orificio valvular que comunica aurículas y ventrículos. Se combina con un gran defecto de septación en la cruz cardíaca, uno a la altura atrial tipo *ostium primum* y otro defecto interventricular no restrictivo a la altura del septo membranoso de la entrada ventricular.
- **Defecto parcial o canal AV parcial**: el defecto está limitado al septo interauricular con la presencia de una comunicación interauricular (CIA) tipo *ostium primum*. En esta

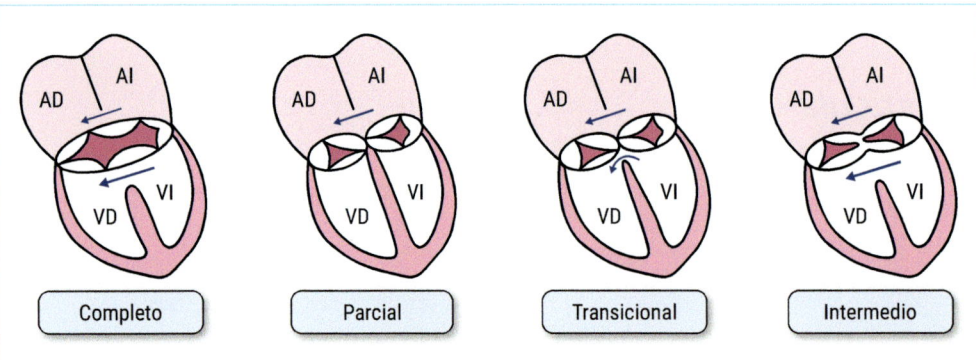

Figura 14.4-1. Canal auriculoventricular según las características anatómicas y la morfología de la válvula atrioventricular.

variante, las valvas anterior y posterior sí se fusionan en el centro, por lo que sí existen dos anillos valvulares diferenciados y, por tanto, dos válvulas aurículoventriculares separadas, pero la válvula mitral presenta una falta de tejido en la valva septal, lo que se denomina *cleft* o hendidura.

- **Defecto transicional**: es una variedad poco habitual, similar al defecto parcial, en la que se encuentra un defecto septal a la altura auricular y un defecto interventricular de pequeño tamaño con una pequeña fusión en las valvas de la válvula AV común; como consecuencia, el anillo queda dividido en un componente izquierdo («mitral») y derecho («tricuspídeo»).
- **Defecto intermedio**: es un subtipo raro del defecto completo. Se caracteriza por una CIA tipo *ostium primum*, una comunicación interventricular (CIV) de entrada de gran tamaño y un único anillo valvular común, pero con la división en componente auricular izquierdo y derecho por una lengua de tejido.

Según la inserción de la valva anterosuperior de la válvula atrioventricular común en relación con el tabique interventricular (clasificación de Rastelli) (Fig. 14.4-2)

- **Tipo A de Rastelli**: es el más frecuente, aproximadamente entre el 50-75 % de los casos. La valva anterosuperior queda dividida por completo en dos porciones, derecha e izquierda y está unida medialmente a la cresta del tabique interventricular a través de sus cuerdas tendinosas. Además, se da una CIV a través de estos espacios intercordales. El tipo A de Rastelli no suele asociar otros defectos y es típico de pacientes con síndrome de Down.
- **Tipo B de Rastelli**: se da en el 3 % de los casos. La valva anterior está hendida pero no dividida de forma completa a diferencia del canal AV tipo A. El anclaje tiene lugar en un músculo papilar anómalo que está unido al lado derecho del tabique interventricular y la valva pasa como puente por encima de la CIV. En el canal AV tipo B es habitual la asociación a hipoplasia ventricular.
- **Tipo C de Rastelli**: se produce en un 25 % de los casos. La valva anterosuperior no está dividida, sino que queda libre flotando y se une a un músculo papilar de la pared libre del ventrículo derecho, ubicándose por encima de la CIV. En este tipo suelen asociarse otros defectos cardíacos como la tetralogía de Fallot, la doble salida de ventrículo derecho, síndrome de heterotaxia o transposición de grandes vasos.

Según el grado de desarrollo de los ventrículos

La válvula AV común puede situarse más abocada hacía uno de los ventrículos, con menor flujo en el otro ventrículo, lo que puede ocasionar su hipoplasia. Es importante definir si el

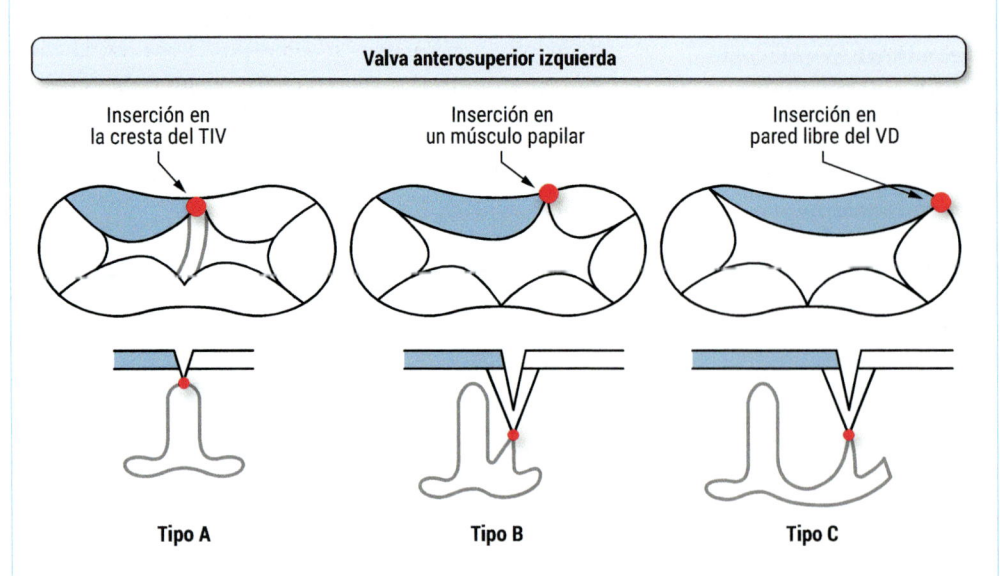

Figura 14.4-2. Canal auriculoventricular, según la inserción de la valva anterosuperior de la válvula atrioventricular común en relación con el tabique interventricular (clasificación de Rastelli).

defecto es equilibrado o no, dado que tiene implicaciones en la estrategia quirúrgica y, por tanto, en el pronóstico.

- **Equilibrado**: ambos ventrículos presentan similar tamaño y los orificios de la válvula AV común sirven por igual al VD y al VI.
- **No equilibrado**: tiene una incidencia de un 10 % de los casos de canal AV. En el 75 % de estos es el VI el hipoplásico.

Etiología y fisiopatogenia

Como en la gran mayoría de las cardiopatías congénitas, el canal AV tiene un origen multifactorial con la implicación de factores genéticos y ambientales, aunque este defecto congénito en particular tiene una fuerte asociación con el cromosoma 21, y es la cardiopatía más habitual en el síndrome de Down.

En el tubo cardíaco primitivo, el canal AV conecta la aurícula con el ventrículo primitivo. En este tubo aparecen cuatro almohadillas que se desarrollan y fusionan dando lugar al *septum* intermedio, que queda así dividido el canal AV en dos orificios, el derecho y el izquierdo. Además, este *septum* intermedio aporta tejido que contribuye a la septación auricular, el denominado *septum primum*, y a la septación ventricular o lo que se conoce como porción membranosa o de entrada.

Cualquier anomalía en la formación o progresión de estos cojines o almohadillas da lugar al amplio espectro de malformación que se engloba dentro de los defectos del canal AV.

FISIOPATOLOGÍA Y PRESENTACIÓN CLÍNICA

Fisiopatología

La fisiopatología del canal AV puede explicarse por dos fenómenos hemodinámicos: los cortocircuitos que tienen lugar a través de la CIA *ostium primum*, la CIV de entrada y el *shunt* que se produce en dirección ventrículo-atrial y por la insuficiencia de la válvula AV común.

De la magnitud de los *shunts* y de la competencia de la válvula AV va a depender el grado de manifestaciones clínicas que estarán derivadas de la sobrecarga de volumen y presión que generan dichos defectos con el consiguiente aumento del flujo pulmonar respecto al sistémico.

En las primeras semanas de vida, debido a la existencia de una hipertensión pulmonar (HTP) fisiológica, el gradiente de presión entre cavidades izquierdas y derechas es mínimo, el cortocircuito entonces será escaso y, por tanto, habrá pocas manifestaciones clínicas. Una vez desciende la presión pulmonar en el recién nacido comienza a haber *shunt* en dirección izquierda-derecha. A través del defecto de tabicación en la pared interauricular se producirá sobrecarga de volumen en el ventrículo derecho; en cambio, el cortocircuito mediante la CIV genera sobrecarga de volumen en las cavidades izquierdas. Así, en los casos de canal AV completo habrá sobrecarga de volumen biventricular.

En los defectos completos habrá un aumento de presión en el ventrículo derecho, secundaria al hiperaflujo por la presen-

cia de CIV de gran tamaño (HTP precapilar por hiperaflujo). La insuficiencia de la válvula AV común puede contribuir a empeorar esta situación, dado que incrementará la presión sobre la aurícula izquierda y de forma retrógrada sobre el territorio venoso pulmonar.

En los defectos parciales, las CIA de gran tamaño, también aumenta la presión pulmonar secundaria al hiperaflujo que se produce a través del defecto.

Presentación clínica

El grado de manifestaciones clínicas dependerá del tipo de defecto AV, sea completo o parcial, del tamaño de las comunicaciones intracardíacas, de la competencia de la válvula AV y, por último, de las resistencias vasculares pulmonares del paciente.

Los recién nacidos con defecto completo del septo AV suelen presentar signos y síntomas en torno a las 4-6 semanas de vida, una vez que sus resistencias vasculares pulmonares han descendido. Los pacientes con síndrome de Down tienen un descenso más tardío de las resistencias vasculares pulmonares y, por tanto, desarrollarán clínica de forma más tardía, con la presentación, en ocasiones, únicamente de cianosis intermitente por la inversión del flujo.

La sobrecarga cardíaca debido a los cortocircuitos y a la regurgitación de la válvula AV da lugar a clínica de fallo cardíaco congestivo.

- En los lactantes se hallará polipnea, taquicardia y cansancio con las tomas con incluso desnutrición y estancamiento ponderal e infecciones respiratorias frecuentes. A la exploración física se encontrará un lactante con hepatomegalia y edemas por incremento de la presión venosa central. La ausencia de signos y síntomas de insuficiencia cardíaca en un lactante con canal AV completo debe hacer sospechar enfermedad vascular pulmonar ya establecida.
- En los pacientes más mayores puede haber intolerancia al ejercicio, disnea e incluso arritmias.

Los pacientes con defectos parciales en los que predomina el cortocircuito atrial tienen un debut clínico más tardío, con un período libre de síntomas los primeros años de vida, y es probable que la única clínica que se deba destacar en la infancia sean las infecciones respiratorias de repetición. En estos pacientes la sintomatología será más precoz y significativa si presentan una importante insuficiencia mitral. Ya en la edad adulta suelen desarrollar clínica de HTP con el esfuerzo y fibrilación auricular por dilatación de la aurícula izquierda.

En los casos de canal AV no equilibrado, cuando el VI es el hipoplásico la clínica será de bajo gasto excepto si el paciente tiene el conducto permeable. Si en cambio es el ventrículo derecho el hipoplásico, habrá cianosis.

En cuanto a la auscultación cardíaca de los pacientes con defecto del septo AV, se puede encontrar:

- Área precordial hiperactiva y *thrill* sistólico en el borde esternal izquierdo.
- El S1 está acentuado, S2 desdoblado y P2 aumentado.

- La regurgitación a la altura de la válvula mitral produce un soplo holistólico de regurgitación de grado 3-4/6 en el borde esternal izquierdo e irradiado hacia el ápex. Además, se auscultará un soplo eyectivo de aumento de flujo pulmonar.

Los pacientes con defecto del canal AV completo, si no son intervenidos, fallecen habitualmente en torno al segundo o tercer año de vida. Los supervivientes evolucionan a un remodelado en la vasculatura pulmonar con desarrollo de enfermedad vascular pulmonar por la persistencia de hiperaflujo pulmonar. Este hiperaflujo da lugar a un aumento de las resistencias vasculares pulmonares con presiones en la arteria pulmonar y ventrículo derecho iguales a las presiones sistémicas. Esta situación frena dicho incremento de flujo pulmonar a través de los cortocircuitos y esto se traduce en una aparente mejoría de la clínica de insuficiencia cardíaca. Si esta situación se mantiene, las presiones en el lado derecho superan las presiones sistémicas, con una inversión del cortocircuito a través de los defectos, que pasa a ser de derecha a izquierda, lo que causa hipoxemia y cianosis. La fisiopatología propia de esta nueva situación hemodinámica se conoce como síndrome de Eisenmenger. A partir de aquí el deterioro clínico del paciente es muy significativo.

El síndrome de Eisenmenger es más frecuente y precoz en los pacientes con síndrome de Down dado que presentan otros factores que aumentan la presión pulmonar como son la hipoventilación alveolar o la obstrucción distal de la vía aérea.

DIAGNÓSTICO, MANEJO MÉDICO Y QUIRÚRGICO

Pruebas diagnósticas

Electrocardiograma

La disposición anómala del septo AV y el defecto a la altura ventricular alteran la localización normal del nodo AV por lo que se obtendrá un electrocardiograma característico de esta cardiopatía con:

- Desviación marcada del eje del QRS hacia el cuadrante superior izquierdo, lo que se denomina hemibloqueo anterior de rama izquierda. En los pacientes con sobrecarga cardíaca derecha importante la desviación del eje en plano frontal es extrema, de entre -90 a -130°.
- Bloqueo AV de primer grado por crecimiento auricular.
- Crecimiento de la onda P por aumento del tamaño de las aurículas.
- Patrón rsR' o RSR' en VI-V2 como dato de sobrecarga ventricular derecha y datos de hipertrofia ventricular izquierda.

Ecocardiograma

La ecocardiografía (**Fig. 14.3-3**) 2D y estudio Doppler es la técnica diagnóstica de elección. Permite evaluar la anatomía y fisiología completa del defecto y, por lo general, es la única técnica necesaria para diagnosticar, establecer el tratamiento necesario y realizar el seguimiento de estos pacientes.

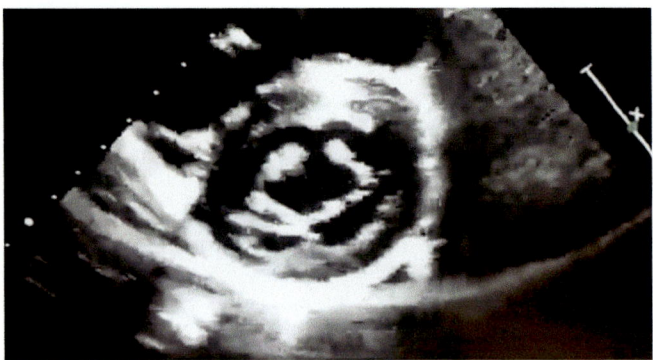

Figura 14.4-3. Ecocardiograma 2D. Proyección paraesternal eje corto donde se visualiza *cleft* mitral. Véase la falta de tejido en la valva anterior.

Se debe determinar:

- Presencia y tamaño de las comunicaciones interauriculares e interventriculares, así como definir la dirección de los *shunts*.
- Valorar la anatomía del anillo y la válvula AV y determinar si existe un solo orificio o dos. Estudiar el número y localización de los músculos papilares y el anclaje de las cuerdas tendinosas, con lo que se determinará la clasificación de Rastelli. Todo esto se valorará en las proyecciones apical y subcostal cuatro cámaras.
- En el eje corto de ventrículos, se podrá estudiar la anatomía de la válvula mitral y su hendidura, así como la posición anormal del músculo papilar anterolateral que se encuentra deslazado en sentido posterior. Además, se determinará el número de músculo papilares.
- Valorar el tamaño de los ventrículos para establecer si el defecto está o no equilibrado. Se observará la distribución de la válvula AV sobre los ventrículos. Estudio de la función biventricular.
- Estudio hemodinámico. Además de la dirección de los cortocircuitos se medirá:
  - Con Coppler continuo se medirá el gradiente de presión a través de la CIV para estimar la presión del VD.
  - Grado de insuficiencia AV.
  - En el VI, en el plano subcostal cinco cámaras se encontrará elongación del TSVI en «cuello de cisne». Se debe descartar obstrucción del TSVI. En el VD se valorará si existe estrechamiento infundibular como en la tetralogía de Fallot.
- Detección de defectos asociados.

Radiografía de tórax

Se verá un aumento de la silueta cardíaca. En los defectos completos la cardiomegalia será a expensas de las cuatro cámaras y aumentará además la trama vascular pulmonar como consecuencia de los cortocircuitos izquierda-derecha. El jet de insuficiencia de la válvula AV irá dirigido sobre todo hacía la aurícula derecha, por lo que el crecimiento de esta será especialmente significativo. En los defectos parciales aumentarán las cavidades derechas y el tronco pulmonar.

En los casos de HTP u obstrucción del TSVI, la vasculatura pulmonar puede ser normal o incluso estar disminuida.

Cateterismo cardíaco

Solo se llevará a cabo si es preciso estimar las resistencias vasculares pulmonares. Ante la sospecha de HTP, sobre todo en pacientes con más de 6-12 meses de vida, estará indicado el estudio hemodinámico con la finalidad de evaluar el estado y la reversibilidad de la patología vascular pulmonar. Además, se emplearán fármacos vasodilatadores pulmonares para determinar la reactividad de las arterias pulmonares. La opción de cirugía correctora será desestimada y el tratamiento pasará a ser paliativo cuando se confirme enfermedad vascular pulmonar sin respuesta a vasodilatadores.

En el cateterismo cardíaco de un defecto completo es representativo un aumento el flujo pulmonar (Qp) con respecto al flujo sistémico (Qs) como resultado de los *shunts* intracardíacos izquierda-derecha, incremento de la saturación arterial de oxígeno en cavidades derechas y presión en arteria pulmonar incluso suprasistémica.

Manejo

La estrategia terapéutica pasa por realizar un diagnóstico precoz que permita una reparación quirúrgica en las mejores condiciones clínicas y antes de desarrollar enfermedad del árbol vascular pulmonar. El momento ideal para la cirugía es en torno a los 6 meses para la mayoría de pacientes.

Manejo médico

Está dirigido a tratar la insuficiencia cardíaca y el hiperaflujo pulmonar que desarrollan todos los pacientes con canal AV completo. El objetivo del tratamiento farmacológico es evitar el deterioro clínico, mejorar la función cardíaca y disminuir los riesgos de cara a la intervención quirúrgica.

Entre las medidas terapéuticas se encuentran:

- Diuréticos e inhibidores de la enzima convertidora de angiotensina (IECS) como la furosemida para disminuir la precarga o el captopril para descender la poscarga.
- Si es preciso asistencia respiratoria con ventilación mecánica, evitar fracciones inspiradas de oxígeno elevadas dado que el oxígeno es vasodilatador pulmonar y, por tanto, se empeoraría el hiperaflujo pulmonar. Favorecer la vasconstricción pulmonar con medidas que fomenten la hipercapnia como la hipoventilación.
- Se debe optimizar la nutrición.

Manejo quirúrgico

La reaparición quirúrgica consiste en el cierre de los defectos septales y en la creación de las válvulas AV separadas y competentes.

Son tres las técnicas quirúrgicas más empleadas en todos los centros. En los defectos completos suele utilizarse la técnica de doble parche y en los parciales, la de parche único, pero depende de la experiencia de cada equipo quirúrgico.

- **Técnica clásica con parche único**: se utiliza un parche de material sintético para cerrar la CIA y la CIV. La válvula AV común se divide en dos y se sutura cada componente a dicho parche.
- **Técnica de doble parche:** se utiliza un parche sintético (habitualmente Gore-Tex) para cerrar la CIV y uno de pericardio para el cierre de CIA. Los velos comunes de la válvula AV se anclan entre ambos parches.
- **Técnica de parche único modificada, conocida como técnica australiana**: se sutura con puntos la CIV y se procede al cierre de CIA con parche de pericardio. En este caso, los velos de la válvula AV común se anclan sobre la cresta del tabique interventricular sin necesidad de parche.

En relación con la reparación de la válvula AV izquierda, la tendencia actual es a cerrar sistemáticamente el *cleft* para disminuir la tasa de reintervención sobre esta, incluso en ocasiones se realizan anuloplastias para evitar la insuficiencia.

En el canal AV parcial, en estos casos el momento de la cirugía no está aún bien determinado. Lo habitual es realizar la reparación antes de los 4 años de vida, si el paciente está sintomático o cuando el Qp/Qs sea > 1,5.

Para los pacientes con canal AV no equilibrado en los que la opción de reparación biventricular no es factible, estará indicada la cirugía para alcanzar una fisiología univentricular.

Complicaciones posquirúrgicas

La ecocardiografía transesofágica intraoperatoria permite valorar las complicaciones inmediatas más habituales que están, sobre todo, en relación con la competencia de las válvulas AV (más frecuente la insuficiencia mitral en el 10 % de casos) y *shunts* residuales.

Puede aparecer bloqueo AV completo (< 5 %) dado que la cirugía se lleva a cabo en la zona del nodo AV, o disfunción sinusal, que causará bradiarritmias. También pueden producirse arritmias postoperatorias, por lo general, supraventriculares. Otra complicación, pero menos habitual, es la obstrucción del TSVI en relación con el cierre de la CIV. Los pacientes con síndrome de Down o los intervenidos a mayor edad tienen más riesgo de sufrir crisis de HTP.

Pronóstico

En la actualidad, la mortalidad en relación con la cirugía está en todas las series entre el 2 y el 10 %. Los resultados a largo plazo son en general buenos, con la disfunción de la válvula AV izquierda como la causa más frecuente de reintervención.

La supervivencia a 10 años es del 70 % aproximadamente para los pacientes con canal AV completo, y del 95 % para los pacientes con canal AV parcial.

Controles postoperatorios cardiológicos y pediátricos

Tras la intervención quirúrgica, previo al alta, se realizará ecocardiograma-Doppler para descartar las complicaciones inmediatas descritas con anterioridad. Se realizará también un electrocardiograma para comprobar que el ritmo es sinusal y no existe bloqueo AV, y radiografía de tórax para valorar posible derrame pleural.

Con posterioridad, si el paciente no tiene lesiones residuales, la primera revisión cardiológica se realizará a los seis meses y después, de forma anual. Si existen lesiones residuales, los controles se individualizarán, pero en general serán semestrales.

Su pediatra de atención primaria deberá detectar posibles complicaciones como infecciones de la herida quirúrgica, síndrome pospericardiotomía, etc. Y con respecto a la práctica deportiva, para aquellos sin lesiones residuales ni trastornos del ritmo, no habrá restricciones. Finalmente, la profilaxis de la endocarditis bacteriana no es necesaria si no existe alteración hemodinámica residual.

PUNTOS CLAVE

- El canal AV comprende un abanico de defectos cardíacos producidos por la falta de fusión de los cojines endocárdicos, lo que da lugar a distintas anomalías a la altura del septo AV y las válvulas aurículoventriculares.
- La prueba diagnóstica que se considera *Gold standard* es el ecocardiograma-Doppler.
- En caso de insuficiencia cardíaca se debe iniciar tratamiento médico parar optimizar la situación clínica del niño.

- La cirugía debe programarse en torno a los 6 meses de vida con el fin de evitar el desarrollo de enfermedad vascular pulmonar, sobre todo en pacientes con síndrome de Down.
- Tras la cirugía correctora, el pronóstico es bueno, con la disfunción de la válvula AV izquierda como el defecto residual más frecuente.

BIBLIOGRAFÍA

Calkoen EE, Hazekamp M, Blom NA, Ancianos BBLJ, Gitenberg-de Groot AC, Haak MC, et al. Atrioventricular septal defect: from embryonic development to long-term follow-up. Int J Cardiol. 2016;202:784-95.

Casaldáliga J. Defectos de los cojines endocárdicos. En: Albert Brotons DC, coord. Protocolos de la Sociedad Española de Cardiología Pediátrica y Cardiopatías Congénitas. 3ª ed. Madrid: Grupo CTO Editorial; 2015.

Cetts F, et al. Atrioventricular septal defect. En: Moss and Adams' Heart disease in infants, children, and adolescents: including the fetus and young adult. Philadelphia: Lippincott Williams & Wilkins; 2013. p. 691-712.

Kuri Nivon, Martinez Martinez E, Muñoz Castellanos L, Espinola Zavaleta N. Defecto septal atrioventricular. Estudio anatomopatológico y correlación embriológica. Arch Cardiol Méx. 2008;78(1):19-29.

Park, Myung K. Cardiología pediátrica. 6ª ed. Barcelona: Elsevier, 2014; pp. 174-181.

Redondo S, Segura Matute S, Sánchez Galindo AC, González Gómez JM. Cuidados críticos del niño con patología cardíaca. Ergón, 2017; p. 113-25.

Lesiones obstructivas

15

15.1 Valvulopatía aórtica

B. del Pozo Menéndez y C. Guillamo Rodríguez

OBJETIVOS

- Conocer la anatomía de la válvula aórtica y las diferentes morfologías que pueden ocasionar enfermedad.
- Aprender las bases embriológicas de la valvulopatía aórtica.
- Entender la fisiopatología para el mejor abordaje diagnóstico y terapéutico.

INTRODUCCIÓN

Anatomía

La válvula aórtica es una de las cuatro válvulas cardíacas. Está encargada de compartimentar el ventrículo izquierdo (VI) con respecto a la arteria aorta. Durante la sístole ventricular, se produce la apertura de la válvula, así como la salida de la sangre del VI hacía la aorta. Durante la diástole, se produce el cierre de esta, lo que evita la regurgitación hacia el VI, y favorece el gasto sistémico y la perfusión coronaria.

La válvula aórtica consta de tres valvas. La valva semilunar derecha, ubicada en posición anterior y derecha, es algo más extensa que el resto. La valva semilunar izquierda, ubicada en posición anterior e izquierda. Y la valva semilunar posterior, ubicada en posición derecha y posterior.

Estas tres valvas determinan los tres senos de Valsalva: coronariano derecho, coronariano izquierdo y no coronariano, según la implantación o no de los troncos coronarios derecho e izquierdo. El derecho y no coronariano, en su base, se encuentra relacionado con el septo membranoso interventricular. El izquierdo y el no coronariano están relacionados con la mitral en forma de continuidad fibrosa mitroaórtica. Todo ello conforma la llamada raíz o unidad aórtica (**Fig. 15.1-1**).

Conceptos

Raíz aórtica: se llama a la unidad aórtica integrada por el anillo, los senos de Valsalva y la unión sinotubular en su unión a la arteria aorta.

Anillo aórtico: parte fibrosa de la válvula que une el tejido ventricular con el aórtico y es la base de las valvas.

Valvas de la válvula aórtica: estructuras laminares de colágeno recubiertas de endotelio avascular con forma semilunar cuya apertura abarca hasta la unión sinotubular.

Comisuras: son las zonas de inserción paralela de los velos o valvas adyacentes terminando en la unión sinotubular

Senos de Valsalva: son las protuberancias laterales de la pared y la zona de mayor diámetro de la raíz aórtica.

Válvula aórtica tricúspide: se denomina así a la válvula formada por tres velos o valvas

Válvula aórtica bicúspide (VAB): se denomina así a la válvula formada por dos velos anatómicos iguales o dos velos funcionales (funcionalmente bicúspide), cuando existe fusión entre comisuras o una de las comisuras no está desarrollada.

Válvula aórtica unicúspide: se denomina así a la válvula formada por un único velo o a la válvula acomisural con un solo orificio central.

Estenosis aórtica (EA): grado de obstrucción a la salida de la sangre del VI cuando el orificio de la válvula es más estrecho de lo normal.

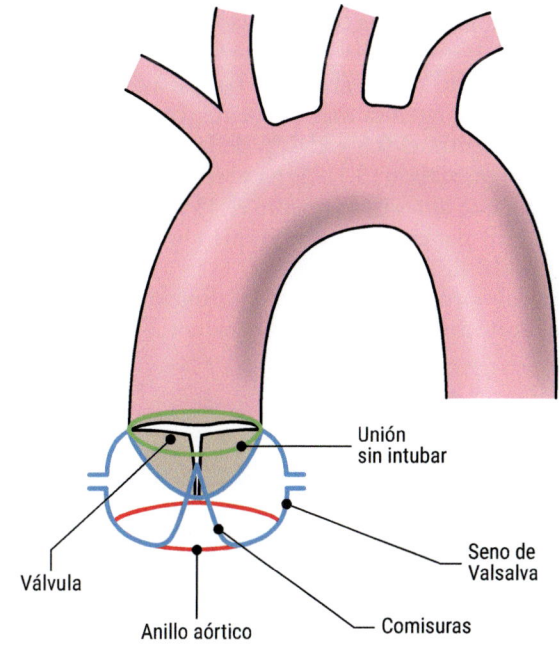

Figura 15.1-1. Raíz aórtica. Anatomía.

Insuficiencia aórtica (IA): es el grado de regurgitación de flujo sanguíneo que retorna al VI desde la aorta por falta de coaptación o competencia valvular.

Embriología

El desarrollo del corazón ocurre durante el primer trimestre del embarazo en humanos desde las edades gestacionales embrionarias de 6 a 9 semanas.

El desarrollo de las válvulas semilunares, válvula aórtica y pulmonar, se inicia entre las semanas 7 y 9 de gestación, y el desarrollo de las cúspides valvulares maduras continúa después del nacimiento.

Las válvulas semilunares proceden de los primordios, pequeños tubérculos en los rebordes del tronco arterioso. Una vez completado el tabicamiento del tronco arterial común comienza la separación de las válvulas semilunares mediante la proliferación de células mesenquimales (**Fig. 15.1-2**). Dichos tubérculos se excavan y forman las válvulas semilunares. Las células de la cresta neural contribuyen también a la formación de estas válvulas.

En la estenosis valvular aórtica, la fusión de las valvas engrosadas puede ser incompleta, de manera que solo quede un pequeño orificio, con un tamaño de la aorta normal. Cuando la fusión es completa (atresia valvular), la aorta, el ventrículo y la aurícula izquierdos presentan un desarrollo insuficiente.

Etiopatogenia y fisiopatología

La estenosis valvular aórtica congénita es una de las anomalías vasculares más comunes y representa entre el 3-6 % de las malformaciones cardíacas congénitas. La insuficiencia aórtica (IA) aislada es rara y en la mayoría de las ocasiones está asociada a EA sobre una válvula displásica o bicúspide o a otras cardiopatías congénitas como la comunicación interventricular o la dilatación de la raíz aórtica o de la aorta ascendente.

La enfermedad de la válvula aórtica bicúspide (VAB) es la cardiopatía congénita más frecuente, con una prevalencia estimada entre el 0,5 y el 2 % de la población, y es de predominio masculino (3:1). Se ha observado agrupamiento familiar, ya que aproximadamente el 35 % de los pacientes con una VAB tienen al menos un miembro adicional de la familia con la misma patología.

Su morbimortalidad deriva de la disfunción valvular y del grado de aortopatía. Puede manifestarse como IA (10-30 %),

EA (13-37 %) y doble lesión aórtica (30 %). A ello se suma su asociación con la dilatación aórtica y la endocarditis y, en menor medida, con el riesgo de disección aórtica. Aunque ocurre con mayor frecuencia como patología aislada, la VAB puede estar asociada a otras malformaciones congénitas cardíacas, como la coartación de aorta (50-80 %), la interrupción del arco aórtico (36 %) y defectos en el septo interventricular o interauricular (20 %). El riesgo de intervención quirúrgica sobre una VAB es de un 25 % a lo largo de la vida, y el de reemplazo valvular, un 36 %. El conocimiento de por qué unas VAB disfuncionan y otras permanecen normofuncionantes durante toda la vida es aún desconocido.

Las valvas de la válvula aórtica están compuestas en su mayoría por colágeno, proteoglicanos y fibras de elastina.

La válvula aórtica en una estenosis valvular aórtica congénita es una válvula engrosada y nodular, con morfología bicúspide o tricúspide. Este engrosamiento parece estar en relación con procesos inflamatorios patológicos similares a la degeneración mixomatosa de la válvula mitral (acumulación de proteoglicanos y disposición patológica de las fibras de colágeno y elastina) y acumulación de macrófagos. Esta parece ser la base de las formas congénitas y de las calcificadas de la edad adulta. En el caso de la VAB, esta inflamación crónica parece ser responsable de la aparición de enfermedad más temprana con respecto a la válvula aórtica tricúspide.

La EA genera hipertrofia ventricular concéntrica y alteración en la geometría ventricular. Todo ello produce disfunción diastólica progresiva y una dependencia de la contracción auricular para el llenado ventricular. El gasto sistólico se mantiene hasta que acontece la disfunción sistólica en fases avanzadas. El mecanismo por el que se produce la disfunción sistólica es todavía desconocido, aunque en parte podría deberse a que la microvasculatura es insuficiente para mantener las demandas metabólicas del miocardio hipertrófico, lo que conduce a isquemia, fibrosis y posterior disfunción sistólica. En la estenosis crítica neonatal, la hipertrofia mantenida en período fetal provoca fibroelastosis endocárdica y dependencia ductal del gasto sistémico. En la edad pediátrica, la estenosis leve o moderada suele tolerarse mejor que en cualquier grupo etario, y las formas graves, también mejor toleradas, dan margen para elegir el momento y la forma de intervención.

La IA produce una anomalía hemodinámica similar en todas sus formas de presentación. La incapacidad de las valvas para permanecer cerradas durante la diástole da como resultado que una porción del volumen sistólico del VI se escape de la aorta al ventrículo. El volumen agregado de sangre regurgitante produce un aumento en el volumen telediastólico del VI. Todo ello conduce a una hipertrofia excéntrica

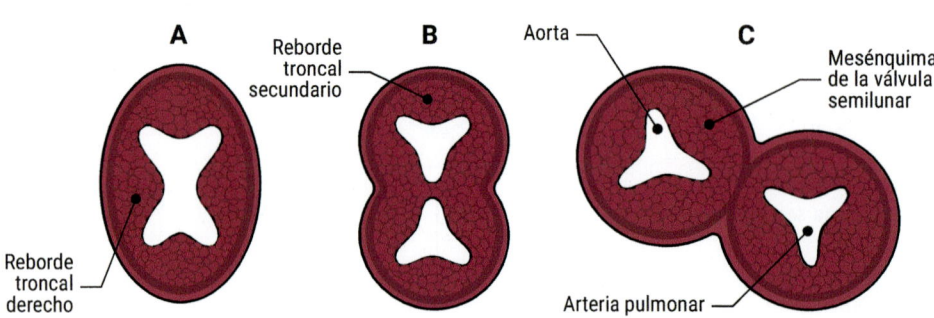

Figura 15.1-2. Embriología de las válvulas semilunares.

para compensar el incremento del volumen telediastólico, y gracias a esa distensibilidad, no aumentar de forma significativa la presión telediastólica. Este mecanismo compensador hace que se tolere de forma aceptable la insuficiencia valvular. Cuando falla dicho mecanismo y se incrementa la tensión telediastólica, se produce disfunción sistólica progresiva, con incapacidad para mantener el gasto sistémico y la perfusión coronaria, así como se provoca edema pulmonar por aumento de la presión auricular izquierda de forma retrógrada.

 La cardiopatía congénita más frecuente es la VAB. Precisa de estudio familiar. Asocia dilatación de la aorta ascendente y patología valvular.

FORMAS DE PRESENTACIÓN CLÍNICA

Estenosis aórtica

La presentación clínica de la estenosis valvular aórtica congénita varía, desde formas leves hasta críticas, en función de la morfología de la válvula aórtica y la gravedad de la estenosis. La obstrucción puede ocurrir en la zona valvular (70-80 %), subvalvular (10-20 %) y supravalvular (8 %).

Estenosis aórtica valvular

La causa más común entre niños y adultos es la VAB. Las otras causas menos comunes son la hipoplasia del anillo aórtico junto con engrosamiento de las valvas y la válvula aórtica unicúspide. Estas formas se asocian con una obstrucción más grave del flujo en el tracto de salida de VI e insuficiencia cardíaca (IC).

La mayoría de los niños con EA valvular congénita, incluso en grados moderados, son relativamente asintomáticos. Los pacientes con válvulas bicúspides y sin estenosis requieren seguimiento a largo plazo porque se desarrolla estenosis progresiva en aproximadamente el 75 % en su vida adulta.

Estenosis aórtica crítica

A menudo se tolera bien en época fetal, porque el gasto sistémico es mantenido por el ventrículo derecho a través del conducto arterioso. Es importante estar atentos a los cambios morfológicos

que se observan en el VI que pueden determinar su pronóstico extrauterino. La fibroelastosis endocárdica determina la probable disfunción ventricular izquierda. Además, el flujo sanguíneo gravemente restringido en las formas críticas puede condicionar un síndrome de corazón izquierdo hipoplásico.

Después del parto, y en los primeros días de vida, el conducto arterioso se cierra, las resistencias vasculares pulmonares disminuyen y aumenta el retorno venoso a la aurícula izquierda (AI). Si el VI no puede llenar o expulsar un volumen suficiente de sangre, el gasto cardíaco no se puede mantener, lo que provoca signos y síntomas de IC y de *shock* cardiogénico establecido.

El neonato con EA crítica puede presentar al nacer mala perfusión periférica y cianosis. La exploración física revela un precordio hiperdinámico con pulsos femorales y braquiales muy débiles. Con frecuencia no se escucha soplo cardíaco debido al bajo gasto sistémico. Si se escucha soplo, este es sistólico de eyección y rudo. Puede auscultarse ritmo de galope. Rápidamente se instauran signos de bajo gasto sistémico, acidosis metabólica con hiperlactacidemia y oligoanuria.

Estenosis aórtica infantil

Los lactantes y niños con formas graves, pero no críticas, suelen presentar síntomas de IC (10 %) durante el primer año de vida (la mayoría antes de los 6 meses): taquipnea, hipersudoración, dificultades para la alimentación por fatiga y fallo de medro. Al examen físico, muestran signos de dificultad respiratoria basal y palpación precordial hiperdinámica. El soplo es sistólico de eyección rudo en borde esternal izquierdo, más concretamente en el foco aórtico con irradiación al cuello. Se puede auscultar un chasquido de apertura valvular. Pueden presentar hepatomegalia, pulsos algo débiles y, menos común, edema periférico.

Estenosis aórtica en niños mayores

La mayoría están asintomáticos con un desarrollo óptimo. Algunos pacientes pueden presentar disnea de esfuerzo. El dolor torácico de tipo anginoso y el sincope es infrecuente, ocurre en menos del 5 %, y solo en formas graves con gradientes elevados.

A la auscultación, la mayoría presenta chasquido de apertura (que desaparece en las formas más graves) y un soplo sistólico de intensidad proporcional al grado de estenosis. Es áspero y fuerte con morfología *crescendo in decrescendo* (**Fig. 15.1-3**).

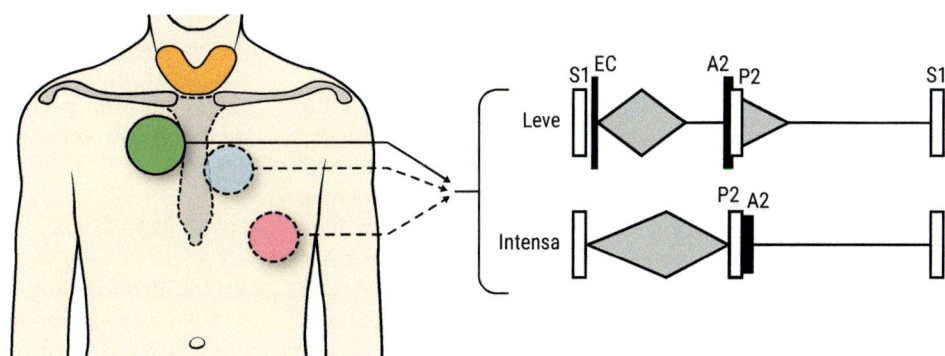

Figura 15.1-3. Soplo de estenosis de la válvula aórtica.

En la EA, además, se ha descrito un riesgo aumentado de muerte súbita (5 %) y de endocarditis infecciosa (3 %), que aumenta en los intervenidos con lesiones residuales significativas.

Estenosis aórtica subvalvular

La forma subvalvular es también más habitual en varones y asocia otras cardiopatías congénitas en un 50 % (comunicación interventricular, conducto arterioso, coartación y estenosis pulmonar, entre otras). Rara vez se encuentra en recién nacidos y en lactantes. La EA subvalvular se desarrolla y progresa con el tiempo. Una hipótesis es que una anomalía subyacente en la arquitectura del tracto de salida del VI crea turbulencia, que luego colabora en el engrosamiento progresivo del tracto de salida del VI, con fibrosis y cicatrización que contribuye a la formación de restos subvalvulares membranosos o musculares.

En la mayoría de las ocasiones, la obstrucción se debe a una membrana que está adherida al tabique interventricular. Las otras formas de obstrucción subvalvular son el rodete fibromuscular grueso y el estrechamiento muscular difuso en forma de túnel, que suele cursar con hipoplasia del anillo aórtico. Muchos pacientes tienen IA asociada. Se cree que el mecanismo es el engrosamiento de las valvas de la válvula debido al traumatismo causado por la salida de la sangre a alta velocidad causada por la lesión subaórtica, así como la restricción del movimiento de las valvas debido a la invasión del tejido subvalvular en algunos pacientes.

Las formas leves o moderadas suelen ser asintomáticas y descubrirse en exploración ecográfica por otra causa. Más de la mitad, tienen un soplo cardíaco audible en el primer año de vida y que se va intensificando con la edad y la progresión. Es un soplo sistólico de eyección áspero que se escucha mejor en el borde esternal izquierdo y en ocasiones se palpa frémito. A veces, se puede escuchar un soplo diastólico de alta frecuencia de IA en borde esternal derecho e izquierdo. La intensidad del soplo disminuye con Valsalva en las formas de obstrucción fija (subvalvular) y aumenta con las formas de obstrucción dinámica (miocardiopatía hipertrófica).

Estenosis aórtica supravalvular

La EA supravalvular es una anomalía cardíaca congénita poco habitual y una característica común del síndrome de Williams-Beuren, pero también ocurre como resultado de una enfermedad autosómica dominante aislada por mutación en el gen de la elastina. Es una enfermedad progresiva que puede estar asociada a la estenosis subvalvular y a la VAB. El síndrome de Williams es un raro trastorno genético, caracterizado por hipercalcemia infantil, talla baja, un grado variable de retraso mental con personalidad amigable y extrovertida, una facies peculiar de duende (labios gruesos y evertidos, dientes separados en arcada inferior, zonas malares hundidas, carrillos prominentes y blandos, nariz corta redondeada y narinas antevertidas) y anomalías cardíacas congénitas (la más frecuente, la estenosis supravalvular aórtica y a cualquier nivel de la aorta, y en menor medida, estenosis supravalvular pulmonar).

Insuficiencia aórtica

La IA en la infancia suele ser leve y de curso asintomático. En las formas moderadas/graves, se pueden apreciar pulsos saltones por aumento del volumen sistólico. Los tonos cardíacos son normalmente suaves. Puede distinguirse un tercer tono si va acompañado de disfunción ventricular. El soplo diastólico se aprecia después del segundo tono (cierre de la válvula aórtica). Una ayuda para apreciarlo es colocar al paciente sentado e inclinado hacia delante con la respiración contenida al espirar. Es más audible en el borde esternal izquierdo, en el tercer-cuarto espacio intercostal. Se puede apreciar un segundo soplo diastólico en ápex, es un retumbo de la mitral (estenosis funcional por turbulencia entre el flujo anterógrado mitral y el flujo retrógrado aórtico). Este soplo se llama soplo de Austin Flint.

Cuando la IA aumenta en gravedad, puede aparecer dolor torácico de tipo anginoso, e IC, y en casos graves, extrasistolia ventricular de alta densidad.

 No se olvide de auscultar el soplo de IA con el paciente sentado e inclinado hacia delante.

Dilatación de la raíz aórtica

La aortopatía relacionada con VAB tiene una presentación heterogénea. La clasificación más simple divide el espectro en dos clases: *fenotipo de la raíz aórtica* (el área de dilatación se encuentra debajo de la unión sinotubular) y *aortopatía tubular* (el área de dilatación se encuentra por encima, y es el fenotipo más común, 70 %).

La VAB con fusión comisural entre velo coronariano derecho y no coronariano es el que con más frecuencia produce dilatación de aorta ascendente. Sin embargo, la VAB por fusión entre velo coronariano derecho e izquierdo produce mayor dilatación de raíz aórtica con IA más grave.

DIAGNÓSTICO Y SEGUIMIENTO

Diagnóstico

Electrocardiografía

El electrocardiograma no es tan sensible para evaluar el grado de obstrucción y puede mostrar hipertrofia del VI en solo el 30 % de los niños a pesar de una EA significativa. Puede ser más beneficioso utilizar el electrocardiograma en el seguimiento de estos pacientes a largo plazo para detectar criterios de hipertrofia ventricular izquierda.

Ecocardiografía fetal

En los últimos años, ha habido un aumento bastante significativo en el campo del diagnóstico prenatal de cardiopatías congénitas. La formación cada vez más específica de los obstetras y la mejoría en los equipos ecográficos ha contribuido a ello.

El estudio de la válvula aórtica se encuentra dentro de los programas de estudio de ecocardiografía fetal en el segundo trimestre. Dentro del estudio principal se encuentra la morfología y medida del anillo aórtico, la velocidad a su través y el estudio morfológico de cada uno de los componentes izquierdos: AI, válvula mitral, morfología del VI y por último, tamaño de aorta e istmo aórtico, así como características de su llenado. Lo que sigue siendo un reto es determinar la morfología unicúspide, bicúspide o tricúspide de la válvula aórtica.

> **!** Los hallazgos ecocardiográficos que aumentan la probabilidad de que una atresia/EA grave evolucione a síndrome de corazón izquierdo hipoplásico son: flujo sanguíneo retrógrado en el arco aórtico transverso, flujo sanguíneo de izquierda a derecha a través del agujero oval, flujo de entrada monofásico de la válvula mitral y disfunción del VI de moderada a grave.

Ecocardiografía Doppler

El método diagnóstico de elección es la ecografía cardíaca. Mediante esta técnica se valora la morfología de la válvula, el grado de obstrucción.

Morfología valvular

Describe desde el engrosamiento de los velos hasta las medidas del anillo, senos de Valsalva, unión sinotubular y aorta ascendente. Determina el grado y área de apertura valvular. Describe si la válvula es tricúspide, bicúspide o unicúspide.

Para establecer el diagnóstico es necesario visualizar la válvula en sístole en el plano ecográfico paraesternal eje corto. Durante la sístole, el rafe puede hacer que la válvula parezca

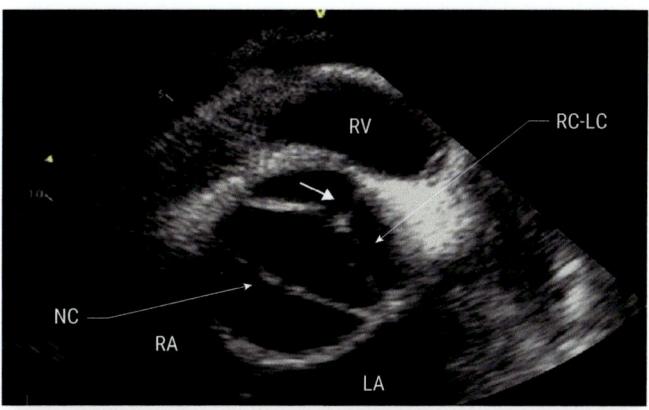

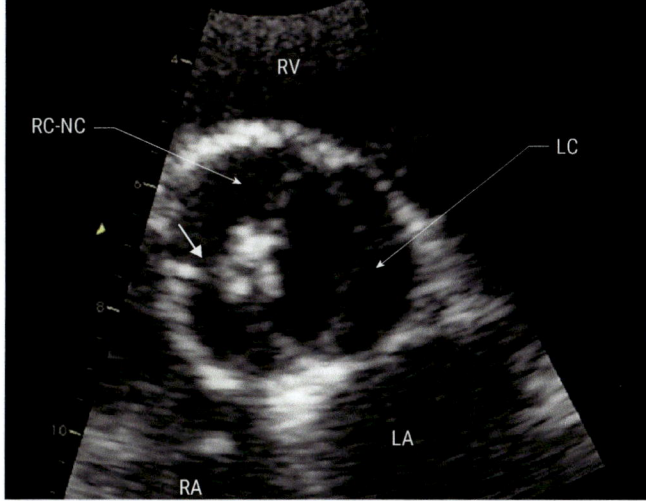

Figura 15.1-4. Válvula aórtica bicúspide. Imagen ecográfica.

de tres valvas. En diástole, el orificio tiene una apariencia característica de «boca de pez». En el plano paraesternal eje largo, la válvula suele tener una línea de cierre excéntrica y las valvas están abombadas. Si hay incertidumbre en el diagnóstico, un ecocardiograma transesofágico puede mejorar la visualización de las valvas (**Fig. 15.1-4**).

La VAB se clasifica de forma anatómica según la localización del rafe (**Fig. 15.1-5**).

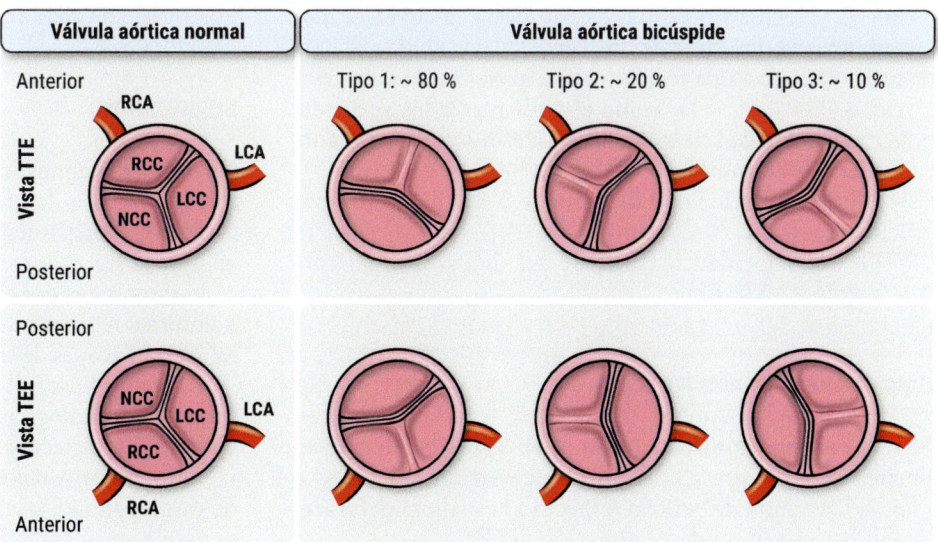

Figura 15.1-5. Clasificación anatómica de la válvula aórtica bicúspide.

- **Tipo 0**: existencia de dos velos, sin rafe (verdadera bicúspide).
- **Tipo 1 (80 %)**: un rafe por fusión entre el velo coronariano derecho y el coronariano izquierdo. Es la que genera menor grado de disfunción valvular, pero presenta mayor incidencia de dilatación de raíz aórtica y de coartación de aorta.
- **Tipo 2 (20 %)**: un rafe por fusión entre el velo coronariano derecho y el no coronariano. Es el que mayor incidencia de disfunción valvular produce (estenosis e insuficiencia moderada/grave) y la que más necesidad de intervención quirúrgica presenta.
- **Tipo 3 (10 %)**: un rafe por fusión entre el velo coronariano izquierdo y no coronariano.

La válvula unicúspide o unicomisural: ausencia de dos de las tres comisuras normales. Lo más habitual es que la única comisura permeable sea la ubicada entre el velo coronariano izquierdo y el no coronariano. Tiene una abertura excéntrica en forma de lágrima que puede extenderse hacia la izquierda y hacia el anillo.

La morfología en boca de pez, el cierre excéntrico y las valvas abombadas de la válvula bicúspide.

Grado de obstrucción

Se usa el Doppler para el cálculo del gradiente pico/medio a través de la válvula estenótica. Los valores medios estimados por Doppler se correlacionan mejor con los medidos por cateterismo cardíaco.

- *Gradiente pico*: es la diferencia de presión entre el VI y la aorta en sístole. Se usa el Doppler continuo para obtener la velocidad máxima del jet, y por la ecuación simplificada de Bernoulli, se obtiene el gradiente máximo. Gradiente $= 4 \times$ velocidad^2.
- *Gradiente medio*: es la suma de los distintos gradientes que se producen a lo largo de la eyección aórtica. La morfología de la curva puede ser útil para determinar la gravedad y el nivel de obstrucción. Una mayor gravedad produce que la velocidad máxima telesistólica y la curva es más redondeada. En casos de obstrucción leve, el pico es protosistólico, con una forma triangular de la curva de velocidad (**Tabla 15.1-1**). Según el gradiente, la EA se divide:
  - Leve: velocidad máxima de 2,5-2,9 m/s y un gradiente medio <20 mmHg
  - Moderada: velocidad máxima de 3-3,9 m/s y un gradiente medio 20-39 mmHg
  - Grave: velocidad máxima de ≥ 4 m/s y un gradiente medio ≥ 40 mmHg

Grado de insuficiencia aórtica

Se mide la vena contracta (en mm, se aproxima al orificio de área regurgitante y es el punto de máxima velocidad o *aliasing*), anchura del jet con respecto a la anchura del tracto de salida y el tiempo de hemipresión (THP).

Tabla 15.1-1. Gradiente pico/medio ecográfico de estenosis aórtica

	Leve	Moderada	Grave
Gradiente transvalvular máximo	<40 mmHg	40-80 mmHg	>80 mmHg
Gradiente transvalvular medio	≤ 20 mmHg	20-40 mmHg	≥ 40 mmHg
Velocidad máxima de flujo aórtico	2,5-2,9 m/s	3-3,9 m/s	≥ 4 m/s
Área valvular aórtica indexada	$>0,85$ cm^2/m^2	0,6-0,85 cm^2/m^2	$<0,6$ cm^2/m^2
ITV de TSVI/ ITV valvular aórtica	$>0,5$	0,25-0,5	$<0,25$

ITV aórtica: integral tiempo velocidad (VTI en inglés) de la válvula aórtica medida con Doppler continuo; ITV del TSVI: integral tiempo velocidad del tracto de salida del ventrículo izquierdo medido con doppler pulsado.

- Leve: vena contracta <3 mm, anchura del jet $<30\%$, THP >400 msg
- Moderada: vena contracta 3-6 mm, anchura del jet 30-60 %, THP 250-400 msg
- Grave: vena contracta >6 mm, anchura del jet $>60\%$, THP <250 msg

Resonancia magnética/tomografía computarizada

La resonancia magnética cardíaca y la tomografía computarizada pueden evaluar la anatomía de la válvula aórtica cuando existen dudas en el diagnóstico o cuando la ventana acústica es deficiente. La gran ventaja de estas técnicas mediante la reconstrucción es que se puede realizar una evaluación completa de la aorta en todos sus segmentos, así como valorar el grado de regurgitación de forma más precisa y un cálculo exacto de los volúmenes ventriculares y su función. Permite una medición más exacta de la dilatación aórtica asociada.

Seguimiento

Cuando se diagnóstica una valvulopatía aórtica y tras establecer su grado de gravedad, se debe de hacer seguimiento evolutivo de la patología. Así como cuando se detecta dilatación de la raíz y la aorta ascendente.

Es importante que el pediatra de atención primaria esté atento a síntomas clínicos que puedan ir apareciendo como disnea de esfuerzo, síncopes de características cardíacas o dolor torácico.

Deberán de seguir como mínimo revisiones anuales por parte del cardiólogo pediátrico, que pueden hacerse más frecuentes si se detecta aumento de la gravedad.

Es importante recomendar estudio familiar para detección de cardiopatía en familiares de primer grado dado el componente de agrupamiento familiar en la VAB.

MANEJO MÉDICO Y QUIRÚRGICO

La EA crítica representa una emergencia médica cuando el conducto arterioso se cierra. En ese momento, y dado el bajo gasto sistémico, se producen síntomas de shock cardiogénico y dificultad respiratoria secundaria al edema pulmonar cardiogénico. En esta situación, está indicada la *perfusión de prostaglandinas* para intentar reabrir o mantener abierto el conducto arterioso para resolver en parte la situación de shock y acidosis láctica. La existencia de una comunicación interauricular ayudará a descomprimir la AI y por tanto, el edema pulmonar.

Cuando la patología no es conducto-dependiente y la patología va evolucionando hasta aparecer síntomas, está indicada la reparación de la válvula por vía percutánea o quirúrgica.

El manejo médico de los síntomas de IA en la IA pasa por la indicación de vasodilatadores sistémicos tipo inhibidores de la enzima convertidora de la angiotensina, tipo captopril o enalapril y nifedipino e hidralazina como segunda línea de tratamiento.

Valvuloplastia percutánea

Intervencionismo fetal

La intervención fetal puede cambiar el curso de lesiones cardíacas graves. La valvuloplastia fetal con balón puede revertir el desarrollo del síndrome del corazón izquierdo hipoplásico en pacientes con EA crítica. En estos fetos, la valvuloplastia con balón puede aumentar el flujo hacia el VI, lo que permite su desarrollo. Dado que no es una técnica exenta de riesgos y que no se realiza en todos los centros, ya que requiere capacitación progresiva, es necesaria la evaluación individualizada de cada caso para poder indicarla.

Intervencionismo posnatal

La valvuloplastia aórtica con balón es la técnica de elección para el tratamiento de la estenosis valvular aórtica congénita. En la actualidad es una técnica con elevada tasa de éxito y baja mortalidad.

Los mejores resultados se obtienen sobre VAB funcional, y los peores sobre válvula unicúspide o displásica. Está descrita mayor mortalidad en el procedimiento sobre una válvula con EA crítica neonatal, dada la posible disfunción ventricular izquierda subyacente.

Es importante tener en cuenta:

- Cuando el gradiente sistólico pico a pico es de 25 mmHg o menos en el ecocardiograma, tienen una mortalidad baja y un riesgo general bajo de requerir intervención o cirugía.
- Cuando el gradiente sistólico pico a pico es mayor que 50 mmHg, tienen un alto riesgo de sufrir arritmias ventriculares y muerte súbita, y aproximadamente un 71 % de probabilidad de requerir intervención.
- Cuando el gradiente sistólico pico a pico está entre 25-50 mmHg, es importante realizar un seguimiento de cerca de síntomas o empeoramiento obstructivo.

Por tanto, parece estar indicada la valvuloplastia con balón en:

- Estenosis aórtica critica neonatal conducto-dependiente.
- Estenosis aórtica valvular grave.
- Estenosis valvulares moderadas sintomáticas.
- Estenosis valvulares moderadas con síntomas durante el esfuerzo físico.
- Estenosis valvulares moderadas en las que se plantea el deporte competitivo o un embarazo.

> La tasa de éxito de la valvuloplastia aórtica percutánea (definida como descenso en un 50 % del gradiente pico-pico hemodinámico) alcanza un 70-80 %. La tasa de mortalidad global está aproximadamente en torno a un 2 %, pudiendo aumentar a un 10-20 % en la estenosis crítica neonatal.

Reparación quirúrgica

A nivel valvular

- **Reparación valvular**. La valvulotomía quirúrgica ha sido reemplazada por la valvuloplastia con balón en período neonatal. Las ventajas de la comisurotomía quirúrgica es la posibilidad de realizar limpieza de los velos, resección del componente subaórtico, así como creación de neocomisuras o de ampliación de los senos de Valsalva.
  Algunas de las técnicas usadas para reparar la válvula aórtica insuficiente además de la comisurotomía son: anuloplastias, plicaturas, formación de neovelos.
- **Reemplazo valvular**. Los niños con estenosis valvular aórtica sintomáticos que han sido tratadas con valvuloplastia aórtica quirúrgica o percutánea con balón, que presentan progresión de la estenosis o desarrollan IA grave en el seguimiento, son candidatos para reemplazo valvular. Entre los procedimientos actuales que se realizan son:
  - **Procedimiento de Ross**: extraer la válvula pulmonar del paciente (autoinjerto) y colocar en posición aórtica e implante de conducto valvulado biológico en posición pulmonar.
  - **Procedimiento de Ross-Konno**: cuando asocia hipoplasia de anillo aórtico y es necesario añadir una ampliación con aortoventriculoplastia anterior al procedimiento de Ross.
  - **Sustitución valvular simple** por prótesis mecánica o biológica.
  - **Otros procedimientos sobre anillos hipoplásicos**: procedimiento de Konno-Rastan (cuando la hipoplasia contraindica el Ross, se procede a realizar una ampliación de tipo Konno y la implantación de una prótesis valvular.

A nivel subvalvular

El tratamiento de la estenosis subvalvular aórtica consiste en la corrección de la obstrucción. La valvuloplastia con balón no es efectiva, por lo que precisa de cirugía.

A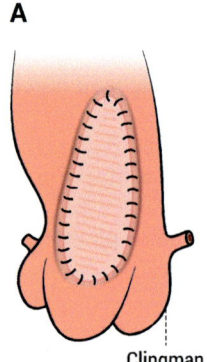
B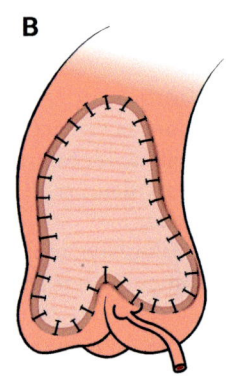
C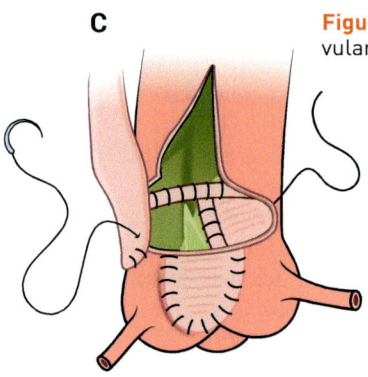

Figura 15.1-6. Cirugía de estenosis supravalvular aórtica.

Clingman

El momento de la cirugía se aplaza hasta la primera década de la vida si la obstrucción es leve/moderada (gradiente pico <50 mmHg).

En cuanto al procedimiento, se realiza resección quirúrgica de la membrana subvalvular o del rodete muscular, con miectomía para aquellos con obstrucción muscular significativa o en forma de túnel. Para los pacientes que asocian estenosis en el tracto de salida de VI, se hace necesario la realización de procedimientos de tipo Konno o similares que lo amplíen.

A nivel supravalvular

La estenosis supravalvular es una lesión progresiva que precisa de un seguimiento más exhaustivo que cuando la estenosis es a otros niveles. La valvuloplastia con balón no es efectiva, por lo que requiere de corrección quirúrgica. Existen tres procedimientos actuales: la técnica de un solo parche, la ampliación de los senos de Valsalva con un parche en «Y» invertida y la técnica de los tres parches (**Fig. 15.1-6**).

PUNTOS CLAVE

- Es importante conocer la embriología y entender la fisiopatología.
- La VAB es la cardiopatía congénita más frecuente.

- El ecocardiograma-Doppler es la técnica de elección para el estudio de la valvulopatía aórtica.
- La valvuloplastia con balón es el procedimiento de elección en la estenosis aórtica valvular.

BIBLIOGRAFÍA

Borger MA, Fedak PWM, Stephens E, Gleason T, Girdauskas E, Ikonomidis JS, et al. The American association for Thoracic surgery consensus guidelines on bicuspid aortic valve-related aortopathy. J Thorac Cardiovasc Surg. 2018;156(2):e41.e74. doi: 10.1016/j.jtcvs.2018.02.115.

Brown D. Subvalvular aortic stenosis. En: UpToDate, Connor RF, Wolters Kluwer. 2019.

Brown D. Valvar aortic stenosis in children. En: UpToDate, Connor RF, Wolters Kluwer. 2019.

Park MK. Cardiología pediátrica. 6ª ed. Barcelona: Editorial Elsevier; 2015.

Rashed E, Dembar A, Riasat M Zaidi AN. Bicuspid aortic valves: an up-to-date review on genetics, natural history, and management. Currt Cardiol Rep. 2022;24(8):1021-30.

Roemers R, Kluin J, de Heer F, Arrigoni S, Bökenkamp, van Melle J, et al. Surgical correction of supravalvar aortic stenosis: 52 year's experience. World J Pediatr Congenit Heart Surg. 2018;9(2):131-8.

Siu SC, Pejerreyes CK. Bicuspid aortic valva disease. J Am Coll Cardiol. 2010;55(25):2789-800.

Sievers H, Schmidtke C. A classification system for the bicuspide aortic valve from 304 surgical specimens. J Thorac Cardiovasc Surg. 2007;133(5): 1226-33.

Yasuhara J, Schultz K, Bigelow AM Garg V. Congenital aortic valve stenosis: from pathophysiology to molecular genetics and the need for novel therapeutics. Front Cardiovasc Med. 2023;10:114270. doi: 10.3389/fcvm.2023.1142707

15.2 Valvulopatía pulmonar

B. Plata Izquierdo

 OBJETIVOS

- Conocer la epidemiología de la valvulopatía pulmonar y su asociación con otras enfermedades.
- Comprender la fisiopatología de la valvulopatía pulmonar.
- Identificar los hallazgos clínicos en los pacientes con valvulopatía pulmonar.
- Recordar los métodos diagnósticos disponibles.
- Plantear las distintas opciones terapéuticas y sus resultados.

INTRODUCCIÓN

Anatomía

A lo largo de este tema se va a tratar la valvulopatía pulmonar aislada (se excluirá la que aparece asociada a otras lesiones cardíacas como ocurre en la tetralogía de Fallot). La afectación de la válvula pulmonar puede ser congénita (lo más frecuente) o adquirida. En la mayor parte de los casos se produce una obstrucción al flujo sanguíneo a través de la válvula, lo que se denomina estenosis valvular pulmonar (EVP). Puede existir, además, obstrucción en otras zonas (subvalvular o supravalvular). El abordaje terapéutico depende de la gravedad de la estenosis y de la anatomía valvular.

Epidemiología

La EVP aislada aparece en 1 de cada 2.000 recién nacidos, lo que supone un 8 % de todas las cardiopatías congénitas, y el 80-90 % de las obstrucciones del tracto de salida del ventrículo derecho (VD). Se han descrito formas familiares aunque no es lo habitual, y el riesgo de herencia se sitúa en torno al 3 %.

Etiología

La estenosis pulmonar (EP) congénita es el resultado de anomalías en el desarrollo de la válvula pulmonar durante la gestación, aunque se desconoce cuál es la alteración embriológica concreta. Puede aparecer en el contexto de síndromes como de Noonan, Williams, Alagille o la rubéola congénita (con frecuencia, la obstrucción en estos casos se sitúa en la zona supravalvular).

Se pueden distinguir distintos tipos de anatomía valvular:

- **Estenosis pulmonar (EP) típica o clásica**, con válvula «en domo». Es la forma más habitual, la válvula presenta leve engrosamiento de velos y fusión comisural (con dos o cuatro rafes pero sin separación entre las valvas). La apertura valvular es típicamente en cúpula con un orificio estenótico central pero con movimiento conservado de los velos. Rara vez presenta calcificación pero puede aparecer a edades avanzadas. El anillo valvular está bien desarrollado, y es frecuente la dilatación postestenótica del tronco pulmonar.
- **Estenosis pulmonar (EP) por válvula displásica.** Se presenta en el 15-20 % de todos los casos de EP. Es más frecuente en los casos asociados a síndrome de Noonan. Suelen ser válvulas trivalvas pero con velos engrosados y mixomatosos, lo que produce rigidez de estos y limitación en la apertura valvular. Puede asociar hipoplasia del anillo pulmonar y del resto de la vía pulmonar.
- **Estenosis pulmonar (EP) asociada a otras cardiopatías congénitas** como comunicación interauricular, comunicación interventricular, transposición de grandes arterias, doble salida del VD, ventrículo único o tetralogía de Fallot.

Las formas adquiridas son menos habituales y pueden deberse a fiebre reumática, endocarditis infecciosa o síndrome carcinoide.

Fisiopatología

La EP produce un aumento de presión en el VD, por lo que aparece hipertrofia ventricular derecha de grado variable en función de la gravedad de la obstrucción. La hipertrofia ocurre sobre todo en la zona del infundíbulo pulmonar, lo que puede incrementar el grado de obstrucción al producir estenosis subvalvular.

El miocardio del feto y el recién nacido aumenta su masa muscular mediante hiperplasia de los miocitos e incremento de vascularización capilar, mientras que pasado el período neonatal se produce hipertrofia de los miocitos sin aumento de capilares, por ello, el VD neonatal tolera mejor la sobrecarga de presión.

El incremento de presión puede producir finalmente dilatación del VD con disfunción ventricular progresiva.

La válvula tricúspide también puede verse afectada y dar origen a una insuficiencia tricuspídea que incrementa la dilatación ventricular.

Además, puede aparecer dilatación de la aurícula derecha (AD) por la dificultad para el llenado ventricular.

Es frecuente la existencia de dilatación postestenótica de la arteria pulmonar y de la rama pulmonar izquierda por el flujo turbulento generado en la válvula pulmonar. La gravedad de la dilatación no se correlaciona con el grado de obstrucción y puede ser incluso mayor en las estenosis leves.

Si existe una comunicación interauricular o un agujero oval, puede establecerse un cortocircuito derecha-izquierda en los casos con presión en AD elevada.

CLÍNICA Y DIAGNÓSTICO

Clínica

Síntomas

Las EP leves o moderadas suelen ser asintomáticas incluso en edad adulta.

En las formas graves, los síntomas pueden aparecer ya al final de la infancia, en un inicio, durante el ejercicio, con intolerancia al esfuerzo y disnea. De manea progresiva pueden aparecer dolor torácico, arritmias, síncope o incluso muerte súbita como resultado de la incapacidad del VD para mantener el gasto cardíaco durante el ejercicio (lo que da lugar a isquemia miocárdica y desarrollo de arritmias ventriculares).

Las formas graves neonatales pueden debutar con cianosis e insuficiencia cardíaca.

Exploración física

No existe cianosis salvo en la estenosis crítica neonatal o en las formas graves con cortocircuito derecha-izquierda a través de defectos en el tabique interauricular.

Puede existir frémito sistólico en región superior del borde esternal izquierdo.

> **!** En la auscultación es característico un soplo sistólico eyectivo en foco pulmonar de grado variable que será más intenso y largo cuanto mayor sea la gravedad de la estenosis.

Además, se ausculta un clic de eyección con un segundo ruido que puede estar desdoblado y con componente pulmonar de menor intensidad.

Cuando aparece disfunción del VD se pueden encontrar signos de insuficiencia cardíaca derecha con hepatomegalia.

Diagnóstico prenatal

El diagnóstico prenatal se establece mediante la ecocardiografía fetal. Puede observarse una válvula pulmonar con velos

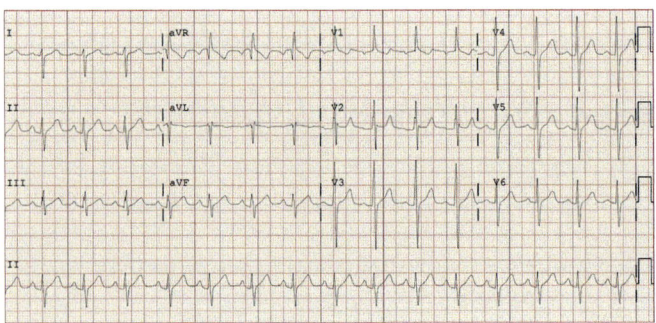

Figura 15.2-1. Electrocardiograma.

engrosados y con movimiento restringido además de la aceleración de flujo a su través. Así mismo, puede evaluarse el VD y su desarrollo.

Diagnóstico posnatal

Electrocardiograma

El electrocardiograma puede ser normal en los casos leves o mostrar únicamente eje de QRS desviado a la derecha.

En la estenosis moderada, además de la desviación del eje a la derecha, se encontrarán con frecuencia signos de hipertrofia ventricular derecha con R en V1 mayor de 20 mm, y ondas T positivas en precordiales derechas (**Fig. 15.2-1**).

En la estenosis grave se pueden añadir signos de crecimiento auricular derecho con ondas P altas y picudas.

Ecocardiograma

La primera prueba de imagen que se debe realizar ante la sospecha de valvulopatía pulmonar es una ecocardiografía transtorácica.

La ecocardiografía permite valorar:

- La morfología de la válvula pulmonar, la gravedad de la estenosis, la coexistencia de insuficiencia pulmonar (IP).
- El tamaño del tronco y las ramas pulmonares (puede existir estenosis supravalvular o dilatación postestenótica de la arteria pulmonar).
- La válvula tricúspide.
- La repercusión sobre el VD y/o la AD.
- La existencia de otras lesiones asociadas.

En función del gradiente obtenido mediante Doppler a través de la válvula pulmonar se puede estratificar la gravedad:

- **Estenosis leve**: gradiente Doppler pico instantáneo < 36 mmHg o velocidad pico < 3 m/s.
- **Estenosis moderada**: gradiente Doppler pico instantáneo 36-64 mmHg o velocidad pico 3-4 m/s.
- **Estenosis grave**: gradiente Doppler pico instantáneo > 64 mmHg, velocidad pico > 4 m/s, o gradiente Doppler medio > 40 mmHg.

En las guías clínicas se incluye el gradiente pico instantáneo por ecografía para la clasificación de la EP, aunque el gradiente medio se correlaciona mejor con el gradiente hemodinámico.

En el caso de que haya obstrucción en varias zonas el gradiente Doppler puede sobreestimar la gravedad, por lo que se puede utilizar el gradiente de la insuficiencia tricuspídea (cuando está presente) para estimar la presión del VD. La gravedad de la EP en este caso se puede clasificar según la relación de presión entre el VD y la presión sistémica (leve: <50 %; moderada: 50-75 %, grave: >65 %).

Por otro lado, en los neonatos puede infraestimarse el gradiente a través de la válvula por la elevación fisiológica de las resistencias vasculares pulmonares en los primeros días de vida.

En cuanto a los planos ecocardiográficos se deben realizar las proyecciones estándares con la valoración en cada una de ellas de la anatomía y el funcionamiento valvular pulmonar y el VD según la **tabla 15.2-1** y la **figura 15.2-2**.

En general, en pediatría no suele ser necesaria la valoración por ecografía transesofágica.

Radiografía de tórax

La radiografía de tórax no se realiza de rutina y suele ser normal. La alteración más frecuente es el aumento del arco pulmonar como expresión de la dilatación postestenótica de la arteria pulmonar. La vascularización pulmonar es normal salvo en los casos más graves neonatales en los que los campos

Tabla 15.2-1. Planos ecocardiográficos para valoración de la válvula pulmonar	
Plano ecocardiográfico	**Estructura evaluada**
Paraesternal eje corto en zona de grandes vasos	• Anillo pulmonar • Morfología válvula pulmonar • Arteria pulmonar • Ramas pulmonares • Gradiente transvalvular pulmonar • Insuficiencia pulmonar
Paraesternal eje largo modificado (anterior)	• Anillo pulmonar • Morfología válvula pulmonar • Gradiente transvalvular pulmonar
Apical 4/5 cámaras	• Aurícula derecha • Tamaño ventrículo derecho • Función ventrículo derecho • Válvula tricúspide e insuficiencia tricuspídea • Tracto de salida de ventrículo derecho y válvula pulmonar (sobre todo en niños más pequeños, en el plano más anterior)
Subcostal	• Gradiente transvalvular pulmonar • Ventrículo derecho

pulmonares están oligohémicos. El tamaño cardíaco suele ser normal, pero puede aparecer cardiomegalia en las estenosis más graves con dilatación de AD y/o VD.

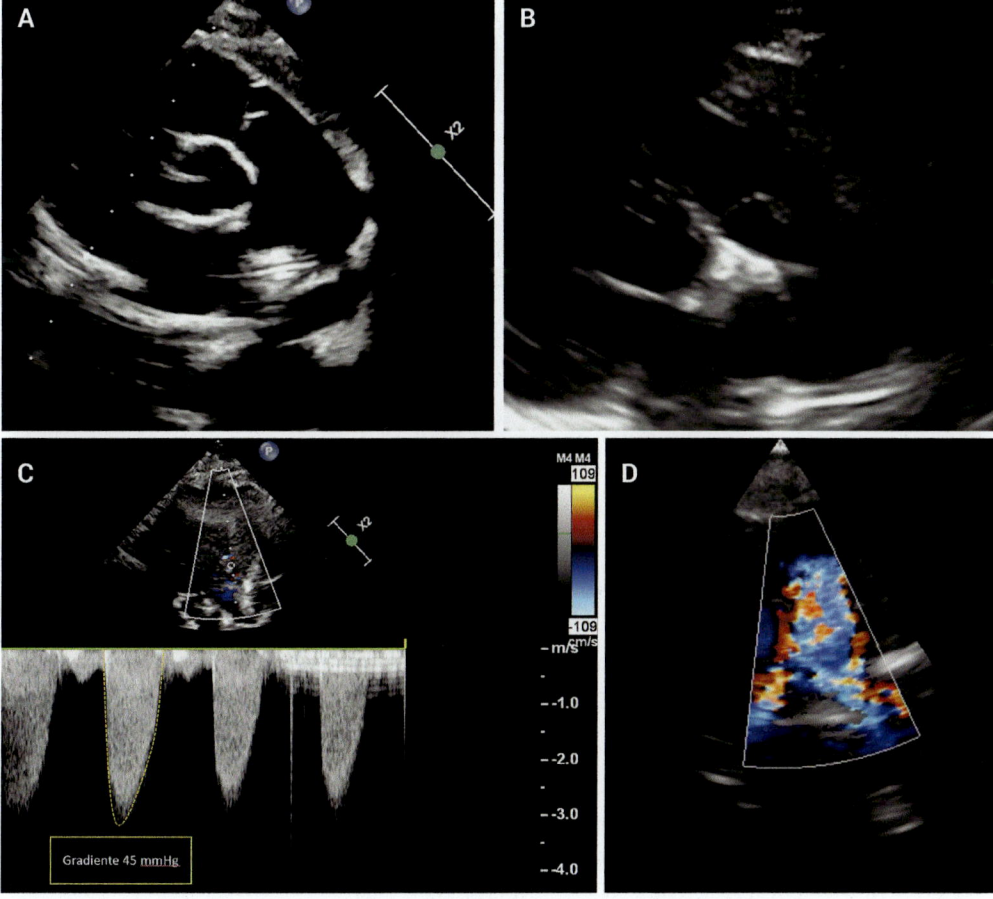

Figura 15.2-2. Imágenes de ecocardiografía. **A)** Paraesternal eje corto. **B)** Para esternal eje largo modificado. **C)** Gradiente de estenosis pulmonar. **D)** Aceleración desde la válvula pulmonar.

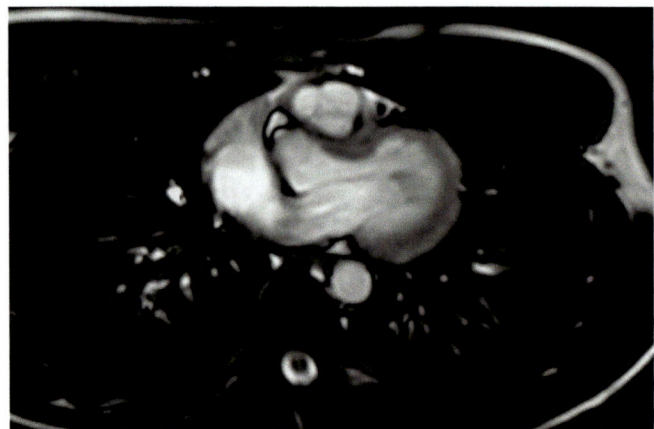

Figura 15.2-3. Imagen de resonancia magnética cardíaca.

Resonancia magnética cardíaca y tomografía axial computarizada cardíaca

No suelen ser necesarias otras pruebas de imagen en la evaluación inicial pero son útiles en el seguimiento, y pueden ser de gran ayuda en aquellos pacientes con mala ventana ecográfica o para establecer la actitud terapéutica adecuada.

- **La cardiorresonancia magnética** (**Fig. 15.2-3**): proporciona más información sobre la anatomía del tracto de salida, el anillo y la válvula pulmonar, y sobre el tamaño y función del VD. Además, puede ayudar a identificar otras lesiones tanto cardíacas como del árbol vascular pulmonar.
- **Tomografía computarizada cardíaca**: ofrece información sobre la válvula pulmonar, el tracto de salida del VD, el tronco y las ramas pulmonares. También es útil en la valoración del origen de las arterias coronarias y su trayecto.

Cateterismo cardíaco

En alguna ocasión puede ser necesario el cateterismo cardíaco diagnóstico para confirmar la gravedad, la localización y la extensión de la lesión.

TRATAMIENTO

Las indicaciones de intervención y la técnica apropiada están publicadas en las últimas guías de cardiopatías congénitas (americanas, de 2018, y europeas, de 2020), tal y como se recoge en la **tabla 15.2-2** y en la **figura 15.2-4**.

En general, está indicado el tratamiento de la EVP grave con independencia de los síntomas (gradiente pico instantáneo por ecografía más de 64 mmHg o gradiente pico-pico >50 mmHg en cateterismo con gasto cardíaco normal) y en los pacientes sintomáticos.

Valvuloplastia percutánea

El tratamiento de elección a cualquier edad de la EVP aislada es la valvuloplastia pulmonar percutánea siempre que sea técnicamente posible.

Tabla 15.2-2. Recomendaciones de intervención en la estenosis pulmonar según las últimas guías		
	ESC[1] 2020	AHA[2] 2018
*Si es posible, la valvuloplastia con balón es de elección:		
Estenosis **grave** (gradiente Doppler >64 mmHg) con independencia de la existencia de síntomas	I C	IIa
Estenosis pulmonar no grave (**moderada**, gradiente Doppler >64 mmHg) si: • Síntomas • Deterioro de la función del ventrículo derecho o insuficiencia tricuspídea al menos moderada • Asocia cortocircuito auricular o ventricular con cianosis	IIa C	I B
*Si la única opción técnicamente posible es la **sustitución valvular quirúrgica** (válvulas displásicas, insuficiencia pulmonar moderada o más, lesiones asociadas):		
Estenosis pulmonar **grave** sintomática	I C	I B
Estenosis pulmonar **grave** asintomática: • Descenso objetivo de la capacidad de ejercicio • Deterioro de la función del ventrículo derecho o insuficiencia tricuspídea al menos moderada • Presión del ventrículo derecho >80 mmHg • Asocia cortocircuito auricular o ventricular con cianosis	I C	I B

[1]ESC: European Society of Cardiology; [2]AHA: American Heart Asociation.

La valvuloplastia pulmonar es una técnica efectiva en más del 85 % de los casos y con baja tasa de complicaciones mayores (0,35 %) y mortalidad (0,25 %). Fue descrita en 1982 por Kan *et al.*, y hoy día ha sustituido a la valvulotomía quirúrgica debido a sus buenos resultados. La lesión residual más importante es la IP (40-90 % de los pacientes), que suele ser leve tras el procedimiento, pero puede progresar a lo largo de los años; a pesar de ello, no suele requerir reintervención. Los factores que favorecen el desarrollo de mayor IP son: menor edad en el momento de la realización de la valvuloplastia, mayor relación balón/anillo y mayor gravedad de la estenosis. La tasa de reestenosis es similar con ambas técnicas (en las últimas series publicadas se sitúa entre el 8-10 %).

En cuanto a la técnica de la valvuloplastia se puede resumir en los siguientes pasos:

- Al comienzo del cateterismo se realiza una ventriculografía derecha para evaluar la anatomía valvular, el VD y medir el anillo pulmonar. También se realiza un registro basal de presiones en cavidades derechas.

Figura 15.2-4. Manejo de la estenosis pulmonar.

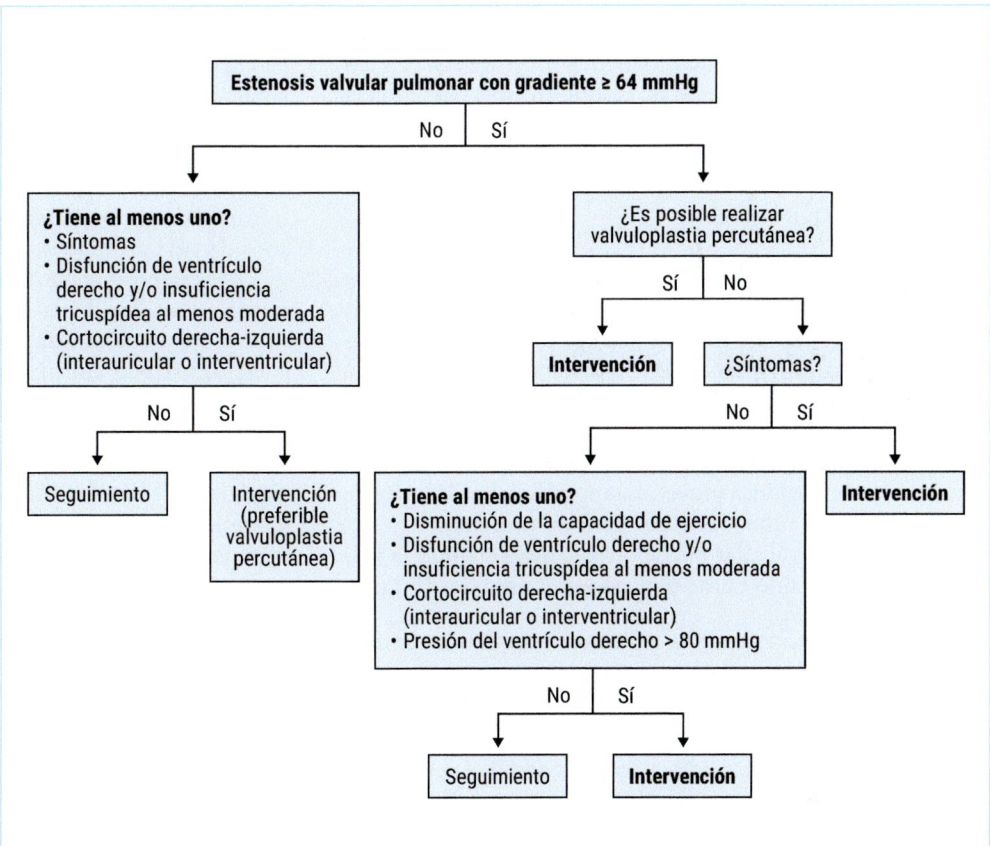

- A través de un acceso venoso (generalmente femoral, aunque también se puede recurrir a acceso yugular o transhepático) se introduce una guía hasta posicionarla en una arteria pulmonar distal.
- Sobre esta guía se avanza un catéter balón con un diámetro de 1,2 a 1,25 veces el anillo pulmonar. Si es necesario repetir el procedimiento, no se recomienda sobrepasar una relación de tamaño de 1,5. En caso de anillos grandes pueden introducirse dos catéteres balón.
- Cuando el balón está correctamente posicionado en el anillo pulmonar se procede a su inflado con contraste diluido hasta que desaparezca la muesca que marca la región estenótica en el balón (**Fig. 15.2-5**).
- Con posterioridad, se realiza una nueva medición de presiones y ventriculografía de control con visualización del estado de la válvula.
- Se considera efectivo si el gradiente se ha reducido a < 25 mmHg. Puede repetirse el procedimiento si es necesario y no existe IP significativa residual.

Las complicaciones son raras, las más frecuentes son: bradicardia transitoria durante el llenado del balón, bloqueo auriculoventricular transitorio, lesión del anillo pulmonar, de la arteria pulmonar o de la válvula tricúspide.

Los peores resultados se relacionan con válvulas displásicas, anillos pulmonares pequeños, gradientes residuales más elevados tras el procedimiento y menor edad (sobre todo recién nacidos).

La estenosis crítica neonatal con cianosis requiere tratamiento urgente. Inicialmente debe instaurarse perfusión con prostaglandina E1 para asegurar el flujo pulmonar y otras medidas de soporte hasta que se realice valvuloplastia percutánea con balón. Se trata del tratamiento de elección, es efectivo en el 90 % de los casos, pero presenta una mayor tasa de complicaciones que en niños mayores. El 15 % de estos pacientes requerirán reintervención en un futuro.

La valvuloplastia pulmonar fetal es una técnica que se realiza en fetos con EVP crítica o incluso atresia valvular pulmonar. El objetivo es favorecer el paso de sangre para

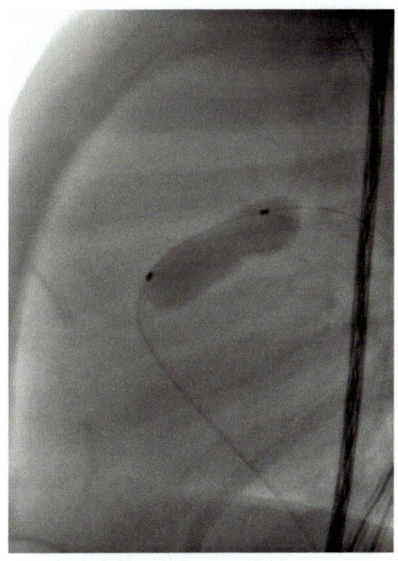

Figura 15.2-5. Valvuloplastia pulmonar percutánea.

evitar la hipoplasia del VD y poder conseguir una circulación biventricular al nacimiento. Se realiza entre las 21 y 28 semanas y tiene un alto riesgo de complicaciones, incluida la muerte fetal, por lo que debe individualizarse su indicación.

Valvulotomía quirúrgica

La reparación quirúrgica se recomienda en casos de EP grave en los que no puede realizarse valvuloplastia con balón o no ha tenido éxito. Por lo tanto, se indica en pacientes con anillo pulmonar hipoplásico, IP moderada-grave o con estenosis subvalvular o supravalvular asociadas. También se debe considerar en el caso de válvulas pulmonares displásicas o cuando es necesaria la cirugía sobre otra lesión cardíaca (p. ej., insuficiencia tricuspídea grave). La mortalidad quirúrgica es inferior al 1 % en niños fuera del período neonatal.

La sustitución valvular puede ser necesaria cuando la valvulotomía no ha sido eficaz o el paciente presenta IP grave residual sintomática.

SEGUIMIENTO Y PRONÓSTICO

La historia natural dependerá de la gravedad de la estenosis; en cualquier caso, se recomienda el seguimiento periódico con ecocardiografía de estos pacientes.

La EP leve no suele progresar en la edad adulta y los pacientes pueden realizar una vida normal. Se recomienda seguimiento cada seis meses durante los dos primeros años de vida para comprobar la ausencia de progresión (se ha descrito aumento de la gravedad a moderada o incluso grave hasta en un 29 % de los recién nacidos). Con posterioridad, se puede establecer cada dos años en edad pediátrica; en adultos se considera suficiente la evaluación cada cinco años.

Aunque la EP moderada suele ser asintomática, estos pacientes pueden presentar disnea de esfuerzo o reducción en la capacidad de ejercicio que pueden determinar la necesidad de intervención. La estenosis puede progresar en un 20 % de los casos por calcificación valvular o por estenosis subvalvular secundaria a la hipertrofia ventricular derecha. Por ello, se recomienda el seguimiento cada tres-seis meses los primeros años de vida y, después, al menos anual hasta la edad adulta.

En la estenosis grave se debe indicar tratamiento, y el seguimiento posterior dependerá de las lesiones residuales.

Tras la valvuloplastia el pronóstico es excelente pero estos pacientes deben continuar el seguimiento por el riesgo de reestenosis y por la posible IP residual. La sustitución valvular pulmonar debe considerarse en aquellos pacientes sintomáticos con IP moderada-grave residual y dilatación y/o disfunción del VD. En los pacientes asintomáticos se recomienda seguimiento, durante el cual se deben realizar las siguientes recomendaciones:

- **Ejercicio**: si la EP es leve, el paciente puede realizar ejercicio sin restricción. En la EP moderada se deben evitar deportes de alta intensidad y carga estática. Si la EP es grave, el paciente solo puede realizar deporte de baja intensidad.
- **Embarazo**: la gestación es bien tolerada salvo que exista obstrucción muy grave del tracto de salida del VD o disfunción ventricular derecha previa.
- **Profilaxis de endocarditis infecciosa**: no se recomienda con independencia de la gravedad de la estenosis. Según las últimas guías solo sería necesario en caso de haber requerido sustitución valvular quirúrgica o percutánea o si el paciente ha presentado una endocarditis previa. De forma general, se deben realizar las mismas recomendaciones que a otros pacientes con cardiopatías congénitas en cuanto a mantener una higiene dental adecuada y evitar *piercings* y tatuajes.

PUNTOS CLAVE

- La EVP suele ser congénita y lo más frecuente es que sea una válvula con fusión comisural y apertura en cúpula o domo.
- Los pacientes suelen estar asintomáticos, y la sospecha se establece al auscultar un soplo en foco pulmonar precedido de clic de eyección.

- El diagnóstico y la estratificación de la gravedad se realizan por ecocardiografía.
- La valvuloplastia pulmonar percutánea con balón es el tratamiento de elección en las estenosis graves.
- La estenosis crítica neonatal requiere tratamiento urgente mediante perfusión de prostaglandina E1 y valvuloplastia percutánea precoz.

BIBLIOGRAFÍA

Albert Brotons DC. Cardiología pediátrica y cardiopatías congénitas del niño y del adolescente. 1ª ed. España: CTO editorial; 2015.

Baumgartner H, De Backer J, Babu-Narayan S, Budts W, Chessa M, Diller GP, et al. 2020 ESC Guidelines for the management of adult congenital heart disease. Eur Heart J. 2021;42(6):563-645.

Bronshtein M, Blumenfeld Z, Khoury A, Gover A. Diverse outcome following early prenatal diagnosis of pulmonary stenosis. Ultrasound Obstet Gynecol. 2017;49(2):213-8.

Cleveland JD, Wells WJ. The Surgical Approach to Pulmonary Valve Replacement. Semin Thorac Cardiovasc Surg. 2022;34(4):1256-61.

Delgado V, Ajmone Marsan N, de Waha S, Bonaros N, Brida M, Burri H, et al.; ESC Scientific Document Group. 2023 ESC Guidelines for the management of endocarditis. Eur Heart J. 2023;44(39):3948-4042.

Devanagondi R, Peck D, Sagi J, et al. Long-Term Outcomes of Balloon Valvuloplasty for Isolated Pulmonary Valve Stenosis. Pediatr Cardiol. 2017;38:247-54.

Gutiérrez-Larraya Aguado F, Abelleira Pardeiro C, Balbacid Domingo E. Tratamiento percutáneo de la válvula pulmonar y las arterias pulmonares en cardiopatías congénitas. REC Interv Cardiol. 2021;3(2):119-28.

Harrild DM, Powell AJ, Tran TX, Geva T, Lock JE, Rhodes J, et al. Long-term pulmonary regurgitation following balloon valvuloplasty for pulmonary stenosis risk factors and relationship to exercise capacity and ventricular volume and function. J Am Coll Cardiol. 2010;55(10):1041-7.

Kan JS, White RI Jr, Mitchell SE, Gardner TJ. Percutaneous balloon valvuloplasty: a new method for treating congenital pulmonary-valve stenosis. N Engl J Med. 1982;307(9):540-2.

Marchini F, Meossi S, Passarini G, Campo G, Pavasini R. Pulmonary Valve Stenosis: From Diagnosis to Current Management Techniques and Future Prospects. Vasc Health Risk Manag. 2023;19:379-90.

Stout KK, Daniels CJ, Aboulhosn JA, et al. AHA/ACC guideline for the ma-
nagement of adults with congenital heart disease: A report of the American College of Cardiology/American Heart Association Task Force on Clinical Practice Guidelines. J Am Coll Cardiol. 2018;73:e81-e192.

Van der linde D, Konings EE, Slager MA, et al. Birth prevalence of congenital heart disease worldwide: a systematic review and meta-analysis. J Am Coll Cardiol. 2011;58(21):2241-7.

Wang SS, Xu MG, Zhuang J, Li WB, Zhang ZW, Xu G. Transthoracic Echocardiographic Evaluation of Pulmonary Valve Anomalies in Pediatric Patients. J Ultrasound Med. 2019 ;38(4):1091-6.

15.3 Coartación de aorta e interrupción del arco aórtico

M. Yagüe Martin, E. Gómez Guzmán y M. A. Tejero Hernández

OBJETIVOS

- Conocer la anatomía de las lesiones obstructivas de la aorta ascendente (coartación de aorta e interrupción de arco aórtico).
- Distinguir las distintas formas de presentación según la gravedad de la lesión.
- Aplicar distintas técnicas diagnósticas para la evaluación de cada lesión.
- Conocer el manejo terapéutico de estas lesiones según su forma de presentación y gravedad.

COARTACIÓN DE AORTA

Introducción

La coartación de aorta se define como un estrechamiento de la luz de la aorta descendente en algún punto de su trayecto, lo que provoca tanto una caída de flujo anterógrado (hipoperfusión de órganos diana), como congestión retrógrada (disfunción ventricular, hipertensión pulmonar [HTP]). En la gran mayoría de casos la obstrucción se localiza en la zona yuxtaductal, en el lado opuesto al origen del conducto arterioso y distal a la subclavia izquierda (**Fig. 15.3-1**), pero también puede observarse proximal a la arteria subclavia izquierda o en aorta abdominal.

Comprende una variedad de combinaciones anatómicas y fisiopatológicas, lo que deriva en un amplio rango de presentación clínica, manejo y pronóstico.

Epidemiología

Representa el 6-8 % de todas las cardiopatías congénitas, con ligero predominio en el sexo masculino (2:1). Por lo general es un defecto único y localizado, con buen desarrollo de las estructuras adyacentes, pero en ocasiones puede asociar otras malformaciones cardíacas (**Tabla 15.3-1**).

El síndrome de Shone, descrito como un complejo de lesiones obstructivas del corazón izquierdo (válvula mitral, aórtica y arco aórtico), suele presentar la coartación de aorta como la obstrucción predominante en período neonatal.

Fisiopatología

La etiología exacta de la coartación de aorta no se conoce. Recientemente está aumentando la evidencia científica a favor

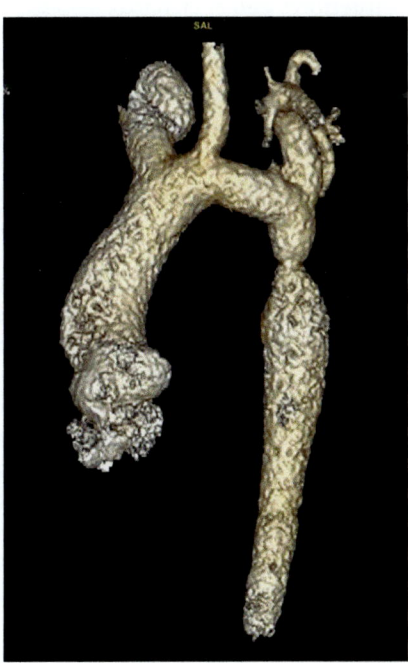

Figura 15.3-1. Coartación de aorta ístmica. Reconstrucción tridimensional a partir de imágenes de tomografía computarizada.

Tabla 15.3-1. Cardiopatías más frecuentes asociadas a la coartación de aorta

Válvula aórtica bicúspide (más frecuente)

- Hipoplasia arco aórtico
- Comunicación interventricular
- Displasia válvula mitral y/o aórtica
- Comunicación interauricular
- Vena cava superior izquierda persistente
- Arco aórtico derecho
- Transposición de grandes arterias
- Síndrome de Shone

de componentes genéticos subyacentes, basados en la agrupación familiar de casos, la mayor frecuencia de aparición en hermanos gemelos (hasta 30 veces más) o su asociación con determinados síndromes (Turner, mutaciones en gen *NOTCH1*, etc.).

Respecto a la fisiopatología, se han propuesto dos teorías para la aparición de esta lesión:

- La **teoría de la migración del tejido ductal**, que propone que estas células se extienden más allá del conducto, e invaden la pared de la aorta descendente torácica. Tras el nacimiento, dicho tejido responde al aumento de la presión parcial de oxígeno mediante la constricción y fibrosis, lo que provoca una estenosis anular en la zona yuxtaductal. Esto explicaría la aparición de la clínica tras el cierre ductal y la mejoría con prostaglandinas.
- La **teoría de alteración de la hemodinámica fetal**, por la cual cualquier condición que provoque disminución de flujo anterógrado fetal a través del tracto de salida del ventrículo izquierdo (VI) (agujero oval restrictivo, vena cava superior izquierda persistente, alteración de la válvula mitral o aórtica, estenosis subaórtica) ocasiona un menor desarrollo del cayado aórtico y un aumento de calibre de la aorta descendente a partir de la unión del conducto por compensación de flujos. Esta teoría se apoya en la frecuente asociación con defectos tipo comunicación interventricular (CIV), estenosis aórtica o hipoplasia ventricular izquierda.

En el feto normal, gran parte del gasto cardíaco combinado sale a través de la válvula pulmonar y el conducto para llegar a la aorta descendente (distal a la coartación). Solo una pequeña parte del flujo atraviesa el pulmón y el agujero oval permeable para llegar a las cavidades izquierdas y salir por la válvula aórtica; es por ello que la coartación de aorta no compromete la estabilidad hemodinámica durante la vida fetal.

Tras el nacimiento, con el descenso de resistencias pulmonares, el cierre ductal y el cierre funcional del agujero oval, todo el gasto cardíaco izquierdo debe atravesar el segmento estenótico en la aorta descendente (**Fig. 15.3-2**). En coartaciones graves, este proceso ocasiona un aumento brusco de la poscarga, lo que deriva en disfunción ventricular izquierda, aumento de presión auricular izquierda y edema pulmonar, además de clínica de bajo gasto anterógrado, con acidosis

metabólica, insuficiencia renal y mala perfusión en la mitad inferior del cuerpo.

En caso de lesiones asociadas (CIV, estenosis aórtica, etc.), la fisiopatología puede variar. Los pacientes con lesiones más leves o lentamente progresivas desarrollan mecanismos de compensación al aumento de poscarga (hipertrofia ventricular izquierda, apertura de colaterales a partir de arterias subclavia e intercostales), que le permiten tolerar mejor la situación e incluso mantenerse asintomáticos o con hipertensión arterial (HTA) aislada.

Clínica

La edad de presentación y la gravedad de la clínica dependen principalmente del grado de estenosis, la velocidad de instauración, las lesiones asociadas y los mecanismos de compensación establecidos.

Las lesiones más graves se comportan como una cardiopatía neonatal conducto-dependiente, con *shock* cardiogénico tras el cierre ductal (segundo-séptimo día) por incapacidad para poner en marcha mecanismos compensadores eficaces. En pocos días, aparece clínica de:

- **Hipoperfusión distal**: mala perfusión de miembros inferiores, oliguria.
- **Congestión retrógrada**: HTA preductal, disfunción ventricular izquierda, edema pulmonar, *shock* cardiogénico, fatal si no se restablece en flujo a través del istmo aórtico. Sin embargo, las formas más leves o lentamente progresivas, con mecanismos compensadores eficaces, debutan de manera tardía durante la infancia o incluso en la edad adulta, en forma de hipertensión o soplos cardíacos en pacientes por lo demás asintomáticos. Algunos pacientes aquejan síntomas secundarios, como cefaleas o dolor en miembros inferiores con el ejercicio.

Diagnóstico

En período fetal, la compensación hemodinámica de la lesión por parte del conducto hace muy difícil su diagnóstico, por lo que se requiere un alto índice de sospecha y valoración de signos indirectos como la desproporción de cavidades cardíacas a favor del ventrículo derecho, la insuficiencia tricuspídea, valores reducidos de *Z-scores* del istmo aórtico y de la relación istmo/conducto, extensión diastólica del flujo en aorta descendente, etc.

En período neonatal, la clínica inicial puede ser inespecífica, y resulta importante el diagnóstico diferencial con otras causas de inestabilidad hemodinámica, como la sepsis.

En caso de sospecha de cardiopatía, la ecocardiografía es el método de elección para el diagnóstico, sobre todo el plano supraesternal, que visualiza una muesca en la cara posterior de la aorta torácica, a la altura de la zona yuxtaductal, con aneurismas pre- y poscoartación. Puede estudiarse la asociación con hipoplasia de arco aórtico u otras malformaciones cardíacas, así como el grado de disfunción ventricular izquierda e HTP en los casos graves. Mediante el Doppler color se

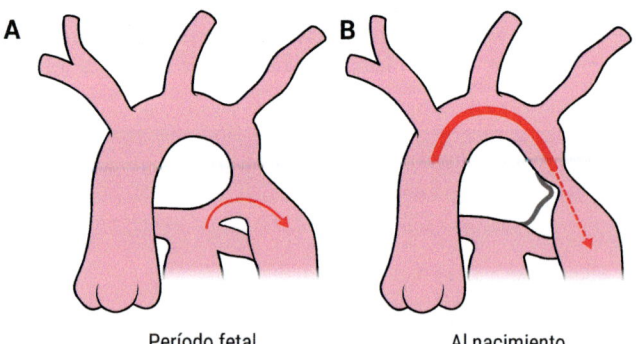

Período fetal   Al nacimiento

Figura 15.3-2. Esquema representativo del debut de una coartación de aorta. **A)** Período prenatal con conducto permeable que compensa el estrechamiento. **B)** Período posnatal con compromiso del flujo anterógrado tras el cierre ductal.

puede estudiar el flujo a través de la zona coartada, y el paso mínimo efectivo. Con el Doppler continuo se puede medir el gradiente pico sistólico, que dará una idea de la gravedad de la lesión (infraestimada en el caso de disfunción ventricular) y una persistencia del flujo en diástole. La onda de Doppler pulsado es útil si coexisten varias estenosis en serie en el arco aórtico o para el estudio del flujo aórtico abdominal (con onda sistólica amortiguada y persistencia del flujo en diástole).

En los casos de anatomía compleja o mala ventana ecográfica (niños mayores), puede recurrirse a la tomografía computarizada (TC), que obtiene imágenes con excelente resolución espacial en muy poco tiempo de adquisión. Además, con los nuevos protocolos, la exposición a radiación ionizante ha disminuido de manera considerable.

La resonancia magnética (RM) cardíaca, además de una buena visión anatómica, da información sobre la función cardíaca y el flujo a través de la zona estenótica, pero tiene como inconvenientes la necesidad de anestesia general o la cooperación del paciente mayor durante largos períodos de adquisición.

En el electrocardiograma de neonatos con lesión grave se hallará hipertrofia ventricular derecha. Sin embargo, en pacientes mayores habrá hipertrofia izquierda secundaria a los mecanismos compensatorios crónicos.

En la radiografía de tórax de los neonatos se pueden visualizar cardiomegalia y aumento de las marcas vasculares pulmonares. En pacientes mayores, los hallazgos son sutiles, con silueta cardíaca normal o ligeramente aumentada de tamaño, y es posible ver signos característicos, como el signo del 3 (producido por el aneurisma pre- y postestenótico separados por la zona coartada central) y las muescas costales del cuarto-octavo arco aórtico (por las colaterales aórticas, visible a partir de los 10 años) (**Fig. 15.3-3**).

Tratamiento

La coartación crítica supone una emergencia neonatal, por lo que precisa sospecha y diagnóstico precoces, soporte vasoactivo y diurético, corrección de alteraciones hidroelectrolíticas y soporte respiratorio. En estos casos, el inicio precoz de prostaglandinas en perfusión para abrir y/o mantener el conducto permeable es fundamental para conseguir la estabilización del paciente y posterior corrección anatómica.

El tratamiento definitivo va encaminado a restablecer el flujo a través de la aorta descendente, para lo cual se han desarrollado técnicas tanto quirúrgicas como percutáneas.

Las distintas técnicas quirúrgicas van desde la simple resección del segmento estenótico y la anastomosis término-terminal (lo más habitual), hasta ampliaciones con segmentos proximales de la arteria subclavia, parches de pericardio o conductos protésicos. En general, el acceso suele ser por toracotomía lateral izquierda, y en los pacientes con anatomía favorable, suele realizarse sin circulación extracorpórea. Tras la cirugía correctora, la principal complicación es la HTA refleja, cuyo manejo requiere betabloqueantes (en las primeras 24-48 horas por la liberación excesiva de catecolaminas) o inhibidores de la enzima convertidora de la angiotensina (pasadas las 48 horas, por predominancia del sistema renina-angiotensina-aldosterona). Otras complicaciones son la lesión del nervio recurrente laríngeo, lesión del conducto arterioso o de la médula espinal.

En lesiones más leves, fuera del período neonatal, se prefiere posponer la cirugía al segundo año de vida, por disminución del riesgo de complicaciones. Se suele indicar cuando el gradiente es > 20 mmHg a través de la coartación o cuando existen datos de disfunción ventricular o hipertrofia progresiva. Hasta el momento de la cirugía, es preciso tratar la HTA (riesgo de daño cardíaco, coronario y cerebral), pero sin descensos bruscos para evitar dañar los órganos poscoartación, que se encuentran hipoperfundidos.

En los diagnósticos más tardíos, en los que la cirugía se lleva a cabo cuando niños son mayores o adultos, se ha objetivado un aumento de morbilidad con persistencia de HTA tras la corrección quirúrgica y enfermedad aterosclerótica precoz.

La angioplastia aórtica percutánea con balón con o sin colocación de *stent* es una alternativa válida en algunos pacientes, menos invasiva que la cirugía y con buenos resultados. En general, se reserva como primera opción en pacientes mayores con coartaciones nativas, así como en el tratamiento de recoartaciones a cualquier edad. El implante de *stent* es controvertido en niños que aún no hayan finalizado el crecimiento. Las principales complicaciones son la lesión de los puntos vasculares de acceso (arterias femorales), la aparición de aneurismas en la zona dilatada o la estenosis del *stent* a largo plazo. Este procedimiento puede también considerarse, como paliación temporal, en neonatos inestables con alto riesgo quirúrgico.

 En la coartación de aorta hay múltiples opciones disponibles, tanto quirúrgicas como percutáneas, y en muchos casos es posible elegir el momento más adecuado para llevarlas a cabo, en función de las características del paciente y la gravedad de la lesión.

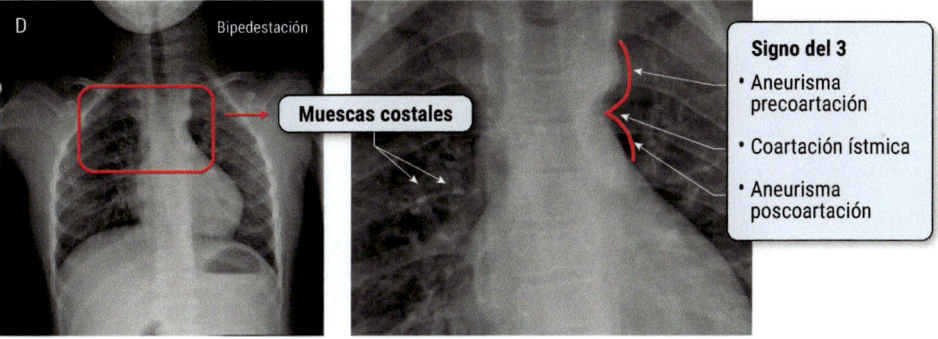

Figura 15.3-3. Radiografía de tórax. Signos característicos de coartación de aorta de larga evolución.

Pronóstico

En los casos neonatales, la evolución es mortal si no se consigue restablecer el flujo a través del istmo aórtico y mejorar el fallo en órganos diana.

La mortalidad asociada a la cirugía es muy baja en los defectos aislados, y aumenta en aquellos casos con anatomía compleja, lesiones intracardíacas o pacientes de corta edad. Tras la corrección, en general, la calidad de vida de estos pacientes es prácticamente normal.

La principal complicación a largo plazo es la recoartación tras la corrección quirúrgica neonatal, que aparece hasta en un cuarto de los casos, y que es menos frecuente en los procedimientos con ampliación de la zona estenótica (con parche o tejido procedente de subclavia). Otras complicaciones serían la disección aórtica, aneurismas, HTA persistente, enfermedad aterosclerótica precoz, hemorragia intracraneal, endocarditis bacteriana o endarteritis, por lo que precisan de seguimiento de por vida.

Los casos más leves, que escapan a la detección en período neonatal, tienen mucha menor morbimortalidad, aunque presentan una supervivencia a largo plazo inferior a la media.

INTERRUPCIÓN DEL ARCO AÓRTICO

Introducción

Supone una pérdida de continuidad aorta torácica ascendente y descendente, de forma que la irrigación de la parte proximal depende del gasto cardíaco izquierdo, mientras que la de la parte distal a la interrupción lo hace del gasto cardíaco derecho (a través del conducto arterioso).

Epidemiología

Se trata de una enfermedad rara, <1 paciente por cada 1.000 nacidos vivos, y 5 % aproximadamente de las obstrucciones de arco aórtico.

En raras ocasiones se trata de un defecto aislado, siendo más habitual la asociación a otros defectos cardíacos, sobre todo CIV, pero también malformaciones cardíacas complejas, con displasia valvular aórtica, arco aórtico derecho, hipoplasia arco, *truncus* arterioso, ventrículo derecho de doble salida, transposición de grandes arterias, ventrículo único, ventana aortopulmonar. La asociación a estas malformaciones empeora el pronóstico y aumenta la mortalidad significativamente.

Es frecuente también la asociación a síndromes genéticos, especialmente DiGeorge, pero también CHARGE, VACTERL y Turner.

Clasificación

Se clasifica en tres tipos en función del lugar donde se localice la obstrucción en relación con los troncos supraaórticos (**Fig. 15.3-4**):

- **Tipo A (30 %)**: en istmo aórtico, distal a la arteria subclavia izquierda, similar a coartación yuxtaductal.
- **Tipo B (65-70 %)**: entre carótida izquierda y subclavia izquierda. Asocian con mayor frecuencia arteria subclavia derecha aberrante, válvula aórtica bicúspide y CIV mal alineada por desplazamiento posterior del septo conal con estrechamiento del tracto de salida del VI. Se considera una cardiopatía troncoconal, de ahí su asociación al síndrome de DiGeorge.
- **Tipo C (<1 %)**: entre primer tronco braquiocefálico (o arteria innominada) y arteria subclavia izquierda.

 El tipo más frecuente es el tipo B, muy asociado a la presencia de CIV mal alineada y síndrome de DiGeorge.

Fisiopatología y clínica

El arco transverso se forma a partir del cuarto arco aórtico izquierdo, por lo que anomalías en el desarrollo de este arco darán el tipo B y C.

El tipo A supone el espectro más grave de la coartación de aorta, y resulta del menor flujo a través de las cavidades cardíacas izquierdas, por lo que puede asociar lesiones subvalvulares aórticas, agujero oval restrictivo o ausente, síndrome de Shone y vena cava superior izquierda persistente.

La asociación a una arteria subclavia derecha aberrante empeora el pronóstico, probablemente porque en el feto el flujo a ese territorio depende del conducto arterioso y supone un menor gasto cardíaco por las cavidades cardíacas izquierdas.

Como se comentaba con anterioridad para la coartación de aorta, la interrupción del arco aórtico durante la etapa fetal

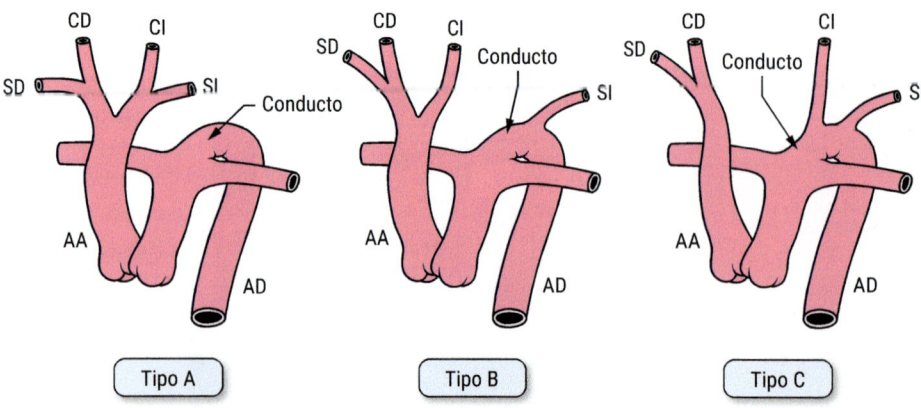

Figura 15.3-4. Interrupción del arco aórtico. AA: aorta ascendente; CD: arteria carótida derecha; CI: arteria carótida izquierda; AD: aorta descendente; SD: arteria subclavia derecha; SI: arteria subclavia izquierda.

es bien tolerada, ya que el flujo a la parte inferior del cuerpo depende del flujo ductal, similar a lo que ocurre en un feto sano. Tras el nacimiento, en la primera semana de vida, se produce el cierre fisiológico del conducto, lo que conduce bruscamente a una hipoperfusión de la zona distal a la interrupción, y a un aumento de la poscarga ventricular izquierda, con la aparición de acidosis metabólica, insuficiencia renal, disfunción ventricular izquierda y *shock* circulatorio.

Diagnóstico

Dado el carácter de cardiopatía neonatal crítica, el diagnóstico fetal es fundamental para conseguir un manejo precoz mediante perfusión de prostaglandinas y cirugía cardíaca correctora neonatal antes de que se produzca el fallo multiorgánico. Sin embargo, las tasas de diagnóstico fetal aún rondan el 50 %.

La técnica de elección para el diagnóstico es la ecocardiografía, con la que se puede estudiar el grado de la interrupción y la longitud del segmento interrumpido; el tipo de arco aórtico (derecho o izquierdo); la localización de la arteria subclavia derecha (normal o aberrante); la presencia de CIV y sus características; la anatomía y funcionalidad de la válvula aórtica; el tracto de salida izquierdo; el tamaño de cavidades cardíacas; la presencia y tamaño del conducto aórtico, etc.

Dada su frecuente asociación a otras malformaciones cardíacas, es relativamente habitual tener que recurrir a la TC (**Fig. 15.3-5**) o a la RM cardíaca para una mejor caracterización de las lesiones. En raras ocasiones, es necesario el cateterismo cardíaco.

En la radiografía de tórax en período neonatal aparece cardiomegalia y aumento de la vascularización pulmonar.

En el electrocardiograma predomina el crecimiento ventricular derecho, aunque también se pueden ver otras alteraciones en función de las malformaciones asociadas.

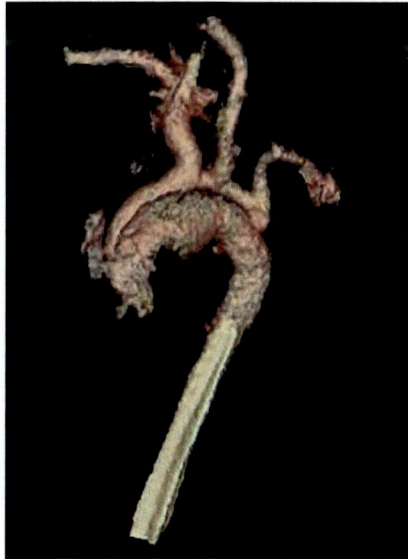

Figura 15.3-5. Interrupción de arco aórtico tipo A, con aorta ascendente y cayado muy hipoplásico y arco ductal de gran calibre. Reconstrucción tridimensional a partir de imágenes de tomografía axial computarizada.

Manejo

Es una cardiopatía con importante inestabilidad hemodinámica en período neonatal, por lo que precisa inicio precoz de prostaglandinas para reabrir el conducto y permitir el flujo sanguíneo a la mitad inferior del cuerpo.

Es importante el diagnóstico fetal o posnatal precoz previo al deterioro hemodinámico.

En el caso de *shock* cardiogénico o disfunción de órganos diana al diagnóstico, se deberá instaurar el tratamiento intensivo de soporte (inotrópicos, diurético, corrección de alteraciones hidroelectrolíticas, diálisis temporal, etc.).

Tras la estabilización del paciente, el tratamiento quirúrgico es el único definitivo. Dada la complejidad del procedimiento en período neonatal, se puede optar por una corrección completa en un único tiempo (restauración de la continuidad del arco y corrección de otras malformaciones como CIV), o en dos tiempos (reparación de arco y *banding* paliativo inicialmente, con retraso de la reparación del resto de malformaciones unos meses). La decisión depende de cada grupo y de las características del paciente, aunque en la actualidad la cirugía correctora completa en período neonatal es la opción más difundida.

La corrección del arco aórtico, con independencia del tipo de arco aórtico, por lo general consiste en la movilización de los segmentos aórticos y la anastomosis del arco transverso a la aorta descendente. En algunos casos es posible la anastomosis directa, pero en otros se precisa la ampliación de la zona con un parche de pericardio. La interposición de un conducto protésico es una práctica casi abandonada por la alta tasa de estenosis posteriores.

Pronóstico

A diferencia de la coartación de aorta, donde pueden instaurarse mecanismos compensatorios eficaces, la interrupción de arco aórtico suele cursar con grave inestabilidad hemodinámica y evolución fatal en 4-10 días si no se corrige precozmente (salvo casos excepcionales de persistencia de conducto arterioso).

Desde el descubrimiento de las prostaglandinas y la mejora de las técnicas quirúrgicas, la supervivencia y el pronóstico han mejorado de manera considerable.

Los resultados quirúrgicos dependen de la complejidad de la anatomía y del estado previo del paciente, pero en general son satisfactorios, sobre todo en casos de defectos aislados del arco aórtico con buen desarrollo del arco y del VI.

En caso de hipoplasia del VI o de su tracto de salida, hay riesgo aumentado de reintervención posterior. Los asociados a síndromes genéticos presentan retraso del neurodesarrollo y otras comorbilidades, que limitan de forma importante la calidad de vida de estos pacientes.

Las lesiones residuales o recidivas a largo plazo son la estenosis en la zona de reparación del arco aórtico y la aparición de lesiones obstructivas en el tracto de salida del VI, como membranas subvalvulares, estenosis valvular o supravalvular aórtica. La evolución de estas es lo que determinará la necesidad de reintervención a largo plazo.

PUNTOS CLAVE

- La coartación de aorta y la interrupción del arco aórtico son lesiones obstructivas de la aorta descendente torácica; la segunda es muy rara.
- La coartación de aorta suele presentarse de forma aislada, mientras que la interrupción del arco aórtico suele asociar otras malformaciones cardíacas.
- Ambas suelen presentarse en período neonatal como bajo gasto, disfunción ventricular, HTP y *shock* cardiogénico, aunque los casos leves de coartación de aorta pueden llegar a la adolescencia y edad adulta con escasos o nulos síntomas.
- El diagnóstico en ambas es ecocardiográfico; se puede utilizar la TAC para las lesiones más complejas (sobre todo de interrupción de arco aórtico) y la RM para aquellas con disfunción ventricular o mala visualización de los flujos por ecocardiografía.
- En situaciones de fallo hemodinámico, es preciso un tratamiento médico de soporte para la estabilización previa a la cirugía. El inicio precoz de prostaglandinas es fundamental en ambas lesiones.
- En la interrupción de arco aórtico, el tratamiento quirúrgico es la única opción, en uno o varios tiempos. En el caso de coartación de aorta, se puede elegir entre tratamiento quirúrgico o percutáneo, así como la edad más adecuada, en función de las características del paciente y la lesión.

BIBLIOGRAFÍA

Friedman K. Preoperative Physiology, Imaging, and Management of Interrupted Aortic Arch. Semin Cardiothorac Vasc Anesth. 2018;22(3):265-9.

Ganigara M, Doshi A, Naimi I, Mahdevaiah GP, Buddhe S, Chikkabyrappa SM. Preoperative Physiology, Imaging, and Management of Coarctation of Aorta in Children. Semin Cardiothorac Vasc Anesth. 2019;23(4):379-86.

Hijazi ZM. Clinical manifestations and diagnosis of coarctation of the aorta. En: UpToDate, Shefner JM (Ed), UpToDate, Waltham, MA. (Consultado el 1 Noviembre 2023).

Kim YY, Andrade L, Cook SC. Aortic Coarctation. Cardiol Clin. 2020; 38(3):337-51.

Park. Cardiología Pediátrica. 6ª ed. Madrid: Elsevier-Mosby; 2014.

Solana R, García-Guereta, L. Coartación de aorta e interrupción del arcoaórtico. En: Cardiología pediátrica y cardiopatías congénitas del niño y deladolescente. Albert Brotons DC, coord. Volumen I. Sociedad Española de Cardiología Pediátrica y Cardiopatías Congénitas. Madrid: Grupo CTO Editorial; 2015.

Cardiopatías cianógenas

16

16.1 Transposición de grandes vasos

H. D. Escobar Pirela, M. de la Parte Cancho y A. López Escobar

 OBJETIVOS

- Conocer la anatomía y fisiopatología de la transposición de grandes vasos (D-TGA y L-TGA).
- Conocer el tratamiento de la transposición de grandes vasos, y considerar la presencia de lesiones asociadas y momento diagnóstico.
- Conocer las complicaciones asociadas a la transposición de grandes vasos para saber detectarlas durante el seguimiento de estos pacientes.

INTRODUCCIÓN

La transposición de los grandes vasos (TGA) es una cardiopatía congénita cianógena, caracterizada por una lesión discordante ventriculoarterial en la que la aorta surge del ventrículo derecho (VD) y la arteria pulmonar del ventrículo izquierdo (VI).

Su forma de presentación más habitual es la D-TGA, en la cual la aorta se origina en el VD, mientras la arteria pulmonar se origina en el VI que está ubicado en posición sistémica, por lo que se generan dos circuitos en paralelo que llevan, respectivamente, sangre oxigenada y desoxigenada (Fig. 16.1-1).

Existe otro tipo menos frecuente de TGA, denominada L-TGA o TGA corregida congénitamente. En este tipo de transposición la circulación está «fisiológicamente corregida» porque la sangre venosa sistémica desoxigenada vuelve a la circulación pulmonar, y la sangre venosa pulmonar oxigenada regresa a la circulación sistémica, ya que el defecto radica en una inversión ventricular que provoca una doble discordancia, es decir, el VD se encuentra al lado izquierdo del corazón en posición sistémica. Por este motivo no suele cursar con cianosis a menos que existan defectos cardíacos asociados. Sin embargo, estos pacientes presentan un alto riesgo de desarrollar insuficiencia cardíaca (IC) en la edad adulta debido al deterioro progresivo de la función del VD que está ubicado en posición sistémica.

D-TRANSPOSICIÓN DE GRANDES ARTERIAS

Epidemiología

Se estima que la prevalencia de la D-TGA es de 2 a 5 por 10.000 nacidos vivos. Representa aproximadamente el 3 % de todas las enfermedades cardíacas congénitas y casi el 20 % de todos los defectos cianóticos.

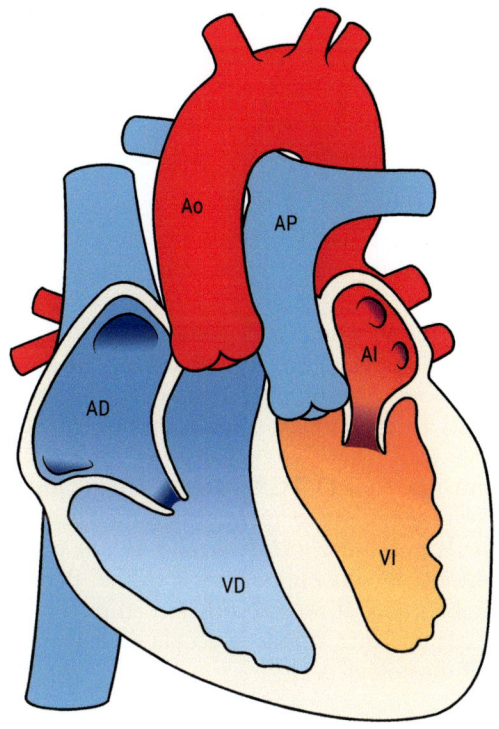

Figura 16.1-1. Anatomía de la D-transposición de grandes vasos.

Embriología

Los aspectos específicos del desarrollo que resultan en la discordancia ventriculoarterial no se conocen, pero se plantea la hipótesis de que la morfogénesis de la D-TGA se debe a una alteración del crecimiento y desarrollo del cono subarterial bilateral.

En el desarrollo cardíaco normal, el cono subaórtico y el cono subpulmonar están presentes en el primer mes de gestación, ya que las grandes arterias se ubican por encima del VD. Por lo general, el cono subaórtico se reabsorbe aproxima-

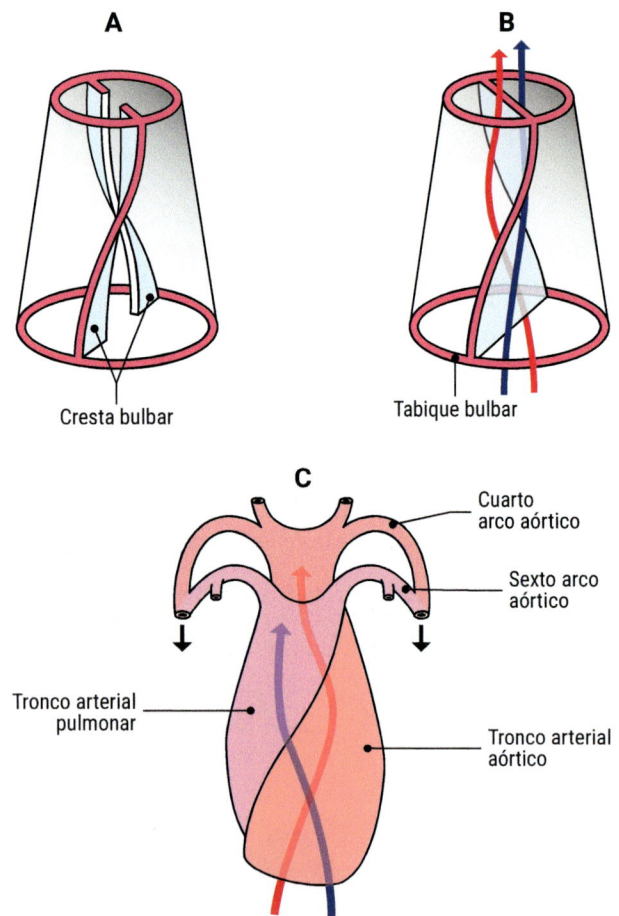

Figura 16.1-2. Formación normal del cono arterial.

mente entre los 30 y 34 días de gestación, lo que permite la migración de la válvula aórtica hacia abajo y hacia atrás hasta su posición normal sobre el VI, además de la formación de la continuidad fibrosa entre las válvulas mitral y aórtica dentro del VI (**Fig. 16.1-2**).

Sin embargo, en la D-TGA, lo que ocurre es una reabsorción del cono subpulmonar que genera la migración posterior de la válvula pulmonar y el desarrollo de una continuidad fibrosa entre la válvula pulmonar y la mitral. Por otro lado, el cono subaórtico, al no reabsorberse, empuja a la válvula aórtica hacia adelante, donde se acopla de manera anormal con el VD morfológico.

Anatomía

En la D-TGA, la aorta se posiciona anterior y ligeramente hacia la derecha de la arteria pulmonar. Estos cambios hacen que la aorta surja del VD y la arteria pulmonar del VI.

Además de la discordancia ventriculoarterial pueden aparecer otras anomalías cardíacas o defectos funcionales, que se denominan D-TGA compleja si presentan una lesión cardíaca adicional, o D-TGA simple si no hay otro defecto cardíaco.

La lesión asociada con más frecuencia es la comunicación interventricular (CIV) que puede estar presente en aproximadamente el 50 % de los pacientes con D-TGA, y localizarse en cualquier región del tabique ventricular. Los pacientes con una CIV tienen más probabilidades de poseer anomalías cardíacas adicionales, que pueden incluir estenosis o atresia pulmonar y coartación o interrupción de la aorta.

La obstrucción del tracto de salida del VI puede aparecer hasta en el 25 % de los pacientes, y puede ser dinámica o anatómica.

Si el tabique ventricular está intacto, la presión sistémica del VD ocasiona el desplazamiento del tabique interventricular hacia la cavidad ventricular izquierda, lo que provoca una obstrucción dinámica entre la válvula mitral y el tabique. Este taponamiento funcional se suele resolver con la corrección quirúrgica y es poco frecuente en los recién nacidos por la presencia de un conducto arterioso permeable de gran tamaño y la elevación de las resistencias vasculares pulmonares que condicionan una presión elevada en el VI que minimiza el desplazamiento del tabique interventricular.

Los pacientes con D-TGA también tienen mayor riesgo de sufrir una obstrucción anatómica en el tracto de salida del ventrículo izquierdo, como estenosis o atresia pulmonar. Este subconjunto de pacientes con D-TGA tiene también mayor incidencia de obstrucción del arco aórtico.

Con respecto a las arterias coronarias, su anatomía en presencia de D-TGA es variable, si bien es un factor muy importante a la hora de plantear la corrección quirúrgica.

En el patrón más habitual, presente en aproximadamente dos tercios de los pacientes con D-TGA, la arteria coronaria principal izquierda se origina en el seno anterior y orientado hacia la izquierda, mientras que la arteria coronaria derecha surge del seno posterior y orientado hacia la derecha.

Otras variaciones de la arteria coronaria pueden incluir un trayecto epicárdico inusual, múltiples *ostium* coronarios que surgen del mismo seno de Valsalva, o el trayecto intramural proximal de una arteria coronaria entre los dos grandes vasos.

Fisiopatología

En la D-TGA, las circulaciones sistémica y pulmonar son circuitos paralelos. Por un lado, la sangre venosa sistémica desoxigenada drenada en la aurícula derecha es bombeada con posterioridad desde el VD a la circulación sistémica a través de la aorta. Por otro, la sangre oxigenada que proviene de los pulmones recircula de nuevo a los pulmones a través de la arteria pulmonar. Esta circulación es incompatible con la vida a menos que exista comunicación entre ambos circuitos, ya sea en la zona intracardíaca a través de un agujero oval permeable, otro tipo de defecto del tabique auricular o una CIV, o bien a través de conexiones extracardíacas que incluyen el conducto arterioso o circulación colateral broncopulmonar.

Durante la etapa intrauterina, el feto tolera bien la circulación en paralelo gracias al paso a través del agujero oval de sangre rica en oxígeno procedente de la vena umbilical que luego se distribuye desde el VI al cuerpo gracias a la presencia del conducto arterioso. Esta circulación puede ocasionar problemas en el feto por la incapacidad de bombear la sangre oxigenada directamente a la aorta ascendente desde el VI con la consiguiente repercusión en la circulación en las arterias cervicales y cefálicas.

Tras el parto, la situación del recién nacido dependerá del grado de mezcla entre ambas circulaciones a través de las conexiones intracardíacas y extracardíacas.

Clínica

Los síntomas de la D-TGA dependen del grado de mezcla entre ambas circulaciones y la presencia de otras anomalías cardíacas. Por lo general, los pacientes debutan con cianosis durante el período neonatal. El grado de coloración azul está determinado por la cantidad de mezcla a través de comunicaciones intracardíacas, y esta cianosis no se modifica con el llanto, la alimentación ni por el uso de oxígeno suplementario.

Los recién nacidos con un tabique ventricular intacto presentan cianosis grave durante el período neonatal que se intensifica cuando el conducto arterioso permeable se cierra ya que disminuye la mezcla circulatoria. En el caso de que haya una comunicación en el tabique interventricular y, por lo tanto, la mezcla sanguínea, el grado de cianosis dependerá del tamaño del defecto.

Algunos pacientes que asocian coartación de aorta o interrupción del arco aórtico pueden presentar cianosis diferencial inversa con saturaciones posductales más altas que las saturaciones preductales por paso de sangre más saturada a través del conducto hacia la aorta descendente.

Es habitual que estos pacientes presenten taquipnea con frecuencias respiratorias >60 respiraciones por minuto sin otros signos de dificultad respiratoria.

La radiografía de tórax y el electrocardiograma no suelen mostrar hallazgos específicos.

Pronóstico

Sin corrección quirúrgica, la mayoría de los pacientes con D-TGA fallecen durante el primer año de vida. Aproximadamente, el 30 % lo hacen en la primera semana, el 50 % en el primer mes, y el 90 % a lo largo del primer año de vida.

Diagnóstico

En la actualidad, en los países desarrollados, la D-TGA se suele diagnosticar en la etapa prenatal mediante ecografía fetal.

En el período neonatal, el ecocardiograma mostrará los hallazgos típicos de la D-TGA al identificar en el plano subcostal una gran arteria que surge del VI posterior que se ramifica en las arterias pulmonares izquierda y derecha, y la aorta que se eleva anteriormente desde el VD en el eje corto o plano parasagital.

Es fundamental identificar y establecer el tamaño de las comunicaciones intracardíacas en la zona auricular o ventricular para estimar el grado de mezcla, así como el patrón de las arterias coronarias.

La presencia de una CIV, sobre todo si se localiza en la zona anterior y está mal alineada, aumenta la probabilidad de que el paciente tenga anomalías del arco aórtico.

Tratamiento

El diagnóstico prenatal de la D-TGA mejora la supervivencia, ya que se puede planificar el parto en un centro terciario con experiencia en el diagnóstico y tratamiento de cardiopatías. En caso de que no se haya diagnosticado prenatalmente, ante la sospecha o confirmación de D-TGA, el recién nacido debe ser trasladado lo antes posible a un centro de estas características. Antes del cambio, es necesario consultar a un cardiólogo pediátrico para garantizar un tratamiento médico óptimo antes y durante este.

La terapia posnatal se centra en optimizar la mezcla de los flujos sanguíneos pulmonar y sistémico. Esta combinación se produce de forma más eficaz en las aurículas debido a un menor gradiente de presión, que permite un flujo bidireccional a través del tabique auricular, tanto en sístole como en diástole.

La mezcla a través de defectos ventriculares o en la zona extracardíaca (conducto arterioso persistente) es más limitada por la presencia de gradientes de presión más elevados que condicionan habitualmente un flujo unidireccional.

El tratamiento inicial se debe centrar en la estabilización de la función cardíaca y pulmonar y en garantizar una oxigenación sistémica adecuada. Además, se debe tratar de proporcionar una mezcla suficiente entre las dos circulaciones paralelas y mantener la permeabilidad del conducto arterioso mediante la infusión de prostaglandina E1 (PGE1; alprostadil) y/o septostomía auricular con balón (BAS) (**Fig. 16.1-3**).

Dado que el principal efecto secundario de la PGE1 son las apneas, en el caso de requerirse traslado del paciente, debe considerarse la intubación.

La BAS se realiza en centros terciarios y puede realizarse a pie de cama con guía ecocardiográfica o en una sala de hemodinámica mediante cateterismo. La técnica consiste en rasgar el tabique interauricular para hacer más grande el defecto presente en este con el objetivo de aumentar la mezcla sanguínea intracardíaca.

Si se realiza una BAS y tiene éxito, las saturaciones sistémicas de oxígeno deberían empezar a aumentar de manera inmediata. Si hay una mezcla adecuada en la zona auricular, a menudo puede interrumpirse la infusión de PGE1, siempre que no haya obstrucción del arco aórtico.

Cirugía

Una vez estabilizado el lactante, lo ideal es realizar la cirugía correctora durante las 2 primeras semanas de vida.

La operación de *switch* arterial (ASO) es el tratamiento estándar para la reparación quirúrgica de la D-TGA, y ha sustituido a los anteriores procedimientos de *switch* auricular desarrollados por Mustard y Senning (**Fig. 16.1-4**).

Con la cirugía, la mortalidad asociada a la D-TGA ha mejorado de manera drástica, y ha pasado de aproximadamente el 90 % en pacientes no operados a tasas <5 % tras la cirugía correctora.

La elección del procedimiento quirúrgico depende, por lo general, de la presencia y naturaleza de otras anomalías cardía-

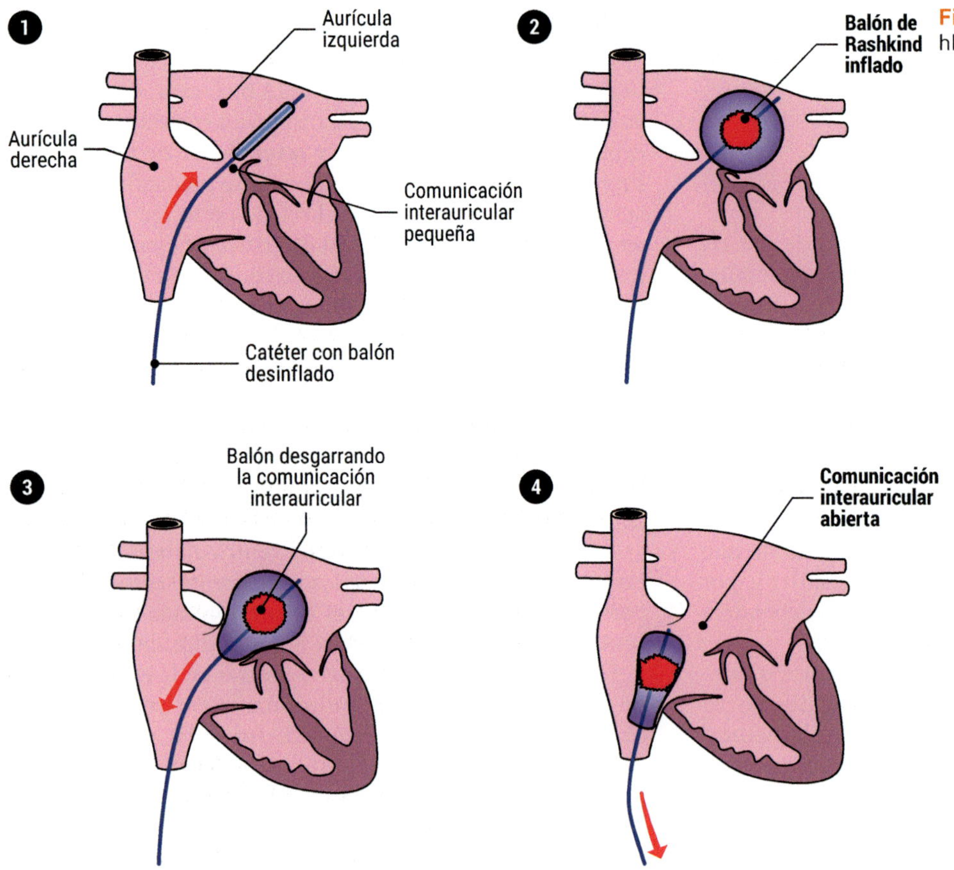

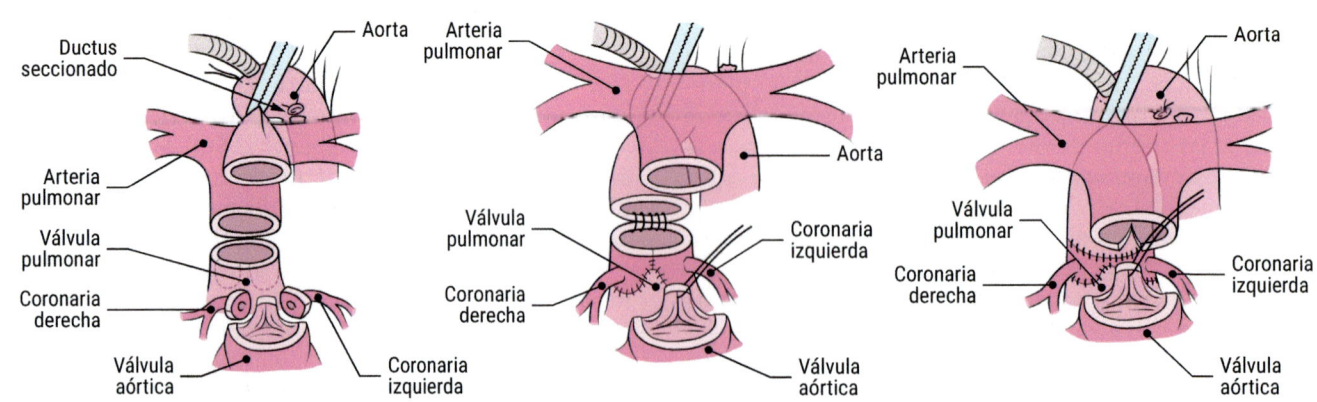

Figura 16.1-3. Atrioseptostomia de Rashkind.

(1) Aurícula izquierda / Aurícula derecha / Comunicación interauricular pequeña / Catéter con balón desinflado

(2) Balón de Rashkind inflado

(3) Balón desgarrando la comunicación interauricular

(4) Comunicación interauricular abierta

cas, en particular la CIV y la obstrucción del tracto de salida del VI, en función de la elección del abordaje del tamaño de la CIV, de la naturaleza de la obstrucción del tracto de salida del VI y el estado de la válvula pulmonar (neoaórtica). La toma de decisiones quirúrgicas en este contexto se centra en minimizar el riesgo de obstrucción recurrente del tracto de salida del VI, optimizar la función de la válvula neoaórtica y equilibrar los riesgos de futuras reintervenciones.

Los procedimientos ASO y Rastelli son las correcciones anatómicas quirúrgicas que dan lugar a un VI morfológico como ventrículo sistémico. Por el contrario, los procedimientos de *switch* auricular (también denominados procedimientos de Mustard y Senning) implican el desvío del retorno venoso en las aurículas, lo que da lugar a un VD sistémico. En la actualidad, los procedimientos de *switch* auricular solo se realizan en raras ocasiones, sobre todo para paliaciones complejas de pacientes seleccionados con TGA corregida de manera congénita (L-TGA).

Operación de switch arterial

La ASO es el procedimiento correctivo estándar para pacientes con D-TGA que no presentan obstrucción significativa del tracto de salida del VI. Implica la transección de ambas grandes arterias y la posterior translocación de los vasos a la

Ductus seccionado / Aorta / Arteria pulmonar / Arteria pulmonar / Válvula pulmonar / Coronaria derecha / Válvula aórtica / Coronaria izquierda / Válvula pulmonar / Coronaria derecha / Aorta / Coronaria izquierda / Válvula aórtica / Arteria pulmonar / Aorta / Válvula pulmonar / Coronaria derecha / Coronaria izquierda / Válvula aórtica

Figura 16.1-4. *Switch* arterial/cirugía de Jatene.

raíz opuesta, lo que crea una concordancia ventriculoarterial. La translocación de la aorta también supone la movilización y reimplantación de las arterias coronarias.

La mortalidad perioperatoria global es < 1 % en pacientes con D-TGA sin otra anomalía cardíaca, y alrededor del 4 % en aquellos con D-TGA y anomalías cardíacas adicionales.

La complicación más habitual de la cirugía es la estenosis pulmonar, que requiere una reintervención, habitualmente por vía percutánea, alrededor de un 5-15 % de los pacientes intervenidos.

Otro inconveniente frecuente son los eventos coronarios. La mayoría de estos se producen en los tres primeros meses tras la intervención, suelen estar relacionados con «acodamientos» u otras obstrucciones anatómicas de la perfusión coronaria. Se debe descartar esta complicación postoperatoria ante una disfunción ventricular inexplicable o una mala hemodinámica.

Técnica de Rastelli

Es la técnica de elección para pacientes con D-TGA asociada a una CIV grande y obstrucción del tracto de salida del VI. Esta intervención implica la redirección preferencial de la sangre oxigenada del VI hacia la aorta a través de la CIV y la colocación de un conducto desde el VD hasta la arteria pulmonar para enviar la sangre no oxigenada a través del conducto.

Los pacientes sometidos a esta intervención suelen requerir sustituciones, ya que los conductos no crecen con el niño y se pueden estenosar con el tiempo. El cambio del conducto es el motivo más habitual de reintervención.

Seguimiento

Tras la cirugía, se debe valorar de forma periódica sobre todo la función cardíaca global, evaluar la competencia de la válvula neoaórtica y detectar de forma precoz la aparición de complicaciones que puedan surgir tras las distintas reparaciones quirúrgicas.

Se debe investigar la presencia de episodios de síncope o palpitaciones que puedan sugerir una arritmia subyacente, y la intolerancia al ejercicio que pudiera indicar un deterioro de la función ventricular sistémica o una obstrucción creciente de la arteria pulmonar. El dolor torácico puede orientar a insuficiencia de la arteria coronaria.

En cuanto a la exploración, una irregularidad del pulso puede ser indicador de una arritmia subyacente. También se deben detectar signos de IC (crepitantes, edemas, ingurgitación venosa yugular y hepatomegalia).

La profilaxis antibiótica de la endocarditis bacteriana subaguda no es necesaria en los pacientes sometidos a ASO, siempre que no presenten lesiones residuales.

Con respecto a la actividad física y la participación deportiva, los pacientes con D-TGA que se han sometido a ASO sin síntomas cardíacos, con función ventricular normal, pruebas de esfuerzo normales y sin taquiarritmias pueden participar en todos los deportes.

Por último, se debería realizar de forma periódica una evaluación del riesgo de aterosclerosis y monitorización de los lípidos en todos los pacientes sometidos a ASO, ya que presentan riesgo de desarrollar enfermedad coronaria precoz.

Pronóstico

Las tasas de supervivencia a largo plazo de los pacientes con D-TGA tras la corrección quirúrgica con ASO son: > 95 % entre 15 y 25 años después del alta, y entre el 80 y el 94 % a los 10 años del procedimiento de Rastelli.

La mortalidad es mayor en pacientes con D-TGA y anomalía cardíaca adicional en comparación con aquellos con D-TGA simple.

Existen algunos factores que aumentan la mortalidad, entre los que se encuentran la prematuridad, el bajo peso al nacer, la presencia de arteria coronaria intramural o única, la obstrucción del arco aórtico y la hipoplasia ventricular derecha.

En cuanto al neurodesarrollo, los supervivientes tras ASO tienen más probabilidades de presentar alteraciones del neurodesarrollo en comparación con los controles sanos. Es probable que los resultados del neurodesarrollo estén muy influidos por el curso prenatal, neonatal y perioperatorio del niño. Entre las variables que pueden influir en este aspecto se encuentran el momento del diagnóstico, las anomalías genéticas subyacentes, los defectos cardíacos asociados, el grado de hipoxemia y/o la inestabilidad hemodinámica en el período neonatal, el momento de la intervención quirúrgica, las complicaciones perioperatorias y la necesidad de oxigenación por membrana extracorpórea.

L-TRANSPOSICIÓN DE GRANDES ARTERIAS (L-TGA)

Anatomía y fisiopatología

Es una forma rara y compleja de cardiopatía congénita caracterizada por discordancia auriculoventricular y ventriculoarterial. Es el resultado de un bucle izquierdo anómalo del corazón primitivo, de forma que el VI morfológico se sitúa a la derecha del VD morfológico. Esto condiciona que la sangre venosa sistémica desoxigenada vuela al VI discordante a través de la válvula mitral y al pulmón a través de las arterias pulmonares transpuestas discordantes. La sangre oxigenada fluye desde los pulmones por las venas pulmonares a través de la aurícula izquierda hacia el VD discordante a través de la válvula tricúspide, y regresa a la circulación sistémica a través de la aorta discordante.

En más del 90 % de los casos de L-TGA, está presente otra lesión cardíaca, y este es el motivo principal del diagnóstico ya que esta lesión asociada suele ser la responsable de la sintomatología que condiciona la realización del ecocardiograma que permite el diagnóstico. La lesión más habitual es la CIV, presente en el 70-80 % de los pacientes con L-TGA. La obstrucción del tracto de salida del ventrículo pulmonar también es frecuente: está presente en el 30-60 % de los pacientes con L-TGA.

Aquellos con L-TGA muestran riesgo de IC debido a la disfunción progresiva del VD sistémico morfológico y a la regurgitación de la válvula tricúspide sistémica. El riesgo de IC es mayor en pacientes con L-TGA y lesiones cardíacas asociadas que en aquellos con L-TGA aislada.

Los pacientes sin defectos estructurales asociados pueden comenzar con sintomatología en la edad adulta con signos y síntomas de bloqueo cardíaco completo, arritmias, regurgitación sistémica de la válvula tricúspide o disfunción sistémica del VD con IC final.

Diagnóstico

Con el ecocardiograma se objetiva la inversión de los ventrículos y la colocación anormal y el curso paralelo de las grandes arterias. En la mayoría de los pacientes, el diagnóstico se realiza como hallazgo incidental en una ecocardiografía posnatal que se realiza para evaluar los síntomas de la lesión cardíaca asociada.

Tratamiento

El tratamiento quirúrgico de la L-TGA en niños ha pasado de la reparación «fisiológica», es decir, la restauración de las lesiones asociadas sin abordar la discordancia AV y ventriculoarterial, a la reparación «anatómica», que convierte al VI morfológico en la bomba sistémica y al VD morfológico en el ventrículo pulmonar. La justificación de la reparación anatómica se debe a que el resultado a largo plazo puede mejorar si el VI morfológico actúa como ventrículo sistémico, y la reparación fisiológica se asocia a malos resultados a largo plazo debido al posterior fallo del VD.

Para los pacientes pediátricos con L-TGA asociada a lesiones que predisponen a la IC sistémica, se recomienda la reparación anatómica; pero en pacientes con L-TGA aislada, la reparación anatómica es controvertida y su elección frente al tratamiento médico se individualiza en función de una evaluación específica del paciente, de los riesgos y beneficios potenciales, así como de la preferencia de la familia.

Los dos procedimientos para la reparación anatómica son la operación de doble *switch* y el procedimiento Senning-Rastelli. La elección entre ambos depende de la presencia de una CIV grande y de obstrucción subpulmonar.

Las complicaciones asociadas a la corrección anatómica en pacientes con L-TGA se deben sobre todo a anomalías de la conducción (bloqueo cardíaco completo y arritmias), disfunción del VI y regurgitación neoaórtica. Además, la reintervención quirúrgica es frecuente en estos pacientes.

PUNTOS CLAVE

- El tratamiento posnatal inicial de los pacientes con D-TGA se centra en la estabilización de la función cardíaca y en garantizar una oxigenación sistémica adecuada. La terapia está dirigida a proporcionar una mezcla suficiente entre los dos sistemas circulatorios con mantenimiento de la permeabilidad del conducto arterioso con infusión de PGE1.
- El *switch* arterial es el estándar para la reparación quirúrgica de D-TGA simple. En los pacientes con CIV y obstrucción del tracto de salida del VI, existen otras opciones terapéuticas como el procedimiento de Rastelli.
- La mortalidad perioperatoria asociada a la corrección quirúrgica es muy baja, y la supervivencia a largo plazo es >95 % entre los 15 y 25 años tras la cirugía.

- La complicación posquirúrgica más habitual es la estenosis pulmonar, que puede requerir una nueva intervención, que habitualmente se realiza por vía percutánea.
- Los pacientes con D-TGA pueden tener un deterioro leve del desarrollo neurológico a largo plazo, probablemente debido a diversos factores perioperatorios como la hipoxemia, la circulación extracorpórea y la inestabilidad hemodinámica.
- La L-TGA, o TGA corregida congénitamente, es una forma rara y compleja de cardiopatía congénita caracterizada por discordancia auriculoventricular y ventriculoarterial.

BIBLIOGRAFÍA

Fulton DR, Kane DA. D-transposition of the great arteries (D-TGA): Anatomy, clinical features, and diagnosis. UpToDate. 2023. [Acceso Nov 2023]. https://www.uptodate.com/contents/d-transposition-of-the-great-arteries-d-tga-anatomy-clinical-features-and-diagnosis.

Fulton DR, Kane DA. D-transposition of the great arteries (D-TGA): Management and outcome. UpToDate. 2023. [Acceso Nov 2023]. https://www.uptodate.com/contents/d-transposition-of-the-great-arteries-d-tga-management-and-outcome.

Kane DA. L-transposition of the great arteries (L-TGA): Anatomy, clinical features, and diagnosis. UpToDate. 2023. [Acceso Nov 2023]. https://www.uptodate.com/contents/l-transposition-of-the-great-arteries-l-tga-anatomy-clinical-features-and-diagnosis.

Kane DA. L-transposition of the great arteries (L-TGA): Management and outcome. UpToDate. 2023. [Acceso Nov 2023]. https://www.uptodate.com/contents/l-transposition-of-the-great-arteries-l-tga-management and outcome.

16.2 Tetralogía de Fallot

L. M. Escribano Gómez

 OBJETIVOS

- Comprender la anatomía y fisiopatología de la tetralogía de Fallot.
- Diferenciar las distintas variantes de tetralogía de Fallot.
- Conocer la clínica, diagnóstico y manejo de la tetralogía de Fallot.
- Entender posibles secuelas y conocer su seguimiento.

INTRODUCCIÓN

La tetralogía de Fallot es una cardiopatía compleja, descrita por primera vez en 1888.

 Embriológicamente se debe a un desplazamiento anterior y cefálico del tabique interventricular en su región infundibular, que ocasiona una comunicación interventricular (CIV) subaórtica, un cabalgamiento de la aorta sobre el tabique interventricular y su defecto, una estenosis pulmonar, y de manera secundaria, una hipertrofia del ventrículo derecho (VD).

La tetralogía de Fallot aparece en el 0,08 % de la población general, y supone entre un 5-10 % del total de las cardiopatías congénitas, con la cardiopatía cianógena como la más frecuente.

 La mayoría de los pacientes con tetralogía de Fallot no son sindrómicos, pero se ha asociado hasta en el 16 % de los casos con la microdeleción 22q11.

ANATOMÍA

La tetralogía de Fallot viene definida por cuatro rasgos anatómicos esenciales (**Fig. 16.2-1**):

- **Comunicación interventricular (CIV)**: habitualmente se trata de una CIV perimembranosa, por debajo de la válvula aórtica, amplia y no restrictiva.
- **Cabalgamiento aórtico**: se trata de un mal alineamiento de la pared anterior de la aorta con respecto al septo interventricular (desplazado hacia anterior), de manera que la aorta surge de ambos ventrículos, lo que supone su salida desde el VD < 50 % de su circunferencia. Suele ser una raíz aórtica grande, y acostumbra a asociar insuficiencia aórtica.

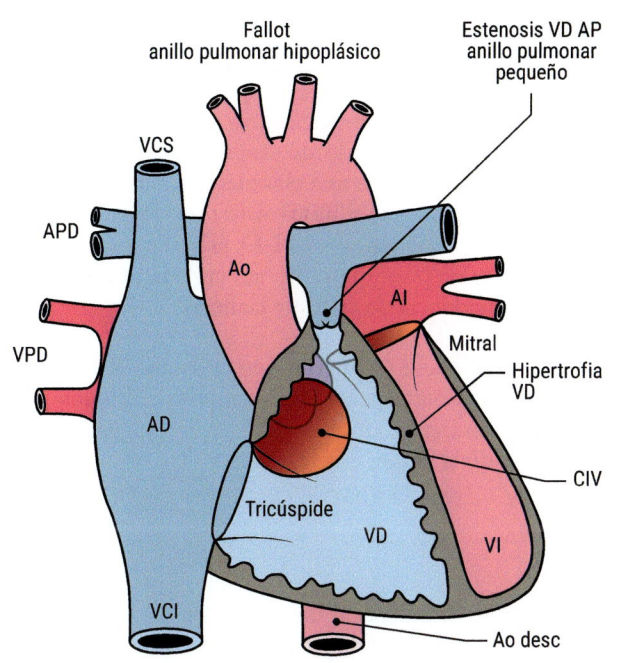

Figura 16.2-1. Anatomía de la tetralogía de Fallot.

- **Estenosis pulmonar**: puede existir afectación subvalvular, valvular o supravalvular, pero lo más habitual es que esté dañada más de una región anatómica. En función del grado de estenosis, aparecerán distintos tipos clínicos de tetralogía de Fallot. La estenosis pulmonar es la característica anatómica más condicionante para el resto de los rasgos de la cardiopatía (hipertrófica del VD, *shunt* de la CIV izquierda-derecha (I-D) o derecha-izquierda (D-I), y grado de desarrollo del árbol pulmonar).
- **Hipertrofia del VD**: se debe a la estenosis pulmonar crónica.

No obstante, existen variantes anatómicas que se pueden asociar a la tetralogía descrita:

- Hipoplasia de ramas pulmonares (<3 mm).
- Agenesia de la válvula pulmonar, total o parcialmente, en la cual el anillo pulmonar es pequeño, pero asocia insuficiencia pulmonar, con ramas pulmonares aumentadas de tamaño.
- Doble cámara del VD (secundario a la hipertrofia del VD).
- Anomalías coronarias, como el origen de la descendente de la coronaria derecha, que dificulta la corrección quirúrgica.
- Canal auriculoventricular completo: aproximadamente el 85 % de los pacientes que asocian estas dos cardiopatías complejas presentan síndrome de Down.
- Arco aórtico derecho: se da hasta en el 25 % de los casos, y se asocia de manera frecuente a la microdeleción 22q11.

FISIOPATOLOGÍA

Las lesiones anatómicas que marcan de manera fundamental la fisiopatología de la tetralogía de Fallot son la CIV, y sobre todo la estenosis pulmonar, ya que en función del grado de estenosis pulmonar, así será el cortocircuito de la CIV:

- **Estenosis pulmonar leve**, en la que el cortocircuito será izquierda-derecha, y no se evidenciará cianosis.
- **Estenosis pulmonar grave y fija** (en región valvular y ramas), en la que el cortocircuito será D-I, con pase al tracto de salida izquierdo de sangre desoxigenada, y por tanto con evidencia de una cianosis mantenida.
- **Estenosis pulmonar dinámica** (en región subvalvular), en la que el cortocircuito será I-D, salvo en los momentos de aumento de presión pulmonar, en los que pasará a ser D-I, con evidencia de crisis de cianosis.

En el recién nacido con conducto permeable, la cianosis podría no ser tan manifiesta en una estenosis pulmonar grave, ya que el cortocircuito ductal sería I-D, lo que permitiría la oxigenación de la sangre en esta grado.

CLÍNICA

En la actualidad, gracias al desarrollo de técnicas de diagnóstico prenatal, la tetralogía de Fallot es una cardiopatía con posible diagnóstico intraútero, que permite anticipar la organización del parto en un centro especializado.

La clínica de la tetralogía de Fallot es variable, en función del grado de obstrucción o estenosis pulmonar:

- **Cianosis (Fallot cianógeno)**: no suele ser evidente al nacimiento por el conducto (que posibilita un *shunt* I-D para el aumento de sangre oxigenada). Si la obstrucción es grave, la cianosis se hace más evidente con el crecimiento.

  La cianosis puede presentarse como crisis agudas, las cuales son más habituales por la mañana, y suelen estar precedidas de llanto, fiebre o agitación. La cianosis va acompañada de hiperventilación, irritabilidad y caída de la saturación, con pérdida de conciencia. Es una urgencia médica, en la que, si no se finaliza el espasmo brusco del infundíbulo, pueden aparecer secuelas neurológicas graves y poner en peligro la vida del niño.

La hipoxemia mantenida provoca hiperviscosidad de la sangre, lo cual a largo plazo puede originar alteraciones del crecimiento, y los característicos dedos en palillo de tambor y uñas en vidrio de reloj.

- **Soplo**: es un soplo habitualmente secundario a la estenosis pulmonar, y no a la CIV. Suele ser un soplo sistólico, eyectivo cuando es una estenosis pulmonar moderada valvular, pero protosistólico cuando se trata de una estenosis subvalvular. Suele ser frecuente que vaya acompañado de un segundo ruido único.

  Si aumenta el grado de estenosis pulmonar, se incrementa el *shunt* D-I en la CIV, y el soplo es menos audible.
- **Insuficiencia cardíaca (Fallot rosado)**: es característica de los Fallot con estenosis pulmonares leves, en las que el cortocircuito I-D suponen una sobrecarga pulmonar.
- **Rasgos dismórficos**: la tetralogía de Fallot se puede vincular con alteraciones cromosómicas, como es el síndrome de DiGeorge o síndrome de Down, con rasgos clínicos asociados característicos.

DIAGNÓSTICO

Prenatal

Las mejoras en la ecocardiografía fetal han permitido el aumento del diagnóstico prenatal, lo que posibilita una mejor planificación del parto. El avance en la técnica ha posibilitado dar parámetros de riesgo para los niños con tetralogía de Fallot al nacimiento (hipertrofia grave del VD, los *Z-score* del anillo pulmonar, la presencia de conducto y la dirección del *shunt*), que permite a estos niños el nacimiento en los centros de referencia para sus necesidades.

En el segundo trimestre ya es posible objetivar el mal alineamiento conoventricular, con el defecto interventricular y el cabalgamiento de la aorta. Con el avance del embarazo es muy importante valorar el grado de estenosis pulmonar, así como su progresión. Si aparece un conducto reverso (aortopulmonar), es indicativo de obstrucción grave del tracto de salida del ventrículo derecho (TSVD).

Posnatal

Aunque la ecocardiografía es la principal herramienta en la que hay que apoyarse para el diagnóstico de certeza, son varias las herramientas con las que se cuenta para evaluar a estos pacientes:

- **Electrocardiograma**: se encuentra un eje desviado a la derecha, con crecimiento de cavidades derechas que se evidencia con ondas R altas en V1, con cambio a R bifásica en V2, debido a sobrecarga (Fig. 16.2-2).

  Si existe *shunt* I-D en la CIV, puede evidenciarse hipertrofia biventricular.
- **Radiografía de tórax**: se caracteriza por un «corazón en bota o en zueco», debido a que el ápex se encuentra elevado por la hipertrofia del VD, y a que la silueta del borde izquierdo del corazón es cóncava, por la hipoplasia pul-

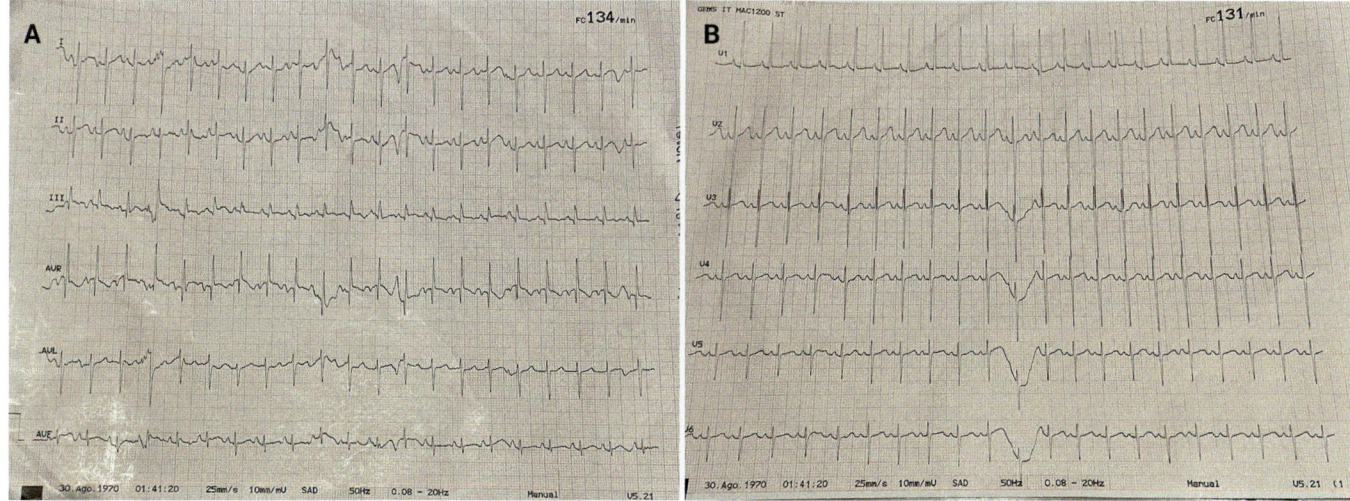

Figura 16.2-2. A) Electrocardiograma con eje derecho. **B)** Electrocardiograma con R altas en V1 y bifásica en V2.

monar. El tamaño del corazón suele ser normal, y la vascularización pulmonar, disminuida. También es posible evidenciar, hasta en el 25 % de los casos, un arco aórtico derecho (**Fig. 16.2-3**).

La ausencia de timo, junto con los rasgos anteriores, hace probable el diagnóstico de síndrome de DiGeorge.

- **Ecocardiografía**: es la técnica que posibilita una evaluación de todos los rasgos de la tetralogía de Fallot, lo que facilita su diagnóstico y seguimiento posterior. En la mayoría de las ocasiones, la ecocardiografía es suficiente para la evaluación preoperatoria, sin necesidad de otras pruebas de imagen.

Para ofrecer un estudio completo es necesario describir:

- **Localización y el número de comunicaciones interventriculares**: el eje corto es el plano donde mejor se evidencia la CIV perimembranosa típica, pero es posible verla desde otros planos.
- **Grado de cabalgamiento de la aorta sobre el tabique interventricular**, desde eje paraesternal largo y el eje apical (**Fig. 16.2-4**).
- **Grado de obstrucción pulmonar, así como su localización** (lo típico es subvalvular, pero también puede aparecer en región valvular y/o supravalvular). Es importante describir si existe un anillo pulmonar hipoplásico, para planificar la reparación.

Las ramas pulmonares también deben ser descritas, diámetros y grado de estenosis a través de estas, al menos en su inicio.

- **Coronarias**: en el eje corto se debe describir el origen de las coronarias. Si existen orígenes anómalos, como la descendente anterior que surge de la derecha en algunos casos

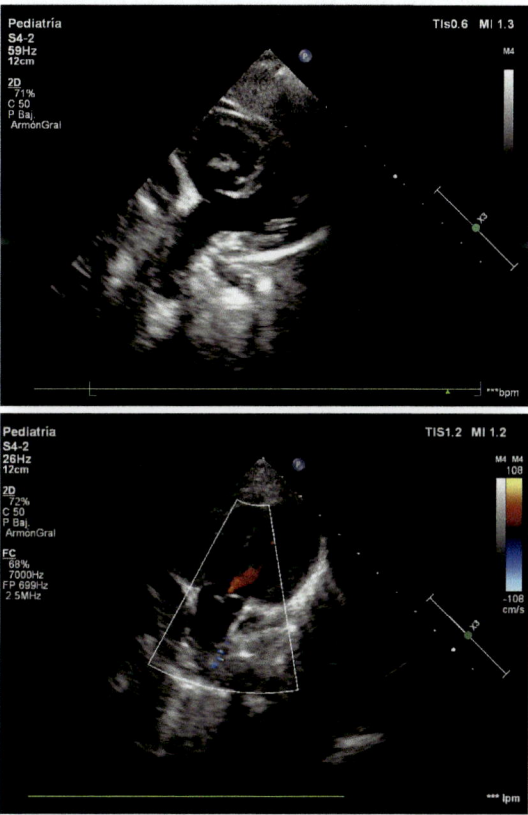

Figura 16.2-4. Comunicación interventricular y cabalgamiento de aorta sobre tabique interventricular con insuficiencia aórtica ligera asociada.

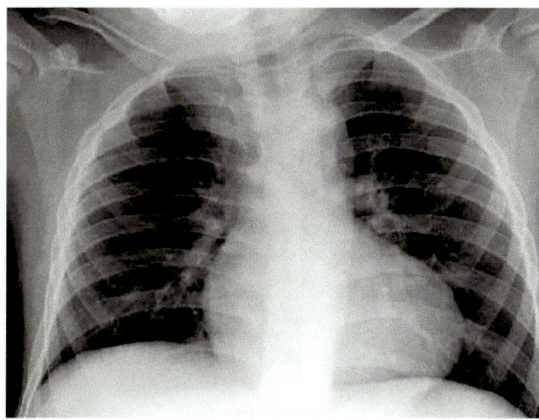

Figura 16.2-3. Radiografía de tórax con silueta cardíaca con «forma de bota» típica de la tetralogía de Fallot.

de tetralogía de Fallot, y para ello, se debe examinar bien en tracto de salida derecho en el eje corto y largo paraesternal.

- **Arco aórtico:** hay que definir si el arco es derecho o izquierdo, así como el origen de los supraaórticos. Se debe definir si existe conducto y/o colaterales aortopulmonares.
- **Cateterismo:** en la actualidad, en desuso para el diagnóstico, dado el avance de técnicas no invasivas a la hora del diagnóstico. No obstante, es una técnica de gran importancia en la terapéutica, tanto antes de la cirugía (cierre de colaterales, *stent* en el conducto, *stent* en el TSVD) como en los pacientes ya intervenidos (para ver defectos residuales y tratarlos, como en estenosis pulmonar residual).
- **Otras:** la resonancia cardíaca es útil para el seguimiento a largo plazo de lesiones residuales, estudio del VD y VI, así como su función y planificar posibles intervenciones futuras. Es importante en pacientes con mala ventana ecográfica.

Otra técnica que podría ser útil en el seguimiento de estos pacientes a largo plazo es la tomografía computarizada pulmonar, que permite visualizar lesiones pulmonares periféricas.

TRATAMIENTO

Manejo médico

Depende del grado de obstrucción en el TSVD, y la edad del paciente:

- Neonato con obstrucción grave del TSVD y cianosis franca precisa tratamiento de prostaglandinas para mantener el conducto permeable. En la mayoría de las ocasiones, con posterioridad precisan tratamiento paliativo con un *stent* en dicho conducto para mantenerlo permeable hasta la cirugía reparadora.
- Lactante con obstrucción moderada, pero con crisis de cianosis debido a agitación (llanto, dolor).

> ❗ Se trata de una urgencia médica, dado el riesgo de secuelas neurológicas, e incluso muerte, que entraña.

Es por ello que la familia debe ser capaz de reconocerlas para tratarlas de manera inmediata. Se han utilizado los betabloqueantes (propranolol a 1-4 mg/kg/día) como prevención de estos eventos, gracias a su efecto de relajación en la hipertrofia del infundíbulo. No obstante, puede aparecer ante situaciones estresantes, y hay que tratarlo de manera acuciante:

- **Posición genupectoral:** aumentan las resistencias sistémicas, y favorece el flujo pulmonar.
- **Oxígeno al 100 %** para favorecer la vasodilatación pulmonar.
- **Fluidos:** suero fisiológico 10-20 ml/kg en administración rápida.
- **Morfina** subcutánea 0,1-0,2 mg/kg.
- **Betabloqueantes:** propranolol o esmolol 0,1 mg/kg.
- **Fenilefrina** (agonista alfa-adrenérgico) 5-20 µg/kg, que aumenta la poscarga, y favorece de este modo el paso de sangre al flujo pulmonar.

- **Evitar las drogas** que provocan vasodilatación sistémica.

Si a pesar del tratamiento médico persiste la clínica, serían subsidiarios de cirugía urgente.

- Lactante con obstrucción leve, y CIV no restrictiva: debido al hiperaflujo pulmonar se podría dar clínica de insuficiencia cardíaca congestiva, con necesidad de diuréticos, y/o captopril.

La profilaxis de la endocarditis está indicada en los pacientes no intervenidos, de manera previa a procedimientos de riesgo, y en pacientes operados con lesiones residuales y/o material protésico.

Manejo quirúrgico

En la actualidad, lo más habitual es la reparación definitiva entre los 3 y los 6 meses de edad, pero existen situaciones en las que se precisan intervenciones paliativas hasta dicha cirugía definitiva.

Cirugía definitiva

Es el tratamiento de elección en la mayoría de los pacientes con tetralogía de Fallot, y está indicada realizarla antes de los 6 meses. Consiste en:

- Cierre de la CIV con parche, con vertido del ventrículo izquierdo a la aorta.
- Ampliación del TSVD, con resección en la zona del infundíbulo y/o de la región subinfundibular. Si es posible, se respeta la válvula pulmonar, para evitar en lo posible la insuficiencia pulmonar libre.

El abordaje ideal es transatrial, para evitar la ventriculotomía, pero se complica cuando existe estenosis infundibular grave.

A veces, en los casos con estenosis pulmonar muy grave, la intervención consiste en colocar un conducto valvulado desde el VD hasta la región distal de la arteria pulmonar principal. El inconveniente de esta cirugía es que el conducto se queda pequeño con el crecimiento del niño, y suele desarrollar estenosis y/o insuficiencia a largo plazo.

La mortalidad perioperatoria se encuentra entre el 0 y el 3 %, y depende sobre todo del grado de obstrucción del TSVD, y de la edad del paciente en el momento de la cirugía (las operaciones en el período neonatal aumentan el riesgo de mortalidad).

Las complicaciones de la cirugía son lesiones residuales, como las CIV, y/o la persistencia de la obstrucción del TSVD, que precisan reintervención o cateterismo cuando son hemodinámicamente significativas. Otras complicaciones son bajo gasto, arritmias y sangrados.

Cirugía paliativa

Se realiza cuando la cirugía reparadora no es posible (prematuridad, trayecto de coronarias anormales, árbol pulmonar demasiado pequeño, crisis de cianosis habituales en edades tempranas).

Son técnicas quirúrgicas que permiten estabilizar al niño, y el crecimiento del árbol pulmonar:

- **Fístula de Blalock-Taussig**: unión entre la arteria innominada o subclavia a la rama pulmonar ipsilateral.
- **Implantación de un *stent*** en el conducto, lo que posibilita el flujo de la aorta a la rama pulmonar, y así su crecimiento.
- **Ampliación del TSVD**, vía cateterismo, con la implantación de un *stent*.
- **Hemicorrección**, con conducto desde el VD a la arteria pulmonar, que deja la CIV abierta para permitir el crecimiento de las ramas pulmonares.

Tras la cirugía paliativa, precisan antiagregación con ácido acetilsalicílico (AAS) a 7 mg/kg/día durante 4-6 meses.

SECUELAS Y TRATAMIENTO

Hasta un 10 % presentan secuelas tras la cirugía que precisan tratamiento a corto o largo plazo. Algunas de las secuelas que se pueden encontrar son:

- **Lesiones residuales**: CIV residuales, obstrucción en distintas zonas del TSVD, raíz aórtica dilatada con insuficiencia aórtica de distintos grados.
- **Insuficiencia pulmonar**: es secundaria a la cirugía con parche transanular hasta en el 30 % de los casos. Esto provoca una sobrecarga del VD, con una disfunción de este, y podría asociar arritmias. El implante de una válvula pulmonar protésica está indicado cuando existe disfunción del VD sintomático (intolerancia a la actividad física, arritmias, síncope).

- **Alteraciones del ritmo**: extrasístoles ventriculares monoformas (más frecuente cuanto más precoz es la cirugía) y/o bloqueo auriculoventricular poscirugía, que precisan de marcapasos.
- **Alteraciones cognitivas**: en distintos estudios se ha relacionado la tetralogía de Fallot con una alteración del neurodesarrollo, tanto cognitiva como motora. Se vincula con la hipoxemia mantenida, así como su asociación con algunas alteraciones genéticas. Además, hay una relación directa con el desarrollo de trastorno del espectro de la hiperactividad y déficit de atención.
- **Enfermedad pulmonar obstructiva**, en relación con el desarrollo de colaterales sistémico-pulmonares.

No obstante, los avances en las técnicas quirúrgicas han hecho posible que el pronóstico de estos pacientes tras la cirugía sea excelente, con unas tasas de supervivencia y de calidad de vida muy buenas.

SEGUIMIENTO

Durante el primer año, estos pacientes precisan visitas más seguidas, para comprobar la repercusión clínica de la cardiopatía, y tras la cirugía, para valorar resultados, y/o posibles secuelas.

Además, deben llevar un régimen de vida normal, con una actividad física adaptada a su clase funcional. Deben tener un calendario vacunal correcto, acorde a su edad, y evitar la vacunación cuatro semanas antes de la cirugía y entre cuatro y seis semanas tras la cirugía.

También es importante en estos niños realizar profilaxis de la endocarditis con una adecuada higiene bucal, así como profilaxis antibiótica en aquellos pacientes con prótesis y/o lesiones residuales.

PUNTOS CLAVE

- La tetralogía de Fallot es la cardiopatía congénita cianógena más frecuente.
- Embriológicamente se debe a un desplazamiento anterior y cefálico del tabique interventricular, lo que ocasiona CIV, cabalgamiento de la aorta, estenosis pulmonar y, de manera secundaria a esta última, hipertrofia del VD.
- La clínica de la tetralogía de Fallot es variable, en función del grado de estenosis pulmonar.

- La ecocardiografía prenatal ha permitido un diagnóstico anticipado, para poder programar mejor el momento del parto, y el tratamiento precoz de los niños con tetralogía de Fallot.
- La ecocardiografía es la principal herramienta para el diagnóstico definitivo, y seguimiento posterior.
- La cirugía definitiva es el tratamiento de elección en los pacientes con tetralogía de Fallot: cierre de la CIV y ampliación del TSVD.

BIBLIOGRAFÍA

Allen HD, Driscoll DJ, Shaddy RE, Feltes TF. Moss & Adams' Heart Disease in Infants, Children, and Adolescents: Including the Fetus and Young Adult. 8ª e. Philadelphia: Lippincott Williams & Wilkins; 2013.

Arya S, Kovach J, Singh H, Karpawich PP. Arrhythmias and sudden death among older children and young adults following tetralogy of Fallot repair in the current era: are previously reported risk factors still applicable? Congenit Heart Dis. 2014;9(5):407-14.

Del Nido PJ. Management of Right Ventricular Dysfunction Late After Repair of Tetralogy of Fallot: Right Ventricular Remodeling Surgery. Semin Thorac Cardiovasc Surg Pediatr Card Surg Annu. 2006;29-34.

Downing TE, Kim YY. Tetralogy of Fallot: General Principles of Management. Cardiol Clin. 2015;33(4):531-41, vii-viii.

Gómez-Montes E, Herraiz Y, Mendoza U, Albert E, Hernández-García JM, Galindo U. Pulmonary atresia/critical stenosis with intact ventricular septum:

prediction of outcome in the second trimester of pregnancy. Prenat Diagn. 2011;31(4):372-9.

Hickey EJ, Veldtman G, Bradley TJ, Gengsakul A, Manlhiot C, Williams WG, et al. Late risk of outcomes for adults with repaired tetralogy of Fallot from an inception cohort spanning four decades. Eur J Cardiothorac Surg. 2009;35(1):156-64.

Karl TR, Stocker C. Tetralogy of Fallot and Its Variants. Pediatr Crit Care Med. 2016;17(8 Suppl 1):S330-6.

Keane JF, Fyler DC, Lock JE. Nadas' Pediatric Cardiology. 2ª ed. Philadelphia: Saunders; 2006.

Rodríguez Fernández M, Villagrá Blanco F. Tetralogía de Fallot. En: Albert Brotons DC, coord. Cardiología pediátrica y cardiopatías congénitas del niño y del adolescente. Vol. 1. Sociedad Española de Cardiología Pediátrica y Cardiopatías Congénitas. Madrid: Grupo CTO Editorial, 2015; p. 279-87.

16.3 Enfermedad de Ebstein

M. Murillo Hernández

OBJETIVOS

- Conocer el amplio espectro anatómico, su presentación clínica y las opciones terapéuticas.
- Saber las diferentes pruebas diagnósticas disponibles.
- Evaluar de manera adecuada el riesgo para elegir la estrategia terapéutica apropiada y el momento óptimo.

INTRODUCCIÓN

La enfermedad de Ebstein fue descrita por primera vez en 1866 por Whilhelm Ebstein al detallar la autopsia de un obrero de 19 años que presentaba clínica de disnea, palpitaciones y cianosis desde la infancia, donde encontró la válvula tricúspide (VT) anormalmente implantada en la pared del ventrículo derecho (VD).

EPIDEMIOLOGÍA Y ETIOLOGÍA

Aunque es muy poco habitual, es la anomalía congénita más frecuente de la VT. Tiene una incidencia de 1 a 5 cada 200.000 nacidos vivos, y representa aproximadamente el 1 % de las cardiopatías congénitas.

Suele presentarse de forma esporádica, aunque se han descrito casos familiares. En algunos estudios se ha relacionado con algunos genes, como mutaciones de *NKX2.5* que se asocia comúnmente a defectos del tabique interauricular y miocardio no compactado, entre otros hallazgos. También se ha asociado a mutaciones en el gen de una proteína sarcomérica que codifica para la cadena pesada de la betamiosina (gen *MHY7*), relacionada con miocardiopatía hipertrófica y otras miocardiopatías del ventrículo izquierdo (VI). Además, se han visto relacionados algunos factores medioambientales como la exposición al litio o a las benzodiacepinas durante el embarazo.

ANATOMÍA Y FISIOPATOLOGÍA

La anomalía de Ebstein consiste en el desplazamiento apical de las valvas septal y posterior de la VT por falta de delaminación.

Las valvas de la VT se originan a partir del tejido endotelial de los cojinetes endocárdicos y del miocardio subyacente entre las semanas 8-12 de la gestación. Los cojinetes y el tejido miocárdico adyacente se diferencian en fibroblastos y se condensan en un tejido fibroso más delgado (que será el tejido valvular). Con posterioridad, se produce la delaminación (o separación) de la pared del miocardio desde el ápex en dirección a la unión auriculoventricular (AV), con inserciones solo en el anillo valvular y en el ápex.

Por lo general, el velo septal de la VT se adhiere al septo interventricular ligeramente más distal que el velo septal de la válvula mitral, por lo que, por ello, la VT tiene una inserción típicamente más apical. En la anomalía de Ebstein, al haber un defecto en el proceso de delaminación, los velos quedan adheridos a la pared del miocardio del VD y esa diferencia aumenta de manera considerable. El velo anterosuperior suele tener una inserción en posición normal, pero puede estar dilatada y redundante, y adherirse de manera anormal a la pared del VD (**Fig. 16.3-1**).

Esta alteración de la delaminación tiene varias consecuencias:

- **Desplazamiento del anillo tricuspídeo funcional** (dado que el anillo verdadero mantiene su posición normal), con el orificio funcional desplazado en zona anterior y apical, lo que provoca diferentes grados de insuficiencia tricuspídea (IT) por defecto de coaptación de los velos.
- **División del VD en dos partes:** la zona de entrada con diferentes grados de dilatación y adelgazamiento de la pared, que se incorpora a la aurícula derecha (AD) (denominada «porción auricularizada del VD»), y el ventrículo que permanece funcional, que será hipoplásico por limitarse a las porciones trabecular y de salida, incluso en los casos más graves, está reducido al tracto de salida únicamente.
- **Dilatación del anillo verdadero**, **de la AD**, y de la porción auricularizada del VD, magnificada por la IT.
- **Redundancia, fenestración y elongación de la valva anterior** («forma de vela») para compensar el defecto de las otras dos valvas. Al estar unida a la pared ventricular por diferentes cuerdas y presentar tejido redundante, puede

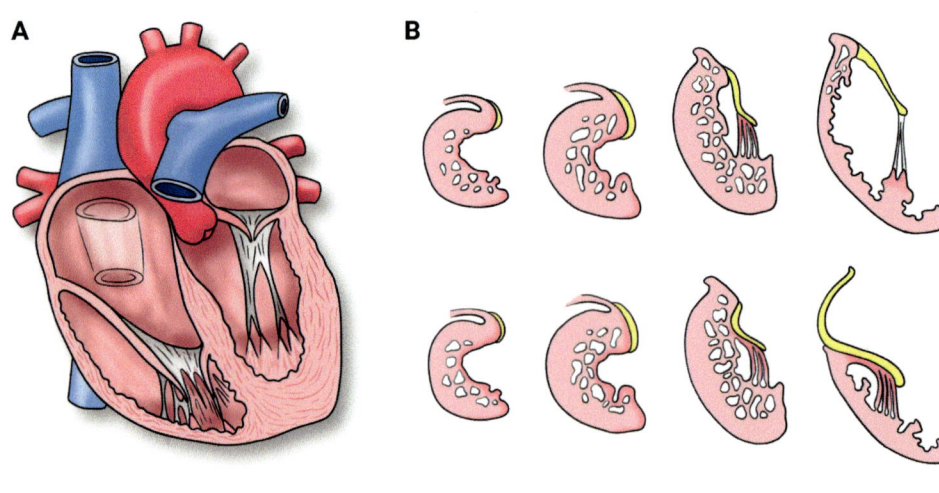

Figura 16.3-1. A) Formación normal de la válvula tricúspide y aparato subvalvular a partir de los cojinetes endocárdicos (en amarillo) y el miocardio adyacente (en rosa); **B)** Anomalía de Ebstein. Defecto en el proceso de delaminación, por el que los velos quedan adheridos a la pared del miocardio del VD, lo que conlleva al desplazamiento apical de la valva septal, con cambio de disposición del anillo funcional, y el ventrículo derecho dividido en porción atrializada y porción funcional.

llegar a generar una obstrucción en el tracto de salida del ventrículo derecho (TSVD).

> ❗ La anomalía de Ebstein no es una patología pura de la válvula tricúspide, sino que afecta a todo el lado derecho del corazón.

El desplazamiento apical del anillo funcional será más o menos grave en función del grado de delaminación y, por tanto, de adhesión de los velos al endocardio. La clasificación de Carpentier da una idea de la gravedad en función de este punto de adherencia (**Fig. 16.3-2**).

ANOMALÍAS ASOCIADAS

Con frecuencia, se asocia a otros defectos cardíacos. La mayoría (hasta el 90 %) presentan agujero oval permeable o comunicación interauricular (CIA) *ostium secundum*. La siguiente anomalía más habitual es la estenosis o atresia de la válvula pulmonar (anatómica o funcional), en más de un tercio de los pacientes. También se han descrito muchos otros defectos asociados, como defectos septales ventriculares, tetralogía de Fallot, válvula aórtica bicúspide, estenosis subaórtica o miocardiopatía no compactada. Además, hasta en un tercio de los pacientes con transposición congénitamente corregida se objetiva anomalía de Ebstein, de modo que, en estos casos, la VT afectada estará conectada al ventrículo sistémico (subaórtico). Asimismo, es frecuente la aparición de taquicardias paroxísticas supraventriculares, la mayoría por vías accesorias AV y, en ocasiones, automáticas por dilatación auricular.

> 💡 La anomalía de Ebstein se puede asociar a disminución del flujo pulmonar, bien por obstrucción anatómica del TSVD por una valva anterior redundante, bien en casos graves, por obstrucción funcional secundaria a mucha IT (poco flujo anterógrado) y poca porción de VD funcionante (no permite alcanzar presiones suficientemente altas como para enviar flujo a la pulmonar), lo cual puede llevar a estenosis/atresia pulmonar por mal desarrollo fetal.

PRESENTACIÓN CLÍNICA

Presentación fetal

En el período fetal, la mayoría no experimentan afectación importante, dado que el desplazamiento leve o moderado de la VT no altera de manera significativa el curso de la circulación. Sin embargo, las formas graves, que son las diagnosticadas en período fetal, pueden tener una importante repercusión, y alcanzar una mortalidad perinatal de hasta el 45 %, por lo que es en lo que se centra este apartado.

Existen varios factores que condicionan la dinámica circulatoria en esta malformación, incluida la gravedad de la IT, el gasto ventricular izquierdo, el tamaño del agujero oval y la circulación pulmonar.

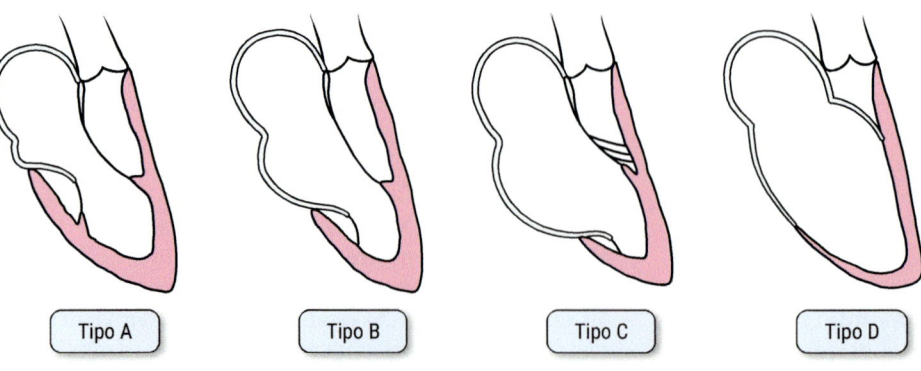

Tipo A Tipo B Tipo C Tipo D

Figura 16.3-2. Clasificación de Carpentier *et al.* que subdivide la enfermedad en cuatro grupos, del A al D. Tipo A: el volumen del verdadero VD es adecuado. Tipo B: hay un gran componente atrializado del VD, pero el velo anterior se mueve libremente. Tipo C: el velo anterior está gravemente restringido en su movimiento y puede causar también obstrucción significativa del TSVD. Tipo D: está caracterizado por una casi completa atrialización del VD con excepción de un pequeño componente infundibular.

La magnitud de la IT depende del tamaño del VD funcional. Si el ventrículo es pequeño, incluso si la VT es bastante incompetente, el volumen de sangre regurgitado será pequeño. Con un ventrículo funcional más grande, el volumen regurgitante puede ser alto si la VT es manifiestamente incompetente.

Cuanto más grave sea la regurgitación, menos sangre será propulsada hacia la arteria pulmonar; y, además, provocará dilatación de AD y VD, así como elevación de la presión venosa sistémica.

La dilatación de cavidades derechas puede causar un desplazamiento del tabique ventricular lo suficientemente grave como para reducir el tamaño del VI durante la diástole e interferir en el llenado del VI y, por tanto, repercutir en el gasto ventricular izquierdo.

Esto, combinado con la disminución del flujo ventricular derecho hacia la arteria pulmonar, reducirá de manera significativa el gasto ventricular combinado (insuficiencia cardíaca [IC]). Este descenso podría dar lugar a una redistribución del flujo sanguíneo con mantenimiento de este al cerebro y al corazón, y reducción de este a otros tejidos y a la placenta, lo que provocaría un retraso del crecimiento intrauterino.

El desplazamiento del tabique ventricular hacia la izquierda limita el flujo hacia el VI y produce un aumento de la presión telediastólica del VI y de la aurícula izquierda (AI). Esto dará como resultado un movimiento del tabique interauricular hacia la derecha, con restricción del tamaño del agujero oval, lo cual aumenta aún más la presión en la AD y la presión venosa sistémica, lo que provoca el desarrollo de hidrops fetal.

En fetos con malformación de Ebstein y obstrucción grave o completa del gasto ventricular derecho, y en aquellos con un VD funcional pequeño con flujo mínimo a través de la válvula pulmonar, la mezcla completa de sangre venosa sistémica y umbilical dará como resultado una saturación de oxígeno de la sangre que perfunde los pulmones superior a la habitual. Esto provoca una caída de la resistencia vascular pulmonar y disminuye el desarrollo del músculo liso vascular pulmonar, que podría ser beneficioso para el recién nacido, porque la resistencia vascular pulmonar podría caer con rapidez después del nacimiento y esto podría ayudar a reducir el grado de IT.

Sin embargo, en el caso de presentar un agujero oval restrictivo y presión elevada en la AI, crecerá la presión venosa y capilar pulmonar, con aumento del desarrollo del músculo liso vascular pulmonar. Además, la marcada cardiomegalia por dilatación de cavidades derechas, a menudo afecta al crecimiento pulmonar con la consiguiente hipoplasia pulmonar. Todo ello, al nacimiento, perpetuará una presión arterial pulmonar elevada, con incremento de la regurgitación tricuspídea, que asocia una elevada mortalidad.

La situación de mayor gravedad, y que multiplica la mortalidad, es el *shunt* circular, que consiste en un circuito en el que la sangre llega a la misma cámara cardíaca sin pasar por el lecho capilar pulmonar ni sistémico. Esto ocurre en un contexto de presencia de insuficiencia pulmonar (IP) e IT grave, de modo que la sangre pasa a la AI a través del agujero oval, con posterioridad sale del VI, pero no llega el flujo a nivel sistémico porque se dirige de nuevo a la arteria

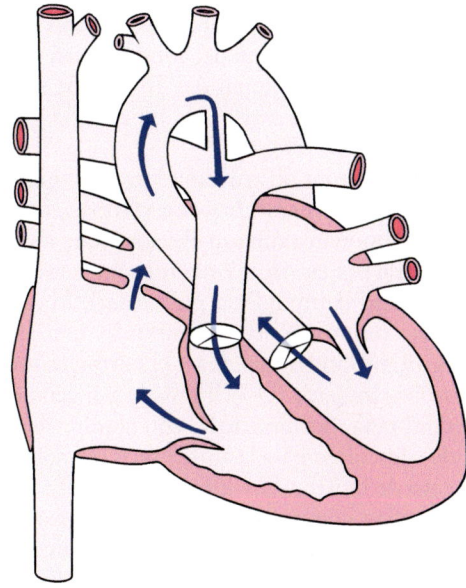

Figura 16.3-3. *Shunt* circular. En presencia de insuficiencia pulmonar e insuficiencia tricuspídea grave, la sangre pasa a la aurícula izquierda a través del agujero oval, posteriormente sale del VI, pero no llega el flujo nivel a la zona sistémica porque se dirige de nuevo a la arteria pulmonar a través del conducto arterioso y, de nuevo al VD, a través de la insuficiencia pulmonar. De este modo, la sangre llega a la misma cámara cardíaca sin pasar por el lecho capilar pulmonar ni sistémico.

pulmonar a través del conducto arterioso, con aumento de la IP (**Fig. 16.3-3**).

Por tanto, se produce una situación de sobrecarga de volumen en cavidades derechas, IC e hidrops fetal. Dado que las presiones pulmonares están elevadas en período fetal, es probable que no se produzca robo del flujo sistémico, pero al nacimiento, con el descenso de las resistencias vasculares pulmonares, generará una hipoxemia grave por la IP, y bajo gasto sistémico por el robo.

Dada la posible afectación del sistema de conducción, también puede presentarse con una taquiarritmia fetal.

Presentación posnatal

La gravedad de los signos o síntomas y la edad de presentación son muy variables en función del grado de afectación anatómica/gravedad (**Tabla 16.3-1**). En casos graves, mostrará clínica desde el período neonatal inmediato.

Tabla 16.3-1. Revisión de 220 casos de anomalía de Ebstein

Presentación clínica	
Fetal	Normal (86 %)
Neonatos	Cianosis (74 %)
Lactantes	Insuficiencia cardíaca (43 %)
Infancia	Soplo (63 %)
Adolescentes/adultos	Arritmia (42 %)

- La principal preocupación inicial es si la circulación pulmonar es dependiente o no del conducto, en caso de estenosis anatómica o funcional del TSVD; de modo que el cierre del conducto cursaría con hipoxemia grave refractaria y acidosis metabólica.

- En caso de presentar obstrucción leve o ninguna, pero IT grave, también se manifiesta con cianosis, dado que las presiones pulmonares aún son elevadas (que incluso puede estar agravado por las situaciones mencionadas en apartado anterior, como la hipoplasia pulmonar), lo que provoca que el flujo pulmonar esté disminuido, con crecimiento de la regurgitación tricuspídea y el cortocircuito del agujero derecha-izquierda (D-I). También pueden presentar de forma temprana síntomas de IC con taquipnea, distrés respiratorio, dificultad para la alimentación y fallo de medro.

  En caso de mostrar una importante dilatación de cavidades derechas, como se ha mencionado con anterioridad, se puede ver comprometido el gasto sistémico y provocar hipotensión y mala perfusión periférica; y si persiste, se desarrollará metabolismo anaeróbico con acidosis metabólica, y finalizará en situación de *shock*.

  Todo ello suele mejorar cuando disminuyen las resistencias vasculares pulmonares en los primeros meses de vida, de modo que estos lactantes tendrán un pronóstico similar a otros niños con insuficiencia moderada-grave.

- En caso de insuficiencias leves o moderadas, pueden ser prácticamente asintomáticos en reposo y manifestarse como cianosis y/o intolerancia con el ejercicio. Esto podría estar relacionado con la limitación en su capacidad para aumentar el gasto ventricular derecho y, por tanto, incrementar el gasto cardíaco. La derivación de D-I en la aurícula podría proporcionar alguna compensación. Sin embargo, el crecimiento del retorno venoso durante el ejercicio puede exagerar el desplazamiento del tabique ventricular e interferir en la capacidad del VI para aumentar su producción. La disminución sistémica de la saturación arterial de oxígeno parece ser el factor más importante en la limitación del ejercicio. Varios individuos han mostrado una marcada mejoría en el rendimiento físico tras el cierre de la comunicación auricular.

En todos los casos, se puede presentar en forma de taquiarritmia, sobre todo taquicardias supraventriculares, aunque suele ser más habitual en niños mayores/adolescentes con manifestación de palpitaciones. Pueden precipitarse con el esfuerzo.

El anómalo desarrollo y migración de tejidos que componen el anillo AV derecho durante el período embrionario favorece la formación de conexiones musculares patológicas que son sustrato potencial para conexiones AV accesorias. La preexcitación y el síndrome de Wolff-Parkinson-White se asocian con mayor frecuencia a esta anomalía (10-30%) que a cualquier otro defecto cardíaco congénito. La mayoría de las vías accesorias se encuentran en la región posteroseptal del anillo derecho por el desplazamiento de las valvas posterior y septal y, con frecuencia, son múltiples. La conducción de la vía puede ser anterógrada (con aparición de preexcitación en el electrocardiograma [ECG]), retrógrada o bidireccional. En ocasiones se describen vías con conducción retrógrada decremental tipo Coumel que generan taquicardias paroxísticas de QRS estrecho «lentas» e incesantes por reentrada ortodrómica; y vías con fisiología tipo Mahaim con conducción decremental anterógrada que típicamente producen taquicardias paroxísticas por reentrada AV antidrómica con imagen de bloqueo de rama izquierda.

La dilatación de la AD o, en pacientes ya intervenidos, las líneas y escaras de atriotomía, favorecen la aparición de fibrilación auricular y el flúter auricular por reentrada auricular. La dilatación de la AD también favorece la ocurrencia de taquicardia auricular.

Además, la presencia de taquicardia puede comprometer aún más el gasto ventricular derecho, con reducción del flujo pulmonar y aumento de la presión en AD, lo que incrementa el cortocircuito D-I y, por tanto, la cianosis. También puede disminuir el gasto ventricular izquierdo e inducir situación de *shock* circulatorio.

Aunque menos habitual, los cambios del músculo del VD auricularizado con zonas de fibrosis pueden ser origen de taquicardias ventriculares monofórmicas no sostenidas; y se han descrito casos de muerte súbita relacionados con episodios de fibrilación ventricular secundaria a la aparición de fibrilación auricular en presencia del síndrome de Wolff-Parkinson-White.

EXPLORACIÓN FÍSICA

En casos leves, la exploración física suele ser completamente normal. En casos graves, se observará cianosis y signos de IC como polipnea, trabajo respiratorio y hepatomegalia.

En casos moderados es frecuente que al nacimiento presenten cianosis e IC, pero que, tras el descenso de las resistencias vasculares pulmonares, la clínica mejora de manera progresiva hasta desaparecer, y pude permanecer así incluso hasta la edad adulta.

A pesar de la cardiomegalia importante, la palpación precordial de forma característica no suele estar aumentada de manera significativa.

A la auscultación, el primer ruido se puede encontrar dividido con un componente tricuspídeo fuerte por la excursión amplia de la gran valva anterior, que se conoce como «sonido de vela» (sonido sistólico precoz). El segundo sonido suele estar muy dividido debido a la existencia de retraso en la conducción del VD. La presencia del tercer y cuarto ruido cardíaco es relativamente común.

El soplo sistólico de la regurgitación tricuspídea se escucha mejor en el borde paraesternal inferior izquierdo. Es un soplo áspero y grave que aumenta con la inspiración y suele ser temprano (la presión de la AD se iguala con rapidez con la del VD). También puede ser audible un soplo diastólico de tono bajo por estenosis tricuspídea relativa por hiperaflujo.

En algunos casos puede ser audible un clic diastólico temprano correspondiente a la apertura de la valva anterior grande (chasquido de apertura).

PRUEBAS COMPLEMENTARIAS

Electrocardiograma

El ECG es anormal en la mayoría de los pacientes. En recién nacidos suele ser más habitual, y se altera a medida que

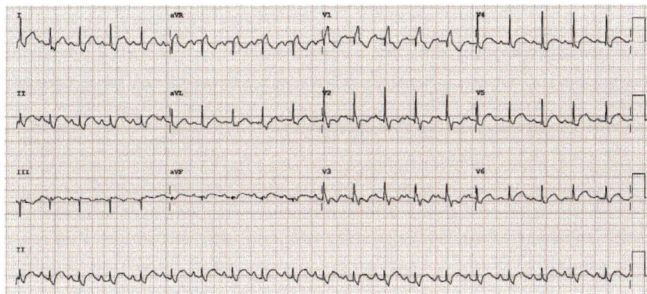

Figura 16.3-4. Electrocardiograma típico de enfermedad de Ebstein. Intervalo PR prolongado por el tiempo que tarda el estímulo en conducirse a través de la AD dilatada y bloqueo de rama derecha. Puede presentar P picudas por el crecimiento de la aurícula derecha, aunque en este caso no es evidente.

aumenta la edad. Es típico que presente ondas P picudas, reflejo del crecimiento auricular derecho. El intervalo PR puede alargarse debido al tiempo prolongado de conducción del estímulo a través de la AD dilatada (no tanto por disfunción del nodo AV). En el 75-95 % de los casos se observa un defecto de la conducción del VD en forma de bloqueo de rama derecha (BRD), por alteración del sistema de conducción en la porción auricularizada del VD (**Fig. 16.3-4**).

Como se mencionó con anterioridad, las arritmias ocurren a menudo, y su asiduidad aumenta con la edad. La taquicardia por reentrada AV por vías accesorias es la taquicardia supraventricular asociada con más frecuencia, seguida de la taquicardia por reentrada nodal y las taquicardias de origen auricular. También puede vincularse, en menor medida, a taquicardias de origen ventricular.

 Dado que la mayoría de los pacientes con enfermedad de Ebstein tienen BRD y PR alargado, cuando se encuentren complejos QRS más estrechos y un PR normal, hay que sospechar que puede haber preexcitación.

Radiografía de tórax

El tamaño del corazón varía desde casi normal hasta un agrandamiento marcado. La IT grave se asocia a cardiomegalia marcada, con agrandamiento masivo de la AD. La vascularización pulmonar suele ser normal o puede estar disminuida cuando hay cianosis con un cortocircuito considerable D-I.

Ecocardiografía

La ecocardiografía es el *gold standard* para el diagnóstico y evaluación de la gravedad de la malformación de Ebstein. Característicamente, la inserción proximal de la valva septal de la válvula se desplaza inferiormente hacia el ápex. La vista de cuatro cámaras permite la evaluación de los puntos de articulación septal de las valvas mitral y tricúspide, con consideración diagnóstica una distancia >8 mm/m^2 entre la inserción del velo septal de la VT respecto a la mitral (en niños mayores, >15 mm, y en adultos, >20 mm). Esto se conoce como índice de desplazamiento (**Fig. 16.3-5**).

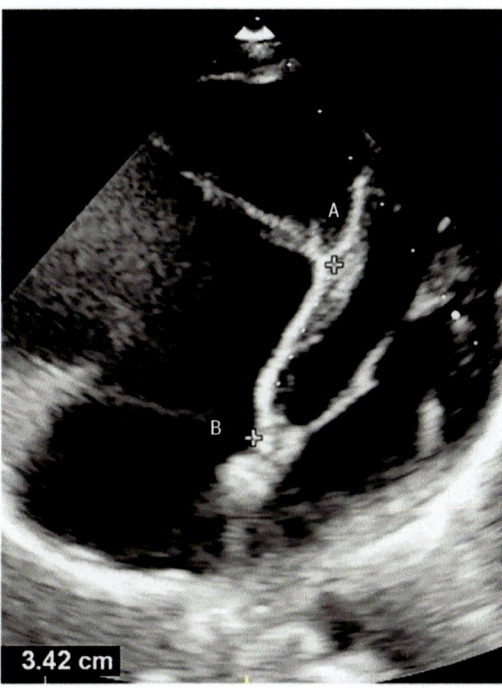

Figura 16.3-5. Índice de desplazamiento. Medido en plano apical cuatro cámaras. Consiste en la distancia entre la inserción del velo septal de la válvula tricúspide (punto A) y la inserción del velo anterior de la válvula mitral (punto B).

En los casos más graves de anomalía de Ebstein, el punto de inserción de la valva septal no se visualiza en el plano apical. Esto se debe a que la valva ha rotado con anterioridad hacia el TSVD. En estos casos, el índice de desplazamiento se considera infinito.

Este índice es una medida cuantitativa simple para ayudar en el diagnóstico de la anomalía de Ebstein, pero no es la totalidad del diagnóstico. La anomalía de Ebstein es una enfermedad del miocardio ventricular derecho, y es importante una evaluación cuidadosa de la estructura, el tamaño y la función, además de examinar al detalle la morfología de las valvas.

El VD funcional es más pequeño de lo normal debido al desplazamiento apical de las valvas septal y posterior. Como la pared del VD funcional suele ser más delgada y contiene menos fibras musculares y más tejido fibroso de lo normal, el TSVD, que se evalúa mejor en la vista subcostal, puede ser aneurismático y no actuar con normalidad. En el 20 % de los pacientes con anomalía de Ebstein se encontró dilatación aneurismática del TSVD, definida como un diámetro del TSVD igual o mayor que el doble del diámetro de la raíz aórtica en la proyección paraesternal del eje corto.

Evaluar la función del VD en estos pacientes no es sencillo. Se ha demostrado que el acortamiento circunferencial y radial contribuye más a la eyección del VD que el acortamiento longitudinal, por lo que suele haber mala correlación del TAPSE con la función real del ventrículo. En un estudio de 2015, Kühn *et al.* compararon las diferentes formas de evaluación de la función por ecocardiografía (subjetiva, TAPSE, Doppler tisular y *strain* global en 2D) con el *gold standard*, que es la resonancia magnética (RM). De todos ellos, solo *strain* global 2D se correlacionó débilmente con la fracción de eyección en la RM; y su sensibilidad y su especificidad para detectar la disfunción del VD fueron ligeramente mejores que la valoración subjetiva por un observador experto.

La evaluación de la gravedad de la IT tiene múltiples dificultades, dado que la medición de la vena contracta puede resultar difícil. Por un lado, como la presión sistólica del VD suele ser normal, el flujo de regurgitación puede ser laminar y subestimar la gravedad. Además, la orientación de las valvas no es habitual, están rotadas hacia el TSVD, que hace que el chorro de regurgitación no se evalúe de manera adecuada desde el plano apical de cuatro cámaras y se tenga que modificar el plano. Y, también, las valvas pueden tener múltiples fenestraciones y, por tanto, múltiples chorros de regurgitación tricuspídea, lo que dificulta aún más la evaluación y cuantificación de la insuficiencia.

En 1992, Celermajer *et al.* describieron una puntuación de clasificación ecocardiográfica para recién nacidos con anomalía de Ebstein: el índice Great Ormond Street Echocardiogram (GOSE), que identifica a pacientes con mayor riesgo de muerte con 4 grados.

El índice se obtiene con la proporción del área combinada de la AD y el VD auricularizado respecto a la del VD funcional y las cavidades izquierdas, medidas en un corte apical de cuatro cámaras (Fig. 16.3-6).

La importancia del índice radica en el área del VD auricularizado, que tendrá presión auricular derecha, pero, al estar por debajo del anillo anatómico de la VT, el potencial de

acción y las señales electrocardiográficas en esta área son las del miocardio ventricular. El reclutamiento de esta área del VD es uno de los beneficios de la técnica de reparación del «cono» de Da Silva, que se explicará más adelante.

En formas graves, el movimiento paradójico del tabique interventricular provoca alteraciones en la geometría del VI y una disminución del volumen telediastólico, por lo que se debe evaluar el tamaño y función del VI. También hay que descartar anomalías asociadas como CIA o interventricular, estenosis o atresia pulmonar, etc.

Otras pruebas complementarias

- **Resonancia magnética**: es valiosa para establecer el pronóstico y la evaluación con vistas a la cirugía. Permite una valoración más precisa que la ecografía de la dilatación y función del VD y de la anatomía la VT, así como la cuantificación de la IT.
- **Ergoespirometría**: útil para determinar la clase funcional, y es un importante determinante para la indicación de intervención quirúrgica y el seguimiento a largo plazo.
- **Holter**: para detectar arritmias en caso de palpitaciones y correlacionar los síntomas con los hallazgos electrocardiográficos.

MANEJO

El espectro de anomalías morfológicas y alteraciones funcionales es tan variado que el tratamiento debe ser individualizado. Es posible que las personas con una anomalía leve de la VT nunca experimenten síntomas y no requieran ningún tratamiento.

Período fetal

En período fetal, los antiinflamatorios no esteroideos han demostrado mejora en la supervivencia en fetos con fisiología de *shunt* circular, al limitar el flujo del conducto arterioso. Aquellos que pudieron lograr la constricción ductal tuvieron mejores resultados.

Si bien la terapia con antiinflamatorios no esteroideos conlleva un mayor riesgo de oligohidramnios y disfunción renal, es potencialmente una consecuencia más favorable si se considera la alta mortalidad asociada a un *shunt* circular. En la actualidad no existen directrices sobre su uso, aunque en general se suele usar indometacina o ibuprofeno. Debe considerarse e iniciarse en una etapa temprana del robo sistémico para prevenir la lesión cerebral por hipoperfusión.

Período neonatal

Tratamiento médico

El tratamiento médico será de soporte en función de la clínica.

En casos de hipoxemia grave neonatal y circulación pulmonar dependiente de conducto, se administrará prostaglandina

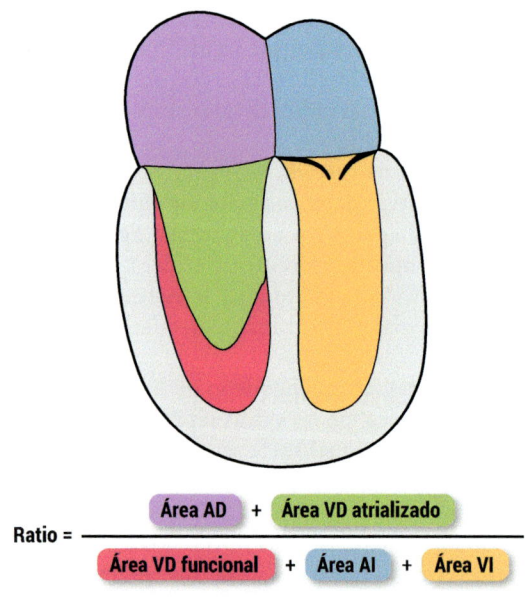

$$\text{Ratio} = \frac{\text{Área AD} + \text{Área VD atrializado}}{\text{Área VD funcional} + \text{Área AI} + \text{Área VI}}$$

GOSE score	Ratio	Mortalidad
1	< 0,5	8 %
2	0,5 - 1,0	
3 (acianótica)	1,1 - 1,4	10% neonatos, 45% tardío
3 (cianótica)	1,1 - 1,4	100 %
4	> 1,5	100 %

Figura 16.3-6. Índice GOSE de Celermajer. Proporción del área combinada de la aurícula derecha y el VD auricularizado respecto a la del VD funcional y las cavidades izquierdas, medidos en un corte apical cuatro cámaras.

E1 (PGE1) en infusión intravenosa para mantener la permeabilidad del conducto a fin de proporcionar un flujo sanguíneo pulmonar adecuado. A medida que la resistencia vascular pulmonar disminuye después del nacimiento, la reducción de la presión arterial pulmonar y la poscarga en el VD reducirán el grado de IT y las manifestaciones de IC.

Hay que tener precaución con la administración de PGE1 en esta etapa, dado que mantener la permeabilidad del conducto arterioso puede interferir en la caída de la presión arterial pulmonar, por lo que la perfusión de infusión debe reducirse o interrumpirse de manera gradual mientras se controlan con cuidado la saturación y la presión arterial de oxígeno y el pH.

Además, la administración de vasodilatadores pulmonares como sildenafilo u óxido nítrico antes de suspender la infusión de PGE1 puede permitir una perfusión pulmonar adecuada.

En caso de disfunción cardíaca, se administra soporte inotrópico según necesidad, entre los que destaca el uso de milrinona, que además tiene efecto vasodilatador pulmonar.

Tratamiento quirúrgico

No suele ser necesario en este período y debe intentar evitarse, dado que el riesgo de mortalidad es elevado. En ocasiones, a pesar de un tratamiento médico óptimo, algunos neonatos persistirán con clínica de hipoxemia grave y/o IC, y requerirán una intervención quirúrgica.

Entre las opciones quirúrgicas neonatales se incluyen:

- **Reparación biventricular** mediante valvuloplastia tricuspídea, auriculoplastia de reducción de AD y cierre subtotal de la CIA. En la actualidad, la plastia tricuspídea se intenta realizar, si es posible, mediante la reparación de «cono» de Da Silva, que permite un funcionamiento más cercano al fisiológico de la VT; en contraposición con la reparación monocúspide clásica. Esta técnica ha demostrado reducir la mortalidad operatoria, la recidiva de la insuficiencia y la necesidad de sustitución valvular en la evolución.
- **Paliación a fisiología univentricular** mediante la cirugía paliativa de Starnes: exclusión del VD con un parche fenestrado, ampliación de CIA y mantenimiento de flujo pulmonar con *stent* ductal o fístula sistémico-pulmonar.

La elección dependerá del grado de IT y del tamaño del VD (**Fig. 16.3-7**). En cualquier caso, si la situación clínica del paciente lo permite, se debe aplazar la cirugía unos meses, dado que el riesgo quirúrgico será menor.

Fuera del período neonatal

Tratamiento médico

El manejo se basa sobre todo en el tratamiento de la sintomatología. En caso de IC se puede indicar el habitual (betabloquean-

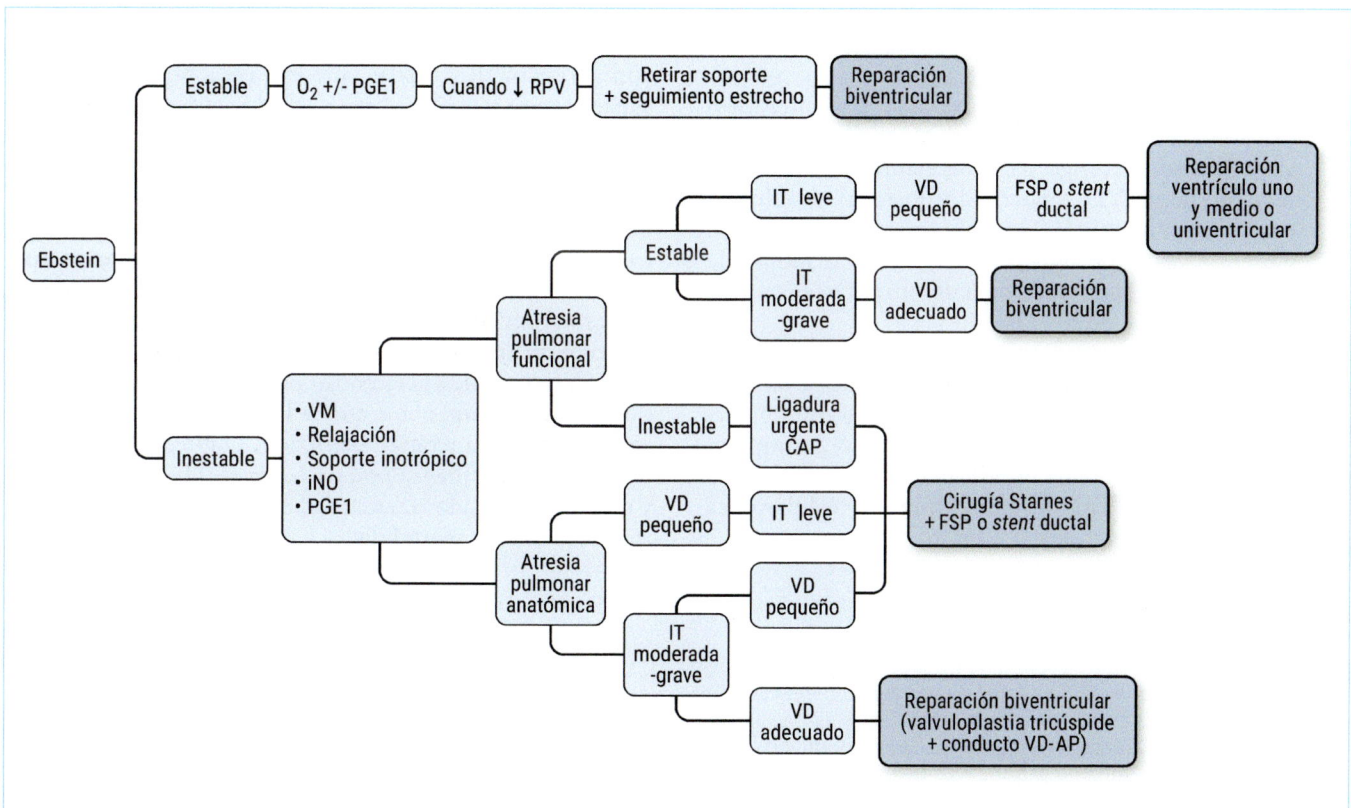

Figura 16.3-7. Algoritmo de manejo de la enfermedad de Ebstein. CAP: conducto arterioso permeable; FSP: fístula sistémico-pulmonar; iNO: óxido nítrico inhalado; IT: insuficiencia tricuspídea; O_2: oxigenoterapia; RVP: resistencias vasculares pulmonares; VD-AP: ventrículo derecho-arteria pulmonar; VM: ventilación mecánica.

tes, inhibidores de la enzima convertidora de angiotensina, diuréticos). En los pacientes que presentan preexcitación en el ECG de superficie o taquicardias paroxísticas de repetición está indicado el estudio electrofisiológico o tratamiento antiarrítmico.

En los pacientes que van a someterse a cirugía cardíaca que tengan historia de preexcitación o taquicardia paroxística, se recomienda realizar el estudio electrofisiológico y la ablación del sustrato previo a la cirugía, dado que la plastia de la VT puede obstaculizar el acceso del catéter.

Tratamiento quirúrgico

Dada la evolución habitual de esta enfermedad, la mayoría van a precisar cirugía en algún momento. La intervención quirúrgica estará indicada en los siguientes casos:

- Pacientes sintomáticos con deterioro de la clase funcional (III o IV), con intención de objetivarla con espirometría.
- Pacientes con cianosis grave (<90%).
- Arritmias refractarias a tratamiento médico.
- Dilatación progresiva y deterioro de la función del VD por RM.
  En este caso, las opciones quirúrgicas disponibles son:
  - **Reparación biventricular**: en este caso, siempre que sea posible, es preferible la reparación de la VT a la sustitución. También incluirá la corrección de las anomalías asociadas (cierre de CIA o comunicación interventricular, corrección de estenosis pulmonar, colocación de conducto de VD-AP si atresia pulmonar, etc).
  - **Reparación ventrículo uno y medio**: en pacientes seleccionados, la derivación cavopulmonar o Glenn bidireccional permite redirigir parte del retorno venoso sistémico desde un VD pequeño disfuncional al pulmón, con mantenimiento de un flujo anterógrado pulsátil. Con este gesto quirúrgico añadido a la valvuloplastia tricuspídea, se logra reducir hasta un 30% el trabajo del ventrículo.

La hipertensión pulmonar es rara en la enfermedad de Ebstein, por lo que el Glenn es generalmente factible, sin embargo, estará contraindicado en caso de hipertensión pulmonar (presión arterial media >20 mmHg; resistencias pulmonares arteriolares >4 UW) o en caso de afectación de lado izquierdo (presión telediastólica del VI o presión de la AI >12 mmHg).

La decisión de asociar una derivación cavopulmonar a la cirugía tricuspídea puede ser preoperatoria o intraoperatoria, y está indicada en las siguientes circunstancias:
- Preoperatoriamente, en pacientes con cianosis en reposo, que es un marcador indirecto de disfunción crónica del VD.
- Los pacientes con cianosis solo durante el ejercicio deberían ser evaluados en el quirófano:
  - Una presión venosa central 1,5 veces superior a la presión de la AI a la salida de la circulación extracorpórea indica cierta incapacidad del VD para manejar de manera adecuada un gasto pulmonar completo.
  - Si es necesario reducir el anillo más del Z-score 0 para conseguir una válvula competente, o el ecocardiograma transesofágico muestra estenosis de la válvula después de la reparación (gradiente medio >8-10 mmHg).

En los casos de disfunción ventricular izquierda grave (FE <30%) y clase funcional IV, en los que no existe una opción quirúrgica, estará indicado el trasplante cardíaco.

PRONÓSTICO

El pronóstico dependerá de la gravedad de la enfermedad. La mortalidad perioperatoria oscila entre el 2,5 y el 31%, según los diferentes estudios, y se ha ido reduciendo de manera progresiva con la mejora de las técnicas diagnósticas y terapéuticas, sobre todo en centros especializados.

En la serie quirúrgica más grande publicada de pacientes con anomalía de Ebstein, que incluye a 539 pacientes, la supervivencia global tardía a 5, 10, 15 y 20 años fue del 94, 90, 86 y 76%, respectivamente; y la supervivencia libre de reintervención tardía a los 5, 10, 15 y 20 años fue del 86, 74, 62 y 46%, respectivamente. Además, el resultado funcional después de la operación es bueno (el 83% de los pacientes evaluados tenían clase funcional I o II), y la tolerancia al ejercicio reportada es comparable a la de sus compañeros.

Las variables prequirúrgicas que parecen predecir una mayor mortalidad incluyen el sexo masculino, la obstrucción del TSVD (incluida la estenosis pulmonar), la regurgitación de la válvula mitral que requiere intervención quirúrgica, la cianosis y la disfunción sistólica del VD y/o del VI. En otros estudios, cuanto más tempranо ha aparecido sintomatología y más precoz ha sido la necesidad de intervención quirúrgica, mayor ha sido la mortalidad.

PUNTOS CLAVE

- La enfermedad de Ebstein no trata solo de la afectación de la VT, sino que afecta a todo el lado derecho del corazón.
- Es una dolencia con un amplio espectro de gravedad según el grado de afectación anatómica. La presentación clínica y, por tanto, el manejo dependerán de esto.
- Con frecuencia se asocia a la aparición de arritmias, sobre todo debido a la existencia de vías accesorias.
- La mayoría de los pacientes presentan BRD y PR alargado en el ECG basal.

- La ecocardiografía es la prueba gold standard para el diagnóstico y la evaluación de la gravedad de la enfermedad.
- La corrección quirúrgica se debe retrasar lo máximo posible. Puede precisar reparación univentricular, ventrículo uno y medio, o permitir la reparación biventricular.
- En caso de reparación biventricular, es de elección la restauración en vez de la sustitución valvular, dado que estos pacientes precisarán más intervenciones en el futuro.

BIBLIOGRAFÍA

Attenhofer Jost CH, Connolly HM, Dearani JA, Edwards WD, Danielson GK. Ebstein's anomaly. Circulation. 2007;115(2):277-85. http://dx.doi.org/10.1161/circulationaha.106.619338

Brown ML, Dearani JA, Danielson GK, Cetta F, Connolly HM, Warnes CA. The outcomes of operations for 539 patients with Ebstein's anomaly. J Thorac Cardiovasc Surg. 2008;135:1120-36.

Celermajer DS, Bull C, Till JA, Cullen S, Vassillikos VP, Sullivan ID, et al. Ebstein's anomaly: presentation and outcome from fetus to adult. J Am Coll Cardiol. 1994;23(1):170-6. http://dx.doi.org/10.1016/0735-1097(94)90516-9

Dearani JA, Mora BN, Nelson TJ, Haile DT, O'Leary PW. Ebstein anomaly review: what's now, what's next? Expert Rev Cardiovasc Ther. 2015;13(10):1101-9. http://dx.doi.org/10.1586/14779072.2015.1087849

Edwards WD. Embryology and pathologic features of Ebstein's anomaly. Prog Pediatr Cardiol. 1993;2(1):5-15. http://dx.doi.org/10.1016/1058-9813(93)90042-x

Galea J, Ellul S, Schembri A, Schembri-Wismayer P, Calleja-Agius J. Ebstein anomaly: a review. Neonatal Netw. 2014;33(5):268-74. http://dx.doi.org/10.1891/0730-0832.33.5.268

García E, Arias FJ, Gotor CA, Toral B, Caro A, Boni L. Ebstein's anomaly in pediatric age: Decision making algorithms. Cirugía Cardiovascular. 2022;29:125-31. https://dx.doi.org/10.1016/j.circv.2021.11.006

García PO, Zilleruelo BR, Enríquez GG, Soler OP. Anomalía de ebstein. Rev Chil Pediatr. 1992;63(5). http://dx.doi.org/10.4067/s0370-41061992000500003

Giamberti A, Chessa M, eds. The tricuspid valve in congenital heart disease. Milán, Italia: Springer; 2014.

Kipps AK, Graham DA, Lewis E, Marx GR, Banka P, Rhodes J. Natural history of exercise function in patients with Ebstein anomaly: A serial study. Am Heart J. 2012;163(3):486-91. http://dx.doi.org/10.1016/j.ahj.2011.12.006

Kühn A, Meierhofer C, Rutz T, Rondak I-C, Röhlig C, Schreiber C, et al. Non-volumetric echocardiographic indices and qualitative assessment of right ventricular systolic function in Ebstein's anomaly: comparison with CMR-derived ejection fraction in 49 patients. Eur Heart J Cardiovasc Imaging. 2016;17(8):930-5. http://dx.doi.org/10.1093/ehjci/jev243

Lai W, Mertens L, Cohen M, Geva T. Echocardiography in pediatric and congenital heart disease: From fetus to adult. Wiley-Blackwell; 2009.

Lee CM, Sheehan FH, Bouzas B, Chen SSM, Gatzoulis MA, Kilner PJ. The shape and function of the right ventricle in Ebstein's anomaly. Int J Cardiol. 2013;167(3):704-10. http://dx.doi.org/10.1016/j.ijcard.2012.03.062

Mathelier H, Lilly SM, Shreenivas S, eds. Tricuspid valve disease: A comprehensive guide to evaluation and management. 1ª ed. Cham, Suiza: Springer Nature; 2022.

Müller J, Kühn A, Tropschuh A, Hager A, Ewert P, Schreiber C, et al. Exercise performance in Ebstein's anomaly in the course of time-Deterioration in native patients and preserved function after tricuspid valve surgery. Int J Cardiol. 2016;218:79-82. http://dx.doi.org/10.1016/j.ijcard.2016.05.014

Muñoz-Castellanos L, Espinola-Zavaleta N, Kuri-Nivón M, Keirns C. Ebstein's Anomaly: anatomo-echocardiographic correlation. Cardiovasc Ultrasound. 2007;5(1):43. http://dx.doi.org/10.1186/1476-7120-5-43

Negoi RI, Ispas AT, Ghiorghiu I, Filipoiu F, Negoi I, Hostiuc M, et al. Complex Ebstein's malformation: defining preoperative cardiac anatomy and function: Complex ebstein's malformation. J Card Surg. 2013;28(1):70-81. http://dx.doi.org/10.1111/jocs.12032

Oechslin E, Buchholz S, Jenni R. Ebstein's anomaly in adults: Doppler-echocardiographic evaluation. Thorac Cardiovasc Surg. 2000;48(4):209-13. http://dx.doi.org/10.1055/s-2000-6900

Park MK, Salamat M. Park's pediatric cardiology for practitioners. 7ª ed. Philadelphia, PA: Elsevier; 2020.

Pasqualin G, Boccellino A, Chessa M, Ciconte G, Marcolin C, Micaglio E, et al. Ebstein's anomaly in children and adults: multidisciplinary insights into imaging and therapy. Heart. 2023; http://dx.doi.org/10.1136/heartjnl-2023-322420

Radojevic J, Inuzuka R, Alonso-González R, Borgia F, Giannakoulas G, Prapa M, et al. Peak oxygen uptake correlates with disease severity and predicts outcome in adult patients with Ebstein's anomaly of the tricuspid valve. Int J Cardiol. 2013;163(3):305-8. http://dx.doi.org/10.1016/j.ijcard.2011.06.047

Ramcharan TKW, Goff DA, Greenleaf CE, Shebani SO, Salazar JD, Corno AF. Ebstein's anomaly: From fetus to adult-literature review and pathway for patient care. Pediatr Cardiol. 2022;43(7):1409-28. http://dx.doi.org/10.1007/s00246-022-02908-x

Rudolph A. Congenital diseases of the heart. 3ª ed. Wiley-Blackwell; 2009.

Satpathy M. Clinical diagnosis of congenital heart disease. 2ª ed. Nueva Delhi, India: Jaypee Brothers Medical; 2015.

Shaddy R, Penny DJ, Feltes TF, Cetta F, Mital S. Moss and Adams' Heart Disease in Infants, Children, and Adolescents: Including the Fetus and young Adult. 10ª ed. Philadelphia, PA: Wolters Kluwer; 2022.

Soliman OI, Cate FJ, eds. Practical manual of tricuspid valve diseases [Internet]. 1ª ed. Basilea, Suiza: Springer International Publishing; 2018.

Sylva M, van den Hoff MJB, Moorman AFM. Development of the human heart. Am J Med Genet A. 2014;164A(6):1347-71. http://dx.doi.org/10.1002/ajmg.a.35896

Therrien J, Henein MY, Li W, Somerville J, Rigby M. Right ventricular long axis function in adults and children with Ebstein's malformation. Int J Cardiol. 2000;73(3):243-9. http://dx.doi.org/10.1016/s0167-5273(00)00230-8

Walsh EP. Ebstein's anomaly of the tricuspid valve: A natural laboratory for re-entrant tachycardias. JACC Clin Electrophysiol. 2018;4(10):1271-88. http://dx.doi.org/10.1016/j.jacep.2018.05.024

Zuberbuhler JR, Becker AE, Anderson RH, Lenox CC. Ebstein's malformation and the embryological development of the tricuspid valve. With a note on the nature of «clefts» in the atrioventricular valves. Pediatr Cardiol. 1984;5(4):289-95. http://dx.doi.org/10.1007/BF02424974

16.4 *Drenaje venoso pulmonar anómalo*

C. Aparicio Fernández de Gatta y B. Toral Vázquez

OBJETIVOS

- Conocer los diferentes tipos de drenaje venoso pulmonar anómalo, así como su embriología y formas de manifestación.
- Reconocer en las diferentes técnicas de imagen un drenaje venoso anómalo y aprender el manejo tanto médico como quirúrgico de este.

GENERALIDADES

Definición

Las anomalías del drenaje venoso pulmonar (DVP) suponen una amplia gama de variantes anatómicas. Existen cuatro grupos principales de presentaciones:

- **Anomalía en el drenaje y conexión de las venas pulmonares (VVPP)**. Este tema se centra en este grupo.
- **Conexión estenótica en las VVPP**. Se puede dar tanto en una vena pulmonar (VP) normoinsertada (muy raro) como en el drenaje venoso anómalo. Manifestaciones extremas de este grupo son el *cor triatriatum* y la atresia de VP.
- **Anomalía en el drenaje de las VVPP con conexión normal**. Las VVPP drenan normalmente en la aurícula izquierda (AI), pero existe una anomalía interatrial que hace que la sangre se dirija a la aurícula derecha (AD) de forma total o parcial. Se debe a una mala posición o mal alineamiento del *septum primum*, a una aurícula única o a una comunicación interauricular (CIA) tipo seno venoso.
- **Anomalías en el número de VVPP**. Lo más frecuente es que exista una VP única en uno de los pulmones.

Embriología

En el polo superior de la AI primitiva se forma la protuberancia mesenquimatosa distal en la parte izquierda del *septum primum*, donde se unirá la VP común en torno a los 32-33 días de gestación. Si esta protuberancia prolifera desviada hacia la derecha, la VP común se comunicará con la AD o incluso con la vena cava superior (VCS). Si la unión de la VP común a la AI se hace de forma anómala, se producirá una estenosis de una o varias VVPP o una anomalía en el número de estas. Por otra parte, dado que los pulmones y el árbol traqueobronquial provienen embriológicamente del intestino delgado, el árbol vascular pulmonar proviene del plexo esplácnico, con una

conexión entre el DVP y el sistémico. Cuando la obliteración entre ambas circulaciones no se produce de manera correcta, se producirán anomalías en el drenaje y/o conexión de las VVPP (**Fig. 16.4-1**).

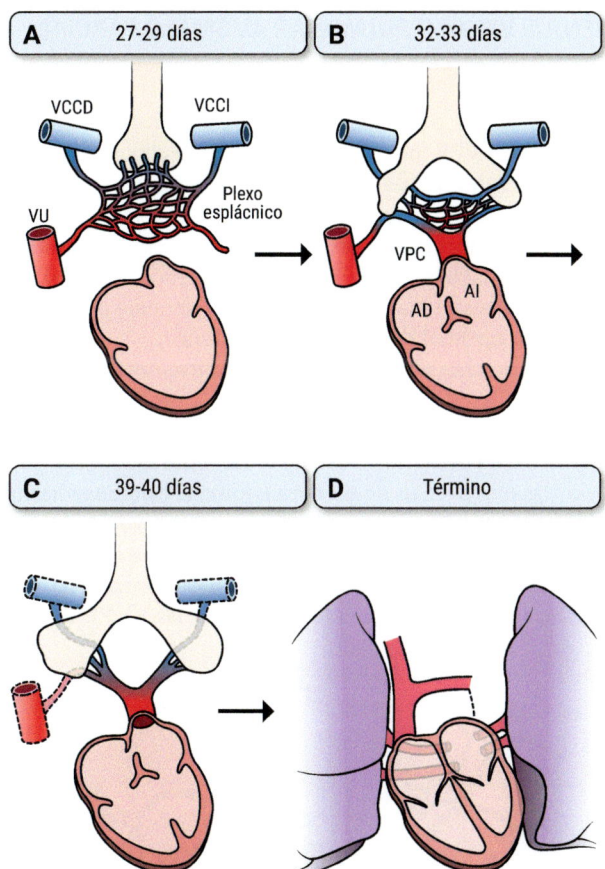

Figura 16.4-1. Esquema embriológico de la formación de las venas pulmonares y su conexión con la aurícula izquierda. AD: aurícula derecha. AI: aurícula izquierda. VCCD: vena cardinal común derecha. VCCI: vena cardinal común izquierda. VPC: vena pulmonar común. VU: vena umbilical.

Incidencia

La incidencia de las anomalías de las VVPP varía en función del tipo de variante anatómica. Una VP única en el lado derecho o izquierdo se da aproximadamente en el 25 % de la población. La prevalencia del drenaje venoso pulmonar anómalo parcial (DVPAP) es del 0,2-0,7 %. La incidencia del drenaje venoso pulmonar anómalo total (DVPAT) es del 1,5-3 % de todas las cardiopatías congénitas, con una preponderancia del sexo masculino en el subtipo infracardíaco de 4:1.

Etiología

No se ha encontrado una causa específica, la mayoría de los casos son esporádicos y sin asociación familiar. El DVPAP se ha relacionado con los síndromes de Noonan y de Turner, y el DVPAT con asociaciones sindrómicas tipo Holt-Oram y algunas alteraciones genéticas (receptor tipo II de la activina A o sarcoglicano delta). Ambos se asocian a los síndromes de heterotaxia.

> Para un mejor entendimiento, se separará el estudio de los diferentes tipos de DVP, excepto el apartado del diagnóstico por imagen que se abordará de manera conjunta.

DRENAJE VENOSO PULMONAR ANÓMALO PARCIAL

Anatomía

Una o varias VVPP (no todas) se conectan a la circulación venosa sistémica. La mayoría asocia CIA, pero hasta un 20 % tienen el tabique interauricular (TIA) íntegro. Las VVPP izquierdas típicamente conectarán con estructuras venosas derivadas de la vena cardinal izquierda (innominada, seno coronario), y las VVPP derechas lo harán con estructuras venosas procedentes del sistema cardinal derecho (VCS e inferior).

Existen muchas variantes anatómicas diferentes (**Fig. 16.4-2**):

- **Venas pulmonares (VVPP) derechas a VCS**: es lo más habitual en pediatría. Suelen ser las venas del lóbulo superior las que drenan de manera anómala. Suele asociar una CIA tipo seno venoso.
- **Venas pulmonares (VVPP) derechas a vena cava inferior (VCI)**: se denomina síndrome de la cimitarra. Las venas de los lóbulos medio e inferior o todas las VVPP derechas

drenan en la VCI por encima o por debajo del diafragma. Se asocia a la presencia de alteraciones del desarrollo del pulmón derecho (hipoplasia pulmonar derecha o hipoplasia de la arteria pulmonar derecha), dextro o mesocardia (70 %), anomalías bronquiales, colaterales aortopulmonares, secuestro pulmonar, etc.

- **Venas pulmonares (VVPP) izquierdas a vena innominada**: es lo más frecuente en adultos. El drenaje se realiza a través de una vena vertical a la vena innominada. Se asocia a CIA tipo *ostium secundum*.
- **Venas pulmonares (VVPP) izquierdas a VCI**: es muy raro. No se asocia a CIA, y el desarrollo pulmonar es normal.
- **VVPP izquierdas que drenan a otras localizaciones**: seno coronario, VCS derecha, vena subclavia izquierda, vena ácigos, etc.

Fisiopatología

La fisiopatología será similar a la de una CIA: incremento del flujo pulmonar por recirculación de la sangre oxigenada hacia los pulmones. La cantidad dependerá de cuánto flujo venoso sea anómalo, de la presencia o ausencia de CIA, y de las resistencias vasculares pulmonares. El desarrollo de hipertensión pulmonar (HP) secundaria es raro, pero está descrito.

- **Drenaje venoso de una sola VP con TIA íntegro o con CIA pequeña**: el flujo pulmonar redirigido será de un 20-25 %, por lo que rara vez se verá repercusión hemodinámica y/o clínica.
- **Drenaje venoso pulmonar anómalo parcial de un pulmón con TIA intacto**: debido a la mayor complianza del corazón derecho, la recirculación va a ser del 66 % (en vez del 50 % esperado).
- **Drenaje venoso pulmonar anómalo parcial de tres VVPP**: el flujo pulmonar anómalo será el 80 % de la circulación pulmonar, por lo que se comportará de forma similar a un DVPAT.
- **Comunicación interauricular grande asociada**: a las circunstancias anteriores se sumará la recirculación de al menos la mitad del retorno venoso del pulmón con drenaje normal a través de la CIA.

Clínica

Los pacientes con una sola VP anómala pueden estar asintomáticos o debutar con clínica en la edad adulta. Sin embargo,

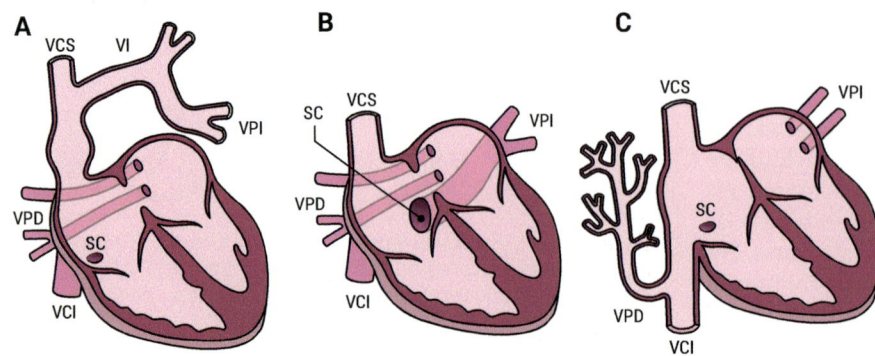

Figura 16.4-2. Esquemas anatómicos del drenaje venoso pulmonar anómalo parcial. **A)** Venas pulmonares izquierdas que drenan mediante el colector común a la vena innominada. **B)** Venas pulmonares izquierdas que drenan al seno coronario. **C)** Venas pulmonares derechas que drenan a la vena cava inferior. SC: seno coronario. VCI: vena cava inferior. VCS: vena cava superior. VI: vena innominada. VPD: vena pulmonar derecha. VPI: vena pulmonar izquierda.

si hay varias VVPP anómalas y una CIA, habrá un hiperaflujo mayor y más precoz que dará clínica en la infancia:

- **Exploración física**: puede ser normal o arrojar signos de insuficiencia cardíaca congestiva (ICC) (polipnea, taquipnea, hepatomegalia, etc.). La palpación precordial puede ser normal o con precordio hiperdinámico. La auscultación cardíaca puede ser normal, con un soplo mesodiastólico tricuspídeo y/o con un soplo sistólico eyectivo pulmonar (por hiperaflujo).
- **Electrocardiograma (ECG)**: puede ser normal o reflejar signos de crecimiento de cavidades derechas (eje derecho, onda P picuda, patrón rSR' en V1, etc.).
- **Radiografía de tórax**: cuando la patología está evolucionada se verá cardiomegalia a expensas de cavidades derechas, protuberancia de la arteria pulmonar y aumento de la vascularización pulmonar.
- **Síndrome de la cimitarra**: a pesar de ser un DVPAP, suele dar clínica en la primera infancia debido a la patología pulmonar asociada. Es común la presencia de HP secundaria a varias causas: anomalías parenquimatosas, estenosis de VVPP, colaterales aortopulmonares, etc. En la radiografía de tórax se verá la imagen típica de la «cimitarra» (un tipo de espada turca) con mayor o menor grado de hipoplasia pulmonar y meso/dextrocardia.

Pronóstico

El pronóstico es excelente cuando solo drena anormalmente una VP. El resto de los casos tienen un pronóstico semejante a la CIA aislada, con un riesgo quirúrgico bajo y una supervivencia a largo plazo similar a la de la población general.

Tratamiento médico

Estará indicado el uso de tratamiento médico anticongestivo cuando el hiperaflujo pulmonar provoque síntomas de ICC (diuréticos y vasodilatadores sistémicos).

Tratamiento quirúrgico

La cirugía correctora estará indicada cuando existan signos de repercusión hemodinámica del hiperaflujo pulmonar (no suele ser necesaria en una única VP anómala sin CIA asociada). La repercusión hemodinámica se sospecha mediante ecocardiografía con la dilatación de cavidades derechas, y se confirma mediante cateterismo. El DVPAP tendrá indicación quirúrgica ante un Qp/Qs >1,5:1.

Tipo de cirugía

El objetivo común es redirigir el flujo venoso pulmonar anómalo a la AI.

- **Venas pulmonares (VVPP) derechas a VCS con CIA tipo seno venoso**: existen dos técnicas diferentes:

  - Técnica del túnel intracava o lateral: se realiza una incisión en la VCS hacia la AD para redireccionar el flujo de las VVPP tunelizándolo hacia la AI a través de la CIA. Suele ser necesario ampliar la VCS con un parche. En la actualidad, se coloca un segundo parche en la entrada de la AD para respetar la unión atriocava y la arteria del nodo sinusal.
  - Técnica de Warden: es la preferida hoy en día. Disminuye la tasa de estenosis de VCS y de lesión del nodo sinusal, sobre todo si la entrada de las VVPP es más cefálica. Se liga la VCS por encima de su unión con las VVPP, y la parte distal se anastomosa a la orejuela derecha, tunelizando su orificio nativo por la CIA hacia la AI. Esta técnica evita manipulaciones cerca del nodo sinusal (o su arteria) y suturas auriculares.

- **Colector a seno coronario**: igual que el drenaje total a este, explicado más adelante.
- **Colector a vena innominada**: se secciona la vena vertical en su unión a la vena innominada, y su base se anastomosa al apéndice de la AI.
- **Síndrome de la cimitarra (VVPP a VCI)**: se tuneliza el flujo de la vena colectora hacia la AI a través de la CIA; se coloca un parche adicional que amplíe la VCI y mejore la angulación de la entrada de la vena colectora a la VCI.

Resultados quirúrgicos

La mortalidad quirúrgica en el DVPAP suele ser superponible a la de la CIA en la mayoría de los casos, es decir, casi nula. En general, la supervivencia a largo plazo es similar a la de la población general. Aquellos con peores resultados son los que tienen anatomías complejas o se han diagnosticado en situación de ICC.

En el postoperatorio inmediato se pueden ver: HP, arritmias auriculares y obstrucción de la anastomosis (esta última también puede darse de forma más tardía a los 6-12 meses de la cirugía). Años después, es posible que aparezcan arritmias auriculares y/o disfunción sinusal.

Seguimiento cardiológico

Antes de la corrección, el seguimiento dependerá de la clínica y de la edad del paciente. Durante el primer año de vida, o cuando hay síntomas de ICC, las revisiones se realizarán cada tres-seis meses, pero en asintomáticos y niños más mayores se espacian cada uno o dos años. Tras la cirugía, el seguimiento se realizará en función de las lesiones residuales (por lo general, anual).

DRENAJE VENOSO PULMONAR ANÓMALO TOTAL

Anatomía

Todas las VVPP se conectan a la circulación venosa sistémica. Es obligada la presencia de una CIA o agujero oval permeable con *shunt* derecha-izquierda (D-I) para que entre la sangre a la circulación sistémica. La clasificación anatómica más usada es la propuesta por Craig en 1957 (**Fig. 16.4-3**):

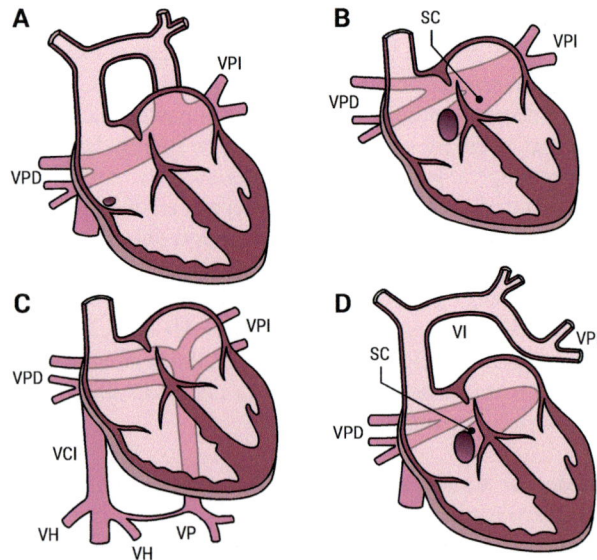

Figura 16.4-3. Esquemas anatómicos del drenaje venoso pulmonar anómalo total. **A)** Vena vertical que drena en vena innominada. **B)** Colector venoso que drena en seno coronario. **C)** Vena vertical que desciende hacia infradiafragmático. **D)** Drenaje venoso pulmonar anómalo total mixto con venas pulmonares izquierdas que drena en vena innominada y venas pulmonares derechas que drenan en SC. SC: seno coronario. VCI: vena cava inferior. VCS: vena cava superior. VH: vena hepática. VI: vena innominada. VP: vena porta. VPD: vena pulmonar derecha. VPI: vena pulmonar izquierda.

- **Tipo I: supracardíaco o supradiafragmático**. El más común (47-50 %). Lo más frecuente es que las VVPP se conecten a la vena innominada a través de una vena vertical ascendente (36 %), que suele pasar anterior a la rama pulmonar izquierda y al bronquio principal izquierdo (cuando pasa entre medias puede producirse obstrucción).
- **Tipo II: intracardíaco**. 16-20 %. Las VVPP se conectan al seno coronario en la región del surco auriculoventricular posterior, que estará anormalmente dilatado. El techo del seno coronario suele estar intacto.
- **Tipo III: infradiafragmático o infracardíaco**. Del 13 al 23 %. La vena vertical descendente cruza el diafragma anterior al esófago. Lo más común es que se una al sistema venoso portal, pero también puede unirse al conducto venoso, a venas hepáticas o a la VCI. Suele haber obstrucción por estrechamiento en la zona de conexión, por interposición de los sinusoides hepáticos, por constricción por parte del conducto venoso, etc.
- **Tipo IV: mixto**. 7-10 %. Variantes complejas de las formas anteriores. Lo más habitual es que la VP izquierda superior drene a la VCS y el resto de VVPP lo hagan al seno coronario.

Fisiopatología

La fisiopatología va a depender de la presencia de obstrucción al flujo venoso y de que exista o no un adecuado *shunt* interatrial que permita el flujo sistémico.

- **Ausencia de obstrucción y CIA adecuada**: habrá una mezcla completa de la sangre oxigenada y no oxigenada en la AD (saturación de oxígeno en torno al 90 %), y llegará a la circulación sistémica a través de la CIA por *shunt* D-I. Dado que las resistencias vasculares pulmonares son menores que las sistémicas, se favorece el hiperaflujo pulmonar (x3-5 veces) con dilatación de las cavidades derechas y diversos grados de HP.
- **Presencia de obstrucción y/o CIA restrictiva**: la obstrucción se debe, por lo general, a estenosis en la unión del colector venoso a la circulación sistémica. En el DVPAT infradiafragmático casi siempre la habrá, y en el 40 % de los supradiafragmáticos y mixtos. La presión elevada en las VVPP se transmite a la circulación pulmonar, lo que eleva la presión hidrostática y provoca edema pulmonar. La vasoconstricción refleja producirá la disminución del flujo pulmonar e HP y, en último término, fallo derecho. Existe dificultad en el llenado sistémico e hipoperfusión sistémica tanto por el limitado flujo a través de la CIA como por el desplazamiento del septo interventricular hacia la izquierda.

Clínica

Va a depender de la presencia o ausencia de obstrucción al retorno venoso pulmonar.

Sin obstrucción

- **Historia clínica**: leve cianosis desde el nacimiento. Tras las primeras semanas de vida iniciarán una clínica de ICC.
- **Exploración física (lactante)**: cianosis y signos de ICC (taquipnea, hepatomegalia). En el precordio se palpará el ventrículo derecho (VD). Se auscultará un S2 desdoblado y fijo, que puede estar acentuado; un soplo sistólico de eyección pulmonar (hiperaflujo); en ocasiones, también un soplo mesodiastólico tricuspídeo (hiperaflujo).
- **Electrocardiograma (ECG)**: signos de crecimiento de cavidades derechas.
- **Radiografía de tórax**: cardiomegalia moderada a expensas de cavidades derechas, con aumento de la vascularización pulmonar. Cuando la vena vertical drena en la innominada se verá un ensanchamiento mediastínico que se denomina «signo del muñeco de nieve» o «signo del 8», sobre todo en lactantes mayores.

Con obstrucción

La clínica es independiente del lugar de obstrucción.

- **Historia clínica**: debuta en el período neonatal con cianosis importante y signos de fallo respiratorio. El edema pulmonar provocará disnea, que puede comenzar de horas a días/semanas después del nacimiento en función de la gravedad de la obstrucción. Mientras el ductus arterioso esté permeable predominará la cianosis sobre el edema pulmonar (la HP tiene un escape), y con su cierre habrá un deterioro clínico importante. En los drenajes infradiafragmáticos hay dos peculiaridades: la permeabilidad del conducto venoso puede retrasar el debut clínico unas semanas, y la cianosis empeora con la alimentación por la compresión de la vena vertical por el bolo alimentario.

- **Exploración física**: cianosis franca con signos de fallo cardiorrespiratorio. Se auscultará un S2 sonoro, único, y un ritmo de galope, con crepitantes pulmonares. No suele haber soplo.
- **Electrocardiograma (ECG)**: signos de hipertrofia de VD.
- **Radiografía de tórax**: no suele haber cardiomegalia, y se verá edema pulmonar bilateral.

Evolución y pronóstico

En el subtipo obstructivo, el neonato se muere antes de unas semanas si no se opera, y es una emergencia quirúrgica (sobre todo si la CIA no es adecuada). En el subtipo no obstructivo, sin reparación quirúrgica, el 75-85 % de los lactantes fallecen antes del año de vida.

Tratamiento médico

Drenaje venoso pulmonar anómalo total obstructivo

La situación es de inestabilidad hemodinámica con congestión pulmonar importante e hipoperfusión sistémica.

- **Soporte respiratorio mecánico**: ayuda a disminuir el edema pulmonar. Se recomienda evitar presiones positivas altas y continuas en pacientes muy cianóticos porque puede disminuir el flujo pulmonar. La fracción inspirada de oxígeno debe ser alta en pacientes muy hipoxémicos, pero hay que recordar que el oxígeno produce vasodilatación pulmonar y puede empeorar el edema.
- **Soporte hemodinámico**: los fármacos inotrópicos y el volumen son esenciales para mantener un flujo sistémico adecuado. Se intentará corregir la acidosis metabólica. En ocasiones, es necesaria la oxigenación por membrana extracorpórea para estabilizar al paciente.
- **Prostaglandina E**: en general, no se utiliza. El *shunt* D-I a través del ductus arterioso puede mejorar el flujo sistémico, pero empeorará la cianosis y al vasodilatar la circulación pulmonar, empeorará el hiperaflujo y el edema. Solo se recomienda su uso en casos de DVPAT al sistema portal para intentar mantener abierto el conducto venoso.
- Si la CIA es restrictiva, se puede realizar una **atrioseptostomía auricular** con balón urgente a la espera de la cirugía (si esta no está indicada de forma emergente).

Drenaje venoso pulmonar anómalo total no obstructivo

Cuando el lactante tenga síntomas de ICC secundarios al hiperaflujo precisará tratamiento anticongestivo habitual (diuréticos y vasodilatadores sistémicos).

Tratamiento quirúrgico

La técnica quirúrgica será diferente en función del tipo de DVPAT, pero el objetivo común es anastomosar el colector venoso a la AI, ligar la conexión a la circulación sistémica y cerrar la CIA. La presencia de un DVPAT obstructivo es indicación quirúrgica emergente. El DVPAT no obstructivo se operará en torno a los 3-6 meses de edad, o antes si la ICC es persistente a pesar del tratamiento médico.

Tipo de cirugía

La vía de acceso es la esternotomía media. La cirugía se realiza en circulación extracorpórea con hipotermia con/sin parada cardíaca.

- **Drenaje venoso pulmonar anómalo total supracardíaco.** Se realiza una apertura horizontal en el colector venoso y se anastomosa con la AI; después, se liga la vena vertical.
- **Drenaje venoso pulmonar anómalo total a la AD.** Se amplía la CIA y se coloca un parche que redirige el flujo venoso a la AI.
- **Drenaje venoso pulmonar anómalo total al seno coronario.** Se realiza la técnica de Van Praagh «destechando» el seno coronario para que se comunique con la AI; con posterioridad, puede cerrarse mediante sutura el abocamiento a la AD o tunelizarlo mediante la CIA a la AI. El drenaje venoso coronario queda abocado a la AI, por lo que puede haber una desaturación ligera.
- **Drenaje venoso pulmonar anómalo total infradiafragmático.** Puede realizarse reparación extraanatómica, en la que se lleva a cabo una apertura longitudinal en el colector venoso y se anastomosa con la AI en el punto en el que contactan, con ligadura de la vena vertical en la zona del diafragma. La otra opción es realizar una reparación intracardíaca en la que se lleva a cabo una incisión en el TIA desde la AD para llegar a la AI, y desde allí se realiza la apertura del colector y su anastomosis con la AI.

Resultados quirúrgicos

La mortalidad quirúrgica se encuentra entre el 2 y el 20 %; y se produce sobre todo en el postoperatorio inmediato o tras los primeros meses. El tipo obstructivo es el que más mortalidad tiene, principalmente por la inestabilidad hemodinámica y el bajo peso con el que entran en el quirófano. Dos causas comunes de muerte son las crisis de HP en el postoperatorio y la estenosis de VP o de la anastomosis entre el colector venoso y la AI. Los factores de riesgo de mortalidad asociados son: el menor tamaño de las VVPP y/o la confluencia pulmonar, menor edad y peso en la cirugía, lesiones cardiológicas complejas asociadas, HP en el postoperatorio y obstrucción venosa postoperatoria.

La clase funcional de la mayoría de los pacientes corregidos es normal o prácticamente normal (New York Heart Association I o II), con un riesgo de mortalidad similar a la población general una vez superados los dos años de la cirugía.

Complicaciones postoperatorias

- **Inmediatas**: la HP y las crisis de HP son el principal problema. Es muy frecuente en las primeras horas (sobre todo en DVPAT obstructivo), pero si persiste, hay que descartar estenosis de la anastomosis entre colector venoso y AI, lo que requiere revisión quirúrgica. Las arritmias auriculares se dan hasta en un 5-10 % de los casos (taquicardia supraventricular y flúter auricular), pero no suelen aparecer en las primeras horas. También es importante el síndrome de bajo gasto, secundario a la alteración diastólica y al menor tamaño del ventrículo izquierdo.
- **Tardías**: la obstrucción al DVP es la causa más habitual de reintervención (5-20 % de los pacientes que sobreviven a la cirugía). La sospecha clínica/ecocardiográfica se confirma con angiografía.
  - Obstrucción anastomosis con AI: 5-10 %. Son evidentes meses después de la reparación. Existen recidivas frecuentes.
  - Obstrucción venas pulmonares: 10 %. Puede ocurrir desde meses hasta años después de la reparación, y el único factor de riesgo reconocido es el tamaño preoperatorio de las venas pulmonares. Tiene muy mal pronóstico a pesar de las intervenciones.

El tratamiento de esta última complicación es dificultoso y poco eficaz. Se puede realizar mediante angioplastia con balón para desgarrar la íntima y mejorar el diámetro, con o sin *stent* asociado; mediante cirugía con la técnica *suturless* (tras ampliar la VP se sutura de manera directa al pericardio para evitar suturar la vena propiamente dicha); por último, se está estudiando el uso de fármacos inhibidores de la proliferación intimal por la vía de los factores de crecimiento endotelial vascular y factor de crecimiento derivado de plaquetas como el bevacizumab y el imatinib.

Otra complicación tardía son las alteraciones del ritmo. Los marcapasos ectópicos auriculares son frecuentes (50-80 %), pero no suelen tener significación clínica. En función de las suturas también puede haber arritmias auriculares, incluida la disfunción sinusal.

Seguimiento postoperatorio

Dado que las estenosis de anastomosis/VVPP se dan en los meses posteriores al postoperatorio, se recomienda un seguimiento cercano en el primer año tras la cirugía; con revisiones posteriores cada año, o previa en función de los hallazgos. Se aconseja Holter-ECG periódico a partir del segundo año de la cirugía dado el riesgo de arritmias auriculares en el seguimiento.

DIAGNÓSTICO POR IMAGEN

Ecocardiografía transtorácica

Es la principal herramienta diagnóstica. Los planos más utilizados para la visualización de las VVPP y sus conexiones son: subcostal, apical, paraesternal corto y supraesternal corto. Desde el plano supraesternal lo normal es ver la típica «imagen del cangrejo», en la que se visualiza cómo entran las cuatro VVPP en la AI (se recomienda bajar la escala de color a velocidad venosa). Un DVPA debe sospecharse cuando no se puedan visualizar todas las VVPP, exista una dilatación de cavidades derechas de causa desconocida (o desproporcionada si hay causa), ante una CIA tipo seno venoso, exista dilatación de alguna vena sistémica (habrá que buscar una VP que desemboca), CIA con *shunt* D-I, o AI «sorprendentemente» pequeña.

Aspectos generales en el drenaje venoso anómalo

Es importante identificar cada una de las VVPP y su lugar de conexión, con el Doppler color. Cuando hay una VP mal conectada hay que visualizar su conexión a la circulación sistémica, medirla en su trayecto y unión, determinar su relación con estructuras anatómicas vecinas, e interrogarla mediante Doppler color y pulsado para descartar una obstrucción al flujo (incremento de la velocidad del flujo >1,5 m/s, pérdida del flujo en fases, aumento del gradiente medio >3-5 mmHg). El tamaño y tipo de *shunt* en el TIA es muy importante en el DVPAT, por lo que habrá que buscarlo y evaluarlo con Doppler color y pulsado para descartar que el flujo sea restrictivo. Por último, habrá que determinar si existe repercusión hemodinámica (dilatación de cavidades derechas que sugiera hiperaflujo pulmonar) y descartar la presencia de HP.

Aspectos específicos de cada tipo de drenaje venoso pulmonar anómalo

- **Supracardíaco**: en el plano supraesternal corto se visualiza la vena vertical, con flujo por color ascendente (diferencia con la VCS izquierda persistente), en su entrada en una vena sistémica que se verá dilatada (innominada y VCS).
- **Intracardíaco**: el seno coronario se encuentra dilatado, sobre todo visible en el plano eje paraesternal eje largo y en el plano apical (hacia posterior). En los planos subcostales se visualiza la llegada de la vena común al seno coronario.
- **Infradiafragmático**: en los planos subcostales se verá una vena vertical con un flujo descendente (diferencia con la vena ácigos) posterior a la VCI y anterior a la aorta descendente. El drenaje se evaluará en el sistema porta.
- **Síndrome de la cimitarra**: son elementos clave de sospecha la presencia de mesocardia o dextrocardia y una rama pulmonar derecha de tamaño disminuido.

Otros métodos de imagen

- **Ecocardiografía transesofágica**: se utilizará en pacientes mayores y/o con mala ventana transtorácica, además de en el postoperatorio inmediato.
- **Ecocardiografía 3D**: si está disponible, será útil en anatomías complejas.

- **Angiotomografía computarizada (angio-TC) o resonancia magnética (RM) cardíaca:** se utilizan con frecuencia en casos en los que la ecografía no aporta toda la información requerida sobre el trayecto anatómico de las VVPP, y también en el seguimiento cuando se sospecha una estenosis de VVPP que no se puede confirmar por ecocardiografía (estenosis difusa, estenosis intraparenquimatosa, etc.). En los casos de DVPAT obstructivo no se realiza por la urgencia de la cirugía y el estado crítico del paciente. La angio-TC define mejor la anatomía y es más útil si hay *stents* presentes, pero tiene la desventaja de la radiación ionizante. La RM aporta información sobre la repercusión hemodinámica (Qp:Qs, tamaño y función del VD), y no supone radiación para el paciente, pero define la anatomía peor que la angio-TC.

- **Angiografía:** normalmente no es necesaria en el diagnóstico de las anomalías venosas pulmonares por el uso de la angio-TC y/o la RM como métodos no invasivos. Se realizará, sobre todo, cuando se sospecha estenosis de VP y/o de la anastomosis quirúrgica.

PUNTOS CLAVE

- El DVPAT o DVPAP tiene una anatomía muy heterogénea, que determinará el momento y la gravedad de la clínica. El diagnóstico se realiza mediante pruebas de imagen no invasivas.
- El tratamiento definitivo es quirúrgico, con redirección del flujo pulmonar venoso a la AI. El subtipo de DVPAT obstructivo es una urgencia quirúrgica.

- En el seguimiento a largo plazo es importante descartar la estenosis de la anastomosis quirúrgica del colector venoso con la AI, o de las propias venas pulmonares.

BIBLIOGRAFÍA

Albert Brotons DC. Cardiología pediátrica y cardiopatías congénitas del niño y del adolescente: Vol. 1. 1ª ed. Madrid: CTO Editorial; 2015.

Aroca A, Polo L, Bret M, López-Ortego P, González A, Villagrá F. Drenaje venoso pulmonar anómalo total. Técnicas y resultados. Cir Cardiov. 2014;21(2):90-6.

Haramati LB, Moche IE, Rivera VT, Patel PV, Heyneman L, McAdams HP, et al. Computed tomography of partial anomalous pulmonary venous connection in adults. J Comput Assist Tomogr. 2003;27(5):743-9. http://dx.doi.org/10.1097/00004728-200309000-00011

Lai WW, Mertens LL, Cohen MS, Geva T. Echocardiography in pediatric and congenital heart disease: From fetus to adult. 3ª ed. Oxford: Wiley & Sons Ltd; 2022.

Park MK. Cardiología pediátrica. 6ª ed. Barcelona: Elsevier; 2015.

Sadler TW. Langman Embriología Médica. 13ª ed. Barcelona: Wolters Kluwer; 2015.

Shaddy RE, Penny DJ, Feltes TF, Cetta F, Mital S. Moss and Adams´ heart disease in infants, children, and adolescents: Including the fetus and young adult. 10ª ed. Baltimore: Wolters Kluwer; 2021.

Vanderlaan RD, Caldarone CA. Surgical approaches to total anomalous pulmonary venous connection. Semin Thorac Cardiovasc Surg Pediatr Card Surg Ann. 2018;21:83-91.

Wernovsky G, Anderson RH, Krishna K, Mussatto KA, Redington AN, Twedell JS, et al. Anderson's Pediatric Cardiology. 4ª ed. Londres: Elsevier; 2019.

16.5 Ventrículo único

M. E. Garrido-Lestache Rodríguez-Monte

OBJETIVOS

- Entender qué tipo de cardiopatías se engloban en este tipo de fisiopatología y entender la misma.
- Comprender las distintas opciones terapéuticas tanto al nacer como en un segundo tiempo.
- Identificar las complicaciones a medio y largo plazo.

DEFINICIÓN

Lo primero es definir el concepto de ventrículo único. No se trata de una sola cardiopatía, sino de un conjunto de cardiopatías donde funcionalmente solo hay un ventrículo, aunque en la gran mayoría existe otro ventrículo accesorio, rudimentario, al que se llamará cámara accesoria porque no tiene capacidad de funcionar como tal. La mayoría suelen estar conectados por una comunicación interventricular llamada foramen bulbo ventricular o ventrículo cameral. Hasta en un 90 % de los casos hay discordancia ventriculoarterial.

Engloba muchas cardiopatías complejas diferentes, donde habrá un solo ventrículo funcionante que tendrá las competencias de ventrículo sistémico y sin cortocircuitos intracardíacos, que paliará así la sobrecarga de volumen y la cianosis. Algunos de estos pacientes no serán candidatos a este tipo de cirugías y no podrán ser operados, en los que se plantea el trasplante cardíaco como primera opción.

Engloba muchas cardiopatías complejas diferentes, donde el resultado final en la mayoría de los casos va a ser similar: una o varias cirugías paliativas donde se va a tener un solo ventrículo funcionante que tendrá las competencias de ventrículo sistémico y sin cortocircuitos intracardíacos, que paliará así la sobrecarga de volumen y la cianosis.

INTRODUCCIÓN

Hasta hace poco más de 50 años, la mayoría de los niños que nacían con cardiopatías en las que solo había un ventrículo único funcionante fallecían al nacer o al poco tiempo, salvo algunos que al estar compensados hemodinámicamente podían sobrevivir, aunque no estaban exentos de complicaciones como accidentes cerebrovasculares o arritmias. La operación del pionero Francis Fontan, que hoy

Thorax (1971), 26, 240.

Surgical repair of tricuspid atresia

F. FONTAN and E. BAUDET

Centre de Cardiologie, Université de Bordeaux II, Hôpital du Tondu, Bordeaux, France

Surgical repair of tricuspid atresia has been carried out in three patients ; two of these operations have been successful. A new surgical procedure has been used which transmits the whole vena caval blood to the lungs, while only oxygenated blood returns to the left heart. The right atrium is, in this way, 'ventriclized', to direct the inferior vena caval blood to the left lung, the right pulmonary artery receiving the superior vena caval blood through a cava-pulmonary anastomosis. This technique depends on the size of the pulmonary arteries, which must be large enough and at sufficiently low pressure to allow a cava-pulmonary anastomosis. The indications for this procedure apply only to children sufficiently well developed. Younger children or those whose pulmonary arteries are too small should be treated by palliative surgical procedures.

Figura 16.5-1. Primera publicación sobre la cirugía paliativa de anastomosis atriopulmonar.

lleva su nombre, se describió originalmente para pacientes con atresia tricuspídea en 1968 (**Fig. 16.5-1**). En 1971, en Argentina, Guillermo O. Kreutzer, sin conocer los trabajos de su colega, describió la cirugía realizada en un paciente: un homoinjerto entre la orejuela auricular derecha y el tronco de la arteria pulmonar (AP) con una fenestración de 6 mm en el *septum* interauricular que fue el primer *bypass* del ventrículo pulmonar fenestrado en el ámbito mundial. En los últimos 50 años, los tipos de malformaciones para los que se utiliza se han ampliado, y se ha convertido en la operación más común realizada en cualquier tipo de ventrículo único. Desde entonces, gracias a Fontan y a Kreutzer, estos pacientes han podido salir adelante, y la supervivencia ha ido aumentando evolutivamente. Se estima que los pacientes operados hoy tienen una supervivencia a 30 años de más del 80 %. En la actualidad, pueden estar vivos en todo el mundo hasta 70.000 pacientes con circulación de Fontan, el 40 % de más de 18 años, y se espera que se duplique en los próximos 20 años, aunque de forma muy desigual entre los países debido al diagnóstico prenatal y a los abortos. Representan hasta un 8 % de las cardiopatías diagnosticadas en período prenatal. En Estados Unidos, se realizan unas 1.000 operaciones de Fontan al año (**Tabla 16.5-1**).

Tabla 16.5-1. Evolución histórica		
1511-1943		El sistema cardiovascular normal consta posnatalmente de un doble circuito pulmonar y sistémico, conectados en serie, impulsados por una doble bomba: el corazón «derecho» y el «izquierdo»
1943-1958	Glenn	Anastomosis de la vena cava superior y la AP (bypass parcial)
1968	Fontan	«Circulación de Fontan» el retorno venoso sistémico se conecta a las arterias pulmonares sin la interposición de un ventrículo adecuado
1971	Kreutzer	Anastomosis de la orejuela derecha a la AP
1987	Castañeda	Fontan fenestrado
1989	De Leval	Túnel lateral
1990	Marcelletti	Conexión cavopulmonar total: conducto extracardíaco

CARDIOPATÍAS MÁS FRECUENTES

Las patologías con fisiología univentricular son entre 1,5-2 % de todas las cardiopatías congénitas (CC). Anatómicamente, pueden ser: síndrome del corazón izquierdo hipoplásico, atresia tricuspídea, atresia pulmonar con tabique ventricular integro, ventrículo izquierdo (VI) de doble entrada, defectos del canal auriculoventricular (AV) desequilibrados. Otras pueden ser: anomalía de Ebstein, doble salida del ventrículo derecho (VD), transposición congénitamente corregida de las grandes arterias u otras variantes anatómicas en las que hay hipoplasia significativa de cualquiera de los ventrículos.

La atresia tricuspídea y el ventrículo único de doble entrada representan el 0,05-0,08 % de los recién nacidos vivos, y entre un 1,3-2,7 % de todas las CC. El diagnóstico ecocardiográfico prenatal permite diagnosticar entre las semanas 16-20 este tipo de malformaciones cardíacas.

SITUACIÓN AL NACER Y TRATAMIENTO INICIAL

Situación al nacer

Al nacer, estos niños pueden tener dos situaciones hemodinámicas diferentes en función del tipo de cardiopatía. El tratamiento inicial se centra en garantizar una mezcla suficiente de sangre oxigenada y desoxigenada y optimizar la función ventricular.

> • **Fisiología al nacimiento**: las dos circulaciones están en paralelo y la sangre venosa sistémica y pulmonar se mezclan.
> • Se pueden dar dos problemas fundamentales: 1) sobrecarga de volumen ventricular único, y 2) desaturación sistémica, tanto en reposo como al aumentar la misma durante el ejercicio. Esto se debe a que ambos circuitos, el flujo pulmonar y el sistémico, son simultáneos.

• **Situación de hiperaflujo pulmonar**, donde además de haber cianosis (*shunt* intracardíaco), se hallará sobrecarga pulmonar con datos de insuficiencia cardíaca, y que deberá ser tratado además de con fármacos anticongestivos, con alguna cirugía paliativa como un *banding* para permitir el desarrollo del niño durante los primeros meses.

• **Situación de cianosis con hipoaflujo pulmonar**, donde habrá que tomar medidas urgentes, bien manteniendo abierto el conducto arterioso o ductus arterioso con prostaglandina E1, igual que en otras cardiopatías cianógenas, bien con la realización de fistulas sistémico-pulmonares para poder mantener el flujo pulmonar. Suelen ser fistulas de Blalock-Thomas-Taussig modificada (desde la arteria innominada/subclavia a la AP central), bien derecha, izquierda o ambas, más raro, fistula de Waterston-Cooley desde la aorta ascendente a la rama pulmonar derecha. Los pacientes con un tabique auricular restrictivo o intacto pueden requerir una septostomía auricular con balón transcatéter o una septoplastia auricular quirúrgica para crear una abertura lo suficientemente grande como para descomprimir la aurícula izquierda y proporcionar el necesario retorno venoso pulmonar a través del tabique auricular.

Tratamiento inicial en función de la cardiopatía

• En el **VI hipoplásico** puede haber estenosis aórtica y coartación de aorta, que dificulta la circulación arterial sistémica. Se inicia prostaglandina intravenosa continua para mantener un conducto arterioso permeable. Este proporciona un flujo vital desde el VD a la circulación sistémica. Pueden necesitar también una septostomía auricular con balón, una fístula Blalock-Thomas-Taussig u otra cirugía paliativa al inicio con el uso de un conducto VD-AP (modificación Sano) para proporcionar flujo sanguíneo pulmonar. Se coloca un injerto >5 o 6 mm entre el VD y la AP central.

• **Operación de Norwood** (para el síndrome del corazón izquierdo hipoplásico y otros pacientes con hipoplasia del VI) (**Figs. 16.5-2, 16.5-3** y **16.5-4**). Esto incluye reconstrucción por etapas para permitir el flujo sin obstrucciones desde el VD sistémico hasta el arco aórtico y las arterias coronarias; por lo tanto, las etapas incluyen reparación del arco aórtico, alivio de la obstrucción al retorno venoso pulmo-

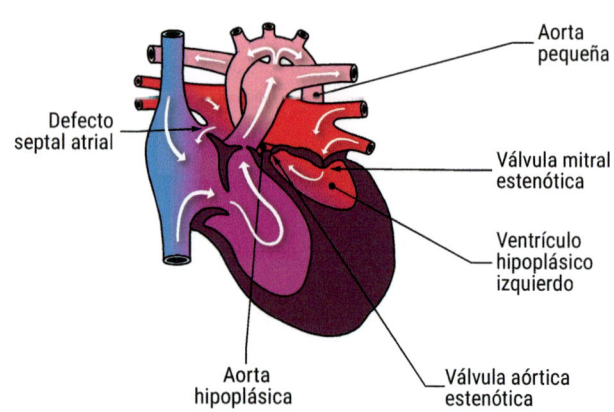

Figura 16.5-2. Ventrículo izquierdo hipoplásico.

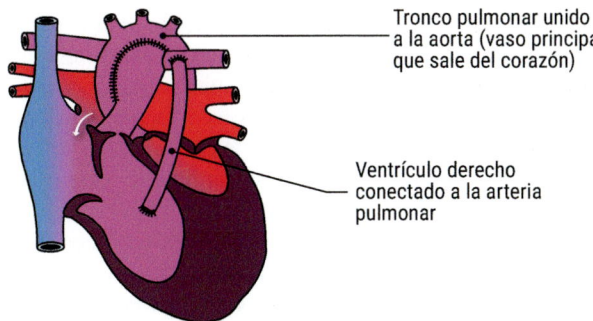

Tronco pulmonar unido a la aorta (vaso principal que sale del corazón)

Ventrículo derecho conectado a la arteria pulmonar

Figura 16.5-3. Norwood modificado.

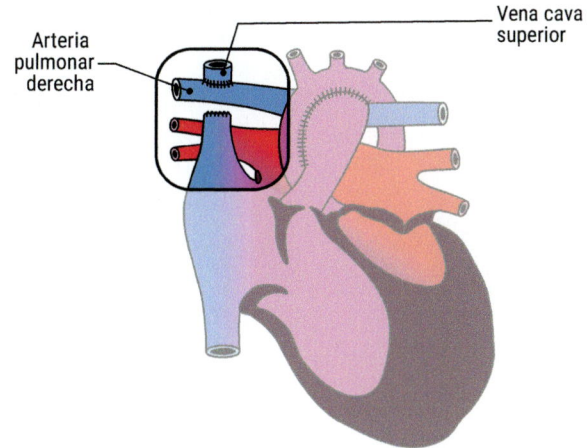

Arteria pulmonar derecha

Vena cava superior

Figura 16.5-5. Derivación cavopulmonar bidireccional: Glenn.

nar (si está presente) y colocación de una derivación desde el VD a la AP, o una derivación de Blalock-Thomas-Taussig modificada. Finalmente se hace Glenn y conducto de Fontan como en el resto (se explica más adelante) (**Fig. 16.5-5**).

- **Procedimiento Damus-Kaye-Stansel** para variantes del síndrome del corazón izquierdo hipoplásico y otras formas con grandes arterias transpuestas y/u obstrucción sistémica del flujo de salida. El procedimiento implica una conexión directa de la aorta ascendente y la AP principal, con la intención de que ambos flujos de salida se dirijan a la circulación sistémica como método para mitigar el riesgo de obstrucción del tracto de salida ventricular sistémico. Luego, se implanta un conducto o derivación independiente para proporcionar flujo sanguíneo a la circulación pulmonar.
- **Procedimiento de Starnes** para anomalía de Ebstein grave: incluye cierre con parche del anillo de la válvula tricúspide, septostomía auricular y colocación de una derivación sistémico-pulmonar.

PRUEBAS COMPLEMENTARIAS

- **Electrocardiograma**: variable en función de la cardiopatía de base. Puede estar en ritmo sinusal o auricular.
- **Radiografía de tórax**: informa de la cantidad de flujo pulmonar y evidencia el grado de cardiomegalia y posibles malformaciones asociadas. Ayuda a identificar *situs* inversos e isomerismos (**Fig. 16.5-6**).
- **Ecocardiograma**: detalla la anatomía, los distintos tipos de ventrículo único, las lesiones asociadas y el grado de este-

nosis pulmonar, y la función ventricular. Lo fundamental es *situs* abdominal y auricular. Conexión venoauricular, AV y ventrículo arterial. Información morfológica y hemodinámica. Anatomía exacta de la conexión ventriculoarterial, obstrucción de la aorta o el lecho vascular pulmonar. Función de la válvula AV y ventricular. Tipo, tamaño, número y ubicación de comunicación interauricular/comunicación interventricular. Aorta ascendente, arco aórtico y aorta descendente; detectar/excluir coartación. Tronco y ramas pulmonares (**Fig. 16.5-7**).

- **Cateterismo cardíaco**: es el único método que puede medir de forma exacta la presión y la saturación de oxígeno en cada cavidad. Permite evaluar características anatómicas previamente descritas como las morfologías ventriculares, la existencia o no de cámara accesoria, la posición de las grandes arterias, el grado de obstrucción en las vías de salida, el tamaño de las ramas pulmonares y la función del ventrículo.
- **Resonancia magnética cardíaca y tomografía computarizada cardíaca**: al diagnóstico, para confirmar la anatomía.

TRATAMIENTO A MEDIO PLAZO: COMPLETAR LA SEPARACIÓN DE LAS CIRCULACIONES

Inicialmente, esta separación consistía en una sola cirugía, atriopulmonar o Fontan «clásico», que consiste en la unión de

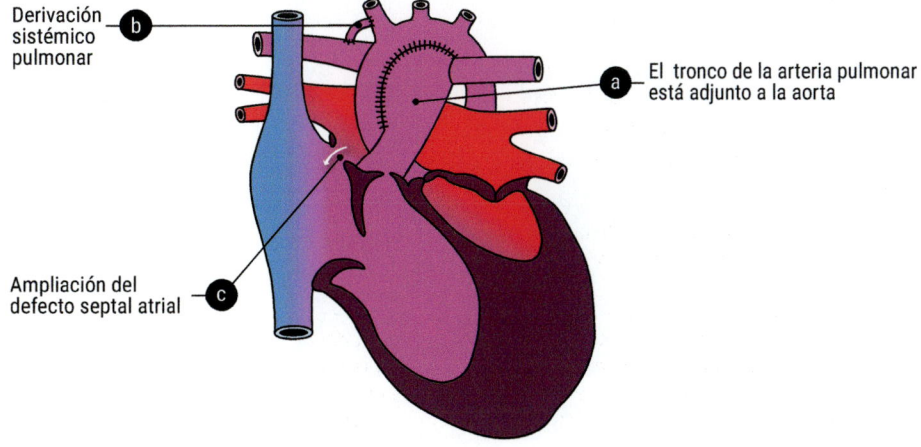

Derivación sistémico pulmonar (b)

El tronco de la arteria pulmonar está adjunto a la aorta (a)

Ampliación del defecto septal atrial (c)

Figura 16.5-4. Norwood clásico.

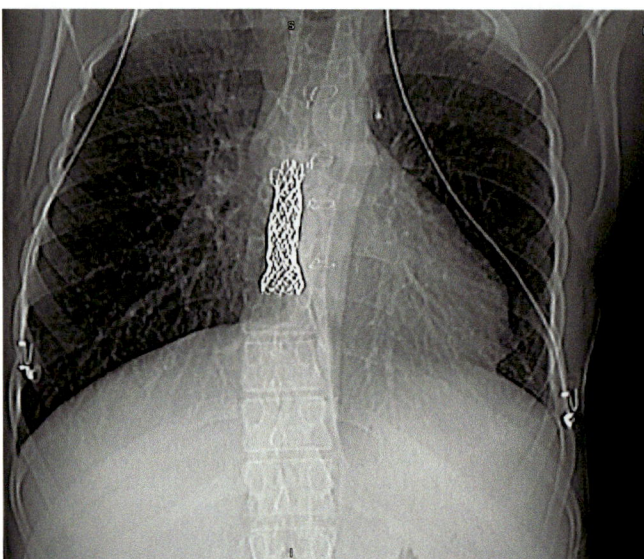

Figura 16.5-6. Radiografía de tórax: *stent* en conducto extracardíaco.

la aurícula derecha (AD) al tronco de la AP, que deja la aurícula totalmente aislada del resto de la circulación, y sección de la AP en la zona proximal, que supone un tronco ciego. En la evolución, dio lugar a la complicación más frecuente de este tipo de cirugía: arritmias atriales por dilatación de la aurícula. En la mayoría, muy invalidantes y difíciles de tratar, con un aumento de la morbimortalidad.

La edad a la que se realiza el Fontan es uno de los factores que se ha relacionado con la evolución y el desarrollo de complicaciones. En estudios iniciales la realización de la operación de Fontan a menor edad era uno de los principales factores de mortalidad, probablemente en relación con las fases iniciales de la técnica quirúrgica y la curva de aprendizaje lógica, así como la

selección de pacientes candidatos. Sin embargo, con el tiempo, la tendencia ha sido hacia la realización más precoz de esta intervención sin un aumento de la mortalidad. Las ventajas teóricas de llevar a cabo esta intervención más precozmente se atribuyen a una exposición menos prolongada a la cianosis y su influencia negativa de la sobrecarga de volumen que influye de forma directa sobre la función cardíaca. Es posible que la corrección precoz de la cianosis (no completa en casos como los fenestrados) pueda relacionarse con menor desarrollo de colaterales aortopulmonares, que se ha asociado a aumento de la presión pulmonar y mayor duración de los derrames tras el Fontan.

La conexión cavopulmonar fue descrita por primera vez por De Leval en 1988, y utiliza un conducto intraauricular en forma de túnel lateral (con uso de una parte de la AD nativa en el trayecto) o un conducto extracardíaco. Este último fue descrito por Marcelletti en 1990. Esto completa la «conexión cavopulmonar total», y se puede realizar como operación inicial en combinación con o después de una anastomosis de Glenn bidireccional (**Figs. 16.5-8, 16.5-9** y **16.5-10**).

Desde el año 2000, a la mayoría de los pacientes sometidos a un procedimiento de Fontan se les interviene con un conducto extracardíaco no valvulado. El método quirúrgico y el material utilizado para el conducto varían entre las instituciones. Estos conductos extracardíacos pueden tener diferente diámetro (de 18 a 22 mm), y se colocan en el espacio pericárdico (**Tabla 16.5-2**)

CRITERIOS PARA EL PROCEDIMIENTO DE FONTAN

Los criterios actuales aceptados para el procedimiento de Fontan son similares a los requisitos para un «candidato ideal de Fontan» especificado originalmente por el Dr. Fontan *et al.*, el más conocido Choussat, que los describió en 1977.

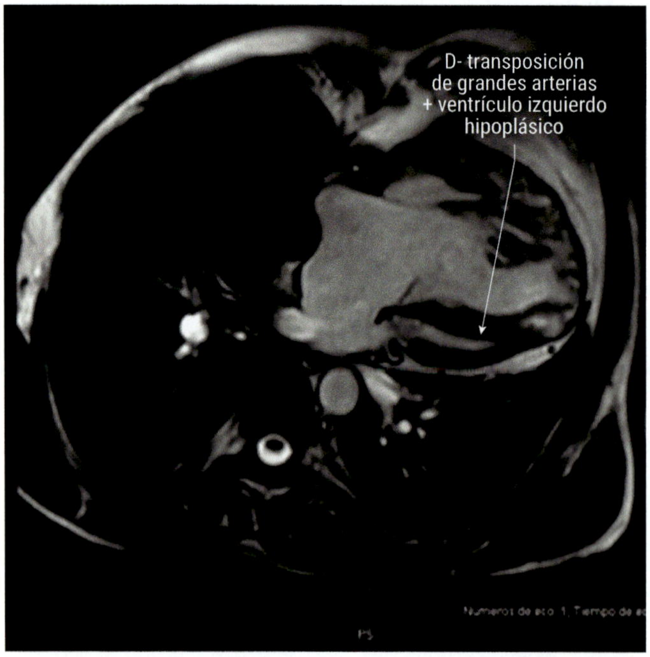

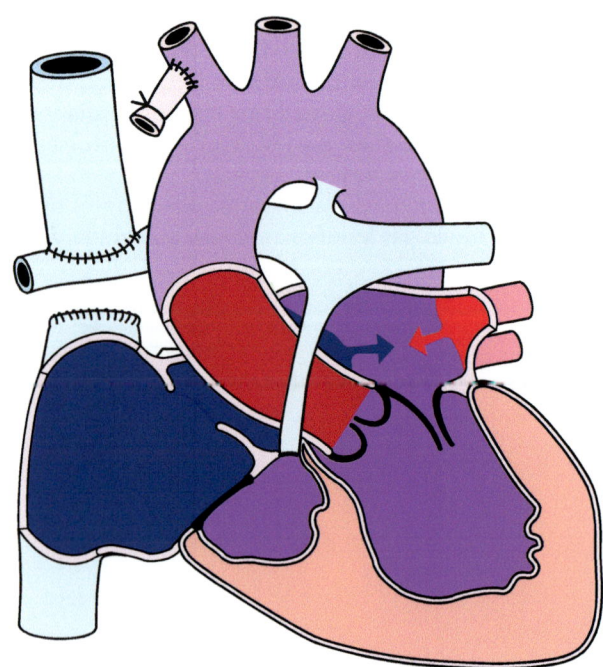

Figura 16.5-7. Ecocardiograma: levotransposición de grandes arterias con estenosis pulmonar y ventrículo izquierdo hipoplásico.

Figura 16.5-8. Derivación de vena cava superior a rama pulmonar derecha: Cirugía de Glenn. (Primer tiempo).

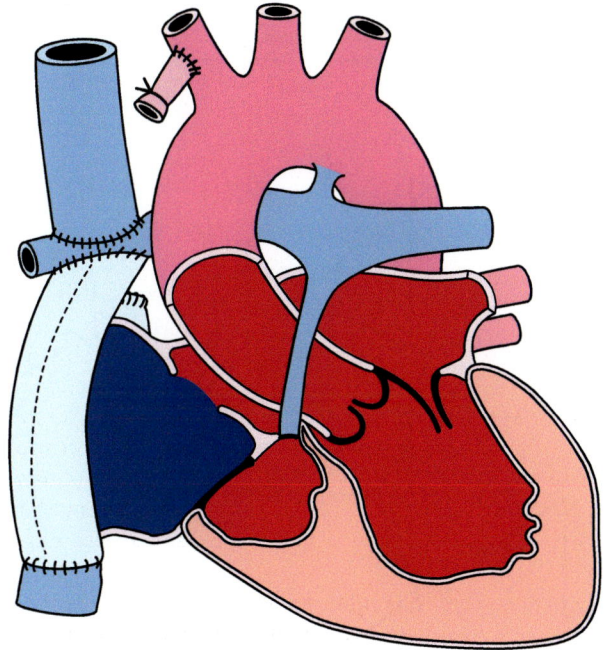

Figura 16.5-9. Derivación con conducto extracardíaco desde la vena cava inferior a la rama pulmonar derecha: Bicavo pulmonar completo. (Segundo tiempo de Fontan).

Inicialmente fueron 10 requisitos. Aunque algunos criterios como la edad y los requisitos de anatomía de la AP se han liberalizado, otros, como la resistencia vascular pulmonar, se han vuelto más estrictos.

Los criterios comunes para el procedimiento Fontan incluyen los siguientes:

- **Edad**. En la actualidad, la operación de Fontan se realiza típicamente en niños de entre 2 y 5 años, con un peso de alrededor de 10 a 15 kg, en función de la presentación clínica específica, el historial quirúrgico y la preferencia del centro. Mientras que algunos realizan el procedimiento

Tabla 16.5-2. Diferencias entre la cirugía clásica atriopulmonar «Fontan clásico» y la cirugía bicavopulmonar	
Atriopulmonar (pre-1990)	**Bicavopulmonar (post-1990)**
Flujo pulsátil dilatación auricular	Flujo laminar
Más riesgo de trombos-estasis en aurícula dilatada	Menos trombos
Frecuentes arritmias auriculares	Menor riesgo de arritmias
Más tiempo entre cirugías paliativas	Menor tiempo entre cirugías
No fenestración-aurícula totalmente aislada	Posibilidad de fenestración conducto
Precisa circulación extracorpórea	No siempre circulación extracorpórea
Precisa un solo tiempo para completar la separación de circulaciones	Precisa dos tiempos para separar las circulaciones

de Fontan en niños de entre 2 y 3 años en un intento de limitar la cantidad de tiempo que el paciente permanece con cianosis, otros esperan hasta que existe una necesidad fisiológica (por ejemplo, disminución de la saturación de oxígeno, síntomas), a menudo entre los 3 y los 5 años.
- **Ritmo sinusal**.
- **Drenaje normal de las venas cavas**. Se han publicado modificaciones del procedimiento de Fontan para su uso en pacientes con interrupción de vena cava inferior, como es el caso de los isomerismos. El más popular de ellos es el procedimiento de Kawashima. En pacientes con vena cava superior bilateral también se puede realizar una anastomosis de Glenn bilateral.
- **Volumen de la AD normal**.
- **Presión arterial pulmonar baja** (<15 mmHg).

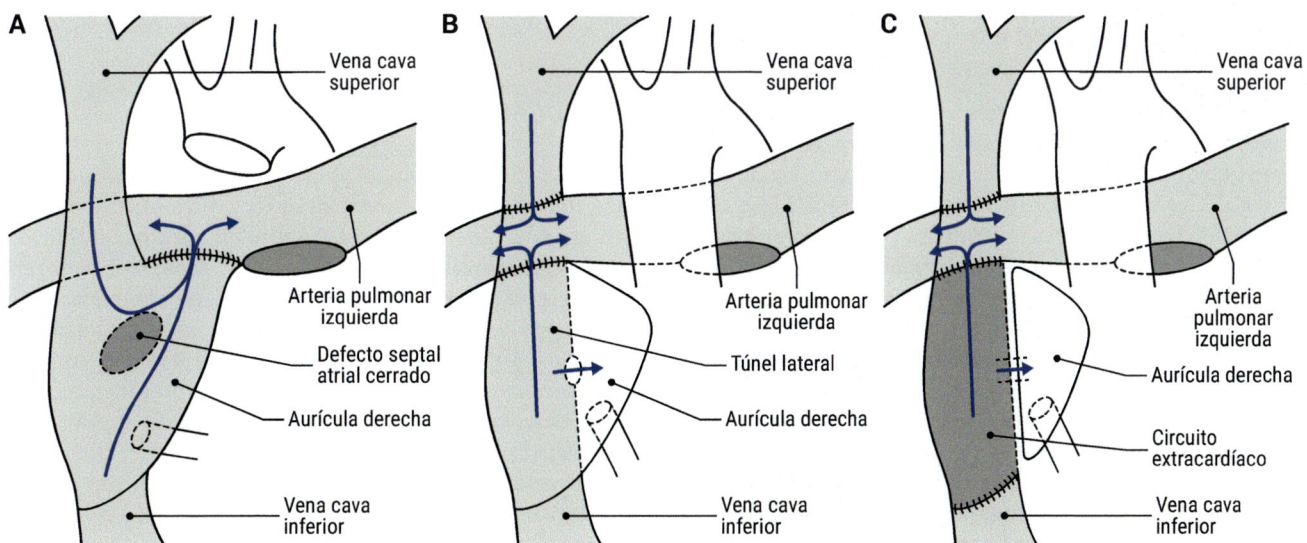

Figura 16.5-10. Evolución quirúrgica de la cirugía de Fontan. Del atriopulmonar **(A)** a túnel lateral fenestrado **(B)** a conducto extracardíaco **(C)**.

- **Baja resistencia pulmonar** (< 2 unidades Wood/m²). Con anterioridad, en los criterios de Choussat se manejaba la cifra de < 4 unidades Wood/m².
- **Tamaño adecuado de la AP** (relación AP/aorta > 0,75).
- **Función ventricular normal**.
- **Insuficiencia valvular AV mínima o nula**.
- **Anatomía normal de las arterias pulmonares**. Adecuado tamaño para poder llevar la sangre a ambos pulmones de manera equilibrada y sin obstrucciones.

FISIOLOGÍA DE LA CIRCULACIÓN DE FONTAN

El sistema cardiovascular normal consta de dos circuitos, pulmonar y sistémico, conectados en serie y accionado por dos bombas sincronizadas (ventrículos). En una «circulación de Fontan», no hay bomba para impulsar la sangre hacia las arterias pulmonares (ventrículo funcionalmente derecho), ya que las venas sistémicas están directamente conectadas a las arterias pulmonares. El resto de la energía poscapilar se aprovecha para impulsar la sangre a través de los pulmones. Sin embargo, la impedancia pulmonar dificulta el retorno venoso a través del lecho vascular pulmonar lo que conduce, como cualquier cuello de botella, a congestión, primero, y restricción, después. Es de gran importancia contar con resistencias vasculares pulmonares bajas para tener un buen funcionamiento del sistema, así como una presión telediastólica del ventrículo único (sistémico) baja para poder mantener la circulación. La mayoría de las complicaciones clínicas y fisiológicas en un circuito Fontan se deben a la congestión venosa y bajo gasto, y ello se deberá en parte a la presión pulmonar que irá en aumento, y a las resistencias pulmonares elevadas, así como a disfunción diastólica del ventrículo único sistémico (**Fig. 16.5-11**).

Es de gran importancia tener resistencias pulmonares bajas para disponer de un buen funcionamiento del sistema, así como una presión telediastólica del ventrículo único (sistémico) baja para poder mantener la circulación. La mayoría de las complicaciones clínicas y fisiológicas en un circuito Fontan se deben a la congestión venosa y bajo gasto.

Dado que no existe una bomba ventricular para impulsar la sangre hacia la circulación arterial pulmonar, las presiones venosas sistémicas se elevan en comparación con las de una circulación biventricular normal. Por ello, los individuos con circulación de Fontan pueden tener signos y síntomas de insuficiencia cardíaca en presencia de función ventricular conservada, así como aquellos asociados a disfunción sistólica y/o diastólica.

Por lo general, los pacientes con circulación de Fontan tienen una leve desaturación arterial sistémica de oxígeno en reposo con aire ambiente (la saturación de oxígeno más común es del 90 al 95 %) por varias razones. Después de la cirugía, por lo general, la sangre desoxigenada del seno coronario se deja drenando hacia la cámara auricular, que se conecta de manera directa con el ventrículo y la circulación sistémicos. Además, el desajuste entre ventilación y perfusión es causado por un flujo sanguíneo arterial pulmonar con baja energía cinética que gravita hacia los segmentos inferiores

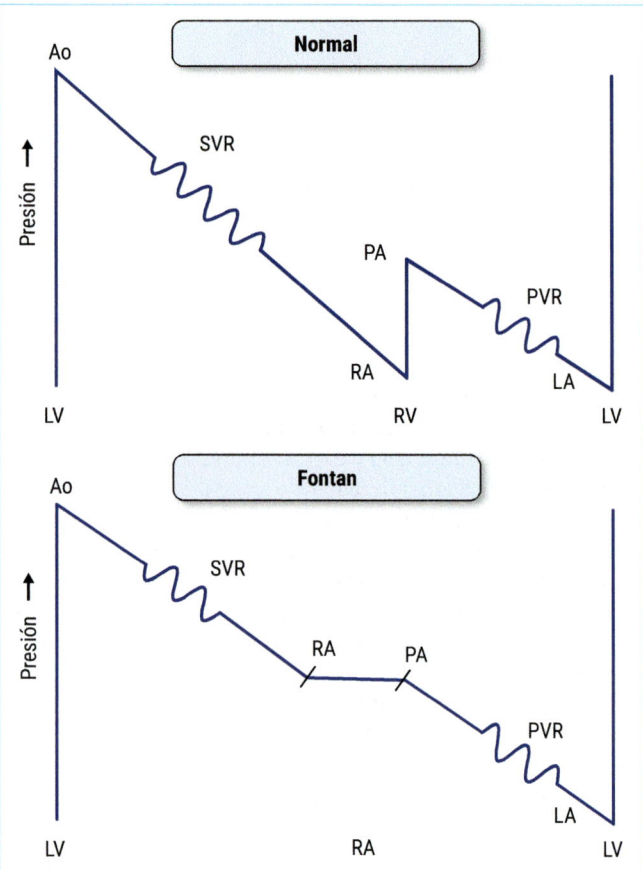

Figura 16.5-11. Diferencias hemodinámicas en las presiones entre una circulacion normal y una cirugia de Fontan.

del pulmón, mientras que los segmentos superiores reciben una mayor aireación. En algunos pacientes, es debido a las fenestraciones en la cirugía. Con el tiempo pueden desarrollarse comunicaciones intra o extracardíacas (p. ej., colaterales veno-venosas y fístula arteriovenosa pulmonar) entre las cámaras venosa sistémica y venosa pulmonar de baja presión. Algunos pacientes con circulación de Fontan pueden tener una marcada desaturación arterial de oxígeno (< 90 %) en reposo.

COMPLICACIONES: «*FAILING* FONTAN»

La circulación de Fontan se caracteriza por presiones venosas sistémicas crónicamente elevadas y disminución del gasto cardíaco. La adición de esta circulación anormal adquirida a las anomalías innatas asociadas a la CC de un solo ventrículo expone a estos pacientes a una variedad de complicaciones.

El papel de terapias como los fármacos cardiovasculares para prevenir y tratar las complicaciones, el trasplante de corazón y el soporte circulatorio mecánico sigue siendo indeterminado. Entre ellos se encuentran fármacos anticongestivos, corticoides, vasodilatadores pulmonares, anticoagulación según criterios, etc.

Las complicaciones relacionadas con el incremento de la presión venosa, la congestión y el bajo gasto cardíaco crónico son:

- **Disfunción ventricular**: en muchos casos, con el tiempo, evolucionan sobre todo a disfunción diastólica con presión telediastólica > 12 mmHg debido a sobrecarga previa de volumen, ventrículo sistémico derecho, fibrosis miocárdica secundaria a períodos prolongados de hipoxia previa, protección miocárdica inadecuada durante cirugías previas, arritmias e insuficiencia de la válvula AV, entre otros.

- **Arritmias**: muchos circuitos antiguos cuentan con una pared auricular incorporada, lo que provoca dilatación e hipertrofia auricular. El hecho de tener cicatrices por la atriotomía puede lesionar el nodo sinusal, su irrigación o inervación arterial, lo que conduce a una disfunción sinusal y contribuye a una facilidad para desarrollar taquicardias auriculares. Diez años tras la operación de Fontan, un 20% de los pacientes tienen taquicardias supraventriculares, que en general incluyen taquicardia por reentrada intraauricular y flúter auricular, pero también fibrilación y taquicardia auricular focal. La bradicardia por disfunción del nodo sinusal facilita la aparición de taquicardia auricular, pero la incidencia es menor tras la conexión cavopulmonar total que tras la conexión auriculopulmonar, y más pequeña en el conducto extracardíaco que en el intracardíaco. Las taquiarritmias auriculares con conducción rápida se asocian a muerte súbita cardíaca y conducen a un deterioro hemodinámico grave. Además, el tratamiento antiarrítmico puede verse determinado por el hecho de que la supervivencia depende de la contractilidad ventricular y de la resistencia vascular, que pueden verse alteradas por la mayoría de los fármacos antiarrítmicos. Es de gran importancia la evaluación hemodinámica en todo paciente con una nueva taquicardia, ya que esta puede ser la primera manifestación clínica de obstrucción del sistema Fontan en alguna zona, y/o el desarrollo de trombos. Tratamiento: medicación y/o ablación con una selección individualizada de los casos. Algunos se podrán beneficiar del implante de marcapasos auriculoventricular (epicárdico, en la mayoría de los casos), donde se podrá realizar estimulación auricular preferente, lo que contribuye a reducir el riesgo del desarrollo de arritmias.
- **Disfunción hepática**: incluye congestión hepática y fibrosis grave, con signos de hipertensión portal, nódulos hipervasculares y hepatocarcinoma, para el cual deberá hacerse un seguimiento multidisciplinar por parte de hepatólogos adiestrados con conocimiento de esta cirugía para un diagnóstico precoz.
- **Hipoxemia causada por derivaciones residuales-nuevas**: la mayoría son colaterales de nueva formación, bien venosas que pueden dar cianosis muy graves, bien arteriales que pueden dar sobrecarga de volumen (perjudiciales a medio y largo plazo), y que muchas veces precisan ser cerradas por cateterismo.
- **Cortocircuitos residuales**: bien por fenestración inicial que se conserva abierta, bien por dehiscencia en los parches en los túneles intraatriales, etc. Genera hipoxia a largo plazo, con ligera mejoría del gasto cardíaco y de la sobrecarga venosa.
- **Obstrucción venosa pulmonar**: mucho más habitual en los casos con cirugía atriopulmonar donde la dilatación grave de la AD daba lugar a compresión extrínseca de las venas pulmonares, sobre todo las derechas.
- **Disfunción linfática**: enteropatía pierdeproteínas y bronquitis plástica. La presión de la vena cava superior está elevada, lo que impide el drenaje del conducto torácico. En el tórax o pericardio, se manifiesta con: quilotórax o quilopericardio,

complicación que normalmente se presenta en el postoperatorio. Intersticio: linfedema o edema pulmonar, complicación letal en el postoperatorio temprano. En el intestino: la enteropatía pierdeproteínas, el problema linfático más habitual en el seguimiento a largo plazo. Cursa con edema periférico, derrames pleurales y ascitis. Presenta disminución de albúmina en suero y aumento de la concentración de alfa-1-antitripsina en heces. Se ha asociado a un pronóstico muy malo (supervivencia a los cinco años $< 50\%$), aunque un estudio reciente ha documentado una supervivencia a los cinco años del 88%. Sigue siendo un reto. Lo primero es excluir complicaciones hemodinámicas. Pueden ser posibles tratamientos: la restricción de sal, una dieta alta en proteínas, diuréticos, inhibidores de la enzima convertidora de angiotensina (aunque pueden tolerarse muy mal), esteroides (budesonida a dosis altas), infusión de albúmina, heparina subcutánea crónica, creación de fenestración (por cateterismo) y, finalmente, consideración de trasplante. En los bronquios: bronquitis plástica, diagnosticada con mayor frecuencia en la necropsia. Complicación de mal pronóstico con alto riesgo vital, por lo que tendrá que derivarse a valoración para trasplante cardíaco. En algunos centros extranjeros, se realizan procedimientos percutáneos con cierre de vasos linfáticos en bronquios e intestinos con buenos resultados.

- **Coagulopatías**: la circulación está enlentecida en todos los casos. Aun así, no está indicada la anticoagulación en todos los casos. En la actualidad, precisa anticoagulación: los atriopulmonares por aurícula dilatada y riesgo de arritmias, antecedentes de arritmias supraventriculares, trombos, en fenestrados o con dispositivos intracavitarios. Se ha usado acenocumarol o warfarina. En la actualidad, está aprobado el primer anticoagulante de acción directa para su uso en edad pediátrica gracias al estudio Universe: rivaroxabán.
- **La insuficiencia venosa crónica de las extremidades inferiores** durante el seguimiento a largo plazo, más en aquellos con múltiples cateterismos cardíacos previos y/o antecedentes de trombosis venosa profunda.

SEGUIMIENTO A LARGO PLAZO

Debe considerarse que los pacientes con cirugía tipo Fontan pasan a tener una enfermedad multisistémica. La atención especializada del paciente después de la operación de Fontan debe incluir:

- **Valoración clínica por cardiólogo pediátrico** o especialista en congénitas con alta experiencia en este tipo de pacientes cada 6 a 12 meses, en función de la situación individual del paciente.
- **Síntomas**: los nuevos síntomas y signos que justifican un estudio después de la operación de Fontan incluyen palpitaciones/arritmias, síncope o presíncope, disnea, fatiga, intolerancia al ejercicio, crecimiento somático deficiente, diarrea y edema o ascitis. Dichos indicios pueden estar relacionados con insuficiencia cardíaca (debido a circulación de Fontan, disfunción ventricular, arritmias, disfunción valvular o sobrecarga de volumen), enteropatía pierdeproteínas o enfermedad hepática.

- **Examen físico**: para identificar complicaciones después del procedimiento de Fontan: datos de edemas, ascitis, hepatomegalia, circulación colateral, aumento de presión e insuficiencia venosa crónica.
- **Análisis**: incluye hematología, péptido natriurético tipo B o pro-BNP N-terminal, función renal, función hepática (incluidas pruebas de función hepática, recuento de plaquetas, índice normalizado internacional y alfafetoproteína), evaluación de electrólitos, albúmina sérica y proteínas totales (para detectar enteropatía pierdeproteínas). La frecuencia depende del tiempo transcurrido desde la operación de Fontan. Las directrices de la American Heart Association sugieren realizar pruebas cada tres o cuatro años en pacientes < 12 años, cada uno o tres años en la adolescencia, y cada uno o dos años en la edad adulta.
- **Electrocardiograma** para evaluar el ritmo cardíaco (**Figs. 16.5-12** y **16.5-13**).
- **Ergoespirometría**: la prueba de ejercicio cardiopulmonar se realiza de manera periódica (cada uno a tres años, en función de la edad del paciente, para identificar cambios en la capacidad de ejercicio, arritmias o desaturación con el ejercicio que puedan requerir una evaluación adicional.
- **Holter**: para descartar arritmias supraventriculares más frecuentes en aquellos casos donde participa la aurícula del sistema del Fontan: los atriopulmonares y los conductos intracardíacos o túnel intrauricular.
- **Ecocardiografía transtorácica anual**, que debe ser realizada por personal con experiencia en CC para evaluar la función ventricular, la función valvular y la conexión de Fontan (**Fig. 16.5-14**).
- **Ecocardiografía transesofágica** si se sospecha de un trombo en la AD o de Fontan, y proporciona una mejor visualización del todo el sistema. Se recomienda antes de

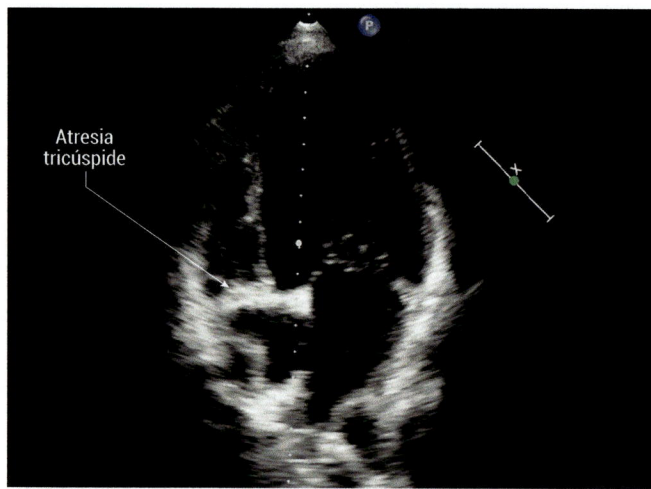

Figura 16.5-14. Ecocardiograma: plano apical cuatro cámaras. Atresia tricuspídea + ventrículo derecho hipoplásico. Conducto extracardíaco.

la cardioversión en pacientes con cirugía atriopulmonar, con independencia de la anticoagulación.

- **Resonancia magnética cardíaca/tomografía computarizada** (**Fig. 16.5-15**): si las imágenes de la ecocardiografía

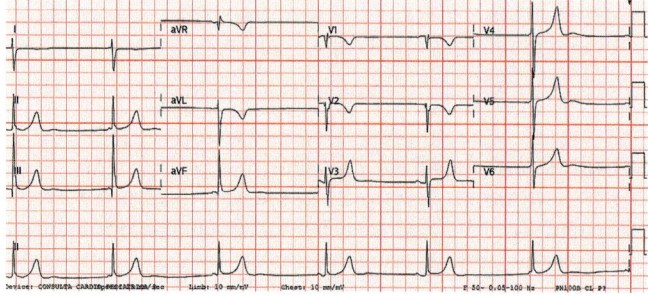

Figura 16.5-12. Paciente con D-transposición de grandes arterias con estenosis pulmonar y ventrículo izquierdo hipoplásico.

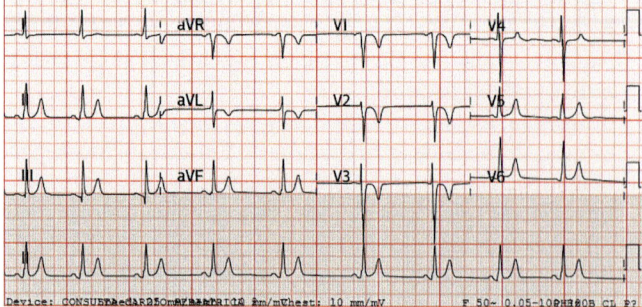

Figura 16.5-13. Atresia tricuspídea con ventrículo derecho hipoplásico y vasos en transposición de grandes arterias.

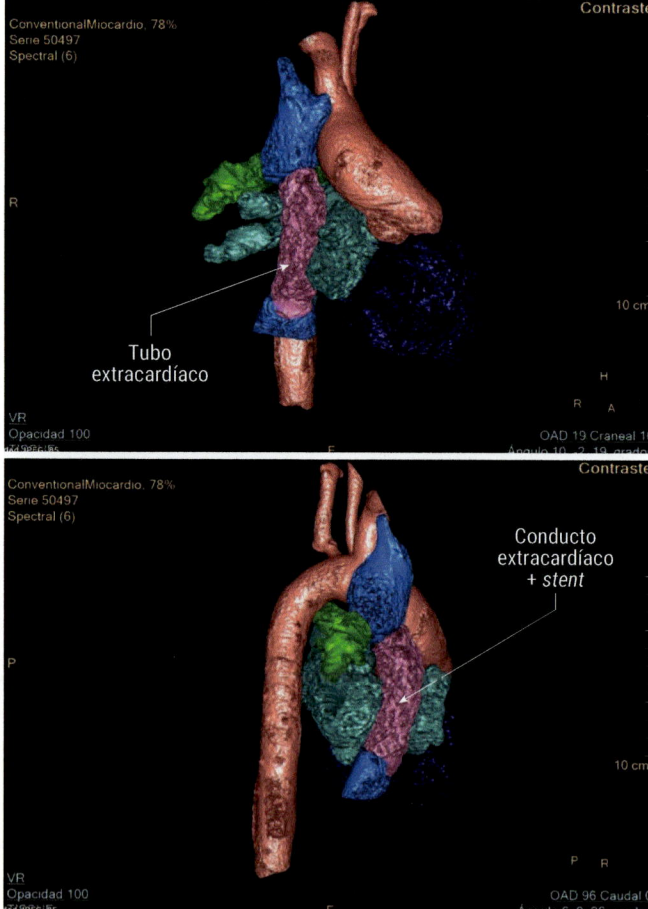

Figura 16.5-15. Angiotomografía computarizada donde se observan en distintas proyecciones la disposición del conducto extracardíaco de unión entre vena cava inferior y arteria pulmonar derecha, y la anastomosis de la vena cava superior con la arteria pulmonar derecha.

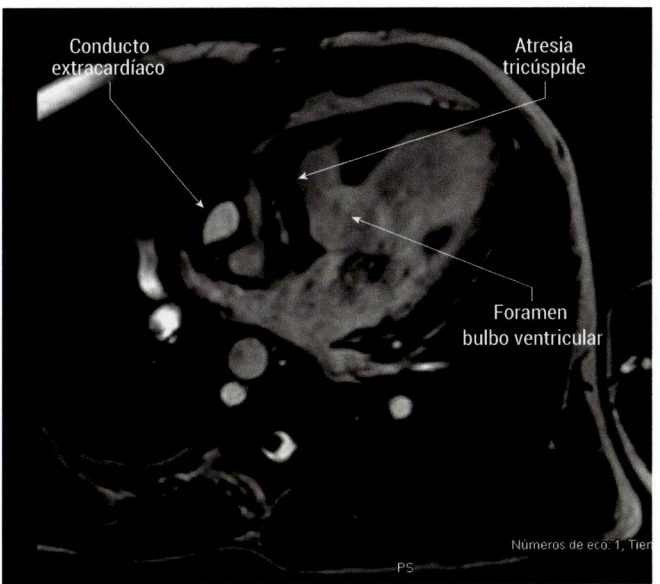

Figura 16.5-16. Atresia tricuspídea con ventrículo derecho hipoplásico y vasos en transposición de grandes arterias. Cirugia de Fontan.

son inadecuadas o no concluyentes. Las pautas de la AHA sugieren que la resonancia magnética cardíaca podría realizarse cada dos o tres años en pacientes de Fontan.
- El **cateterismo cardíaco** indicado con: fatiga, limitación del ejercicio, arritmias, cianosis, hemoptisis, enteropatía pierdeproteínas, fallo de la fisiología de Fontan y enfermedad hepática asociada a Fontan. Las pautas de la AHA sugieren realizarlo como mínimo cada 10 años después de la operación de Fontan. El cateterismo de esfuerzo puede mejorar la evaluación hemodinámica anormal y proporcionar información diagnóstica. En la mayoría de los casos, en la evolución se confirma la elevación de presiones del circuito, así como subida de la presión telediastólica del ventrículo único. En muchos, se realiza intervencionismo con angioplastia y/o *stents* en conducto extracardíaco o unión atriopulmonar, así como en la conexión del Glenn y ramas pulmonares.
- **Imagen abdominal**: los pacientes con enfermedad hepática asociada a Fontan con cirrosis o fibrosis marcada para

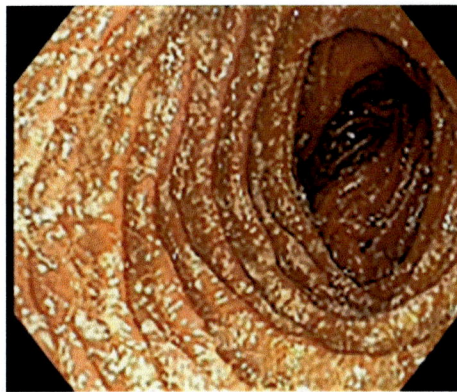

Figura 16.5-17. Endoscopia donde se observa duodeno con punteado blanco característico de las linfangiectasias intestinales.

evaluar la enfermedad hepática, el tamaño del bazo, la ascitis y detectar hepatocarcinoma.
- **Biopsia hepática**: se puede realizar en el cateterismo por vía yugular con escasas complicaciones. Informa del grado de fibrosis. En ocasiones, se hace de forma dirigida por vía abdominal con seguimiento radiológico para biopsiar lesiones sospechosas de hepatocarcinoma.
- **Endoscopia**: evalúa la existencia de varices esofágicas. En muchos casos se observan en duodeno punteado típico de las linfangiectasias intestinales (**Fig. 16.5-17**).

La descompensación aguda puede ocurrir en pacientes pos-Fontan, y por lo general es precipitada por una taquiarritmia o bradiarritmia o por una trombosis del circuito del Fontan. Cuando los pacientes presentan síntomas agudos, se debe buscar obstrucción o estenosis del sistema a cualquier nivel del Fontan.

PRONÓSTICO

Las tasas de supervivencia postoperatoria de 15 a 20 años después del procedimiento de Fontan oscilan entre el 60 y el 85 %. Se prevé que los pacientes que en la actualidad se someten al procedimiento de Fontan tendrán una tasa de supervivencia a 30 años de aproximadamente el 85 %.

PUNTOS CLAVE

- La fisiología de ventrículo único es un conjunto de cardiopatías en las que solo hay un ventrículo funcionante.
- Pueden ser distintas cardiopatías de mucha complejidad, con la atresia tricuspídea y el ventrículo de doble entrada como la más habitual (v. **Fig. 16.5-16**).
- Al nacer, la situación hemodinámica puede ser: hiperaflujo con clínica de insuficiencia cardíaca o situación de hipoaflujo con cianosis intensa.
- La cirugía de Fontan es la que permite separar dos circulaciones, con el ventrículo único como ventrículo sistémico, y

con derivación de la circulación de retorno venoso sistémico desde las cavas al pulmón.
- Esta circulación, al ser de forma pasiva, precisa presiones pulmonares bajas con presión telediastólica del ventrículo único normal.
- Esta cirugía convierte la cardiopatía en una enfermedad multisistémica, y con el paso del tiempo dará lugar a diferentes complicaciones.

BIBLIOGRAFÍA

Banka P, McElhinney DB, Bacha EA, Mayer JE, Gauvreau K, Geva T, et al. What is the clinical utility of routine cardiac catheterization before a Fontan operation? Pediatr Cardiol. 2010;31(7):977-85.

Bull K. The Fontan procedure: lessons from the past. Heart. 1998;79(3):213-4.

Cazzaniga M, Fernández Pineda L, Villagrá F, Pérez de León J, Gómez R, Sánchez P, et al. Operación modificada de Fontan o variantes efectuadas en un solo tiempo quirúrgico. Determinantes de la mortalidad. Rev Esp Cardiol. 2002;55(4):391-412.

Chin AJ, Whitehead KK, Watrous RL. Insights After 40 Years of the Fontan Operation. World J Pediatr Congen Heart Surg. 2010;1(3):328.

Choussat A, Fontan F, Besse F, et al. Selection criteria for Fontan's procedure. En: Anderson R, Shinebourne E, eds. Paediatric cardiology. Edinburgh: Churchill Livingstone; 1978. p. 559-66.

Driscoll DJ, Offord KP, Feldt RH, Schaff HV, Puga FJ, Danielson GK. Five to fifteen year follow up after Fontan operation. Circulation. 1992;85(2):469-96.

Fixler DE, Nembhard WN, Salemi JL, Ethen MK, Canfield MA. Mortality in first 5 years in infants with functional single ventricle born in Texas, 1996 to 2003. Circulation. 2010;121(5):644-50.

Fontan F, Baudet E. Surgical repair of tricuspid atresia. Thorax. 1971;26(3):240-8.

García Guereta L, Benito F, Portela F, Caffarena J. Novedades en cardiología pediátrica, cardiopatías congénitas del adulto y cirugía cardiaca de cardiopatías congénitas. Rev Esp Cardiol. 2010;63 Supl 1:29-39.

Gentles TL, Mayer Jr JE, Gauvreau K, Newburger JW, Lock JE, Kupferschmid JP, et al. Fontan operation in five hundred consecutive patients: factors influencing early and late outcome. J Thorac Cardiovasc Surg. 1997;114(3):376-91.

Gewillig M, Brown SC. The Fontan circulation after 45 years: update in physiology. Heart. 2016;102(14):1081-6.

Gewillig M. The Fontan Circulation. Heart. 2005;91(6):839-46.

Glenn WW. Circulatory bypass of the right side of the heart. N Engl J Med. 1958;259(3):117-20.

Gordon BM, Rodríguez S, Lee M, Chang RK. Decreasing number of deaths of infants with hypoplastic left heart syndrome. J Pediatr. 2008;153(3):354-8.

Hirsch JC, Goldberg C, Bove EL, Salehian S, Lee T, Ohye RG, et al. Fontan operation in the current era: a 15-year single institution experience. Ann Surg. 2008;248(3):402-10.

Hoffman JI, Kaplan S. The incidence of congenital heart disease. J Am Coll Cardiol. 2002;39(12):1890-900.

Ichikawa H, Yagihara T, Kishimoto H, Isobe F, Yamamoto F, Nishigaki K, et al. Extent of aortopulmonary collateral blood flowasa risk factor for Fontan operations. Ann Thorac Surg. 1995;59(2):433-7.

Kanter KR, Vincent RN, Raviele AA. Importance of acquired systemic to pulmonary collaterals in the Fontan operation. Ann Thorac Surg. 1999;68(3):969-74.

Karamlou T, Diggs BS, Ungerleider RM, Welke KF. Evolution of treatment options and outcomes for hypoplastic left heart syndrome over an 18-year period. J Thorac Cardiovasc Surg. 2010;139(1):119-26.

Kaulitz R, Ziemer G, Luhmer I, Kallfelz HC. Modified Fontan operation in functionally univentricular hearts: preoperative risk factors and intermediate results. J Thorac Cardiovasc Surg. 1996;112(3):658-64.

Kreutzer G. An operation for the correction of tricuspid atresia. J Thorac Cardiovasc Surg. 1973;66(4):613-21.

Kreutzer GO. Proceso evolutivo de la cirugía de Fontan-Kreutzer. Revista Argentina de Cardiología. 2011;79(1):47-54.

Lawrenson J, Gewillig M. The ventricle in the functionally ventricular heart. En: Redington A, ed. The Right Heart in Congenital Heart Disease. London: Greenwich Medical Media, 1998; p. 127-36.

Leval MR. The Fontan circulation: a challenge to William Harvey? Nat Clin Pract Cardiovasc Med. 2005;2(4):202-8. Review.

Marschall A, Álvarez M, Garrido-Lestache E, Téllez L, Sánchez Pérez I, Toledano M, et al. Percutaneous interventions in Fontan circulation. Eur Heart J. 2022;43(Supl 2). 10.1093/eurheartj/ehac544.1833

Mavroudis C, Deal BJ, Backer CL. The beneficial effects of total cavopulmonary conversion and arrhythmia surgery for the failed Fontan. Semin Thorac Cardiovasc Surg Pediatr Card Surg Annu. 2002;5:12-24.

Mendoza A, Albert L, Ruiz E, Boni L, Ramos V, Velasco JM, et al. Fontan Operation. Hemodynamic Factors Associated with Postoperative Outcomes. Rev Esp Cardiol (English Edition). 2012;65(4):356-62.

Meza JM, Hickey E, McCrindle B, Blackstone E, Anderson B, Overman D, et al. The Optimal Timing of Stage-2-Palliation After the Norwood Operation. Ann Thorac Surg. 2018;105(1):193.

Rao PS. Tricuspid Atresia. Curr Treat Options Cardiovasc Med. 2000;2(6):507-20.

Reller MD, Strickland MJ, Riehle-Colarusso T, Mahle WT, Correa A. Prevalence of congenital heart defects in metropolitan Atlanta, 1998-2005. J Pediatr. 2008;153(6):807-13.

Rychik J, Atz AM, Celermajer DS, Deal BJ, Gatzoulis MA, Gewillig MH, et al; American Heart Association Council on Cardiovascular Disease in the Young and Council on Cardiovascular and Stroke Nursing. Evaluation and Management of the Child and Adult with Fontan Circulation: A Scientific Statement from the American Heart Association. Circulation. 2019;140(6):e234-e84.

Rychik J. Protein-losing enteropathy after Fontan Operation. Congenit Heart Dis. 2007;2(5);288-300.

Salvin JW, Scheurer MA, Laussen PC, Mayer JE, Del Nido PJ, Pigula FA, et al. Factors associated with prolonged recovery alter the Fontan operation. Circulation. 2008;118(14 Suppl):S171-6.

Spicer RL, Uzark KC, Moore JW, Mainwaring RD, Lamberti JJ. Aortopulmonary collateral vessels and prolonged pleural effusions after modified Fontan procedures. Am Heart J. 1996;131(6):1164-8.

Talner CN. Report of the New England Regional Infant Cardiac Program. Pediatrics. 1980;65(suppl):375-461. Pediatrics. 1998;102(1 Pt 2):258-9.

Uemura H, Yagihara T, Kawashima Y, Yamamoto F, Nishigaki K, Matsuki O, et al. What factors affect ventricular performance after a Fontan-type operation? J Thorac Cardiovasc Surg. 1995;110(2):405-15.

Miocardiopatías en pediatría

17

M. E. Montañés Delmás

OBJETIVOS

- Aprender los distintos tipos de miocardiopatías primarias con sus particularidades en la población infantil.
- Conocer las diferencias en la etiología, clínica y pronóstico con respecto a la población adulta.
- Familiarizarse con las técnicas diagnósticas y tratamiento de cada una de ellas.

INTRODUCCIÓN

Las miocardiopatías constituyen un conjunto muy heterogéneo de procesos que tienen en común la afectación del músculo cardíaco, con un amplio espectro de formas de disfunción de este. Pueden ser:

- **Primarias**: por afectación intrínseca del músculo cardíaco (las predominantes en pediatría).
- **Secundarias**: en contexto de una enfermedad sistémica.

Existen distintos fenotipos reconocidos: hipertrófica (MCH), dilatada (MCD), restrictiva (MCR), no compactada (MNC) y arritmogénica (MA) (**Fig. 17-1**).

Aunque son entidades relativamente infrecuentes en la edad pediátrica conllevan alta morbimortalidad en este grupo de edad. De hecho, constituyen la indicación primaria más frecuente de trasplante cardíaco en la infancia (sobre todo en >1 año), y una de las causas más importantes de muerte súbita (MS) en niños y adultos jóvenes.

Epidemiología

La incidencia estimada de las miocardiopatías primarias en niños y jóvenes <20 años es de un caso por 100.000 personas/año.

La MCD es la más frecuente en la infancia (50 %), seguida de la MCH (35-50 % de todas las miocardiopatías). Las restrictivas suponen, sin embargo, <5 % de todos los casos, al igual que las MNC (5 %). La MA es una entidad rara en la edad infantil; es fundamentalmente a partir de la adolescencia cuando puede comenzar a tener expresión fenotípica, sobre todo en forma de arritmias ventriculares.

Aspectos particulares de las miocardiopatías en la edad pediátrica

Su etiología es muy heterogénea. A diferencia del adulto, donde se deben en su mayoría a mutaciones en genes que codifican para proteínas del músculo cardíaco, en la edad pediátrica (sobre todo cuanto más pequeño sea el niño), se debe excluir siempre la presencia de síndromes malformativos, trastornos metabólicos y enfermedades neuromusculares como causa subyacente, sobre todo en la MCH. Conocer la causa genética de la miocardiopatía ayuda a entender su evolución y pronóstico.En el caso de las miocardiopatías familiares en la infancia:

- En el debut es importante realizar una historia familiar (HF) (investigar consanguinidad), un árbol genealógico con al menos tres generaciones, y valoración cardiológica

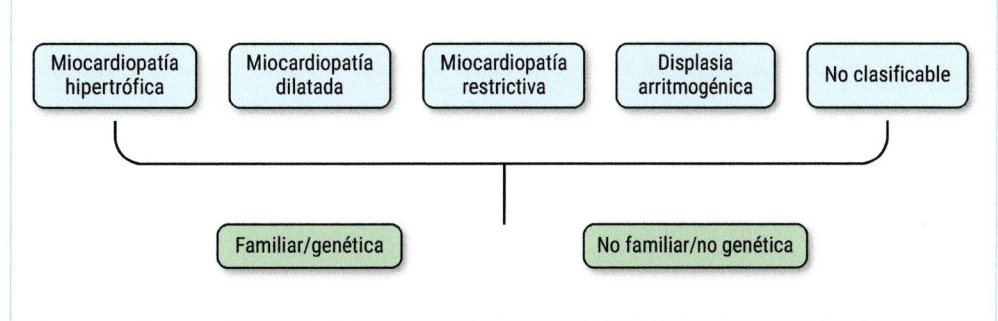

Figura 17-1. Sistema de clasificación de la Sociedad Europea de Cardiología. Tipos de miocardiopatías.

de familiares de primer grado para excluir formas familiares y detectar posibles individuos afectados. El estudio genético debe hacerse en el paciente afectado, guiados por el fenotipo de sospecha.

- Se deben a mutaciones (la mayoría con hipercolesterolemias autosómico-dominantes [HAD]) en genes que codifican proteínas de diversa localización. Las más comunes implican a proteínas del sarcómero (unidad funcional contráctil del músculo cardíaco) y se asocian sobre todo a MCH pero también a MCD, restrictiva y MNC. Otras afectan a genes que codifican proteínas del desmosoma (implicadas en las uniones celulares; típicas de la MA), del citoesqueleto o del núcleo.
- La presencia de más de una mutación patogénica en un mismo individuo se asocia normalmente con un inicio más precoz, un curso más grave y peor pronóstico.
- Existe gran heterogeneidad en la expresión del fenotipo: diferentes mutaciones en un mismo gen pueden asociar distintos fenotipos (así, mutaciones en el gen *MYBPC3* se han asociado a MCH, MCD y restrictiva).
- Su expresión es variable (diferentes fenotipos con distintos tipos de expresividad pueden presentarse dentro de una misma familia portadora de una misma mutación) y su penetrancia incompleta, y varía con la edad (existe un riesgo variable de los individuos portadores de desarrollar el fenotipo, mayor a mayor edad).

MIOCARDIOPATÍA DILATADA

Es una enfermedad del miocardio que consiste en la presencia de dilatación y disfunción ventricular en ausencia de anomalías congénitas, cardiopatía isquémica o condiciones de carga anormales (hipertensión arterial, anomalías valvulares, etc.) que lo justifiquen.

Es la miocardiopatía más frecuente en la infancia, con una incidencia aproximada de 0,57/100.000 niños/año (mucho menor que en el adulto [5,5/100.000 personas/año]). Sin embargo, a pesar de su baja incidencia, es causa importante de insuficiencia cardíaca (IC) y trasplante en la edad pediátrica, lo que confiere gran importancia a su diagnóstico y tratamiento precoz.

Etiología

Aunque en el adulto la cardiopatía isquémica es la principal causa de MCD, en el niño existen gran variedad de etiologías (**Tabla 17-1**). Ya que muchas son reversibles con un tratamiento apropiado (miocarditis, taquiarritmias, etc.), resulta muy importante identificar la causa subyacente para orientar el tratamiento y pronóstico del paciente. Entre las más frecuentes:

Miocardiopatía dilatada familiar

Constituye el 30-50 % de las MCD en la infancia. Se debe a mutaciones en genes que codifican para las proteínas del sarcómero (*MYH7, TNNT2, TNNI3,* etc.), del citoesqueleto (las más comunes son las que afectan al gen de la titina, respon-

Tabla 17-1. Causas más comunes de miocardiopatía dilatada

Idiopática	70 %
Miocarditis	• Víricas: coxsackie A y B, adenovirus, influenza A y B, herpes simple, varicela, CMV, VEB, sarampión, coronavirus, rubéola, rabia, hepatitis B, VIH • Inflamatorias: Kawasaki
Enfermedades neuromusculares	Duchenne, Becker
Isquémicas	ALCAPA, encefalopatía hipóxico-isquémica
Familiar	AD, AR, ligado al X
Enfermedad metabólica	Error innato del metabolismo, enfermedades de depósito
Tóxicos	Antraciclinas
Déficit nutricional	Carnitina, tiamina, vitamina E
Taquiarritmias	TSV, TV, etc.
Endocrinas	

AD: autosómico dominante; AR: autosómico recesivo; CMV: citomegalovirus; TSV: tracto de salida ventricular; TV: taquicardia ventricular; VEB: virus de Epstein-Barr; VIH: virus de inmunodeficiencia humana.

sable del 25 % de las MCD familiares), del núcleo (LMNA, etc.) con HAD hasta en el 90 % de los casos (**Fig. 17-2**). Para llegar a su diagnóstico, hay que hacer un buen diagnóstico diferencial con la exclusión de otras causas de MCD y un riguroso estudio familiar, ya que la afectación de algún otro miembro en la familia puede apoyarlo.

Miocardiopatía dilatada inflamatoria (secundaria a miocarditis)

Es una causa común de MCD en la población pediátrica (10-25 %), y una entidad importante que se ha de excluir por su potencial de recuperación (50 % de probabilidad) y relativo buen pronóstico.

Las miocarditis pueden ser de causa idiopática, autoinmuntaria o infecciosa. Las más frecuentes son víricas (enterovirus, adenovirus, parvovirus B19, VHH6). El daño miocárdico puede ser por efecto citotóxico directo del virus o inmunomediado por el sistema inmunológico del paciente.

Estas miocarditis virales suelen ir acompañadas de pródromos infecciosos, alteraciones analíticas (elevación de transaminasas, reactantes de fase aguda, creatina-cinasa (CK)/troponinas, etc.) y anomalías electrocardiográficas típicas (taquicardia sinusal, alteraciones en la repolarización/ST que en ocasiones imitan isquemia, disminución generalizada de voltajes, trastornos de conducción, arritmias, etc.). La ecocardiografía muestra la presencia de disfunción ventricular acompañada en ocasiones de un miocardio edematoso y, muchas veces, dilatado (las formas fulminantes presentan una marcada disfunción ventricular sin dilatación). La resonancia magnética (RM) cardíaca es la técnica no invasiva de elección para el diagnóstico (criterios de Lake Louis, sensibilidad 82 %) y evaluación pronóstica. La biopsia endocárdica, el *gold standard*

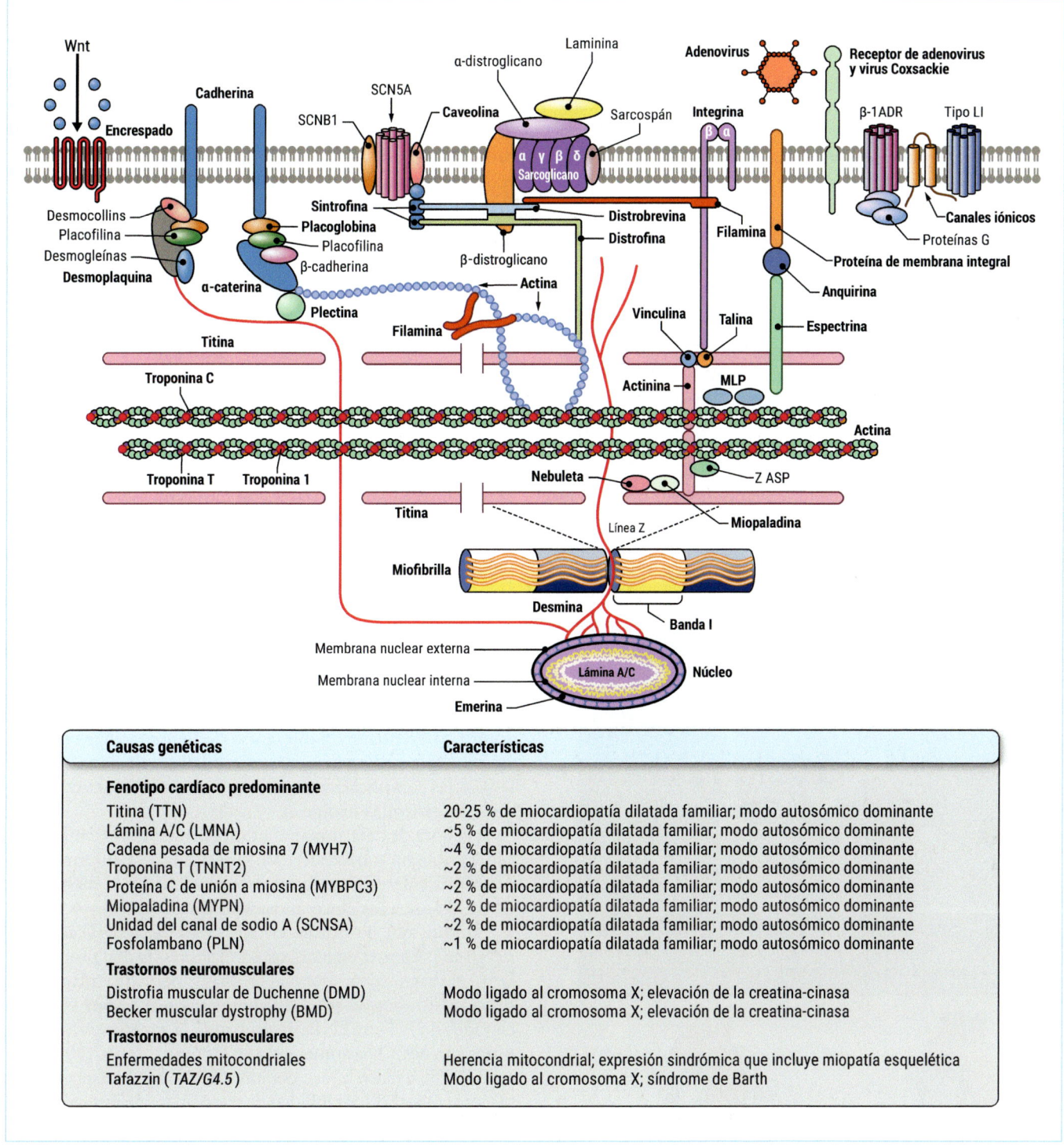

Causas genéticas	Características
Fenotipo cardíaco predominante	
Titina (TTN)	20-25 % de miocardiopatía dilatada familiar; modo autosómico dominante
Lámina A/C (LMNA)	~5 % de miocardiopatía dilatada familiar; modo autosómico dominante
Cadena pesada de miosina 7 (MYH7)	~4 % de miocardiopatía dilatada familiar; modo autosómico dominante
Troponina T (TNNT2)	~2 % de miocardiopatía dilatada familiar; modo autosómico dominante
Proteína C de unión a miosina (MYBPC3)	~2 % de miocardiopatía dilatada familiar; modo autosómico dominante
Miopaladina (MYPN)	~2 % de miocardiopatía dilatada familiar; modo autosómico dominante
Unidad del canal de sodio A (SCNSA)	~2 % de miocardiopatía dilatada familiar; modo autosómico dominante
Fosfolambano (PLN)	~1 % de miocardiopatía dilatada familiar; modo autosómico dominante
Trastornos neuromusculares	
Distrofia muscular de Duchenne (DMD)	Modo ligado al cromosoma X; elevación de la creatina-cinasa
Becker muscular dystrophy (BMD)	Modo ligado al cromosoma X; elevación de la creatina-cinasa
Trastornos neuromusculares	
Enfermedades mitocondriales	Herencia mitocondrial; expresión sindrómica que incluye miopatía esquelética
Tafazzin (*TAZ/G4.5*)	Modo ligado al cromosoma X; síndrome de Barth

Figura 17-2. Causas genéticas de miocardiopatía dilatada.

para el diagnóstico definitivo, no se hace de rutina dado su riesgo de complicaciones y su baja rentabilidad en ocasiones.

Causa tóxica

La más típica es la secundaria al tratamiento con antraciclinas (quimioterápico muy usado contra distintos tumores). Es importante un seguimiento durante el tratamiento y con posterioridad.

Otras causas

- **Errores congénitos** del metabolismo y déficits nutricionales (tiamina, L-carnitina), etc.
- **Arritmias**: existen arritmias incesantes (típicamente, la taquicardia auricular) que pueden dar lugar a una «taquimiocardiopatía». En lactantes, arritmias supraventriculares por reentrada o la *jet* congénita *(junctional ectopic tachycardia)* pueden presentarse así.

- **Anomalías congénitas de las coronarias**: típicamente, el origen anómalo de la coronaria izquierda del tronco pulmonar (ALCAPA) (**Fig. 17-3**). Produce un cuadro de isquemia insidiosa que debuta normalmente como MCD y *shock* cardiogénico entre los 4-6 meses de edad. Puede presentarse a otras edades con síntomas de IC, angina y MS por arritmia ventricular. En ocasiones es asintomática si se ha desarrollado un sistema de colaterales.

Clínica

Es muy variable: muchos pacientes están asintomáticos, otros se presentan con síntomas de IC y, con menos frecuencia, *shock* cardiogénico. Los síntomas de IC varían según la edad. En lactantes son muy inespecíficos: dificultad en la alimentación con fatiga e hipersudoración, aumento del trabajo respiratorio, estancamiento ponderal, etc. Los niños mayores suelen presentar disnea, intolerancia al ejercicio, hipersudoración, sensación nauseosa/vómitos, dolor abdominal, etc. En la exploración física se puede objetivar polipnea, congestión venosa sistémica (hepatomegalia y edemas), datos de bajo gasto (mala perfusión, palidez, taquicardia, etc.).

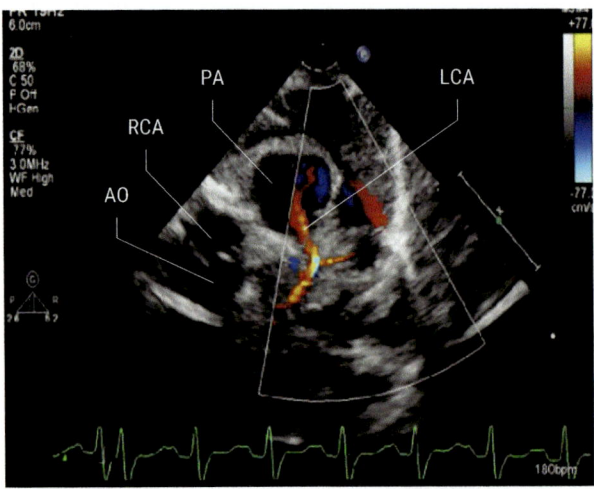

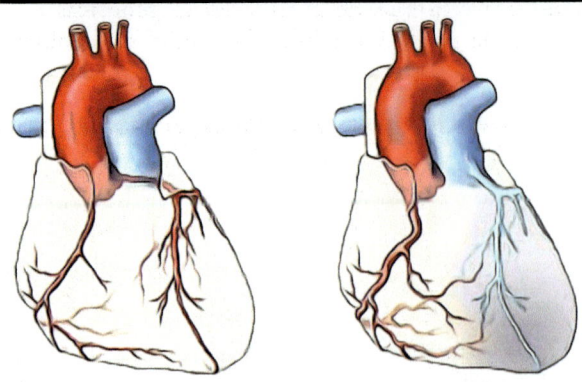

Figura 17-3. Ecocardiografía, eje corto de grandes vasos. Arteria coronaria izquierda con origen en arteria pulmonar. El territorio de la arteria coronaria izquierda se perfunde con sangre «desoxigenada» y además hay un robo coronario donde la baja presión en la arteria pulmonar hace que la sangre de la arteria coronaria izquierda vaya hacia esta en lugar de al miocardio.

Diagnóstico

La anamnesis, exploración física, electrocardiograma (ECG) y ecocardiografía son las principales herramientas diagnósticas (**Fig. 17-4**). En el ECG se pueden ver datos de crecimiento del ventrículo izquiedo (VI), anomalías de la repolarización, prolongación del QTc, trastornos de conducción, etc. La ecocardiografía valora la dilatación y función ventricular, presencia de insuficiencias, y descarta anomalías congénitas/adquiridas que predispongan a la MCD (**Fig. 17-5**).

La RM es la técnica de elección para el estudio del miocardio. Es incruenta, no irradia y es más sensible que la ecografía; valora mejor los volúmenes y función ventricular, cuantifica insuficiencias y define áreas de necrosis y fibrosis. Otras: tomografía computarizada (principalmente para valorar anomalías coronarias); cateterismo cardíaco (para evaluar presiones/resistencias pulmonares, presión telediastólica del ventrículo, etc.); Holter (para la correlación de síntomas con ECG, detección de trastornos de conducción/arritmias, etc.); ergoespirometría (objetiva la clase funcional; en estadios avanzados ayuda a indicar el trasplante cardíaco). Genética: se hace en el caso índice, cuando se sospecha una MCD familiar, y tras haber excluido otras causas. Su rentabilidad es relativamente baja, con una probabilidad de detectar una mutación con probabilidad de ser causal cercana al 50 %.

Pronóstico

La MCD en el niño tiene mayor morbimortalidad que en el adulto. Sin embargo, a diferencia de lo que ocurre en este o en otras miocardiopatías, su mortalidad se relaciona más con la IC y las complicaciones del trasplante/soporte circulatorio que con arritmias malignas.

A la hora de determinar el pronóstico es importante conocer la etiología subyacente; así, la secundaria a enfermedades neuromusculares tiene la mayor mortalidad y la menor tasa de trasplante a los cinco años del diagnóstico (**Fig. 17-6**).

Aunque aún no existen criterios para la estratificación de riesgo en pacientes pediátricos, son factores de mal pronóstico: la IC al diagnóstico, una mayor dilatación ventricular y peor función sistólica, la edad de presentación >5 años y valores elevados de NT-proBNP. Sin embargo, la supervivencia de los niños con MCD ha aumentado en los últimos años (90 % a un año y 83 % a cinco años), debido sobre todo al trasplante cardíaco, la mayor disponibilidad de dispositivos de asistencia ventricular y el mayor conocimiento y habilidad en estas técnicas.

Tratamiento

- **Tratamiento específico según la causa subyacente (si existe).**
- **Tratamiento de la IC**: pese a lo expuesto con anterioridad, en la mayoría de los casos no se identifica una causa reversible, y se aplica el tratamiento de la IC, que se extrapola de las guías de adultos e incluye inhibidores de la enzima convertidora de angiotensina, antagonistas de los receptores de angiotensina II, betabloqueantes (BB), antagonistas de la aldosterona y diuréticos.

Figura 17-4. Algoritmo diagnóstico de la miocardiopatía dilatada.

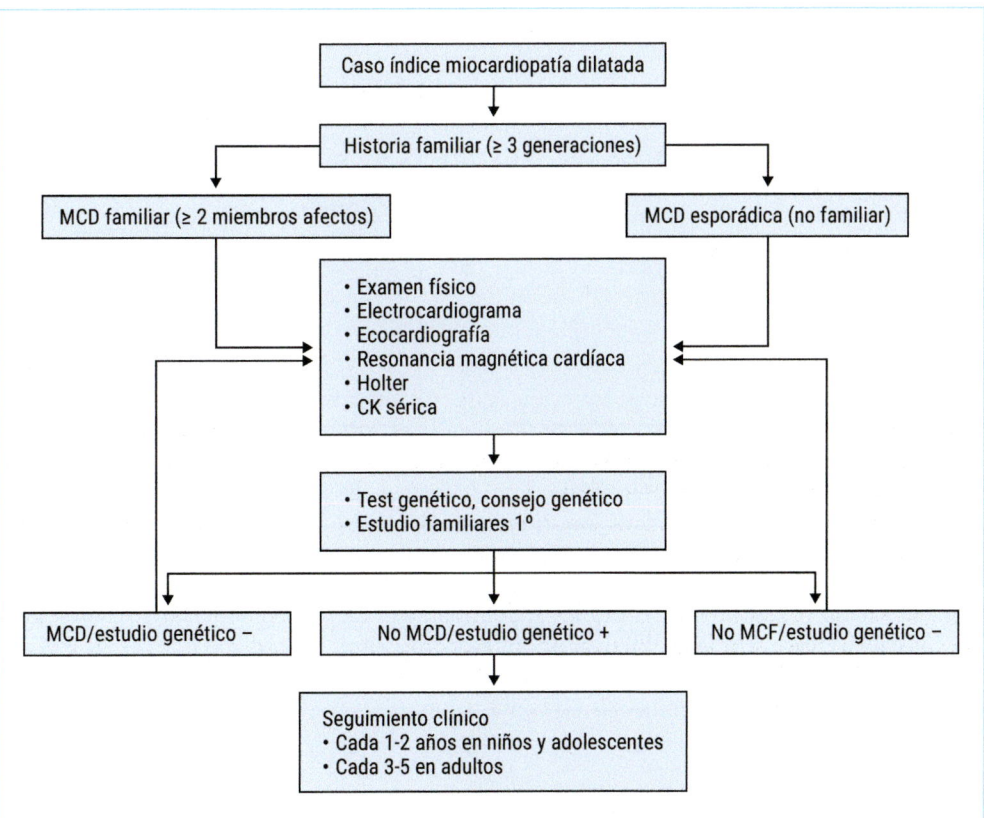

Los datos obtenidos de registros de MCD pediátrica ponen de manifiesto que muchos niños no se benefician tanto del tratamiento médico como de los más avanzados. Así, el soporte ventricular como puente al trasplante se utiliza cada vez más, con el sangrado y el daño neurológico como las complicaciones más habituales. El pronóstico tras el trasplante en los niños con MCD es bueno, con una supervivencia al año del trasplante en torno al 90 %.

MIOCARDIOPATÍA HIPERTRÓFICA

Es el segundo tipo de miocardiopatía más frecuente en el paciente pediátrico, y una de las causas más importantes de MS en adolescentes y jóvenes deportistas.

Se define como la hipertrofia del VI en ausencia de cualquier alteración que implique un aumento de la poscarga de dicho ventrículo que explique tal grado de hipertrofia (enfermedad valvular, cardiopatía congénita e hipertensión arterial). Su prevalencia en la edad pediátrica no se conoce bien; estudios epidemiológicos la estiman en 2,7/100.000, y se ha descrito una incidencia anual de casos nuevos de 0,24-0,47/100.000.

Clasificación y etiología

Pueden clasificarse en: formas familiares/genéticas (las más frecuentes) y formas no familiares/no genéticas (**Tabla 17-2**). En la población adulta, las MCH más habituales

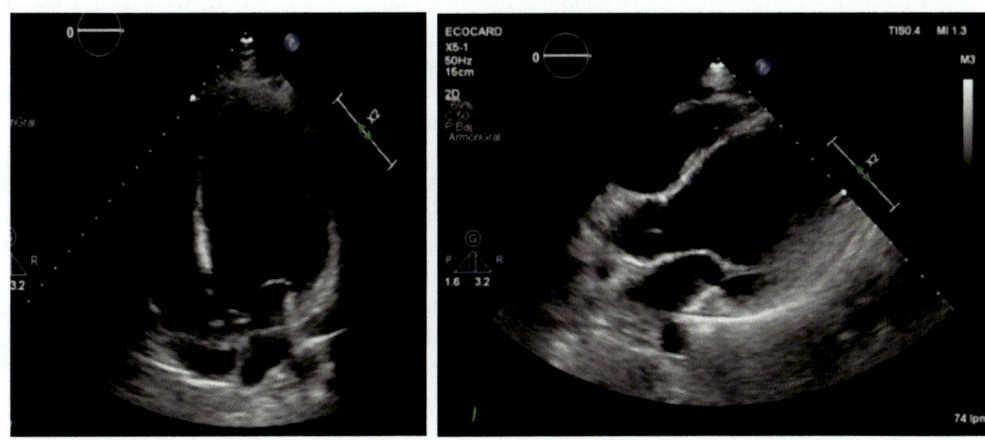

Figura 17-5. Apical y plano paraesternal eje largo. Niño, 5 años. Miocardiopatía dilatada: aumento del volumen del ventrículo izquierdo, ventrículo derecho normal.

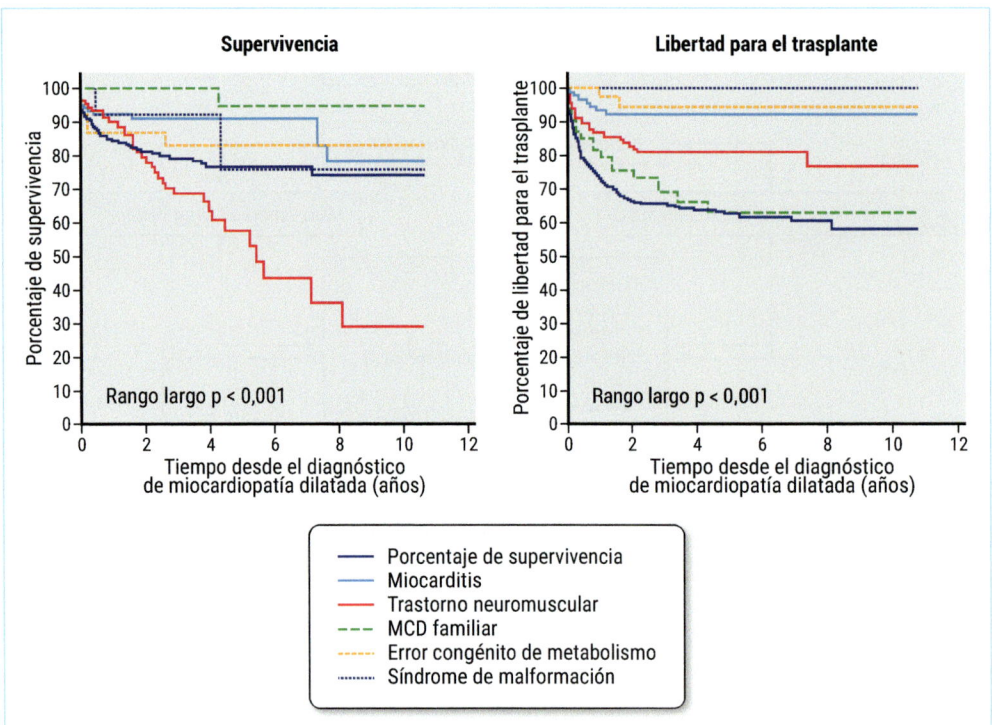

Figura 17-6. Supervivencia y tiempo libre de trasplante en las miocardiopatías dilatadas según etiología.

son las familiares, sobre todo secundarias a mutaciones en proteínas sarcoméricas. Sin embargo, en la edad pediátrica existe mayor heterogenicidad en la etiología, incluidas las causadas por errores innatos del metabolismo, enfermedades neuromusculares y las asociadas a síndromes malformativos (**Fig. 17-7**).

Miocardiopatías familiares/genéticas

- **Miocardiopatías por mutaciones sarcoméricas**: causadas por mutaciones en uno de los 11 genes que codifican para componentes del sarcómero cardíaco (**Fig. 17-8**). Las más frecuentes (90 %) son las de la cadena pesada de la beta-miosina *(MYH7)* y la proteína C fijadora de la miosina *(MYBPC3)*. Las de la troponina I, T y α tropomiosina suponen un 5-10 % de los casos. Estas alteran la funcionalidad de las proteínas del sarcómero, lo que provoca un incremento de la masa muscular y desorganización miofibrilar. Son causa importante de MCH en el paciente pediátrico, y son responsables del 50 % de los casos de hipertrofia en niños, de los cuales hasta un 17 % se diagnostican en el primer año de vida.
- **Síndromes polimalformativos (rasopatías)**: responsables de < 10 % de las MCH en niños. Debidos a mutaciones en genes de la vía de transducción de señales RAS-MAPK, que dan lugar a unas proteínas Ras alteradas. Estas desempeñan un papel importante en la proliferación y diferenciación celular, así como en la supervivencia y muerte celular. El más frecuente es el síndrome de Noonan, uno de los trastornos no cromosómicos relacionados con más frecuencia con el retraso del crecimiento (prevalencia 1/1.000-2.500 recién nacidos). Su expresión es muy variable: presencia de cardiopatía/MCH, talla baja,

rasgos dismórficos (cuello corto, hipertelorismo, orejas de implantación baja, etc.), déficits cognitivos leves, anomalías linfáticas, etc. Más del 80 % de los pacientes tienen afectación cardíaca. El hallazgo más habitual es la estenosis valvular pulmonar, y a veces también supravalvular (60 %). El 20-30 % de pacientes desarrollan una MCH septal asimétrica, en ocasiones biventricular y/o concéntrica. Puede existir obstrucción con una mitral displásica con inserciones anormales y velos elongados (**Fig. 17-9**).
- **Enfermedades neuromusculares**: responsables de < 10 % de los casos. La más conocida es la ataxia de Friedrich, enfermedad autosómica recesiva causada por mutaciones en el gen de la frataxina. Asocia una MCH, típicamente concéntrica y no obstructiva (la MCD es rara y se asocia a peor pronóstico). El ECG es característico con ondas T invertidas en cara inferior y lateral y desviación del eje QRS a la derecha (**Fig. 17-10**). En ocasiones asocia trastornos de conducción (bloqueos) y arritmias.
- **Errores congénitos del metabolismo (EIM)**: suponen < 10 % de las causas de MCH. Incluyen las mucopolisacaridosis (los tipos I, II y VI [enfermedad de Hurler, Hunter y Maroteux Lamy] presentan afectación cardiológica), enfermedad de Danon (por deficiencia de *LAMP2*), trastornos del almacenamiento del glucógeno como la glucogenosis tipo IIa o enfermedad de Pompe, síndrome PRKAG 2, etc. En la mayoría es característica la presencia de una MCH masiva a edades precoces.
- **Enfermedades mitocondriales** (MELAS, síndrome de Kearns Sayre, defectos en la betaoxidación de los ácidos grasos, etc.): enfermedades sistémicas que implican a la cadena respiratoria mitocondrial. Asocian afectación cardíaca en un 40 % en forma de una MCH normalmente concéntrica, con rápida progresión a la dilatación y disfunción ventricular. Con menos frecuencia

Tabla 17-2. Etiología de la miocardiopatía hipertrófica en niños

1. Causa familiar

1.1. Mutaciones en proteínas sarcoméricas

- Mutación en la cadena pesada de la betamiosina o miosina lenta (MYH7)
- Mutaciones en la proteína C fijadora de miosina (MYBPC3)
- Troponina I (TNNI3)
- Troponina T (TNNT2)
- Alfatropomiosina (TPM4) (TPM1)
- Alfaactina(ACTC)
- Cadena esencial ligera 3 de la miosina (MYL3)
- Cadena reguladora ligera de la miosina (MYL2)
- Troponina C (TNNC4)
- Alfamiosina cadena pesada (MYH6)
- Titina (TTN)

1.2. Síndromes malformativos

- Mutaciones en genes de la vía de señalización RAS-MAPK (síndrome de Noonan, síndrome de Noonan con lentiginosis múltiple, síndrome de Costelo, síndrome cardiofaciocutáneo, síndrome LEOPARD, etc.)
- Síndrome de Beckwith-Wiedeman

1.3. Enfermedades neuromusculares

- Ataxia de Friedreich
- Distrofia miotónica
- Enfermedad de Refsum
- Mutaciones en la laminina

1.4. Errores congénitos del metabolismo

- Trastornos del metabolismo del glucógeno
  - Glucogenosis
    - Enfermedad de Pompe
    - Enfermedad de Cori
    - Deficiencia de cinasafosforilasa B
  - Enfermedad de Danon
  - Síndrome PARKAG2
- Trastornos del metabolismo de los ácidos grasos
  - Deficiencia de acil-CoA deshidrogenasa de cadena muy larga
  - Deficiencia de 3 hidroxiacilCoA de cadena muy larga
  - Defectos en el transporte de la carnitina
- Enfermedades lisosomales
  - Mucopolisacaridosis
  - Mucopolisacaridosis tipo I o enfermedad de Hurler
  - Mucopolisacaridosis tipo II o enfermedad de Hunter
  - Mucopolisacaridosis tipo III o enfermedad de San Filipo
  - Mucopolisacaridosistipo VII o síndrome de Sly
  - Gangliosidosis
- Miocardiopatías mitocondriales
  - MELAS
  - MERF
  - Síndrome Kearns-Sayre
  - Deficiencia de piruvatocinasa o enfermedad de Leigh

2. Causa no familiar/genética

- Obesidad
- Hijo de madre diabética
- Corazón de atleta
- Tratamiento con corticoides
- Amiloidosis (AL/prealbúmina)

debutan con MCD o MNC. Pueden asociar trastornos de conducción, preexcitación y arritmias. Estos pacientes pueden sufrir deterioros en las descompensaciones metabólicas.

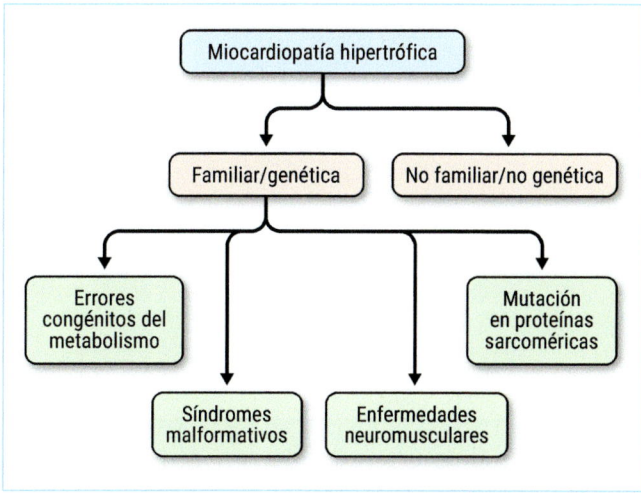

Figura 17-7. Causas de miocardiopatía hipertrófica. Heterogenicidad en la etiología.

Miocardiopatías no familiares/genéticas

Corticoides, hijo de madre diabética, etc.

Clínica

La mayoría de los pacientes están asintomáticos. Los síntomas más típicos pueden estar en relación con la disfunción diastólica, obstrucción del tracto de salida del ventrículo izquierdo (TSVI), isquemia (producida por una alteración en el equilibrio entre la demanda de un miocardio hipertrófico y el aporte coronario a este) o arritmias supra o ventriculares.

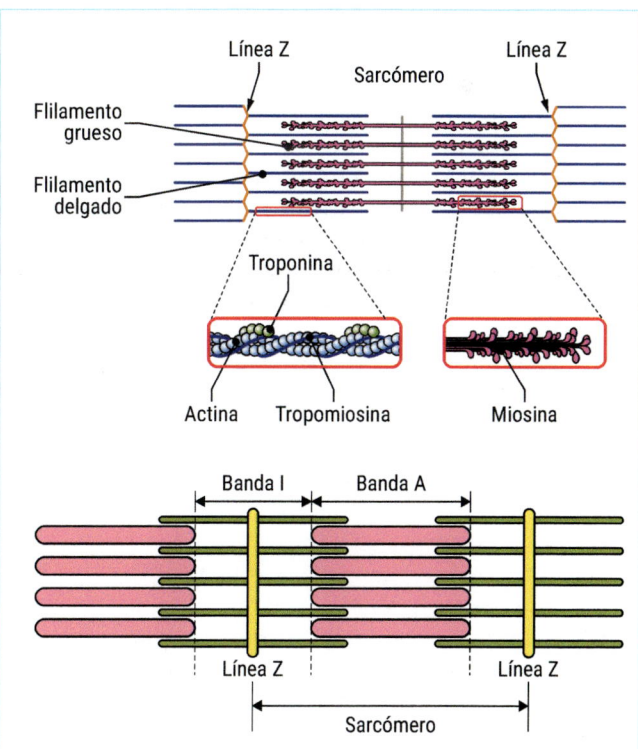

Figura 17-8. Componentes del sarcómero cardíaco.

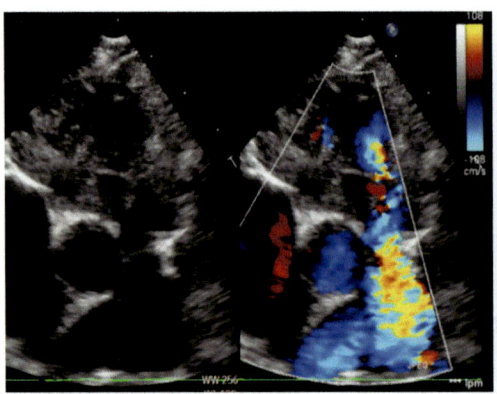
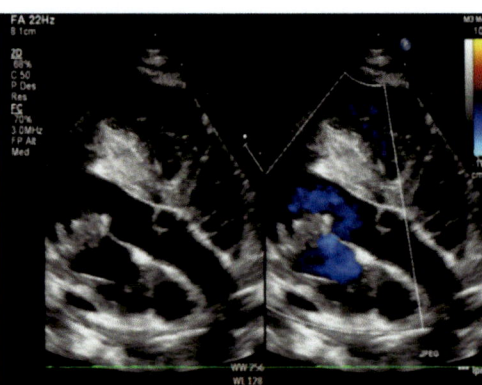

Figura 17-9. Imágenes ecocardiográficas de paciente con síndrome de Noonan: paraesternal eje corto, VP displásica con estenosis; también supravalvular. Eje paraesternal eje largo, hipertrofia biventricular sobre todo septal y displasia valvular mitral con velos engrosados y toscos.

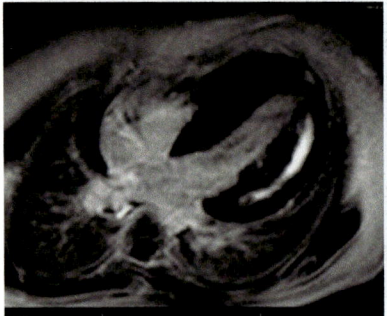
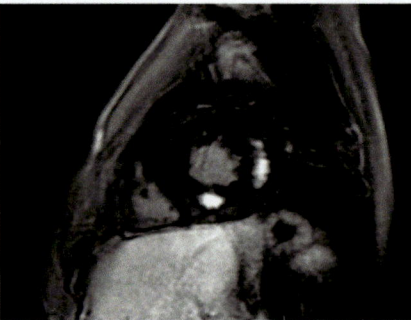
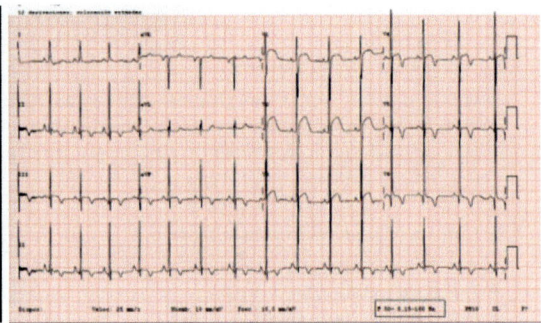

Figura 17-10. Resonancia magnética de adolescente con ataxia de Friedreich donde se observa una miocardiopatía hipertrófica concéntrica no obstructiva con realce tardío y electrocardiograma típico con alteración de la repolarización en cara inferior y lateral.

Así, pacientes afectados pueden referir disnea, sobre todo al esfuerzo, dolor torácico tipo anginoso, palpitaciones, síncope, e incluso debutar o presentar una MS. La IC es rara y se asocia a casos graves y/o en estadios finales de la enfermedad (*endstage* o «fase quemada» de la MCH).

Diagnóstico

- **Anamnesis**, árbol genealógico, historia familiar, exploración física.
- **Electrocardiograma (ECG):** datos de HVI por voltaje (inespecíficos de forma aislada, presentes en niños y adolescentes sanos), desviación izquierda del eje QRS, alteraciones de la repolarización, ondas Q patológicas, trastor-

nos de conducción, preexcitación, etc. son un marcador precoz de afectación, que precede en muchas ocasiones a la hipertrofia (**Fig. 17-11**).
- **Ecocardiografía**: en adultos, se considera hipertrofia cuando el grosor miocárdico > 15 mm en algún segmento, o ≥ 13 mm si hay AF de primer grado de MCH. En niños, es anormal un grosor ventricular > 2 desviaciones estándares corregidas por la superficie corporal. Se debe valorar:

  – Patrón de hipertrofia (concéntrica, asimétrica, apical) y afectación ventricular (VI, VD o biventricular). La hipertrofia concéntrica, a menudo acompañada de hipertrofia VD, es más característica de enfermedades metabólicas y síndromes malformativos; los niños con MCH sarco-

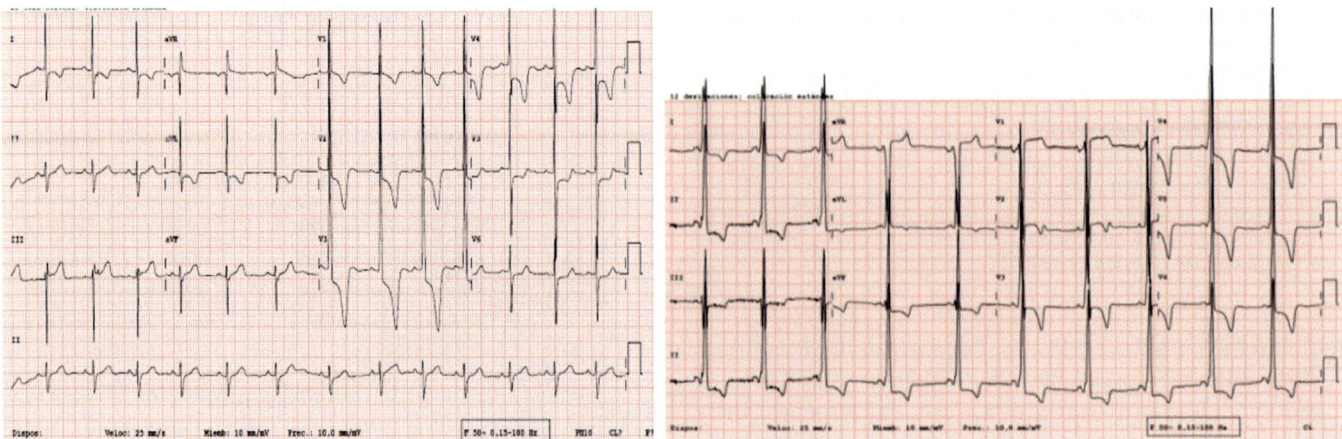

Figura 17-11. Electrocardiogramas típicos de pacientes pediátricos con miocardiopatías hipertróficas.

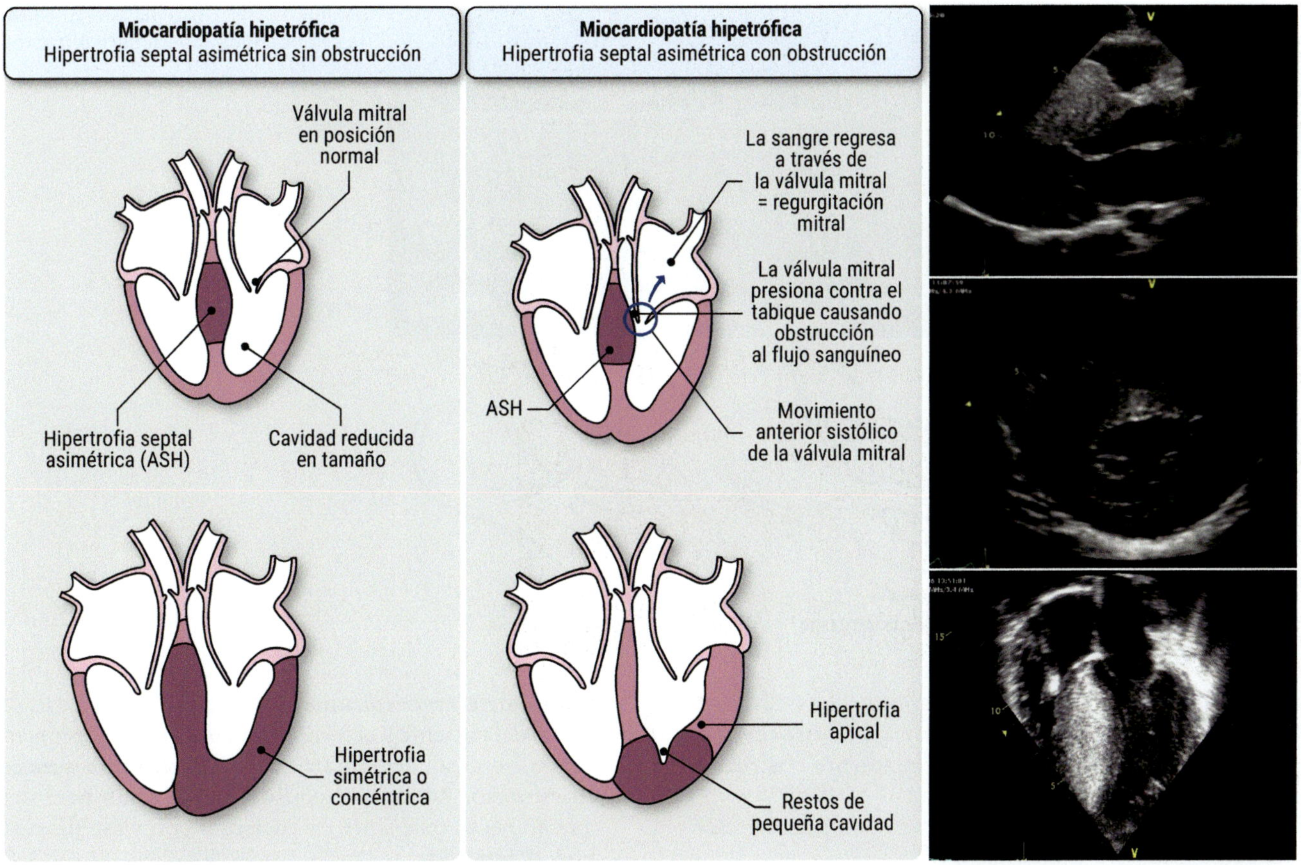

Miocardiopatía hipetrófica
Hipertrofia septal asimétrica sin obstrucción

Válvula mitral en posición normal

Hipertrofia septal asimétrica (ASH)

Cavidad reducida en tamaño

Hipertrofia simétrica o concéntrica

Miocardiopatía hipetrófica
Hipertrofia septal asimétrica con obstrucción

La sangre regresa a través de la válvula mitral = regurgitación mitral

La válvula mitral presiona contra el tabique causando obstrucción al flujo sanguíneo

ASH

Movimiento anterior sistólico de la válvula mitral

Hipertrofia apical

Restos de pequeña cavidad

Figura 17-12. Patrones de hipertrofia. Imágenes ecocardiográficas típicas de paciente con miocardiopatía hipertrófica septal asimétrica.

mérica suelen presentar una hipertrofia septal asimétrica (**Fig. 17-12**).

– Función sistólica ventricular global y regional. Normalmente los ventrículos hipertróficos suelen tener una función normal o estar hiperdinámicos; solo en fases finales *(endstage)* puede alterarse la función sistólica y dar lugar a IC.

– Función diastólica. Por lo general, lo primero que se altera en la MCH, y a veces incluso existe alteración de la relajación antes de aparecer la hipertrofia (**Fig. 17-13**).

– Presencia de obstrucción. En TSVI por SAM, medioventricular, apical, etc. hasta un 25-40 % presenta obstrucción del TSVI en reposo. La obstrucción en TSVD se suele asociar a las MCH de origen sindrómico, característicamente al síndrome de Noonan (**Figs. 17-14** y **17-15**).

– Patología de la VM: las MCH de origen sarcomérico suelen asociar patología mitral, en forma de velos elongados, inserciones septales de cuerdas y desplazamiento anterior de los papilares. En las formas obstructivas suele existir un movimiento anterior de la valva anterior/septal de la mitral que produce obstrucción en el TSVI e IM.

• **Analítica** sanguínea incluidos CK, troponinas basales y NT-proBNP.

• **Resonancia magnética (RM) cardíaca**: por un lado, ayuda al diagnóstico al definir la distribución de la hipertrofia (muy útil en la MCH apical, la cual puede pasar desapercibida en la ecocardiografía), el grosor máximo, volúmenes y función ventricular, la IM, dilatación auricular. También es útil para ver fibrosis (áreas extensas de fibrosis implican mayor riesgo arrítmico) (**Fig. 17-16**).

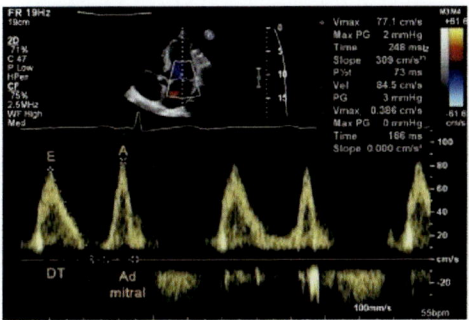
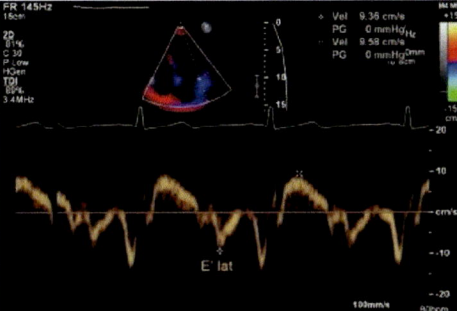
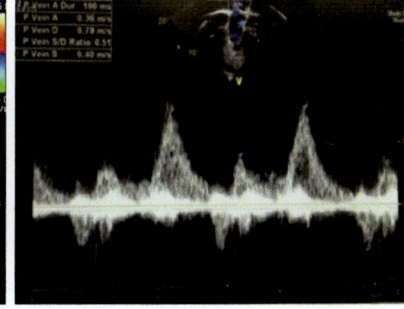

Figura 17-13. Evaluación de función diastólica en la miocardiopatía hipertrófica.

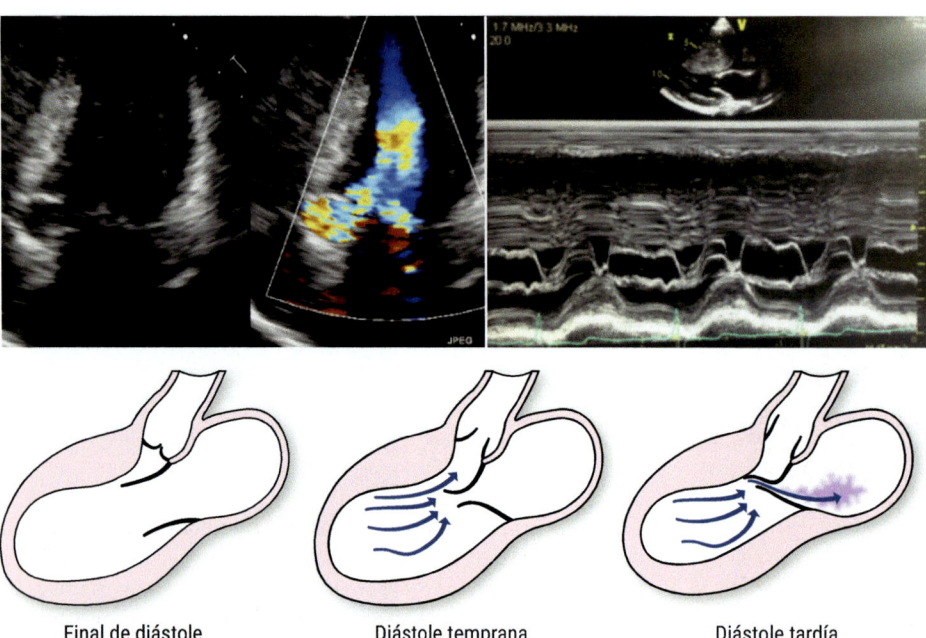

Figura 17-14. Obstrucción por SAM en las miocardiopatías hipertróficas obstructivas.

Final de diástole   Diástole temprana   Diástole tardía

- **Ecocardiograma (ECC) de estrés**: útil si hay clínica de esfuerzo sugerente de ser secundaria a obstrucción en TSVI, y en los que no se objetiva gradiente obstructivo en reposo ni inducido con Valsalva.
- **Cateterismo**: en pacientes en los que se sospeche presencia de hipertensión pulmonar (HP).
- **Holter**: para el cribado de arritmias asintomáticas. También en pacientes con síntomas para intentar correlacionarlos con el ECG. Forma parte de la estratificación de riesgo.

- **Ergometría/ergoespirometría**: objetiva la capacidad funcional del paciente y el comportamiento de la presión arterial en ejercicio, detecta arritmias/alteraciones isquémicas en esfuerzo. Además, el consumo pico es un parámetro que apoya el trasplante en pacientes con clase funcional muy deteriorada.
- **Estudio genético**: realizar de forma dirigida en el paciente afecto. Expectativa de encontrar una mutación probablemente causal en torno al 60 %. Si se dispone de una mutación familiar conocida, se puede realizar su estudio predictivo.

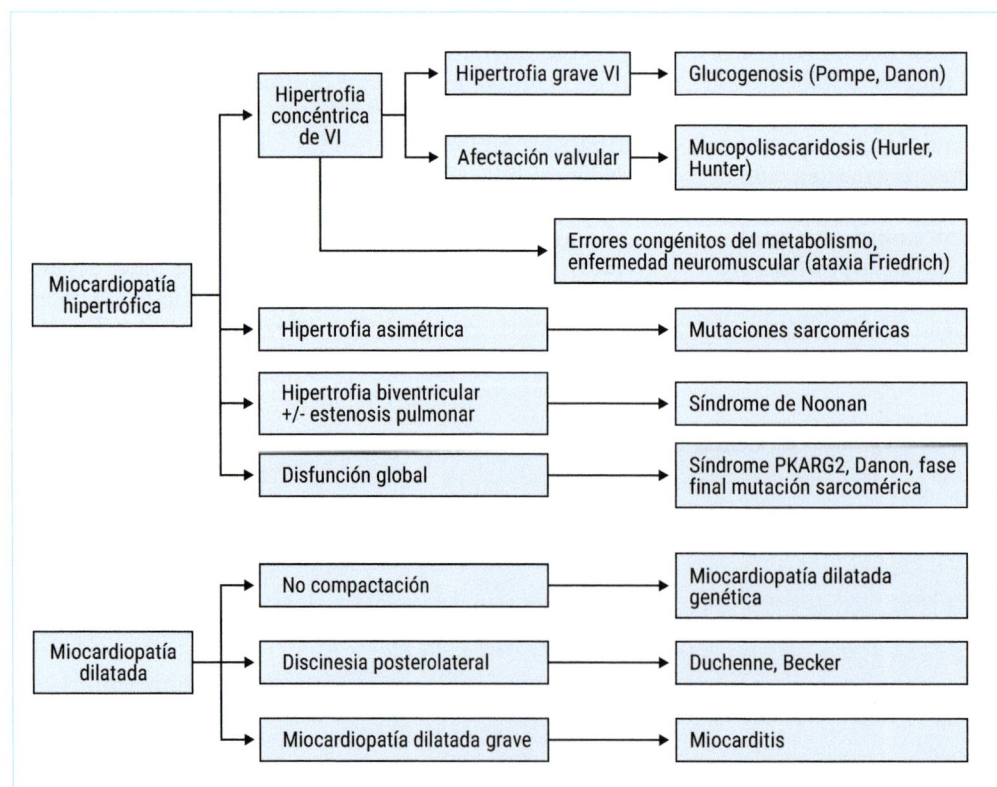

Figura 17-15. Hallazgos ecocardiográficos sugestivos de enfermedades específicas.

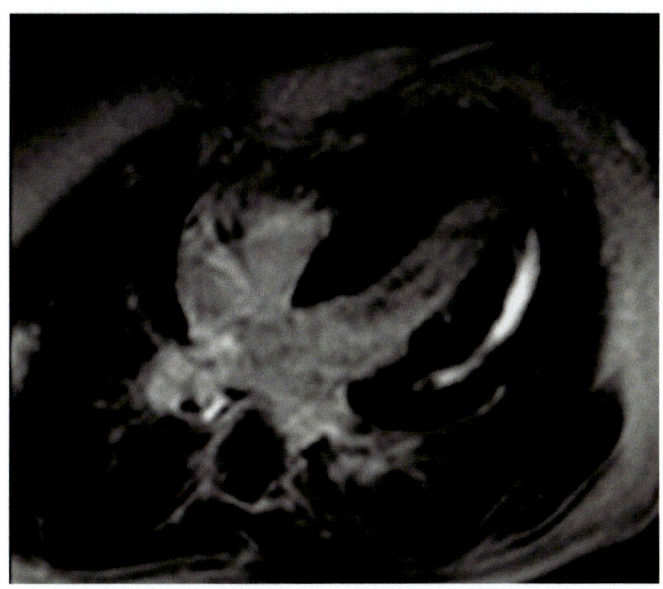

Figura 17-16. Extensa fibrosis por resonancia magnética en cara lateral del ventrículo izquierdo.

Evolución natural de la enfermedad

El pronóstico de la MCH en la infancia varía mucho en función de la etiología subyacente y edad al diagnóstico. En general, la MCH que se presenta durante el primer año de vida suele tener peor pronóstico, particularmente la de origen idiopático y la secundaria a EIM y síndromes malformativos

(**Fig. 17-17**). Así, la tasa de supervivencia a los cinco años del diagnóstico («libre de muerte/trasplante») varía desde el 42 % en niños con un trastorno del metabolismo a un 94 % en niños con MCH sarcoméricas que se presentan después del año de vida.

La edad de distribución de mortalidad para niños con MCH es bimodal, con la mayor mortalidad en los primeros 2 años de vida y un pico más pequeño en la adolescencia. La causa de muerte más frecuente varía según la edad, con la IC como la principal causa en lactantes < 1 año, y en niños mayores, la MS (con tasas que varían según los estudios entre 1-8 %/año).

Tratamiento

Conocer la causa de la hipertrofia es fundamental, ya que determinadas enfermedades poseen tratamientos específicos capaces de modificar el curso de estas. El manejo va dirigido a disminuir síntomas, mejorar la calidad de vida, prevenir la MS y complicaciones relacionadas.

Tratamiento médico

Se usa para disminuir síntomas relacionados con la obstrucción del TSVI, la disfunción diastólica y el dolor anginoso típico que pueden sufrir estos pacientes. En aquellos asintomáticos no está indicado su inicio sistemático.

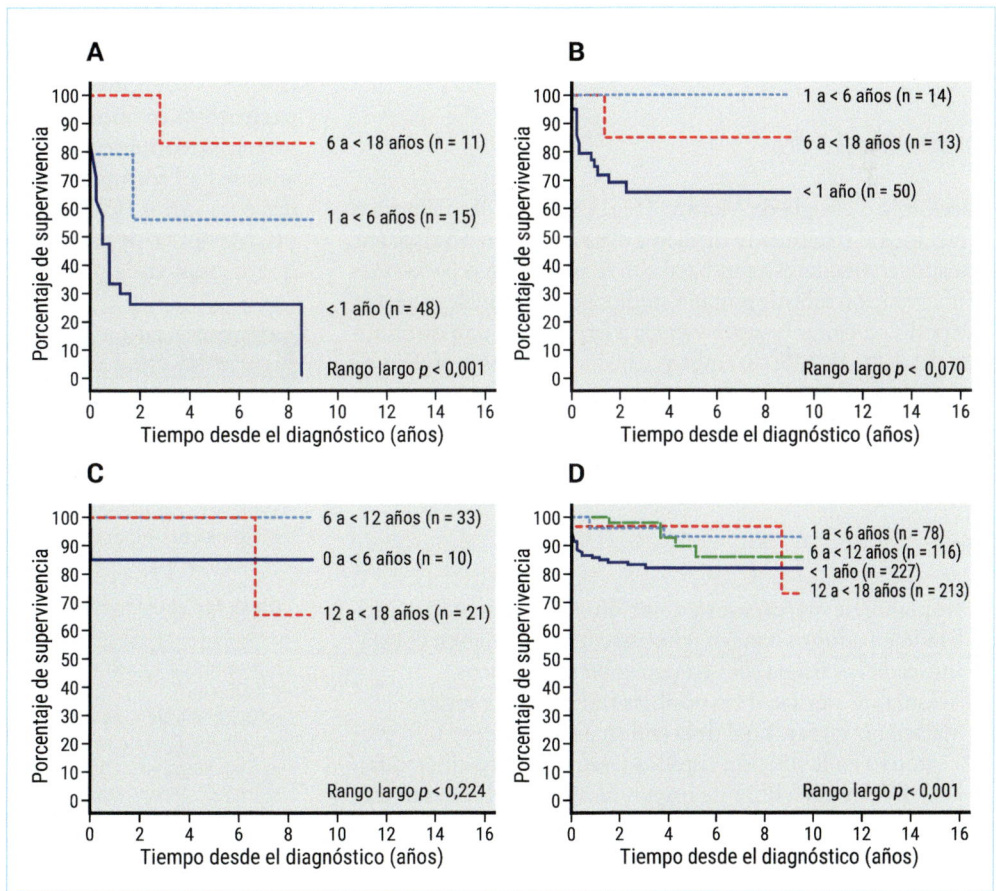

Figura 17-17. Curvas de supervivencia desde el diagnóstico según la etiología subyacente.

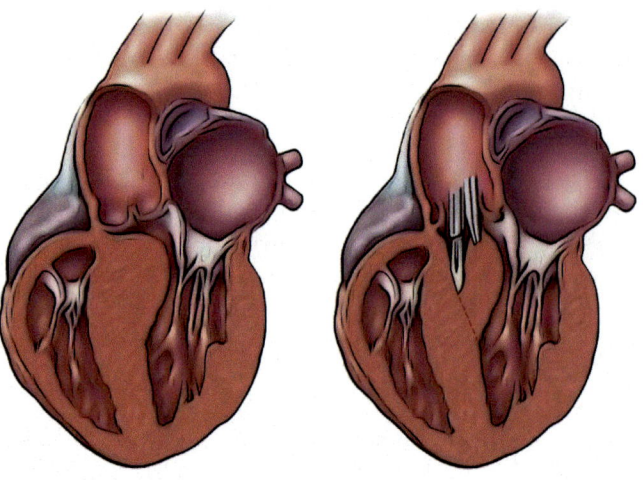

Figura 17-18. Miectomía de Morrow por abordaje transaórtico.

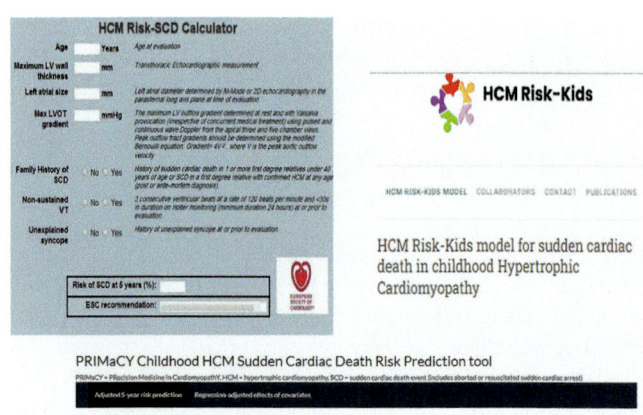

Figura 17-19. Calculadoras de riesgo actuales en miocardiopatías hipertróficas: la de adultos de la ESC 2014, y las dos pediátricas de 2019 (HCM risk kids y la Primacy).

Los BB son de primea elección para niños sintomáticos (propranolol [1-4 mg/kg/día c/6-8 horas]; atenolol [0,5-1 mg/kg/día c/12-24 horas]).

La disopiramida (6-30 mg/kg/día en 3-4 dosis) puede aliviar síntomas relacionados con la obstrucción en TSVI. Monitorizar el intervalo QT al inicio del tratamiento, ya que puede alargarlo.

Los antagonistas de canales de calcio (verapamilo, 4-8 mg/kg/día c/8 horas), útiles sobre todo para el tratamiento del dolor torácico. Se recomienda iniciarlos bajo monitorización ya que pueden precipitar una descompensación hemodinámica en niños con hipertrofia grave.

En pacientes con disfunción sistólica y clínica de IC, el tratamiento debe ser el de la IC.

Tratamiento quirúrgico

Miectomía o cirugía de Morrow (**Fig. 17-18**): si hay síntomas refractarios al tratamiento médico y obstrucción en TSVI grave. Consiste en resecar el septo basal con la asociación en ocasiones de intervención sobre la mitral. Estudios observacionales sugieren que podría mejorar la supervivencia a largo plazo, con disminución del riesgo de MS; sin embargo, no hay estudios prospectivos y controlados que lo confirmen. Sus complicaciones (sobre todo bloqueo auriculoventricular [BAV]) y la necesidad de reintervención por recurrencia son bajas en centros con experiencia.

Otros

- Implante de marcapasos y ablación septal percutánea: utilizado en adultos con MCH obstructiva que tienen contraindicada la cirugía. No en pacientes pediátricos.
- Trasplante cardíaco: las posibles indicaciones serían:
  - Paciente en fase final de la enfermedad tras deterioro progresivo en la función sistólica (*endstage* o fase quemada): el 5 % de las MCH de origen familiar evolucionan así.
  - Pacientes que han desarrollado un fenotipo restrictivo.
  - Considerarlo en lactantes con IC grave y síndrome de Noonan y otro síndrome asociado.

- Como último recurso, en pacientes con síntomas persistentes a pesar de tratamiento médico y quirúrgico, por ejemplo, dolor torácico de tipo isquémico refractario.

Estratificación del riesgo y prevención de muerte súbita

En el manejo de estos pacientes es muy importante identificar a aquellos en riesgo de MS. Existen varias «calculadoras» que ayudan a predecir el riesgo individual de cada paciente a cinco años, que apoyan o no el implante de desfibrilador automático implantable (DAI). La primera publicada fue la de la European Society of Cardiology, basada en una serie de factores de riesgo de MS identificados en distintos estudios (**Fig. 17-19**). Sin embargo, esta se validó para su uso en pacientes > 16 años, y únicamente en aquellos con MCH de origen sarcomérico (no en otras etiologías). En los últimos años se han formulado nuevas calculadoras de riesgo diseñadas para niños (HCM Risk-Kids y la PRIMaCY Childhood HCM SCD risk prediction tool) que ya han sido validadas y que se usan en la práctica diaria (**Tabla 17-3**).

Tabla 17-3. Factores de riesgo de muerte súbita en miocardiopatía hipertrófica

Factores de riesgo mayor asociados a muerte súbita

- Síncope inexplicado
- Antecedentes familiares de muerte súbita (≥ 2 familiares)
- Hipertrofia grave de VI
- Respuesta hipotensora ante el ejercicio físico
- Taquicardia ventricular no sostenida

Otros factores de riesgo propuestos en la edad pediátrica

- Dispersión del QT
- Puentes musculares en la arteria coronaria descendente anterior
- Criterios de hipertrofia de VI en el electrocardiograma
- Variabilidad de la frecuencia cardíaca
- Escasa edad al diagnóstico
- Inducción de taquicardia ventricular en el estudio electrofisiológico
- Fisiología restrictiva

VI: ventrículo izquierdo.

A su vez, es muy importante valorar: la presencia de realce tardío en la RM, respuesta hipotensiva en la ergometría y factores genéticos como presencia de dobles mutaciones o mutaciones de alto riesgo de arritmias ventriculares y MS.

Desfibrilador automático implantable (DAI): subcutáneo, endovenoso, epicárdico

No hay evidencia de que ningún fármaco prevenga la MS, por ello, si existe riesgo de arritmias ventriculares, se plantea el implante de DAI. Este es eficaz en prevención primaria (sin ningún evento previo) o secundaria (tras una MS recuperada). El implante de un DAI en un niño deber ser una decisión muy meditada. En la población pediátrica existe mayor probabilidad de descargas inapropiadas y complicaciones derivadas del implante (p. ej., infección, dislocación del cable).

MIOCARDIOPATÍA RESTRICTIVA

La menos habitual de las miocardiopatías (2,5-5 % del total en pediatría), se caracteriza por una relajación alterada de los ventrículos sin otro fenotipo predominante. Puede ser de:

- **Causa genética/familiar.** Existen formas familiares, generalmente de HAD y con una penetrancia y expresividad variable. Los genes implicados con más frecuencia son los que codifican para las proteínas sarcoméricas: *MYBPC3*, *MYH7*, *TNNI3*, etc. Existen, además, mutaciones en otros genes que no codifican para proteínas sarcoméricas, también asociadas al desarrollo de MCR; cabe destacar las mutaciones en la desmina que codifica para filamentos intermedios de las células musculares cardíacas y que asocian trastornos de conducción, arritmias ventriculares y miopatía esquelética.
- **Secundarias.** Muy raras en niños: causa infiltrativa (amiloidosis), enfermedades de depósito, procesos que inducen fibrosis endomiocárdica (secundarias a parásitos, causas autoinmunitarias, etc.).

Fisiopatología

La alteración grave de la relajación lleva a un aumento de las presiones de llenado ventricular y a una progresiva dilatación biauricular. En la evolución aparece insuficiencia de las válvulas auriculoventriculares y HP. Es fundamental el diagnóstico diferencial con la pericarditis constrictiva (pericardio grueso/calcificado cuyos síntomas mejoran al quitar el pericardio).

Clínica

Es muy variable, desde formas asintomáticas hasta clínica de IC o MS. La sintomatología se debe en gran parte al aumento de presiones de llenado que conlleva edema pulmonar, HP y edema periférico. El síncope es signo de mal pronóstico, puede deberse a isquemia, arritmia, trastornos de conducción o tromboembolismo. El incremento del tamaño auricular aumenta el riesgo de trombos y arritmias supraventriculares.

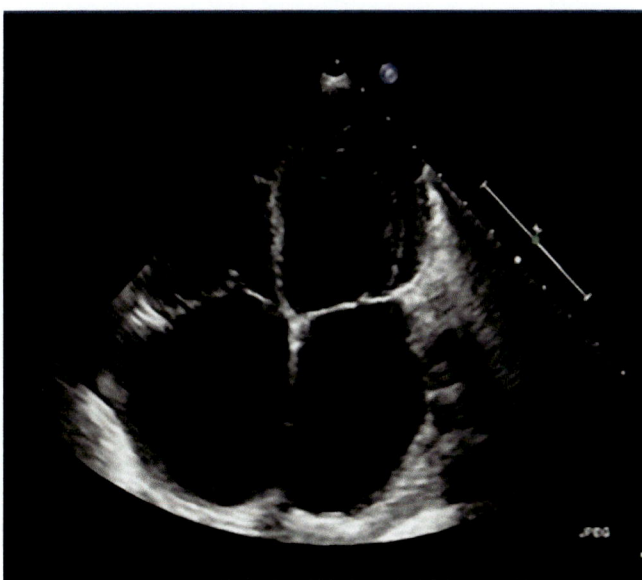

Figura 17-20. Imagen ecocardiográfica típica de una miocardiopatía restrictiva con una dilatación biauricular llamativa (apical cuatro cámaras).

Diagnóstico

En la ecocardiografía es típica una dilatación significativa, normalmente biauricular (hallazgo patognomónico) en ausencia de insuficiencia valvular significativa (**Fig. 17-20**). Además, existe una disfunción diastólica ventricular grave con fisiología restrictiva, datos de HP e insuficiencias valvulares. En niños es difícil evaluar bien la función diastólica ya que su frecuencia cardíaca es más alta y no existen valores estandarizados en niños. El ECG muestra datos de crecimiento biauricular con alteraciones de la conducción o arritmias. La RM cardíaca es útil para ver fibrosis o depósitos miocárdicos, y el cateterismo es primordial para medir de forma invasiva presiones telediastólicas y presiones pulmonares.

Tratamiento

El tratamiento médico alivia síntomas. Hay que tener cuidado con el uso de diuréticos en niños ya que estos dependen de precarga para mantener su gasto cardíaco, y con los BB, ya que el aumento de la frecuencia cardíaca es un mecanismo para incrementarlo. En ocasiones se debe considerar la anticoagulación por riesgo de fenómenos tromboembólicos. El tratamiento definitivo es el trasplante, que debe indicarse precozmente ante la elevación progresiva de las resistencias vasculares pulmonares.

Pronóstico

Es el peor. Dos tercios presentan un fenotipo puro, el resto tienen uno mixto (miocardiopatía hipertrófica- HCM-/Miocardiopatía restrictiva -MCR-). Ambos grupos tienen tasas similares de mortalidad a cinco años (20 vs. 28 %), pero aquellos con fenotipo restrictivo puro tienen más probabilidad de necesitar un trasplante a los cinco años del diagnóstico (58 frente a 30 %). La presencia de IC y disfunción sistólica al diagnóstico asocian peor pronóstico.

MIOCARDIOPATÍA NO COMPACTADA

Su definición sigue sin estar bien establecida. Se ha descrito en asociación a cardiopatías congénitas, alteraciones coronarias y como hallazgo aislado. Además, pueden existir fenotipos mixtos, sobre todo asociados a una MCD.

Etiología

Se considera que puede ser secundaria a una alteración del desarrollo de la embriogénesis (por una detención precoz del proceso de compactación del miocardio) o a otras causas, sobre todo trastornos metabólicos (el más frecuente, el síndrome de Barth, trastorno recesivo ligado al X que asocia MCD y no compactación, miopatía esquelética, acidosis láctica y neutropenia). En > 50 % de los casos se ha identificado una base genética, sobre todo mutaciones sarcoméricas.

Clínica y diagnóstico

Es muy variable; desde formas asintomáticas a otras que asocian IC, arritmias, BAV y/o tromboembolismo. Cuando se asocia a BAV el pronóstico es muy malo, sobre todo en fetos.

Su diagnóstico es similar al del resto de miocardiopatías, con ECG y ECC y otras técnicas como la RM para medir bien el grado de no compactación, la función ventricular y el realce (**Fig. 17-21**). Es importante la monitorización con Holter de posibles trastornos de conducción o arritmias, y la ergoespirometría para objetivar la clase funcional.

Pronóstico

Es variable y depende sobre todo del fenotipo que asocie. Los niños con MNC aislada tienen una supervivencia a los cinco años del 94 %, mientras que aquellos con fenotipo mixto tienen tasas de supervivencia similar a aquellos sin el fenotipo de no compactación.

MIOCARDIOPATÍA ARRITMOGÉNICA

Se produce por mutaciones que afectan a los desmosomas (proteínas encargadas de la unión celular), se caracteriza por el reemplazo de miocitos por tejido fibroadiposo. Clínicamente se manifiesta con arritmias ventriculares, dilatación y disfunción ventricular. Es una causa importante de MS en adultos jóvenes (11 %) y deportistas (hasta el 22 %).

Inicialmente se conocía como «displasia arritmogénica del VD» ya que se pensaba que afectaba solo al VD; sin embargo, se sabe que puede existir afectación biventricular y/o izquierda, por lo que ahora se conoce como «miocardiopatía arritmogénica» (MA).

El fenotipo es variable (poca afectación hasta afectación biventricular grave) y la penetrancia edad dependiente, manifestándose típicamente en la cuarta década. Existen escasos casos de presentación en la infancia y adolescencia; el debut a estas edades suele ser con arritmias.

Herramientas para el diagnóstico

- **Ecocardiograma (ECC)**: valorar función y alteraciones de la contractilidad segmentaria, zonas de adelgazamiento de la pared, aneurismas, etc.
- **Electrocardiograma (ECG), ECG con promedio de señal**: muestra alteraciones en la repolarización en unas u otras derivaciones en función del ventrículo afectado (las del lado derecho suelen presentar T negativas en precordiales derechas hasta V3-V4; las de predominio izquierdo afectan a las precordiales izquierdas). Puede verse la presencia de la onda épsilon (**Fig. 17-22**) en precordiales derechas que corresponde a potenciales eléctricos de baja amplitud al final del QRS; se cree que representan áreas de activación retardada del VD por sustitución fibroadiposa. Las arritmias ventriculares (extrasístoles ventriculares [EV]/formas complejas) son un criterio diagnóstico (**Fig. 17-23**).
- **Resonancia magnética (RM) cardíaca**: importante para calcular volúmenes ventriculares, valorar con exactitud

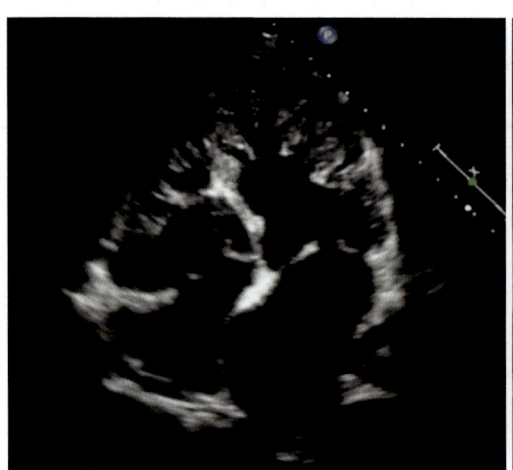
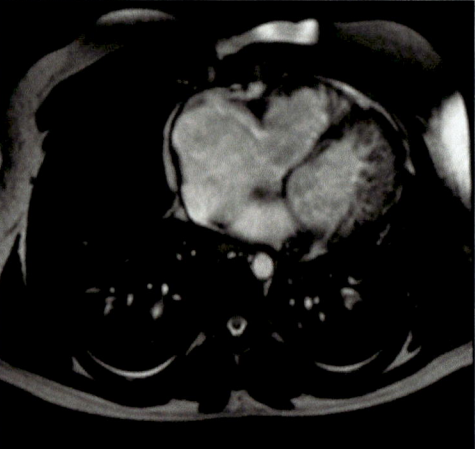

Figura 17-21. Imagen de ecocardiografía y resonancia magnética típicas de una miocardiopatía no compactada; se ve claramente la hipertrabeculación del miocardio, no solo apical, sino en segmentos más medioventriculares y basales.

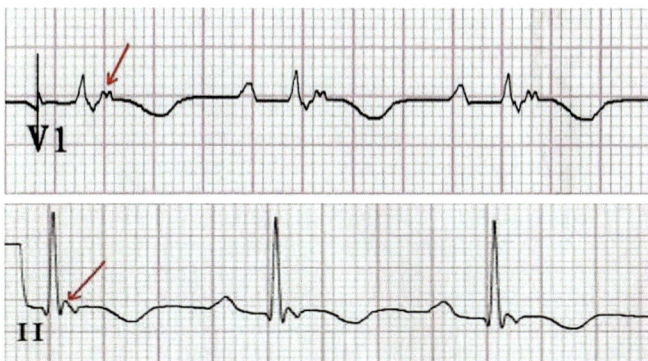

Figura 17-22. Onda épsilon.

función cardíaca, zonas de realce tardío y de disquinesia, aneurismas, adelgazamientos de la pared típicos de esta enfermedad. El adelgazamiento de la pared ventricular o trabeculaciones prominentes se ven también con frecuencia.

- **Holter**: útil para la detección precoz de arritmias asintomáticas, para correlacionar síntomas con el ECG y para la estratificación del riesgo arrítmico (**Fig. 17-24**).
- **Prueba de esfuerzo**: útil para ver la carga arrítmica del paciente e inducir arritmias.
- **Biopsia cardíaca**: no de rutina, aunque es parte de los criterios diagnósticos.
- **Estudio genético**: indicado en pacientes sintomáticos o con fenotipo de sospecha. Su rentabilidad es del 40-50 %, con hasta cinco genes involucrados, la mayoría con HAD (*): placofilina 2 (*PKP2*: presentación más precoz, más arritmogénica); desmoplaquina (*) (*DSP*: afectación VI precoz); desmogleína (*DSG-2*: mayor afectación VI); desmocolina (*DSC2*), y placoglobina (*) (*JUP*).

El diagnóstico en la edad pediátrica puede ser difícil; incluso aquellos que tengan un genotipo positivo pueden no manifestar el fenotipo hasta la edad adulta. Este se basa en una combinación de criterios clínicos englobados en la Task Force Criteria 2010. Se usan hallazgos de RM, biopsia, ECG, presencia de arritmias ventriculares y genética. Un diagnóstico definitivo implica la combinación de dos criterios mayores, uno mayor y dos menores, o cuatro criterios menores.

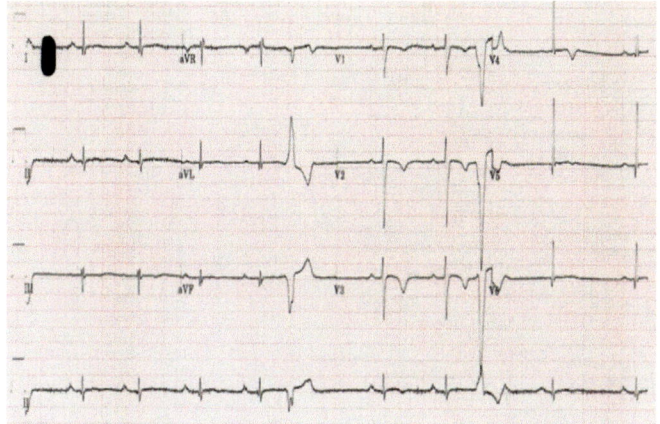

Figura 17-23. Electrocardiograma típico con inversion de ondas T en precordiales V1-V4 y alguna EV de distinta morfología.

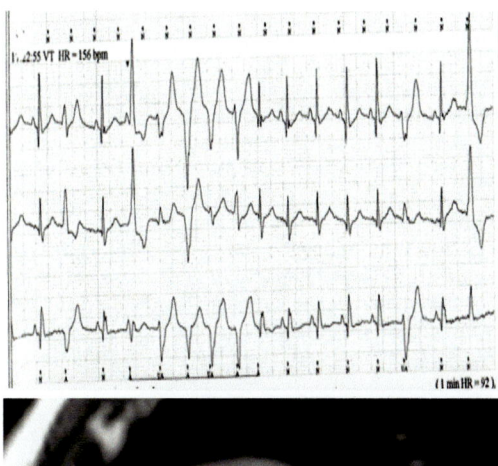

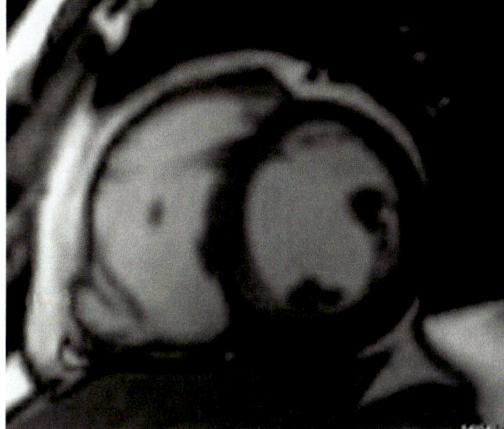

Figura 17-24. Holter con rachas de TVNS y EV e imagen de resonancia magnética con adelgazamiento de la pared del ventrículo derecho y aneurisma, hallazgos típicos de la miocardiopatía arritmogénica.

Clínica

Muchos pacientes están asintomáticos. La forma de presentación en edades jóvenes es la secundaria a arritmias ventriculares (palpitaciones, síncopes o MS), sobre todo durante el esfuerzo. Otras menos comunes son: disnea, IC y dolor torácico. En adultos, con la aparición de dilatación y/o disfunción ventricular, los síntomas de IC son habituales.

Tratamiento

Tratamiento de la IC si existe; BB como primera elección si existen arritmias, aunque no se ha visto que ningún antiarrítmico prevenga la MS. Indicaciones de DAI: 1) MS abortada (prevención secundaria), y 2) episodios de taquicardia ventricular (TV) con compromiso hemodinámico o síncope en presencia de factores de riesgo: historia familiar, pospotenciales tardíos/onda épsilon, afectación VI, afectación extensa VD, TV polimórfica, edad joven, presencia de ≥ 2 mutaciones patogénicas, etc.

Cambios del estilo de vida

La principal recomendación es la no realización de ejercicio físico, ya que es la única miocardiopatía que puede empeorar o precipitar su expresión con el ejercicio; además, se piensa que es un factor desencadenante de arritmias ventriculares.

PUNTOS CLAVE

- Las miocardiopatías constituyen una importante causa de morbimortalidad en la infancia, en forma de IC, necesidad de trasplante cardíaco y de MS.
- La MCD es la más frecuente: a) muy importante identificar la causa subyacente ya que alguna tiene tratamiento específico, aunque la más habitual es la idiopática (70 %). Las formas secundarias a miocarditis son muy frecuentes en niños, y b) la morbimortalidad se debe sobre todo a la IC y complicaciones derivadas de los dispositivos de asistencia ventricular y trasplante.

- La MCH es la segunda más común en la infancia: a) su etiología es muy diversa, y su pronóstico depende en parte de ella, y es peor en la MCH asociada a EIM y a rasopatías; b) hasta el 50 % de los casos de MCH en la infancia se deben a mutaciones en los genes del sarcómero cardíaco, su expresividad es variable y la penetrancia incompleta. Los pacientes con varias mutaciones presentan un inicio más precoz y su fenotipo más grave, y c) su morbimortalidad está en su riesgo de MS. El DAI es lo único que la previene; existen calculadoras de riesgo en la población infantil que permiten estimar el riesgo de cada paciente de forma individualizada.

BIBLIOGRAFÍA

Arbelo E, Protonotarios A, Gimeno JR, Arbustini E, Barriales-Villa R, Basso C, et al. 2023 ESC guidelines for the management of cardiomyopathies. Eur Heart J. 2023;44(37):3503-626. doi.org/10.1093/eurheartj/ehad194

Calcagni G Adorisio R, Martinelli S, Grutter G, Baban A, Versacci P, et al. Clinical Presentation and Natural History of Hypertrophycmiocardiopathy in RASophaties. Heart Failure Clin. 2018;14(2):225-35.

Colan S, Lipshultz SE, Lowe AM, Sleeper LA, Messere J, Cox GF, et al. Epidemiology and Cause-Specific Outcome of Hypertrophic Cardiomyopathy in Children Findings From the Pediatric Cardiomyopathy Registry. Circulation. 2007;115(6):773-81.

Japp AG, Gulati A, Un Cocinero S, Cowie MR, Prasad SK. The Diagnosis and Evaluation of Dilated Cardiomyopathy. J Am Coll Cardiol. 2016;67(25): 2996-3010.

Kofeynikova O, Alekseeva D, Vershinina T, Fetisova S, Peregudina O, Kovalchuk T, et al. The phenotypic and genetic features of arrhythmogenic cardiomyopathy in the pediatric population. Front Cardiovasc Med. 2023;10:1216976. doi: 10.3389/fcvm.2023.1216976

Masarone D, Kaski JP, Pacileo G, Elliott PM, Bossone E, Day SM, et al. Epidemiology and Clinical Aspects of Genetic Cardiomyopathies. Heart Fail Clin. 2018;14(2):119-28.

Moak JP, Kaski JP. Hypertrophic cardiomyopathy in children. Heart. 2012;98 (14):1044-54.

Norrish G, Jager J, Field E, Quinn E, Fell H, Lord E, et al. Yield of Clinical Screening for Hypertrophic Cardiomyopathy in Child First-Degree Relatives Evidence for a Change in Paradigm. Circulation. 2019;140(3):184-92.

Norrish G, Catarutti N, Pissaridou E, Ridout DA, Limongelli G, Elliot PM, et al. Risk factors for sudden cardiac death in childhood hypertrophic cardiomyopathy: a systematic review and meta analysis. Eur J Prev Cardiol. 2017;24(11):1220-30.

Norrish G, Field E, Kaski JP. Childhood Hypertorphic cardiomyopathy: a disease of the cardiac sarcomere. Front Pediatr. 2021;9:708679.

Maron BJ. Hypertrophic cardiomyopathy in childhood. Pediatr Clin N Am. 2004;51(5):1305-46.

Miron A, Lafreniere-Roula M, Fan C-PS, Armstrong KR, Dragulescu A, Papaz T, et al. A Validated Model for Sudden Cardiac Death Risk Prediction in Pediatric Hypertrophic Cardiomyopathy. Circulation. 2020;14(3)2:217-29.

Oechslin E, Jenni R. Left ventricular non-compaction revisited: a distinct phenotype with genetic heterogeneity? Eur Heart J. 2011;32(12):1446-56.

Tartaglia T, Gelb BD, Zenker M. Noonan syndrome and clinically related disorders. Best Pract Res Clin Endocrinol Metab. 2011;25(1):161-79.

Aortopatías en pediatría

18

M. E. Montañés Delmás

OBJETIVOS

- Conocer las principales aortopatías en la edad pediátrica: sobre todo su genética, sus manifestaciones cardiovasculares y principales manifestaciones sistémicas; el manejo de complicaciones cardiovasculares, seguimiento y tratamiento, y su pronóstico.
- El alumno ha de profundizar sobre todo en dos entidades: síndrome de Marfan y síndrome de Loeys-Dietz.

SÍNDROME DE MARFAN

Es una enfermedad hereditaria poco frecuente que afecta al tejido conectivo y se hereda de forma autosómica dominante. Hasta un 25 % son casos *de novo* (progenitores no afectados). Su incidencia estimada se sitúa en 2-3/10.000 personas, sin predilección por el sexo.

Su nombre se debe al médico francés Jean-Bernard Antoine Marfan, quien describió por primera vez en 1986 «un síndrome hereditario del tejido conectivo» en una niña de 5 años con «extremidades largas, contracturas de las manos y cifoescoliosis».

Esta enfermedad está causada por la presencia de mutaciones en el gen *FBN1* que codifica para la fibrilina (proteína de la matriz extracelular), y, por tanto, puede afectar a distintos órganos y sistemas. Sin embargo, la afectación ocular, esquelética y cardiovascular son, con diferencia, las más frecuentes. En particular, el hipercrecimiento de huesos largos, la *ectopia lentis* y el desarrollo de aneurismas de la raíz aórtica son los principales hallazgos.

El espectro de la enfermedad es muy amplio y típicamente se hace más evidente con la edad (sobre todo, en cuanto a las manifestaciones esqueléticas). Su pronóstico depende fundamentalmente de la afectación cardiovascular; en particular, la formación de aneurismas aórticos y su riesgo de disección. Un diagnóstico precoz y un seguimiento estrecho, el tratamiento médico preventivo y la mejora de las técnicas quirúrgicas han hecho que, en la actualidad, la esperanza de vida de estos pacientes se aproxime a la de la población general.

Etiopatogenia

Es una enfermedad hereditaria debida en el 90 % de los casos a mutaciones en el gen *FBN1* que codifica para la fibrilina-1; una minoría se asocia a mutaciones en el gen *TGFBR2*.

La matriz extracelular es una estructura altamente organizada compuesta de distintas proteínas y polisacáridos, y que provee de estructura y soporte a las células de alrededor. Se cree que la fibrilina-1 tiene una función estructural y otra reguladora (**Fig. 18-1**):

- **Estructural**, ya que está incrustada en la matriz extracelular como un componente de las microfibrillas que se encuentran en la periferia de las fibras elásticas e integra, entre otras, la capa media de la aorta. Una mutación en la *FBN1* da lugar a una matriz extracelular más débil y, por tanto, a una pared arterial más frágil.
- Además **reguladora**, ya que está implicada en la regulación de la citocina TGFB (factor del crecimiento trasformador beta). En el tejido aórtico de pacientes con síndrome de Marfan la señal de TGFB está aumentada (*upregulated*) y resulta en una transcripción alterada de algunos genes, incluido el factor de crecimiento del tejido conectivo y metaloproteinasas de la matriz.

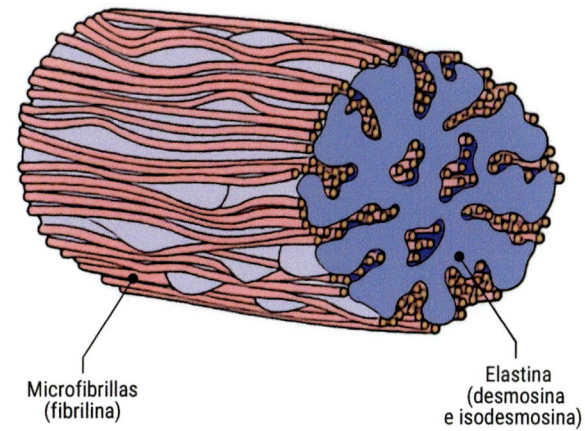

Figura 18-1. Fibrilina formando parte de la matriz extracelular.

Microfibrillas (fibrilina)

Elastina (desmosina e isodesmosina)

287

Tabla 18-1. Escala de puntuación sistémica (*Score* sistémico)

• Hiperlaxitud de muñeca y pulgar (si uno de ellos un punto)	3 puntos
• *Pectus carinatum* • Deformidad en valgo del retropié • Neumotórax • Ectasia dural • Protrusión del acetábulo	2 puntos
• Escoliosis • Capacidad de extensión del codo reducida • Rasgos faciales: la asociación de tres de cinco proporciona un punto (dolicocefalia, enoftalmos, fisura palpebral, hipoplasia malar, retrognatia) • Estrías cutáneas • Miopía (>3 dioptrías) • Prolapso valvular mitral • *Pectus excavatum* o asimetría torácica • Relación braza/talla elevada • Pie plano	1 punto

Máximo 20 puntos. Un *score* ≥7 puntos indica afectación sistémica.

Criterios diagnósticos: evolución en el tiempo, criterios actuales y diagnóstico diferencial

El primero en establecer una clasificación de las enfermedades del tejido conectivo fue Víctor McKusicken en 1955. Con posterioridad, en 1986, un panel internacional de expertos desarrolló los primeros criterios clínicos para el diagnóstico de la enfermedad de Marfan, los «criterios de Berlín». Sin embargo, en 1991, tras la identificación de la mutación responsable del síndrome, se objetivó que solo con la aplicación de estos criterios existía un sobrediagnóstico de esta enfermedad (muchos pacientes previamente diagnosticados no eran portadores de la mutación). De esta forma, en 1996, surgieron los «criterios de Ghent o *score* sistémico» (**Tabla 18-1**) con unos criterios diagnósticos mayores y menores (**Tabla 18-2**):

- Afectación de al menos dos órganos con criterio mayor, y un tercer órgano con criterio menor.
- La asociación de un criterio mayor y otro menor son suficientes para realizar el diagnóstico en presencia de una mutación conocida causal en un familiar de primer grado que cumple los criterios diagnósticos de Ghent.

Estos criterios tienen una alta especificidad (el 97 % de los pacientes que los cumplen son portadores de una mutación en el gen *FBN1*). Sin embargo, una de sus limitaciones es que aplicándolos en la edad pediátrica quedarían sin diagnosticar un importante número de casos ya que no tienen en cuenta el hecho de que algunos de los síntomas de este síndrome pueden aparecer con la edad. Con el propósito de paliar esta limitación se propusieron los «criterios de Ghent modificados» (**Tabla 18-3**). Incorporan los siguientes cambios:

Tabla 18-2. Criterios diagnósticos de Ghent

Sistema	Criterio mayor	Criterio menor
Esquelético	Presencia de al menos cuatro de las siguientes manifestaciones: • *Pectus carinatum* • *Pectus excavatum* (requiere cirugía) • Ratio segmento superior/inferior reducido, o ratio envergadura/estatura >1,05 • Escoliosis >20° o espondilolistesis • Extensiones reducidas (>170°) • Desplazamiento medial del maléolo interno causando pie plano • Protusión acetabular de cualquier grado	• *Pectus excavatum* de gravedad moderada • Hipermotilidad articular • Paladar arqueado con dientes supernumerarios • Apariencia facial (dolicocefalia, hipoplasia mala, enoftalmos, retrognatia)
Ocular	*Ectopia lentis*	• Anormalidad corneal (queratometría) • Eje axial ocular aumentado (ultrasonidos)
Cardiovascular	• Dilatación de aorta ascendente con o sin regurgitación, y afectación de los senos de Valsalva • Disección de la aorta ascendente	• Dilatación de la arteria pulmonar en ausencia de enfermedad valvular o estenosis pulmonar periférica • Calcificación del anillo mitral antes de los 40 años • Dilatación o disección de la aorta torácica descendente o abdominal antes de los 50 años
Pulmonar	Ninguno	• Neumotórax espontáneo • Bullas apicales
Piel y tegumentos	Ninguno	• Elasticidad marcada sin asociarse a cambios de peso o embarazo • Hernias incisionales recurrentes
Dura	Ectasia dural lumbosacra por TC o RM	Ninguno
Historia familiar/ genética	• Parentesco diagnosticado • Presencia de una mutación en FBN-1, conocida por causar el síndrome de Marfan • Presencia de un haplotipo alrededor de FBN-1	Ninguno

RM: resonancia magnética; TC: tomografía computarizada.

Tabla 18-3. Criterios de Ghent revisados para el diagnóstico de síndrome de Marfan (2010)

Pacientes sin antecedentes familiares

- Dilatación (Z-score ≥ 2) o disección aórtica y luxación del cristalino
- Dilatación (Z-score ≥ 2) o disección aórtica y puntuación sistémica ≥ 7
- Dilatación (Z-score ≥ 2) o disección aórtica y mutación en el gen de la fibrilina
- Luxación del cristalino y mutación en el gen de la fibrilina

Pacientes con antecedentes familiares

- Dilatación (Z-score ≥ 2 en adultos/Z-score ≥ 3 en niños) o disección aórtica
- Luxación del cristalino
- Puntuación sistémica ≥ 7

- La dilatación/disección de aorta ascendente y la *ectopia lentis* pasan a ser los dos únicos criterios mayores, su asociación es suficiente para hacer el diagnóstico. El resto de manifestaciones ayudan al diagnóstico cuando existe afectación aórtica.
- El estudio genético adquiere mayor importancia, sin ser necesario para el diagnóstico, pero dándole utilidad si está disponible.
- Se eliminan de los criterios diagnósticos menos específicos de la enfermedad.
- Se resalta la importancia del diagnóstico diferencial con otros síndromes.

Manifestaciones esqueléticas, oculares y cardiovasculares en el síndrome de Marfan

Resumen de la afectación esquelética y ocular

- **La afectación ocular** es muy frecuente, siendo lo más característico la *ectopia lentis* (o luxación del cristalino), presente hasta en el 60 % de los pacientes con Marfan. El desarrollo de miopía es también muy común, y a menudo progresa con rapidez en la infancia (> 50 % de los niños afectados). Además, estos pacientes presentan un riesgo mayor y de presentación más precoz de desprendimiento de retina, cataratas y glaucoma. Además, existen estigmas oculares típicos como son la presencia de un globo ocular elongado, una córnea aplanada o un iris hipoplásico (**Fig. 18-2**).
- **En el ámbito esquelético** es típico una talla alta e hiperlaxitud articular. El hipercrecimiento se debe a un desarrollo excesivo de los huesos largos con unas extremidades desproporcionadamente largas para el tamaño del tronco. Así, el ratio envergadura/talla en estos pacientes está elevado, y el ratio segmento superior e inferior, disminuido. Este puede asociar escoliosis o deformaciones torácicas como el *pectus excavatum* o *pectus carinatum* que en ocasiones son graves (**Fig. 18-2**).

La hiperlaxitud articular es causa de hallazgos característicos como el signo del pulgar y la muñeca, los pies planos, la aracnodactilia y la protrusión acetabular, y en muchas ocasiones da lugar a luxaciones articulares. Todos estos hallazgos suelen desarrollarse con la edad de forma evolutiva y suelen empeorar en períodos de crecimiento rápido.

Los pacientes con Marfan también presentan rasgos faciales característicos: cara alargada y estrecha, ojos hundidos (enoftalmos), huesos de la mejilla planos (hipoplasia malar), barbilla pequeña (micro/retrognatia), paladar arqueado y estrecho, etc.

Afectación cardiovascular en el Síndrome de Marfan

- La afectación principal es la **dilatación de la raíz aórtica** (hasta en un 60-80 % de los pacientes) (**Fig. 18-3**), con aparición progresiva de aneurismas y su consiguiente riesgo de disección o rotura vascular. Los dos factores de riesgo de disección más importantes son el tamaño de la dilatación aórtica y los antecedentes familiares de disección. Los niños, por lo general, presentan una tasa de dilatación aórtica similar a la del adulto pero con un riesgo mucho más bajo de disección y complicaciones aórticas. Sin duda, la dilatación aórtica es la manifestación cardiológica con mayor morbimortalidad.
- **Afectación valvular:** las válvulas auriculoventriculares muy característicamente suelen presentar velos elongados, laxos

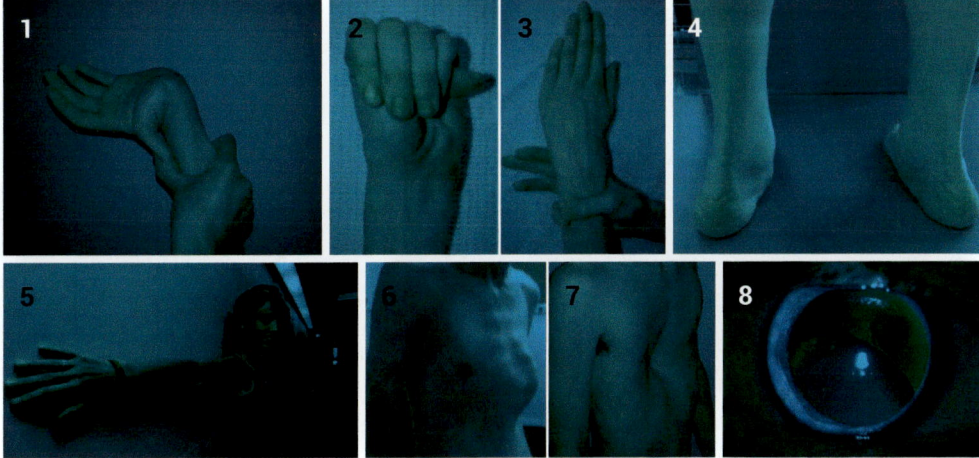

Figura 18-2. Aspectos característicos a nivel ocular y esquelético del SMF: 1-4: hipereleasticidad articular, signo de la muñeca y del pulgar. Pies planos. 5: EE largas, aumento *arm span to height ratio*. 6-7: *pectus carinatum y excavatum*. 8: *ectopia lentis*.

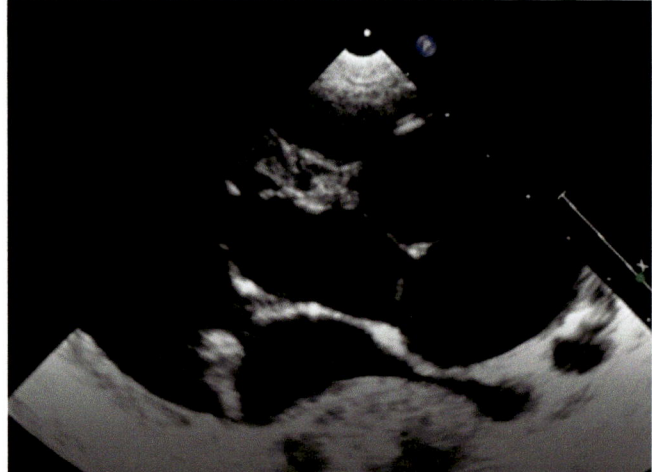

Figura 18-3. Raíz aórtica severamente dilatada (47 mm) en niña de 3 años.

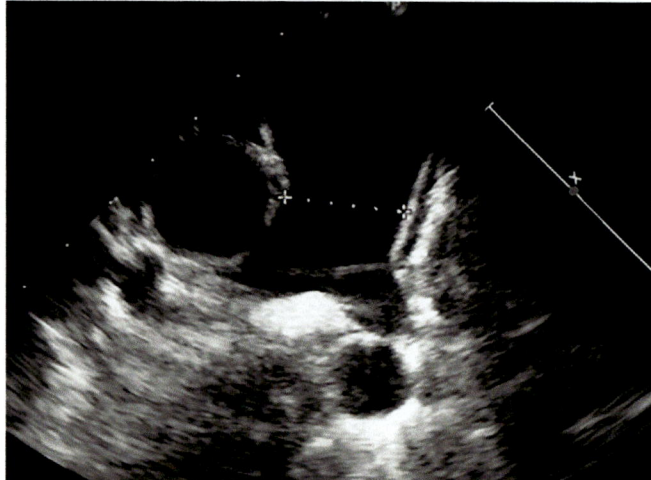

Figura 18-5. Dilatación de tronco pulmonar en paciente de 3 años con SM.

y de aspecto mixomatoso. Además, suelen asociar distintos grados de prolapso de uno o ambos velos, y secundariamente, de insuficiencia. Hasta en un 50 % o más de los pacientes afectados muestran afectación valvular, sobre todo de la mitral (**Fig. 18-4**).

Existen espectros graves de la enfermedad con mucha afectación valvular y presentación en edades muy precoces de la infancia. Esto ocurre sobre todo en el Marfan neonatal o en la forma clásica grave, donde es característica la presencia de prolapso grave con insuficiencia grave (sobre todo mitral) que puede ocasionar clínica de insuficiencia cardíaca (IC), hipertensión pulmonar y muerte en la infancia, y es la causa más importante de morbimortalidad en estos pacientes.

Además de la clásica afectación de válvulas AV, en ocasiones, aparecen distintos grados de insuficiencia aórtica en pacientes con dilatación significativa de la raíz y del anillo aórtico.

• **Dilatación del tronco pulmonar**: es un hallazgo más característico en pacientes adultos que en los pediátricos

(**Fig. 18-5**). En general, rara vez progresa a una disección o ruptura.
• **Miocardiopatía dilatada**: es una entidad cada vez más reconocida. En algunas series se habla de una prevalencia estimada del 3-68 % de los pacientes, y se describe tanto afectación de ventrículo izquierdo (VI) como ventrículo derecho. La disfunción suele ser leve y no acostumbra a progresar con rapidez en el tiempo.

La disfunción y dilatación miocárdica objetivada en algunos pacientes con este síndrome se ha ligado hasta hace poco con la presencia de una insuficiencia mitral y/o aórtica significativas que producen una sobrecarga de volumen al VI y una dilatación secundaria de este. Sin embargo, se ha visto que existe un subgrupo de pacientes que sin afectación valvular significativa muestran disfunción cardíaca y/o dilatación del VI (**Fig. 18-6**).

Se desconocen los mecanismos implicados en la dilatación ventricular de estos pacientes, y existen diversos autores que promulgan diversos mecanismos causantes. Algunos de ellos creen que la presencia de una mayor rigidez aórtica en estos

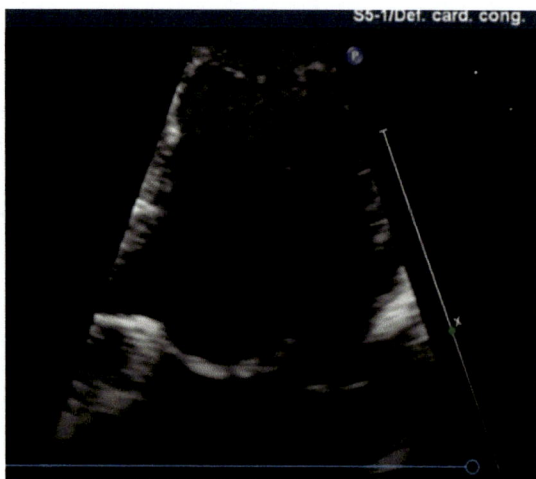

Figura 18-4. Prolapso mitral de ambos velos en paciente adolescente.

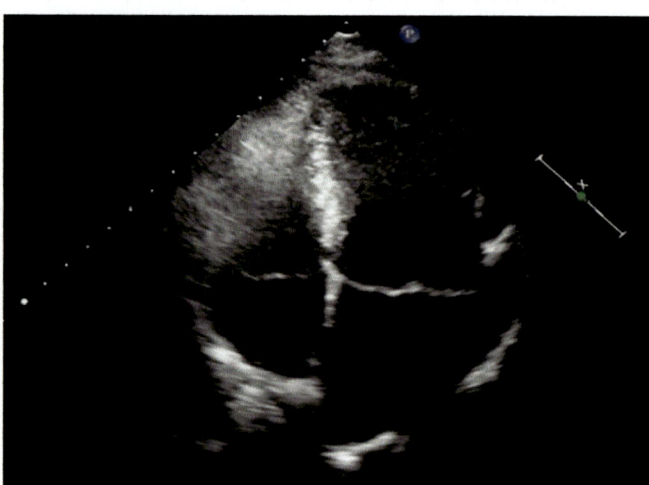

Figura 18-6. Dilatación VI en paciente con prolapso mitral pero sin IM significativa.

pacientes supone un aumento de la poscarga del VI y esto estaría implicado en una dilatación progresiva con/sin disfunción del VI. Otros opinan que las alteraciones en la matriz extracelular miocárdica debidas a la presencia de una fibrilina patológica podrían ser la base de dicha miocardiopatía.

- **Arritmias ventriculares**: en los últimos años se ha especulado también sobre el riesgo de muerte súbita arrítmica en los pacientes con Marfan. Las arritmias ventriculares, aunque poco frecuentes, pueden presentarse también en pacientes jóvenes.

A día de hoy, no se conocen los mecanismos de producción de arritmias ventriculares en estos pacientes. Se piensa que la dilatación ventricular podría desempeñar un papel etiológico importante al igual que el prolapso mitral/insuficiencia mitral, cirugías aórticas previas y las alteraciones basales de la repolarización. En los últimos tiempos la «separación entre el punto de "bisagra" del velo posterior mitral y el miocardio ventricular» (*mitral annular disjunction* [MAD]) ha cobrado interés en estos pacientes. Se piensa que las arritmias en pacientes con prolapso mitral y MAD se deben, en parte, a la tensión regional que lleva a una fibrosis de los músculos papilares.

Todavía no se dispone de una estratificación de riesgo para estos pacientes ni de indicaciones claras para implante de desfibrilador en prevención primaria.

Consideraciones especiales del síndrome de Marfan en la edad pediátrica

- Una consideración importante es que el fenotipo es edad dependiente. Sin embargo, la prevalencia de *ectopia lentis* y dilatación aórtica, aunque progresiva, es similar en niños comparados con aquellos chicos de mayor edad o adultos (75 y 80 %, respectivamente).
- La segunda es que los valores de referencia de la raíz no son iguales a los del adulto. En el niño, no se considera solo el valor absoluto, sino que la medida obtenida se compara con individuos de la misma edad, peso y talla para obtener el *Z-score*. Existen tablas de valores normalizados para consultar (por ejemplo, en la página web parameterz (Gautier o Halifax, según las medidas, sean en diástole o sístole, respectivamente) (**Fig. 18-7**).

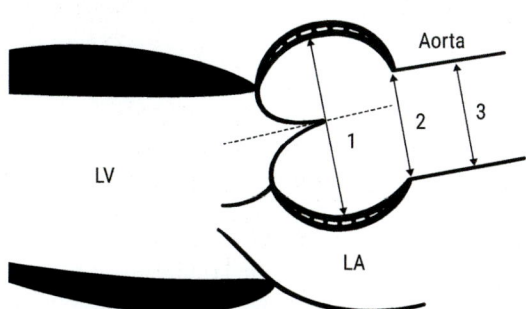

Figura 18-7. Medidas de la raíz aórtica a nivel de senos de Valsalva (SV), unión sinotubular (UST) y aorta ascendente proximal. Normalmente se mide en diástole de borde anterior a borde anterior. Se puede medir en sístole o en diástole. En paraesternal eje largo.

- En tercer lugar, el riesgo de rotura/disección aórtica es excepcional en la edad pediátrica.
- Por último, existen formas específicas de la edad pediátrica y que constituyen una entidad independiente, como el **síndrome de Marfan neonatal o la forma clásica grave.** Son formas graves y rápidamente progresivas de la enfermedad que se presentan desde el nacimiento. En particular, el Marfan neonatal, por mutaciones *de novo* en los exones 24-32, tiene una alta mortalidad (50 %) debida a su afectación valvular tan grave que lleva a una IC precoz, hipertensión pulmonar y muerte.

Clínica

Normalmente, en la edad pediátrica, la clínica mayoritaria es la derivada de su patología esquelética. Desde el punto de vista cardiológico, la mayor parte se encuentran asintomáticos. Sin embargo, en caso de insuficiencias valvulares significativas o disfunción ventricular se pueden hallar síntomas de IC que pueden precisar medicación anticongestiva.

Además, aunque poco habitual en niños, se deben investigar síntomas sugerentes de arritmias (síncopes atípicos), sobre todo en pacientes de riesgo (aquellos con prolapso mitral, aurículas dilatadas, dilatación y/o disfunción ventricular, alteraciones de la repolarización, extrasistolia ventricular, etc.).

Por último, aunque excepcional en la infancia, siempre se debe aconsejar que ante episodios de dolor torácico intenso acudan a urgencias por el riesgo inherente de disección aórtica. Este suele ser intenso, opresivo, irradiado a región interescapular/zona donde avanza el hematoma disecante, y suele ir acompañado de asimetría de pulsos y sensación de gravedad.

Seguimiento del niño con síndrome de Marfan

Debe ser multidisciplinar con la inclusión de cardiólogos, traumatólogos, rehabilitadores, oftalmólogos, etc., y a ser posible en centros terciarios especializados por su riesgo aumentado de precisar intervenciones oftalmológicas (*ectopia lentis*, desprendimiento de retina, glaucoma, etc.), ortopédicas (cirugía de escoliosis, anomalías de la caja torácica, etc.), así como terapias específicas (prótesis ortopédicas, corsés, etc.).

El seguimiento cardiológico de estos pacientes es de vital importancia dado que la afectación cardiológica determina su pronóstico. La dilatación aórtica es progresiva, de manera que la ausencia de dilatación no descarta que esta aparezca más tarde. Por este motivo, se debe hacer un seguimiento periódico. Si hay dilatación de la raíz, existe un crecimiento rápido de esta o hay insuficiencias valvulares significativas, el seguimiento debe estrecharse (**Fig. 18-8**).

La resonancia magnética (RM) se realiza si existe dilatación aórtica y/o insuficiencias valvulares significativas, disfunción ventricular, etc. Se repetirá en función de los hallazgos o si existe rápida progresión. En niños muy pequeños, que precisan sedación, se reserva para aquellos con aortas muy dilatadas, mala ventana, sospecha de complicaciones, etc. La RM permite medir fiablemente la dilatación aórtica, ver su correlación con la medida ecocardiográfica; además, objetiva

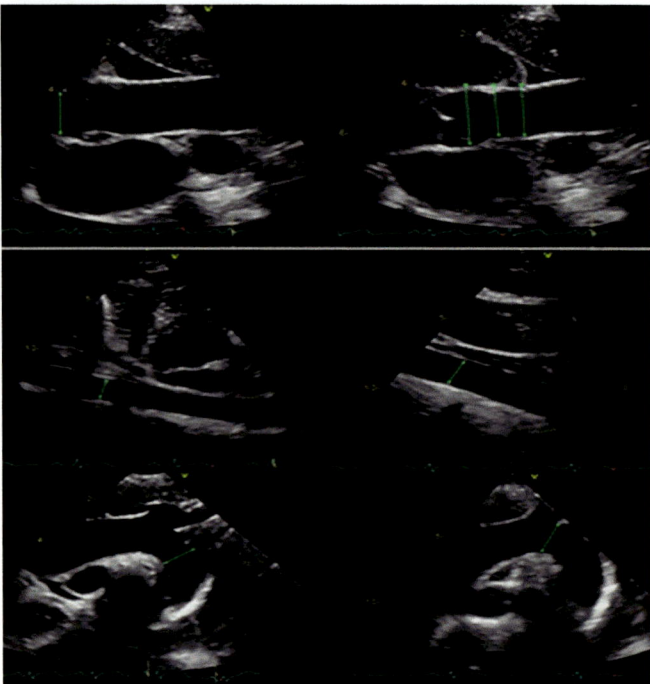

Figura 18-8. Medidas ecocardiográficas de la aorta que deben monitorizarse en cada revisión: raíz aórtica (PEL) en diástole, diámetro de la aorta abdominal (subcostal) y arco aórtico (supraesternal).

el prolapso valvular y la cuantía de la insuficiencia, evalúa función y volúmenes ventriculares, estudia la presencia de fibrosis y descarta pequeñas disecciones (**Fig. 18-9**). La tomografía computarizada, por su radiación, se reserva para descartar patología aórtica aguda (disección o rotura).

Se debe realizar también un electrocardiograma con regularidad, que puede mostrar: datos de crecimiento VI y/o aurícula izquierda, alteraciones de la repolarización (típicas en el prolapso mitral [**Fig. 18-10**]), extrasístoles supra/ventriculares, etc. En el caso de sospecha de arritmia o alteraciones en el electrocardiograma, se debe solicitar Holter.

Conforme el paciente crece, sobre todo si es deportista, conviene realizar una ergometría para evaluar la presión arterial (PA) máxima en esfuerzo. Además de una tendencia a la dilatación, las paredes de los vasos de estos pacientes son más finas y sensibles a cambios de PA y a la hipertensión arterial.

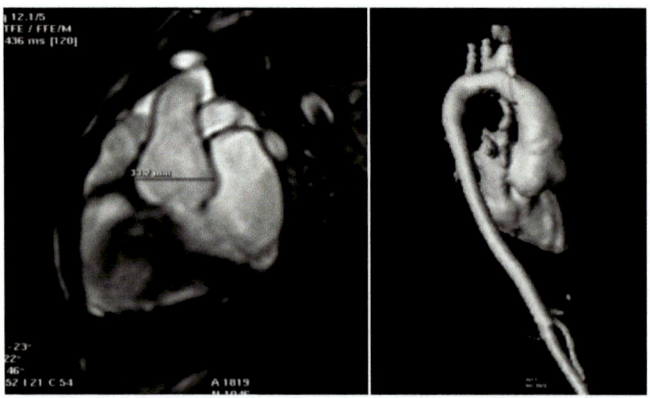

Figura 18-9. Raíz aórtica dilatada en pacientes con SM, RM cardiaca.

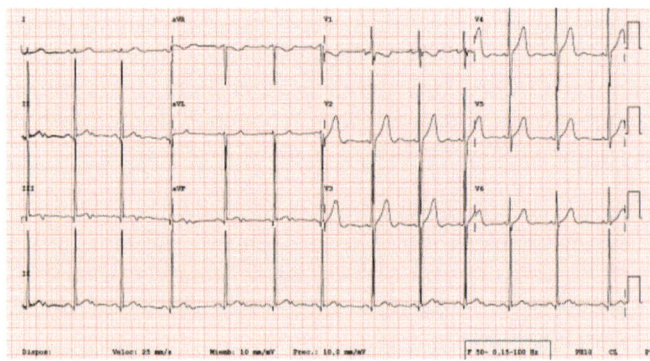

Figura 18-10. ECG basal de un paciente con prolapso mitral. Alteraciones características de la repolarización en cara inferior.

Tratamiento médico de la patología cardiovascular del síndrome de Marfan

Los dos fármacos empleados para enlentecer o prevenir la formación de aneurismas aórticos: atenolol y losartán. Ninguno ha demostrado una clara superioridad respecto al otro.

El atenolol es el betabloqueante (BB) más empleado y con el que se han hecho la mayoría de estudios (0,5-2 mg/kg/día, c/12-24 horas). El losartán constituye una alternativa terapéutica y se usa en combinación con los BB en pacientes con dilatación grave o crecimiento aórtico rápido (0,7-1,4 mg/kg/día c/12-24 horas).

Estudios en humanos no han conseguido demostrar diferencias significativas entre ambos fármacos. El primer estudio ciego, con ciertas limitaciones y un seguimiento corto (tres años) se publicó en *New England Journal of Medicine* en 2014 y participaron 608 niños/adultos jóvenes aleatorizados a atenolol/losartán. Otro estudio posterior (Teixido-Tura) tampoco encontró diferencias a largo plazo entre ambos fármacos en la tasa de crecimiento de la raíz aórtica o frecuencia de eventos.

Por otro lado, aún no existe un consenso sobre cuándo iniciar el tratamiento en estos pacientes. Hay quien recomienda iniciar tratamiento cuando la raíz aórtica esté dilatada (*Z-score* > 2); otros proponen un inicio más precoz (al diagnóstico) (**Fig. 18-11**). A favor de esta práctica hay ya autores que sugieren no solo un inicio precoz del tratamiento, sino incluso de la biterapia.

Tratamiento quirúrgico

La cirugía profiláctica de los aneurismas aórticos ha tenido un gran impacto en la supervivencia de estos pacientes. La mortalidad asociada a la cirugía es mucho menor cuando esta se realiza de forma no urgente. En adultos, se indica cirugía cuando el diámetro de los senos de Valsalva se aproxima a 50 mm (salvo en embarazadas o en presencia de fibrilación auricular de disección, en la que la indicación se encuentra en los 45 mm de diámetro). En niños se asumen, normalmente, los mismos criterios que en el adulto (**Tabla 18-4**). En general, la indicación quirúrgica depende del diámetro del aneurisma aórtico, antecedentes familiares de disección, la velocidad de crecimiento de la raíz aórtica, la presencia de

Figura 18-11. Propuestas de manejo médico de pacientes con síndrome de Marfan. **A)** Guías canadienses. **B)** Algoritmo de tratamiento médico.

A Tratamiento médico

Indicaciones quirúrgicas

Niños
- Raíz aórtica normal (Z-$score$ <2): seguimiento
- Raíz aórtica levemente dilatada (Z-$score$ 2-3): considerar tratamiento médico
- Raíz aórtica moderadamente dilatada (Z-$score$ 3-4,5): iniciar betabloqueantes o ARA-II
- Raíz aórtica significativamente dilatada: (Z-$score$ >4,5): iniciar betabloqueantes y ARA-II

Adultos
- Raíz aórtica normal (<35 mm): seguimiento continuo
- Raíz aórtica levemente dilatada (35-40 mm): considerar tratamiento médico
- Raíz aórtica moderadamente dilatada (40-45 mm): iniciar betabloqueantes o ARA-II
- Raíz aórtica significativamente dilatada: (>45 mm): iniciar betabloqueantes y ARA-II Raíz aórtica significativamente dilatada: (>45 mm): iniciar betabloqueantes y ARA-II

- Raíz aórtica/diámetro aneurisma aórtico >50 mm y/o aneurisma de rápida dilatación > de 5 mm/año en cualquier localización y/o insuficiencia aórtica progresiva

- Raíz aórtica 50 mm, diámetro aneurisma aórtico 50 mm; arco aórtico 55-60 mm; aorta torácica descendente 55-60 mm y/o aneurisma de rápida dilatación >5 mm/año en cualquier localización y/o insuficiencia aórtica progresiva

B

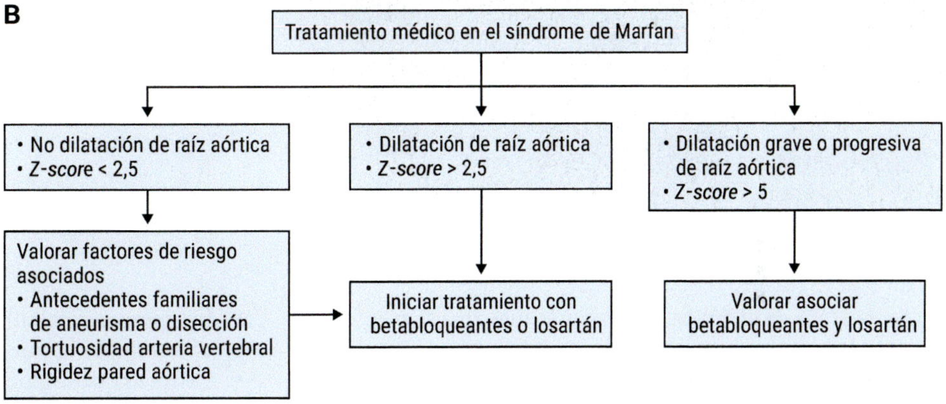

Tratamiento médico en el síndrome de Marfan

- No dilatación de raíz aórtica
- Z-$score$ < 2,5

- Dilatación de raíz aórtica
- Z-$score$ > 2,5

- Dilatación grave o progresiva de raíz aórtica
- Z-$score$ > 5

Valorar factores de riesgo asociados
- Antecedentes familiares de aneurisma o disección
- Tortuosidad arteria vertebral
- Rigidez pared aórtica

Iniciar tratamiento con betabloqueantes o losartán

Valorar asociar betabloqueantes y losartán

valvulopatía mitral o insuficiencia aórtica significativas, la disfunción ventricular y el deseo gestacional de la paciente. Los aneurismas de desarrollo rápido, que crecen >5 mm/año, son los que más se asocian a complicaciones.

Existen dos cirugías principales sobre la raíz aórtica (**Fig. 18-12**):

- **Cirugía de Bentall**: reemplazo de la válvula y raíz aórtica dilatadas por un injerto aortovalvulado, con reimplantación de las coronarias; buenos resultados en manos expertas.
- **Procedimientos de sustitución de la raíz aórtica** con preservación de la válvula aórtica, según la técnica de Yacoub o la de David.

Otro tipo de cirugías, de urgencia, son las de la disección aórtica. La cirugía abierta es de elección, la experiencia con *stent* intravascular en estos pacientes es limitada.

El recambio valvular mitral está indicado en casos de insuficiencia grave y presencia de síntomas, dilatación o disfunción de VI. En pacientes pediátricos, sobre todo pequeños, es de elección la plastia mitral frente al reemplazo valvular.

Actividad física recomendada en estos pacientes

- La mayoría de los pacientes con síndrome de Marfan viven una vida sin «**grandes restricciones**»; las comorbilidades

Tabla 18-4. Indicaciones quirúrgicas en distintas aortopatías y según la localización del aneurisma

Umbrales de tamaño recomendados para la intervención de aneurismas de la aorta torácica[a]				
	Raíz aórtica	**Ascendente**	**Arco**	**Descendente**
Degenerativa	5,5 cm	5,5 cm	6,0 cm	6,5 cm
Válvula aórtica bicúspide	5,0-5,5 cm	5,0-5,5 cm	5,5 cm	6,5 cm
Síndrome de Marfan	5,0 cm	5,0 cm[c]	5,5-6,0 cm	5,5-6,0 cm
Aotopatía familiar	4,5-5,0 cm	4,5-5,0 cm	5,5-6,0 cm	5,5-6,0 cm
Otros síndromes genéricos[b]	4,5-5,0 cm	4,2-5,0 cm	5,5-6,0 cm	5,5-6,0 cm
Sometido a cirugía cardíaca	—	4,5 cm	—	—

[a] Los umbrales de tamaño para la intervención deben tener en cuenta el tamaño corporal del paciente, ya sea empíricamente o utilizando fórmulas propuestas para el ajuste. [b] Para las mujeres que anticipan un embarazo, el umbral es 4,1-4,5 cm. [c] Loeys-Dietz, Turner, Ethlers-Danlos

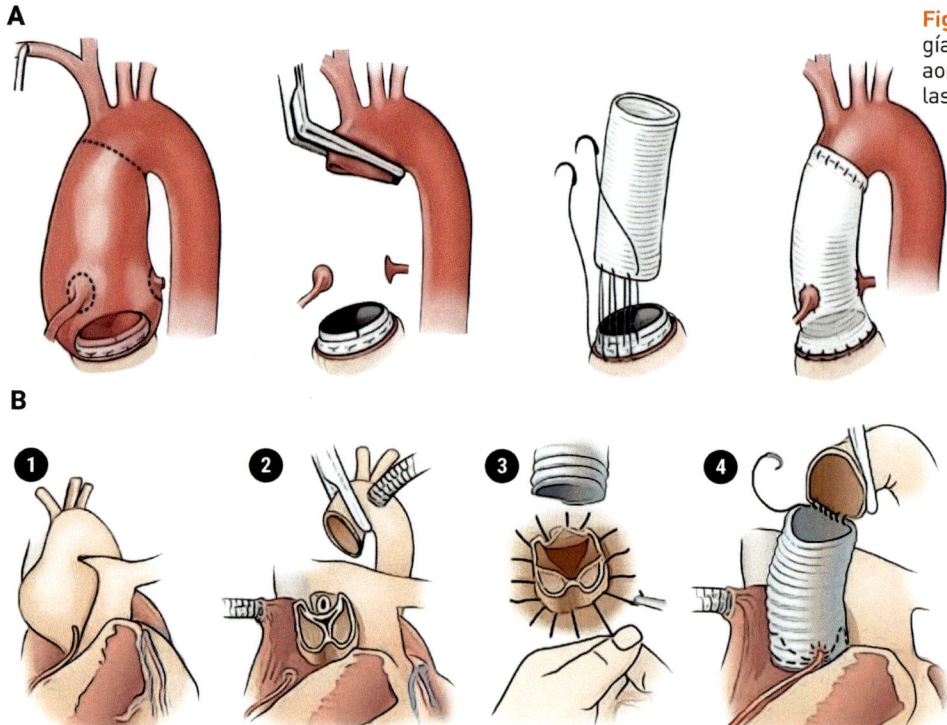

Figura 18-12. A) Cirugía de Bentall. **B)** Cirugía de David con preservación de la válvula aortica nativa del paciente con reimplante de las coronarias.

en la zona esquelética son las que más interfieren en su vida habitual.

- Es muy importante animar a estos pacientes a realizar ejercicio físico habitual, con la recomendación de actividades recreativas (no competitivas) de baja a moderada intensidad.
- En cuanto a la práctica de ejercicio físico, se recomienda evitar:
  - Esfuerzos de alta intensidad-ejercicios contra resistencia (p. ej., el levantamiento de peso) ya que estos pueden producir un aumento súbito e intenso de la PA con el consiguiente estrés sobre la pared aórtica.
  - Actividades con riesgo de sufrir impactos torácicos (deportes de contacto) o grandes aceleraciones/desaceleraciones bruscas (parques de atracciones) que produzcan una elevación abrupta de la PA.

Existen listas de distintos tipos de deportes adaptadas para estos pacientes:

- **Deportes autorizados sin restricción**: golf, bolos, billar, yoga, etc.
- **Deportes autorizados como aficionados (competición excluida)**: senderismo, futbol, natación, bicicleta, equitación, baloncesto, voleibol, danza, etc.
- **Deportes prohibidos (aquellos que impliquen riesgo de impacto o conlleven un brusco aumento de poscarga al corazón)**: musculación, levantamiento de pesos, escalada, salto de altura, rugby, hockey, boxeo, canoa, carreras de coches/motos, etc.

Particularidades del síndrome de Marfan en el paciente pediátrico

- Fenotipo edad dependiente (sobre todo en la zona esquelética). El estudio genético en esta población adquiere un valor fundamental en el diagnóstico.

- Es necesario calcular el *Z-score* para el peso y la talla del diámetro de la raíz aórtica.
- La rotura de aneurismas de raíz aórtica es rara en la edad pediátrica.
- Una forma específica de síndrome de Marfan con expresión grave y precoz en la infancia es el Marfan neonatal.

El manejo y tratamiento del síndrome de Marfan debe ser multidisciplinar

- Es necesario realizar controles seriados; la ausencia de dilatación en un momento dado no descarta que esta aparezca más tarde.
- Con un seguimiento y tratamiento adecuado se consigue una supervivencia similar a la de la población general:
  - Tratamiento médico: normalmente, los BB son de primera elección, aunque no han demostrado su superioridad frente al losartán; reservar combinación de ambos para los casos de peor evolución; no está claro el momento de inicio de este, intentar comenzar de forma precoz.
  - Tratamiento quirúrgico: cuando la raíz aórtica esté en torno a 50 mm, salvo AF de disección, deseo de embarazo, rápida progresión, etc.

OTRAS AORTOPATÍAS HEREDITARIAS

Existen otras enfermedades que también pueden cursar con aneurismas de aorta:

- Síndrome de Loeys-Dietz.
- Válvula aórtica bicúspide.

Tabla 18-5. Otras aortopatías en la edad pediátrica

	Síndrome de disfunción multisistémica del músculo liso	Aneurismas y disección de aorta torácica familiar	Síndrome de Beals	Síndrome de Shprintzen-Goldberg
Mutación	Gen *ACTA2*	• Gen *ACTA2, MYH11, MYLK, PRKG1, MFAP5* • Autosómica dominante	FBN-2	SKI
Manifestaciones cardiovasculares	• Aneurismas fusiformes • Conducto arterioso permeable • Coartación de aorta	Aneurismas torácicos y abdominales	Similar a Marfan pero más leve, bajo riesgo de disección de aneurisma	• La afectación aórtica es infrecuente • Asocia prolapso mitral
Clínica sistémica	• Hipertensión pulmonar • Midriasis congénita • Vejiga hipotónica, megavejiga e hidronefrosis bilateral • Malrotación intestinal • Afectación cerebral tipo moyamoya • Oclusión arteria braquial		• Miopía y rara vez ectopia lentis • Alteraciones esqueléticas similares al síndrome de Marfan	Similar a síndrome de Marfan y síndrome de Loeitz-Dietz asociando además retraso mental e hipotonía grave
Manejo		• Cribado de familiares de primer grado, incluso niños • Tratamiento médico y quirúrgico		

- Síndrome de Ehlers-Danlos tipo IV.
- Síndrome de tortuosidad arterial; aneurismas y disección de aorta torácica familiar.

Además, otras menos frecuentes que también pueden producir aortopatía son: el prolapso valvular mitral, el síndrome de MASS, el síndrome de Beals, el síndrome de Shprintzen-Goldberg, etc. (**Tabla 18-5**).

Síndrome de Loeys-Dietz

Es una enfermedad autosómica dominante causada por mutaciones en heterocigosis de genes que codifican para el *TGFBR1* o *2 (transforming growth factor-β receptor)*. Estos defectos genéticos dan lugar a los síndrome de Loeys-Dietz tipo 1 y 2, respectivamente, los más frecuentes. Además, se ha descrito un tipo 3 asociado a defectos en el gen *SMAD3*, y un cuarto asociado al gen *TGBB2* (**Tabla 18-6**). Las mutaciones en estos genes producen alteraciones similares al Marfan en las vías de señalización en las que interviene el TGBβ, y los individuos afectos tienen un fenotipo similar. A diferencia del Marfan, el 75 % de los pacientes tienen mutaciones *de novo*, y el 25 % cuentan con algún padre afecto.

Manifestaciones clínicas

Asocia la tríada clásica : hipertelorismo, úvula bífida o paladar hendido y aneurismas aórticos y/o tortuosidad arterial. Sus hallazgos clínicos característicos son:

- **Afectación esquelética**: se solapa con las manifestaciones del Marfan: hiperlaxitud articular, aranodactilia, *pectus excavatum/carinatum*, escoliosis, pies planos, etc. Sin embargo, la altura y proporciones de estos pacientes son normales.
- **Afectación cardiovascular** con dilatación, tortuosidad y formación de aneurismas en todo el territorio vascular, muy típicamente de cabeza y cuello. Es característica su asociación con CC (válvula aórtica bicúspide, comunicación interauricular, conducto arterioso persistente, etc.) y con prolapso valvular mitral.
- **Dismorfias faciales**: en el tipo 1 es típica la presencia de hipertelorismo, paladar hendido, úvula bífida, craneosinostosism, etc.; en el 2 no suele haber rasgos típicos.
- **Afectación cutánea** con piel fina y translúcida, estrías cutáneas, y alteración del proceso de cicatrización (muy típico en pacientes con SLD tipo 2).
- **Afectación inmunológica** en forma de asma, rinitis alérgica, alergias alimentarias y eccema.
- **Afectación gastrointestinal** con estreñimiento y enfermedad inflamatoria intestinal (colitis ulcerosa o enfermedad de Crohn).

Tabla 18-6. Subtipos de S. LoeysDietz, genes implicados y frecuencia de los mismos

Subtipo LDS	Gen	Proporción
LDS tipo 1	*TGFBR1*	20-25 %
LDS tipo 2	*TGFBR2*	55-60 %
LDS tipo 3	*SMAD3*	5-10 %
LDS tipo 4	*TGFB2*	5-10 %
LDS tipo 5	*TGFB3*	1-5 %
LDS tipo 6	*SMAD2*	1-5 %

Tabla 18-7. Indicaciones de cirugía profiláctica en el paciente con síndrome de Loeys-Dietz

Paciente adulto	Se intervendrá quirúrgicamente a pacientes con diámetro de raíz aórtica >40 mm o con aumento de este > 5 mm al año
Paciente pediátrico	En niños habrá que tener en cuenta: • Intentar retrasar la cirugía hasta que el tamaño de la raíz aórtica sea de 20-22 mm para poder ajustar adecuadamente el injerto • En aquellos niños que no presenten un crecimiento rápido de la raíz aórtica y las manifestaciones craneofaciales sean moderadas se retrasará la cirugía hasta diámetros de 40 mm • Aquellos con crecimiento rápido de la raíz aórtica (>5 mm al año), manifestaciones craneofaciales graves y antecedentes familiares de disección aórtica, se considerará realizar la cirugía más precozmente

• **Afectación de otros órganos:** hernias, cefaleas (50 %), desprendimiento de retina, cataratas, neumotórax, enfermedad pulmonar restrictiva, etc. La ectopia lentis no es característica.

Diagnóstico

A diferencia de lo que ocurre en Marfan, en esta entidad no existen criterios diagnósticos específicos, y se confirma con estudio genético. Así, pacientes con Loeys-Dietz y Marfan pueden compartir fenotipo, y resulta fundamental la genética para su diagnóstico diferencial.

El diagnóstico cardiológico se realiza mediante ecocardiografía con valoración de la afectación de la raíz aórtica y válvulas AV. El prolapso mitral es menos habitual que en el Marfan, aunque sí es común la presencia de CC.

Debido a la alta incidencia de tortuosidad vascular de este síndrome es recomendable la realización de RM vascular de cuerpo completo para su diagnóstico y seguimiento.

Pronóstico y seguimiento

La disección de aorta ocurre en pacientes más jóvenes y con menor grado de dilatación de aorta (<40 mm). Debido a este curso más precoz y grave, es muy importante realizar un diagnóstico correcto y precoz. Los factores de riesgo de disección/aneurisma aórtico son:

• Síndrome de Loeys-Dietz tipo 1 o 2 con rasgos craneofaciales grave.
• Progresión rápida de la dilatación y grado de dilatación.
• Insuficiencia aórtica graves.
• Historia familiar de enfermedad agresiva.

El seguimiento debe ser multidisciplinar, a ser posible en un centro terciario especializado en aortopatías, y con seguimiento cardiológico estrecho para prevenir complicaciones.

Tratamiento

Para indicar el tratamiento quirúrgico profiláctico de un aneurisma aórtico se tendrá en cuenta el diámetro de la raíz aórtica, la velocidad de crecimiento, la presencia de insuficiencia aórtica, antecedentes familiares y el genotipo. Mientras que en el Marfan el riesgo de rotura se asocia a raíz > 50 mm, en el Loeys-Dietz las disecciones ocurren con aortas de menor tamaño (**Tabla 18-7**).

El tratamiento médico es similar al del Marfan, con BB y/o losartán. Se recomienda un inicio aún más precoz, y un manejo más agresivo, con el añadido de un segundo fármaco al tratamiento ante un crecimiento rápido o dilatación importante.

Síndrome de Loeys-Dietz
• Enfermedad autosómica dominante causada sobre todo por mutaciones en heterocigosis de los genes que codifican para TGFBR1 o 2 (los más frecuentes).
• Asocia la tríada clásica: hipertelorismo, úvula bífida/paladar hendido, tortuosidad arterial con aneurisma/disección de aorta ascendente.
• La altura y proporciones de estos pacientes son normales.
• El pronóstico es peor que en pacientes con síndrome de Marfan, con riesgo de rotura o disección de aneurismas de raíz aórtica a edades más precoces y a diámetros menores, por lo que su seguimiento debe ser más estrecho.
• Su fenotipo es similar al del síndrome de Marfan, por lo que resulta fundamental el estudio genético para su diagnóstico diferencial en la mayoría de los casos.
• Es importante comenzar un tratamiento precoz y más agresivo por su peor pronóstico y evolución más agresiva.

Válvula aórtica bicúspide

Es la CC más frecuente en el adulto (prevalencia del 1 %). Un porcentaje significativo asocia dilatación de aorta ascendente y manifestaciones esqueléticas (escoliosis, *pectus excavatum*) sin asociar otros datos de afectación sistémica u ocular. Existen mecanismos moleculares e histológicos que lo asocian a las aortopatías al margen del funcionamiento de la válvula *per se*.

La presencia de sintomatología en la edad pediátrica va a depender de si existe estenosis o insuficiencia valvular significativas. A diferencia de lo que ocurre en el síndrome de Marfan, estos pacientes presentan dilatación de aorta ascendente por encima de la unión sinotubular, y el riesgo de disección es muy bajo. Su diagnóstico y seguimiento se realiza con ecocardiografía o RM si la aorta ascendente está significativamente dilatada. El tratamiento médico es controvertido y su eficacia, dudosa; la cirugía se indica con diámetros de ≥ 50 mm, o de 45 mm si se va a realizar cirugía sobre la válvula aórtica.

Síndrome de Ehler-Danlos vascular (tipo IV)

Es una enfermedad rara, autosómica dominante que se caracteriza por la presencia de fragilidad vascular y tisular. Representa el 5 % de todos los síndromes de Ehler-Danlos, y está causado por mutaciones en el gen *COL3A1*, que codifica para el colágeno tipo III.

Estos pacientes asocian piel fina y traslúcida, hematomas, cicatrización distrófica y envejecimiento prematuro de la piel. Muestran, además, una facies peculiar con ojos prominentes, labios pequeños, mejillas huecas, etc. Característicamente asocia un riesgo elevado de rotura de vísceras (bazo, colon y útero); rotura espontánea de arterias sin previa dilatación, y un riesgo quirúrgico alto por friabilidad de los tejidos. Por lo general, la disección/rotura afecta a vasos de mediano tamaño (arterias renales, iliacas, mesentéricas, hepáticas, etc.). Aunque puede verse afectada la raíz aórtica, no es algo típico.

PUNTOS CLAVE

- El síndrome de Marfan es la aortopatía genética más habitual. Su diagnóstico se basa en una serie de criterios clínicos donde la ectopia lentis y la presencia de dilatación de la raíz aórtica son los dos criterios más importantes.
- La dilatación aórtica es el hallazgo cardiovascular más común en la edad pediátrica y adulta.
- Aunque la disección aórtica es rara en la edad pediátrica se debe realizar un seguimiento estrecho para prevenir complicaciones.

- Existen formas graves pero muy poco comunes que corresponden al Marfan clásico o formas neonatales.
- El síndrome de Loeys-Dietz es similar al Marfan pero tiene un comportamiento más agresivo en cuanto a una predisposición a la disección aórtica a diámetros menores y a edades más precoces.

BIBLIOGRAFÍA

Dietz H. FBN1-Related Marfan Syndrome. En: Adam MP, Feldman J, Mirzaa GM, Pagon RA, Wallace SE, Bean LJH, et al., eds. GeneReviews® [Internet]. Seattle (WA): University of Washington, Seattle; 1993-2023.

Ekhomu O, Zahra J. Naheed. Aortic involvement in Pediatric Marfan syndrome: A Review. Pediatr Cardiol. 2015;36(5):887-95.

Forteza A, Evangelista A, Sánchez V, Teixidó-Turà G, Sanz P, Gutiérrez L, et al. Efficacy of losartan vs atenolol for the prevention of aorticdilatation in Marfan syndrome: a randomizedclinical trial. Eur Heart J. 2016:37(12):978-85.

Hoffmann B, Rybczynski M, Rostock T, Servatius H, Drewitz I, Steven D, et al. Prospective risk stratification of sudden cardiac death in Marfan´s syndrome. Int J Cardiol. 2013;167(6):2539-45.

Judge DP, Dietz H.et al. Marfan´s syndrome. Lancet. 2005;366(9501):1965-76.

Lacro RV, Dietz HC, Sleeper LA, Yetman AT, Bradley TJ, Colan SD, et al. Atenolol versus Losartan in children and Young adults with Marfan´s syndrome. N Engl J Med. 2014;371(22):2061-71.

Loeys B. The revised Ghent nosology for the Marfan syndrome. J Med Gent. 2010;47(7):476-85.

Loeys BL, Dietz HC. Loeys-Dietz Syndrome. En: Adam MP, Feldman J, Mirzaa GM, Pagon RA, Wallace SE, Bean LJH, et al., eds. GeneReviews® [Internet]. Seattle (WA): University of Washington, Seattle; 1993-2023.

MacCarrick G, Black 3rd JM, Bowdin S, El-Hamamsy I, Frischmeyer-Guerrerio PA, Guerrerio AL, et al. Loeys-Dietz syndrome: a primer for diagnosis and management. Genet Med. 2014;16(8):576-87.

Mah D, Sleeper LA, Crosson JE, Czosek RJ, Love BA, McCrindle BW, et al. Frequency of ventricular arrhythmias and other rhythm abnormalities in children and young adults with the Marfan syndrome. Am J Cardiol. 2018;122(8):1429-36.

Meester J, Verstraeten A, Schepers D, Alaerts M, Van Laer L, Loeys BL. Differences in manifestations of Marfan syndrome, Ehlers-Danlos syndrome and Loeys-Dietz syndrome. Ann Cardiothorac Surg. 2017;6(6):582-94.

Muiño L, De Wilde H, Devos D, Babin D, Jordaens L, Demolder A, et al. Myocardial disease and ventricular arrhythmia in Marfan syndrome: a prospective study. Orphanet J Rare Dis. 2020; 15:300, https://doi.org/10.1186/s13023-020-01581-8

Muiño-Mosquera L, De Backer J. Cardiomyopathy in Genetic Aortic Diseases. Front. Pediatr. 2021;9:682390. doi: 10.3389/fped.2021.682390

Stheneur C, Tubach F, Journeaux M, Roy C, Benoist G, Chevalier B, et al. Study of phenotype evolution during childhood in Marfan syndrome to improve clinical recognition. Genet Med. 2014;16(3):246-50.

Siu SC, Silversides CK. Bicuspid aortic valve disease. J Am Coll Cardiol. 2010;55(25):2789-800.

Stuart AG, Williams A. Marfan´s syndrome and the heart. Arch Dis Child. 2007;92(4):351-6.

Thijssen CGE, Bons LR, Gökalp AL, Van Kimmenade RRJ, Mokhles MM, Pelliccia A, et al. Exercise and sports participation in patients with thoracic aortic disease: a review. Expert Rev Cardiovasc Ther. 2019;17(4):251-66.

Van Hemelrijk C, Renard M, Loeys B. The Loeys-Dietz syndrome: an update for the clinician. Curr Opin Cardiol. 2010;25(6):546-51.

Ware AL, Miller DV, Erickson LK, Menon SC. Marfan syndrome associated aortic disease in neonates and children: a clinical-morphologic review. Cardiovasc Pathol. 2016;25(5):418-22.

Wozniack-Mielczarek L, Sabiniewicz R, Drezek-Nojowicz M, Novak R, Gilis-Malinowska N, Mielczarek M, et al. Differences in cardiovascular manifestation of Marfan syndrome between children and adults. Pediatr Cardiol. 2019.40(2);393-403.

Anillos vasculares

19

M. de la Parte Cancho y R. Savirón Cornudella

OBJETIVOS

- Conocer el desarrollo embriológico.
- Conocer los distintos tipos: anatomía y fisiopatología.
- Conocer las manifestaciones clínicas más frecuentes.
- Conocer los métodos diagnósticos fetales y posnatales.
- Conocer las opciones de tratamiento y evolución posnatal.

INTRODUCCIÓN

Los anillos vasculares (AV) son anomalías congénitas del desarrollo de los arcos aórticos por las que las estructuras vasculares circundan y pueden comprimir la vía aérea y el esófago. El término fue introducido por Robert Gross en 1948. Pueden ser completos, si las estructuras vasculares rodean totalmente la vía aérea y la digestiva, o incompletos, conocidos en la literatura anglosajona como *slings*, en los que la compresión no es completa. Los AV más habituales son el doble arco aórtico (DAA) y el arco derecho con subclavia izquierda anómala (ALSA, por sus siglas en inglés). Las anomalías del arco aórtico representan entre el 1-3 % de todas las anomalías congénitas cardiovasculares. Los varones tienen entre 1,4-2 veces más riesgo de presentar AV. La forma más frecuente que causa sintomatología es el DAA. Las anomalías asociadas son comunes en niños con AV, con una prevalencia de hasta el 50 %:

- **Anomalías cardíacas**: los defectos cardíacos asociados pueden incluir comunicación interventricular, tetralogía de Fallot, coartación de la aorta o conducto arterioso (CA) persistente.
- **Anomalías no cardíacas**: las anomalías no cardíacas incluyen fístula traqueoesofágica, labio hendido/paladar hendido, estenosis subglótica y síndromes genéticos o de malformaciones (p. ej., síndrome de DiGeorge, síndrome de Down o síndrome CHARGE).

DIAGNÓSTICO

Diagnóstico prenatal

Actualmente, el cribado de las alteraciones cardíacas forma parte del cuidado prenatal de rutina. Las guías más recientes recomiendan el estudio cardíaco fetal de cribado por ecografía mediante la realización de diversos cortes establecidos en conjunto con el uso del Doppler color; el momento óptimo para su realización es entre las semanas 20 y 22 de gestación. La escala de velocidad del flujo de color debe establecerse en 50-70 cm/s para estructuras y vasos intracardíacos. Los planos cardíacos ecográficos establecidos en la actualidad se denominan los cinco cortes de Yagel que incluirían: a) corte en la zona abdominal para establecer el *situs*; b) corte de cuatro cámaras; c) corte del tracto de salida del ventrículo izquierdo; d) corte del tracto de salida del ventrículo derecho, y e) corte del tres vasos-tráquea. Este último corte de tres vasos comprende un plano transversal, donde se observa la arteria pulmonar principal y el arco aórtico en comunicación en forma de «V» mediante el CA, y puede identificarse a la derecha del arco aórtico la tráquea como un anillo hiperecogénico y la cava superior derecha; también en este plano se puede visualizar el timo limitado por el esternón y por delante del corte de los tres vasos.

El corte transversal de tres vasos-tráquea es el fundamental para el diagnóstico de muchas de las variantes de las anomalías de posición del arco aórtico si se realiza sistemáticamente en el estudio morfológico fetal, incluidos los AV producidos por arcos aórticos derechos y los DAA.

 Para ello, es importante la visualización de todas las estructuras descritas en este corte, tanto la arteria pulmonar principal, y el arco aórtico, como la tráquea y la vena cava superior derecha.

Diagnóstico posnatal

El pediatra debe tener un alto grado de sospecha para diagnosticar un AV, ya que es una causa relativamente poco común de dificultad respiratoria. La anamnesis y la exploración física ayudan a distinguir los AV de otras posibilidades diagnósticas.

Es sugestivo antecedente de dificultad respiratoria prolongada y recurrente y disfagia. La evaluación de la lateralidad del arco aórtico en la radiografía de tórax también es útil, pero, en última instancia, es necesaria una evaluación adicional con angiografía por tomografía computarizada (ATC), angiografía por resonancia magnética (ARM), ecocardiografía y/o broncoscopia para establecer el diagnóstico:

- El diagnóstico posnatal de los AV se establece con ATC **o** ARM, que proporcionan información anatómica detallada para determinar el tipo específico de anomalía vascular.
- La **ecocardiografía** se utiliza a menudo como prueba de diagnóstico complementaria para identificar cualquier lesión cardíaca asociada. En manos experimentadas, puede aclarar la anatomía vascular y visualizar AV. Las ventajas de esta modalidad de imágenes son que no es invasiva, está fácilmente disponible y no expone al niño a radiación ionizante. Las desventajas son que la ecocardiografía no puede detectar segmentos atrésicos sin luces permeables y, por lo tanto, es menos fiable para definir la anatomía del arco en comparación con la ATC o la ARM, visualiza mal las vías respiratorias y en algunos pacientes el examen es limitado debido a la disminución de las ventanas acústicas.
- La **broncoscopia** no se realiza de forma rutinaria, pero se reserva para pacientes que presentan importantes signos o síntomas de obstrucción de las vías respiratorias.

DESARROLLO DE LAS ANOMALÍAS DEL ARCO AÓRTICO. EMBRIOLOGÍA

A partir de la cuarta semana de embriogénesis, el arco aórtico se desarrolla sobre la base de seis vasos pares simétricos del arco aórtico y los pares de aortas dorsales. Durante las siguientes semanas de embriogénesis, la remodelación y el reordenamiento de estas estructuras dan como resultado la formación del arco aórtico izquierdo (AAI) normal:

- Los terceros arcos derecho e izquierdo persisten como las arterias carótidas derecha e izquierda.
- El cuarto arco izquierdo persiste como arco transverso.
- El sexto arco izquierdo persiste como CA.
- Las arterias subclavias derecha e izquierda surgen de las séptimas arterias intersegmentarias a lo largo de la pared posterior del cuerpo y se remodelan hasta formar el arco aórtico final.

El desarrollo anormal de este complejo proceso de remodelación vascular da como resultado malformaciones que conducen a diferentes formas de AV (**Fig. 19-1**).

ASPECTOS ANATÓMICOS DE LOS ANILLOS VASCULARES

Se han descrito un total de 34 posibilidades distintas de anomalías del arco aórtico en función principalmente de la posición y número de arcos, tipo/s de ramificación, posición izquierda o derecha de la aorta descendente y localización del CA, aunque 16 de ellas son solo hipotéticas y nunca se han observado en la clínica.

La descripción morfológica de las anomalías del arco aórtico se basa en los tres siguientes aspectos:

- Posición del arco aórtico respecto a la tráquea (izquierda o derecha).
- Presencia o no de alguna estructura vascular que pase por detrás de la tráquea.
- Lateralidad del CA (izquierdo o derecho).

CLASIFICACIÓN DE LOS ANILLOS VASCULARES

Desde un punto de vista práctico, para el diagnóstico y por su importancia los AV se pueden dividir en tres categorías (**Tabla 19-1** y **Fig. 19-2**):

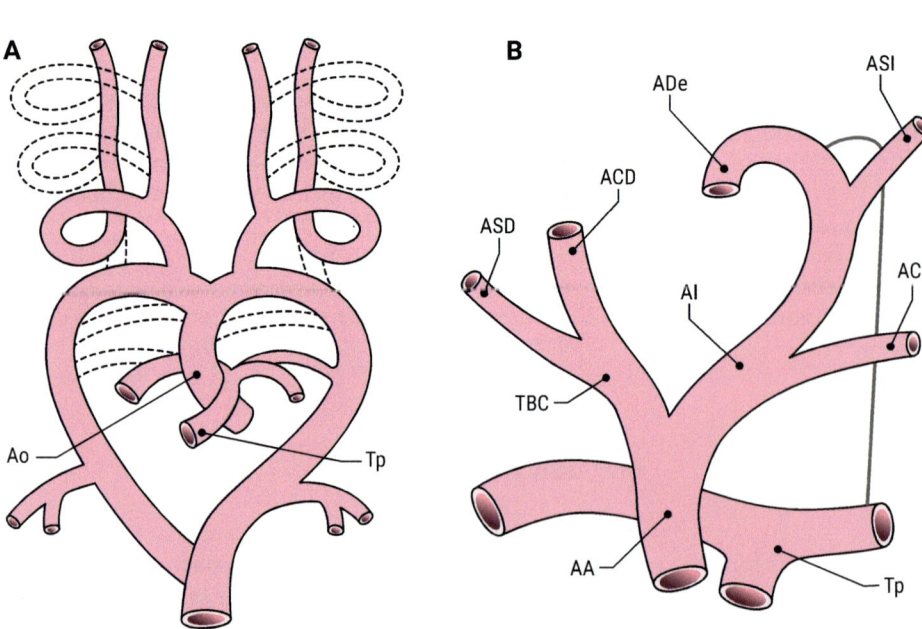

Figura 19-1. A) Esquema embrionario con arcos branquiales. Inicialmente, forman el árbol embrionario dos vasos centrales que corresponden a la aorta dorsal y ventral primitiva, conectados entre sí mediante seis pares de arcos y arterias intersegmentarias. **B)** Esquema del arco aórtico izquierdo. AA: aorta ascendente; ACD: arteria carótida derecha; ACI: arteria carótida izquierda; ADe: aorta descendente; AI: arco izquierdo; Ao: aorta; TP: tronco pulmonar; ASD: arteria subclavia derecha; ASI: arteria subclavia izquierda; CA: conducto arterioso; TBC: tronco braquiocefálico.

Tabla 19-1. Clasificación de los anillos vasculares

Anillos vasculares completos	Anillos vasculares incompletos
Doble arco aórtico	ARSA
AAD con ALSA y CAP izquierdo	AAD con vasos en espejo y CAP izquierdo
AAD con ASI aislada y CAP derecho	AAD con ASI aislada y CAP izquierdo
AAD con vasos en espejo y ligamento posterior	*Sling* pulmonar

AAD: arco aórtico derecho; ALSA: arteria subclavia izquierda aberrante (*aberrant left subclavian artery*); ARSA: arteria subclavia derecha aberrante (*aberrant right subclavian artery*); ASI: arteria subclavia izquierda; CAP: conducto arterioso permeable.

- **Anillos vasculares (AV) completos o verdaderos**: DAA, arco aórtico derecho (AAD) con vasos en espejo y ligamento posterior conectado a aorta descendente, AAD con arteria subclavia izquierda aberrante (ALSA) y CA izquierdo, AAD con arteria subclavia izquierda (ASI) aislada y conducto derecho.
- **Anillos vasculares (AV) incompletos**: arteria subclavia derecha aberrante (ARSA, *aberrant right subclavian artery*) y AAI, *sling* pulmonar, AAD y ASI aislada y AAD con vasos en espejo.
- **No forman anillo**: AAD con vasos en espejo y conducto derecho.

Doble arco aórtico

Es la variedad anatómica que con mayor frecuencia provoca un AV sintomático.

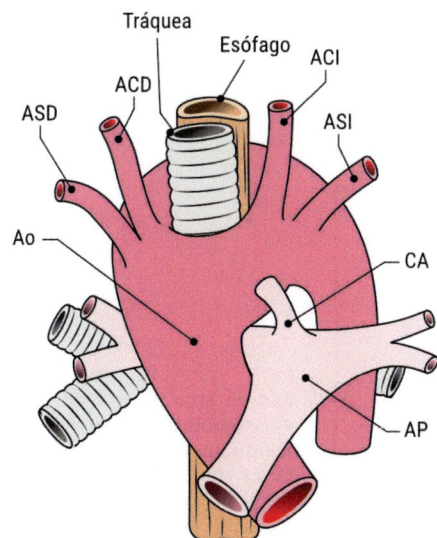

Figura 19-2. Imagen del doble arco aórtico. ACD: arteria carótida derecha; ACI: arteria carótida izquierda; Ao: aorta; AP: arteria pulmonar; ASD: arteria subclavia derecha; ASI: arteria subclavia izquierda; CA: conducto arterioso.

El DAA se origina por la persistencia de la aorta dorsal derecha entre el origen de la séptima arteria intersegmentaria y su unión con la aorta dorsal izquierda. De esta manera, la aorta ascendente se bifurca en dos arcos, uno derecho y posterior y otro izquierdo y anterior. Por lo general, solo persiste un conducto y suele ser el izquierdo. Tras atrapar la tráquea y el esófago, los dos arcos se unen para originar la aorta descendente que puede situarse a la izquierda o la derecha de la columna vertebral. Como regla, la aorta descendente se sitúa contralateral al arco dominante e ipsilateral al conducto. Las arterias carótidas comunes y las dos subclavias nacen por separado en cada arco y se disponen en modo simétrico. El AV queda configurado por los dos arcos aórticos y, aunque el conducto se une por lo general al arco izquierdo, dicho conducto no forma parte del anillo.

 Aunque ambos arcos pueden ser permeables, de igual diámetro o no, lo más habitual es que el AAD sea el predominante, hipoplásico el izquierdo; en ese caso, se denomina AAD con hipoplasia del AAI.

Arco aórtico derecho con vasos en espejo y ligamento posterior con divertículo de Kommerell

Se produce como consecuencia de la regresión del AAI distal al nacimiento de la subclavia izquierda. En esta variedad, la arteria innominada izquierda o tronco braquiocefálico izquierdo es el tronco supraaórtico que se origina más proximal a la salida de la aorta; a continuación sale la carótida común derecha y, finalmente, la subclavia derecha. Solo en el supuesto de que el conducto izquierdo comunicara de manera directa el tronco pulmonar con la parte superior de la aorta descendente se formaría el AV, que es más infrecuente (**Fig. 19-3**).

Arco aórtico derecho con arteria subclavia izquierda aberrante y conducto arterioso izquierdo con divertículo de Kommerell

Se produce como consecuencia de la regresión del AAI distal al nacimiento de la carótida común izquierda. El CA surge con posterioridad en el mediastino, en el origen de la ALSA, que discurre anterior a la izquierda de la tráquea y el esófago, y se conecta con la arteria pulmonar. La tráquea y el esófago están rodeados por completo por el arco aórtico del lado derecho (anterior/derecha), la base de la ASI (posterior) y el CA (hacia la izquierda), lo que da como resultado un AV completo. En este caso se pierde la «V» del corte de los tres vasos en el estudio ecográfico prenatal y la forma del arco aórtico y de la arteria pulmonar es en «U» ya que el conducto arterial cierra el anillo.

En muchos casos, la ASI y el CA surgen del divertículo de Kommerell, una estructura vascular derivada de un remanente del cuarto arco aórtico embrionario con un diámetro similar al de la aorta descendente y mayor que el de la ASI. Esta estructura vascular puede causar compresión posterior

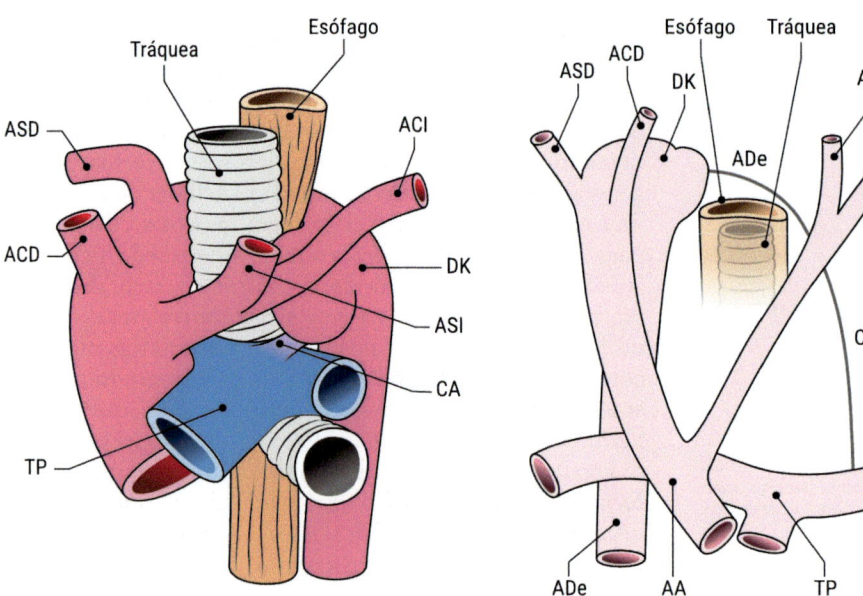

Figura 19-3. Imagen 2D y esquemática del arco aórtico derecho con vasos en espejo, y ligamento posterior con divertículo de Kommerell. AA: aorta ascendente; ACD: arteria carótida derecha; ACI: arteria carótida izquierda; ADe: aorta descendente; ASD: arteria subclavia derecha; ASI: arteria subclavia izquierda; CA: conducto arterioso; DK: divertículo de Kommerell; TP: tronco pulmonar.

del esófago y la tráquea y, si no se reseca por completo en el momento de la cirugía, puede continuar produciendo síntomas después de la división quirúrgica del AV. Un divertículo clínicamente significativo a menudo se define como un origen dilatado de la ASI > 1,5 veces el tamaño de la arteria subclavia distal. Esta variedad de anomalía del arco se asocia en un 10 % de los casos a una cardiopatía congénita, y la más común es la tetralogía de Fallot. También, hasta en un 10 % de los casos va acompañada de anomalías extracardíacas (**Fig. 19-4**).

Arco aórtico derecho con arteria subclavia izquierda aislada y conducto derecho

Es el más infrecuente de los AAD. La ASI se encuentra aislada del arco y conectada al CA. Su origen embriológico se debe a la interrupción del arco izquierdo del modelo de Edwards

en dos niveles: entre la carótida y la subclavia izquierda, y en la inserción del arco posterior izquierdo. De esa manera se interrumpe la conexión entre la aorta y la subclavia izquierda, que queda unida a la arteria pulmonar a través del conducto (**Fig. 19-5**).

Arco aórtico izquierdo con arteria subclavia derecha aberrante

En este caso, la arteria subclavia derecha no se origina del tronco braquiocefálico, sino como último vaso del arco aórtico en una trayectoria retroesofágica hacia el brazo derecho, por lo que se forman cuatro troncos supraaórticos. De esta forma, se denominaría ARSA. Aunque al contrario de su imagen especular del AAD con ALSA, si mantiene el conducto en el lado izquierdo, que es lo más habitual, no se forma un divertículo en su salida, y se genera un AV incompleto. La

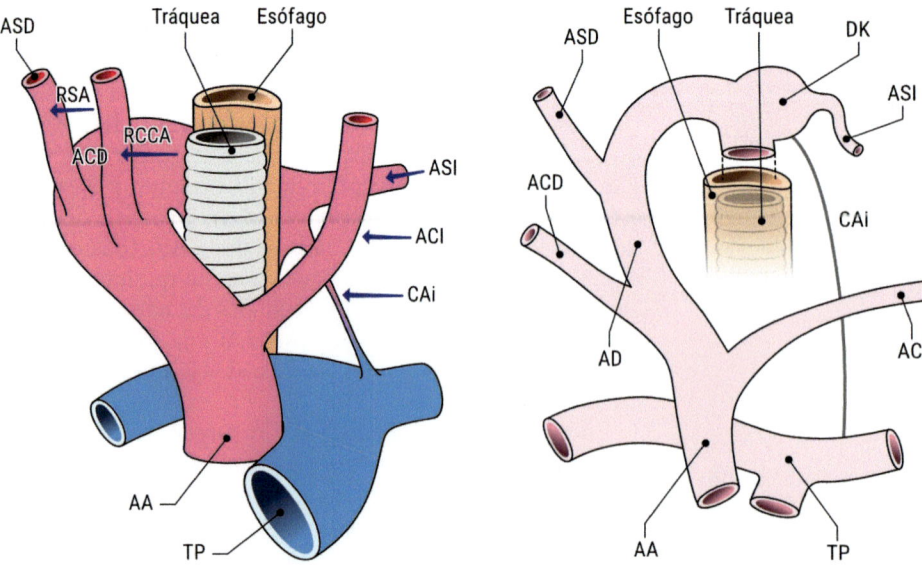

Figura 19-4. Imagen 2D y esquemática de arco aórtico derecho con arteria subclavia izquierda aberrante y conducto arterioso izquierdo con divertículo de Kommerell. AA: aorta ascendente; ACI: arteria carótida izquierda; AD: arco derecho; ACD: arteria carótida derecha; ASD: arteria subclavia derecha; ASI: arteria subclavia izquierda; CA: conducto arterioso; CAi: conducto arterioso izquierdo; Es: esófago; TP: tronco pulmonar.

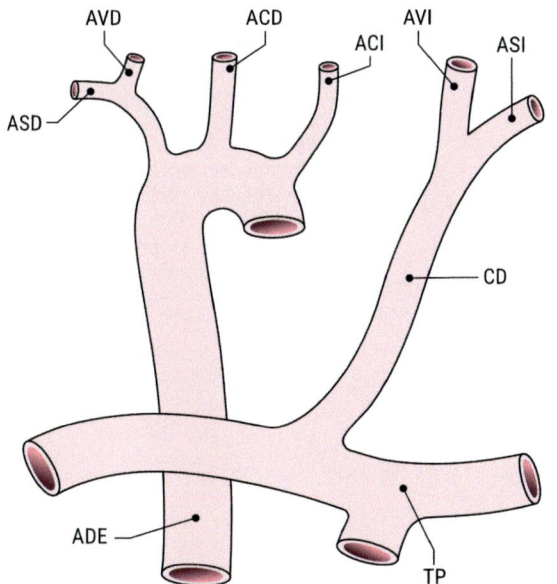

Figura 19-5. Imagen esquemática de arco aórtico derecho con arteria subclavia izquierda aislada y conducto derecho. ACD: arteria carótida derecha; ACI: arteria carótida izquierda; ADe: aorta descendente; ASD: arteria subclavia derecha; ASI: arteria subclavia izquierda; AVD: vertebral derecha; AVI: vertebral izquierda; CD: conducto derecho; TP: arteria pulmonar.

mayoría de los pacientes, si no presentan otras anomalías asociadas, permanecen asintomáticos, aunque en ocasiones pueden producir clínica de disfagia o disnea en la adolescencia o edad adulta.

> **!** El anillo formado por el ARSA presenta una incidencia entre el 0,5-1,5 % de la población general, y probablemente es el AV más habitual, y puede aumentar la probabilidad de otras anomalías cardíacas asociadas (**Fig. 19-6**).

Para la correcta visualización en una ecografía prenatal de las arterias subclavias fetales y de su trayecto, se requiere

un corte transversal en un plano ligeramente craneal al corte de los tres vasos-tráquea. En caso de normalidad, se forma un trayecto de ambas arterias similar al «manillar de una bicicleta» y, si presenta un ARSA, se visualizará el trayecto desde el arco aórtico por detrás de la tráquea en dirección hacia el brazo derecho. En el estudio mediante Doppler color de las arterias subclavias, la escala de velocidad de flujo debe situarse en un rango de velocidad bajo (10-15 cm/s), menor al del estudio de las estructuras y vasos intracardíacos. Para confirmar el diagnóstico del ARSA por ecografía prenatal, también se ha descrito un corte coronal de la aorta torácica, con visualización de la arteria subclavia derecha anómala perpendicularmente hacia el brazo derecho.

En caso de precisar confirmación del diagnóstico posnatalmente, aunque no estarían justificados si son asintomáticos, se podría realizar una TC multidetector o una ATC.

Arco aórtico derecho con vasos en espejo y conducto izquierdo

Esta variante de AAD con vasos en espejo y conducto izquierdo se produce como consecuencia de la interrupción del cuarto AAI distalmente al CA. En este caso, la arteria innominada izquierda o tronco braquiocefálico izquierdo sería el tronco supraaórtico que se origina más proximal a la salida de la aorta, y se dividiría en carótida y subclavia izquierda. Así, el conducto sería anterior e izquierdo y comunicaría el tronco braquiocefálico izquierdo con el tronco pulmonar, y se formaría un anillo incompleto. Probablemente sea el AV que presente mayor asociación a cardiopatías complejas y anomalías genéticas (**Fig. 19-7**).

En la ecografía prenatal se observará en el corte transversal de los tres vasos-tráquea que la arteria pulmonar se mantiene en la izquierda de la tráquea, y en cambio el arco aórtico permanece a su lado derecho, junto con la vena cava superior derecha, sin llegar a cerrarse el anillo.

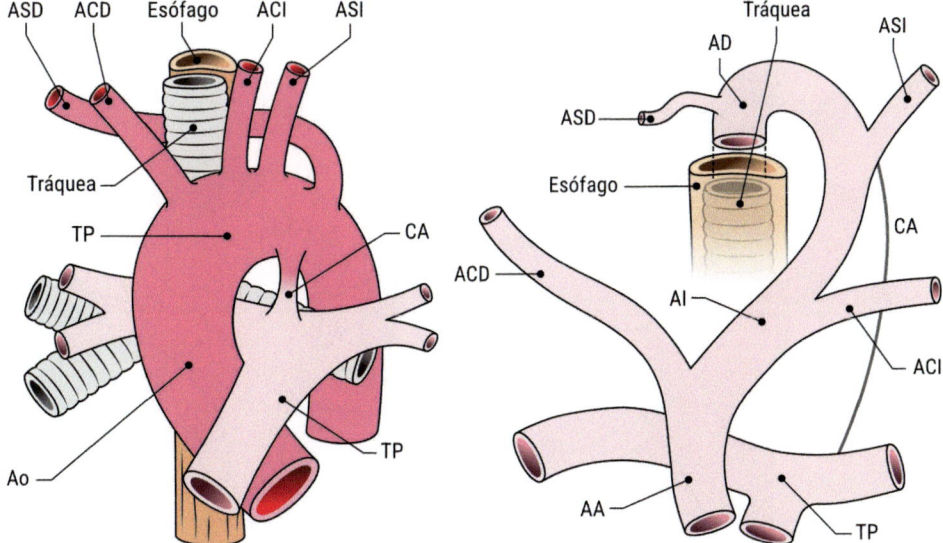

Figura 19-6. Imagen 2D y esquemática de arco aórtico izquierdo con arteria subclavia derecha aberrante. AA: aorta ascendente; ACD: arteria carótida derecha; ACI: arteria carótida izquierda; AD: arco derecho; AI: arco izquierdo; Ao: aorta; ASD: arteria subclavia derecha; ASI: arteria subclavia izquierda; CA: conducto arterioso; Es: esófago; TP: tronco pulmonar; Tr: tráquea.

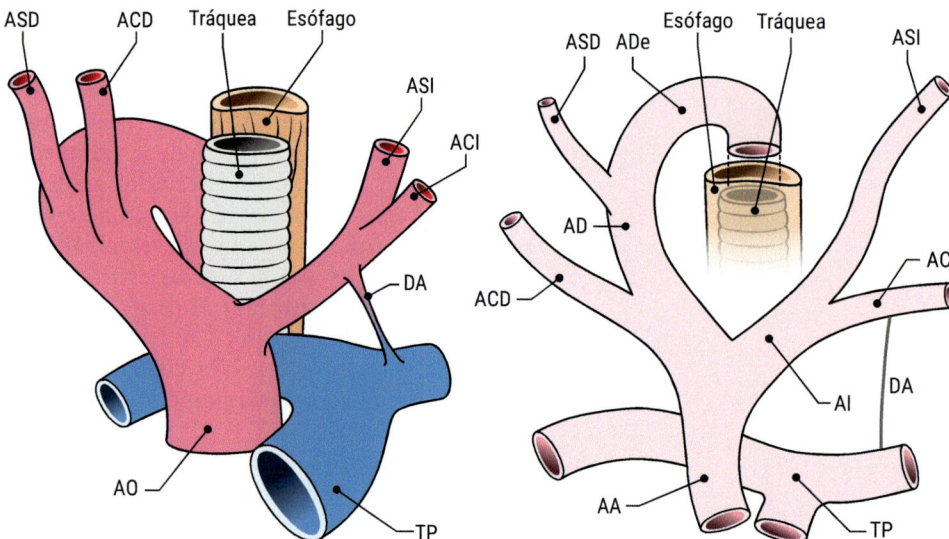

Figura 19-7. Imagen 2D y esquemática de arco aórtico derecho con vasos en espejo y conducto izquierdo. AA: aorta ascendente; ACD: arteria carótida derecha; ACI: arteria carótida izquierda; AD: arco derecho; ADe: aorta descendente; AI: arco izquierdo; Ao: aorta; ASD: arteria subclavia derecha; ASI: arteria subclavia izquierda; CA: conducto arterioso; Es: esófago; TP: arteria pulmonar.

Variante arco aórtico derecho con vasos en espejo con conducto derecho

Existe una variante del caso previo de AAD con vasos en espejo, pero con conducto derecho, lo que correspondería a una imagen especular del arco izquierdo normal con conducto izquierdo, y, en este caso, no formaría ningún tipo de AV (Fig. 19-8).

Sling pulmonar o arteria pulmonar izquierda anómala

El *sling* pulmonar es una anomalía vascular en la que la rama izquierda de la arteria pulmonar, que se origina en la porción posterior y proximal de la rama pulmonar derecha, se sitúa de manera anómala por delante del esófago y rodea la tráquea, y forma un «anillo incompleto» alrededor de esta. Es un anillo poco habitual, y es el único no provocado por una anomalía del arco aórtico; hasta en un 50 % de los casos se asocia a otras anomalías cardíacas (tetralogía de Fallot, coartación de aorta, etc.) y también a otras anomalías extracardíacas.

La arteria pulmonar izquierda puede llegar a causar compresión de la tráquea y afectar en ocasiones a la función respiratoria; los signos más característicos (hasta en el 90 % en el primer año de vida) son el estridor, sibilancias, tos, dificultad e infecciones respiratorias frecuentes.

Hay muy pocos casos publicados de diagnóstico prenatal, la mayoría de estos casos en asociación con otras malformaciones. Esta anomalía vascular, sobre todo si no se asocia a una cardiopatía, es un hallazgo secundario a la clínica respiratoria posnatal. La TC y la RM son las pruebas de imágenes que permitirán realizar la confirmación tras la sospecha clínica, y la fibrobroncoscopia se debe realizar para evaluar la vía aérea e identificar el grado de estenosis traqueal. El tratamiento es mediante cirugía para aliviar la compresión de las vías respiratorias y mejorar los síntomas del paciente.

MANIFESTACIONES CLÍNICAS

Los padres/cuidadores de los pacientes con AV sintomáticos a menudo informan de una «respiración ruidosa» en el bebé

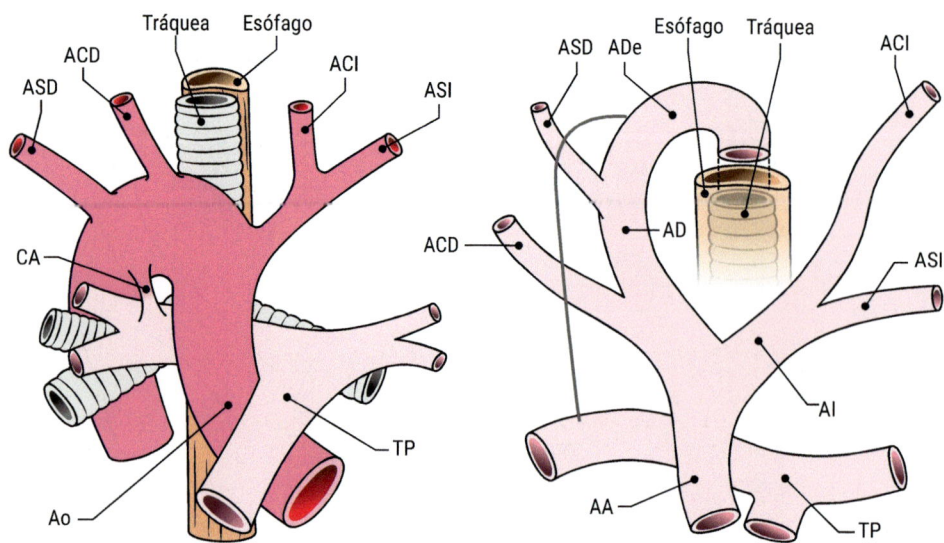

Figura 19-8. Imagen 2D y esquemática de la variante arco aórtico derecho con vasos en espejo con conducto derecho. AA: aorta ascendente; ACD: arteria carótida derecha; ACI: arteria carótida izquierda; AD arco derecho; ADe: aorta descendente; AI: arco izquierdo; Ao: aorta; ASD: arteria subclavia derecha; ASI: arteria subclavia izquierda; CA: conducto arterioso; Es: esófago; TP: arteria pulmonar.

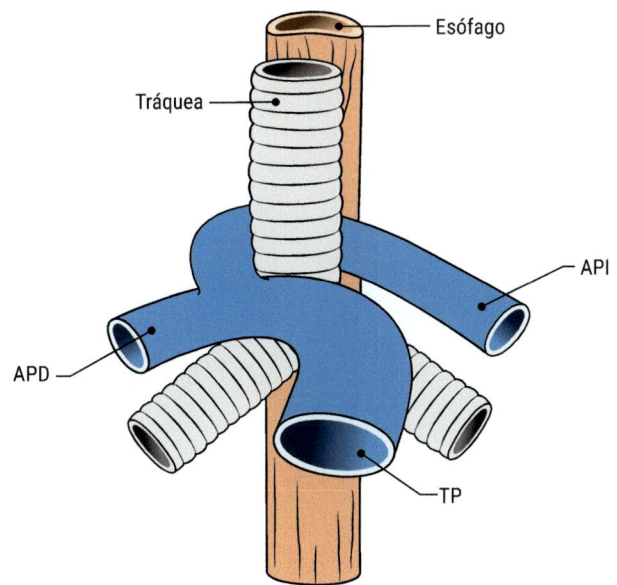

Figura 19-9. Imagen 2D de *sling* pulmonar o arteria pulmonar izquierda anómala. APD: arteria pulmonar derecha; API: arteria pulmonar izquierda; TP: arteria pulmonar.

desde el nacimiento. En las series de casos disponibles, la mayoría de los pacientes presentan síntomas traqueales y/o esofágicos significativos al año de vida:

- **Síntomas respiratorios**: los pacientes con AV completos o *slings* de la arteria pulmonar presentan con mayor frecuencia síntomas respiratorios debido a la compresión traqueal y la traqueobroncomalacia asociada. Los síntomas comunes incluyen: estridor, sibilancias, tos, dificultad e infecciones respiratorias habituales.
- **Síntomas esofágicos**: las molestias esofágicas también son comunes, entre ellas se encuentran la disfagia, la dificultad para la alimentación y los vómitos.

 La presentación clínica de los AV varía desde una obstrucción crítica de las vías respiratorias en recién nacidos hasta un diagnóstico incidental en adultos por lo demás asintomáticos.

Un DAA completo se presenta antes que otras formas de AV, normalmente dentro de las primeras semanas de vida. El *sling* de la arteria pulmonar puede presentarse inmediatamente después del nacimiento con dificultad respiratoria grave. Los pacientes con AV incompletos suelen ser asintomáticos.

TRATAMIENTO

El único tratamiento definitivo de los AV es la cirugía, que fue descrita por primera vez por Gross en 1945. La corrección quirúrgica da como resultado la resolución de los síntomas en la mayoría de los pacientes con bajo riesgo de morbilidad e incluso menor riesgo de muerte. El abordaje quirúrgico depende del tipo específico de AV.

La intervención quirúrgica está indicada en la mayoría de los pacientes sintomáticos con AV y *slings*. El fundamento es el siguiente:

- Por lo general, los síntomas no mejoran con el tiempo sin intervención. La excepción son los pacientes con síntomas no graves causados por compresión de la arteria innominada, que a menudo se resuelven sin intervención a los dos años.
- No existen otras opciones de tratamiento para mejorar los síntomas.
- Los resultados quirúrgicos son excelentes.

La reparación quirúrgica, habitualmente, no es necesaria en pacientes asintomáticos a los que se les diagnostica AV de manera incidental. Estos pacientes deben consultar ante episodios de disfagia o dificultad respiratoria.

 PUNTOS CLAVE

- Los AV son malformaciones congénitas cardiovasculares poco frecuentes.
- Es importante el diagnóstico prenatal, así como de las posibles malformaciones asociadas.
- Existen distintos tipos, según su compresión sobre la tráquea y el esófago.
- La clínica es variable: desde una obstrucción crítica de las vías respiratorias hasta cursar de forma asintomática.

- Los pacientes con síntomas importantes atribuibles a un AV (p. ej., dificultad respiratoria, infecciones pulmonares recurrentes, problemas para alimentarse, crecimiento deficiente) por lo general requieren corrección quirúrgica. El abordaje quirúrgico depende del tipo específico de AV.
- La cirugía da como resultado la resolución de los síntomas en la mayoría de los pacientes. Por lo general, la reparación quirúrgica no es necesaria en pacientes asintomáticos a los que se les diagnostica incidentalmente AV.

BIBLIOGRAFÍA

Bravo C, Gámez F, Pérez R, Álvarez T, De León-Luis J. Fetal Aortic Arch Anomalies: Key Sonographic Views for Their Differential Diagnosis and Clinical Implications Using the Cardiovascular System Sonographic Evaluation Protocol [published correction appears in J Ultrasound Med. 2016;35(6):1352]. J Ultrasound Med. 2016;35(2):237-51. doi:10.7863/ultra.15.02063

Carvalho JS, Axt-Fliedner R, Chaoui R, Copel JA, Cuneo BF, Goff D, et al. ISUOG Practice Guidelines (updated): fetal cardiac screening. Ultrasound in Obstet Gynecol. 2023;61(6):788-803.

García-Guereta L, García-Cerro E, Bret-Zurita M. Multidetector Computed Tomography for Congenital Anomalies of the Aortic Arch: Vascular Rings. Rev Esp Cardiol (Engl Ed). 2016;69(7):681-93.

Sezer S, Acar DK, Ekiz A, Kaya B, Bornaun H, Aslan H. Prenatal diagnosis of left pulmonary artery sling and review of literature. Echocardiography. 2019;36(5):1001-4. doi:10.1111/echo.14325

Sociedad Española de Ginecología y Obstetricia. Guía de Asistencia Práctica. Guía de la exploración ecográfica del corazón fetal. . Prog Obstet Ginecol. 2020;63:365-402.

Infecciones cardiovasculares

20

20.1 Endocarditis infecciosa

M. de la Parte Cancho, H. D. Escobar Pirela y A. López Escobar

OBJETIVOS

- Conocer los factores de riesgo, patogenia y etiología.
- Adquirir los conocimientos para realizar un adecuado diagnóstico.
- Establecer un adecuado régimen antibiótico terapéutico en función de la etiología o factores asociados, y del diagnóstico de sospecha o confirmado.
- Conocer las indicaciones y pautas para prevenirla.

DEFINICIÓN

La endocarditis infecciosa (EI) es una infección microbiana del endotelio valvular o no valvular, de las prótesis valvulares o de cualquier otro material protésico intracardíaco. La lesión de plaquetas donde proliferan agentes bacterianos y/o fúngicos.

FACTORES DE RIESGO

Menos frecuente que en adultos, en los últimos años se observa un incremento por la mayor supervivencia de niños intervenidos de cardiopatías complejas, y por el desarrollo de los cuidados intensivos neonatales. No hay diferencias por sexo o raza. Entre el 8 y el 10 % de las EI pediátricas se producen en corazones sanos. En edad pediátrica, la endocarditis causada por utilización de fármacos es rara. La enfermedad reumática era un factor de riesgo de endocarditis en el pasado que ha ido desapareciendo del mundo occidental. La epidemiología de la endocarditis también ha cambiado gracias al desarrollo y a la evolución de la cardiología pediátrica. La incidencia anual estimada es de aproximadamente 0,43 por 100.000 al año, con una prevalencia alrededor del 0,5-1:1.000 pacientes hospitalarios con la exclusión de aquellos con endocarditis postoperatoria.

En países desarrollados, las cardiopatías congénitas (CC) constituyen el principal factor de riesgo para EI, pero también se produce en niños sin ninguna anomalía valvular o malformación cardíaca. Los pacientes sometidos a sustitución valvular o a los que se ha colocado un conducto valvular también tienen mayor riesgo de EI. Otros factores de riesgo son aquellas circunstancias que condicionan la necesidad de técnicas invasivas, especialmente catéteres venosos centrales, como son los pacientes oncológicos, recién nacidos ingresados en unidades de cuidados intensivos o niños en unidades de cuidados intensivos pediátricos. Dentro de los pacientes con CC, los niños con comunicaciones interventriculares, lesiones valvulares del lado izquierdo como la estenosis aórtica, pacientes con tetralogía de Fallot y con comunicaciones arteriales sistémico-pulmonares (conducto arterioso persistente [CAP], derivaciones de Blalock-Taussig) tienen un mayor riesgo. La corrección quirúrgica de CC puede reducir, pero no eliminar el riesgo de EI, con la excepción de la reparación de la comunicación interauricular simple o un CAP.

PATOGENIA, ETIOLOGÍA Y MICROBIOLOGÍA

La patogenia de la EI en pediatría sigue los mismos principios generales que en los adultos. No existe relación alguna entre el microorganismo etiológico y el tipo de CC, la duración de la enfermedad o la edad del niño. Los factores clave en la patogenia son:

- **Daño endotelial**: la mayoría de los casos de EI en pediatría se desarrollan en niños con CC o lesiones valvulares preexistentes. El flujo sanguíneo de alta velocidad que se produce a través de una válvula estenótica o insuficiente o a través de una comunicación anormal entre la circulación sistémica y pulmonar causa turbulencias que dañan el endotelio, así como el efecto Venturi creado en las zonas vecinas de baja presión, o la presencia de catéteres o material protésico. Estas irregularidades pueden predisponer a la formación de coágulos o causar daño endotelial en el revestimiento interno del corazón. El daño endotelial facilita la formación de trombos plaquetarios y fibrina en las superficies cardíacas y la adhesión de microorganismos.
- **Bacteriemia**: los microorganismos pueden ingresar al torrente sanguíneo a través de diversas vías, como infecciones dentales, cirugías, procedimientos invasivos, o incluso infecciones leves. Una vez en el torrente sanguíneo, aunque la bacteriemia ocurra de forma transitoria, estas bacterias pueden adherirse a las áreas dañadas del endocardio y comenzar a multiplicarse.

- **Vegetaciones**: una lesión en el endotelio es la inductora de una trombogénesis en la que se depositan plaquetas, fibrina y ocasionalmente hematíes que forman vegetaciones trombóticas no bacterianas, únicas o múltiples. Las bacteriemias transitorias habitualmente inocuas pueden colonizarlas, sobre todo los gérmenes con gran adherencia por los endotelios. A medida que crecen, pueden dañar aún más las válvulas cardíacas y el endocardio.
- La **respuesta inmunológica** generada incrementa la inflamación y puede ocasionar la degradación de las estructuras valvulares y endocárdicas.
- De manera secundaria, pueden aparecer **otras lesiones** que producen a veces insuficiencia cardíaca súbita: valvulitis, ulceración o perforación de válvulas, rotura de cuerdas tendinosas con insuficiencia mitral, obstrucción valvular por vegetaciones, aneurismas y roturas de los senos de Valsalva o ventriculares, abscesos perivalvulares o miocárdicos, miocarditis tóxica y necrosis miocárdica causante de defectos septales y *shunts* intracardíacos.

Las bacterias son los microorganismos más comunes involucrados en la EI pediátrica. La etiología puede diferir según las condiciones médicas subyacentes y otros factores:

- **Estreptococos del tipo *viridans*** (*S. mutans*, *S. sanguis*, *S. mitis*): es uno de los grupos principales de agentes causantes de la EI en pediatría. Suelen ser comensales de la cavidad oral y entran al torrente sanguíneo durante procedimientos dentales; también puede producirse EI por microorganismos de la flora de la cavidad oral sin antecedentes de procedimiento odontológicos como son los casos de traumatismos y enfermedades dentales.
- ***Staphylococcus aureus*:** puede causar EI en pacientes sin cardiopatía subyacente y en niños con dispositivos médicos implantados como marcapasos o catéteres venosos centrales. Es el microorganismo encontrado con más frecuencia en la EI postoperatoria. Suelen entrar al torrente sanguíneo a través de lesiones cutáneas o heridas.
- **Estreptococos del grupo D** (enterococos): estas bacterias, como *S. faecalis* y *S. bovisfaecium*, pueden estar involucradas en casos de EI, en particular en niños con CC.
- **Bacterias del grupo HACEK**: este grupo de bacterias gramnegativas incluyen al conjunto *Haemophilus*, *Aggregatibacter*, *Bartonella*, *Cardiobacterium*, *Eikenella* y *Kingella*. Aunque raras, estas pueden causar EI en niños, y suelen estar asociadas a válvulas protésicas. Estos microorganismos son habituales también en neonatos e inmunodeprimidos.
- **Otros microorganismos**: la endocarditis fúngica (*Candida* spp.) puede ocurrir en neonatos con patología grave o en pacientes con tratamientos prolongados de antibióticos o corticoides. *S. agalactiae* puede causar endocarditis en recién nacidos y lactantes, sobre todo en aquellos con factores de riesgo, como prematuridad o inmunidad comprometida.

MANIFESTACIONES CLÍNICAS

Las manifestaciones clínicas de la EI en pediatría pueden variar en presentación y en gravedad. En ocasiones puede tratarse de un curso subagudo o bien presentarse de forma grave y aguda, que se asocia a peor pronóstico.

En las etapas iniciales, los síntomas pueden ser inespecíficos con presentación de fiebre, hiporexia, astenia, sudoración, intolerancia al ejercicio y palidez.

La fiebre es uno de los síntomas más característicos de la EI, que puede ser intermitente o persistente. La EI, por tanto, debe formar parte del diagnóstico diferencial de una fiebre de origen desconocido.

También es habitual la aparición de un nuevo soplo o que el preexistente cambie sus características. Es relativamente frecuente la aparición de esplenomegalia y las petequias. Muchos de los signos cutáneos clásicos se desarrollan de forma tardía en el curso de la enfermedad, y rara vez se ven en pacientes tratados de forma adecuada. Entre estas manifestaciones se encuentran las lesiones de Janeway (heridas pequeñas hemorrágicas en palmas o plantas), nódulos de Osler (nódulos blandos y eritematosos en las falanges distales de manos y pies) y hemorragias en astilla (lesiones lineales subungueales).

También pueden producirse fenómenos embólicos en pulmones, sistema nervioso central y riñones, que dan lugar a sintomatología propia como disnea, convulsiones o hematuria.

En los neonatos, la sintomatología suele consistir en un cuadro séptico que cursa con insuficiencia respiratoria, pausas de apnea, hipotensión, taquicardia e intolerancia digestiva.

DIAGNÓSTICO

El diagnóstico se debe basar en los hallazgos de la historia clínica, la exploración física y las pruebas complementarias de laboratorio, microbiológicas y de imagen (ecocardiograma). Los hemocultivos aportan información muy importante para el tratamiento correcto de la EI. El resto de los datos de laboratorio son de importancia secundaria. Las muestras de sangre para cultivo (entre 3 y 5) deben obtenerse lo antes posible tras una cuidadosa preparación de la zona de venopunción. El momento en el que se obtienen las muestras no es tan importante, ya que puede asumirse que la bacteriemia es relativamente constante. En el 90 % de casos de EI, el agente etiológico puede identificarse en los dos primeros hemocultivos.

Los criterios de Duke-Sociedad Internacional de Enfermedades Infecciosas Cardiovasculares de 2023 para la EI se actualizaron a partir de los criterios Duke modificados de 2000 (**Tablas 20.1-1** y **20.1-2**).

El índice de sospecha debe ser alto cuando se estudia un proceso infeccioso en un niño con un factor predisponente. La combinación de ecocardiografía transtorácica y transesofágica mejora la capacidad diagnóstica de la EI.

Con respecto a los hallazgos ecocardiográficos, se pueden encontrar:

- **Vegetaciones**: son masas anormales que pueden moverse y están adheridas a las superficies de las válvulas cardíacas, a otras estructuras con endocardio o bien a material implantado. Las vegetaciones pueden variar en tamaño y forma; su ausencia no excluye el diagnóstico.
- **Insuficiencia valvular**: la EI puede dañar las válvulas cardíacas.

Tabla 20.1-1. Criterios mayores de Duke, 2023

Criterios principales microbiológicos	Hemocultivos positivos	• Microorganismos que habitualmente causan EI, aislados en dos o más hemocultivos separados • Patógenos que en ocasiones o raras veces provocan EI, aislados en tres o más hemocultivos separados
	Pruebas de laboratorio positivas	• PCR positiva u otra técnica basada en ácidos nucleicos para *Coxiella burnetii*, *Bartonella* spp., o *Tropheryma whipplei* en la sangre • Título de anticuerpos IgG antifase >1:800 para *Coxiella burnetii* o aislado de un solo hemocultivo • Ensayos de inmunofluorescencia indirecta para detección de anticuerpos IgM e IgG contra *Bartonella henselae* o *Bartonella quintana* con título de IgG >1:8.000
Criterios principales de imagenología	Ecocardiografía y TC cardíaca	• Visualización de vegetación, perforación o aneurisma valvular, absceso, seudoaneurisma o fístula intracardíaca • Insuficiencia valvular significativa nueva en la ecocardiografía en comparación con imágenes anteriores (el empeoramiento o cambio de la regurgitación preexistente no es suficiente) • Nueva dehiscencia parcial de la válvula protésica en comparación con imágenes anteriores
	Imágenes PET/TC con ^{18}F-FDG	Actividad metabólica anormal que involucra válvula nativa o protésica, injerto aórtico ascendente (con evidencia concomitante de compromiso de la válvula), cables de dispositivos intracardíacos u otro material protésico
Criterios quirúrgicos mayores		Evidencia de EI documentada por inspección directa durante cirugía cardíaca sin criterios de imágenes mayores ni confirmación histológica o microbiológica posterior

^{18}F-FDG: flúor-18-fluorodeoxiglucosa; EI: endocarditis infecciosa; PCR: reacción en cadena de la polimerasa; PET: tomografía por emisión de positrones; TC: tomografía computarizada.

Tabla 20.1-2. Criterios menores de Duke, 2023

A. Predisposición	• Historia previa de EI • Válvula protésica • Reparación de válvula previa • Cardiopatía congénita • Regurgitación leve o estenosis de cualquier etiología • Dispositivos cardíacos endovasculares electrónicos e implatables • Miocardiopatía hipertrófica obstructiva • Uso de drogas
B. Fiebre	Temperatura documentada >38 °C
C. Fenómenos vasculares	Evidencia clínica o radiológica de émbolos arteriales, infartos pulmonares sépticos, absceso cerebral o esplénico, aneurisma micótico, hemorragia intracraneal, hemorragias conjuntivales, lesiones de Janeway, púrpura
D. Fenómenos inmunológicos	Factor reumatoide positivo, nódulos de Osler, manchas de Roth o glomerulonefritis mediada por inmunocomplejos
E. Evidencia microbiológica, por debajo de un criterio principal	• Hemocultivos positivos para un microorganismo consistente con EI, pero que no cumple con los requisitos para criterio mayor • Cultivo positivo, PCR u otra prueba basada en ácidos nucleicos (ampliación o secuenciación de escopeta, en el lugar de hibridación), para un organismo consistente con EI de un sitio del cuerpo estéril que no sea tejido cardíaco, prótesis cardíaca o émbolo; o un único hallazgo por PCR de una bacteria en la piel, válvula o alambre sin evidencia de apoyo clínico o microbiológico
F. Criterios de imagen	Actividad metabólica anormal detectada por PET/TC con ^{18}F-FDG dentro de los tres meses posteriores a la implantación de válvula protésica, injerto aórtico ascendente (con evidencia concomitante de afectación valvular), cables de dispositivos intracardíacos u otro material protésico
G. Criterios de examen físico	Insuficiencia valvular nueva identificada en la auscultación, si no se dispone de ecocardiografía. Empeoramiento o cambio de soplo preexistente

^{18}F-FDG: flúor-18-fluorodeoxiglucosa; EI: endocarditis infecciosa; PCR: reacción en cadena de la polimerasa; PET: tomografía por emisión de positrones; TC: tomografía computarizada.

- **Abscesos:** se visualizarán con una apariencia ecoica densa de refringencia variable en la zona perivalvular.
- También pueden aparecer **otros hallazgos** como derrame pericárdico o dehiscencia de una válvula protésica.

TRATAMIENTO

El tratamiento de la EI es un proceso complejo que generalmente requiere de la colaboración de un equipo médico multidisciplinar, que incluye cardiólogos, infectólogos y ciru-

Tabla 20.1-3. Tratamiento empírico de la endocarditis infecciosa

	Patógenos más frecuentes	Elección	Alternativa
EVN aguda[a]	*Staphylococcus aureus, Streptococcus* grupo *viridans*	Ampicilina + cloxacilina + gentamicina	Vancomicina[9] + gentamicina[3]
EVN subaguda[a]	*Staphylococcus aureus, Streptococcus* grupo *viridans*, Enterococcus	Ampicilina + ceftriaxona + gentamicina	
EVP precoz[b]	*Staphylococcus epidermidis, Staphylococcus aureus*	Vancomicina[c] + gentamicina[c] + rifampicina[d]	Cloxacilina + daptomicina[e]
EVP tardía[b]	*Staphylococcus epidermidis, Streptococcus* grupo *viridans*, Enterococcus, *Staphylococcus aureus*		

[a]EVN aguda: <1 mes de evolución de síntomas; EVN subaguda: >1 mes de evolución de síntomas; [b]EVP precoz: <2 meses desde intervención; EVP tardía: >2 meses desde intervención. [c]Deben monitorizarse los niveles de vancomicina y gentamicina; [d]La rifampicina debe iniciarse 3-5 días después de la vancomicina según algunos expertos. En endocarditis de válvula protésica, si la incidencia de *Staphylococcus aureus* resistente a la meticilina (SARM) es >5%, plantear asociar cloxacilina a vancomicina. [e]Daptomicina no aprobada en menores de 1 año, donde se puede hacer uso compasivo.
EVN: endocarditis sobre válvula nativa; EVP: endocarditis sobre válvula protésica.

janos cardiovasculares, entre otros especialistas. El enfoque terapéutico se basa en la identificación del agente infeccioso, la gravedad de la enfermedad y las características individuales del paciente. La administración de antibióticos intravenosos tras la extracción de hemocultivos es el tratamiento inicial y fundamental, con variación del antibiótico, su dosis y duración en función del agente causal, si el paciente ha recibido antibioterapia previa, si la infección es sobre una válvula nativa o protésica, el tiempo desde la intervención quirúrgica y la epidemiología local. Debe iniciarse de manera inmediata.

El esquema propuesto de tratamiento empírico de la Sociedad Española de Infectología pediátrica se muestra en la **tabla 20.1-3**.

Los regímenes antibióticos para los patógenos bacterianos comunes en la EI pediátrica se resumen en la **tabla 20.1-4**.

La endocarditis con cultivo negativo es poco habitual en niños, y su tratamiento debe individualizarse según la exposición previa a antibióticos, la vía de adquisición de la infección, si esta es adquirida en la comunidad o nosocomial, si la válvula infectada es nativa o protésica, y si la infección es aguda o subaguda.

Los pacientes con disfunción valvular asociada a EI que causa insuficiencia cardíaca (IC) sintomática y los pacientes con fiebre persistente y bacteriemia a pesar de una terapia antibiótica adecuada pueden ser candidatos a una intervención quirúrgica. Los motivos más frecuentes de intervención quirúrgica son la IC congestiva, la disfunción valvular progresiva y los fenómenos embólicos.

La cirugía puede incluir la reparación o el reemplazo de las válvulas cardíacas dañadas y la eliminación de las vegetaciones.

Tabla 20.1-4. Regímenes antibióticos para los patógenos bacterianos comunes en la endocarditis infecciosa pediátrica

	American Heart Association		European Society of Cardiology	
	Antibiótico y dosificación	Duración	Antibiótico y dosificación	Duración
Estreptococos del grupo *viridans* y *Streptococcus bovis*	Penicilina G acuosa 200.000 a 300.000 unidades/kg/24 h i.v. en 6 dosis divididas (dosis máxima: 24 millones de unidades por 24 h)	4 semanas	Penicilina acuosa G 12 a 18 millones de unidades por 24 h i.v. en 4 o 6 dosis divididas o infusión continua	4 semanas 2 semanas para EI no complicada. No indicado para pacientes con absceso cardíaco o extracardíaco conocido o para aclaramiento de creatinina < 20 ml/min, deterioro de la función del octavo nervio o infección debida a Abiotrophia, *Granulicatella* spp o *Gemella* spp
	Ampicilina 200 a 300 mg/kg/24 h IV dividida en 4 o 6 dosis divididas (dosis máxima: 12 g por 24 h)		Amoxicilina 100 a 200 mg/kg/24 h i.v. en 4 a 6 dosis	
	Ceftriaxona 100 mg/kg/24 h i.v. en 2 dosis divididas o 80 mg/kg en 1 dosis diaria (dosis máxima: 4 g/24 h; si la dosis es >2 g/24 h, utilizar dosis divididas cada 12 h)		Ampicilina 12 g/24 h (o 100 a 200 mg/kg/24 h) i.v. en 6 dosis	
			Ceftriaxona 2 g/24 h i.v. o i.m. en una dosis	
	Pacientes con intolerancia a los betalactámicos: vancomicina 40 mg/kg/24 h i.v. en 2 o 3 dosis divididas (dosis máxima: 2 g/24 h)		Gentamicina 3 mg/kg/ 24 h i.v. o i.m. en una dosis	

(Continúa)

Tabla 20.1-4. Regímenes antibióticos para los patógenos bacterianos comunes en la endocarditis infecciosa pediátrica (*cont.*)

		American Heart Association		European Society of Cardiology	
		Antibiótico y dosificación	**Duración**	**Antibiótico y dosificación**	**Duración**
Enterococos		Penicilina G acuosa 200.000 a 300.000 unidades/kg/24 h i.v. en 6 dosis divididas (dosis máxima: 24 millones de unidades por 24 h)	4-6 semanas		
		Ampicilina 200 a 300 mg/kg/24 h i.v. en 4 o 6 dosis divididas (dosis máxima: 12 g/24 h)			
		Gentamicina 3 a 6 mg/kg/24 h i.v. en 2 o 3 dosis divididas			
		* Ceftriaxona 100 mg/kg/24 h i.v. en 2 dosis divididas u 80 mg/kg en una dosis diaria (dosis máxima: 4 g/24 h; si la dosis es > 2 g/24 h, utilizar dosis divididas cada 12 horas) + Ampicilina 200 a 300 mg/kg/24 h i.v. en 4 o 6 dosis divididas (dosis máxima: 12 g/24 h)	6 semanas		
Staphylococcus	Cepas sensibles a la meticilina	Nafcilina u oxacilina 200 mg/kg/24 h i.v. (dosis máxima: 12 g/24 h) en 4 o 6 dosis	4-6 semanas	Oxacilina o cloxacilina o flucloxacilina 12 g/24 h i.v. en 4 o 6 dosis	4-6 semanas
		Cefazolina 100 mg/kg/24 h i.v. (dosis máxima: 6 g/24 h) en 3 dosis	4-6 semanas	Cefazolina 6 g/24 h i.v. en 3 dosis	6 semanas
				Cefotaxima 6 g por 24 h en tres dosis	6 semanas
	Cepas resistentes a la meticilina	Vancomicina 40 mg/kg/24 h i.v. (dosis máxima: 2 g/24 h a menos que los niveles sean inadecuadamente bajos) en 2 o 3 dosis	6 semanas	Vancomicina 30 a 60 mg/kg/24 h i.v. en 2 o 3 dosis	4-6 semanas
				Daptomicina 10 mg/kg/24 h i.v. una vez al día	4-6 semanas
Microorganismos HACEK#		Ceftriaxona 100 mg/kg/24 h i.v. en dos dosis divididas, u 80 mg/kg en una dosis diaria (dosis máxima: 4 g/24 h; si la dosis es > 2 g/24 h, utilizar dosis divididas cada 12 h)	4 semanas		
		Cefotaxima 200 mg/kg/24 h i.v. en 4 dosis divididas (dosis máxima: 12 g/24 h)	4 semanas		
		Ampicilina 200 a 300 mg/kg/24 h i.v. dividida en 4 o 6 dosis (dosis máxima: 12 g/24 h) + Gentamicina 3 a 6 mg/kg/24 h i.v. en 3 dosis	4 semanas		

EI: endocarditis infecciosa; i.v.: intravenoso.
* El régimen combinado de betalactámicos es activo frente a cepas de *Enterococcus faecalis* con y sin HLAR (*high-level aminoglycoside resistance*), y es la combinación de elección en pacientes con endocarditis por *E. faecalis* HLAR. # Grupo HABCEK: microorganismos gramnegativos, incluidos *Haemophilus* sp, *Aggregatibacter* sp, *Bartonella henselae*, *Cardiobacterium hominis*, *Eikenella corrodens* y *Kingella* sp.

Además, durante el tratamiento se deben abordar y controlar las complicaciones que puedan surgir, como IC, embolias sépticas, abscesos y afectación de otros órganos.

PREVENCIÓN Y PROFILAXIS

La profilaxis antibiótica para prevenir la EI está justificada en pacientes con enfermedades cardíacas que conllevan mayor riesgo de esta patología. Las estrategias incluyen una adecuada higiene bucal y cutánea, medidas asépticas durante la atención sanitaria y el procedimiento invasivo. En pacientes con CC se desaconsejan los *piercings* y los tatuajes y, en caso de hacerse, deben cumplirse las condiciones higiénicas óptimas. Además, está indicada la profilaxis antimicrobiana para pacientes de alto riesgo cuando se someten a procedimientos invasivos (**Tabla 20.1-5**).

Tabla 20.1-5. Indicaciones de profilaxis antibiótica de endocarditis infecciosa

- Válvula cardíaca protésica y conductos valvulados (incluidas las de implante percutáneo)
- Reparación valvular cardíaca con material protésico (incluidos anillos o clips de anuloplastia)
- Dispositivo de asistencia circulatoria mecánica duradera (dispositivo de asistencia ventricular o corazón artificial)
- Endocarditis infecciosa previa, recidivante o recurrente
- Ciertos tipos de CC, incluidas:
  - Cualquier CC cianótica no reparada (los pacientes con derivaciones y conductos paliativos siguen considerándose no reparados)
  - Cardiopatía congénita (CC) reparada con material o dispositivo protésico, durante los seis primeros meses tras la colocación quirúrgica o percutánea o de por vida si persiste un cortocircuito residual o insuficiencia valvular
- Receptores de trasplante cardíaco que desarrollan valvulopatía

Tabla 20.1-6. Regímenes de profilaxis antibiótica para procedimientos dentales invasivos u orales invasivos

Situación clínica	Antibiótico	Dosis
Administración oral	Amoxicilina	50 mg/kg
Incapaz de tomar medicación oral	Ampicilina	50 mg/kg i.m. o i.v.
	Cefazolina o ceftriaxona	50 mg/kg i.m. o i.v.
Alérgicos a la penicilina o ampicilina-oral	Cefalexina	50 mg/kg
	Azitromicina o claritromicina	15 mg/kg
	Doxiciclina	<45 kg, 2,2 mg/kg >45 kg, 100 mg
Alérgico a la penicilina o ampicilina e incapaz de tomar medicación oral	Cefazolina o ceftriaxona*	50 mg/kg i.m. o i.v.

i.m.: intramuscular; i.v.: intravenoso.
Los antibióticos deben administrarse entre 30 y 60 minutos antes del procedimiento.
* Las cefalosporinas no deben utilizarse en pacientes con antecedentes de anafilaxia, angioedema o urticaria con penicilina o ampicilina. En tales casos, puede utilizarse vancomicina (15 mg/kg i.v. hasta una dosis máxima de 1 g).

Los regímenes de profilaxis antibiótica para procedimientos dentales invasivos u orales invasivos tienen como objetivo la prevención de Estreptococos del grupo *viridans*. El régimen preferido es la amoxicilina oral (50 mg/kg), dosis única (**Tabla 20.1-6**).

Si un paciente está recibiendo terapia antibiótica oral para otras indicaciones en el momento en que se realiza un procedimiento dental invasivo u oral invasivo, es preferible seleccionar un antibiótico alternativo de una clase diferente entre los regímenes estándares.

Si un paciente está recibiendo un tratamiento antibiótico oral de corta duración (p. ej., de 7 a 10 días) antes de una intervención dental invasiva electiva o una intervención oral invasiva por otra indicación, es preferible retrasarlas hasta ≥ 10 días después de la finalización del tratamiento antibiótico, si es posible.

En general, los antibióticos deben administrarse entre 30 y 60 minutos antes del procedimiento. Si no se hubiera administrado la profilaxis antibiótica antes de la práctica dental, puede proveerse hasta dos horas después de este.

PRONÓSTICO

Sin un tratamiento adecuado, pueden aparecer complicaciones graves (IC, embolias sépticas, abscesos cardíacos y

daño valvular permanente). La tasa de curación varía según la etiología y los factores asociados, con porcentajes entre un 85-95 %. Son factores de mal pronóstico la etiología fúngica o por estafilococos, la prematuridad y las CC complejas.

Es importante tener en cuenta las recomendaciones para prevenir la EI (**Tabla 20.1-7**).

Tabla 20.1-7. Recomendaciones para prevenir la endocarditis infecciosa

- Mantenimiento de higiene bucal
- Tratamiento adecuado de la infección por patógenos causantes
- Profilaxis antibiótica antes de procedimientos dentales invasivos u orales invasivos
- Cierre de CAP o de una comunicación interventricular si existe repercusión hemodinámica
- Profilaxis antibiótica antes de procedimientos dentales en pacientes con afecciones cardíacas que confieren mayor riesgo de EI

CAP: conducto arterioso persistente; EI: endocarditis infecciosa.

PUNTOS CLAVE

- La incidencia en pediatría es baja, y la mayoría de los niños que la padecen tienen un factor de riesgo identificable de cardiopatía preexistente y/o un catéter venoso central permanente u otro dispositivo.
- La patogenia en pediatría es un proceso complejo que involucra una interacción entre las características del paciente, las anomalías cardíacas subyacentes y los microorganismos causantes de la infección.
- Las especies de estreptococos y estafilococos son los patógenos más comunes en niños.

- La presentación clínica es variable. Puede aparecer como proceso subagudo o agudo. La presentación subaguda se caracteriza por un curso prolongado de fiebre (semanas o meses) generalmente no elevada y molestias inespecíficas, como fatiga, escalofríos, artralgias, mialgias, pérdida de peso, intolerancia al ejercicio y sudores nocturnos. La forma aguda es una enfermedad fulminante rápidamente progresiva que cursa con fiebre elevada y mayor probabilidad de complicaciones, como inestabilidad hemodinámica (*shock*) e IC. *Staphylococcus*

(Continúa)

PUNTOS CLAVE (*Cont.*)

aureus es el organismo asociado con más frecuencia con la EI aguda.
- Los hallazgos físicos incluyen la auscultación de soplo hasta en el 90 % de los pacientes. Como la mayoría de los niños tiene una cardiopatía, no es criterio único para el diagnóstico, ya que solo un 25 % muestra un soplo nuevo o un cambio en la auscultación, en cuyo caso sí son importantes, y la evidencia de eventos embólicos que ocurren hasta en un 50 % de los pacientes.
- El diagnóstico clínico se realiza siguiendo los criterios 2023 Duke-Sociedad Internacional de Enfermedades Infecciosas Cardiovasculares, basados en hemocultivos, hallazgos en el ecocardiograma y la clínica.
- La ecocardiografía permite evaluar la respuesta al tratamiento, el tamaño de las vegetaciones y la función cardíaca a lo largo del tiempo.
- La elección, la dosis y la duración de la terapia antibiótica dependen del agente microbiano causal subyacente.
- La tasa de mortalidad en pediatría es aproximadamente del 1 al 5 %. La prematuridad, la CC cianótica y la EI debida a *S. aureus* son importantes factores de riesgo de mortalidad.

BIBLIOGRAFÍA

Baddour LM, Wilson WR, Bayer AS, Gowler VG, Tleyjeh IM, Rybak MJ, et al. Infective endocarditis in adults: Diagnosis, antimicrobial therapy, and management of complications: A scientific statement for healthcare professionals from the American Heart Association. Circulation. 2015;132(15):1435-86.

Baltimore RS, Gewitz M, Baddour LM, Beerman LB, Jackson MA, Lockhart PB, et al. Infective Endocarditis in Childhood: 2015 Update: A Scientific Statement From the American Heart Association. Circulation. 2015;132(15):1487-515.

Fowler VG, Durack DT, Selton-Suty C, Athan E, Bayer AS, Chamis AL, et al. The 2023 Duke-International Society for Cardiovascular Infectious Diseases Criteria for Infective Endocarditis: Updating the Modified Duke Criteria. Clin Infect Dis. 2023;77(4):518-26.

Habib G, Lancellotti P, Antunes MJ, Bongiorni MG, Casalta JP, Del Zotti F, et al.; ESC Scientific Document Group. 2015 ESC Guidelines for the management of infective endocarditis: The Task Force for the Management of Infective Endocarditis of the European Society of Cardiology (ESC). Endorsed by: European Association for Cardio-Thoracic Surgery (EACTS), the European Association of Nuclear Medicine (EANM). Eur Heart J. 2015;36(44):3075-128.

O'Brien SE. Infective endocarditis in children. UpToDate. [consultado Nov 2023]. https://www.uptodate.com/contents/infective-endocarditis-in-children

20.2 Miocarditis y pericarditis

M. de la Parte Cancho, H. D. Escobar Pirela y A. López Escobar

 OBJETIVOS

- Conocer:
  - Los factores de riesgo de miocarditis asociados a peor pronóstico.
  - La patogenia, las distintas fases evolutivas y los tratamientos recomendados para la miocarditis.
  - Las principales manifestaciones clínicas y los signos y hallazgos diagnósticos relacionados con la afectación del gasto cardíaco y taponamiento como consecuencia de una pericarditis.
- Establecer un adecuado manejo diagnóstico y terapéutico.

MIOCARDITIS

Definición

La miocarditis se caracteriza por la inflamación localizada o difusa del miocardio. El término hace referencia a inflamación, necrosis o miocitólisis. Esta inflamación puede afectar a la capacidad del corazón para bombear sangre de manera eficiente. Puede ser causada por procesos infecciosos (virales, bacterianos o fúngicos), reacciones autoinmunitarias, del tejido conectivo, tóxicos, y también deberse a causa idiopática.

Incidencia y factores de riesgo

La incidencia es relativamente baja en comparación con la población adulta debido a que, por lo general, los niños tienen un menor riesgo de adquirir infecciones de origen cardiovascular. La incidencia exacta se desconoce ya que muchos casos son asintomáticos, con lo que no se detectan, y además no se dispone de pruebas diagnósticas específicas para esta patología. Algunos factores que pueden influir en la incidencia son:

- **Infecciones virales**: las que surgen por enterovirus y adenovirus son una causa común de miocarditis en niños.
- **Factores de riesgo**: niños con sistemas inmunológicos deprimidos o patologías médicas crónicas.
- **Estacionalidad**: en algunos casos, la incidencia es más elevada durante ciertas épocas del año.
- **Exposición a infecciones**: como es el contacto cercano con personas enfermas.

Las tasas de mortalidad en niños durante la enfermedad aguda oscilan entre el 6 y el 14 %. Las muertes tardías son poco frecuentes y se producen en menos del 5 % de los pacientes y se suelen deber a disfunción ventricular persistente, insuficiencia cardíaca (IC) o complicaciones tras el trasplante cardíaco (**Tabla 20.2-1**).

Patogenia, etiología y microbiología

La miocarditis en pediatría puede tener múltiples causas, con los virus como los agentes causales más habituales. Entre ellos se incluyen enterovirus, adenovirus, coxsackie y citomegalovirus. Bacterias, hongos y parásitos también pueden causar miocarditis, aunque con menos frecuencia. Otras etiologías son los tóxicos y enfermedades inflamatorias (Kawasaki, colagenopatías y fiebre reumática).

La miocarditis vírica puede considerarse como un proceso que cursa de manera evolutiva:

- **Infección**: esta fase suele manifestarse con fiebre, mialgias y malestar. Los síntomas respiratorios y gastrointestinales también son frecuentes. La infección vírica puede provocar lesión en el miocito de forma directa.

Tabla 20.2-1. Factores asociados a un mayor riesgo de muerte por miocarditis

- Presentación fulminante
- Función ventricular izquierda gravemente deprimida (fracción de eyección del ventrículo izquierdo <30 % o puntuación Z de acortamiento fraccional <−2)
- Necesidad de asistencia mecánica (oxigenación por membrana extracorpórea o dispositivo de asistencia ventricular)
- Necesidad de tratamiento inotrópico intravenoso
- Existencia de taquiarritmias
- Nivel alto de péptido natriurético tipo B >10.000 pg/mL

- **Inflamación**: la autoinmunidad y la fase inflamatoria están causadas por la activación del sistema inmunitario del huésped inducida por la infección vírica primaria. La lesión en las células miocárdicas es el resultado de la inflamación desencadenada por la activación de células T y citocinas, que puede detectarse mediante biopsia endomiocárdica. El daño de los miocitos conduce a un deterioro de la función ventricular, IC y/o arritmias. En la mayoría de los pacientes, la respuesta inmunitaria aguda disminuye con la eliminación del virus, y la función ventricular izquierda se recupera sin secuelas en dos a cuatro semanas. Durante esta fase, una minoría de pacientes desarrollará arritmias potencialmente mortales, trastornos de la conducción o colapso circulatorio.
- **La fase de miocardiopatía dilatada** se produce en un subgrupo de pacientes. No se sabe con certeza por qué algunos pacientes desarrollan dilatación crónica. Un mecanismo propuesto se basa en un antecedente inmunogénico predisponente que hace al individuo más susceptible a una respuesta autoinmunitaria prolongada debido a la eliminación incompleta del genoma viral en la zona cardíaca o de antígenos automiocárdicos.

Manifestaciones clínicas

Las manifestaciones clínicas pueden variar en presentación y gravedad. En ocasiones puede ser un curso subagudo gradual o bien con evolución aguda, muy rápida y fulminante.

Los síntomas iniciales pueden ser similares a los de una infección viral común, como fiebre, fatiga, dolor de garganta, dolor de cabeza y debilidad generalizada.

En neonatos y lactantes, el inicio puede ser brusco con presentación de letargo y signos de IC congestiva (taquicardia, ritmo de galope, tonos cardíacos débiles y taquipnea).

En niños más mayores, los signos de IC congestiva y la aparición de arritmias son más graduales.

Pueden presentar hepatomegalia como consecuencia de la IC o bien en relación con una hepatitis vírica.

Diagnóstico

Dado que los síntomas de la miocarditis pueden superponerse con otras patologías, el diagnóstico puede ser complejo, y se debe incluir siempre esta entidad en el diagnóstico diferencial ante un niño con mal estado general y/o *shock*, especialmente en neonatos y lactantes.

Las pruebas complementarias sirven de apoyo ya que no siempre muestran hallazgos concluyentes:

- **Biomarcadores**: la elevación de troponinas cardíacas I o T es más habitual que la de la creatina-cinasa-MB, y unas concentraciones persistentemente altas indican necrosis persistente. Se deben determinar las concentraciones de péptido natriurético cerebral o de su prohormona aminoterminal ante la sospecha de IC, pero unos valores normales no descartan el diagnóstico de miocarditis.
- En la radiografía de tórax es frecuente la cardiomegalia.

- En el electrocardiograma (ECG) pueden objetivarse cambios en el segmento ST, prolongación del QT, voltajes bajos del complejo QRS y arritmias.
- La ecografía puede poner de manifiesto la dilatación de las cavidades cardíacas y la alteración de la función. En ocasiones pueden objetivarse trombos, engrosamientos de miocardio y derrame pericárdico.
- La resonancia magnética cardíaca (RMC) puede ser útil para evaluar la inflamación del miocardio y la función cardíaca, sobre todo en la fase aguda de la enfermedad. Se ha propuesto el uso combinado de tres técnicas de RMC diferentes, y los resultados son compatibles con la inflamación miocárdica si se cumplen al menos dos de los criterios de Lake Louise. Estos incluyen: a) aumento de la señal focal o difusa en las secuencias potenciadas en T2; b) realce precoz con gadolinio, para medir el realce absoluto total o el realce total relativo del miocardio, y c) al menos un foco de realce tardío focal no isquémico.
- En algunos casos, se puede realizar una biopsia endomiocárdica, aunque se reserva para casos específicos cuando es necesario confirmar el diagnóstico.

Tratamiento

Por el alto riesgo de arritmias y compromiso hemodinámico durante la fase inflamatoria aguda, los niños con miocarditis que presentan una función ventricular gravemente deprimida o alteraciones del ritmo deben atenderse en una unidad de cuidados intensivos pediátricos. Todos los pacientes requieren monitorización cardiorrespiratoria continua, ya que el estado hemodinámico del paciente puede deteriorarse con rapidez, aunque la función cardíaca esté inicialmente intacta. Las arritmias son indicadoras de una función ventricular gravemente deprimida y de un mal pronóstico.

Se ha propuesto usar antivirales en la fase de infección viral, pero su eficacia no está probada en el tratamiento de la miocarditis.

La terapia de la miocarditis pediátrica durante la fase inflamatoria incluye:

- **Tratamiento de soporte** para mantener la estabilidad hemodinámica y una perfusión sistémica adecuada. La administración de líquidos debe ser cuidadosa. En casos de enfermedad fulminante puede ser necesario el uso de soporte mecánico de la circulación mediante oxigenación por membrana extracorpórea o un dispositivo de asistencia ventricular, seguido de trasplante cardíaco.
- **Administración de inmunoglobulina intravenosa (IGIV) y corticoides IV**: aunque los datos son limitados y no concluyentes en cuanto a si la IGIV o los glucocorticoides mejoran los resultados en la miocarditis pediátrica, se suelen utilizar terapias inmunosupresoras o inmunomoduladores para reducir la inflamación. Para la mayoría de los niños diagnosticados de miocarditis aguda, se recomienda el tratamiento con IGIV porque la miocarditis se asocia a un riesgo considerable de mortalidad y morbilidad, y los riesgos asociados a la IGIV suelen ser pequeños en comparación. Es razonable no administrar IGIV

a pacientes que no están gravemente afectados. Se recomienda suministrar una dosis de 2 g/kg en una infusión única durante 8 a 24 horas. Para pacientes con disfunción cardíaca significativa, puede administrarse en dosis divididas a lo largo de dos días. El uso de glucocorticoides para tratar la miocarditis aguda se limita a pacientes refractarios a la IGIV y a pacientes con miocarditis asociada a afecciones autoinmunitarias o inflamatorias sistémicas como el síndrome inflamatorio multisistémico pediátrico y COVID-19, relacionadas con coronavius o lupus eritematoso sistémico.

- En los pacientes más gravemente afectados (p. ej., los que presentan arritmias, alteraciones de la conducción o *shock* circulatorio) se requiere una intervención específica para las complicaciones mediante tratamiento antiarrítmico, diuréticos, soporte inotrópico o ventilación mecánica. La mayoría de los fármacos antiarrítmicos tienen efectos inotrópicos negativos con potencial para causar inestabilidad hemodinámica aguda, por lo que estos fármacos deben utilizarse solo cuando el beneficio esperado supere el riesgo.
- En la mayoría de los pacientes con miocarditis leve, la anticoagulación para prevenir el tromboembolismo venoso no es necesaria de forma rutinaria. Los pacientes con disfunción ventricular grave tienen mayor riesgo de formación de trombos y puede considerarse la anticoagulación con aspirina, heparina no fraccionada, heparina de bajo peso molecular, anticoagulante oral directo o warfarina.

El tratamiento durante la fase de miocardiopatía dilatada es el de los pacientes con IC y, en algunos pacientes, el trasplante cardíaco.

Pronóstico

La mayoría de los supervivientes recuperan la función ventricular sin deterioro cardíaco a largo plazo. Aunque en los neonatos puede llegar al 75 %, la mortalidad es del 5 %.

Algunos pacientes evolucionan hacia una miocarditis subaguda o crónica con cardiomegalia persistente indistinguible de una miocardiopatía dilatada.

Aproximadamente entre el 5 y el 20 % de los pacientes requieren un trasplante cardíaco.

PERICARDITIS

Definición

La pericarditis se caracteriza por la inflamación del pericardio que conlleva la acumulación de líquido en el espacio pericárdico. El líquido es distinto en función de la causa de pericarditis, y puede ser seroso, fibrinoso, purulento o hemorrágico. El taponamiento cardíaco se produce cuando la cantidad de líquido alcanza un nivel que compromete la función cardíaca. Es una patología muy infrecuente en la edad pediátrica y se desconoce su incidencia.

Patogenia, etiología y microbiología

La sintomatología y las repercusiones de la pericarditis están condicionadas por dos aspectos: por un lado, la cantidad y velocidad de acumulación de líquido en el pericardio y, por otro lado, la competencia del corazón para bombear ya sea por miocarditis concomitante o por compromiso mecánico por la efusión pericárdica.

En función de estos condicionantes pueden ser evidentes signos de compensación cardíaca como la constricción venosa pulmonar y sistémica para aumentar la precarga durante la diástole, el aumento de las resistencias vasculares sistémicas para incrementar la presión arterial y la taquicardia para mejorar el gasto cardíaco.

La mayoría de las pericarditis son idiopáticas, pero se asume que la infección viral es probablemente la causa más habitual, sobre todo en lactantes. Otras causas menos frecuentes incluyen la fiebre reumática, infecciones bacterianas (*Staphylococcus aureus*, *Streptococcus pneumoniae*, *Haemophilus influenzae*), tuberculosis o colagenopatías.

Manifestaciones clínicas y diagnóstico

La pericarditis aguda puede presentarse con una variedad de signos y síntomas inespecíficos, en función de la edad, de la etiología subyacente y de la repercusión sobre el gasto cardíaco.

Los pacientes de etiología infecciosa pueden presentar signos y síntomas de infección sistémica; las etiologías víricas en particular pueden ir precedidas de síntomas respiratorios o gastrointestinales virales inespecíficos.

Los principales signos y síntomas de la pericarditis aguda incluyen:

- **Dolor torácico**: típicamente agudo y pleurítico, mejora al sentarse e inclinarse hacia delante y empeora con el decúbito supino o la inspiración profunda. Debido a la ausencia de inervación sensitiva del pericardio, el dolor es probablemente referido y se debe a irritación de la pleura y del diafragma.
- **Roce pericárdico por fricción**: sonido rasposo superficial que se escucha mejor con el diafragma del estetoscopio sobre el borde esternal izquierdo. Es un signo variable en la pericarditis aguda; suele ser evidente cuando el derrame es pequeño. Cuando este es mayor, el único hallazgo auscultatorio pueden ser unos tonos cardíacos apagados.
- **Cambios en el ECG**: los efectos son múltiples, puede evidenciarse bajo voltaje en los complejos QRS, elevación generalizada del ST, inversión de la onda T y/o depresión del PR. Puede existir alternancia eléctrica (amplitud variable de los complejos QRS). Se describen cambios típicos en el ECG según las distintas fases de la enfermedad (**Fig. 20.2-1**).
- El **derrame pericárdico** es una característica común de la pericarditis, pero no es necesario para el diagnóstico. Un ecocardiograma normal no excluye el diagnóstico de pericarditis.

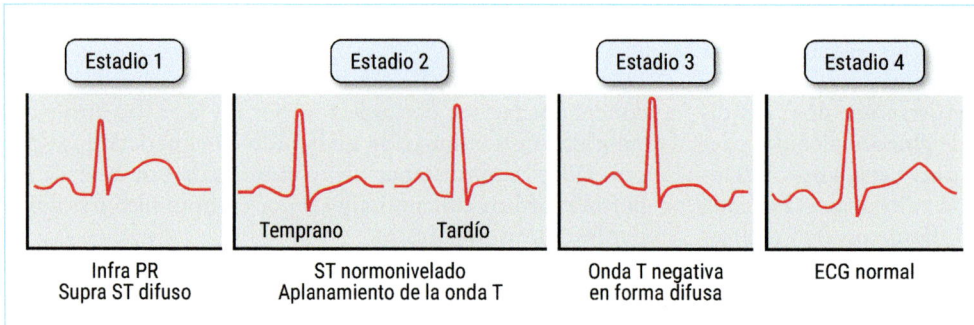

Figura 20.2-1. Electrocardiograma de paciente con pericarditis en fase inicial. Se observa elevación del segmento ST de forma cóncava y difusa, que afecta a casi todas las derivaciones (menos V1 y aVR) y descenso del segmento PR generalizado.

Estadio 1 — Infra PR / Supra ST difuso

Estadio 2 — Temprano / Tardío — ST normonivelado / Aplanamiento de la onda T

Estadio 3 — Onda T negativa en forma difusa

Estadio 4 — ECG normal

- Pueden existir signos de **taponamiento cardíaco** (tonos cardíacos débiles, hepatomegalia, taquicardia, ingurgitación yugular, pulso paradójico, oliguria, relleno capilar lento).

Tratamiento

El tratamiento de la pericarditis depende de la sospecha etiológica. Si se sospecha una etiología concreta, se debe iniciar el tratamiento específico. Este puede incluir la pericardiocentesis en caso de sospecha de pericarditis purulenta o tuberculosis.

En las pericarditis idiopáticas suele ser suficiente el tratamiento antiinflamatorio y analgésico con antiinflamatorios no esteroideos durante al menos dos semanas, que son efectivos hasta en el 90 % de los casos. Si no existe mejoría en la primera semana, se investigará la etiología para instaurar el tratamiento específico, ya que es poco probable que se trate de una pericarditis idiopática.

En casos de taponamiento está indicada la descompresión urgente mediante pericardiocentesis o drenaje quirúrgico. El drenaje quirúrgico urgente está indicado también en los casos de pericarditis purulenta.

PUNTOS CLAVE

- Los niños con miocarditis tienen alto riesgo de una morbilidad y mortalidad. Todos los pacientes requieren monitorización cardiorrespiratoria continua ya que su estado hemodinámico puede deteriorarse con rapidez.
- El diagnóstico de miocarditis se basa en los hallazgos clínicos, alteraciones en el ECG, marcadores cardíaco-analíticos, RMC y/o biopsia endomiocárdica.
- El manejo agudo de la miocarditis en pediatría incluye tratamiento de soporte con oxígeno suplementario, administración cuidadosa de líquidos y tratamiento de la disfunción ventricular.
- Los niños con síntomas leves de IC, por lo general, pueden ser tratados con diuréticos orales y agentes reductores de la poscarga (p. ej., inhibidores de la enzima convertidora de angiotensina).
- Los niños con presentaciones más graves (IC descompensada o *shock* cardiogénico) pueden requerir soporte inotrópico intravenoso, ventilación con presión positiva e incluso soporte circulatorio mecánico.
- Todos los niños deben ser monitorizados para detectar arritmias. La pérdida del ritmo sinusal puede provocar un deterioro agudo o exacerbar los síntomas de IC. La mayoría de los fármacos antiarrítmicos tienen efectos inotrópicos negativos y pueden agravar la IC.
- En la mayoría de los casos se recomienda la terapia inmunomoduladora con IGIV a dosis de 2 g/kg administrada en 8 a

24 horas. El tratamiento con glucocorticoides se recomienda en casos refractarios a la IGIV o asociada a enfermedades autoinmunitarias o inflamatorias sistémicas.
- Para los pacientes que evolucionan a una IC crónica, los tratamientos que se recomiendan son diuréticos, inhibidores de la enzima convertidora de angiotensina, betabloqueantes, antagonistas de los receptores de mineralocorticoides y digoxina.
- La pericarditis es una inflamación del pericardio y el primer síntoma suele ser dolor precordial que típicamente empeora en decúbito y mejora al inclinarse hacia delante.
- Muchos de los hallazgos clínicos se relacionan con la cantidad de líquido acumulado en el saco pericárdico.
- Puede producirse por enfermedades infecciosas, del tejido conectivo, metabólicas-endocrinas, hemato-oncológicas y anomalías congénitas, entre otras.
- El diagnóstico se debe establecer ante la sospecha clínica. Los efectos sobre el ECG son múltiples. El ecocardiograma es la técnica más sensible para evaluar la presencia, el tamaño y la progresión de los derrames pericárdicos.
- El tratamiento en las formas leves se basa en antiinflamatorios no esteroideos; las que cursen con taponamiento precisarán de pericardiocentesis.
- La mayoría de los casos de pericarditis vírica son leves, y la recuperación se produce en un plazo de varias semanas.

BIBLIOGRAFÍA

Aboza García M, García Ascaso MT, Goycochea Valdivia WA. Miocarditis, endocarditis y pericarditis infecciosa. Protoc diagn ter pediatr. 2023;2:3 29-45.

Allan CK, Fulton DR. Clinical manifestations and diagnosis of myocarditis in children. UpToDate. 2023. [consultado Nov 2023]. https://www.upto-date.com/contents/clinical-manifestations-and-diagnosis-of-myocarditis-in-children

Allan CK, Fulton DR. Treatment and prognosis of myocarditis in children. UpToDate. 2023. [consultado Nov 2023]. https://www.uptodate.com/contents/treatment-and-prognosis-of-myocarditis-in-children

Enfermedad de Kawasaki

21

A. Moriano Gutiérrez

OBJETIVOS

- Aprender el diagnóstico y tratamiento de la enfermedad de Kawasaki.
- Identificar a los pacientes de riesgo de mala evolución.
- Aprender el consenso de manejo de esta enfermedad tanto para el Servicio de Urgencias Pediátricas, sala de Pediatría y Consulta específica de Cardiología Infantil.

INTRODUCCIÓN

Definición

La enfermedad de Kawasaki (EK) es una vasculitis sistémica, aguda y autolimitada, que afecta a vasos de pequeño y mediano calibre con los lactantes y niños pequeños como la población afectada con más frecuencia.

Epidemiología

Es el origen más común de enfermedad cardíaca adquirida en niños en países desarrollados, y la segunda causa de vasculitis en la infancia, después de la púrpura de Schönlein-Henoch. El 85 % de los casos sucede en menores de 5 años, con máxima incidencia entre los 18 y 24 meses de vida. La proporción entre varones y mujeres es de 1,5:1. La EK es más prevalente en países asiáticos, especialmente en Japón, donde la incidencia ha ido en aumento.

Etiopatogenia

No se ha identificado el agente causal, aunque existen varias teorías al respecto:

- Podía estar causada por un agente infeccioso que se inhalaría e infectaría células epiteliales bronquiales ciliadas de tamaño mediano.
- O tener su origen en un agente medioambiental transportado por vientos troposféricos.

Pero la realidad es que la EK está causada por un agente infeccioso aún por identificar, que produce enfermedad solo en individuos genéticamente predispuestos, sobre todo en asiáticos.

- La EK es una vasculitis sistémica, aguda y autolimitada.
- El 85 % de los casos sucede en menores de 5 años.
- Es la causa más común de enfermedad cardíaca adquirida en niños en países desarrollados.
- Es más prevalente en países asiáticos.
- No identificado el agente causal.

Evolución de la enfermedad

Síntomas

- **Fiebre:** en el período agudo, en el 100 % de los casos, y suele ser elevada, a veces de 40 °C. No responde a los antibióticos, y sí de forma parcial a los antitérmicos. El período febril puede durar de 5 a 25 días (media de 10 días).
- **Conjuntivitis:** en el 85 % de los casos, y es una inyección conjuntival no supurativa bilateral, frecuentemente intensa, sobre todo en la conjuntiva bulbar.
- **Alteraciones bucales:** en el 90 % de los casos, se inician en la fase aguda, y duran casi lo mismo que las lesiones oculares. Los labios pueden estar secos, agrietados, así como engrosados, con una lengua de aspecto aframbuesado. Puede haber enantema.
- **Exantema:** polimorfo, y puede ser maculopapuloso, escarlatiniforme o multiforme. Comienza en superficies extensoras de los miembros, para después extenderse por el tronco. Es característica la afectación perineal. No se aprecian vesículas, costras ni bullas, como las observadas en el síndrome de Stevens-Johnson. La erupción suele desaparecer en una o dos semanas, al igual que la fiebre.
- **Linfadenopatías:** es el criterio mayor que aparece en menos ocasiones, en torno al 70 %. La linfadenopatía cervical suele ser unilateral, con afectación de un único ganglio linfático, doloroso, duro y de más de 1,5 cm de diámetro, que remite a medida que cede la fiebre.

- **Cambios en las extremidades**: eritema y edema de manos y pies en fase aguda que con posterioridad deriva en descamación periungueal característica de esta en la fase subaguda.
- **Afectación cardíaca**: siempre se debe pensar y buscar. Desde alteraciones inespecíficas del electrocardiograma (ECG) sin repercusión clínica, hasta soplos cardíacos, ritmo de galope, pericarditis, endocarditis, miocarditis y aneurismas coronarios. En los primeros días del proceso, puede detectarse arteritis de la coronaria. Pasado el primer mes es cuando se pueden observar los aneurismas y las trombosis, por ecocardiografía o por técnicas angiográficas.

Otros síntomas

- Irritabilidad marcada
- Artralgias/artritis reactiva
- Meningitis aséptica
- Irritabilidad
- Exantema de inicio en zona perineal
- Uveítis anterior
- Disuria (piuria estéril)
- Hidrops de vesícula biliar/colestasis
- Ictericia/hepatitis (**Fig. 21-1**).

Pasa por tres fases:

- **Período febril agudo**, que dura unos 10 días. Histológicamente predomina la infiltración de neutrófilos.
- **Período subagudo**, que dura entre 2 y 4 semanas. Característicamente aparece la descamación de manos y pies, la trombocitosis y la anemia. Es la fase en la que se producen los aneurismas coronarios. Histológicamente predomina la infiltración por eosinófilos, linfocitos y células plasmáticas
- **Fase de convalecencia**, que dura entre meses y años, y donde se resuelven la mayoría de los síntomas y se produce la infiltración miofibroelástica.

DIAGNÓSTICO

En ausencia de una prueba diagnóstica específica o de manifestaciones clínicas patognomónicas se han elaborado unos criterios diagnósticos.

Tabla 21-1. Criterios clínicos y analíticos de la Enfermedad de Kawasaki

Enfermedad de Kawasaki completa	Enfermedad de Kawasaki incompleta
Fiebre ≥5 días y al menos cuatro de los siguientes criterios: • Inyección conjuntival bilateral • Alteraciones de las mucosas labiales o faríngeas. Enantema, lengua aframbuesada o labios fisurados • Cambios periféricos de las extremidades, que incluyen edema, eritema o descamación • *Rash* o exantema polimorfo • Linfadenopatía cevical de >1,5 cm	Fiebre ≥5 días y dos o tres criterios clínicos o fiebre ≥7 días sin otra explicación
	Asociando PCR >30 mg/L o VSG >40 mm/h
	Y al menos tres criterios de laboratorio: • Anemia para la edad del niño • Hipoalbuminemia (albúmina <3 g/dL) • Elevación de GPT/ALT • Trombocitosis >450.000 tras 7 días • Leucocitosis >15.000 mm³ • Piuria estéril ≥10 células por campo en el sedimento

La identificación de aneurismas coronarios o en otros territorios confirma su diagnóstico; no obstante, los aneurismas coronarios no suelen detectarse hasta transcurrida la primera semana de enfermedad, por lo que una ecocardiografía normal al inicio no descarta el diagnóstico.

Si no se cumplen cuatro de los criterios clínicos, sino dos o tres, se estaría ante una EK incompleta. En esos casos hay que apoyarse en determinadas pruebas complementarias: hemograma con bioquímica, sedimento de orina, ecocardiograma y ecografía abdominal (**Tabla 21-1**).

Diagnóstico analítico

- Hemograma:
  - Leucocitosis >15.000 con neutrofilia.
  - Anemia normocítica normocrómica.
  - Trombocitosis >450.000 en fase subaguda. La ausencia de trombocitosis después del séptimo día de enfermedad suele descartar el diagnóstico.

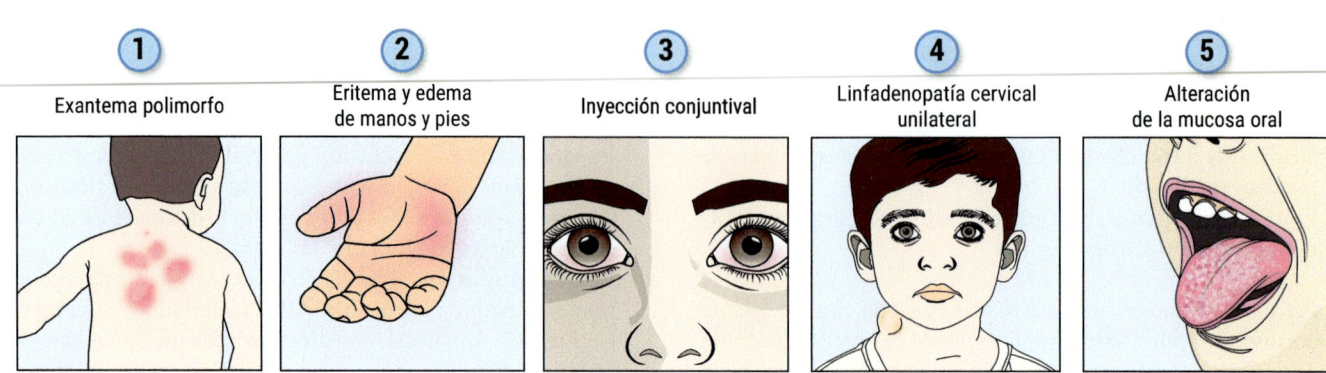

1	2	3	4	5
Exantema polimorfo	Eritema y edema de manos y pies	Inyección conjuntival	Linfadenopatía cervical unilateral	Alteración de la mucosa oral

Figura 21-1. Criterios clínicos de la enfermedad de Kawasaki.

- Bioquímica:
  - Proteína C reactiva (PCR) >40 mg/dL.
  - Velocidad de sedimentación globular (VSG) >40 mm/h.
  - Elevación de procalcitonina.
  - Elevación de alanina aminotransferasa (ALT), aspartato aminotransferasa (AST), gamma-glutamil transferasa (GGT) y ferritina.
  - Albúmina <3 g/dL.
  - Elevación de péptido natriurético tipo B (BNP) y NT-proBNP (>450 pg/ml apoya el diagnóstico).
- Sedimento urinario con piuria estéril (>10 leucocitos/campo con urocultivo negativo).
- Faringotest negativo.

Otras pruebas complementarias

- **Ecografía abdominal**: identificar el hidrops de vesícula biliar.
- **Ecocardiografía y ECG**: la ecocardiografía es la prueba de imagen de elección en la EK para la evaluación de las arterias coronarias, función ventricular, derrame pericárdico/pleural y regurgitaciones valvulares en la fase aguda de la enfermedad.
La inflamación que se produce en la zona cardíaca en la fase aguda de la EK afecta mayoritariamente a las coronarias, aunque también puede producirse un cuadro de inflamación miocárdica clínica o subclínica y generar cambios en el ECG relacionados con la afectación miocárdica y/o coronaria.
Así pues, el daño cardiológico en la EK es:
  - **Anomalías coronarias:** hasta en un 25 % de los pacientes sin tratamiento. El riesgo se reduce a <5 % tras recibir tratamiento con inmunoglobulinas (IG) (v. apar-

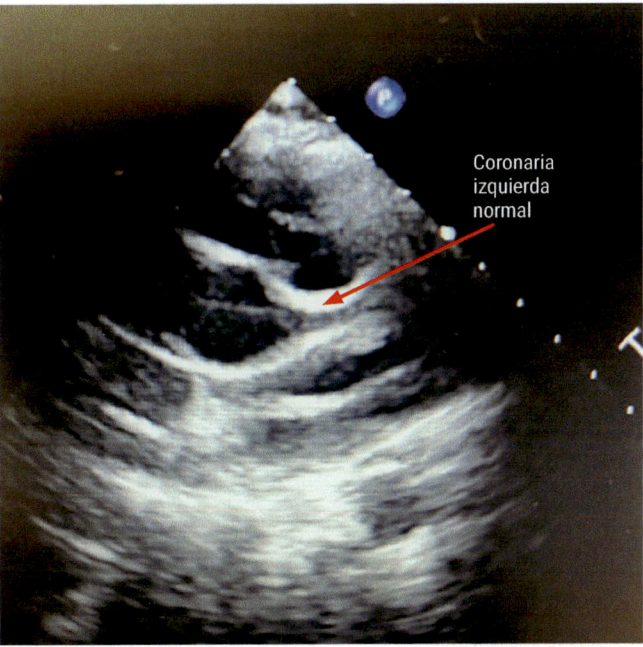

Figura 21-3. Imagen ecocardiográfica de la coronaria izquierda en el plano paraesternal corto.

tado de tratamiento). Marca el pronóstico. El 50 %, en función del tamaño, regresa a la normalidad después de dos años.
Utilizar sondas con la frecuencia más alta posible, disminuir la profundidad y reducir el sector del área que se ha de estudiar con foco situado en la zona interesada. Compresión entre 50-60 y ganancia 60-65 %.
El estudio ecocardiográfico en estos casos consta:
- **Identificar las coronarias**. Los *ostium* del tronco coronario izquierdo y de la arteria coronaria derecha pueden visualizarse en la mayoría de los niños con el uso de la ecocardiografía transtorácica. Además, es posible visualizar de la misma manera una longitud variable del tronco coronario izquierdo y de la arteria coronaria descendente anterior. En ocasiones, también la circunfleja. Se utiliza para ello el eje paraesternal corto en la ecocardiografía. Medir bordes internos de la coronaria sin zonas de bifurcación (**Figs. 21-2, 21-3, 21-4** y **21-5**).

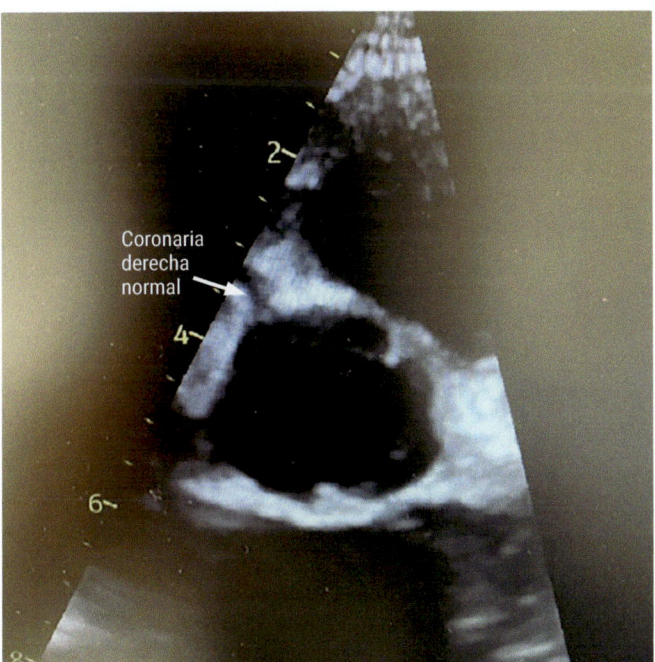

Figura 21-2. Imagen ecocardiográfica de la coronaria derecha en el plano paraesternal corto.

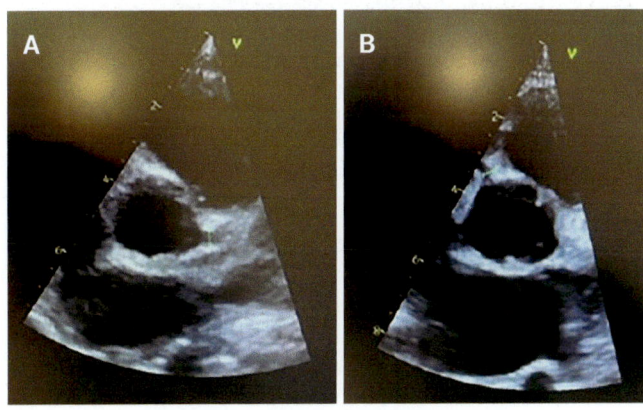

Figura 21-4. Medidas por ecocardiografía de ambas coronarias en el plano paraesternal corto. **A)** Izquierda. **B)** Derecha.

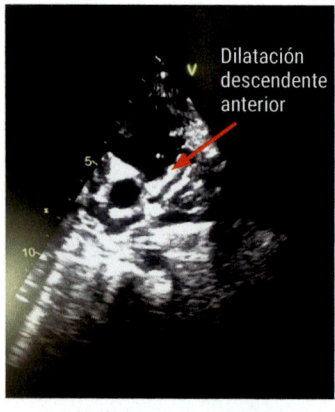
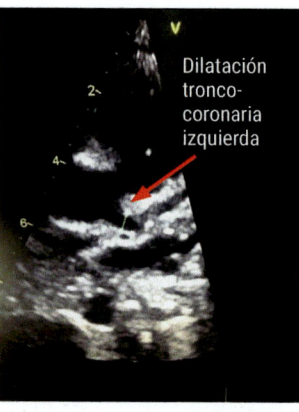

Figura 21-5. Coronariopatía en paciente con enfermedad de Kawasaki.

- **Tamaño de las coronarias**. Ajustar con posterioridad las medidas por peso y talla del niño para obtener los *Z-score*:
  - Son normales cuando el *Z-score* es < 2.
  - Se consideran ectasias o dilatación pequeña: *Z-score* ≥ 2 y < 2,5.
  - Aneurismas pequeños: *Z-score* ≥ 2,5 a < 5.
  - Aneurismas medianos: *Z-score* ≥ 5 a < 10, y diámetro < 8 mm.
  - Aneurismas gigantes: *Z-score* ≥ 10 y/o diámetro ≥ 8 mm.
- **Zona de afectación y morfología de los aneurismas.** Puede ser proximal, medio o distal. La afectación coronaria, de forma característica, ocurre inicialmente en los segmentos proximales con extensión distal. También pueden ser:
  - Saculares: cuando los diámetros axiales y laterales son casi iguales.
  - Fusiformes: cuando la dilatación coronaria es simétrica, con una disminución progresiva de calibre tanto proximal como distal.

  El ECG puede orientar si aparecen alteraciones sobre qué tipo de coronaria y que tramo es el que está afectado (**Tabla 21-2**).

 Se considera patológico:

- *Z-score* de la arteria coronaria izquierda, la descendente anterior o de la coronaria derecha ≥ 2,5.
- Identificación de aneurismas coronarios.
- ≥ 3 de otros datos: disminución de la función del ventrículo izquierdo (VI), insuficiencia mitral, derrame pericárdico o *Z-score* de la arteria coronaria izquierda, la descendente anterior o de la coronaria derecha de 2-2,5.

- **Miocarditis**: se produce antes de las alteraciones coronarias y sin que exista daño isquémico previo. Tiene un carácter transitorio y rápida respuesta a la medicación antinflamatoria. Es necesaria la evaluación de la función sistólica y diastólica global en todos los pacientes. Tiene lugar entre el 50-70 % de los pacientes. En el ECG se pueden encontrar alteraciones de la repolarización como ondas T negativas en precordiales (V1-V6) y en

Tabla 21-2. Manifestaciones ECG de las alteraciones coronarias

DEA proximal	DEA medial	DEA distal	ACD o circunfleja
Elevación ST en V1-V6, aVL, BRD	Elevación ST V1-V4, aVL	Elevación ST V1-V4, o I, aVL	Elevación ST II, III y aVF

ACD: arteria coronaria derecha. BRD: bloqueo de rama derecha. DEA: descendente anterior. Derivaciones del electrocardiograma plano frontal: I, II, III, aVR, aVF, aVL Derivaciones precordiales: V1-V8

cara inferior II, III y aVF. No son tan características las alteraciones del ST como en la pericarditis (**Fig. 21-6**).
- **Shock cardiogénico**: la presencia de trombocitopenia y coagulopatía es común en estos casos. Los pacientes con esta presentación tienen más riesgo de resistencia a la IGIV (inmunoglobulina intravenosa), afectación coronaria y disfunción miocárdica prolongada. Ocurre en el 5 % de los casos.
- **Insuficiencia mitral**: en fase precoz suele ser de rango moderado y no parece persistir con la evolución. Se correlaciona con otros marcadores analíticos de inflamación. En fase aguda aparece hasta en el 25 % de pacientes.
- **Insuficiencia aórtica**: mucho menos frecuente. Su presencia parece secundaria a la pancarditis o al mecanismo inflamatorio global que se producen en la fase aguda de la enfermedad. Se asocia con la dilatación de la raíz aórtica, en el curso precoz de la enfermedad que se ha descrito en torno al 10 % de pacientes durante la fase aguda de la enfermedad. Su presencia se relaciona con dilatación coronaria.

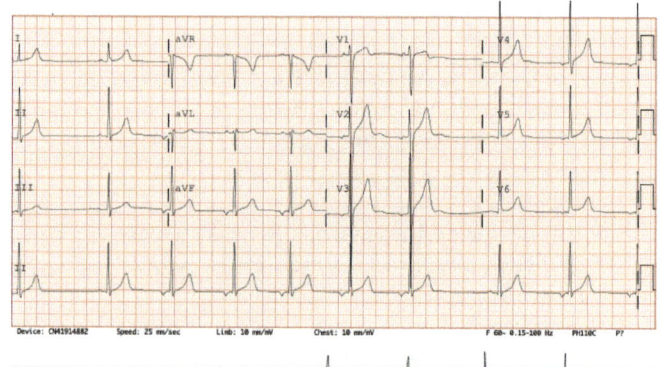
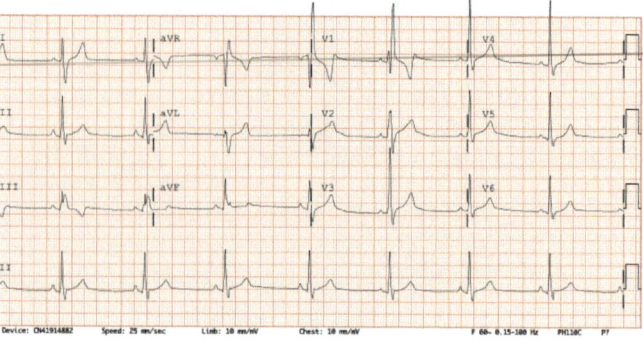

Figura 21-6. Imágenes de ECG de pacientes con alteración de la repolarización en la enfermedad de Kawasaki.

– **Pericarditis:** la mayoría se limita a la fase aguda de la enfermedad, y por lo general es leve y transitoria.
  En el ecocardiograma hay que valorar la presencia y gravedad de líquido pericárdico en el eje apical cuatro cámaras y subcostal. En el ECG, depende de los estadios: Estadio I: elevación del segmento ST con ondas T positivas y depresión del intervalo PR o PQ. Estadio II: aplanamiento del segmento ST y la onda T. Estadio III: inversión de la onda T. Estadio IV: normalización de la onda T.

• **Angio-TC coronaria:** no está indicada de rutina. Si existen aneurismas gigantes localizados en territorios arteriales proximales/distales (vistos por ecocardiografía), se utiliza con dos finalidades: definir el tamaño de los aneurismas en esa zona y valorar lecho distal, y para evaluar la presencia/ausencia de trombos/estenosis en estos.

• **Cardiorresonancia magnética:** no está indicada de rutina. Ante pacientes con afectación coronaria de alto riesgo por ecocardiografía y/o sospecha de miocarditis asociada, es útil para la determinación de la función sistólica global/segmentaria y caracterización del miocardio (estudio de perfusión miocárdica y realce tardío) La cardiorresonancia magnética no es la técnica de elección para valorar la anatomía coronaria.

• **Coronariografía:**
  – No se recomienda en la fase aguda de la enfermedad.
  – No es necesaria en pacientes sin afectación coronaria ecográfica o con ectasias.
  – Pacientes con único aneurisma pequeño o mediano tamaño, solo si los estudios de isquemia miocárdica son positivos o hay datos de estenosis en las pruebas de imagen.
  – Pacientes con un aneurisma gigante o varios pequeños/medianos, realizar si el test de isquemia es miocárdico positivo, hay estenosis en las pruebas de imagen, datos de disfunción miocárdica o cambios clínicos versus ECG sugestivos de síndrome coronario agudo.

• **Clasificación:**
  – **Enfermedad de Kawasaki (EK) completa:** es necesaria la presencia de fiebre durante más de cinco días junto con cuatro criterios clínicos, o bien la fiebre junto con tres criterios si el paciente presenta afectación cardiaca compatible.
  – **Enfermedad de Kawasaki (EK) incompleta:** fiebre de más de cinco días con <4 criterios clínicos.
  – También, si hay siete días de fiebre sin ninguna otra explicación.
  – Asociando PCR >30 mg/L o VSG >40 mm/h.
  – Y al menos tres criterios de laboratorio: anemia para la edad del niño; hipoalbuminemia (albúmina <3 g/dL); elevación de GPT/ALT (trombocitosis >450.000 tras

siete días. leucocitosis >15.000/mm^3. Piuria estéril ≥ 10 células por campo en el sedimento).
  – Si no cumple dichos criterios, se pueden realizar analíticas seriadas si la fiebre persiste para detectar anemia, trombocitosis, hipoalbuminemia y elevación de NT-proBNP. A su vez, si aparece descamación, también se puede repetir la ecocardiografía.
  – **Enfermedad de Kawasaki (EK) atípica:** se reserva para aquellos casos en los que la presentación de la enfermedad tiene una clínica atípica (afectación renal, abdomen agudo, derrame pleural, etc.).
  – **Enfermedad de Kawasaki (EK) *like*:** denominada también síndrome inflamatorio multisistémico pediátrico vinculado a SARS-CoV-2 o SIM-Peds. Son pacientes con criterios de EK completa o incompleta de cualquier edad con síntomas gastrointestinales, reactantes de fase aguda elevados, *shock*, hipotensión, disfunción miocárdica, linfopenia, anemia y/o trombopenia. En estos casos, se recomienda la lectura del Consenso nacional sobre diagnóstico, estabilización y tratamiento del SIM-Peds.

• **Diagnóstico diferencial** (Tabla 21-3).

TRATAMIENTO

Tratamiento general

• **Inmunoglobulina intravenosa (IGIV):** disminuyen los días de fiebre y mejoran el estado general. Reducen la gravedad y frecuencia de los aneurismas coronarios.
  – Dosis: 2 g/kg en una dosis a pasar en 12 horas. Al inicio, la infusión es muy lenta y con vigilancia. Si el paciente presenta inestabilidad hemodinámica, puede considerarse la infusión de 400 mg/kg/día durante 4 días consecutivos, o dosis de 1 g/kg/ día durante 2 días. Se repite la dosis a las 36 horas de la primera si persiste la fiebre.
  – Inicio: antes del décimo día del proceso o si, a pesar de llevar más de 10 días desde el inicio del cuadro, muestra una elevación en los reactantes de fase aguda o una alteración ecocardiográfica sugestiva de EK.
  – Puede aparecer una reacción anafiláctica en niños con déficit de IG debido a la formación de anticuerpos anti-IgA por el receptor en una administración previa de IGIV. En estos casos, debería elegirse un preparado con la menor cantidad posible de IgA.

• Ácido acetilsalicílico (AAS): 30-50 mg/kg/día vía oral (v.o.) (máx. 4 g/día) cada 6 horas hasta que el paciente esté 48-72 horas afebril. Después, reducir a dosis antiagregante 2-5 mg/kg/día v.o. cada 24 horas, máximo 300 mg/día y

Tabla 21-3. Diagnóstico diferencial en la Enfermedad de Kawasaki			
Virosis	**Enfermedades mediadas por toxinas**	**Reacciones inmunitarias**	**Enfermedades reumatológicas**
• Coronavirus • Adenovirus • Sarampión • Echovirus • Mononucleosis infecciosa	• Escarlatina • Síndrome del *shock* tóxico estafilocócico o estreptocócico	• Toxicodermias • Necrólisis epidérmica tóxica • Síndrome de Stevens-Johnson • Enfermedad del suero	• Artritis idiopática juvenil de inicio sistémico • Lupus eritematoso sistémico • Fiebre reumática

mantener hasta la sexta-octava semana. Previo a la retirada, comprobar que la ecocardiografía es normal, disminución de los reactantes de fase aguda y resolución de la trombocitosis. Es preferible evitar el ibuprofeno porque antagoniza la actividad del AAS. Si existe contraindicación al AAS: dipiridamol oclopidogrel.

- Dosis clopidogrel: neonatos y <2 años: 0,2 mg/kg/día cada 24 horas vía oral. En >2 años: 1 mg/kg/día vía oral. Máximo de 75 mg/día. Administrar sin relación con las comidas.
- Dosis dipiridamol: 3-5 mg/kg/día v.o. cada 8 horas, máximo de 600 mg/día.

> • **Tratamiento**: inmunoglobulina endovenosa a dosis de 2 g/kg en una dosis a pasar en 12 horas + AAS: 30-50 mg/kg/día v.o. cada 6 horas. Cuando el paciente esté ya afebril, se debe a dosis de AAS antiagregante 2-5 mg/kg/día v.o. cada 24 horas.
> • **Manejo terapéutico si existe coronariopatía**:
>   - Ectasias o aneurismas pequeños: AAS 3-5 mg/kg/día hasta su desaparición.
>   - Aneurismas medianos: AAS + clopidogrel hasta que disminuyan su tamaño.
>   - Aneurismas grandes: AAS + clopidogrel + HBPM enoxaparina sódica o acenocumarol.

- **Heparina de bajo peso molecular (HBPM)**: se utilizan en la EK cuando existen aneurismas grandes. Existe la posibilidad de utilizar también ante una disfunción grave del VI o trombocitosis $\geq 700.000/mm^3$.

  Si se trata de un síndrome de Kawasaki *like* o síndrome inflamatorio multisistémico pediátrico, la indicación de HBPM sería:
  - Valor de los D-Dímeros ≥ 6 veces su valor normal.
  - Paciente inmovilizado.
  - Presencia de aneurismas gigantes.
  - Disfunción grave del VI (fracción de eyección <30%).
  - Antecedentes personales o familiares de enfermedad tromboembólica.
  - Antecedentes personales de enfermedad isquémica arterial (periférica, cardíaca o neurológica).

  Dosis HBPM en EK: en pediatría no administrar cada 24 horas por mayor aclaramiento del fármaco.
  - **<12 meses de edad**: tratamiento: 3 mg/kg/día subcutáneo (s.c.) cada 12 horas. Prevención: 1,5 mg/kg/día SC cada 12 horas.
  - **Niños y adolescentes**: tratamiento: 2 mg/kg/día s.c. cada 12 horas. Prevención: 1 mg/kg/día cada 12 horas. Nivel terapéutico: 0,5-1 U/mL. Nivel profiláctico: 0,1-0,3 U/mL. Ajustar siguientes dosis según actividad del antifactor Xa y nomograma específico. Ajustar dosis si insuficiencia renal grave. Riesgo de hiperpotasemia.

  Dosis de HBPM en síndrome de Kawasaki *like* o síndrome inflamatorio multisistémico pediátrico: nivel profiláctico: 1 mg/kg/día s.c. Anti-Xa a las 48-72 horas → 0,1-0,4 U/mL. Nivel terapéutico: 1 mg/kg/dosis cada 12 horas s.c. Anti Xa: 0,5-1 U/mL.
- **Corticoides**: criterios de utilización de corticoterapia asociada al tratamiento:
  - Situación de *shock*.

- Persistencia o reaparición de fiebre tras 36 horas de las IGIV.
- Aneurismas coronarios, miocarditis, derrame pericárdico.
- En pacientes con varios factores de riesgo. Se consideran factores de riesgo:
  - <12 meses.
  - PCR > 90 mg/L, VSG >80 mm/hora.
  - Trombocitosis >900.000.
  - $\uparrow$x2 GOT y/o GPT y/o bilirrubina directa >1mg/dL.
  - Albúmina <2,5 g/dL.
  - Sodio <133 mmol/L.
  - $\downarrow$Hb >2 g/dL para la edad.

Dosis

- **Formas leves-moderadas**:
  - Persistencia o reaparición de fiebre tras 36 horas de las IGIV.
  - En pacientes con varios factores de riesgo.
  - **Dosis**: metilprednisolona i.v. 1-2 mg/kg/día durante 3-5 días i.v. Continuar por vía oral. Tras normalizar PCR, mantener durante cinco días más la misma dosis y retirar de manera gradual en los 10 días siguientes.
- **Formas graves**:
  - *Shock*.
  - Persistencia o reaparición de fiebre tras 36 horas de las IGIV y ya haber llevado corticoides previos.
  - Aneurismas coronarios, miocarditis, derrame pericárdico.
  - <12 meses + dos criterios de alto riesgo.
  - Dosis: bolos de metilprednisolona i.v.: 30 mg/kg/día, durante 3-5 días.

Refractariedad y reagudización

- **Refractario a primera dosis de IGIV**: repetir IGIV 2 g/kg + AAS + metilprednisolona 2 mg/kg/día.
- **Refractario a segunda dosis de IGIV**: infliximab (5 mg/kg) una vez y mantener metilprednisolona.
- **Refractario a tercer tratamiento**: tercera dosis de IGIV o ciclosporina A (4 mg/kg/día v.o. cada 12 horas, nivel valle 50-150 ng/mL, durante dos semanas, y después, descenso lento), o metilprednisolona (30 mg/kg/dosis i.v., con máximo de 1.000 mg/dosis durante tres días), o metotrexato (10 mg/m²/semana v.o. 2-4 semanas).

SEGUIMIENTO

Los pacientes con EK son estratificados en varios grupos según el grado de afectación coronaria en cualquier momento de la enfermedad.

A mayor afectación coronaria, mayor riesgo de presentar isquemia, por lo que el tratamiento y seguimiento será diferente según los grupos (**Tabla 21-4**).

Tabla 21-4. Manejo clínico de la evolución en paciente con Enfermedad de Kawasaki

Situación	Los dos primeros meses	A largo plazo
Sin lesiones coronarias al diagnóstico	No precisa. Alta a las 6-8 semanas del inicio de la enfermedad	• Puede considerarse revisión a los 12 meses. • Alta después • Tras las 6-8 semanas actividad física normal
Ectasia leve resuelta a las 6-8 semanas de evolución	• Ecocardiograma a 2 semanas del tratamiento y a las 6-8 semanas • Si <6 meses, control ecográfico más estricto hasta estabilización o desaparición de la lesión	1-2 controles adicionales con ecocardiograma hasta el año. Luego alta
Aneurismas pequeños	Ecocardiograma semanal o con mayor frecuencia, hasta estabilización	• En fase estable, ecocardiograma cada 6-12 meses • Si resolución, cada 1-2 años • Ácido acetilsalicílico (3-5 mg/kg) hasta regresión de aneurismas • Considerar estatinas • Prueba de estrés miocárdico cada 2-3 años, y angiografía, 3-5 años • No limitar la actividad física • >11 años en función del resultado de estrés miocárdico y ergometría
Aneurismas medianos	• Ecocardiograma semanal o con mayor frecuencia, hasta estabilización	• Prueba de estrés miocárdico cada 1-3 años o si síntomas de isquemia o signos de disfunción ventricular • Angiografía 2-5 años • Acido acetilsalicílico (3-5 mg/kg) hasta regresión de aneurismas • Considerar anticoagulación o doble antiagregación si persisten • Considerar estatinas • No limitar la actividad física • >11 años en función del resultado de estrés miocárdico y ergometría
Aneurismas grandes	• Ecocardiograma semanal o con mayor frecuencia, hasta estabilización	• Pruebas de estrés miocárdico cada 6-12 meses • Si hay síntomas de isquemia o signos de disfunción ventricular: – Valorar angiografía a los 6-12 meses y cada 1-5 años – Prevención de factores de riesgo cardiovascular • Ácido acetilsalicílico (3-5 mg/kg) • Anticoagulación con acenocumarol o HBPM si persistentes o disminuyen a medianos. Considerar retirarla si disminuyen de tamaño a pequeños Considerar tratamiento con betabloqueantes • Considerar estatinas • Limitar la actividad física en función de los resultados de las pruebas de estrés miocárdico y de la capacidad funcional del paciente • Si anticoagulación, evitar deportes de contacto

PUNTOS CLAVE

- La EK es una vasculitis sistémica, aguda y autolimitada.
- El 85 % de los casos sucede en menores de 5 años.
- Es la causa más común de enfermedad cardíaca adquirida en niños en países desarrollados.
- No se ha identificado el agente causal.
- Diagnóstico: clínico, y en ocasiones se precisa de pruebas complementarias: analítica y ecocardiografía para completar el diagnóstico.
- Los criterios clínicos son:
  - Inyección conjuntival bilateral.
  - Alteraciones de las mucosas labiales o faríngeas. Enantema, lengua aframbuesada o labios fisurados.
  - Cambios periféricos de las extremidades, que incluyen edema, eritema o descamación.
  - Rash o exantema polimorfo.
  - Linfadenopatía cervical de >1,5 cm.
- Se considera EK completa cuando existe fiebre durante más de cinco días junto con cuatro criterios clínicos, o bien la fiebre junto con tres criterios si el paciente muestra afectación cardíaca compatible.

- Se considera EK incompleta cuando hay fiebre de más de cinco días con <cuatro criterios clínicos. También, si hay siete días de fiebre sin ninguna otra explicación. Con asociación de PCR > 30 mg/L o VSG >40 mm/h. Y al menos tres criterios de laboratorio: anemia para la edad del niño, hipoalbuminemia, elevación de GPT/ALT, trombocitosis >450.000 tras siete días, leucocitosis >15.000/mm³ y/ o piuria estéril ≥10 células por campo en el sedimento.
- En la ecocardiografía hay que centrarse en descartar coronariopatía, miocarditis, pericarditis y/o insuficiencias valvulares. Se considera patológico:
  - Z-score de la arteria coronaria izquierda, la descendente anterior o de la coronaria derecha ≥2,5.
  - Identificación de aneurismas coronarios.
  - ≥3 de otros datos: disminución de la función del VI, insuficiencia mitral, derrame pericárdico o Z-score de la arteria coronaria izquierda, la descendente anterior o de la coronaria derecha de 2-2,5.
- El tratamiento precoz evita la aparición de coronariopatía y la gravedad de la esta. Consiste en IGIV a dosis de 2 g/kg

(Continúa)

PUNTOS CLAVE (*Cont.*)

en una dosis a pasar en 12 horas + AAS: 30-50 mg/kg/día vía oral cada 6 horas. Cuando el paciente esté ya afebril, se debe cambiar a dosis de AAS antiagregante 2-5 mg/kg/día vía oral cada 24 horas. La asociación de doble antiagregación y/o anticoagulación depende del tipo de coronariopatía asociada.

• Seguimiento: los controles ecográficos y los estudios de estrés miocárdico y angiografía dependen de la coronariopatía asociada y de la evolución de esta. A su vez, la limitación de la actividad física después de las seis-ocho semanas de la enfermedad también depende de la patología coronaria asociada y de la evolución de esta.

BIBLIOGRAFÍA

Barrios Tascón A, Centeno Malfaz F, Rojo Sombrero H, Fernández-Cooke E, Sánchez-Manubens J, Pérez-Lescure Picarzo J. Consenso nacional sobre diagnóstico, tratamiento y seguimiento cardiológico de la enfermedad de Kawasaki. An Pediatr (Barc). 2018;89:188.e1-188.e22.

Fernández Fraga, P, Fervenza Cortegoso, C y Aracil Santos, F.J. Enfermedades exantémicas de origen infeccioso. En: Manual de Diagnóstico y Terapéutica en Pediatría. Libro Verde Hospital Infantil la Paz. 6ª ed. Madrid: Ed. Médica Panamericana, 2018; p. 1274-1300.

Sánchez-Manubens J. Enfermedad de Kawasaki. Protocdiagn ter pediatr. 2020;2:213-24.

Sun MBF. Kawasaki disease: Clinical features and diagnosis. UpToDate. 2024.

Tumores cardíacos

22

I. Hernández González

 OBJETIVOS

- Conocer la prevalencia, epidemiología y presentación de los tumores cardíacos en la infancia y la adolescencia
- Establecer cuáles son los métodos diagnósticos, tratamiento, seguimiento y complicaciones de las neoplasias cardíacas en la infancia y adolescencia

INTRODUCCIÓN

Los tumores cardíacos son neoplasias que surgen del endocardio, el miocardio o el pericardio. Pueden ser primarios o metastásicos. Constituyen una entidad poco frecuente en niños, con una prevalencia de 0,0017-0,25 % en serie de autopsias. Excluidos los tumores de pericardio, la inmensa mayoría de los tumores cardíacos primarios son mesenquimatosos, y la mayor parte de estos tumores que aparecen en la infancia son benignos (90 %). Sin embargo, el concepto oncológico de benignidad no denota el posible efecto perjudicial de un tumor cardíaco. Debido a su ubicación anatómica, un tumor cardíaco primario histológicamente benigno puede tener graves consecuencias e, incluso, ser mortal. Entre los tumores malignos, lo más habitual son tumores secundarios (20 veces más frecuente). En la edad pediátrica, el rabdomioma es el tumor más común, seguido del fibroma, el teratoma y el hemangioma. Sin embargo, en la edad adulta, hasta el 25 % de los tumores son malignos. El tumor más frecuente es el mixoma, que representa el 40 % de los tumores benignos. Entre las neoplasias malignas en adultos, lo más habitual es el sarcoma (75 %).

Los tumores cardíacos pueden aparecer en la vida fetal o posnatal. La forma de presentación dependerá principalmente del tamaño y la localización. En el feto, se puede evidenciar la masa en una ecografía de control. Las manifestaciones clínicas incluirían insuficiencia cardíaca (IC), arritmia, hidrops fetal e, incluso, la muerte fetal. En la etapa posnatal, estas dependerán del grado de afectación de las estructuras adyacentes. Pueden provocar obstrucción del flujo del llenado ventricular o del tracto de salida, cianosis, distrés respiratorio, disfunción ventricular, insuficiencias valvulares, arritmias o muerte. Sin embargo, en muchos casos los síntomas son inespecíficos y a menudo imitan a otros trastornos más habituales. Pueden provocar síntomas leves o anodinos que llegan a pasar desapercibidos, lo que conlleva un retraso en el diagnóstico. Es por eso que hay que tener en mente los tumores cardíacos en el diagnóstico diferencial de estos pacientes (Tabla 22-1 y Fig. 22-1).

Tabla 22-1. Frecuencia de tumores cardíacos en niños

Tumores benignos	
Rabdomioma	40-60 %
Teratoma	15-19 %
Fibroma	12-16 %
Mixoma	2-4 %
Linfangioma	Infrecuente
Hemangiopericitoma	Infrecuente
Tumores oncocíticos	Infrecuente
Tumores malignos primarios	
Rabdomiosarcoma	2 %
Fibrosarcoma	2 %
Tumor metastásico secundario	
Neuroblastoma	Infrecuente
Leucemia	Infrecuente
Linfoma	Infrecuente
Melanoma	Infrecuente

CLASIFICACIÓN

Los tumores cardíacos se pueden clasificar según su localización, su origen, o su anatomía patológica.

Según localización

- Intracavitarios
- Miocardio
- Pericardio

327

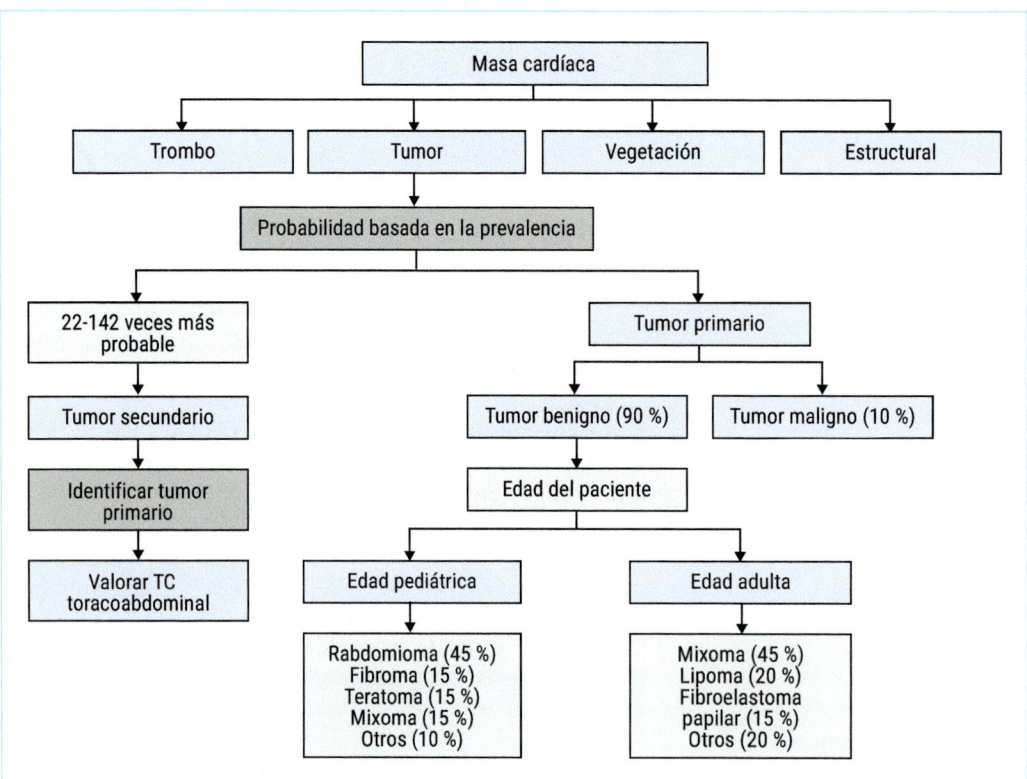

Figura 22-1. Algoritmo diagnóstico de masas cardíacas.

Según su origen

- Primario
- Secundario

Según su histología (Tablas 22-2 y 22-3)

- Tumores benignos
- Tumores de comportamiento incierto
- Tumores de células germinales
- Tumores malignos
- Tumores pericárdicos

CLÍNICA

Los tumores cardíacos pueden ser asintomáticos o presentar una clínica muy variada. Esta dependerá del tamaño del tumor y de la localización. De hecho, pueden presentar casi cualquier síntoma en la esfera cardiológica. Es por eso que se ha llegado a considerar el «gran simulador». Además, en muchos casos, pueden imitar a los síntomas de enfermedades del tejido conectivo y vasculitis como mialgias, artralgias, debilidad muscular y fenómeno de Raynaud. Las manifestaciones cardíacas de los tumores primarios pueden estar causadas por interferencia mecánica directa de la función miocárdica o valvular, interrupción del flujo sanguíneo coronario, interferencia en la conducción eléctrica o el desarrollo de derrame pericárdico. La manifestación dependerá de la localización del tumor (pericárdico, intramural o intracavitario), la cavidad afectada, el tamaño y el grado de infiltración. Los tumores benignos suelen afectar a las cavidades izquierdas y los malignos, a las derechas.

Tabla 22-2. Tumores cardiacos y pericárdicos según la clasificación de la OMS de 2015

Benignos y patología tumor-*like*	• Rabdomioma • Miocardiopatía histiocitoide • Hamartoma de miocardiocitos maduros • Rabdomioma de células adultas • Mixoma • Fibroelastoma papilar • Hemangioma • Fibroma • Lipoma • Tumor cístico del NAV • Tumor de células granulares • Schwannoma
Tumores de comportamiento incierto	• Tumor inflamatorio miofibroblástico • Paraganglioma
Tumores de células germinales	• Teratoma maduro • Teratoma inmaduro • Tumor del saco de Yolk
Tumores malignos	• Angiosarcoma • Sarcoma pleomórfico indiferenciado • Mixofibrosarcoma • Leiomiosarcoma • Sarcoma sinovial • Sarcomas misceláneos • Linfomas cardíacos • Tumores metastásicos
Tumores pericárdicos	• Tumor fibroso solitario • Maligno • Angiosarcoma • Sarcoma sinovial • Mesotelioma maligno • Tumores de células germinales (teratoma maduro e inmaduro)

NAV: nódulo auriculoventricular.

Tabla 22-3. Tumores según sus características

Características	Benignos	Malignos
Tamaño/número	Pequeños (<5 cm), lesión única	Grandes, múltiples lesiones
Localización	Izquierda >derecha	Derecha >izquierda
Morfología	Intracameral	Intramural
Implantación	Base estrecha, pediculados	Base ancha
Realce tardío (*enhancement*)	Ausencia o mínimo	Moderado a intenso
Márgenes	Lisos, bien definidos	Irregulares, mal definidos
Invasión local	No	Intra o extracardíaca
Metástasis a distancia	No	Posible
Derrame pericárdico	No	Posible
Calcificación	Raro (pequeños focos en fibromas, mixomas o teratomas)	Grandes focos en osteosarcomas

Síndrome constitucional

El síndrome constitucional puede observarse en cualquier tipo de tumor. Es muy frecuente en los malignos, y en el mixoma puede aparecer en el 20-80 % de los casos. El paciente puede presentar astenia, anorexia, pérdida de peso, febrícula, caquexia, malestar general, artralgias e, incluso, síndrome de Raynaud. Al tratarse de un cuadro tan inespecífico, la sospecha clínica es baja.

Afectación pericárdica

La afectación pericárdica se manifiesta en forma de derrame hemático. Esto es característico de las neoplasias secundarias, los angiosarcomas y los sarcomas, y puede debutar en forma de taponamiento cardíaco. La infiltración pericárdica y la pericarditis son típicas del mesotelioma y de las neoplasias malignas.

Afectación miocárdica

Aparece cuando la neoplasia infiltra el músculo cardíaco. Esto es más propio del sarcoma, rabdomioma y fibroma. Cuando el tumor es pequeño, suele ser asintomático. Puede provocar IC y, si afecta al tejido de conducción, arritmias o bloqueo de alto grado.

Fenómenos embólicos

Los tumores cardíacos primarios pueden producir embolia sistémica o pulmonar por émbolos tumorales o tromboembo-

lismo liberados formados en la superficie del tumor. La capacidad de producir fenómenos embólicos depende mucho de la localización del tumor (miocárdico, intracavitario), del tipo de tumor y de la friabilidad de la superficie del tumor. La embolia en tumores cardíacos primarios malignos es relativamente frecuente debido a su superficie friable y, en ocasiones, necrótica.

Sistémicos

El material embolizado puede ser fragmentos del tumor o trombo. Es típico del mixoma auricular, y afectar sobre todo a arterias cerebrales y retinianas. Esto también puede ocurrir en otros tumores cardíacos como los fibroelastomas valvulares. La presencia de un accidente cerebrovascular agudo en un paciente joven obliga a descartar un tumor cardíaco como fuente embolígena. Hay que tener en cuenta que las embolias sistémicas tumorales pueden ser múltiples. Por otro lado, la embolización de material tumoral puede provocar metástasis o afectación de la pared arterial. La formación diferida de un aneurisma en la zona de la embolia tumoral cerebral es una complicación muy temida.

Pulmonares

Esta complicación es más característica del mixoma auricular en el corazón derecho. Clínicamente, puede presentarse como embolias de repetición e, incluso, hipertensión pulmonar (hipertensión pulmonar grupo 4.2).

Obstrucción intracavitaria

Los tumores cardíacos intracavitarios suelen producir síntomas. Pueden generar obstrucción en las válvulas auriculoventriculares (AV) y del tracto de salida de los ventrículos. Los mixomas auriculares pueden avanzar hacia las válvulas AV y provocar clínica de IC como disnea u ortopnea, IC, síncope e, incluso, muerte. Estos síntomas pueden ser súbitos, intermitentes o posturales. A la exploración física, se podrán detectar signos de congestión pulmonar con S3 y desdoblamiento amplio de S1, soplo holosistólico más prominente en ápex e irradiado a axila, soplo diastólico por turbulencia del flujo a través del orificio mitral y *plop* tumoral. No queda claro el origen de este típico *plop* tumoral, pero se cree que se debe al choque del tumor con la pared endocárdica o a la detención brusca de la movilidad tumoral. Aparece después de un chasquido de apertura y antes del S3. Cuando se localiza en la aurícula derecha (AD), el retraso diagnóstico puede llegar a tres años. Los pacientes desarrollan de manera pogresiva congestión sistémica. En casos de agujero oval permeable, el aumento de la presión en la zona de la AD puede provocar un *shunt* derecha-izquierda con hipoxemia, cianosis, acropaquias y policitemia. En ocasiones se puede observar síndrome de vena cava superior por la presencia de un tumor de gran tamaño en la zona de la AD. Las neoplasias intramurales (rabdomioma, fibroma o tumores malignos) pueden provocar obstrucción del tracto de salida ventricular. Esto puede causar disnea, dolor torácico o síncope si afecta al ventrículo izquierdo (VI). Si afecta al ventrículo derecho, presentará clínica de congestión sistémica.

Trastornos de la conducción y el ritmo

Las neoplasias cardíacas pueden provocar trastornos del ritmo o la conducción. El tipo de afectación dependerá de la clase de tumor y la localización. Los mixomas auriculares suelen provocar arritmias supraventriculares como fibrilación auricular, flúter auricular o extrasistolia auricular. Los tumores localizados en el nodo AV como el mesotelioma o el angioma pueden originar trastornos de la conducción AV con bloqueo de alto grado e, incluso, asistolia. Aquellas neoplasias que infiltren el miocardio como rabdomioma y fibroma se asocian a extrasistolia ventricular, taquicardia ventricular e, incluso, fibrilación ventricular.

DIAGNÓSTICO

Electrocardiograma

Suele ser normal. Sin embargo, se pueden observar distintos tipos de arritmias tanto ventriculares como supraventriculares. Asimismo, la presencia de bloqueo AV (BAV) de alto grado sugiere la afectación miocárdica.

Pruebas de imagen

En una evaluación inicial, se busca determinar la presencia de un tumor cardíaco dentro del corazón y, si es posible, establecer si se trata de un tumor benigno o maligno. Aunque el estudio histológico es el *gold standard* para el diagnóstico, un estudio de imagen multimodal puede ayudar a identificar la etiología en muchos casos.

Ecocardiograma transtorácico

Esta suele ser la primera prueba diagnóstica dada su amplia disponibilidad. El ecocardiograma (ECC) transtorácico permite determinar el tamaño, la localización, la movilidad y la afectación pericárdica. Asimismo, proporciona una valoración de la afectación funcional (obstrucción de las válvulas AV o de los tractos de salida). Sin embargo, esta prueba no permite la caracterización tisular del tumor.

Ecocardiograma transesofágico

Esta técnica se utilizará cuando se sospecha afectación valvular, sobre todo en pacientes con tumores auriculares o masas móviles en zona valvular.

Resonancia magnética cardíaca

Tras la realización de un ECC transtorácico en el que se diagnostica una masa cardíaca, se debe valorar la realización de una resonancia cardíaca (RMC). Esta técnica dará una valoración más precisa de la masa, su afectación en la zona miocárdica y pericárdica. Además, posibilitará el estudio de su relación con estructuras adyacentes y planear una posible intervención quirúrgica (Tabla 22-4).

Tomografía axial computarizada

La tomografía axial computarizada cardíaca está ganando terreno en el diagnóstico de las masas cardíacas cuando el resto de pruebas de imagen no son concluyentes. Presenta una gran resolución espacial y la posibilidad de reconstrucción de imágenes. Sería de elección para la valoración de masas calcifi-

Tabla 22-4. Valoración no invasiva de los tumores cardiacos por resonancia magnética cardíaca			
	Realce tardío	**Imágenes ponderación T1**	**Imágenes ponderación T2**
Tumores benignos			
Rabdomioma	Inespecífico	Isointenso	Isointenso/alto
Mixoma	Heterogéneo	Isointenso	Muy alto
Fibroma	Hipercaptación	Isointenso	Bajo
Lipoma	No captación	Muy alto	Muy alto
Tumores malignos			
Angiosarcoma	Heterogéneo	Alto/isointenso/bajo	Alto/isointenso/bajo
Sarcoma indiferenciado	Heterogéneo	Isointenso	Muy alto
Rabdomiosarcoma	Homogéneo	Isointenso	Muy alto
Linfomas cardíacos	Inespecífico	Isointenso	Isointenso
Tumores metastásicos	Heterogéneo	Muy bajo	Muy alto
Otros			
Trombo	No captación	Bajo/alto	Bajo/alto

cadas, la evaluación completa del tórax y del tejido pulmonar. También permite el estudio coronario en la planificación de una posible cirugía.

Tomografía por emisión de positrones

Ofrece una valoración precisa de la actividad metabólica de los tumores. Tiene especial utilidad en la estadificación de los tumores malignos. También puede ayudar en una valoración de la afectación miocárdica y pericárdica. La extensión de la captación permite la diferenciación entre tumores malignos y benignos.

Biopsia

Por lo general, no se realiza una biopsia previa a la cirugía. El tratamiento de elección es la cirugía abierta. El riesgo de complicaciones embólicas en lesiones intracavitarias desaconseja la biopsia prequirúrgica. Una excepción sería la sospecha de rabdomioma en niños en los que se espera la resolución completa espontánea.

TUMORES PRIMARIOS BENIGNOS

Rabdomioma

Epidemiología

Es el tumor más frecuente en edad pediátrica, y representa el 60 % de todos los tumores cardíacos primarios. Se localizan principalmente en la zona ventricular, y no es extraña la afectación auricular. Si daña la unión AV, puede actuar como una vía accesoria y provocar preexcitación.

Suelen ser múltiples, y pueden extenderse a la cavidad cardíaca. La presencia de múltiples rabdomiomas se asocia típicamente a la esclerosis tuberosa. Esta vinculación no se produce con los rabdomiomas solitarios. Sin embargo, la observación de un rabdomioma obliga a la búsqueda exhaustiva de otras lesiones pequeñas. La presencia de esclerosis tuberosa en pacientes con rabdomioma es del 60-80 %. Por otro lado, en pacientes con diagnóstico previo de esclerosis tuberosa, se detectan rabdomiomas en un 43-72 % de los casos. No hay que olvidar que la presencia de rabdomiomas no es diagnóstico de esclerosis tuberosa. Este debe basarse en criterios diagnósticos estrictos. No obstante, la aparición de múltiples rabdomiomas obliga a sospechar esclerosis tuberosa y realizar una historia clínica detallada.

Clínica

La presencia de síntomas se basa en la obstrucción del llenado o el vaciado ventricular. El paciente podrá presentar cianosis, soplo o disminución del pulso periférico. También puede desarrollar arritmias, sobre todo por una macroreentrada por el tejido tumoral que actúa como vía accesoria. La presencia de preexcitación en el electrocardiograma desaparecerá cuando se elimine el tumor.

Evolución y tratamiento

Tras el nacimiento, la historia natural de este tipo de tumores es su regresión. Esto se produce en más del 80 % de los casos en la primera infancia. Por ello, estos tumores se deben manejar de forma conservadora. Se reservará el tratamiento quirúrgico para casos de obstrucción grave que produzca síntomas o arritmias intratables.

Fibroma

Se trata de tumores sólidos que aparecen típicamente en el septo interventricular. Miden entre 1 y 10 cm. La calcificación de la parte central es patognomónica. Al sustituir miocardio sano por tejido fibroso, pueden producir IC e, incluso, arritmias ventriculares. En este caso, la resolución espontánea es infrecuente; por lo tanto, se recomienda su resección quirúrgica. En algunos casos, tras la cirugía, la pérdida de tejido miocárdico funcional puede producir IC refractaria, con el trasplante como una alternativa.

Mixoma

Epidemiología

Es el tumor benigno más habitual en edad adulta. Presenta predominio femenino, y la edad típica de aparición es en torno a los 30-60 años, con una incidencia anual de 0,5 casos por millón de habitantes en adultos entre 30 y 50 años. Por otro lado, el 65 % de los mixomas cardíacos afectan a mujeres. Suelen ser únicos y esporádicos, pero también existen casos de presentación múltiple. Además, existe una forma familiar con una herencia autosómica recesiva. Estos casos hereditarios suponen menos del 10 % de los casos. Las formas familiares presentan una edad de aparición más precoz, suelen ser múltiples y se pueden asociar a lentiginosis o nevus pigmentado, fibroadenoma mixoide mamario, adenoma de hipófisis y tumores testiculares. El síndrome de Lamb (lentiginosis, mixoma auricular y nevus azul) y el síndrome de Name (nevus, mixoma auricular, neurofibroma mixoide y efélides) son formas de mixoma familiar que se asocia a otras patologías. El síndrome de Carney supone la mayoría de los casos de mixoma cardíaco familiar y representa el 7 % de todos los mixomas cardíacos. Es una enfermedad con herencia autosómica dominante. Se caracteriza por la presencia de mixoma cardíaco y extracardíaco, pigmentación cutánea punteada, hiperactividad endocrina y otros tumores. Son indistinguibles de los casos esporádicos. Sin embargo, no muestran predilección por edad o sexo, pueden aparecer en cualquier ubicación cardíaca y tienen una mayor tasa de recidiva tras la cirugía (20 %); a pesar de que un tumor histológicamente benigno puede embolizar y crecer a distancia y recurrir tras su exéresis (1-5 % de los casos). La localización más habitual es la aurícula izquierda (AI), seguida de la derecha y de la afectación biauricular. Sin embargo, puede afectar a cualquier cavidad cardíaca, así como a la válvula aórtica o a la vena cava inferior. Es un tumor móvil, pediculado y con base de implantación. Cuando afecta a la válvula izquierda, se establece típicamente en el septo interauricular. El tamaño puede ser variable, con medidas de hasta 15 cm.

Clínica

En muchos casos puede ser asintomático y resultar el hallazgo de un ECC solicitado por otro motivo. La clínica dependerá de la localización y de la obstrucción del flujo. En su forma más habitual (AI), puede producir obstrucción en zona mitral con síntomas asociados (IC, síncope o muerte). Además, puede embolizar a cualquier localización. En su localización en la zona de AD, puede provocar embolia pulmonar e, incluso, hipertensión pulmonar. Por otro lado, puede generar un cuadro inespecífico en hasta el 90 % de los casos. La tríada clásica incluiría IC, afectación general inespecífica y embolización distal.

Diagnóstico

Se realiza mediante ECC transtorácico o transesofágico en algunos casos. Aproximadamente dos tercios de estos pacientes tienen alteraciones en el electrocardiograma, sobre todo signo de dilatación de AI. Por otro lado, las arritmias auriculares no son frecuentes. En la radiografía de tórax, se verán datos de dilatación de AI, dilatación de tronco pulmonar o signo de IC. Sin embargo, este estudio es normal hasta en un tercio de los pacientes. La calcificación del tumor es infrecuente cuando se localiza en AI, pero está presente en el 56 % de los casos cuando se localiza en la AD.

Tratamiento

Con independencia de la clínica, el tratamiento es siempre quirúrgico. La posibilidad de complicaciones como la muerte súbita o la embolización hacen que el único tratamiento recomendado sea la exéresis quirúrgica.

Fibroelastoma papilar

Es un tumor benigno derivado del endocardio que suele aparecer en las válvulas aórtica o mitral. Aparece típicamente en la edad adulta. La clínica suele manifestarse por embolización (accidentes isquémicos transitorios, ictus, angina o infarto de miocardio). A pesar de estar localizado en válvulas izquierdas, la afectación funcional de estas no es habitual. El diagnóstico diferencial se debe establecer con la endocarditis infecciosa. Para una mejor caracterización del tumor, se recomienda la realización de un ECC transesofágico con una sensibilidad del 89 % y una especificidad del 88 % en lesiones de 2 cm o más. La válvula más afectada suele ser la aórtica, con una frecuencia

entre el 37 y el 45 %. Son lesiones únicas en el 91 % de los casos. El tamaño medio es de un cm pero pueden llegar a medir más de 4 cm. El tratamiento recomendado es la extirpación quirúrgica dado el alto riesgo embólico (25 % en tres años).

Lipoma

Es un tumor cardíaco poco frecuente que aparece sobre todo en la zona subendocárdica. El tamaño es variable con medidas de hasta 15 cm. Puede aparecer de forma solitaria o múltiple, en asociación en estos últimos con esclerosis tuberosa. Su diagnóstico por ECC resulta complicado. Se deberá realizar una RMC con el uso de técnicas de supresión grasa. El diagnóstico diferencial se debe establecer con la hipertrofia lipomatosa del septo interauricular. El tratamiento será quirúrgico por el riesgo de crecimiento progresivo y afectación de estructuras adyacentes.

Hemangioma

Es un tumor poco habitual, sin predominio de género ni edad, que puede aparecer en cualquier cavidad cardíaca. Su tamaño varía entre 3 y 4 cm. Su afectación en la zona del tabique interventricular o del nodo auriculoventricular (NAV) puede ocasionar BAV de alto grado y muerte súbita.

Mesotelioma del nodo auriculoventricular

También ha sido denominado tumor quístico benigno del NAV, linfangioendotelioma, tumor poliquístico congénito y tumor del tejido de conducción. Deriva de los restos de células mesoteliales atrapadas en esta zona durante el crecimiento embrionario. Presenta predominio femenino, y suele aparecer en las primeras dos décadas de vida. Son pequeñas tumoraciones de menos de 15 mm que se localizan en el septo interauricular cerca del NAV. Dada su ubicación, puede producir BAV de alto grado y taquicardia ventricular. En función de la clínica, se deberá implantar un marcapasos definitivo o, incluso, un desfibrilador.

Teratoma

Es el segundo tumor más frecuente en período fetal y neonatal después del rabdomioma. Histológicamente, contiene múltiples elementos inmaduros, incluido epitelio, tejido tiroideo, tejido pancreático, músculo, cartílago y hueso. Macroscópicamente, tiene aspecto cístico y multilobulado. Puede afectar al miocardio y al pericardio. Lo más habitual es su aparición en la zona pericárdica, adherido a la arteria aorta y pulmonar. Su tamaño es variable con medidas de hasta los 10 cm. La clínica dependerá de la localización y el tamaño, con el derrame pericárdico como un hallazgo habitual. A pesar de tratarse de un tumor benigno, se ha descrito recurrencia tras la exéresis. Dado el riesgo de complicaciones, el tratamiento será siempre quirúrgico.

Quiste broncogénico

Se trata de una formación quística, con un tamaño entre 1 y 2 cm, que aparece en el miocardio, y puede protuir hacia la cavidad o hacia el pericardio. Histológicamente, deriva del mesodermo y del endodermo. Es probable que se trate de un proceso de emigración o secuestro embrionario de tejido respiratorio. El tratamiento será la exéresis quirúrgica.

Quiste pericárdico

Denominado también quiste mesotelial, se trata del tumor pericárdico benigno más frecuente, y representa el 7 % de los tumores mediastínicos. Su tamaño es variable con medidas que pueden superar los 15 cm. Pueden ser uni o multiloculados, y se localizan sobre todo en el lado derecho. Si se comunica con el saco pericárdico, constituirá divertículos pericárdicos. La mayoría de las veces, es un hallazgo casual en un estudio radiológico solicitado por otro motivo. La cirugía estará indicada en aquellos casos más voluminosos o cuando produzcan síntomas. Además, la intervención quirúrgica permitirá el estudio anatomopatológico y el diagnóstico de certeza.

Tumores endocrinos

Tumor tiroideo

Es muy infrecuente. Está constituido por restos de tejido tiroideo ectópico. Típicamente, aparece en el tabique interventricular.

Paraganglioma

Es un tumor neuroendocrino que deriva del sistema extraadrenal. La afectación cardíaca es poco habitual. Puede observarse tanto en ventrículos como en aurículas, y puede ser intramural o intracavitario. Su aparición se da a cualquier edad, y no existe un predominio según sexo. Es una lesión de crecimiento lento, hipervascularizada y encapsulada. Al igual que ocurre con el feocromocitoma, hasta un 10 % puede infiltrar de manera local, diseminarse a distancia o sufrir una degeneración maligna. En la TAC, se observa una masa heterogénea hipervascular de baja atenuación en la fase simple. En la RMC, se podrá ver una masa bien circunscrita isointensa en T1 hiperintensa en T2. El tratamiento será la exéresis quirúrgica, aunque presenta cierta dificultad por la alta vascularización, y por su proximidad con las arterias coronarias.

Hamartoma de células de Purkinje

Se trata de un tumor poco habitual que afecta al recién nacido y a niños hasta los 4 años. Tiene predilección por el sexo femenino, con una ratio de 4:1. Suele afectar al VI, con preferencia por la región suspendo cárnicas del septo interventricular. El cuadro de presentación consiste en arritmias refractarias como taquicardia de la unión, taquicardia ventricular e, incluso, fibrilación ventricular. En algún caso puede debutar directamente como muerte súbita. Puede asociarse a algún tipo de cardiopatía congénita (comunicación interauricular o hipoplasia de cavidades izquierdas), así como malformaciones extracardíacas (quistes ováricos, defectos de la línea media del sistema nervioso central, malformaciones oculares o cambios oncocíticos en los órganos glandulares). El tratamiento farmacológico de las arritmias no suele ser eficaz; por lo tanto, el tratamiento será la resección quirúrgica. La ablación del sustrato arrítmico puede ser una alternativa en estos casos.

TUMORES PRIMARIOS MALIGNOS

Constituyen el 25 % de los tumores cardíacos primarios. Los sarcomas suponen el 95 % de estos, y el más frecuente es el angiosarcoma, seguido del rabdomiosarcoma y el fibrosarcoma. En el 5 % restante, destacan el mesotelioma y el linfoma. Hay que recordar que las metástasis cardíacas son entre 20 y 40 veces más frecuentes, por lo que, ante la presencia de un sarcoma cardíaco, hay que descartar que se trate de una metástasis de un sarcoma a distancia. En general, los subtipos histológicos individuales de los sarcomas cardíacos primarios no influyen tanto en el pronóstico como el grado histológico, el grado de necrosis y el grado de diferenciación celular. Suelen asentarse en cavidades derechas con infiltración que podría afectar a otras estructuras mediastínicas y torácicas. Tienen forma variable, pero sobre todo polipoide, infiltrativa o intracavitaria. Aparecen principalmente en la tercera, cuarta o quinta década de vida. Tienen predominio por el sexo masculino, y tendencia a la producción de metástasis, sobre todo en pulmón, riñón, hígado, glándulas suprarrenales y hueso. Como siempre, la clínica dependerá del tamaño y la localización.

El tratamiento de elección será siempre la cirugía. Con esta se busca la extirpación total del tumor, así como su tipificación histológica. Esta cirugía se practicará mediante esternotomía media, y bajo circulación extracorpórea. Sin embargo, el carácter infiltrativo, la presencia de metástasis, la recidiva tumoral o la recurrencia hacen que la mortalidad al año sea muy elevada.

Sarcoma

Dentro de los tumores cardíacos primitivos malignos, el sarcoma es el más habitual. Deriva del mesénquima y presenta una gran diversidad de tipos morfológicos. Se localiza principalmente en la AD, donde produce infiltración local y obstrucción intracavitaria. La clínica depende de la ubicación y de la extensión. La disnea es el síntoma más habitual, en asociación a signos de IC derecha. El dolor torácico también es un síntoma frecuente, algo inhabitual en los tumores benignos. También es usual la presencia de derrame pericárdico hemorrágico. Los tumores que afectan al miocardio pueden producir arritmias, trastornos de la conducción y muerte súbita. También pueden extenderse a las venas cavas superior e inferior, con su obstrucción.

El pronóstico de este tipo de tumores es sombrío, con una supervivencia media entre 6 y 12 meses. El tratamiento de elección será la extirpación quirúrgica, completa siempre que sea posible. Se han descrito casos en los que se ha realizado un autotrasplante (explantación cardíaca, resección *ex vivo* del tumor, reconstrucción, reimplante posterior). El trasplante podría ser una opción en pacientes con enfermedad local y resecable sin metástasis; sin embargo, el riesgo de recidiva es elevado.

En las pruebas de imagen, por lo general, se trata de lesiones hipodensas, con base de implantación ancha. Tras la administración de contraste intravenoso, el realce es heterogéneo, y puede presentar zonas de necrosis central y cavitación.

Angiosarcoma

Se trata del tumor cardíaco maligno primario más habitual, con el 30 % de los casos. La edad de presentación es entre los 30 y los 50 años, con predilección por el sexo masculino, con una ratio varón: mujer de 3:1. En el momento del diagnóstico, por lo general, la enfermedad ya está avanzada, y entre el 66 y 89 % de los casos ya tiene metástasis. Las localizaciones más frecuentes de las metástasis son el pulmón, el hígado, el cerebro y el hueso. La AD es la localización más habitual, seguida del VI y el pericardio. La ubicación en AD es una de las causas del retraso diagnóstico. Histológicamente, está formado por proliferaciones anormales de células malignas con canales vasculares característicos. Estos espacios vasculares, están tapizados con frecuencia por células endoteliales multiestratificadas hinchadas. Se trata de neoplasias agresivas con muy mal pronóstico y una supervivencia media de 9 a 10 meses.

El sarcoma de Kaposi es un tipo de angiosarcoma que afecta principalmente a la grasa subepicárdica, y aparece en pacientes inmunodeprimidos. En su patogenia, está implicado el virus herpes humano 8.

Los pacientes pueden presentar síndrome constitucional, con fiebre y pérdida de peso. Es habitual la presencia de derrame pericárdico, con cuadro de taponamiento cardíaco que precisaría pericardiocentesis. También puede presentar signos de IC derecha.

Rabdomiosarcoma

Es la neoplasia cardíaca maligna más habitual en lactantes y niños. Su aparición es más frecuente entre los 30 y los 50 años, con distribución similar en ambos sexos. Representa el 20 % de todos los tumores cardíacos, y es el segundo tumor primario maligno más habitual. Deriva de células de músculo estriado. En ocasiones, va acompañado de eosinofilia, osteoartropatía hipertrófica y poliartritis. Por lo general, se localiza en las cavidades derechas del corazón, y puede aparecer en cualquier estructura cardíaca. En el 60 % de los casos, presenta múltiples localizaciones, y en el 50 % de los casos afecta al pericardio. Clínicamente, es habitual la presencia de síntomas inespecíficos como fiebre, anorexia y pérdida de peso. Comparado con el angiosarcoma, la afectación pericárdica no es tan común, y rara vez invade más allá del pericardio parietal. Es

un tumor agresivo, con tendencia a las metástasis local-estancia, sobre todo en el pulmón y en los ganglios linfáticos. Su pronóstico es malo, con una supervivencia inferior a un año.

Fibrosarcoma

Se trata de un tumor mesénquimal de origen fibroblástico. Representa el 10 % de todos los tumores cardíacos malignos. Puede aparecer tanto en cavidades izquierdas como derechas. La localización más habitual es la AI (50 %), seguida del VI (30 %) y del pericardio (20 %). Se trata de una neoplasia de tipo nodular infiltrativa, blanda, de bordes lobulados y aspecto gelatinoso. Histológicamente, consta de células en huso o fusocelulares con núcleos de bordes romos y citoplasma alargado.

Leiomiosarcoma

Deriva de las células musculares lisas. Supone el 9 % de todos los tumores cardíacos primarios. Puede aparecer en cualquier grupo de edad, y no existen diferencias entre sexos. Histológicamente, presenta células elongadas con núcleos terminados en bordes romos. Es sésil y gelatinoso, surge principalmente en la pared posterior de la AI y puede afectar a las venas pulmonares y la válvula mitral. Es un tumor de crecimiento rápido, con una tasa elevada de recidiva local y metástasis a distancia. La supervivencia media es de seis meses tras el diagnóstico. En este caso, la cirugía será paliativa en casos muy sintomáticos para mejorar la calidad de vida.

Sarcoma neurogénico

Es un tumor maligno derivado primariamente de las células de Schwann o de las vainas nerviosas. También ha sido denominado schwannoma maligno, neurofibrosarcoma, neurinoma maligno, fibrosarcoma neurogénico y neurilemoma maligno. En ocasiones, es difícil de distinguir de otros sarcomas. Histológicamente, son células en forma de uso con corte con contornos que parecen fascículos celulares que alternan con fascículos poco densos o hipocelulares.

Osteosarcoma

Es una neoplasia maligna del hueso formada por células productoras de hueso. Representa entre el 5 y el 10 % de los sarcomas cardíacos. Aparece principalmente en adultos, y su localización preferencial es la AI. A diferencia del mixoma, la base de implantación es más amplia y se localiza en la pared posterior.

Mesotelioma

Es el tumor primitivo maligno de pericardio más habitual. Deriva de las células mesoteliales, y afecta al pericardio parietal o visceral. No se extiende al endocardio ni a cavidades cardíacas. Puede aparecer a cualquier edad, pero es más frecuente en adultos. También es más habitual en varones. No existe relación con la exposición a amianto. El diagnóstico suele ser tardío, con metástasis en más del 50 % de los pacientes. En ocasiones, puede producir gonadotropina coriónica.

Las manifestaciones clínicas más habituales son el derrame pericárdico, que puede cursar con taponamiento cardíaco; la pericarditis constrictiva y, en consecuencia, la IC. El tratamiento del derrame pericárdico será la pericardiocentesis. La pericardiocentesis total, con extirpación completa de la neoplasia, es imposible en la mayoría de los casos. El tratamiento con quimioterapia y radioterapia puede alargar la supervivencia en estos casos. Sin embargo, el pronóstico es limitado, con la supervivencia media en torno a seis meses.

Linfoma

El linfoma cardíaco primario con afectación exclusiva de corazón y pericardio es extraordinariamente infrecuente. Representa alrededor del 0,25 % los tumores en series de autopsia. Por lo general, se trata de un linfoma extraganglionar de tipo B. Es habitual en pacientes inmunodeprimidos, como pacientes con infección por virus de la inmunodeficiencia humana o aquellos que reciben tratamiento inmunosupresor por un trasplante. Suele aparecer en la séptima década de vida, y tiene cierta predilección masculina. Puede afectar a aurículas, ventrículos y pericardio, y también a distintas válvulas cardíacas. Se vincula con el lado derecho del corazón en aproximadamente el 70 % de los casos. Es una lesión única en el 66 % de los pacientes, y múltiples en el 34 %. Macroscópicamente, se apreciarán múltiples nódulos de tamaño variable de hasta 4 cm. En alrededor de la mitad de los casos, se asocia derrame pericárdico. La citología de este se diagnostica en el 60 % de los casos.

Desde la perspectiva terapéutica, el linfoma cardíaco primario es similar a los linfomas agresivos en otra localización, y son sensibles a quimioterapia. La supervivencia de los pacientes con linfoma cardíaco es menor de un mes si no se aplica tratamiento. En pacientes tratados con quimioterapia, radioterapia, o ambos, la supervivencia media puede llegar a un año. Tras el inicio del tratamiento, el paciente puede presentar un cuadro de IC o arritmia debido a la lisis rápida del tumor. El pronóstico es limitado, con una alta mortalidad, y diagnóstico habitual en la autopsia.

Timoma

Es una neoplasia de células epiteliales químicas, con independencia de la presencia y el número de linfocitos. El timoma primario intrapericárdico procede de tejido tímico retenido en tres hojas del pericardio durante la etapa embrionaria. Solo se considerará timoma pericárdico primario en aquellos casos en los que no exista afectación en la zona del timo. La localización habitual del timoma es el mediastino anterior; sin embargo, puede tener otras ubicaciones torácicas como la intrapericárdica, aunque es muy rara. Se estima que el 40 % de los casos desarrolla miastenia grave, y un número inde-

terminado, otro tipo de afectaciones sistémicas inmunes. En el 80 % de los casos, el tumor está encapsulado y se puede resecar por completo. Microscópicamente, está compuesto de una mezcla de células epiteliales neoplásicas y linfocitos. El pronóstico en los casos de tumor localizado es bueno si se consigue una exéresis completa. Sin embargo, en las formas invasivas depende de la amplitud y de la radicalidad de la escisión quirúrgica.

Teratoma maligno

Un teratoma se considera maligno cuando presenta degeneración maligna, invasión de estructuras vecinas o metástasis a distancia. La degeneración maligna puede ser de tipo carcinomatoso o sarcomatoso.

TUMORES METASTÁSICOS

Tipos

Los tumores cardíacos secundarios o metastásicos son 20 veces más habituales que los primarios benignos y malignos. En estudios autópsicos, se estima que en torno al 10-20 % de los pacientes con neoplasia generalizada presentan afectación cardíaca o pericárdica. El tumor primario más frecuente en varones sería el cáncer pulmonar, y en mujeres, el cáncer de mama. La localización más habitual sería el pericardio. Los melanomas tienen gran tendencia a provocar metástasis en la zona cardíaca, con aparición en más de un 50 % de los casos. Las neoplasias derivadas del sistema nervioso central son las únicas que no afectan al corazón ni al pericardio. En general, los carcinomas producen metástasis en forma de nódulos múltiples con una anatomía patológica similar al tumor primario, y los sarcomas crean una afectación difusa. Las vías de diseminación para alcanzar el corazón y el pericardio son la siguiente:

- **Diseminación por vía hematógena:** se provoca por embolización de material tumoral que llega a pericardio y corazón. Esto se observa en el carcinoma de riñón, hepatoblastoma y sarcoma de vena cava inferior.
- **Diseminación linfática:** tiene lugar una diseminación retrógrada a través de ganglios linfáticos del mediastino. Esto es habitual en el carcinoma de pulmón y de mama.
- **Afectación por contigüidad:** ocurre una invasión directa por extensión tumoral desde órganos adyacentes. Puede ocurrir en el carcinoma de esófago, pulmón, mama, y otros tumores del mediastino y el tórax.

Lo más habitual son las metástasis múltiples en el corazón y pericardio, y la metástasis aislada es excepcional.

Clínica y diagnóstico

Como ocurre en otros tumores, la clínica dependerá del lugar y la extensión de las metástasis. Cuando existe afectación pericárdica, lo más habitual es el derrame pericárdico. Esto puede ocasionar incluso taponamiento cardíaco. Cuando hay afectación miocárdica, se pueden producir arritmias y bloqueos de alto grado. Otra manifestación sería la angina por embolización coronaria de material tumoral.

El ECC es el primer paso para el diagnóstico de las metástasis cardíacas. Además, la tomografía axial computarizada y la RM son fundamentales para el estudio de estructuras adyacentes. El diagnóstico de certeza se establece con el análisis histológico de muestras de tejido obtenidas de punción pericárdica o biopsia directa de la tumoración. Los hallazgos por RM suelen ser inespecíficos.

Tratamiento

El tratamiento quirúrgico de estos tumores tiene malos resultados debido a su naturaleza diseminada. En algunos casos, la radioterapia y la quimioterapia puede ser una alternativa de tratamiento. En casos de derrame pericárdico significativo o taponamiento, se realizará una pericardiocentesis o ventana pericárdica.

PUNTOS CLAVE

- Los tumores cardíacos son un entidad poco frecuente en la edad pediátrica y la mayor parte son benignos (90 %).
- La benignidad en estos tipos de tumores no viene marcada por su histología sino por la repercusión que producen sobre el funcionamiento del sistema cardiovascular.

- La clínica va a estar determinada por su localización y tamaño.
- Es importante conocer su forma de presentación y epidemiología, para considerarlos en el diagnóstico diferencial de pacientes con síntomas cardiovasculares con escasa respuesta a tratamiento.

BIBLIOGRAFÍA

Abad C. Tumores cardíacos (I). Generalidades. Tumores primitivos benignos [Cardiactumors. I. General considerations. Benign primary tumors]. Rev Esp Cardiol. 1998;51(1):10-20. Spanish. doi: 10.1016/s0300-8932(98)74705-0. PMID: 9522608.

Abad C. Tumores cardíacos (II). Tumores primitivos malignos. Tumores metastásicos. Tumor carcinoide [Cardiac tumors (II). Malignant primary tumors. Metastatic tumors. Carcinoid tumor]. Rev Esp Cardiol. 1998;51(2):103-14. Spanish. doi: 10.1016/s0300-8932(98)74719-0. PMID: 9542434.

Hoffmeier A, Sindermann JR, Scheld HH, Martens S. Cardiac tumors--diagnosis and surgical treatment. DtschArzteblInt. 2014;111(12):205-11. doi: 10.3238/arztebl.2014.0205

Libby P, Bonow RO, Zipes DP, Mann DL, Braunwald E. Braunwald. Tratado de cardiología. Texto de medicina cardiovascular. Volumen 2. 8ª ed. Barcelona: Elsevier; 2009.

Nóbrega S, Martins da Costa C, Amador AF, Justo S, Martins E. Cardiovascular Magnetic Resonance Versus Histopathologic Study for Diagnosis of Benign and Malignant Cardiac Tumours: A Systematic Review and Meta-Analysis. J Cardiovasc Imaging. 2023;31(4):159-68. doi: 10.4250/jcvi.2023.0028.

Tyebally S, Chen D, Bhattacharyya S, Mughrabi A, Hussain Z, Manisty C, et al. Cardiac Tumors: JACC CardioOncology State-of-the-Art Review. JACC Cardio Oncol. 2020;2(2):293-311. doi: 10.1016/j.jaccao.2020.05.009.

Uzun O, Wilson DG, Vujanic GM, Parsons JM, De Giovanni JV. Cardiac tumours in children. Orphanet J Rare Dis. 2007;2:11. doi: 10.1186/1750-1172-2-11.

Afectación cardíaca en enfermedades sistémicas

23

A. Gómez-Carpintero García

OBJETIVOS

- Conocer las distintas enfermedades sistémicas con afectación del sistema cardiovascular.
- Identificar los síntomas cardiovasculares que deben indicar que se está ante una enfermedad sistémica.
- Interpretar los hallazgos que se pueden encontrar en las pruebas complementarias de los pacientes con enfermedades sistémicas.
- Reunir los conocimientos necesarios para realizar un correcto seguimiento cardiológico según la enfermedad de base.
- Evaluar los conocimientos aprendidos y profundizar en las patologías más frecuentes que se encuentran en la práctica diaria.

INTRODUCCIÓN

El sistema cardiovascular puede verse afectado en múltiples enfermedades sistémicas, y en ocasiones es el cardiólogo el primer especialista en valorar al paciente. Por tanto, el conocimiento de estas enfermedades es clave para optimizar su manejo.

ENFERMEDADES REUMATOLÓGICAS

Las enfermedades reumatológicas sistémicas pueden afectar a múltiples órganos. Aunque la afectación cardiovascular en la infancia es poco frecuente, puede ser potencialmente grave. Se verá afectación a distintos niveles (miocardio, valvular, pericardio y sistema de conducción), pero además se han asociado a vasculitis y ateroesclerosis prematura.

Artritis idiopática juvenil

La artritis idiopática juvenil es una de las enfermedades crónicas más habituales de la infancia.

En la zona cardiovascular, la afectación más frecuente es la pericarditis, con presentación en torno al 30-36 % de los pacientes. La pericarditis puede ocurrir en cualquier momento de la enfermedad, aunque por lo general, se ven con la exacerbación de la clínica sistémica. Es más usual a mayor edad del niño, aunque no se ha visto correlación con el sexo ni la edad al inicio de los síntomas. Por lo general, son cuadros leves, incluso asintomáticos, pero se debe tener en cuenta que en raras ocasiones producen derrames más graves que pueden provocar taponamiento cardíaco o cuadros de pericarditis crónica constrictiva.

 Aunque la pericarditis es la forma más común de afectación cardíaca, se pueden encontrar también valvulopatías por inflamación del endocardio valvular (insuficiencia aórtica o mitral), aunque rara vez precisan tratamiento quirúrgico.

En torno al 1-10 % de los pacientes pueden desarrollar una miocarditis durante el transcurso de la enfermedad. Es posible encontrar en estos pacientes una alteración de la función diastólica, debido a la fibrosis del subendocardio por la inflamación crónica, y del miocardio por la isquemia subclínica causada por la ateroesclerosis coronaria.

Lupus eritematoso sistémico

El lupus eritematoso sistémico (LES) es una enfermedad autoinmunitaria multisistémica crónica de etiología desconocida. El LES con debut en la infancia representa aproximadamente el 20 % de todos los pacientes con LES, con una edad promedio de presentación de los 12 años, (es infrecuente por debajo de los 5 años). Los pacientes pediátricos suelen tener las mismas manifestaciones clínicas que los adultos, pero con un grado de actividad más alta.

La afectación cardíaca en el paciente con LES es una causa importante de morbilidad y mortalidad, con presentación en el 30-40 % de los pacientes con LES.

 La afectación cardíaca más habitual en el LES es la pericarditis, por lo que su presencia es considerada incluso como criterio diagnóstico, pero se pueden encontrar otras afectaciones como la miocarditis, la afectación valvular y la enfermedad coronaria.

La pericarditis presenta una incidencia del 15-25 %, aunque posiblemente sea mayor si se tienen en cuenta los derrames silentes, ya que con frecuencia son asintomáticos. Los derrames suelen ser leves, pero es posible que se produzcan derrames moderados o grandes, con el taponamiento cardíaco como la complicación más temida; sin embargo, este es poco habitual en aquellos pacientes con una función renal conservada. Si se analiza el líquido pericárdico, se verá que se trata de un exudado con predominio de neutrófilos, elevada concentración de proteínas y con glucosa baja o normal, similar al de la pericarditis bacteriana, por lo que se debe descartar infección.

 El manejo de la pericarditis lúpica depende de la gravedad de la clínica. En los casos leves/asintomáticos puede tratarse con antiinflamatorios no esteroideos, y conservar el uso de corticoides para enfermedades graves o falta de respuesta a los antiinflamatorios. El drenaje está indicado en caso de deterioro hemodinámico.

Respecto a la endocarditis, su incidencia en la edad pediátrica no está clara, ya que el diagnóstico es difícil y cursa en ocasiones de manera asintomática. Se pueden encontrar distintas anomalías valvulares con diferentes grados de insuficiencia valvular; se puede ver desde el engrosamiento valvular leve a la formación de nódulos y vegetaciones grandes (llamadas vegetaciones no bacterianas o de Libman-Sacks). La válvula que se ve afectada con mayor frecuencia es la válvula mitral, seguida de la aórtica. Por tanto, se debe considerar el uso de tratamiento antibiótico profiláctico en aquellos pacientes con LES que tengan una lesión valvular conocida y vayan a someterse a procedimientos con riesgo de bacteriemia.

La miocarditis, aunque posible, es poco habitual. Sin embargo, sí que puede verse con mayor frecuencia una disfunción miocárdica sin manifestaciones clínicas claras, con un origen multifactorial. Cuando el deterioro de la función sistólica y las anomalías del movimiento de la pared se asocian a miocarditis pueden ser reversibles con tratamiento inmunosupresor y control de la actividad de la enfermedad principal.

Estos pacientes presentan tasas mayores de enfermedad coronaria que la población control, posiblemente debido al incremento de los factores de riesgo cardiovascular. Este trastorno es difícil de diagnosticar, pero es importante incidir en estos pacientes en mantener unos hábitos de vida cardiosaludables para evitar la enfermedad coronaria.

En los pacientes pediátricos con enfermedades reumatológicas (LES y artritis idiopática juvenil) es importante incidir en la adquisición de hábitos cardiosaludables (hacer ejercicio diario y cuidar la alimentación, entre otros) para evitar el avance de la enfermedad ateroesclerótica.

Respecto a los trastornos del ritmo, lo más frecuente es que estos pacientes presenten taquicardia sinusal sin otra cardiopatía, lo que suele resolverse con el tratamiento del LES. En aquellos que muestren arritmias o defectos de conducción se debe valorar la posibilidad de que se trate de una miocarditis.

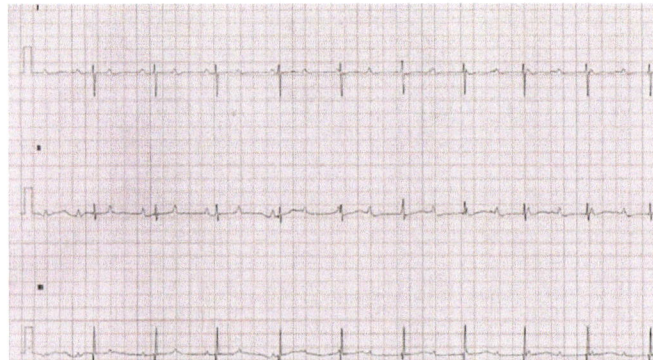

Figura 23-1. Electrocardiograma de recién nacido hijo de madre con lupus eritematoso sistémico con bloqueo auriculoventricular completo.

HIJOS DE MADRES CON ANTICUERPOS ANTI-RO/SSA Y ANTI-LA/SSB

Durante la vida fetal, se produce el paso transplacentario de los anticuerpos anti-Ro/SSA y anti-LA/SSB, con la destrucción del nodo auriculoventricular y generación de fibrosis del sistema de conducción que provoca un bloqueo auriculoventricular (BAV) completo congénito (**Fig. 23-1**), aunque puede provocar bloqueos de distinto grado.

 Los defectos de la conducción aislados son pocos habituales en adolescentes y adultos, sin embargo, los recién nacidos de madres con anticuerpos anti-Ro o anti-La (con independencia del diagnóstico de LES) presentan un aumento de la incidencia de BAV completo congénito.

El paso de los anticuerpos por la placenta aumenta de manera considerable a partir de la semana 17, por lo que la mayoría de las alteraciones se detectan entre las semanas 18 y 24 de gestación.

Sin embargo, solo un 1-5 % de los hijos de madres seropositivas van a desarrollar BAV, por lo que la presencia de estos no es suficiente para inducir la enfermedad, aunque si son necesarios, la probabilidad de verse afectado aumenta en torno a un 20 % si tiene un hermano afectado. Es importante conocer que la detección de un feto con un BAV puede ser el primer signo de que la madre padece una enfermedad autoinmunitaria (solo un 20-30 % de las madres están diagnosticadas). La repercusión del BAV completo en el recién nacido y en el feto dependerá del ritmo de escape que presente.

ENFERMEDADES ENDOCRINOLÓGICAS

La función endocrina es esencial para un buen funcionamiento cardiovascular; dentro de este grupo se incluyen, además, trastornos nutricionales como la obesidad y la anorexia nerviosa.

Hipertiroidismo

El hipertiroidismo en la edad pediátrica constituye el 5 % de los hipertiroidismos totales, con la adolescencia como la etapa con mayor incidencia dentro de la edad pediátrica. La clínica en la infancia es de presentación lenta e insidiosa, con manifestaciones cardiocirculatorias menos intensas en niños que en adultos.

Las hormonas tiroideas tienen un efecto cronotrópico e inotrópico positivo sobre el músculo cardíaco, y producen un aumento de la frecuencia cardíaca y de la contractilidad. Además, se genera un aumento de la presión sistólica y una reducción de la diastólica (con presión media normal), así como una disminución de la resistencia vascular periférica. Todo esto provoca que haya un gasto cardíaco aumentado.

> ! La taquicardia sinusal es un hallazgo muy frecuente, aunque se pueden encontrar otras alteraciones del ritmo como extrasístoles o fibrilación auricular. Los niños mayores pueden quejarse de intolerancia y disnea con el ejercicio. Todos estos síntomas se corregirán una vez normalizada la función tiroidea.

Si precisa tratamiento para el control de los síntomas, se utilizan los betabloqueantes para ayudar a acortar la duración de estos mientras comienza el efecto de los fármacos antitiroideos. El fármaco más utilizado es el propranolol, pero en caso de contraindicación (p. ej., en el caso de antecedentes de broncoespasmo) se usarán fármacos más cardioselectivos como el atenolol. Hasta conseguir el eutiroidismo, se contraindica la actividad física exhaustiva.

En caso de hipertiroidismo no controlado (causado por exceso de yodo, una cirugía, suspensión brusca de la medicación antitiroidea, infecciones, cetoacidosis diabética, etc.) puede producirse una crisis tirotóxica que genere una emergencia médica. Clínicamente, el paciente presenta un estado hipermetabólico que afecta de forma directa al sistema cardiovascular: taquicardia excesiva, fibrilación auricular, nerviosismo, ansiedad, hipertensión arterial, exoftalmos, temblor, hipertermia, náuseas, vómitos, sudoración profusa, delirio, agitación, en casos extremos se han descrito arritmias, *shock* y coma. El tratamiento debe realizarse preferentemente en una unidad de cuidados intensivos, e incluye medidas de soporte y tratamiento de la enfermedad.

> La hormona tiroidea tiene un efecto cronotrópico positivo, por tanto, se produce un aumento de la frecuencia cardíaca en el hipertiroidismo, y disminución esta en el hipotiroidismo.

Hipotiroidismo

Los efectos cardiovasculares de la falta de la hormona tiroidea producen una disminución de la frecuencia cardíaca y de la contractilidad con el descenso del gasto cardíaco, así como una reducción de la resistencia vascular periférica con aumento de la presión diastólica.

En el ecocardiograma se observa que en ocasiones la función ventricular se ve afectada con una disfunción diastólica del ventrículo izquierdo (VI) en reposo y una disfunción tanto sistólica como diastólica con el ejercicio, lo que genera

que estos pacientes muestren con frecuencia fatiga o disnea. Debido al incremento de la permeabilidad capilar, se puede encontrar la presencia de derrame pericárdico en estos pacientes, aunque rara vez tiene transcendencia clínica.

> El 90 % de los pacientes con hipotiroidismo presentan alteraciones en el electrocardiograma (ECG): bradicardia sinusal, complejos QRS de bajo voltaje (sobre todo en derivaciones de las extremidades), intervalos PR o QT prolongados, aplanamiento y bajo voltaje de la onda T, así como una onda T en forma de cúpula con ausencia del segmento ST.

Anorexia nerviosa

En torno a un 80 % de estos pacientes van a presentar una complicación cardiovascular durante su evolución, ya sea de carácter eléctrico o estructural.

En cuanto a la actividad eléctrica, es habitual encontrar bradicardia sinusal, debido a un aumento del tono vagal y a la disminución del contenido de glucógeno de los cardiomiocitos. Se pueden hallar también complejos QRS de voltaje reducido, desviación del eje del QRS y anomalías de la repolarización como la inversión, aplanamiento de la onda T, descenso del segmento ST o prolongación del QTc. Esta prolongación del intervalo QT corregido se ha asociado a alteraciones electrolíticas, por lo que el riesgo de arritmias ventriculares graves y muerte súbita puede prevenirse con un control estricto de los electrolitos.

En la ecografía se pueden observar derrame pericárdico silente, un prolapso mitral asociado a insuficiencia mitral y una pérdida de masa ventricular con reducción del grosor de la pared del VI y del tabique interventricular. Esta disminución de la masa ventricular, en principio, es reversible si se consigue recuperar el peso.

Otros trastornos endocrinológicos

En pacientes con déficit de hormona de crecimiento se ha observado que aquellos que lo presentan desde la infancia muestran una reducción significativa del grosor de la pared posterior del VI y del tabique interventricular. En este caso, la mayor parte presenta durante la vida adulta un deterioro de la función del VI con el ejercicio máximo, y refieren intolerancia al esfuerzo. La terapia sustitutiva mejora la función cardíaca e incrementa la masa del VI. Por el contrario, los pacientes con acromegalia (aumento de la hormona del crecimiento) pueden presentar una hipertrofia miocárdica.

SÍNDROMES GENÉTICOS

Existen múltiples síndromes genéticos que pueden tener afectación cardiovascular (Tabla 23-1). En este apartado se verán brevemente algunos de los más habituales, y la alteración cardíaca asociada a estos.

Tabla 23-1. Síndromes de origen genético con las principales cardiopatías congénitas asociadas a ese síndrome

Anomalía cromosómica	Cardiopatía congénita
Trisomía 21	CAV (parcial, completo), CIV, CIA, TOF
Trisomía 18	CIV, CIA, TOF, VDDS, CAV, coartación de aorta
Trisomía 13	TOF, VDDS, CIV, CIA, VAC, anomalías valvulares
Síndrome de Turner	Válvula aórtica bicúspide, CIA, coartación de aorta, anomalías de la válvula mitral
Síndrome de DiGeorge	TOF, interrupción del arco aórtico, truncus arterioso, TGA, anomalías del arco aórtico
Síndrome de Williams-Beuren	Estenosis supravalvular aórtica, estenosis de ramas pulmonares
Síndrome de Jacobson	CIV, anomalías del corazón izquierdo
Síndrome de Alagille	Estenosis pulmonar y de ramas, TOF, coartación de aorta
Holt-Oram	CIA, CIV
Síndrome de Noonan	Estenosis válvula pulmonar, CIA, CIV, TOF, coartación aorta, MCH
Síndrome de Costello	Estenosis pulmonar, MCH

CAV: canal auriculoventricular; CIA: comunicación interauricular; CIV: comunicación interventricular; MCH: miocardiopatía hipertrófica; TGA: transposición de grandes arterias; TOF: tetralogía de Fallot; VDDS: ventrículo derecho de doble salida.

Síndrome de Williams-Beuren

El síndrome de Williams es un trastorno genético poco común (uno de cada 20.000 nacimientos), producido por una microdeleción de la región del cromosoma 7q11.23.

 Presenta afectación cardiovascular en el 90-100 % de los casos, con la estenosis aórtica supravalvular y la estenosis de las arterias pulmonares como las malformaciones principales.

Otros defectos cardíacos menos comunes son la coartación de aorta, la hipoplasia del cayado aórtico, la comunicación interauricular, la comunicación interventricular, la tetralogía de Fallot, el canal auriculoventricular completo y la miocardiopatía hipertrófica. Pueden producirse también alteraciones electrocardiográficas, con la existencia de una prolongación del intervalo QTc.

Durante el seguimiento, se debe vigilar la presión arterial, ya que en torno a un 50 % de los pacientes muestran hipertensión arterial.

Síndrome de Turner

El síndrome de Turner es una entidad frecuente (una de cada 2.000 mujeres nacidas vivas) generada por la pérdida parcial o total del cromosoma X. Los problemas cardiovasculares suponen su principal problema de salud, no solo por la alta frecuencia de anomalías cardíacas (55 %), sino por la existencia de una enfermedad vascular generalizada, con aumento de la incidencia de hipertensión arterial. Entre las posibles alteraciones cardiológicas predominan la presencia de una válvula aórtica bicúspide seguida de la elongación del arco aórtico transverso, la coartación y la dilatación de aorta.

Síndrome de Noonan

El síndrome de Noonan es el segundo síndrome genético asociado con más frecuencia a anomalías cardíacas; en torno al 80 % van a presentar alguna alteración cardiovascular.

 La afectación más habitual es la estenosis de la válvula pulmonar (50-60 %), seguida de la miocardiopatía hipertrófica y los defectos septales auriculares.

Alrededor de la mitad de los pacientes con este síndrome tienen un ECG poco frecuente, con presencia de QRS anchos con un patrón predominantemente negativo en precordiales izquierdas y desviación del eje a la izquierda con ondas Q gigantes.

Síndrome de Marfan

En el síndrome de Marfan se produce una mutación en el gen de la fibrilina, lo que genera afectación del tejido conjuntivo y afectación del sistema esquelético, cardiovascular y ocular.

Las alteraciones cardiovasculares representan la principal causa de morbilidad, con la dilatación de la raíz aórtica como la alteración más habitual, sobre todo en la zona de los senos de Valsalva, afectados en el 50 % de los pacientes pediátricos. Esta dilatación va a generar distintos grados de insuficiencia aórtica, y puede progresar con la edad. Otras alteraciones usuales son la presencia de prolapso de la válvula mitral con o sin insuficiencia valvular (40-60 %), el prolapso de la válvula tricúspide (20 %) y la dilatación de la arteria pulmonar (10 %).

En el ECG pueden mostrar hipertrofia ventricular izquierda, inversión de la onda T en las derivaciones II, III y aVF, así como en las precordiales izquierdas, y BAV de primer grado.

Estos pacientes deben ser valorados al diagnóstico, y realizar con posterioridad revisiones rutinarias para vigilar el crecimiento de la aorta. Cuando precisen tratamiento, los betabloqueantes van a ser los fármacos de elección por haber demostrado enlentecer la progresión de la dilatación aórtica. Estos pacientes deben evitar los deportes de contacto, de competición, y los ejercicios isométricos.

 En los pacientes con enfermedad de Marfan se debe hacer un seguimiento rutinario de la progresión de la dilatación de la raíz aórtica.

ERRORES CONGÉNITOS DEL METABOLISMO

Los errores congénitos del metabolismo (ECM) tienen una baja incidencia de forma individual, pero como grupo suponen el 15 % de las miocardiopatías de causa conocida en pediatría.

Esta miocardiopatía puede llegar a ser la clínica predominante de la enfermedad, e incluso la principal causa de muerte. Es importante conocer estas enfermedades, ya que muchos de los ECM son tratables, e incluso en algunos casos la miocardiopatía es reversible.

Con la excepción de los trastornos mitocondriales, por lo general, cada ECM se asocia a un tipo funcional específico de miocardiopatía (Tabla 23-2). Se debe sospechar que se trata de un ECM cuando además de la afectación cardíaca presenten rasgos dismórficos, retraso en el desarrollo, afectación neurológica, miopatía o hepatoesplenomegalia.

La respuesta adaptativa más común del corazón en los ECM es la hipertrofia, como ocurre en la enfermedad de Pompe (producida por una alteración en el almacenamiento del glucógeno). La forma infantil clásica de esta enfermedad se presenta en los primeros meses de vida con hipotonía, debilidad muscular, una lengua agrandada y una insuficiencia cardíaca congestiva generada por una hipertrofia masiva del músculo cardíaco. En el ECG presenta característicamente un intervalo PR corto con complejos QRS altos.

Dentro de este grupo de ECM que causan miocardiopatía hipertrófica se hallan las mucopolisacaridosis. En función del tipo de glucosaminoglucano que se almacena se encuentran distintos tipos, con mayor frecuencia de la afectación cardíaca en el tipo I (Hunter), tipo II (Hurler), y el tipo VI (Maroteaux-Lamy). Aunque se da una miocardiopatía hipertrófica en el 60 % de los pacientes, la alteración cardíaca más común se produce en la zona valvular por engrosamiento de esta con generación de estenosis en esta ubicación. La válvula afectada con más frecuencia es la mitral, seguida de la aorta. Además, se puede hallar enfermedad coronaria y anomalías de la conducción. La terapia enzimática de estos pacientes mejora la hipertrofia ventricular, aunque no tiene efectos sobre la valvulopatía.

Dentro de los ECM que cursan con miocardiopatía dilatada se pueden dar enfermedades como la acidemia propiónica (trastorno del metabolismo de los ácidos orgánicos que asocia característicamente miocardiopatía dilatada y síndrome QT largo), los defectos de la fosforilación oxidativa, la deficiencia de carnitina y los trastornos de la glicosilación.

Respecto a las enfermedades mitocondriales, el 20-40 % de estos pacientes muestran una cardiomiopatía asociada, con la presencia de miocardiopatía hipertrófica como el fenotipo más frecuente, aunque con asiduidad se observa la progresión a un fenotipo dilatado. Los pacientes pediátricos con enfermedad mitocondrial y miocardiopatía tienen una mayor mortalidad en comparación con los que no tienen afectación cardíaca.

Las mucopolisacaridosis presentan con frecuencia afectación cardiovascular, con la valvulopatía mitral i aórtica como la más habitual.

ENFERMEDADES NEUROLÓGICAS

Distrofia muscular de Duchenne

La distrofia muscular de Duchenne es la enfermedad más usual dentro de las distrofinopatías; en ella se produce una degeneración de la fibra muscular que genera debilidad muscular progresiva de inicio en la infancia.

Esta debilidad muscular produce múltiples complicaciones en distintos sistemas. Tras la mejoría de los cuidados respiratorios, la afectación cardíaca ha pasado a ser una de las principales causas de morbimortalidad.

Durante las fases iniciales de la enfermedad los pacientes presentan únicamente una disfunción diastólica leve (se observa en un 60 % de los pacientes antes de los 10 años). Con posterioridad, se genera una dilatación de las cavidades con desarrollo de insuficiencia cardíaca (alrededor del 25 % a los 6 años; el 59 % entre los 6 y 10 años, y el 90 % en los mayores

Tabla 23-2. Afectación cardiológica en los principales tipos de errores congénitos del metabolismo con debut en la infancia

Error congénito del metabolismo	Afectación cardiológica más frecuente
Acidemia propiónica	MCD, síndrome de QT largo
Deficiencia primaria de carnitina	MCH, MCD, síndrome de QT corto
Defectos de la betaoxidación de los ácidos grasos	MCH, MCD, bloqueos de rama, bloqueos auriculoventriculares, disfunción del nodo sinusal, arritmias ventriculares, arritmias supraventriculares
Enfermedad de Pompe	MCH
Deficiencia de PRKAG2	MCH, preexcitación y taquicardia supraventricular, fibrilación auricular, bloqueo auriculoventricular progresivo
Enfermedad de Danon	MCH, anomalías de la conducción (PR corto, preexcitación)
Trastornos de la glicosilación	MCD, trastornos del ritmo
Mucopolisacaridosis	Patología valvular (aórtica y mitral), MCH, alteraciones de la conducción, afectación coronaria. En raras ocasiones, MCD
Enfermedad de Leigh	MCH, arritmias
Síndrome de Kearns-Sayre	MCH, bloqueo auriculoventricular
Síndrome de Barth	MCD, en menor frecuencia MCH, QT largo

MCD: miocardiopatía dilatada; MCH: miocardiopatía hipertrófica.

de 18 años), así como arritmias. Sin embargo, los síntomas de esta insuficiencia cardíaca aparecen de forma tardía (57 % de los pacientes por encima de los 18 años). El tratamiento en la fase presintomática ha demostrado reducir la mortalidad, lo que hace necesaria una valoración cardiológica precoz.

Las alteraciones electrocardiográficas se presentan en un 90 % de los adolescentes, y es lo más frecuente la taquicardia sinusal, el acortamiento del intervalo PR, la onda R alta en V1-V3, las ondas Q prominentes en derivaciones laterales e inferiores, así como el alargamiento del QT.

PUNTOS CLAVE

- Se deben solicitar anticuerpos anti-Ro y anti-La a las madres de neonatos con un BAV completo.
- En el hipertiroidismo es frecuente encontrar taquicardia sinusal en reposo, mientras que en el hipotiroidismo se halla una bradicardia sinusal.
- El síndrome de Williams se asocia característicamente a la estenosis supravalvular aórtica y la estenosis de ramas pulmonares.

- Se debe vigilar el crecimiento de la aorta en los pacientes con síndrome de Marfan.
- Los ECM son la causa del 15 % de las miocardiopatías pediátricas de causa conocida.
- En la distrofia muscular de Duchenne la afectación cardiológica es la principal causa de morbimortalidad, por lo que es necesario la valoración cardiológica precoz.

BIBLIOGRAFÍA

Cox GF. Diagnostic Approaches to Pediatric Cardiomyopathy of Metabolic Genetic Etiologies and Their Relation to Therapy. Prog Pediatr Cardiol. 2007;24(1):15-25.

García Roca C, Castilla Crespí J, Aparicio García P. Afectación cardíaca en otras enfermedades. Síndromes dismórficos de etiología imprecisa. En: Albert Brotons DC, coord. Cardiología pediátrica y cardiopatías congénitas del niño y del adolescente. Madrid: CTO editorial; 2015. p. 567-73.

Gazarian M, Feldman BM, Benson LN, Gilday DL, Laxer RM, Silverman ED. Assessment of myocardial perfusion and function in childhood systemic lupus erythematosus. J Pediatr. 1998;132(1):109-16.

Koca B, Sahin S, Adrovic A, Baraut K, Kasapcopur O. Cardiac involvement in juvenile idiopathic arthritis. Rheumatol Int. 2017;37(1):137-42.

Mont L, Castro J. Anorexia nerviosa: una enfermedad con repercusiones cardiacas potencialmente letales. Rev Esp Cardiol 2003;56(7):652-3.

Mosquera Angarita JM. Artritis idiopática juvenil sistémica. Protocdiagn ter pediatr. 2020;2:61-75.

Muntean I, Togănel R, Benedek T. Genetics of Congenital Heart Disease: Past and Present. Biochem Genet. 2017;55(2):105-23.

Myung K. Park MD, Mehrdad Salamat MD. Cardiovascular Involvement in SystemicDiseases. Park's Pediatric Cardiology for Practitioners. 7ª ed. Elsevier; 2021. p. 301-9.

Norrish G, Perry M. Elliott PM. Cardiomyopathies in children: Mitochondrial and storage disease. Prog Pediatr Cardiol. 2018;51:16-23.

Pérez-Lescure Picarzo J, Fernández Soria MT, Fariña Ruiz AP, Labrandero de Lera C, Díaz SC, Valverde I, et al. Seguimiento cardiológico de la distrofia muscular de Duchenne. 1ª ed. Madrid: SECARDIPED. 2021; p. 19-25.

Rhee SS, Pearce EN. Sistema endocrino y corazón: una revisión. Rev Esp Cardiol. 2011:64(3):220-31.

Villa-Forte A, Mandell BF. Trastornos cardiovasculares y enfermedad reumática. Rev Esp Cardiol. 2011;64(9):809-17.

Arritmias en la edad pediátrica

IV

Conceptos básicos de electrofisiología cardíaca 24

M. Ortega Molina

 OBJETIVOS

- Comprender los conceptos de excitabilidad y refractariedad.
- Conocer cómo es el potencial de acción y sus diferencias en los distintos tipos de células cardíacas.
- Saber cómo se origina y se propaga el impulso eléctrico.
- Entender y conocer los mecanismos electrofisiológicos que originan las arritmias cardíacas.

En este capítulo se abordarán las bases fundamentales de la electrofisiología en el ámbito celular y molecular para entender la activación eléctrica normal del corazón y los mecanismos en este entorno celular de las arritmias más frecuentes.

EQUILIBRIO IÓNICO Y POTENCIAL DE ACCIÓN

Las células miocárdicas tienen una membrana celular hidrófoba e impermeable a sustancias hidrosolubles como los iones. Los miocitos mantienen una diferencia de concentración de iones entre dentro y fuera de la célula, lo que da lugar a un potencial transmembrana o potencial de reposo. De hecho, en las células miocárdicas en reposo existe un exceso de iones negativos en su interior, que están basalmente hiperpolarizadas (potencial en reposo negativo: $-90mV$).

Los iones atraviesan las membranas por poros hidrófilos (canales iónicos). El paso de estos iones vendrá determinado por el gradiente electroquímico transmembrana: gradiente de voltaje (eléctrico) y de concentración (químico). Así, cuando un canal iónico se abre permite que haya un flujo de iones a su través y, por lo tanto, se genera una corriente eléctrica local. Esta corriente eléctrica, a su vez, dependerá de la conductancia (habilidad de la membrana en permitir el flujo iónico), y de la capacitancia (acumulación de iones/cargas a un lado de la membrana).

La célula se despolariza cuando se positiviza su potencial; por entrada de iones con carga positiva o por salida de iones con carga negativa. La célula se hiperpolariza cuando se negativiza su potencial; por entrada de iones con carga negativa o por salida de iones con carga positiva.

El potencial de acción cardíaco

El potencial de acción cardíaco refleja un equilibrio entre las corrientes de salida y entrada. Cuando un estímulo despolarizante llega a la célula, existe una oscilación en el potencial de membrana que si llega a un valor crítico (valor umbral), se produce un cambio drástico de la conductancia de la membrana, lo que permite que ocurra una secuencia de eventos (corrientes iónicas) que da lugar al potencial de acción. Si el estímulo despolarizante no es suficiente, se genera una respuesta local sin que esta genere un potencial de acción.

El potencial de acción tiene distintas fases (**Fig. 24-1**):

- **Fase 0: despolarización rápida**. Dependiente de canales de sodio (Na) y de calcio (Ca) que facilitan la entrada de estos iones a la célula. Los canales de Na se activan cuando el potencial llega a -65 mV, y se inactivan antes al llegar a su gradiente neutro transmembrana. Los canales de Ca se activan a -40 mV y son responsables, en consecuencia, de la corriente del final de la despolarización y del inicio de la fase de meseta.

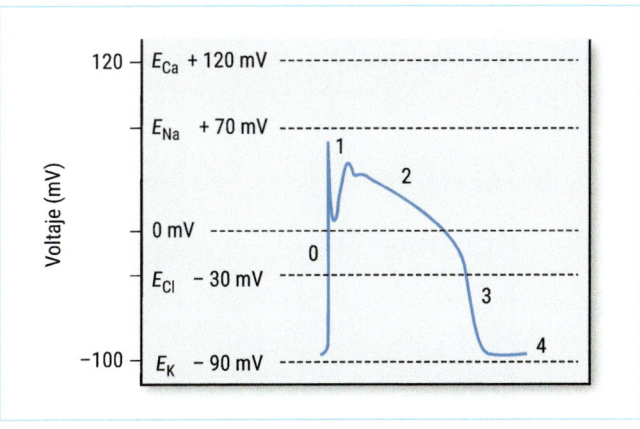

Figura 24-1. Potencial de acción cardíaco. Fase 0) Despolarización. Canales de Na. Fase 1) Repolarización precoz transitoria. Canales de K Ito. Fase 2) Meseta. Canales de Ca L. Fase 3) Repolarización. Canales de K. Fase 4) Potencial de reposo. Canales IK1. Adaptado de Tomaselli G, Roden DM. Molecular and cellular basis of cardiac electrophysiology. En: Saksena S, Camm AJ. Electrophysiological disorders of the Heart. Cap 3. Philadepia, Elsevier; 2016. P. 11-311.

Tabla 24-1. Diferencias en el potencial de acción de distintas células cardíacas

	Nodo sinusal*	Células del miocardio auricular	Nodo auriculoventricular*	Sistema de His-Purkinje	Células del miocardio ventricular
Potencial de reposo (mV)	–50 - –60	–80 - –90	–60 - –70	–90 - –95	-80 - –90
Amplitud PA (mV)	60-70	110-120	70-80	120	110-120
Duración PA (ms)	100-300	100-300	100-300	300-500	200-300

* PA de respuesta lenta. PA: presión arterial.

- **Fase 1: repolarización precoz transitoria.** En esta fase se produce una inactivación del canal de Na (con interrupción de la estrada de Na al interior celular) y una activación del canal Ito de potasio (K). El canal de K Ito facilita la salida de K de la célula.
- **Fase 2: meseta.** En esta fase, existe un equilibrio entre la entrada de Ca (canales de Ca-CaL) y la salida de K (IKr, IKs).
- **Fase 3: repolarización.** En esta fase se inactivan los canales de Ca (CaL). Se produce repolarización principalmente por la salida de K (canales Ikr, Iks).
- **Fase 4: potencial de reposo.** En esta fase la célula permanece hiperpolarizada gracias a las bombas Na/K adenosintrifosfato (ATPasa) y Ca ATPasa, así como por los canales de K (IK1), corriente estabilizadora de K, que está presente sobre todo en el miocardio ventricular.

> ! • La despolarización depende de la entrada de iones de Na y Ca a la célula.
> • La repolarización depende de la salida de iones de K de la célula.
> • El potencial de reposo celular (–90 mV) se mantiene gracias a las bombas de Na/ATPasa, Ca/ATPasa y los canales de potasio IK1.

El canal de sodio cardíaco

Los canales de sodio están formados por cuatro subunidades α (I a IV) que configuran el poro transmembrana del canal, y múltiples subunidades beta-auxiliares. El canal de Na presenta un comportamiento voltaje-dependiente. Cuando un estímulo modifica el potencial transmembrana positivizándolo hasta –65 mV, se activa el canal de Na (**estado «activo»**) y permite una corriente masiva de Na que origina la despolarización celular. Esta corriente se disipa con rapidez por una «inactivación» rápida del canal (**estado «inactivo»**). El canal del Na no volverá a estar disponible para una nueva despolarización hasta que pase otra vez a **estado de «reposo»**. El estado «inactivo» se mantiene durante toda la repolarización celular. Este comportamiento voltaje-dependiente es la base de la refractariedad celular del músculo cardíaco.

> ! La refractariedad celular de miocardio depende del mantenimiento en estado «inactivo» del canal de Na.

Diferencias en el potencial de acción entre las células cardíacas

Existen diferentes células en el corazón (Tabla 24-1 y Fig. 24-2) y cada una tiene unas peculiaridades en cuanto a las características de su potencial de acción. Cada tipo celular posee una función y unas características eléctricas que responden, en parte, a estas diferencias en el potencial de acción.

Las células marcapaso (del nodo sinusal y del nodo auriculoventricular) presentan un potencial el reposo menos hiperpolarizado, y esto las hace más excitables. Además,

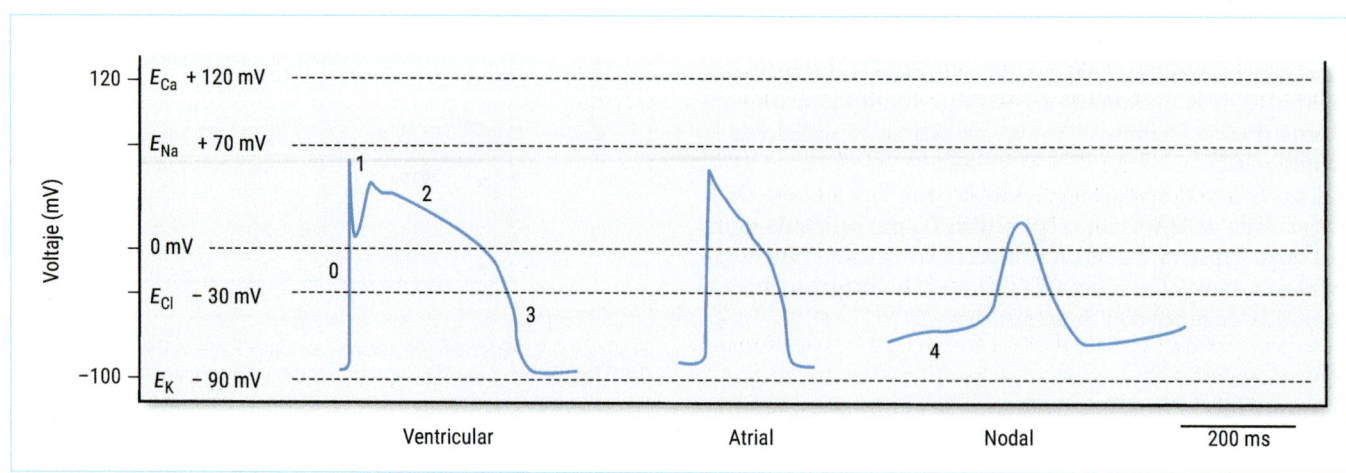

Figura 24-2. Potenciales de acción de distintas células cardíaca.

tiene un potencial de acción con menor duración y amplitud. La despolarización es más gradual, con los canales de Ca (CaL) como los responsables. Además, la fase 4 del potencial de acción es característica; presenta una despolarización gradual espontánea debida a la apertura de canales de Na (If), que es lo que les permite tener un automatismo y despolarizaciones espontáneas, lo que convierte estas células en «marcapasos».

Las células del miocardio ventricular o del His-Purkinje presentan un potencial de acción de mayor duración, y confieren a la célula una mayor refractariedad y la protegen de arritmias y marcapasos subsidiarios.

Las células del miocardio auricular se diferencian de las del miocardio ventricular en que tienen potenciales de acción de menor duración, y esto se debe a que tienen una mayor proporción de canales Ito e IKur de K que precipitan el inicio de la repolarización.

EXCITABILIDAD, REFRACTARIEDAD Y CONDUCCIÓN

Excitabilidad

Se define como la facilidad con la que una célula responde con la generación de un potencial de acción. A menor carga necesaria para generar un potencial de acción, mayor excitabilidad.

Refractariedad

Se define como la incapacidad de excitarse y generar nuevo potencial de acción. Existe un período del potencial de acción en el que la célula no es excitable; se encuentra refractaria. La refractariedad permite que el músculo cardíaco se recupere y se relaje antes de la siguiente activación, con límite de la frecuencia de activación miocárdica y protección al músculo cardíaco de la excitación múltiple, y reducción de la susceptibilidad a arritmias. Durante el período refractario absoluto (**Fig. 24-3**), correspondiente con la fase 0, 1 y 2 y parte de la fase 3 del potencial de acción, no hay posibilidad de reexcitación celular. En este período es posible una despolarización leve pero sin que esta produzca un nuevo potencial de acción. Durante la estapa refractaria relativa (v. **Fig. 24-3**) que corresponde con la porción terminal de la fase 3 del potencial de acción, ante estímulos altos, se podría producir una despolarización y un nuevo potencial de acción.

Existe un período de excitación supernormal en el que la célula es más excitable que en estado de reposo. Es decir, es más susceptible a excitarse y producir un nuevo potencial de acción ante estímulos subumbrales. Esto se debe a que en la porción terminal de la fase 3 del potencial de acción, el canal de Na (responsable de la despolarización) está pasando de estar inactivo a en reposo. Por ende, hay un mayor número de canales en reposo y por eso, listos para poderse excitar e iniciar un nuevo potencial de acción. Esta fase en la que existe esta configuración funcional de los canales de Na, además, presenta un potencial de membrana más despolarizado que en reposo, lo que facilita también la reexcitación.

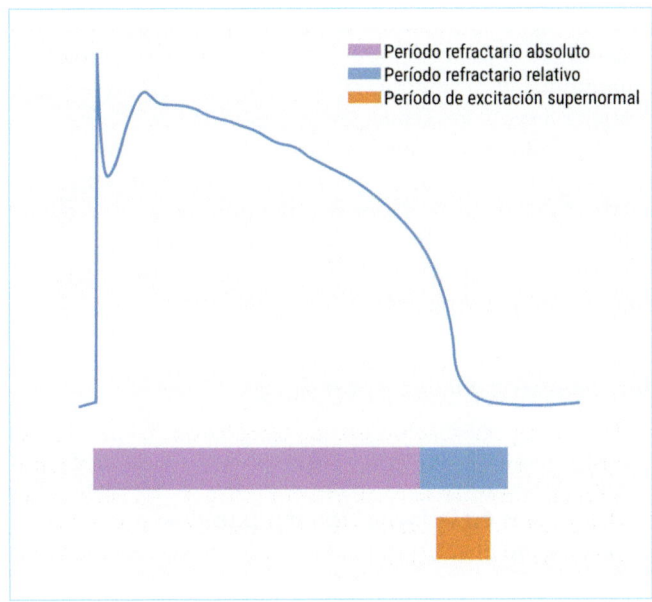

■ Período refractario absoluto
■ Período refractario relativo
■ Período de excitación supernormal

Figura 24-3. Refractariedad durante el potencial de acción cardíaco.

> ! • La excitabilidad celular es la facilidad con la que la célula genera un potencial de acción.
> • La refractariedad celular es la incapacidad excitarse y crear nuevo potencial de acción.
> • El período de excitación supernormal es el del potencial de acción, en el que la célula es más excitable que en estado de reposo.

Conducción

Se define como la propagación del potencial de acción a lo largo de la membrana y entre las células. Una vez se genera un potencial de acción, se propaga por su membrana y llega a los discos intercalares que se encuentran a lo largo del eje longitudinal de la célula. En estos discos intercalares están las *GAP junctions*, con proteínas transmembrana llamadas conexinas que son las responsables de la interacción eléctrica intercelular (**Fig. 24-4**). La disposición de los discos inter-

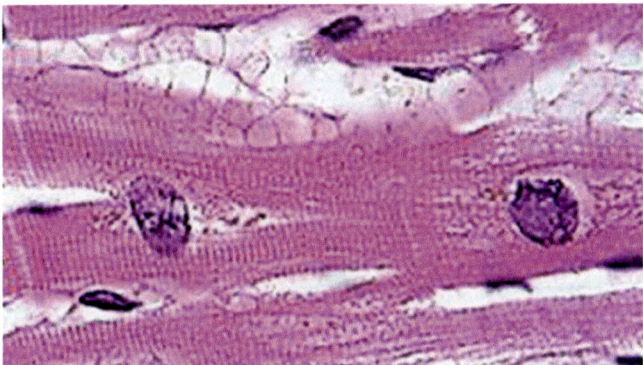

Figura 24-4. Células miocárdicas. La figura muestra los miocitos con disposición longitudinal y los discos intercalares (líneas blancas) situados en los extremos del miocito, todo ello facilitando la propagación del impulso en sentido longitudinal.

calares y las conexinas en el sentido longitudinal de la célula hace que la conducción sea mayoritaria en este sentido: el longitudinal. A mayor número de *GAP junctions*, conexinas y su mejor disposición celular, mayor velocidad de conducción. Por otro lado, cuanto más uniforme es el tejido miocárdico, mayor será su velocidad de conducción. Cuanto más *disarray*, fibrosis y desestructurado sea, menor uniformidad intercelular y, por consiguiente, menor velocidad de conducción. La fase 0 del potencial de acción, la despolarización, va a definir la conducción y propagación del estímulo.

MECANISMOS DE LAS ARRITMIAS

Las arritmias o trastornos del ritmo cardíaco se producen por:

- **Anomalías en la formación del impulso:** por automatismo aumentado, automatismo anormal o actividad desencadenada.
- **Anomalías de la conducción o propagación del impulso**: por bloqueos y reentradas.

Anomalías en la formación del impulso

Automatismo

El automatismo es la propiedad que tienen las células cardíacas de sufrir una despolarización espontánea en diástole (despolarización en fase 4), y de esta forma generar un impulso eléctrico que se propaga al resto del tejido. Las arritmias por automatismo se deben bien a un «aumento del automatismo» o a un «automatismo anormal».

- El **automatismo normal o aumento de automatismo** es aquel generado en las células marcapaso habituales del corazón. En la fase 4 del potencial de acción se genera un aumento de las corrientes de Na y Ca, así como un descenso en la corriente IK1, que favorece que el potencial de reposo esté más positivo (menos hiperpolarizado), que el potencial umbral (necesario de alcanzar para generar un potencial de acción) sea más bajo, y que la pendiente de la fase 4 aumente en las células con despolarización gradual en fase 4 (las células marcapaso) (**Fig. 24-5**).
- El **automatismo anormal** es el generado por cualquier otra célula no marcapaso debido a anomalías en los potenciales transmembrana. Se debe a una alteración que facilita las despolarizaciones por corrientes de entrada de Na y/o principalmente de Ca. Habrá mayor número de despolarizaciones a mayor potencial de membrana en la célula. Esta alteración transmembrana puede ser secundaria a isquemia o a alteraciones metabólicas en el tejido. Estas despolarizaciones se pueden suprimir con fármacos bloqueantes de Na (fármacos tipo I como la flecainida), o con bloqueantes de Ca (verapamilo, diltiazem). La sobreestimulación suprime de manera transitoria el automatismo al provocar un descenso temporal en el potencial de reposo transmembrana. Esta supresión es mayor en el «aumento de automatismo». Farmacológicamente responde a betabloqueantes (sobre

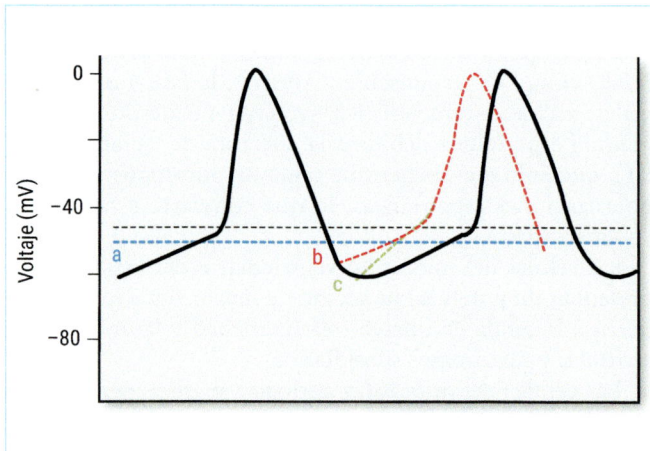

Figura 24-5. Automatismo. La figura muestra el potencial de acción de las celulas nodales (marcapaso) del corazón. La linea punteada negra es el potencial umbral a partir del cual se incia la fase 0 del potencial de acción. El aumento de automatismo se debe a: a) descenso del potencial umbral; b) ascenso del potencial de reposo de la célula, y c) aumento de la pendiente de despolarización espontánea en fase 4.

todo el «aumento de automatismo»), bloqueantes de Ca y flecainida (sobre todo el «automatismo anormal»).

Las arritmias originadas por alteraciones del automatismo son típicamente las taquiarritmias focales auriculares, ventriculares, y la taquicardia ectópica de la unión auriculoventricular. Existen también bradiarritmias originadas por fallo en la generación del impulso por alteración del automatismo normal de las células marcapaso. Estas bradiarritmias serán sintomáticas en función de la frecuencia de escape y, por lo tanto, de la función de las células marcapaso subsidiarias.

- El aumento de automatismo o automatismo normal es fisiológico y se genera en células marcapaso habituales.
- El automatismo anormal se genera en células que no son marcapaso habituales y se debe a alteraciones en el potencial transmembrana.

Actividad desencadenada

La actividad desencadenada (**Fig. 24-6**) es aquella originada por posdespolarizaciones debidas a oscilaciones despolarizantes del potencial de membrana cuando el potencial de acción se encuentra en fase de repolarización (posdespolarizaciones precoces) o justo tras la fase de repolarizacion (posdespolarizaciones tardías).

- **Posdespolarizaciones tardías**: se deben a un exceso de Ca en el retículo sarcoplásmico con liberación de Ca al citoplasma de forma espontánea y durante la repolarización. Esto, a su vez, facilita las corrientes de entrada de Na y Ca en la célula, lo que provoca oscilaciones en el potencial de membrana una vez completado el potencial de acción. El exceso de Ca en el retículo sarcoplásmico se facilita por las catecolaminas, el adenosinmonofosfato cíclico y

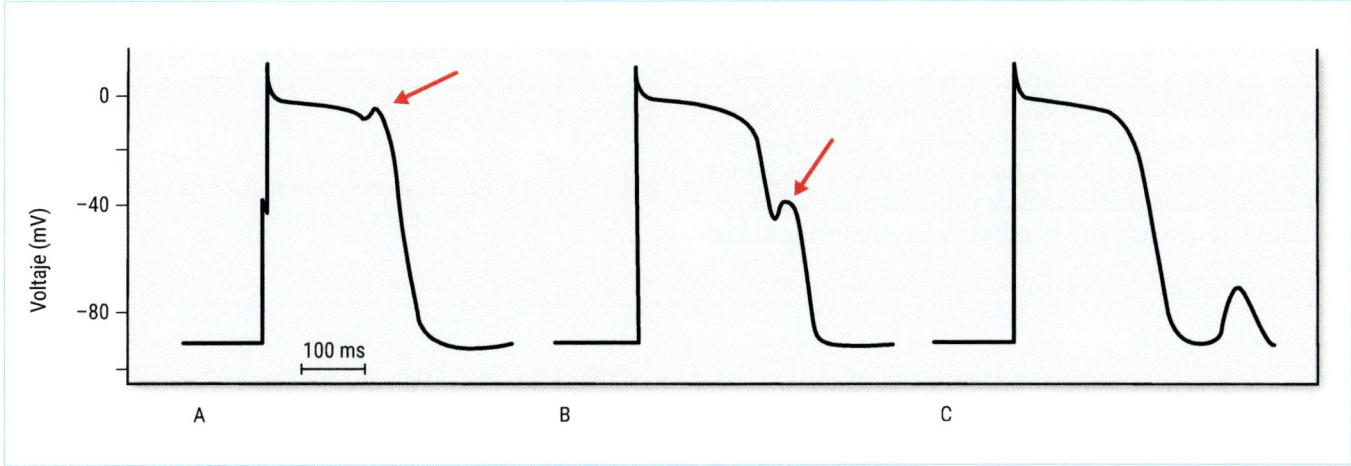

Figura 24-6. Actividad desencadenada. La ilustración muestra: posdepolarizaciones precoces (A y B) que ocurren en fase 2 o fase 3 del potencial de acción, y posdespolarizaciones tardías en fase 4 (C). Las primeras son responsables de arritmias como la taquicardia ventricular tipo *torsade de pointes* asociada al síndrome de QT largo. El segundo tipo es el responsable de arritmias como la taquicardia ventricular de tracto de salida o la taquicardia ventricular polimórfica catecolaminérgica.

el aumento de Ca citoplasmático. La adenosina inhibe la adenil ciclasa y en consecuencia, la formación de monofosfato de adenosina cíclico. De ahí que las taquicardias debidas a este mecanismo respondan a adenosina, betabloqueantes y sobre todo a Ca antagonistas. Las arritmias originadas por estos mecanismos son la taquicardia ventricular polimórfica catecolaminérgica, algunas taquicardias focales como las taquicardias idiopáticas de tracto de salida ventricular y las originadas por isquemia y acidosis, inductoras ambas de la liberación de Ca intracelular. Se ven facilitadas por la frecuencia cardíaca alta, así como la estimulación adrenérgica.

- **Posdespolarizaciones precoces**: son oscilaciones en el potencial de membrana que ocurren en la fase 2 (mediada por corrientes de Ca) o fase 3 (mediada por corrientes de Ca y Na) del potencial de acción del miocito. Cuando se alcanza un potencial crítico debido a estas oscilaciones, se genera un nuevo potencial de acción sin haber completado la repolarización del potencial de acción precedente. Se ven facilitadas por desequilibrios iónicos como la hipopotasemia, la hipomagnesemia, la hipoxia y la hipercapnia. Las taquicardias características originadas por posdespolarizaciones precoces son las taquicardias ventriculares polimórficas (*torsade de pointes*) típicas del síndrome de QT largo.

Anomalías en la propagación del impulso

Durante un latido sinusal normal la activación eléctrica en el miocardio se extingue para que el tejido pueda activarse de nuevo por el siguiente latido. La onda de activación desaparece de manera espontánea una vez se ha despolarizado toda la masa ventricular, debido a la existencia de un período refractario largo en comparación con una corta etapa de excitación. El impulso, al pasar por el tejido, se extingue al no tener por donde continuar (no hay más tejido excitable).

La reentrada ocurre cuando el impulso no se extingue y se reactiva el tejido una vez pasado su período refractario. De

esta forma, la onda de activación se propaga continuamente porque encuentra siempre tejido excitable a su paso. Para que exista una reentrada debe haber dos caminos posibles para el frente de propagación, bloqueo unidireccional en uno de los caminos (inducido, por ejemplo, por una extrasístole), y conducción lenta en parte del tejido (p. ej., por la presencia de una cicatriz quirúrgica, zona de fibrosis, etc.) que permita la recuperación de la excitabilidad en el camino bloqueado y la conducción retrógrada por este para completar el circuito.

Los mecanismos de reentrada se clasifican en tres tipos:

- **Anatómicos**: originados por la existencia de un bucle/circuito definido. Existe un *GAP* excitable amplio entre el inicio de la cresta y la cola de la onda de propagación. Es el tipo de reentrada que se puede observar en reentrada atrioventricular por vía accesoria.
- **Funcionales**: originados por propiedades electrofisiológicas alteradas en el miocardio celular que llevan a barreras de conducción funcionales y conducción decremental que provocan fallo en la propagación del impulso. Es el tipo de reentrada que se puede apreciar en fibrilación auricular y ventricular.
- **Anisotrópicos**: originados por cambios microanatómicos estructurales en el acoplamiento celular así como *disarray* el celular que conllevan una conducción anisotrópica y refractariedad no homogénea del tejido. Es el tipo de reentrada esperable tras el infarto de miocardio y en pacientes con escaras en el miocardio.

> **!** El mecanismo de reentrada ocurre cuando el impulso no se extingue y la onda de activación se propaga de manera continua porque encuentra siempre tejido excitable a su paso.

Hasta el 90 % de las taquiarritmias se deben a algún tipo de mecanismo de reentrada. Algunos ejemplos de las taquiarritmias por reentrada más características serían las mediadas por vía accesoria, la taquicardia por reentrada intranodal y las taquicardias ventriculares en pacientes con cardiopatía isquémica, y las debidas a reentrada rama a rama en la miocardiopatía dilatada.

La inducción y la terminación de la taquicardia de forma reproducible con estimulación son características de la reentrada. La inducción de taquiarritmias más rápidas a mayor frecuencia de estimulación es característica de las taquicardias debidas a actividad desencadenada. Las taquicardias por mecanismo automático no se inducen con estimulación, sino con isoproterenol o aumento del tono simpático endógeno. La comprensión del mecanismo de las arritmias es importante de cara a hacer una adecuada elección del tratamiento en los pacientes.

 La forma de inducción y terminación de las taquiarritmias informan del mecanismo subyacente de la arritmia.

PUNTOS CLAVE

- El potencial transmembrana y el correcto funcionamiento de los canales iónicos determinan el potencial de acción cardíaco.
- Los canales de Na son los principales implicados en la despolarización, mientras que los canales de K, en la repolarización.

- Las arritmias se originan por anomalías en la formación o en la propagación del impulso.
- El conocimiento y comprensión del mecanismo de las arritmias permite entender el comportamiento de estas, así como la correcta elección del tratamiento.

BIBLIOGRAFÍA

Amin AS, Tan HL, Wilde AA. Cardiac ion channels in health and disease. Heart Rhythm. 2010;7(1):117-26.

Cranefield PF. Action potentials, afterpotentials, and arrhythmias. Circ Res. 1977;41(4):415-23.

Park MK. Cardiología pediátrica. Serie de manuales prácticos. 2ª ed. Madrid: Harcourt Brace; 1999.

Park DS, Fishman GI. The cardiac conduction system. Circulation. 2011;123(8):904-15.

Stühmer W, Conti F, Suzuki H, Wang XD, Noda M, Yahagi N, et al. Structural parts involved in activation and inactivation of the sodium channel. Nature. 1989;339(6226):597-603.

Tomaselli G, Roden DM. Molecular and cellular basis of cardiac electrophysiology. En: Saksena S, Camm AJ. Electrophysiological disorders of the Heart. Cap 3. Philadephia, Elsevier; 2016. P. 11-311.

Valderrabano M. Influence of anisotropic conduction properties in the propagation of the cardiac action potential. Prog Biophys Mol Biol. 2007;94(1-2):144-68.

Wit AL, Wellens HJ, Josephson ME. Electrophysiological Foundations of Cardiac Arrhythmias. 1ª ed. Minneapolis: Cardiotext Publishing; 2017.

Wren C. Concise Guide to Pediatric Arrhythmias. Oxford: John Wiley & Sons; 2012.

Zipes DP. Mechanisms of clinical arrhythmias. J Cardiovasc Electrophysiol. 2003;14(8):902-12.

Arritmias supraventriculares

25

E. Ruiz González y B. Fernández Tudela

OBJETIVOS

- Comprender los mecanismos fisiopatológicos de los principales tipos de taquicardias supraventriculares.
- Reconocer y saber interpretar el electrocardiograma de los ritmos supraventriculares anormales.
- Definir el pronóstico y la historia natural de las taquicardias supraventriculares en la edad pediátrica.
- Conocer las pautas de actuación y el tratamiento agudo ante un episodio de taquicardia supraventricular.
- Explicar las bases del tratamiento crónico de las arritmias supraventriculares.

INTRODUCCIÓN

Las arritmias supraventriculares son aquellas que requieren estructuras ubicadas por encima de la bifurcación del haz de His. Este trabajo se centra, por su mayor frecuencia e importancia clínica, en las taquicardias supraventriculares (TSV).

Las TSV son ritmos cardíacos rápidos (frecuencia cardíaca (FC) > p95) producidas por un mecanismo anormal (lo que excluye las taquicardias sinusales).

Se originan en las aurículas o en el nodo auriculoventricular (AV), por encima de la bifurcación del haz de His, y se expresan habitualmente, aunque no siempre, con QRS estrecho en el electrocardiograma (ECG).

Se trata de la arritmia más frecuente en la edad pediátrica. Estudios epidemiológicos refieren una prevalencia del 0,1 al 0,4 % en la población pediátrica, con una incidencia anual en menores de 19 años de 13/100.000, probablemente infraestimada debido a que muchas crisis pasan desapercibidas.

Puede presentarse a cualquier edad, desde el feto hasta la adolescencia, con una distribución bimodal, con un pico en lactante menor de 1 año, y otro, a los 7-12 años.

La mayor parte de estas taquicardias lo son por reentrada auriculoventricular (TRAV), incluido el síndrome de Wolff-Parkinson-White (WPW), en los lactantes y niños pequeños, con un aumento de la incidencia de la taquicardia por reentrada nodal auriculoventricular (TRNAV) en los niños mayores y adolescentes (en particular, de sexo femenino). Un pequeño porcentaje presenta taquicardias auriculares ectópicas. El flúter auricular es una arritmia infrecuente salvo en el período fetal y neonatal, y es rara en el niño sin cardiopatía estructural.

La TSV se da por lo general en niños con corazón estructuralmente normal, aunque puede presentarse asociada a cardiopatía congénita (CC) (anomalía de Ebstein, defectos septales,

L-trasposición de grandes arterias, tetralogía de Fallot), tras cirugía o secundaria a miocardiopatías.

Las TSV suelen ser de QRS estrecho, pero en determinadas ocasiones también pueden tener QRS ancho: bloqueo de rama previo, conducción con aberrancia o taquicardias antidrómicas.

CAUSAS Y MECANISMOS GENERALES DE PRODUCCIÓN

Las TSV son secundarias a dos mecanismos fisiopatológicos:

- **Mecanismo de reentrada:** existe un circuito de reentrada con una doble vía con bloqueo unidireccional en una de ellas. Si en el circuito participa el nodo AV, la taquicardia terminará con el bloqueo AV, por lo que las maniobras y fármacos (verapamilo, adenosina, etc.) que enlentecen la conducción en este pueden finalizar la taquicardia. Responden a la cardioversión eléctrica. Comienzo y terminación súbita.
- **Automatismo anormal:** impulsos espontáneos que se originan en tejidos que no poseen normalmente esta capacidad. Presentan variabilidad en la FC con fenómeno de calentamiento y enfriamiento. Las maniobras y fármacos para enlentecer la conducción del nodo AV y la cardioversión no suelen ser eficaces.

En la **tabla 25-1** se referencias los tipos más frecuentes de arritmias supraventriculares en la infancia.

Extrasistolia supraventricular

Latidos anticipados que tienen su origen en las aurículas (también se pueden producir en el nodo AV), por lo general, secundarios a un aumento del automatismo.

351

Tabla 25-1. Diagnóstico diferencial de taquicardias supraventriculares

Taquicardia	Presentación	Onda P	QRS	PR/RP	Respuesta al BAV	Cardioversión
Auricular ectópica	• Foco automático anormal • Frecuentemente incesante	• Antes del QRS Morfología variable (no sinusal) Frecuencia rápida (<250 lpm) • Pueden existir p bloqueadas	• Estrecho • Ocasionalmente ancho (aberrancia) • Calentamiento y enfriamiento	• Habitualmente PR < RP • El PR suele ser prolongado	BAV transitorio sin modificar la TQ	No responde
Flúter auricular	Paroxístico o permanente	• Ondas F en «dientes de sierra» (>300 ciclos/min) • Conducción AV variable (frecuente 2:1)	• Estrecho • R-R • Puede ser regular o irregular		Persiste	Responde
Fibrilación auricular	• Paroxístico o permanente • Muy raro en niños	• Ondas f muy rápidas (350-600 l/min)	• Estrecho • R-R irregular		Persiste	Responde
Ectópica de la unión	• Poscirugía • Congénita incesante • Niños mayores, paroxística	• Disociación AV • Más rara conducción VA (ondas P superpuestas al QRS)	Estrecho, R-R puede ser variable		• Bloqueo de conducción retrógrada con disociación AV diagnóstica • No responde	• Transitoria • No responde
Reentrada nodal	• Paroxística y regular • No en menos de 2 años • Frecuencia variable (150-250 lpm) • Inicio y terminación bruscos	Retrógrada dentro del QRS —no visible— o al final de este	• Estrecho • Regular	• Varía • Suele ser PR > RP • (RP < 70 ms)	Sí	Responde
Reentrada por vía accesoria (ortodrómica)	• Paroxística • Frecuencia variable (150-250, en neonatos hasta 300 lpm)	• Lactantes, con más frecuencia dentro del QRS • Niños mayores, tras el QRS	• Estrecho, ocasionalmente ancho (aberrancia) • Regular	• PR > RP (si onda P visible, RP > 70 ms)	Sí	Responde
Reentrada por vía accesoria (antidrómica)	Paroxística y regular	Pueden ser visibles antes del QRS	• Ancho • Regular		Sí	Responde
Reciprocante permanente de la unión	• Incesante • Frecuencia entre 150-200 lpm	• Se retrasa y cae delante de QRS • Negativa en cara inferior	• Estrecho • Regular	RP largo (PR < RP RP > 150 ms)	Reincide	Reincide
Reentrada por fibras de Mahaim	Paroxística		• Ancho • Morfología BRI		Sí	Responde

AV: auriculoventricular; BAV: bloqueo auriculoventricular; BRI: bloqueo de rama izquierda.

En la extrasistolia auricular se observa una onda P adelantada con morfología diferente a la sinusal, aunque puede ser difícil de identificar al superponerse en la onda T del latido previo. El QRS suele ser similar al ritmo de base, aunque en ocasiones es ancho (al conducirse con aberrancia), o incluso está ausente por bloqueo de la onda P en el nodo AV que se encuentra en período refractario. (Extrasístoles canceladas).

 Van seguidas de una pausa no compensadora (la duración de los dos ciclos, incluida una extrasístole, es menor que la longitud de dos ciclos normales) (Fig. 25-1).

Se trata de una arritmia habitual, normalmente asintomática, y que no precisa de tratamiento, salvo si aparece en el contexto de la intoxicación digitálica.

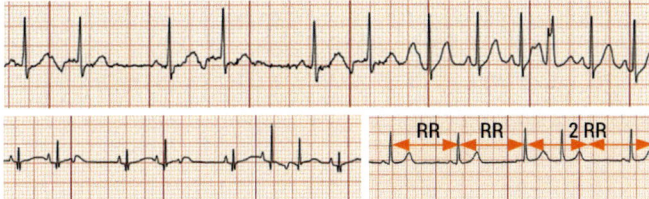

Figura 25-1. Extrasistolia supraventricular conducida con QRS estrecho, con aberrancia y no conducida. Extrasistolia supraventricular con pausa compensadora incompleta.

Taquicardias auriculares

Utilizan solo tejido auricular para su inicio y mantenimiento. Representan el 10-12 % de las TSV. Son más habituales en niños con cardiopatía estructural y/o intervenidos del corazón.

Taquicardia auricular ectópica

Raras en la edad pediátrica (algo más frecuente en lactantes, en los que tiene una alta tasa de resolución espontánea, y con remisión más rara en niños mayores). Suele ser secundaria a automatismo. En alguna ocasión hay P bloqueadas. El intervalo PR puede ser inapropiadamente largo en relación con la frecuencia auricular. Es usual que presente fenómeno de calentamiento y enfriamiento. Puede ser incesante, y dar lugar a taquimiocardiopatía.

Focal más habitualmente, aunque se ha descrito multifocal o caótica (al menos tres morfologías de la onda P) (**Figs. 25-2 y 25-3**).

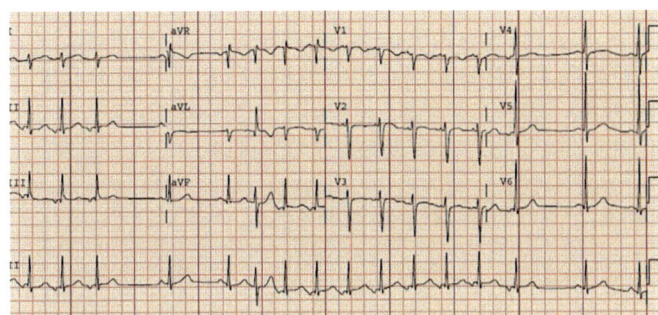

Figura 25-2. Taquicardia auricular focal (ondas P negativas en II, III, y aVF, origen en un foco distinto al nodo sinusal), alternada con latidos sinusales.

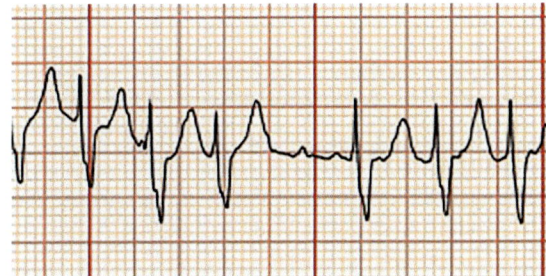

Figura 25-3. Taquicardia auricular con bloqueo auriculoventricular espontáneo.

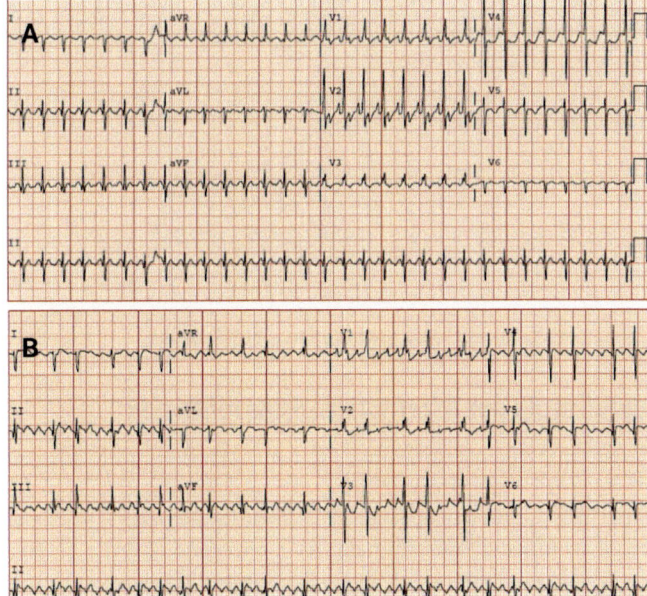

Figura 25-4. Flúter auricular. **A)** Flúter en un recién nacido. **B)** Respuesta a la maniobra vagal.

Flúter auricular

Raro en la infancia salvo en época neonatal, y como complicación posquirúrgica en niños mayores.

Taquicardia auricular regular rápida (>300 lpm), producida por mecanismo de reentrada en la aurícula derecha. Línea basal en ECG en forma de dientes de sierra (ondas F) con conducción AV variable (lo más habitual es conducción 2:1) y QRS normal. La frecuencia ventricular oscila entre 150-250 lpm. En el recién nacido suele ser un flúter típico, similar al del adulto. En los postoperados suele ser atípico en relación con cicatrices o áreas de fibrosis auricular (taquicardia por reentrada intraauricular) (**Fig. 25-4**).

Fibrilación auricular

Extremadamente rara en niños y adolescentes. Múltiples circuitos de reentrada en una o ambas aurículas. Ausencia de ondas P, sustituidas por pequeñas ondulaciones (ondas «f») irregulares que se aprecian mejor en V1 y V2, con ritmo rápido (350-600 lpm) y respuesta ventricular irregularmente desigual (conducción AV variable).

Taquicardia ectópica de la unión

Automatismo aumentado en un foco situado en haz de His, que origina una taquicardia de QRS estrecho con intervalos RR que pueden ser variables. Fenómeno de aceleración/deceleración. Suele presentar disociación ventriculoatrial (VA) (con frecuencia V >A), o menos comúnmente conducción retrógrada VA (1:1) con ondas P superpuestas al QRS.

- Tras la cirugía, con circulación extracorpórea de diferentes CC (**Fig. 25-5**).
- Congénita, menos habitual. Los menores de 6 meses pueden presentar un patrón incesante, con frecuencias altas que puede originar disfunción ventricular.

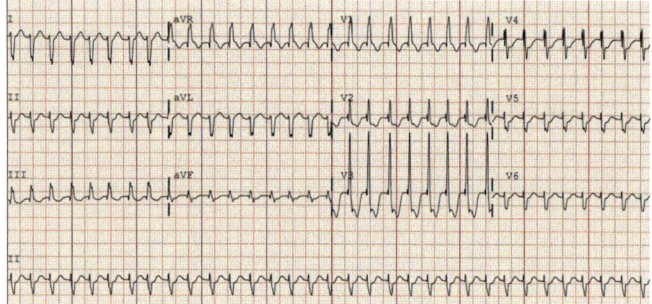

Figura 25-5. Taquicardia de la unión posquirúrgica.

Taquicardia por reentrada auriculoventricular

Existe una vía accesoria muscular que cruza el anillo fibroso atrioventricular y proporciona continuidad entre el miocardio auricular y ventricular, en un sitio distinto del nodo AV. Puede tener conducción anterógrada (AV), retrógrada (VA) o ambas.

Aproximadamente el 55-60 % de estas vías se manifestarán en el ECG basal como preexcitación WPW (**Fig. 25-6**) (capacidad de conducción anterógrada en ritmo sinusal con activación del ventrículo por la vía accesoria con PR corto y onda delta). Cuando no se objetiva preexcitación, se hablará de una vía accesoria oculta (conducción retrógrada exclusiva).

Taquicardia ortodrómica

Activación anterógrada normal a través del nodo AV con activación auricular retrógrada por vía accesoria; taquicardia regular de QRS estrecho con ondas P retrógradas con RP corto (RP <PR con intervalo RP >70 ms). En la práctica clínica en lactantes, la onda P suele caer dentro del QRS, lo que la hace de difícil visualización (**Fig. 25-7**).

Paroxísticas, con FC entre 150-250 latidos (en neonatos hasta 300 lpm). Ocasionalmente, el QRS es ancho al conducir con aberrancia.

Se produce tanto por vías accesorias de conducción bidireccional (preexcitación en ECG basal) como por vías ocultas (ECG basal normal).

Taquicardia antidrómica

Activación anterógrada por vía accesoria y retrógrada por el haz de His; taquicardia regular de QRS ancho. Las ondas P no siempre son visibles, pueden verse antes de los QRS.

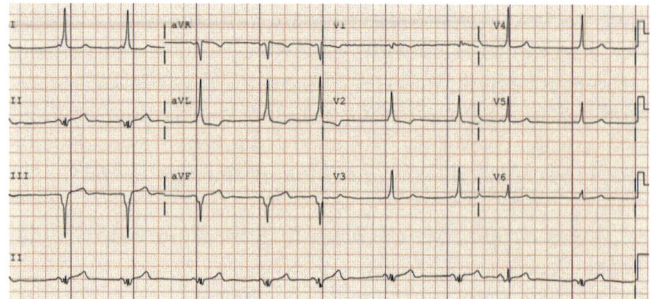

Figura 25-6. Preexcitación por síndrome de Wolff-Parkinson-White.

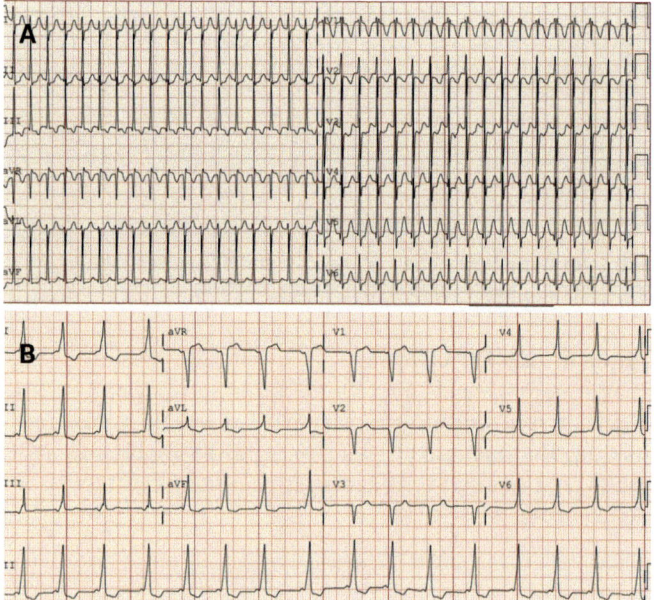

Figura 25-7. A) Taquicardia de QRS estrecho en paciente con síndrome de Wolff-Parkinson-White. **B)** Electrocardiograma basal con preexcitación.

Taquicardia reciprocante permanente de la unión o tipo Coumel

Variante poco habitual de taquicardia ortodrómica. Vía accesoria, localizada en la región posteroseptal, con características de conducción decremental retrógrada sin conducción anterógrada (ECG basal normal). Origina taquicardia de QRS estrecho, con frecuencia, más lenta, y onda P retrógrada (negativa en derivaciones II, III y aVF) inmediatamente anterior al siguiente complejo QRS (taquicardia de RP largo, con RP >PR) debido

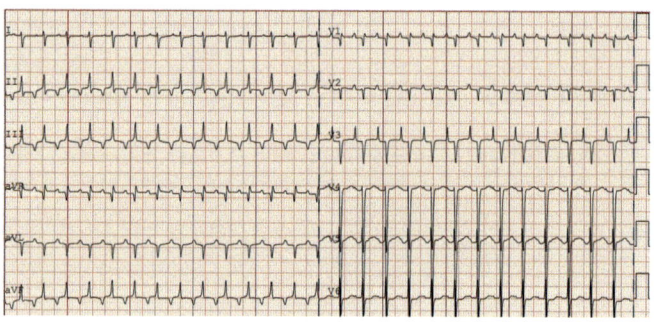

Figura 25-8. Taquicardia reciprocante permanente de la unión.

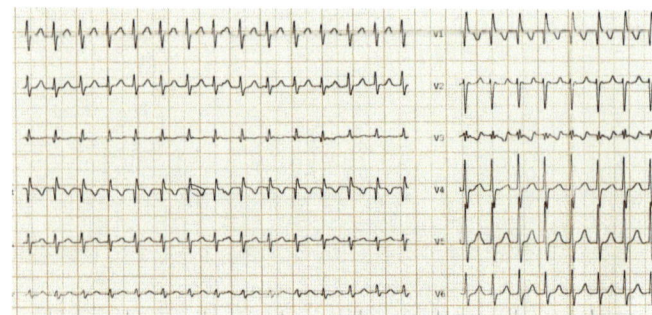

Figura 25-9. Taquicardia por reentrada nodal auriculoventricular típica.

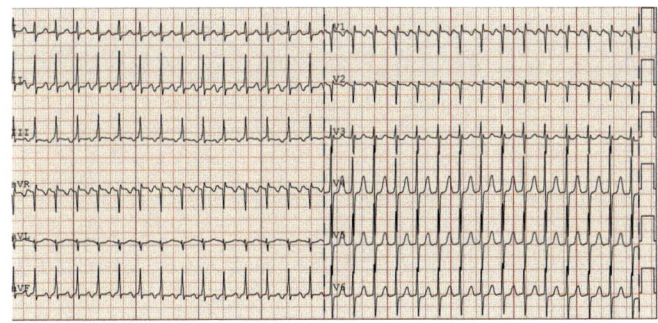

Figura 25-10. Taquicardia por reentrada nodal auriculoventricular atípica con RP > PR.

a la lenta conducción de la vía accesoria. Es incesante y con frecuencia refractaria al tratamiento, por lo que puede originar disfunción del ventrículo izquierdo (v. **Fig. 25-8**).

Taquicardia por reentrada nodal

Usual en niños mayores y adolescentes, y excepcional en menores de 2 años. Representa el 25 % de las taquicardias en la época pediátrica.

Presencia de dos vías electrofisiológicamente distintas dentro del nodo AV, una rápida y otra lenta. El mecanismo más común —forma típica— es conducción anterógrada por la vía lenta y retrógrada por la rápida; taquicardia de QRS estrecho sin ondas p visibles o que modifican las posiciones terminales del QRS (cuando se ve la P, RP muy corto, < 70 ms) (v. **Fig. 25-9**). Mucho menos habitual es la TRNAV atípica (conducción anterógrada por vía rápida y retrógrada por vía lenta) que produce una taquicardia de RP largo (RP > PR) (**Fig. 25-10**).

BASES PARA EL DIAGNÓSTICO

Clínica

Es muy importante una detallada anamnesis y exploración física. La clínica será diferente según la edad del paciente:

• En el **recién nacido y lactante** suelen presentar síntomas inespecíficos: palidez, cianosis, irritabilidad, difi-

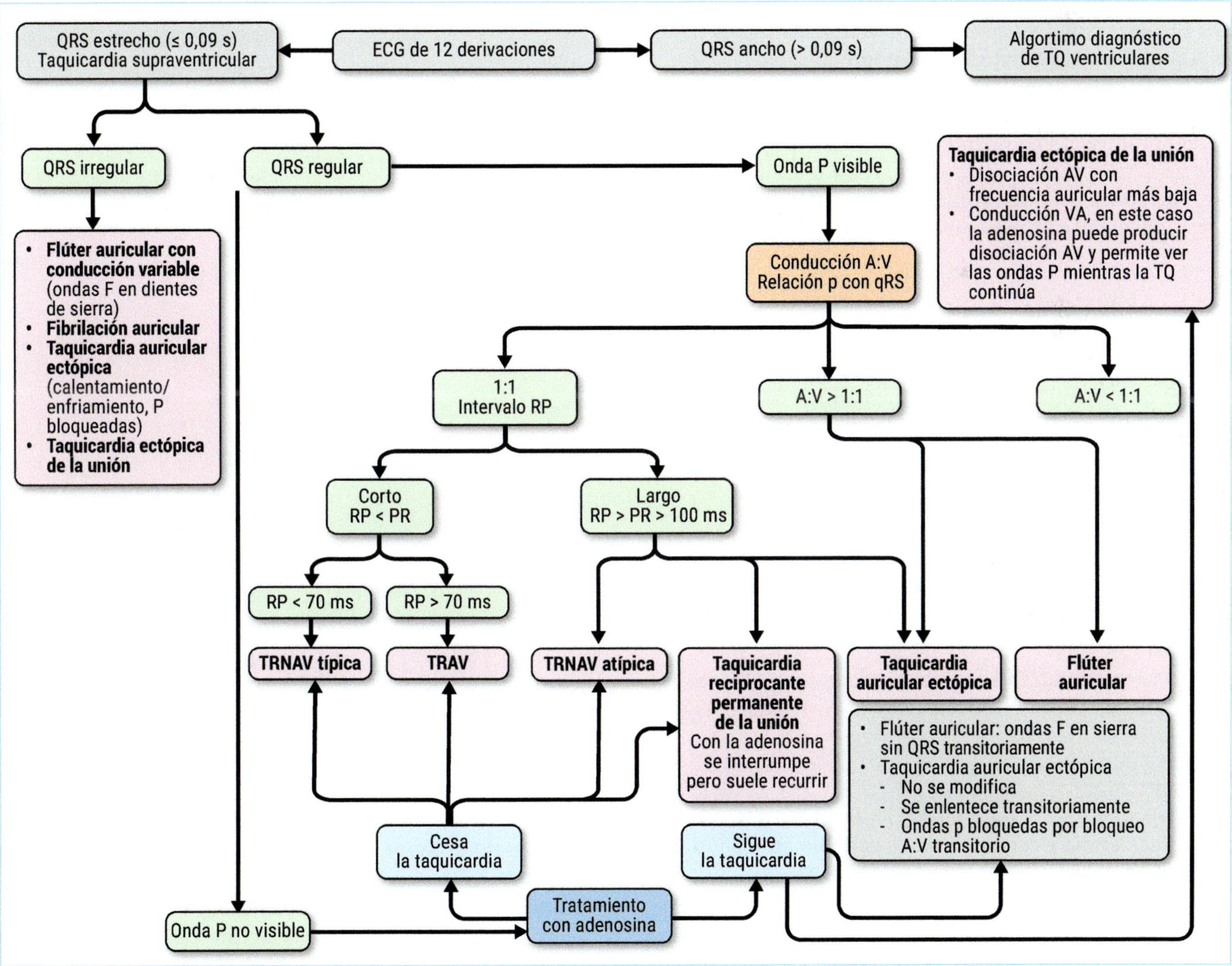

Figura 25-11. Algoritmo diagnóstico.

cultad para la alimentación, taquipnea, sudoración, etc. Los síntomas pueden ser sutiles y no ser reconocidos en un largo tiempo, lo que lleva a un cuadro de insuficiencia cardíaca. Esta es más habitual: a) a mayor frecuencia ventricular; b) menor edad (35 % en < 4 meses); c) mayor duración de la crisis (50 % si > 48 horas), y d) si hay CC asociada.

• Los **niños (a partir de 3-4 años) y adolescentes** son capaces de referir FC rápida, y pueden experimentar palpitaciones, disnea, dolor torácico, mareos y síncope (menos común, y se considera como factor de riesgo de muerte súbita (MS), sobre todo en el contexto de WPW). Suelen diagnosticarse con más precocidad, y la insuficiencia cardíaca a esta edad es extremadamente rara.

La TRAV y la TRNAV suelen ser de inicio y terminación abruptos. El ejercicio puede desencadenar la taquicardia. En el caso de episodios de TRNAV, suelen referir palpitaciones en el cuello, y se pueden observar ondas de pulso venoso «a» cañón (contracción simultánea de aurículas y ventrículos).

A la exploración física suelen presentar taquicardia sin otra evidencia de descompensación, aunque algunos niños pueden aparecer pálidos, diaforéticos, con tendencia a la hipotensión. Los lactantes con TSV sostenida pueden tener signos de IC: taquipnea, tiraje respiratorio, hepatomegalia, etc.

En cualquier caso, la determinación clínica inicial más importante de todo niño con taquiarritmia es si hay signos de compromiso hemodinámico, incluidos hipotensión, fallo cardíaco, mala perfusión periférica, *shock* o disminución del nivel de conciencia que requerirán una intervención inmediata para yugular la taquicardia.

Electrocardiograma

Ante la sospecha de una taquicardia supraventricular (TQSV), a la vez que se evalúa la situación hemodinámica debe realizarse un ECG de 12 derivaciones (el diagnóstico del mecanismo subyacente es importante para la toma de decisiones terapéuticas):

• Valorar si se trata de taquicardia de QRS ancho (> 0,09 s) o estrecho (≤ 0,09 s).
• Taquicardia regular o irregular.
• Identificación de la onda P, su morfología y su relación con el QRS.
• Respuesta a la administración de adenosina útil tanto con fines diagnósticos como terapéuticos (v. **Fig. 25-11** y **Tabla 25-2**).

 Para llegar a un diagnóstico fisiopatológico es imprescindible hacer un ECG de 12 derivaciones durante la taquicardia y durante la administración de adenosina intravenosa (IV) para registrar la respuesta.

Tras la taquicardia, debería realizarse un ECG en ritmo sinusal que, entre otras cosas, permitiría la detección de preexcitación WPW.

Tabla 25-2. Respuesta de taquicardia supraventricular a la adenosina

No se modifica el registro: la causa más frecuente es una administración inadecuada o dosis insuficiente. Considerar TV (fascicular o septal alta)

La taquicardia se interrumpe: respuesta habitual de TRAV y TRNAV
Algunas taquicardias auriculares focales

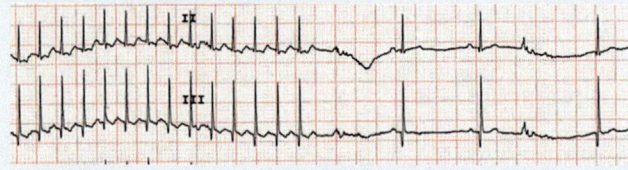

Respuesta de TRAV

La taquicardia se interrumpe de forma transitoria y vuelve a comenzar: se observa en TRNAV, TRAV, taquicardia reciprocante permanente de la unión

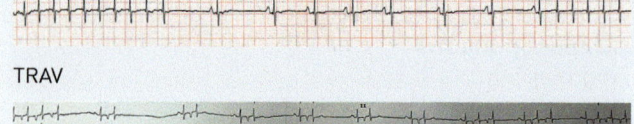

TRAV

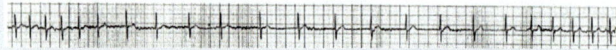

Taquicardia reciprocante permanente de la unión

La taquicardia se enlentece y se acelera después: se observa en taquicardia sinusal, algunas taquicardias auriculares y taquicardia ectópica de la unión

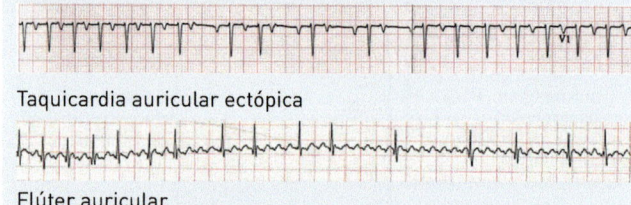

La taquicardia continúa en presencia de BAV: taquicardia auricular o un flúter auricular

Taquicardia auricular ectópica

Flúter auricular

También puede ayudar a confirmar una taquicardia ventricular o una taquicardia ectópica de la unión. Cuando hay conducción retrograda 1:1, la adenosina causa bloqueo retrogrado con disociación AV y puede permitir una captura sinusal

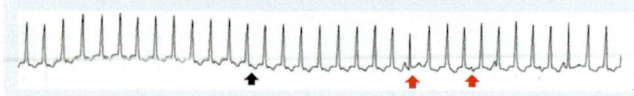

AV: auriculoventricular; BAV: bloqueo auriculoventricular; TRAV: taquicardia por reentrada auriculoventricular; TV: taquicardia ventricular; TRNAV: taquicardia por reentrada nodal auriculoventricular.

Pruebas de imagen

• **Radiografía de tórax y ecocardiograma**: indicadas tras una primera crisis para descartar cardiopatía asociada, o en caso de taquicardias incesantes o de larga duración, para valorar tamaño y función ventricular.

Tabla 25-3. Diagnóstico diferencial con taquicardia sinusal

Datos a favor de taquicardia supraventricular	Datos a favor de taquicardia sinusal
• Historia incompatible con taquicardia sinusal • Ondas P ausentes o anormales • FC que no varía con la actividad • Cambios abruptos en FC • FC >220 lpm en lactantes o 180 lpm en niños	• Suele haber una causa extracardíaca subyacente (fiebre, fármacos, infección, etc.) • Ondas P visibles y con eje normal • R-R variable, PR constante • FC suele ser inferior

FC: frecuencia cardíaca.

Otras

• **Holter 24 horas**: indicado para objetivar taquicardias en pacientes con crisis frecuentes y transitorias que no han podido registrarse, así como para contabilizar su cantidad y duración a lo largo del día.
• **Analítica**: debe incluir hemograma, bioquímica y hormonas tiroideas.

DIAGNÓSTICO DIFERENCIAL

Taquicardia sinusal

La información del diagnóstico diferencial de la taquicardia sinusal se reflejan en la **tabla 25-3**.

Taquicardias ventriculares

Las taquicardias con QRS ancho deberían ser consideradas como taquicardia ventricular. Sin embargo, en niños, con frecuencia, taquicardias regulares de QRS ancho representan TSV (por conducción aberrante —existe trastorno de conducción funcional o preexistente que ocasiona bloqueo de rama— o, en más raras ocasiones, si se trata de taquicardia de reentrada auriculoventricular (TRVA) antidrómica, una fibrilación preexcitada o una taquicardia de Mahaim). Aunque existen diversos algoritmos, su distinción es difícil, y ante la duda es preferible tratar una taquicardia de QRS ancho como taquicardia ventricular, dado que esto no es perjudicial para el paciente, y lo contrario sí puede serlo (**Tabla 25-4**).

Tabla 25-4. Diagnóstico diferencial de taquicardias de QRS ancho

	Taquicardia ventricular	Taquicardia supraventricular
Morfología	• Disociación AV (ventrículos laten independientes de aurículas) • Fusiones (latidos que recuerdan al latido sinusal causados por despolarización parcial del ventrículo desde la aurícula) • Latidos de captura (latido sinusal que conduce a los ventrículos y, por tanto, con QRS normal) • Morfología del QRS cambia durante la taquicardia y suelen ser QRS muy anchos (>140 ms) • Apariencia sinusoidal con ausencia de complejos RS en todas las precordiales sin apariencia ni de bloqueo de rama derecha ni izquierda • Eje izquierdo	• No existe disociación AV fusiones ni capturas • Comienza con ondas p prematuras • Intervalo RP ≤100 ms • QRS similar al del ECG basal • Morfología rSR´ en V1
Clasificación	Según morfología: monomórficas o polimórficas Según la duración: sostenidas: >30 s	

Causas	• Idiopática
	• Canalopatías (síndrome de Brugada, síndrome de QT largo o QT corto, taquicardia ventricular polimórfica catecolaminérgica, etc.)
	• Miocardiopatías (dilatada, hipertrófica, displasia arritmogénica del VD)
	• Cardiopatías congénitas estructurales
	• Fármacos: digoxina, flecainida, antidepresivos tricíclicos
		• Taquicardia ortodrómica por reentrada o taquicardia auricular conducidos con aberrancia
		  – Bloqueo de rama estructural
		  – Funcional (retraso en la conducción ventricular que produce complejos de QRS ancho; normalmente se manifiesta con bloqueo de rama derecha que es más frecuente, o izquierda)
		• Fibrilación /flúter auricular preexcitada en pacientes con síndrome de WPW
		• Taquicardia antidrómica por reentrada

Manejo	Paciente inestable: cardioversión eléctrica sincronizada (0,5-2 J/kg)	

	• Paciente estable
	  – Lidocaína (1 mg/kg) i.v.
	  – Amiodarona (5 mg/kg) i.v.
	  – Procainamida (15 mg/kg) i.v.
		• Paciente estable
		  – Maniobras vagales
		  – Adenosina
		  – Flecainida (1,5-2 mg/kg) i.v.
		  – Amiodarona (5 mg/kg) i.v.
		  – Esmolol (100-500 µg/kg) i.v.
		  – Proprafenona (2 mg/kg) i.v.

AV: auriculoventricular; ECG: electrocardiograma; i.v.: intravenoso; Síndrome de WPW: síndrome de Wolff-Parkinson-White; VD: ventrículo derecho

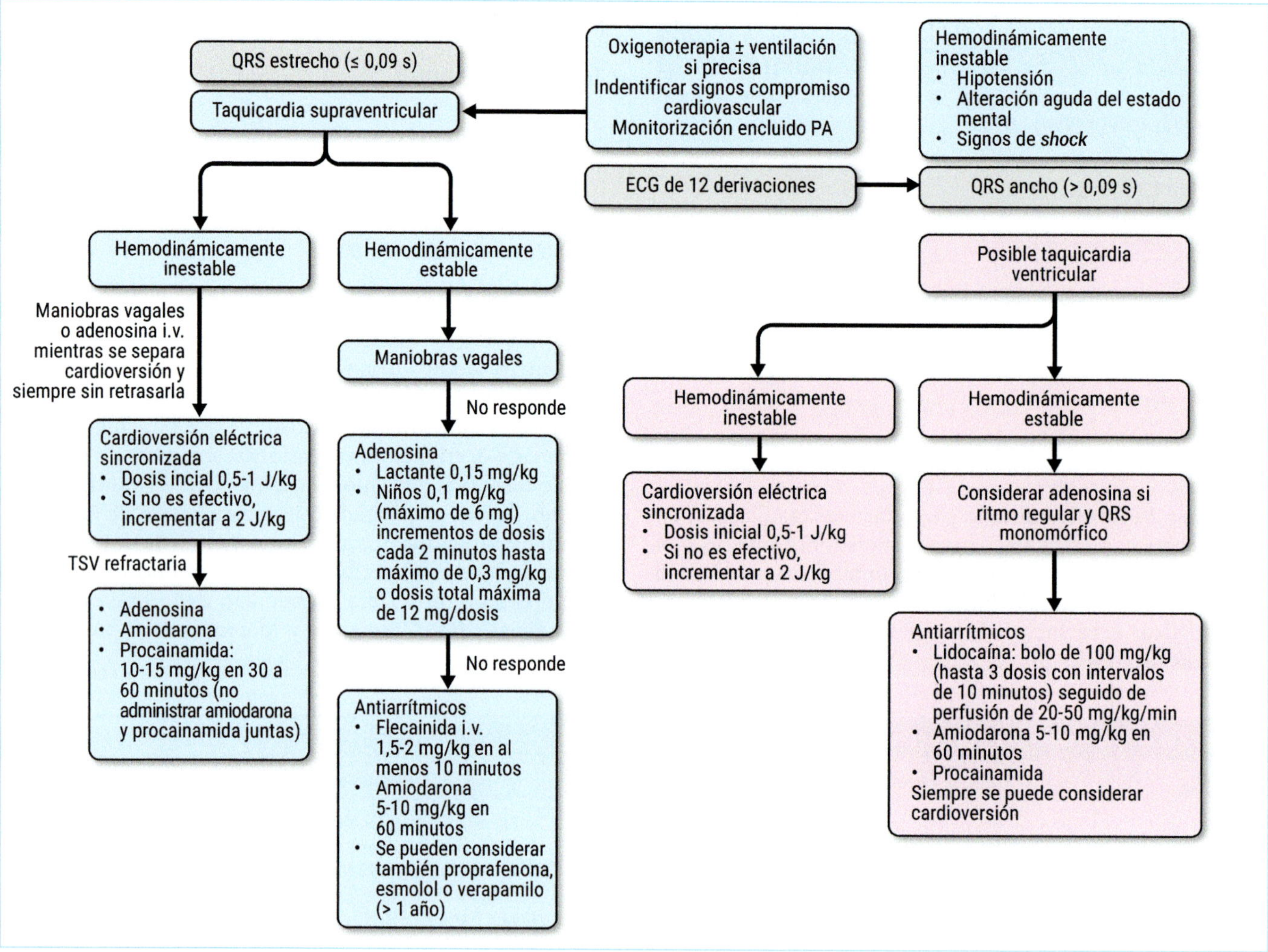

Figura 25-12. Tratamiento agudo.

COMPLICACIONES

Las TSV pueden llevar a un cuadro de IC, sobre todo en recién nacidos y lactantes, y si son de larga duración. Las formas incesantes o permanentes de TSV —como la taquicardia ectópica auricular, la taquicardia reciprocante permanente de la unión y la ectópica de la unión— pueden provocar una miocardiopatía dilatada secundaria (que en la mayoría de los casos regresará con el adecuado tratamiento).

La MS poco habitual en pacientes con TSV sin cardiopatía estructural. En pacientes con preexcitación WPW se ha estimado una tasa de MS de 1 a 1,9 por 1.000 personas/año. La MS se produce por degeneración de la TRAV en fibrilación auricular, que, en presencia de un corto período refractario de la vía accesoria puede conducir de forma rápida anterógradamente y desencadenar una fibrilación ventricular. Aunque raro, puede ser la primera manifestación del síndrome de WPW.

TRATAMIENTO

Tratamiento agudo

En pacientes con inestabilidad hemodinámica es preciso terminar la taquicardia con la realización una cardioversión eléctrica sincronizada (en un inicio, 0,5 J/kg; si no es efectivo, ascender hasta 2 J/kg). Se pueden realizar maniobras vagales y administrar adenosina (si se dispone de vía i.v.) siempre que estas medidas no retrasen la realización de la cardioversión.

Si el paciente se encuentra estable hemodinámicamente, es poco probable que se deteriore de forma repentina, de manera que primero se deben realizar maniobras vagales (para lactantes, aplicar bolsa con hielo sobre la cara durante 15 a 30 s o estimulación rectal con un termómetro; en niños mayores, realizar maniobra de Valsalva o provocar el reflejo nauseoso, etc.). El masaje carotídeo y la compresión orbital están contraindicados en niños.

> Siempre probar primero maniobras vagales, son poco agresivas y muchas veces efectivas, sobre todo en pacientes que ya llevan tratamiento de base.

En segundo lugar, si estas medidas no son efectivas, el fármaco de elección es la adenosina i.v., por su rapidez de acción y corta vida media. Es importante administrarla a una dosis adecuada —dosis bajas se han demostrado ineficaces—, de forma rápida y en acceso venoso lo más próximo posible al corazón (en muchos casos, su fracaso terapéutico es secunda-

Tabla 25-5. Recomendaciones para el tratamiento agudo en taquicardias regulares de QRS estrecho en niños hemodinámicamente estables

Fármaco/intervención	Dosis (i.v.)	Clase	Nivel
Maniobras vagales	• Aplicar bolsa con hielo en lactantes • Valsalva en niños	I	B
Sobreestimulación auricular[a]		I	B

Adenosina	• Bolo rápido i.v.
	  – Lactantes 0,15 mg/kg
	  – Niños 0,1 mg/kg (máximo de 6 mg). Incrementos de dosis cada 2 minutos hasta máximo de 0,3 mg/kg, o dosis total máxima de 12 mg/dosis
		I
		I
			B
			B

Verapamilo[b,c]	≥1 año: 0,1-0,3 mg/kg (máximo 5 mg/dosis) en dosis única, durante 2 minutos. Si no hay respuesta, se puede repetir a los 30 min (máximo 2ª dosis: 10 mg)	I	B
Flecainida[b]	1,5-2 mg/kg (máximo 150 mg) en al menos 10 min (10-30 min)	IIA	B
Procainamida	• 7-15 mg/kg en 30-60 min • Mantenimiento: 20-80 µg/kg/min (máx. 6 mg/min)		
Propafenona	• Carga 2 mg/kg en 2 h • Mantenimiento 4-7 µg/kg/min	IIA	B
Esmolol	• Neonatos: 100 µg/kg/min, con incremento de 50-100 µg/kg/min c/5 min hasta control de la frecuencia • Lactantes y niños: 100-500 µg/kg en 1-2 min, seguido de una infusión continua a 25-100 µg/kg/min que se puede aumentar en 25-50 µg/kg/min cada 5-10 min. Dosis máxima: 300-1.000 µg/kg/min		
Amiodarona	• Carga 5-10 mg/kg en 1 h. Mantenimiento: 5-15 µg/kg/min[d,e] • Carga de 5 mg/kg (máximo 300 mg/dosis) en aproximadamente 20 a 60 min. Si no hay respuesta, el bolo se pude repetir hasta un total de 15 mg/kg. Si el paciente responde, se continúa con una infusión de 10 a 15 mg/kg/día[f]	IIB	B

[a] Más eficaz en TRAV, TRNAV o flúter auricular. [b] Efecto depresor cardíaco. [c] Contraindicado en lactantes <12 meses. [d] La administración i.v. directa en bolo está generalmente desaconsejada a causa de los riesgos hemodinámicos (colapso cardiocirculatorio); por tanto, siempre que sea posible es preferible la administración mediante perfusión intravenosa. [e] Recomendación consenso europeo. [f] Recomendación uptodate. i.v.: intravenoso: TRAV: traquicardia por reentrada auriculoventricular; TRNAV: taquicardia por reentrada nodal auriculoventricular.

rio a una mala administración). Tras inyectarla, se administra con inmediatez un bolo de suero fisiológico de 5 ml para una entrega rápida al corazón.

 Aunque no resuelva la taquicardia, la respuesta a la adenosina es muy útil para el diagnóstico diferencial del tipo de TSV.

En tercer lugar, si no responde a la adenosina o se produce una recidiva precoz, se considerarán otros fármacos de vida media más larga como flecainida i.v. (contraindicada en caso de disfunción ventricular o cardiopatía estructural), esmolol i.v. (no, si hipotensión) o amiodarona i.v. (evitar bolos rápidos, sobre todo en lactantes pequeños, por la posibilidad de producir colapso hemodinámico). Se podría utilizar verapamilo i.v. en mayores de 1 año (en lactantes puede producir vasodilatación refleja con hipotensión y *shock*) (**Fig. 25-12** y **Tabla 25-5**).

 Importante: repase y confirme la dosis y preparación de un fármaco antiarrítmico antes de su administración.

Tratamiento de mantenimiento

En niños menores de 1 año, dada la alta tasa de recurrencias durante los primeros 6 meses de vida y la dificultad para reconocerlas, se recomienda la administración de antiarrítmicos profilácticos (se suelen utilizar propranolol y flecainida). Normalmente, se retirarán a partir de los 12 meses de vida, ya que la mayoría de los que han presentado crisis en época neonatal o primeros meses de vida no muestran recaídas posteriores (80% están libres de síntomas después del año de vida). Cerca de un 20% de ellos pueden tener recurrencias usualmente a los 7-8 años.

Cuando el debut de las crisis es tras el primer año, la tasa de remisión es más baja (solo en el 15-20%, por lo general después de los 12 años) Por lo tanto, en niños mayores y adolescentes, la actitud dependerá del número y tolerancia de los episodios:

• Si es la primera crisis de taquicardia o presenta crisis aisladas (1-3/año) con buena tolerancia, se instruyen maniobras vagales y se puede mantener actitud expectante sin tratamiento farmacológico en ausencia de preexcitación o cardiopatía estructural.
• Si presenta crisis frecuentes (+3/año) y son bien toleradas clínicamente, se iniciará tratamiento profiláctico y se valo-

Tabla 25-6. Tratamiento crónico de distintas taquicardias supraventriculares

Taquicardia	1ª línea	2ª línea	3ª línea	Observaciones
TRAV por vía oculta	• Propranolol (digoxina) • Flecainida	Combinación de ambos	Fármaco del grupo III (sotalol/amiodarona)	• En >5 años y /o 15 kg según número, tolerancia, respuesta a fármacos y preferencia de la familia se plantea EEF/ablación • En <5 años se plantea EEF/ablación en caso de mala tolerancia o no control con fármacos
Síndrome de WPW[a]	Flecainida (algunos autores también recomiendan el propranolol)	Fármaco del grupo III (sotalol/amiodarona)		• Ablación es el tratamiento de elección en niños >5 años y/o >15 kg con taquicardias mediadas por vía accesoria • En <5 años se plantea EEF/ablación en caso de mala tolerancia o no control con fármacos
TRNAV	• Flecainida • Propranolol • Digoxina • Verapamilo[b]	Fármaco del grupo III (sotalol/amiodarona)		• En >5 años y/o 15 kg según número, tolerancia, respuesta a fármacos y preferencia de la familia se plantea EEF/ablación • En <5 años se plantea EEF/ablación en caso de mala tolerancia o no control con fármacos
Taquicardia reciprocante de la unión	• Múltiples fármacos solos o en combinación (amiodarona + digoxina utilizado habitualmente • Otros: flecainida, betabloqueantes, digoxina, etc.)			Suelen precisar EEF y ablación
Taquicardia ectópica de la unión congénita	Amiodarona	Asociación de digoxina, betabloqueantes o flecainida		
Taquicardia ectópica de la unión posquirúrgica	• Adecuada sedación • Disminución inotrópicos • Enfriamiento • Captura de la taquicardia con marcapasos	Amiodarona	• Dexmedetomidina • Magnesio • Procainamida • Esmolol	Si refractario, valorar ECMO
Taquicardia ectópica auricular	Digoxina (betabloqueantes con frecuencia combinados)	Asociar flecainida	• Sotalol • Amiodarona	Se recurre a la ablación si existe taquimiocardiopatía en lactantes y niños pequeños considerándola de forma más precoz en niños mayores
Flúter neonatal	Cardioversión eléctrica sincronizada[c]			No suele precisar tratamiento crónico
Flúter o reentrada auricular posquirúrgica	• Flecainida asociada a digoxina o betabloqueantes • Fármaco del grupo III (amiodarona/sotalol)			Valorar ablación

[a] Digoxina, verapamilo contraindicados. [b] Contraindicado en menores de 1 año. [c] En recién nacidos estables se puede intentar cardioversión farmacológica digoxina asociada con flecainida o amiodarona. EEF: estudio electrofisiológico; Síndrome WPW: síndrome de Wolff-Parkinson-White; TRAV: taquicardia por reentrada auriculoventricular; TRNAV: taquicardia por reentrada en nodo auriculoventricular.

rará la realización de un estudio electrofisiológico +/- ablación según edad (mayores de 5 años o 15-20 kg) y preferencias del paciente/familia.
- En caso de crisis mal toleradas hemodinámicamente o en pacientes refractarios al tratamiento médico, sobre todo

en pacientes mayores, se recomienda el estudio electrofisiológico y la ablación.

 Es importante instruir a todos los pacientes en la realización de maniobras vagales.

PUNTOS CLAVE

- Las TSV son las arritmias más frecuentes en la edad pediátrica. Dentro de ellas, las más habituales son las que se producen por mecanismos de reentrada, sobre todo por vías accesorias.
- En recién nacidos y lactantes, el pronóstico es excelente: el 80 % están libres de síntomas al cumplir el primer año.
- El ECG de 12 derivaciones es fundamental para el diagnóstico y para poder decidir el tratamiento más adecuado.
- Salvo excepciones, no suelen condicionar el compromiso hemodinámico al diagnóstico, lo cual permite planificar de manera adecuada y comprobar el tratamiento agudo antes de administrarlo.

- No todas las TSV responden a la adenosina IV, pero bien administrada es útil tanto en el tratamiento como en el diagnóstico del tipo de taquicardia.
- La necesidad de tratamiento profiláctico a largo plazo dependerá de la edad y características del paciente, del tipo de taquicardia y de la frecuencia y tolerancia clínica de los episodios.

BIBLIOGRAFÍA

Abadir S, Fournier A, Dubuc M, Khairy P. Atrial flutter and fibrillation in the young patient without congenital heart disease. Progr Pediatr Cardiol. 2013;35(1):41-8.

Batta A, Mohari N. Junctional ectopic tachycardia: Current strategies for diagnosis and management. Progr Pediatr Cardiol. 2013;35(1):49-54.

Brugada J, Blom N, Sarquella-Brugada G, Blomstrom-Lundqvist C, Deanfield J, Janousek J, et al. Pharmacological and non-pharmacological therapy for arrhythmias in the pediatric population: EHRA and AEPC-Arrhythmia Working Group joint consensus statement. Europace. 2013;15(9):1337-82.

Centeno Jiménez M, Ávila Alonso P. Taquicardias supraventriculares I. En: Módulo Bases generales de las arritmias en la edad fetal y pediátrica. En: «Máster propio en diagnóstico y tratamiento en cardiología pediátrica y cardiopatías congénitas» de la Universidad Cardenal Herrera CEU.

Dubin A. Clinical features and diagnosis of supraventricular tachycardia in children. UpToDate. 2019.

Dubin A. Management of supraventricular tachycardia in children. UpToDate. 2019

Gaztañaga L, Marchlinski F, Betensky B. Mecanismos de las arritmias cardiacas. Rev Esp Cardiol. 2012;65(2):174-85

Guerrier K, Shamszad P, Czosek R, Spar D, Knilans T, Anderson J. Variation in Antiarrhythmic Management of Infants Hospitalized with Supraventricular Tachycardia: A Multi-Institutional Analysis. Pediatr Cardiol 2016;37(5):946-52.

Guía Torrent JM, Escudero Cárceles F, Espín López JM. Tratamiento médico de las taquicardias supraventriculares. En: Protocolos diagnósticos y terapéuticos en cardiología pediátrica. Sociedad Española de Cardiología Pediátrica y Cardiopatías Congénitas. Capítulo 37

Guía Torrent JM, Navalón Pérez M, Escudero Cárceles F, Espín López JM. Taquicardias supraventriculares. En: Albert Brotons DC, coord. Cardiología pediátrica y cardiopatías congénitas del niño y del adulto. Madrid: Grupo CTO Editorial; 2015. p. 453-63.

Kanter R. Atrial tachyarrhythmias in children. UpToDate. 2019

Lindinger A, Heisel A, Von Bernuth G, Paul T, Ulmer H, Kineast W, et al. Permanent junctionalre-entry tachycardia. Eur Heart J. 1998;19(6):936-42.

Moriano Gutiérrez A, Saéz Palacios JM. El electrocardiograma en pediatría. En: Pautas de Pediatría del Área Clínica infantil Hospital Universitario y Politécnico La Fe de Valencia. 1ª ed. 2015.

Park, Myung K. Cardiología pediátrica 2ª ed. Madrid, Harcourt Brace de España, 1999; p. 398.

Sánchez Pérez I. Arritmias más frecuentes en la población infantojuvenil. Pediatr Integral. 2016;XX(8):527-38.

Sánchez Pérez I. Taquicardias supraventriculares II. En: Módulo Bases generales de las arritmias en la edad fetal y pediátrica. En: «Máster propio en diagnóstico y tratamiento en cardiología pediátrica y cardiopatías congénitas» de la Universidad Cardenal Herrera CEU

Wren C. Concise Guide to Pediatric Arrhytmias. 1ª ed. Hoboken, EE. UU.: Wiley-Blackwell; 2012.

Taquicardias ventriculares

26

I. Sánchez Pérez

 OBJETIVOS

- Adquirir los conocimientos básicos sobre taquicardias ventriculares en la edad infantil.
- Comprender la relevancia, fisiopatología, diagnóstico y posibilidades de actuación sobre taquicardias ventriculares en la edad infantil.
- Aplicar los conocimientos adquiridos a su práctica clínica, con redundancia en una mejora en su praxis profesional habitual.

INTRODUCCIÓN

Con el aumento de la monitorización prenatal y posnatal, se han hecho más evidentes unas arritmias en niños sanos que previamente habían sido infradiagnosticadas. En su mayoría, su comportamiento es benigno. Muchas arritmias pueden manifestarse por primera vez en la infancia, incluso en la época fetal, o justo después del nacimiento. Existen arritmias específicamente pediátricas, y las más frecuentes difieren de las del adulto. Aunque la mayoría se pueden controlar con fármacos, o incluso desaparecer de manera espontánea con el paso del tiempo, algunas requieren un tratamiento invasivo (por lo general, ablación) por su recurrencia o mala tolerancia. Las cardiopatías congénitas (CC) y su tratamiento quirúrgico son otra fuente de arritmias en niños, y el tratamiento en estos casos puede ser particularmente difícil.

La incidencia de arritmias significativas en niños es muy variable según la población: 0,04 y 5/1.000. La gran mayoría evolucionan de modo espontáneo hacia la curación y se controlan bien con tratamiento farmacológico; se podría estimar que 5-10 niños/1.000.000 habitantes/año podrían precisar una ablación.

Las técnicas de electrofisiología aplicadas en niños son similares a las de los adultos, pero hay que tener en cuenta:

- El menor tamaño de las estructuras.
- La mayor dificultad en los accesos vasculares.
- La necesidad frecuente de anestesia general o sedación profunda.
- Peculiaridades del sistema de conducción.
- El manejo del niño antes y después del procedimiento.
- Las dosis de fármacos antiarrítmicos deberán ajustarse por peso (**Tablas 26-1** y **26-2**).

Todo ello hace que la electrofisiología pediátrica requiera de una formación y un experiencia razonablemente especifi-

Tabla 26-1. Dosis habituales de fármacos antiarrítmicos en edad infantil en fase aguda

Fármaco	Tratamiento fase aguda (i.v.)
Adenosina	• 50-100 µg/kg, aumentando 50 µg/kg • Cada dos minutos hasta 400 µg/kg o 12 mg de dosis máxima
Amiodarona	i.v.: 5 mg/kg en una hora, seguido de bolos de 2,5 mg/kg cada 4-6 h
Digoxina	• Depende de la edad • Se repartee en tres dosis • Prematuros: 10-20 µg/kg en tres dosis • Neonatos-adolescentes: 30-40 µg/kg en tres dosis oral, máximo 1-1,5 mg (i.v. 3/4 de dosis oral) • Mantenimiento oral 10 µg/kg/día en dos dosis
Esmolol	• Inicio: 200-500 µg/kg/min durante 2-4 min. Incrementando 50-100 µg/kg/min (dosis máxima = 1.000 µg/kg/min) • Infusión mantenimiento: 50-200 µg/kg/min
Fenilefrina	• 100 µg/kg en bolo • 10 µg/kg/min perfusión
Procanamida	• 5 mg/kg en 5-10 min o 10-15 mg/kg en 30-45 min • 20-100 µg/kg/min infusión
Propranolol	0,05-0,1 mg/kg en 5 min
Verapamilo	• 0,05-0,30 mg/kg en 3-5 min • Dosis máxima: 10 mg

i.v.: intravenoso.

cas, y es muy probable que el desempeño ideal de esta sea el realizado por equipos multidisciplinares formados por cardiólogos infantiles con estudios en arritmología y electrofisiología pediátrica, y con experiencia en procedimientos electrofisio-

Tabla 26-2. Dosis habituales de fármacos antiarrítmicos en edad infantil como tratamiento crónico

Fármacos	Dosis	Niveles
Digoxina	• Depende de la edad • Se reparte en tres dosis prematuros: 10-20 µg/kg en tres dosis • Neonatos-adolescentes: 30-40 µg/kg en tres dosis oral, máximo 1-1,5 mg (i.v. 3/4 de dosis oral) • Mantenimiento oral 10 µg/kg/día en dos dosis	1-2,5 ng/mL
Verapamilo (>2 años)	2-8 mg/kg/día en dos dosis	100-300 ng/mL
Propranolol	0,5-2 mg/kg/dosis repertido cada 6 h	50-100 µg/L
Nadolol	0,25 mg/kg/dosis repartido cada 12 h	0,03-0,13 µg/mL
Atenolol	0,5-1 mg/kg/24 h	
Procainamida	20-100 mg/kg/día repartido cada 4-6 h	4-10 mg/L
Quinidina	20-60 mg/kg/día repartido cada 6-8 h	2-5 mg/L
Disopiramida	5-15 mg/kg/día repartido cada 6 h	2-4 µg/mL
Flecainida	50-200 mg/m²/día o 3-6 mg/kg/día repartido cada 12 h	0,2-1,0 mg/L
Amiodarona	• Dosis inicial: 10-20 mg/kg/día repartido cada 12 h × 7 días • Mantenimiento: 5-10 mg/kg/dosis cada 24 h	RT3 < 90 ng/dL
Sotalol	2-8 mg/kg/día repartidos cada 12 h	

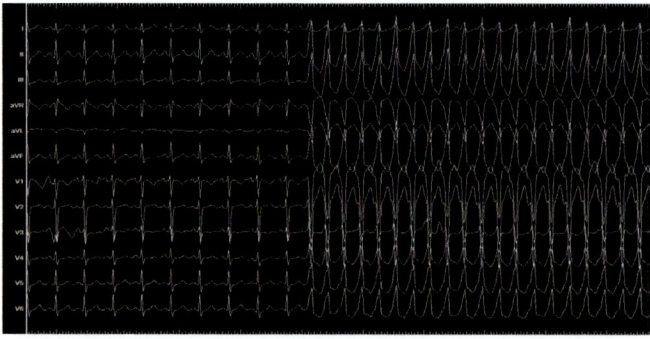

Figura 26-1. Inducción taquicardia ventricular monomorfa tracto de salida de ventrículo derecho en estudio electrofisiológico (patrón de bloqueo de rama izquierda y eje inferior).

TAQUICARDIA VENTRICULAR ASOCIADA A CARDIOPATÍA CONGÉNITA ESTRUCTURAL

Representa el 50 % de las TV en la población infantil. Es la causa más frecuente de TV en la población pediátrica.

Algunos ejemplos de CC que pueden estar asociadas con TV incluyen la tetralogía de Fallot, la transposición de grandes vasos y la miocardiopatía hipertrófica. La presencia de una CC aumenta el riesgo de arritmias ventriculares, que pueden ser potencialmente mortales (**Fig. 26-1**).

El manejo de estas arritmias puede incluir medicamentos antiarrítmicos, ablación con catéter y/o implantación de un desfibrilador automático implantable (DAI), en función del tipo y gravedad de la arritmia.

TAQUICARDIA VENTRICULAR ADQUIRIDA

Dentro de ella, la más habitual es la asociada a miocarditis, que es una inflamación del tejido muscular cardíaco con frecuencia debido a infecciones virales como el coxsackie A y B, así como el adenovirus.

En la miocarditis, uno de los indicadores de peor pronóstico es la presencia de realce tardío extenso en resonancia magnética (RM), lo cual puede indicar mayor daño al tejido cardíaco, y que conlleva un mayor riesgo de desarrollo de TV adquiridas.

Se ha especulado sobre la utilidad del tratamiento profiláctico con betabloqueantes en la mejora del pronóstico de la miocarditis; sin embargo, es importante destacar que la evidencia científica aún es limitada, y que se necesitan más estudios para determinar su eficacia en este contexto y en evitar la posibilidad de desarrollar TV asociadas con la enfermedad.

TAQUICARDIA VENTRICULAR IDIOPÁTICA

Suele ser generalmente benignas, y en la mayoría de los casos autolimitadas. En este grupo se engloban las descritas a continuación.

Extrasístoles ventriculares

Son un tipo de arritmia que está presente en aproximadamente el 15 % de los neonatos sanos y en un tercio de los

lógicos infantiles, y cardiólogos formados en electrofisiología con una experiencia dilatada en electrofisiología general y conocimientos en electrofisiología infantil. Además, por supuesto, de un equipo de soporte de anestesistas infantiles, intensivistas pediátricos, personal de enfermería con experiencia en niños y cirujanos cardíacos con destreza en niños para posibles complicaciones derivadas del procedimiento.

Las taquicardias ventriculares (TV) son en su globalidad menos habituales en la población infantil. Su presentación y pronóstico es muy heterogéneo. El pronóstico de las monomorfas idiopáticas suele ser benigno. Su tratamiento farmacológico a menudo no está indicado, y además, suele ser poco efectivo, con la flecainida como el único que ha demostrado efectividad tanto en extrasístoles ventriculares (EV) como en TV cuando no se asocian a CC ni familiar. Los resultados de la ablación en este tipo de taquicardias son buenos. Se podrían englobar en:

• Asociada a CC.
• Adquirida.
• Idiopática.
• Familiar.

adolescentes sanos. Se caracterizan por su benignidad, ya que la mayoría no requiere tratamiento farmacológico ni generan preocupación clínica, por disminuir habitualmente con el ejercicio físico y presentar una tendencia a la regresión espontánea, con una tasa de desaparición de alrededor del 36-63 %.

La mayoría de la EV presentes en la infancia se originan en del tracto de salida del ventrículo derecho (TSVD), y su tratamiento farmacológico no ha demostrado ser efectivo en general. Sin embargo, se ha observado que la flecainida puede tener una mayor efectividad en comparación con otros fármacos como los betabloqueantes. No obstante, es importante tener en cuenta que cada caso es único, y la decisión de iniciar un tratamiento farmacológico debe ser evaluada por un médico especialista en cardiología.

La ablación, un procedimiento en el que se destruye o elimina el tejido responsable de las arritmias, puede estar indicada en casos en los que se produce taquimiocardiopatía, que por lo general ocurre cuando la densidad de las EV es > 30 % o cuando se supera un número de extrasístoles > 30.000 al día.

Ritmo idioventricular acelerado

El ritmo idioventricular acelerado (RIVA) es una arritmia ventricular monomórfica que se caracteriza por ser ligeramente más rápida que el ritmo sinusal. Por lo general, se presenta en el período neonatal, y se resuelve de manera espontánea con el tiempo.

El RIVA suele iniciarse con la fusión del ritmo sinusal, lo que significa que ambos ritmos cardíacos se fusionan en un solo complejo. Esto da lugar a un ritmo ventricular estrecho.

En la mayoría de los casos, el RIVA no requiere tratamiento, ya que tiende a desaparecer de forma natural a medida que el paciente crece. Además, el incremento del cronotropismo, es decir, la capacidad del corazón para aumentar su frecuencia, también puede contribuir a la resolución de la arritmia.

Taquicardia fascicular

Las TV fasciculares, que representan aproximadamente el 10-15 % de las TV idiopáticas, suelen estar asociadas con el hemifascículo posterior en un 90 % de los casos. En el electrocardiograma (ECG), estas arritmias se presentan como bloqueo de rama derecha y eje superior o izquierdo. Por lo general, no son taquicardias muy rápidas, con frecuencias cardíacas (FC) que oscilan entre 120-250 lpm.

El tratamiento farmacológico con verapamilo tiene una tasa de respuesta del 20 %. Cuando no hay réplica al tratamiento con antagonistas del calcio, la ablación es una opción que se debe de considerar. Según las indicaciones actuales, la ablación está recomendada cuando no hay respuesta a los antagonistas del calcio (Clase I) o como una alternativa al tratamiento farmacológico en niños mayores (Clase IIa).

Taquicardia del tracto de salida de ventrículo derecho

Representa el 60-80 % de las taquicardias idiopáticas en edad infantil.

Las taquicardias del TSVD suelen ser lentas, con una FC de 140-150 latidos por minuto (lpm). Presentan morfología de bloqueo de rama izquierda y eje inferior, por lo general, con transición precordial tardía, lo que a menudo la convierte en un hallazgo incidental, ya que suele ser asintomática. Por fortuna, la evolución de esta taquicardia suele ser favorable, y puede resolverse con espontaneidad. Es fundamental diferenciar las taquicardias del TSVD de la displasia arritmogénica del VD, para lo cual se necesitará una RM cardíaca. El tratamiento farmacológico con betabloqueantes o flecainida solo se indica si las taquicardias son sintomáticas. La ablación está indicada en casos de taquimiocardiopatía o inestabilidad hemodinámica (Clase I), o como alternativa al tratamiento farmacológico en niños mayores sintomáticos (Clase IIa).

 Las TV idiopáticas son, por lo general, de curso benigno, y en muchas ocasiones autolimitadas en el tiempo.

TAQUICARDIAS VENTRICULARES GENÉTICAS

Por lo general, las TV genéticas no tienen el carácter benigno que presentan las TV idiopáticas. Estas condiciones representan un riesgo significativo para la salud, ya que están vinculadas a un porcentaje importante de muerte súbita (MS) en lactantes y niños. De hecho, se estima que estas taquicardias genéticas contribuyen al 10-15 % de las MS en lactantes, al 20 % de las MS en niños, y al 70 % de las muertes por ahogamiento. Además, constituyen alrededor del 2 % del total de muertes en niños y adolescentes (Fig. 26-2).

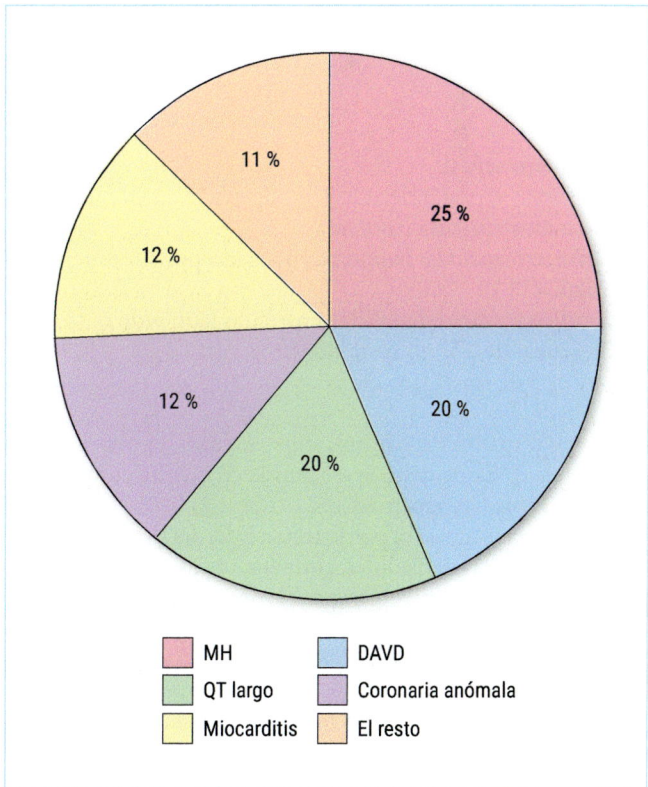

Figura 26-2. Proporción muerte súbita en la infancia de causa genética.

Miocardiopatía hipertrófica

Es cierto que la miocardiopatía hipertrófica (MCH) en niños puede presentar una amplia variedad de manifestaciones clínicas y estar asociada a otras malformaciones, errores en el metabolismo y trastornos del desarrollo. En algunos casos, las TV pueden ser uno de los síntomas de la MCH en niños, aunque no siempre es así.

El pronóstico y tratamiento de la MCH en niños dependerá de diversos factores, como la gravedad de los síntomas, el grado de hipertrofia ventricular, la presencia de otras malformaciones o trastornos asociados, entre otros. En algunos casos, se puede requerir tratamiento farmacológico para controlar los síntomas y prevenir complicaciones, mientras que en otros más graves puede ser necesario realizar una intervención quirúrgica o un trasplante cardíaco.

En la edad pediátrica se consideran factores de mal pronóstico: MS reanimada o síncope:

- Debut en la infancia (< 14 años).
- Errores del metabolismo.
- Hipertrófica + dilatada o restrictiva.
- Insuficiencia cardíaca congestiva < 1 año y dilatación y disfunción del ventrículo izquierdo (fracción de eyección < 35 % y fibrilación auricular < 18 %).
- Taquicardia ventricular no sostenida en Holter.
- Trayecto intramuscular coronario.
- Grosor septal > 6 *Z-scores* e hipertrofia pared posterior > 1 *Z-score* y adelgazada.

Recientemente se ha publicado un nuevo *score* para población infantil para valorar el riesgo de MS basado en:

- Edad.
- Sexo.
- Peso.
- Diámetro septal.
- Diámetro septal indexado por superfície corporal.
- Diámetro aurícula izquierda.
- Diámetro aurícula izquierda indexado por superficie corporal.
- Gradiente tracto de salida ventrículo izquierdo.
- Presencia de TV no sostenidas.
- Síncope de causa no aclarada.

Al igual que el de adultos, deja excluida la presencia de fibrosis en RM que debería ser tenida en cuenta como facilitador de arritmias ventriculares.

La prevención pasará por la restricción del deporte, ya que a diferencia de la edad adulta, entre los 11-20 años, la mayoría de las muertes ocurren durante el ejercicio. El tratamiento farmacológico será sobre todo con betabloqueantes lipófilos a dosis altas (propranolol > 6/kg):

- Lactantes: empezar con 3 mg/kg (FC máxima 120 lpm).
- Mayores: 1,5 mg/kg (FC máxima 100-90 lpm).

Y puede requerir politerapia con disopiramida, amiodarona, sotalol (que mejora umbral de desfibrilación).

La ablación de taquicardias monomorfas sostenidas es posible, aunque se realiza de forma menos habitual en niños.

En cuanto al implante de DAI, este estará indicado en MS reanimada, TV sostenida sincopal o dos o más de los factores de riesgo descritos con anterioridad o riesgo calculado 4-6 %, con el conocimiento de que en niños existe hasta un 27 % de terapias inapropiadas y un 17 % de complicaciones. Idealmente, se emplearán sistemas monocamerales, monobobina, y desde una perspectiva más estricta, en los cribados por riesgo de sobredetección de onda T.

Canalopatías

Síndrome de QT largo

Esta entidad afecta a 1/2.000-2.500 recién nacidos vivos, 0,4/1.000 niños, mientras que se halla QT prolongado hasta en un 0,2 % infantil, 0,3 % adolescencia. Con frecuencia, se objetiva de forma casual, y con la alarma actual existente, existe mucho sobrediagnóstico de esta entidad con las limitaciones que supone en la vida del niño.

No existe el diagnóstico de certeza, y al igual que en el adulto, se realiza por *score* Swartz. Es de utilidad el test de bipedestación (en la actualidad se está emprendiendo un estudio multicéntrico para aproximar las cifras normales de máximo alargamiento QT en edad infantil) y el tiempo de recuperación en la ergometría (en niños, preferible tras seis minutos). También se ha demostrado de utilidad el test farmacológico con adrenalina, ya sea en protocolo de bolo y perfusión (útil para diferenciar fenotipo, pero con más falsos positivos) y perfusión. En cuanto a su manejo, quedaría esquematizado (**Fig. 26-3**).

Como se ha publicado recientemente, siempre se debe recordar que existen cambios con la edad en la medida del QT, por lo que se deberá seguir a estos pacientes hasta la edad pospuberal.

El tratamiento farmacológico de elección será nadolol, con el DAI indicado cuando:

- Ha existido MS resucitada (I).
- Síncope a pesar de betabloqueantes (IIa).
- Asintomáticos con mutación o *score* de alto riesgo.

Se han obtenido buenos resultados con la simpatectomía en aquellos pacientes con intolerancia a betabloqueantes o que no se controlen con estos, o que tengan contraindicación de DAI.

Son factores de mal pronóstico de la enfermedad:

- QTc > 500 ms (mayor si > 600 ms).
- Alternancia de onda T (**Fig. 26-4**).
- Síncope/MS abortada antes de los 7 años.
- Muerte súbita (MS) abortada en < 1 año: muy mal pronóstico (no suficiente cobertura con herramientas terapéuticas actuales).
- Arritmia en paciente con tratamiento farmacológico y buen cumplimiento.
- Determinadas mutaciones como síndrome de Jervell Lange-Nielsen/síndrome de Timothy.

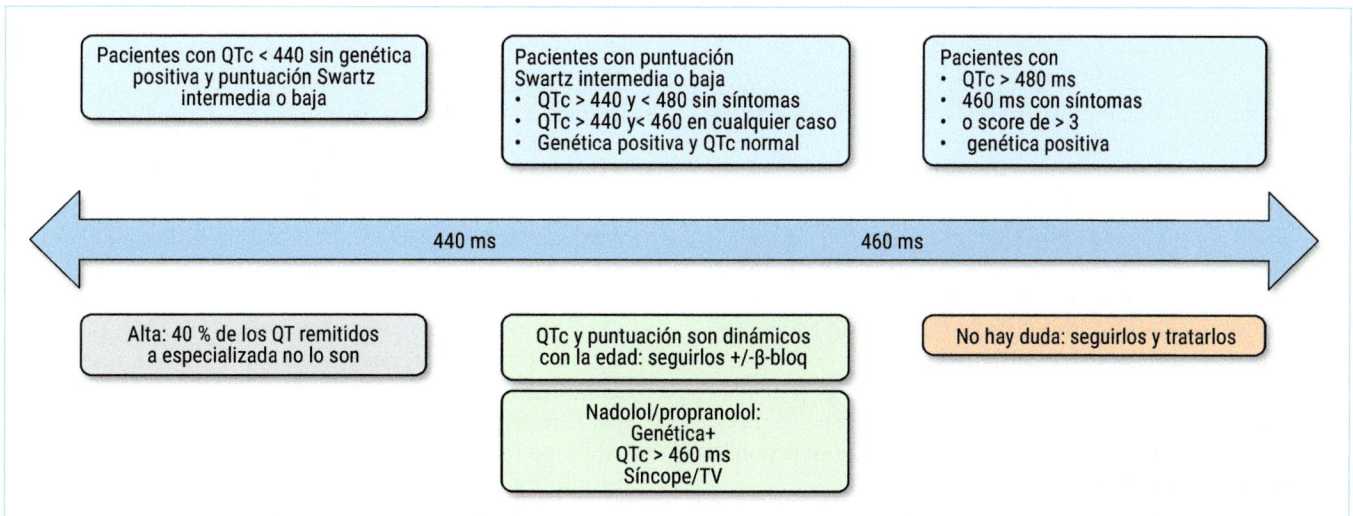

Figura 26-3. Esquema de manejo QT *borderline*/largo en niños.

Taquicardia ventricular polimorfa catecolaminérgica

Su incidencia en la población infantil es de 1:10.000 niños. En su mayoría, debutan como síncope o MS 3-16 años, y > 50 % fallecen si no se tratan. El 30 % tienen historia familiar de MS antes de los 50 años.

Su electro basal es normal, y el diagnóstico en niños pequeños en los que no se puede realizar ergometría se podrá hacer con infusión de adrenalina que se caracteriza por inicio de extrasístoles bidireccionales y posterior taquicardia bidireccional.

En la TV polimorfa catecolaminérgica en niños, es importante limitar el ejercicio y utilizar medicamentos específicos.

El tratamiento farmacológico se basa en el uso de betabloqueantes en la dosis máxima tolerada, como propranolol o nadolol (más de 1,5 mg/kg/día). Clase I en sintomáticos y IIa en asintomáticos portadores de la mutación.

También se puede considerar el uso de flecainida (clase IIa) en dosis de 3-6 mg/kg/día en casos de persistencia de arritmias ventriculares en pruebas de esfuerzo o síntomas a pesar del tratamiento con betabloqueantes.

El implante de un DAI está indicado en casos de paro cardíaco reanimado, síncope recurrente y persistencia de TV a pesar del tratamiento óptimo (Clase I).

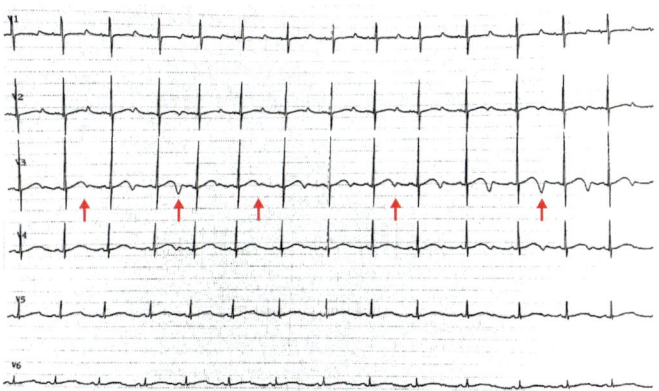

Figura 26-4. Patrón de alternancia onda T en QT largo.

En algunos casos de intolerancia o contraindicación a los betabloqueantes, descargas frecuentes del DAI a pesar del tratamiento con betabloqueantes, o presencia de arritmias ventriculares en pruebas de esfuerzo a pesar del tratamiento óptimo con betabloqueantes y flecainida, se puede considerar la simpatectomía para aliviar los síntomas y reducir las arritmias ventriculares (Clase IIb/Clase IIa).

> **!** Esta entidad tiene peor pronóstico en:
> - Varones.
> - Sobre todo en niños en edad temprana.
> - Síncope antes de los 10 años.
> - Muerte súbita (MS) reanimada.
> - Un 20 % de las MS relacionadas con natación.
> - Sin respuesta a betabloqueantes.

Síndrome de Brugada

El síndrome de Brugada en niños es una entidad genética que puede causar MS en un pequeño porcentaje de casos, por la fuerte influencia hormonal que claramente se ha relacionado con un mayor riesgo en época pospuberal.

Se caracteriza por un ECG con supradesnivel del segmento ST en forma de lomo de delfín (patrón tipo 1), que puede ser evidente de forma basal o desencadenarse por fiebre o pruebas farmacológicas. Aunque es menos habitual en niños que en adultos, se estima que hasta un 10-15 % de las MS en lactantes podrían estar relacionadas con este síndrome. Se sabe que el 11 % de los adultos y el 21 % de los niños tienen mutaciones dobles. Y que existen hasta un 40 % de portadores silentes de la enfermedad.

El diagnóstico del síndrome de Brugada en niños se puede realizar a través de la historia familiar de MS, hallazgos incidentales en ECG o síntomas como síncope, convulsiones o respiración agónica, sobre todo cuando ocurren en reposo y se desencadenan con fiebre. En el estudio se realizará con test de ajmalina/flecainida, con el conocimiento de que hasta un 23 % de familiares de Brugada con test de ajmalina negativo en infancia, luego resulta positivo en la adolescencia. En niños pequeños, se solicitará ECG en proceso febril (**Fig. 26-5**).

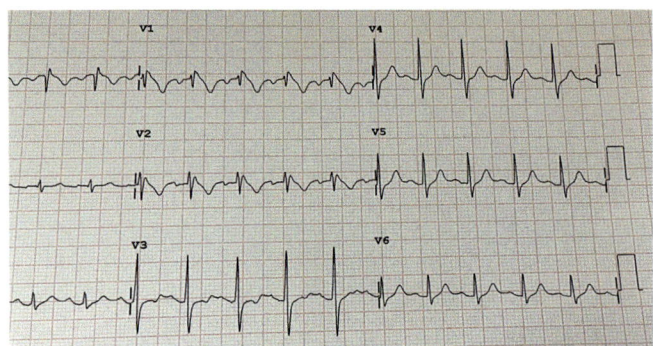

Figura 26-5. Patrón de alternancia onda T en QT largo.

El desarrollo de arritmias (13 %) es mayor que en la población adulta, consistente en:

- Disfunción sinusal.
- Bloqueo auriculoventricular.
- Fibrilación auricular (FA) 7,5 %.
- Muerte súbita (MS) abortada (1 %).

En cuanto al tratamiento, se basaría:

- Estilo de vida.
- Tratamiento agresivo de fiebre (> 37,5 °C, incluso hospital).
- Evitar fármacos relacionados (www.brugadadrugs.org).
- Deporte: restringido en sintomáticos; genotipo +/fenotipo -: pueden, con precaución.
- Médico: (con y sin DAI):
  - Quinidina
  - Propranolol en procesos febriles
- Desfibrilador automático implantable (DAI): pacientes sintomáticos fibrilación ventricular/TV o MS reanimada, asintomáticos con tipo 1 espontáneo y síncope o MS familiar. Presentan alta tasa de terapias inapropiadas
- Ablación: existe poca experiencia al respecto, se ha comunicado un adolescente con DAI (no más terapias) y una fibrilación auricular.

 Tanto en la miocardiopatía hipertrófica, como en el QT largo, o en la TV polimorfa catecolaminérgica, por lo general se deberá restringir el deporte intenso y de competición.

 PUNTOS CLAVE

- Las TV son en su globalidad menos frecuentes en la población infantil.
- Las asociadas a cardiopatía estructural representan el 50 % de todas ellas.
- Su presentación y pronóstico es muy heterogéneo.
- Por lo general, los familiares asociados a canalopatías, polimórficas son de peor pronóstico.

- Se necesita mejorar los *scores* de riesgo.
- El pronóstico de las monomorfas idiopáticas suele ser benigno.
- Los resultados de la ablación en este tipo de taquicardias son buenos.

BIBLIOGRAFÍA

Bertels RA, Kammeraad JAE, Zeelenberg AM, Filippini LH, Knobbe I, Kuipers IM, et al. The Efficacy of Anti-Arrhythmic Drugs in Children With Idiopathic Frequent Symptomatic or Asymptomatic Premature Ventricular Complexes With or Without Asymptomatic Ventricular Tachycardia: a Retrospective Multi-Center Study. Pediatr Cardiol. 2021;42(4):883-90. doi: 10.1007/s00246-021-02556-7

Brugada J, Blom N, Sarquella-Brugada G, Blomstrom-Lundqvist C, Deanfield J, Janousek J, et al.; European Heart Rhythm Association; Association for European Paediatric and Congenital Cardiology. Pharmacological and non-pharmacological therapy for arrhythmias in the pediatric population: EHRA and AEPC-Arrhythmia Working Group joint consensus statement. Europace. 2013;15(9):1337-82.

Drago F, Battipaglia I, Di Mambro C. Neonatal and Pediatric Arrhythmias: Clinical and Electrocardiographic Aspects. Card Electrophysiol Clin. 2018;10(2):397-412. doi: 10.1016/j.ccep.2018.02.008

Kehr J, Binfield A, Maxwell F, Hornung T, Skinner JR. Fascicular tachycardia in infancy and the use of verapamil: a case series and literature review. Arch Dis Child. 2019;104(8):789-92. doi: 10.1136/archdischild-2018-315617

Miyazaki A, Sakaguchi H, Matsumura Y, Hayama Y, Noritake K, Negishi J, et al. Mid-Term Follow-up of School-Aged Children With Borderline Long QT Interval. Circ J. 2017;25;81(5):726-32. doi: 10.1253/circj.CJ-16-0991.

Nagiub M, Carter K, Shepard R. Systematic review of risk stratification of pediatric ventricular arrhythmia in structurally normal and abnormal hearts. Progr Pediatr Cardiol. 2017;45:55-62. doi.org/10.1016/j.ppedcard.2017.02.006

Norrish G, Cantarutti N, Pissaridou E, et al. Risk factors for sudden cardiac death in childhood hypertrophic cardiomyopathy: A systematic review and meta-analysis. European Journal of Preventive Cardiology. 2017;24(11):1220-1230. doi:10.1177/2047487317702519

Norrish G, Ding T, Field E, Ziółkowska L, Olivotto I, Limongelli G, et al. Development of a Novel Risk Prediction Model for Sudden Cardiac Death in Childhood Hypertrophic Cardiomyopathy (HCM Risk-Kids). JAMA Cardiol. 2019;4(9):918-27. doi: 10.1001/jamacardio.2019.2861

Roston TM, Vinocur JM, Maginot KR, Mohammed S, Salerno JC, Etheridge SP, et al. Catecholaminergic polymorphic ventricular tachycardia in children: analysis of therapeutic strategies and outcomes from an international multicenter registry. Circ Arrhythm Electrophysiol. 2015;8(3):633-42. doi: 10.1161/CIRCEP.114.002217

Alteraciones de la conducción atrioventricular 27

M. I. Gambra Arzoz, A. J. Cartón Sánchez y F. Gutiérrez-Larraya Aguado

OBJETIVOS

- Comprender las bases anatómicas y fisiopatológicas del sistema de conducción.
- Identificar el patrón electrocardiográfico de los diferentes grados de bloqueo auriculoventricular.
- Conocer las principales indicaciones de marcapasos en pacientes pediátricos y cardiopatía congénitas.
- Familiarizarse con los principales genes implicados en los trastornos progresivos del sistema de conducción.

ANATOMÍA Y FISIOLOGÍA DEL SISTEMA DE CONDUCCIÓN

Conducción internodal e interatrial. Nodo sinusal y haces internodales. Nodo auriculoventricular

El sistema de conducción (**Fig. 27-1**) comienza en el nodo sinusal, localizado en la parte superior y anterior de la aurícula derecha, cerca de la desembocadura de la vena cava superior. Esta estructura, encargada de generar el impulso eléctrico en el corazón, está constituida por una acumulación de células que tienen la propiedad de automatismo, es decir, pueden producir un estímulo eléctrico con una frecuencia superior al resto de las células cardíacas, y es por ello por lo que constituyen el marcapasos cardíaco. A continuación, el estímulo producido en el nodo sinusal viaja por los haces internodales (anterior, medio y posterior) hasta el nodo auriculoventricular (NAV).

El NAV se sitúa en la base del tabique interauricular, en el ápex de un área triangular situada en la superficie endocárdica llamada triángulo de Koch, que se encuentra delimitado anteriormente por la inserción del velo septal de la válvula tricúspide y posteriormente por un tendón fibroso que es la continuación fibrosa con la válvula de Eustaquio (tendón de Todaro), con la boca del seno coronario como su vértice. El NAV continúa con el haz de His, cuya parte proximal atraviesa en anillo tricuspídeo y se dirige con posterioridad por el septo interventricular.

El haz de His nace en la parte más distal del NAV. Desde ahí penetra el cuerpo fibroso central del corazón (septo membranoso y trígono fibroso derecho, este último constituido por la unión del tejido conectivo de los velos valvulares aórtico y mitral con el velo septal de la válvula tricúspide) y se dirige

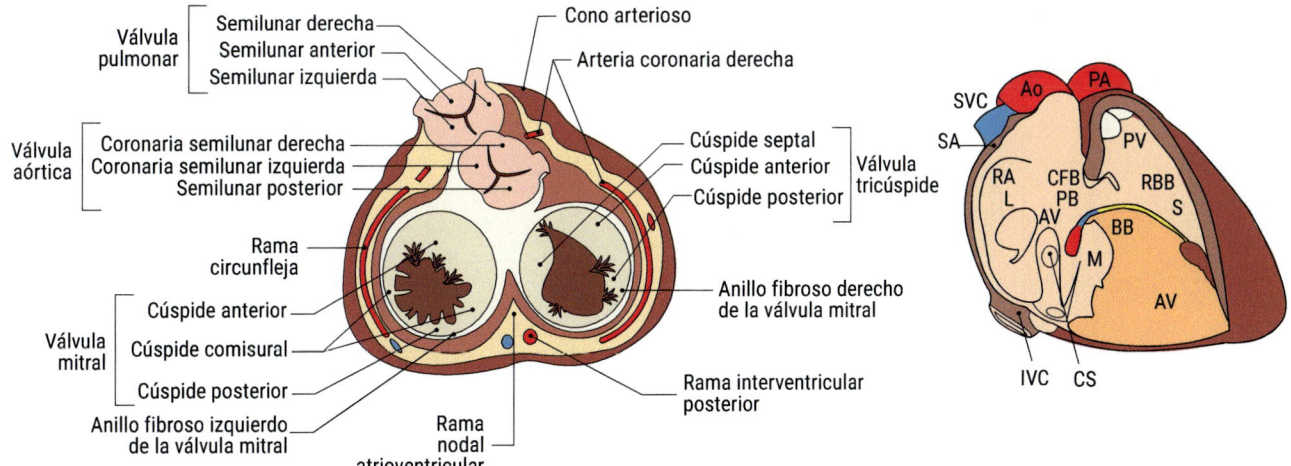

Figura 27-1. Sistema de conducción del corazón. Ao: aorta; BB: haz de His; CFB: cuerpo central fibroso; CS: seno coronario; IVC: vena cava inferior; L: limbo de la fosa oval; M: velo septal de la válvula tricúspide; PA: arteria pulmonar; PV: válvula pulmonar; RA: aurícula derecha; RBB: rama derecha del haz de His; RV: ventrículo derecho; S: banda septal de la cresta supraventricular; SA: nodo sinusal; SVC: vena cava superior.

hacia la izquierda para discurrir entre el septo membranoso y muscular, con salida a dos ramas (rama derecha e izquierda del haz de His). La rama derecha atraviesa la banda moderadora del ventrículo derecho. La rama izquierda se subdivide pronto en dos ramas, una anterior que va por el músculo papilar anterior, y otra posterior que va por el músculo papilar posterior.

- El sistema de conducción comienza en el nodo sinusal.
- El nodo sinusal se localiza en la parte superior y anterior de la aurícula derecha, cerca de la desembocadura de la vena cava superior.
- El NAV se sitúa en la base del tabique interauricular, en el ápex de un área triangular situada en la superficie endocárdica llamada triángulo de Koch.
- El tendón de Todaro es la continuación fibrosa con la válvula de Eustaquio.
- La unión del tejido conectivo de los velos valvulares aórtico y mitral con el velo septal de la válvula tricúspide forman el trígono fibroso derecho.
- La unión del trígono fibroso derecho con el septo membranoso conforma el cuerpo fibroso central del corazón.

ORIGEN Y CONDUCCIÓN DE LA ACTIVIDAD ELÉCTRICA EN EL CORAZÓN. EL POTENCIAL DE ACCIÓN

El nodo sinusal genera, de manera normal, los impulsos cardíacos directores que se propagan (potencial de acción) por el sistema de conducción a toda la superficie ventricular, y causa la contracción de las fibras musculares. La célula cardíaca tiene un potencial en reposo negativo; su activación implica la despolarización por el cambio en la permeabilidad de la membrana celular: al alcanzar un determinado potencial (potencial umbral) se produce una gran entrada de iones sodio (Na) cargados positivamente, y el potencial de la célula se hace positivo. El conjunto de despolarización y repolarización de la célula conforma lo que se denomina potencial de acción. Los potenciales de acción de las células a lo largo del corazón presentan diferencias regionales porque cada tipo expresa diferentes clases de canales iónicos y en diferente número. En los miocardiocitos de las paredes auriculares y ventriculares, la fase de despolarización o fase 0 es muy rápida, y a estas células se les denomina de respuesta rápida; mientras que en las células marcapaso del tejido de conducción la fase 0 de despolarización ocurre a menor velocidad, y se les llama células de respuesta lenta (**Fig. 27-2**).

Potencial de acción en las células de respuesta rápida (miocardiocitos)

El potencial de acción de las células de respuesta rápida tiene cuatro fases que se muestran en la **figura 27-3** (potencial de respuesta rápida y lenta).

Potencial de acción en las células de respuesta lenta (células del sistema de conducción)

Las células de respuesta lenta tienen una función de marcapaso y se diferencian de las de respuesta rápida en que

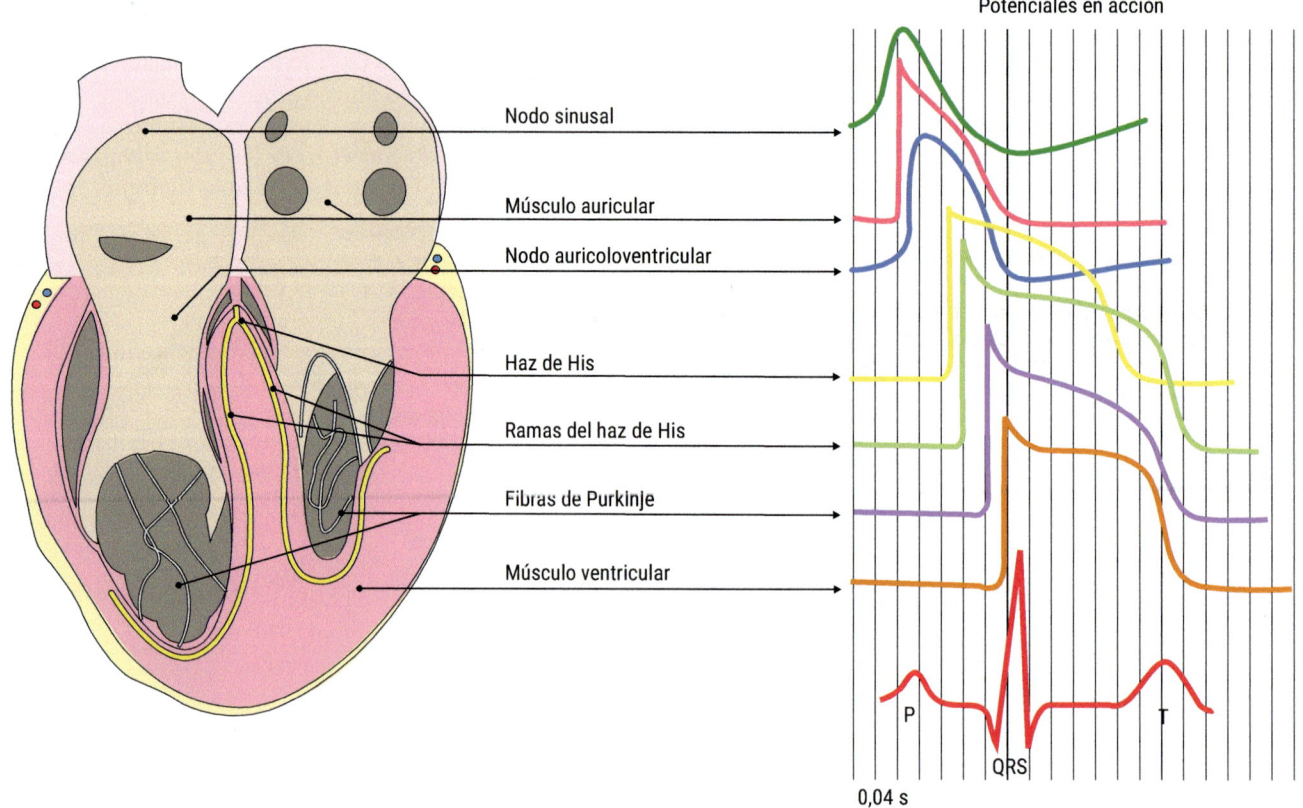

Figura 27-2. Cartografía de la actividad eléctrica del corazón.

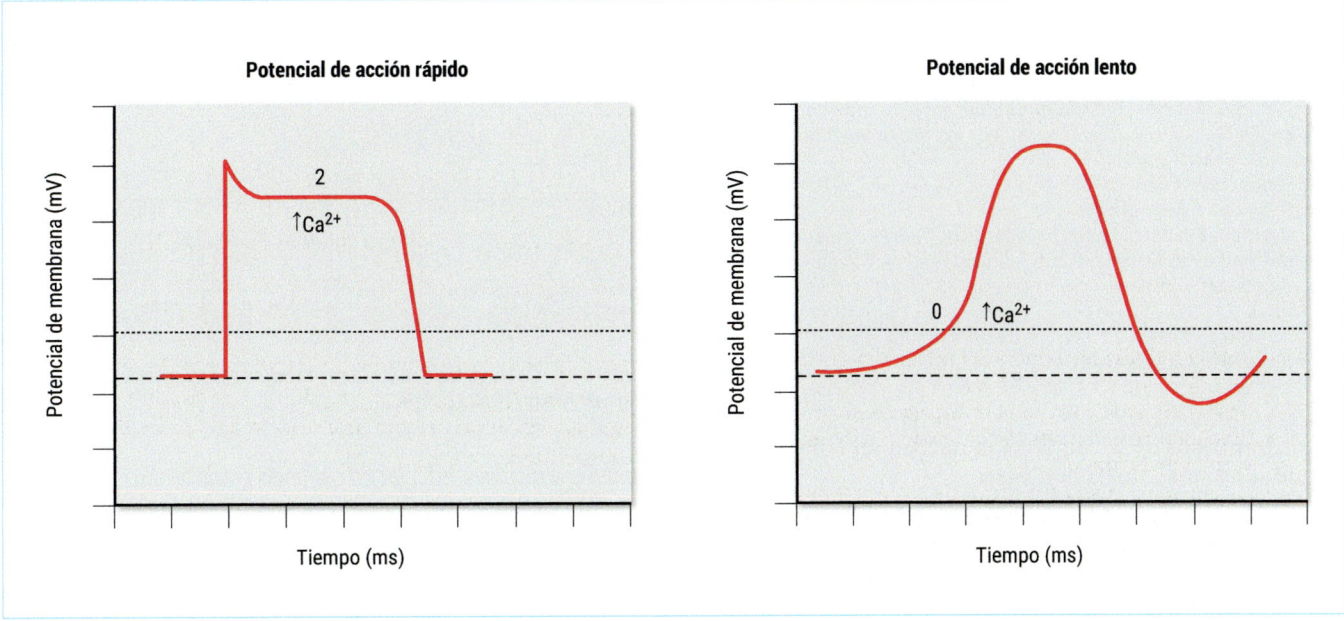

Figura 27-3. El potencial de acción, en una fibra rápida, se divide en cinco fases. La fase ascendente rápida del potencial de acción se denomina fase 0. Sigue un breve período de repolarización parcial precoz (fase 1) y de una fase de meseta (fase 2). Después, la membrana se repolariza (fase 3) hasta que se recupera de nuevo el estado de reposo de la polarización (fase 4). Nótese que las diversas fases del potencial de acción cardíaco se asocian a cambios en la permeabilidad de la membrana celular, lo que produce corrientes iónicas que modifican el voltaje de la membrana. Por ejemplo, en las fibras rápidas, la fase 0 corresponde a la apertura de canales de sodio; la fase 2 corresponde a la apertura de canales tipo L de Ca^{2+}, y la fase 3 corresponde a la apertura de canales de K^+.

la corriente ascendente o de despolarización (fase 0) es más lenta, no presentan una fase de repolarización precoz (o fase 1) ni una fase de meseta (fase 2), sino que a continuación se produce una fase de repolarización (fase 3). El potencial de acción de una célula de respuesta lenta se muestra en la **figura 27-3**.

- El conjunto de despolarización y repolarización de la célula conforma lo que se denomina potencial de acción.
- El potencial de acción se origina en el nodo sinusal (marcapasos) y se transmite por el sistema de conducción hasta los miocardiocitos, lo que causa la contracción de las fibras musculares del corazón.
- Los potenciales de acción cardíacos presentan diferencias regionales debido a que cada tipo de células expresa diferentes clases de canales iónicos y en diferente número.
- Según el potencial de acción, las células cardíacas pueden ser de respuesta rápida (miocardiocitos) o lenta (células del sistema de conducción).

ETIOPATOGENIA EN EL BLOQUEO AURICULOVENTRICULAR

Se denomina trastorno de la conducción al retraso o interrupción en la transmisión de un impulso desde las aurículas a los ventrículos debido a un daño anatómico o funcional del sistema de conducción cardíaco. Este daño puede ser transitorio o permanente, congénito o adquirido; y puede estar ocasionado por diferentes causas.

Trastornos de la conducción auriculoventricular congénitos

- Bloqueo AV (BAV) completo congénito.
- Se debe a un inadecuado desarrollo embrionario del NAV; la lesión del haz de His es menos relevante.
- En un 60-90% de los casos se asocia a lupus materno, por paso transplacentario de anticuerpos maternos anti-Ro (SS-A) y anti-La (SS-B), relacionados etiopatogénicamente en la lesión.
- En otros casos, las alteraciones en el sistema de conducción se vinculan a la presencia de cardiopatía congénita, lo que se estima ocurre hasta en un 30% de los casos (más frecuentes: transposición de grandes arterias fisiológicamente corregidas, ventrículo único e isomerismos auriculares asociados a cardiopatías complejas).
- Bloqueo AV (BAV) hereditario.
- Los trastornos progresivos de la conducción AV de causa hereditaria se tratarán al final del tema.
- Asociado a enfermedades neuromusculares: como la distrofia muscular de Becker, distrofia miotónica, distrofia muscular de Duchenne, distrofia muscular de Emery-Dreifuss y el síndrome de Kearns-Sayre.

Trastornos de la conducción auriculoventricular adquiridos

Las causas de trastornos adquiridos de la conducción se detallan en la **tabla 27-1**.

Se denomina trastorno de la conducción al retraso o interrupción en la transmisión de un impulso desde las aurículas a los ventrículos debido a un daño anatómico o funcional del sistema de conducción cardíaco.

Tabla 27-1. Causas de trastornos adquiridos de la conducción auriculoventricular

- Fármacos digoxina, betabloqueantes, antagonistas de los canales de calcio y amiodarona (por su efecto en el nodo auriculoventricular)
- Cardiopatía isquémica
- Enfermedad reumática
- Enfermedades infecciosas (miocarditis, fiebre reumática, enfermedad de Lyme, difteria, enfermedad de Chagas, etc.)
- Enfermedad tumoral
- Atletas
- Iatrogénica (cirugía correctora de defecto del tabique interventricular, ablación, etc.

Los trastornos de la conducción pueden ser congénitos o adquiridos y su etiología es diversa.

El BAV completo congénito se asocia en un 60-90 % de los casos a lupus materno, por paso transplacentario de anticuerpos maternos anti-Ro (SS-A) y anti-La (SS-B).

PATRONES ELECTROCARDIOGRÁFICOS

Bloqueo auriculoventricular de primer grado

Se debe a un retraso en la conducción del impulso originado en el nodo sinusal a su paso por el NAV.

Se define electrocardiográficamente por la presencia de un intervalo PR > 200 milisegundos en adultos, y mayor del límite superior para la edad en niños (**Tabla 27-2**).

Toda onda P se conduce y va seguida de un complejo QRS de características normales, con el intervalo PR alargado pero constante (**Fig. 27-4**).

Bloqueo auriculoventricular de segundo grado

En este grado de bloqueo existen latidos auriculares que no son conducidos o transmitidos a los ventrículos. El BAV de segundo grado puede ser:

Tabla 27-2. Valores límite superior de la normalidad intervalo PR (segundos)

Edad	Valor límite superior normalidad
<1 d	0,16
1 d-3 s	0,14
1 m-2 m	0,13
3 m-5 m	0,15
6 m-11 m	0,16
1 a-2 a	0,15
3 a -7 a	0,16
8 a-11 a	0,17
12 a-15 a	0,18

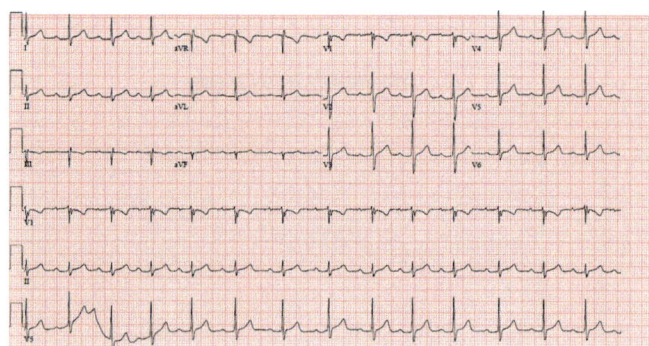

Figura 27-4. Niña de 9 años con bloqueo auriculoventricular de primer grado (PR 220 ms).

Bloqueo auriculoventricular de segundo grado Mobitz tipo I o de Wenckebach

Se caracteriza por un alargamiento progresivo del PR hasta que una onda P no se conduce. El intervalo PR tras la P no conducida es de duración normal, así como es normal la morfología de los complejos QRS.

Puede ocurrir en sujetos sanos con aumento del tono vagal o durante el sueño, y no requiere tratamiento (**Fig. 27-5**).

Bloqueo auriculoventricular de segundo grado Mobitz tipo II

Es menos habitual que el anterior, y su presencia puede indicar cardiopatía subyacente; además, puede progresar a formas más avanzadas de bloqueo.

Se produce cuando de forma súbita un estímulo supraventricular no se conduce a través del NAV, de forma que una onda P se bloquea, y existe un intervalo PR constante en el latido previo y posterior al estímulo bloqueado.

Se distinguen tres tipos desde el punto de vista electrocardiográfico:

- **El BAV de segundo grado fijo**. Cada determinado número de complejos ventriculares existe una onda P que se bloquea de forma constante y súbita (2:1, 3:1, etc.) (**Fig. 27-6**).
- **El BAV de segundo grado con conducción variable**. Se produce un bloqueo súbito de la onda P de manera inconstante.
- **El BAV de segundo grado avanzado.** Dos o más estímulos supraventriculares (ondas P) son bloqueados, de manera

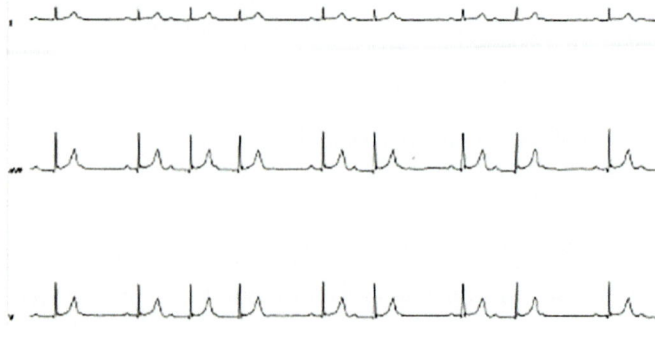

Figura 27-5. Bloqueo auriculoventricular de segundo grado Mobitz I o de Wenckebach.

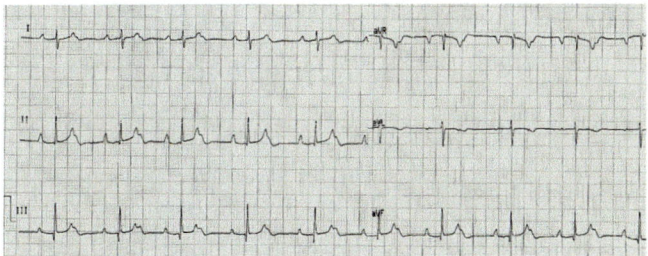

Figura 27-6. Bloqueo auriculoventricular de segundo grado fijo (conducción 2:1).

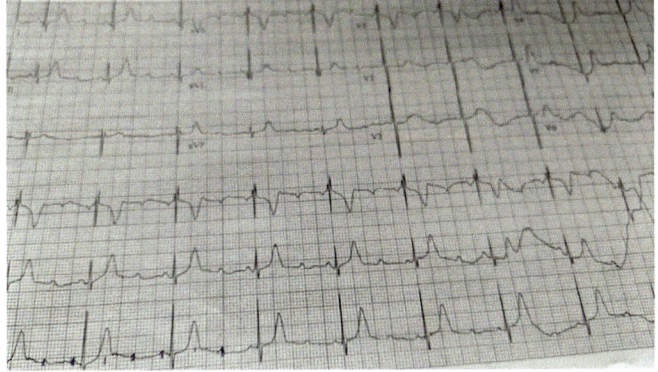

Figura 27-7. Bloqueo auriculoventricular avanzado.

que la frecuencia ventricular disminuye de forma sustancial. Este es el de peor pronóstico y es frecuente que evolucione a BAV completo (**Fig. 27-7**).

Bloqueo auriculoventricular completo (de tercer grado)

En este tipo de bloqueo ningún estímulo originado en las aurículas es capaz de pasar a los ventrículos, y así, aurículas y ventrículos laten cada uno de manera disociada.

Desde el punto de vista electrocardiográfico, se caracteriza por presencia de ondas P y complejos QRS que no guardan relación entre sí, con la frecuencia de las ondas P mayor que la de QRS. Los intervalos PR cambian de manera desordenada, y la localización de las ondas P es variable (pueden estar delante de un QRS, no verse por estar enmascaradas en un complejo QRS, verse sobre la onda T, etc.) (**Fig. 27-8**).

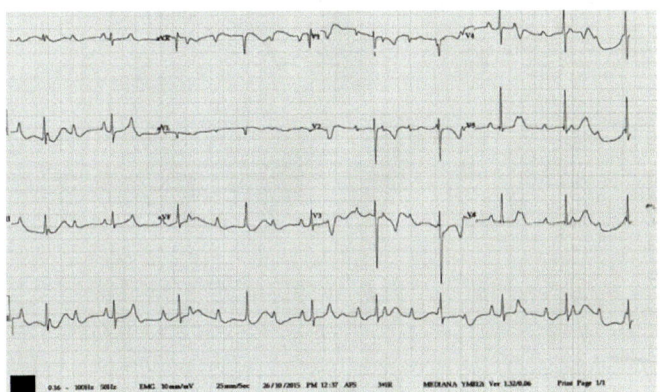

Figura 27-8. Bloqueo auriculoventricular completo. Nótese la disociación auriculoventricular.

CLÍNICA

Los síntomas en pacientes con trastornos en la conducción AV suelen resultar de la asociación a bradicardia o asincronía AV, de forma que los pacientes con bloque de primer grado suelen estar asintomáticos, y aquellos con BAV avanzado pueden presentar disnea, intolerancia al esfuerzo, dolor torácico, mareo o síncope.

PRUEBAS COMPLEMENTARIAS

- **Electrocardiograma (ECG) de superficie:** determina el patrón de bloqueo. En ocasiones, este no aparece de forma constante o solo durante períodos sintomáticos, y se hace preciso monitorizar de manera continuada al paciente con Holter ECG. Cuando hay cardiopatía subyacente con riesgo evolutivo de BAV, y los ECG realizados no son concluyentes, es una opción el implante de dispositivos de monitorización.
- **Prueba de esfuerzo:** durante el esfuerzo físico, se produce un aumento del tono simpático, lo que conlleva un acortamiento del intervalo PR y un incremento de la frecuencia cardíaca durante el esfuerzo. La ergometría ayuda a valorar el grado de acortamiento del intervalo PR en pacientes con BAV de primer grado, así como la capacidad de aumento de la frecuencia cardíaca en pacientes con BAV completo. Así, puede evidenciar progresión en el grado de bloqueo en algunos pacientes, respuesta anormal, que implica mal pronóstico.

TRASTORNOS PROGRESIVOS DEL SISTEMA DE CONDUCCIÓN

Los trastornos progresivos del sistema de conducción son un grupo de enfermedades degenerativas de curso lento que afectan al sistema de conducción en cualquier zona de este, por lo que se pueden manifestar con disfunción sinusal, BAV en la zona del NAV o del haz de His o fibras de Purkinje. Fueron descritos inicialmente por Lev y Lenegre.

Los pacientes pueden presentarse con bradicardia, ondas Ps alargadas, ensanchamiento del QRS, bloqueo fascicular o BAV de diferentes grados.

Etiología y fisiopatología

Cursa con una degeneración progresiva con fibrosis del sistema de conducción, sin existir una causa secundaria que lo justifique.

La mayoría de las formas familiares de trastornos progresivos de la conducción AV están causadas por mutaciones de pérdida de función en el gen *SCN5A*, que codifica la subunidad alfa de los canales de Na (canal que media la entrada rápida de Na en la célula y genera la pendiente del potencial de acción). En la mayor parte de los casos se heredan de forma autosómica dominante (**Fig. 27-9**).

Tanto mutaciones en el gen *SCN5A*, como mutaciones que codifican para otros canales iónicos pueden dar fenoti-

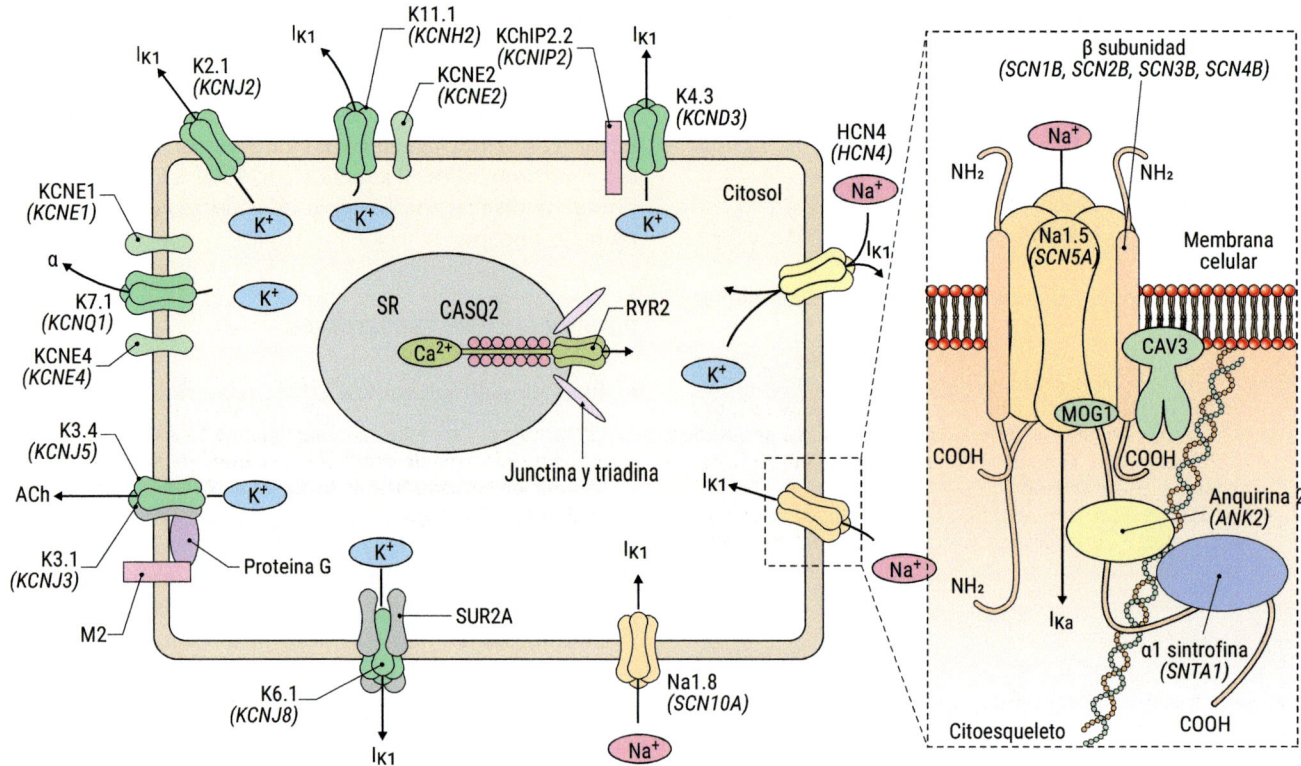

Figura 27-9. Proteínas que se ven afectadas en las principales canalopatías y sus genes responsables.

pos aislados o mixtos (síndrome de solapamiento u *overlap*): disfunción sinusal, trastornos del sistema de conducción, síndrome de Brugada o síndrome de QT largo. Así, variantes patogénicas del gen *SCN5A* con ganancia de función se asocian a SQTL tipo 3, y aquellas causantes de pérdida de función a disfunción sinusal, trastornos de conducción AV y síndrome de Brugada).

Se han descrito también otras mutaciones que causan trastornos en la conducción AV (**Tabla 27-3**):

- Gen *SCN1B* (*Sodium Channel, Voltage-gated, Type I, Beta subunit*; codifica para la subunidad beta del canal de Na).

- Gen *KCNJ2* (*Potassium Channel, Inwardly Rectifying, Subfamily J, Member 2*; codifica para la proteína Kir2.1 del canal de potasio; mutaciones en este gen causan también SQTL7).
- Gen *TRPM4* (*Transient Receptor Potential Cation Channel, Subfamily M, Member 4*; codifica para canales de calcio no selectivos, presentes con mayor densidad en las fibras de Purkinje).
- Gen *PRKAG2* (*Protein Kinase, AMP-activated, Noncatalytic, Gamma-2*; codifica la subunidad gamma de la proteína cinasa activada por AMP; asocia también preexcitación).

Tabla 27-3. Causas genéticas de trastornos de la conducción

Gen	Proteína	Defecto de conducción	Mecanismo
SCN5A	Nav1.5	• Trastorno de la conducción auriculoventricular • Bloqueo de rama • Síndrome de Brugada • QTL3	Descenso de la velocidad de conducción y degeneración del sistema de conducción
SCN1B	Scn1v	• Bloqueo de rama • Síndrome de Brugada	Descenso velocidad de conducción
KCNJ2	Kir2.1	• Bloqueo auriculoventricular • Bloqueo de rama • Síndrome Andersen-Tawil (QTL7)	Prolongación del potencial de acción
TRPM4	TRPM4	• Trastorno de conducción auriculoventricular • Bloqueo rama derecha • Síndrome de Brugada	Ganancia de función
PRKAG2	Subunidad gamma de la proteína-cinasa activada por AMP	• Bradicardia sinusal • Bloqueo auriculoventricular • Síndrome de Wolf-Parkinson-White	Afectación del anillo fibroso por almacenamiento de glucógeno en el interior de los cardiomiocitos

Los pacientes con trastornos progresivos del sistema de conducción requieren un seguimiento estrecho. Pueden precisar implante de marcapasos según las recomendaciones descritas.

Los test genéticos desempeñan un papel fundamental, y permiten identificar a los pacientes de mayor riesgo, que incluye el estudio de familiares.

Los trastornos progresivos del sistema de conducción son un grupo de enfermedades degenerativas de curso lento que afectan al sistema de conducción en cualquier zona de este, por lo que se pueden manifestar con disfunción sinusal, BAV en la zona del NAV o del haz de His o fibras de Purkinje.

Los pacientes pueden presentarse con bradicardia, ondas P alargadas, ensanchamiento del QRS, bloqueo fascicular o BAV de diferentes grados.

Algunos de los genes implicados son $SCN5A$, $SCN1B$, $KCNJ2$, $TRPM4$ y $PRKAG2$.

PUNTOS CLAVE

- Se denomina trastorno de la conducción al retraso o interrupción en la transmisión de un impulso desde las aurículas a los ventrículos, y pueden ser congénitos o adquiridos.
- El BAV completo congénito se asocia en un 60-90 % de los casos a lupus materno.
- Los trastornos de la conducción AV se clasifican en función del patrón electrocardiográfico, y reconocerlos es fundamental.

- El BAV de primer y segundo grado tipo Wenckebach no suelen evolucionar a otros más avanzados de bloqueo.
- Sin embargo, se debe recordar que los trastornos progresivos del sistema de conducción se pueden manifestar con disfunción sinusal, BAV en la zona del NAV o del haz de His o fibras de Purkinje.

BIBLIOGRAFÍA

Brignole M, Deharo J-C, De Roy L, Menozzi C, Blommaert D, Dabiri L, et al. Syncope due to idiopathic paroxysmal atrioventricular block: long-term follow-up of a distinct form of atrioventricular block. J Am Coll Cardiol. 2011;58(2):167-73.

Cabo C. Post-repolarization refractoriness increases vulnerability to block and initiation of reentrant impulses in heterogeneous infarcted myocardium. Comput Biol Med. 2015;65:209-19.

Carbone V, Carerj S, Calabrò MP. Bundle branch block on alternate beats during atrial fibrillation. J Electrocardiol. 2004;37(1):67-72.

Divakara Menon SM, Ribas CS, Ribas Meneclier CA, Morillo CA. Intermittent atrioventricular block: what is the mechanism? Heart Rhythm. 2012;9(1):154-5.

El-Sherif N, Jalife J. Paroxysmal atrioventricular block: are phase 3 and phase 4 block mechanisms or misnomers? Heart Rhythm. 2009;6(10):1514-21.

Lee S, Wellens HJJ, Josephson ME. Paroxysmal atrioventricular block. Heart Rhythm. 2009;6(8):1229-34.

Surawicz B, Childers R, Deal BJ, Gettes LS, Bailey JJ, Gorgels A, et al. AHA/ACCF/HRS recommendations for the standardization and interpretation of the electrocardiogram: part III: intraventricular conduction disturbances: a scientific statement from the American Heart Association Electrocardiography and Arrhythmias Committee. Circulation. 2009;53(11):976-81.

Marcapasos y desfibrilador automático implantable en la edad pediátrica

28

A. J. Cartón Sánchez, M. I. Gambra Arzoz y F. Gutiérrez-Larraya Aguado

OBJETIVOS

- Conocer las partes y funciones de los dispositivos electrónicos implantables en pediatría (marcapasos y desfibriladores).
- Entender la terminología básica de uso en estimulación cardíaca.
- Aprender los modos y los parámetros de estimulación cardíaca.
- Conocer las particularidades técnicas del implante de dispositivos en pediatría.
- Diferenciar las causas de disfunción de la estimulación cardíaca en pediatría.
- Nombrar las indicaciones generales del implante de marcapasos y desfibriladores en pediatría.
- Comprender el funcionamiento de un desfibrilador y cómo se produce la detección y tratamiento de las arritmias.

MARCAPASOS Y ESTIMULACIÓN CARDÍACA

Conceptos generales

Un marcapasos es un dispositivo electrónico que estimula eléctricamente una cámara cardíaca en la que ha fallado su propia activación fisiológica. Como tratamiento sustitutivo, y por lo general, permanente, de la activación eléctrica cardíaca propia, se emplea, sobre todo, en enfermedades que afectan al marcapasos natural (disfunción sinusal) o a la conducción intracardíaca (bloqueo auriculoventricular, BAV), y que se manifiestan con frecuencias cardíacas (FC) lentas (bradiarritmias). En algunas ocasiones, la afectación es transitoria o reversible, y la necesidad de estimulación puede retirarse tras su resolución (marcapasos temporales o transitorios). En los últimos años, la estimulación cardíaca se ha extendido como tratamiento de las fases finales de insuficiencia cardíaca (terapia de resincronización cardíaca), y se están empezando a emplear en pediatría formas novedosas, en auge en adultos, como la estimulación fisiológica (hisiana, de rama izquierda).

Existe una terminología básica que conviene definir inicialmente. La estimulación (*pacing*; la letra P, en la lectura de registros, indica esta acción, por ejemplo: VP es actividad ventricular estimulada, y AP, actividad auricular estimulada) es la producción de un estímulo eléctrico capaz de despolarizar el tejido cardíaco. El sensado (*sensing*; la letra S, en la lectura de registros, indica esta acción, por ejemplo: VS es actividad ventricular sensada, y AS, auricular sensada) es la detección de la actividad eléctrica. La espícula *(spike)* es el artefacto eléctrico (deflexión corta y estrecha) en el (electrocardiograma (ECG) de superficie que manifiesta la estimulación procedente del marcapasos. La captura *(capture)* es la despolarización de tejido cardíaco por el estímulo artificial (en el ECG de superficie se ve una

espícula seguida de un complejo QRS o una onda P). Interrogar es evaluar el estado y modo de funcionamiento de un marcapasos mediante un dispositivo externo al paciente (programador). Programar es establecer los parámetros de funcionamiento del marcapasos por medio de un dispositivo externo.

Los componentes de un marcapasos son los siguientes (**Fig. 28-1**):

- **Batería (generador)**: suele tratarse de un polímero de litio, cuyo voltaje, al disminuir en la evolución, permite detectar el agotamiento a través de dos indicadores. El indicador ERI (*elective replacement indicator,* indicador de reemplazo electivo) señala un voltaje residual útil limitado, próximo al fin de vida, donde el marcapasos puede funcionar, aunque en ocasiones erráticamente y no con normalidad; si aparece, se recomienda el recambio electivo en dos-tres meses como máximo. El indicador EOL (*end of life,* final

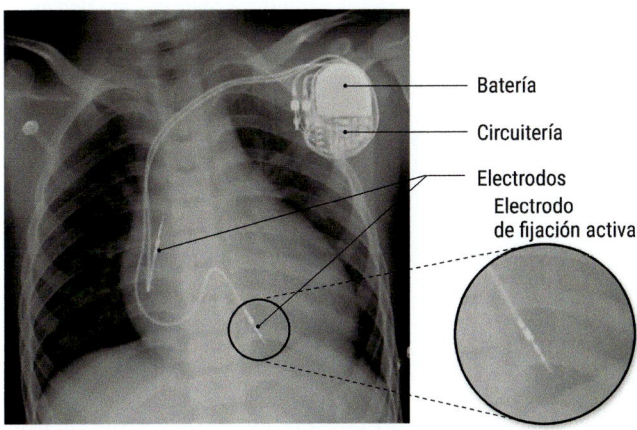

Figura 28-1. Partes de un marcapasos. Detalle: fijación activa (a modo de tornillo) del electrodo ventricular.

de vida) aparece terminalmente, y si lo hace, pueden no darse funciones básicas del marcapasos.

- **Circuitería electrónica** (con la carcasa y conectores), formada por los elementos que permiten la programación y comunicación del marcapasos, y en último término, su modo de funcionar. Entre ellos, existe un interruptor sensible a un imán externo que pone en marcha un tipo de estimulación asíncrona característico (a una FC predeterminada por el fabricante, que es menor si se encuentra en ERI) del modelo. Los sensores de movimiento (vibración o aceleración) permiten adaptar el funcionamiento del marcapasos a la actividad física del paciente.
- **Electrodos** (*leads*): se trata de cuerpos conductores aislados, a modo de cable eléctrico, que se conectan al cuerpo principal del marcapasos y que llevan el estímulo eléctrico a la cámara cardíaca que se desea estimular. La punta del electrodo tiene una superficie irregular de bajo radio para aumentar la densidad de corriente suministrada, y está fabricada con materiales inertes biológicamente (titanio, platino) a los que se puede añadir fármacos de liberación lenta (corticoides); su forma de fijarse al tejido miocárdico se denomina pasiva cuando emplea ganchos *(tins)*, o activa, al modo de un tornillo (la preferida). Los electrodos se pueden implantar desde el interior de un vaso sanguíneo o sobre la superficie epicárdica.

> **!** El electrodo puede ser de dos tipos:
> - En el tipo **unipolar**, la punta del electrodo actúa como un polo y la propia carcasa del marcapasos como el otro polo. De esa manera, el circuito de estimulación y de sensado recorre el cuerpo desde la carcasa a la punta del electrodo. La espícula de estimulación observada es de gran amplitud. Este tipo precisa menor umbral de estimulación para capturar el tejido, pero como desventaja hay riesgo de sobresensado o de estimulación de otros tejidos excitables, como músculos cercanos. Si hay un funcionamiento incorrecto del electrodo, además, no se puede invertir la polaridad del impulso de estimulación.
> - En el tipo **bipolar**, por el contrario, existen dos conductores próximos separados eléctricamente dentro del cuerpo del cable, uno situado en la punta y otro algunos milímetros por debajo, de modo que el circuito de estimulación atraviesa la carcasa y va de un cable a otro, por el miocardio. La espícula de estimulación producida es de pequeña amplitud. Este tipo es el generalmente empleado en los pacientes, y tiene menor riesgo de sobresensado, aunque en ocasiones puede no capturar de manera adecuada y obligar a cambiar su modo de funcionamiento (en el modo bipolar sí puede revertirse la polaridad o dirección del impulso de estimulación, y puede configurarse un funcionamiento unipolar).

Funcionamiento

Conceptos de estimulación y sensado

El marcapasos genera un pulso eléctrico de un voltaje programado (amplitud de pulso) durante un período de tiempo (duración de pulso, entre 0,2 y 0,4 ms habitualmente) por medio de la descarga de un capacitador previamente cargado con la batería.

> **!** El umbral de estimulación es la amplitud del pulso por debajo de la cual no se produce captura de la actividad eléctrica cardíaca, y puede modificarse en la evolución tras el implante del electrodo, donde se realiza una prueba automática pertinente.

El umbral se determina de modo automático o manualmente (marcapasos temporales) de la siguiente manera: en un modo a demanda, se programa la FC mínima de estimulación por encima de la FC propia de la cámara estimulada, y se empieza con una salida máxima de amplitud que garantice una captura de dicha cámara (onda P o complejo QRS); con posterioridad, se reduce de manera progresiva la amplitud hasta aquella donde deja de verse la actividad eléctrica de superficie. El último estímulo que produce captura es el umbral de estimulación. Convencionalmente se deja programado al doble de este valor.

Por otro lado, el marcapasos, en sentido estricto, no detecta la expresión eléctrica de superficie de la activación de la cámara evaluada (onda P, complejo QRS), sino la diferencia de potencial entre los extremos del electrodo (electrograma intracardíaco [EGM]). El EGM es expresión de la despolarización local en la punta del electrodo (en los unipolares, entre la punta distal y la carcasa; en los bipolares, entre la punta distal y la punta proximal). La sensibilidad es el voltaje que debe alcanzar un evento eléctrico (despolarización, repolarización) para que el marcapasos lo detecte; hace referencia, por tanto, a su capacidad de detección.

> **!** El umbral de sensibilidad, a su vez, es la amplitud local mínima del EGM que se registra como un evento (eventos con menor amplitud se ignoran), y es programable.

De manera ideal, deben detectarse de modo apropiado los eventos cardíacos propios con un margen adecuado de seguridad, por la posibilidad de modificación de la amplitud local del EGM (ectopias, cambios de ritmo), para evitar así tanto el infrasensado (sensado «de menos»: se impide la detección de eventos propios) como el sobresensado (sensado «de más»: se detectan eventos espurios que inhiben incorrectamente la función de estimulación en los modos a demanda). El umbral de sensibilidad se comprueba durante el implante y también al comienzo del uso de un marcapasos temporal. Su ajuste se realiza de manera complementaria al de la determinación del umbral de estimulación. En un modo a demanda, se programa una FC mínima de estimulación por debajo de la FC del ritmo propio de la cámara sensada. Se comienza con umbral mínimo de sensado, que garantice la detección de la actividad local, y después, se va aumentando su valor hasta llegar a un punto donde esta no se detecte y el marcapasos comience a producir espículas de estimulación y, de manera eventual, captura de la cámara sensada. Ese punto es el umbral de sensibilidad, aunque convencionalmente se programa la mitad del valor obtenido para garantizar el adecuado sensado de la actividad propia.

> ❗ Por tanto, las expresiones «mayor sensibilidad o más sensible» equivalen a «umbral de sensado bajo» y a una probabilidad mayor de inhibirse un modo a demanda (detecta más eventos, o eventos de menor amplitud); de forma complementaria, «menor sensibilizado, menos sensible» equivalen a «umbral de sensado alto» y a una probabilidad menor de inhibirse un modo a demanda (detecta menos eventos o eventos de menor amplitud).

Modos de funcionamiento

Los modos de estimulación se describen con un código alfabético que puede tener hasta cinco letras:

- **Primera letra**: cámara estimulada (A, aurícula; V, ventrículo; D, aurícula y ventrículo).
- **Segunda letra**: cámara sensada (A, aurícula; V, ventrículo; D, aurícula y ventrículo; O, ninguna).
- **Tercera letra**: acción realizada por el marcapasos ante el sensado de un evento (I, inhibirse; T, activarse; D, dual, inhibirse y/o activarse; 0, sin acción).
- **Cuarta letra**: R, si está presente (respuesta a FC, *rate response)*.
- **Quinta letra**: si está presente, estimulación multicámara (A, aurícula; V, ventrículo; D, aurícula y ventrículo).

> Modos de estimulación más empleados:
> - **VOO**: modo asíncrono de estimulación ventricular, que compite con el ritmo propio (p. ej., el modo imán), sin sensado: estimulación ventricular a una FC fija, que no se modifica por la actividad auricular o ventricular subyacente. Modos similares conceptualmente: AOO, DOO.
> - **VVI (R)**: modo de estimulación ventricular a demanda, donde hay una FC mínima de estimulación ventricular: si el ritmo ventricular propio está por debajo de esa FC, el marcapasos estimula; si está por encima, se inhibe. Modos similares conceptualmente: AAI, DDI. La R adicional indica capacidad de respuesta de la FC.
> - **DDD (R)**: modo de estimulación más fisiológica, al permitir mantener la sincronía bicameral: estimulación AV secuencial que se inhibe por ritmo propio, donde hay sensado y estimulación de ambas cámaras, y existe respuesta dual (activación o inhibición). La R adicional indica capacidad de respuesta de la FC.

Programación: parámetros básicos

- **Frecuencia mínima de estimulación** a la que debe alentar un modo de marcapasos. En los modos a demanda que funcionan de manera correcta, el paciente debe presentar una FC al menos igual a dicha FC mínima de estimulación.
- **Frecuencia máxima de estimulación** a la que puede inducir un modo de marcapasos. En los modos de marcapasos a demanda unicamerales (AAI, VVI) y en los modos sin seguimiento AV bicamerales (DVI; DDI), este parámetro se programa si tienen la capacidad de respuesta (cuarta letra: R). En los modos bicamerales con seguimiento (DDD, VDD), expresa la FC máxima a la que el ventrí-

culo puede estimularse, en respuesta a actividad auricular propia o estimulada, y mantener una sincronía 1:1 (FC máxima de seguimiento); si se excede y no hay conducción AV propia, produciría una respuesta tipo Wenckebach o con grado variable de BAV, por lo que se suele dejar activada una opción de cambio de modo a estimulación ventricular exclusiva.

- **Intervalo AV** (en modos bicamerales) equivale al intervalo PR del ECG de superficie. En modos con sensado auricular y estimulación ventricular, expresa el período que debe transcurrir entre la actividad auricular sensada, propia o estimulada, y la activación ventricular, que, de no darse de forma propia, tendría que ser estimulada por el marcapasos.
- **Períodos refractarios y de cegamiento *(blanking)*.** Los períodos refractarios (auricular, ventricular, auricular posventricular, ventricular postauricular) son aquellos definidos tras un evento sensado o estimulado en los que la aparición de nueva actividad sensada no se tiene en cuenta para el funcionamiento; su fase inicial se denomina cegamiento, y en ella, el dispositivo ni siquiera reconoce la presencia de actividad. Tienen importancia, sobre todo, para evitar el sobresensado del campo lejano de la cámara de localización o de eventos fisiológicos (repolarización ventricular, en superficie, la onda T) que podrían originar un incorrecto funcionamiento del marcapasos. Prolongar el período refractario auricular posventricular evita el fenómeno de taquicardia mediada por marcapasos en modelos bicamerales, donde al producirse la conducción retrógrada auricular de un latido ventricular, la detección de dicha actividad auricular inicia un nuevo ciclo de estimulación ventricular, que vuelve a conducirse retrógradamente y así, de manera indefinida, con el reinicio del ciclo (el intervalo VP-AS es constante, la FC corresponde a la máxima de estimulación).
- **La respuesta de FC** *(rate response)* es el ajuste de la FC de estimulación a la actividad del paciente detectado por el marcapasos por medio del sensor, y se puede modificar su respuesta de manera más o menos gradual.
- **El cambio de modo** (bicameral a unicameral, por ejemplo: DDD a VVI) se programa en marcapasos bicamerales para evitar los síntomas debidos a actividad auricular rápida que vaya seguida de actividad ventricular estimulada rápida (por ejemplo, taquiarritmias auriculares), y evitaría la aparición de fenómenos de BAV variable en taquicardias sinusales fisiológicas que tengan FC superior a la FC máxima de estimulación.

Selección del tipo de marcapasos e implante

En los niños de menor tamaño (< 10-15 kg) suelen emplearse marcapasos unicamerales, cuyo generador se coloca en posición abdominal, con electrodo epicárdico. A medida que el niño crece, son accesibles los marcapasos bicamerales, de implantación en región pectoral (debajo de la piel, o, en los más pequeños, debajo del músculo), y se usan electrodos endovenosos. En niños, predominan los marcapasos con capacidad de adaptación a la FC. Los marcapasos con electrodos epicárdicos se implantan mediante diversos accesos (subxifoideo, esternotomía parcial, toracotomía anterolateral izquierda, durante otra cirugía cardíaca), y se tunelizan a través de la cavidad torácica hacia un bolsillo abdominal o pectoral anterior, subcutáneo, para evitar amplios bucles intrapericárdicos por el riesgo de estrangulamiento cardíaco. Los marcapasos endovenosos emplean la vena axilar o subclavia para el paso de los electrodos, y se deja un bucle en la aurícula derecha para adaptarse al crecimiento del niño. El bolsillo del marcapasos se crea en posición pectoral anterior entre el tejido subcutáneo y el plano fascicular pectoral; en los pequeños o con poco tejido subcutáneo, puede hacerse el bolsillo en posición submuscular.

Nuevas técnicas

- La **terapia de resincronización cardíaca** tiene como objetivo restablecer o mejorar la contracción ventricular en los pacientes sintomáticos donde existe disfunción, mediante la estimulación secuencial o simultánea de tanto el ventrículo derecho (VD) como el ventrículo izquierdo (VI). El beneficio se obtiene, sobre todo, en pacientes con QRS ancho y bloqueo de la rama izquierda del haz de His. Se coloca un tercer electrodo para estimular el VI a través del seno coronario (estimulación tricameral) o, en algunos casos, epicárdico. Su programación se superpone a la de un marcapasos convencional, e incluye la del intervalo VV, que señala el desajuste entre la estimulación del VD y el VI que se determina mediante criterios ECG (aparición de un complejo QRS más estrecho) y ecocardiográficos (mejoría de los parámetros de contractilidad global y segmentaria, flujos de salida, etc.).
- La **terapia de estimulación fisiológica** tiene como fundamento conceptual emplear la estimulación del propio sistema de conducción cardíaco (His proximal, rama izquierda del haz de His) para lograr una activación eléctrica y mecánicamente más eficiente y similar a la del corazón normal. Se están acumulando pruebas de su beneficio en población adulta, y las experiencias en pediatría son todavía preliminares.

Indicaciones clínicas

La principal es el tratamiento sintomático de bradiarritmias cardíacas (disfunción sinusal, BAV), ya sean primarias (origen genético) o secundarias (con más frecuencia posquirúrgicas). Para casos asintomáticos, las recomendaciones son para pacientes en situaciones de alto riesgo de síntomas o de riesgo para la vida. En aquellos con cardiopatía congénita, el umbral de decisión puede diferir (habitualmente se consideran FC mayores que en no congénitos).

Problemas específicos

La disfunción de un marcapasos debe sospecharse en situaciones donde no aparecen las espículas esperadas de estimu-

lación en el ECG de su superficie (fallo de sensado), o bien estas espículas no producen una captura adecuada (fallo de captura). El uso de un imán externo puede diferenciar estas situaciones: al inducir el paso a un modo de estimulación asíncrono, la aparición de las espículas orienta a un fallo de sensado. En último término, la determinación del origen de la disfunción suele requerir la interrogación completa del dispositivo y la verificación de la integridad de este en su trayecto (radiografía de tórax).

- Cuando no se observan las espículas esperadas, debe sospecharse un problema de sobresensado (inhibición inadecuada), y el modo imán restablece la aparición de espículas del modo asíncrono predeterminado. La interrogación puede revelar sobresensado de la onda T, detección de campo lejano (sobre todo ventricular), o inhibición por otros miopotenciales. Una reprogramación de parámetros (umbrales, períodos refractarios) puede resolver el problema en algunos casos. El examen de la integridad del sistema puede detectar fracturas del electrodo que produzcan artefactos de la señal, interacciones con otros electrodos inactivos, desplazamiento del electrodo, etc. Si no aparecen espículas de estimulación con el modo imán, el marcapasos puede estar en indicador EOL (*end of life*, final de vida). Integridad comprometida y agotamiento de batería requieren recambio del sistema.
- Cuando se observan espículas y no hay captura de la cámara estimulada, el problema puede describirse como de umbrales altos y debe interrogar de manera completa. Si la impedancia del electrodo no se ha modificado, puede existir un problema de bloqueo de salida, desplazamiento o maduración crónica del electrodo, o un error de programación. Si la impedancia ha disminuido, puede haber una pérdida de aislamiento; si ha aumentado, una fractura del electrodo o una pérdida de fijación. Si las espículas producen captura en momentos no esperados, puede existir un fallo de sensado (infrasensado) debido a fallo de electrodos, EGM de baja amplitud, desplazamiento del electrodo, o a un error de programación.

DESFIBRILADORES

Conceptos generales

Un desfibrilador automático implantable (DAI) es un dispositivo que proporciona rápidamente y de manera eficaz terapias de choques eléctricos para taquiarritmias. Los choques eléctricos se administran mediante un capacitador que se carga con la batería y permite almacenar 30-40 J en unos 10 a 30 s. De tamaño generalmente mayor que un marcapasos, dispone, además, de otras funciones superponibles a las de estos (estimulación antibradicardia y detección, análisis y almacenamiento de ritmos cardíacos para su posterior validación), pero también tienen otras diferencias: el sensado ventricular es siempre bipolar; los electrodos (endo o epicárdicos), diseñados para los choques, poseen una gran superficie de contacto), y presentan una o dos bobinas (*coils*), en VD o en VD y VCS (si tienen una bobina, puede haber mayor impedancia de choque, pero dos bobinas pueden hacer más dificultosa una poste-

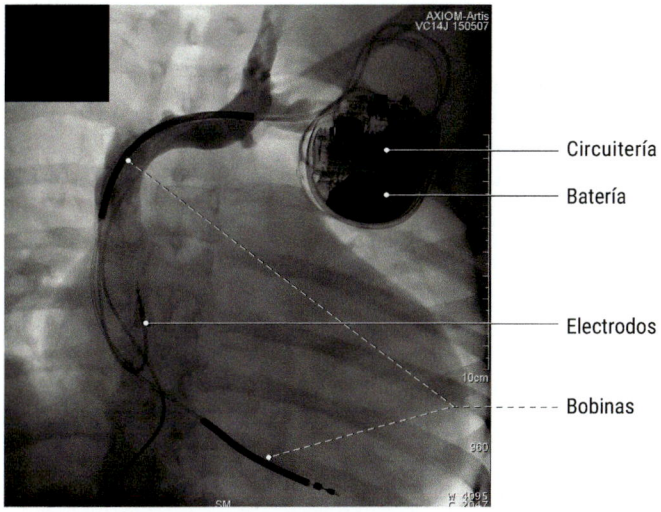

Circuitería

Batería

Electrodos

Bobinas

Figura 28-2. Desfibrilador automático implantable bicameral. Imagen angiográfica durante otro estudio. Se muestra el alojamiento del generador en posición pectoral, y la introducción de los electrodos a través de la vena subclavia pasando por la innominada y la vena cava superior hacia la aurícula derecha y el ventrículo derecho. En rojo, se encuentran señaladas las bovinas o *coils*, una alojada en la vena cava superior y otra en el ventrículo derecho.

rior extracción por la mayor fibrosis desarrollada; **Fig. 28-2**). Existen también desfibriladores extravasculares (subcutáneos) como opción que se ha de considerar en pacientes jóvenes o con escasos accesos vasculares, y que no necesitan la función antibradicardia/marcapasos.

Funcionamiento

EL DAI dispone de unos algoritmos programables para detectar arritmias. Los modelos unicamerales (ventriculares) emplean la FC como parámetro fundamental discriminatorio de arritmias, que se complementa con otros, como la estabilidad de la FC (variabilidad temporal), la forma de inicio de la arritmia (brusca o progresiva) y la comparación de la activación ventricular con el patrón morfológico basal del paciente (patrón de onda). Los modelos bicamerales cuentan con funciones adicionales de discriminación de arritmias ventriculares (p. ej., recuento de eventos en las respectivas cámaras o la asociación entre actividad auricular y actividad ventricular). De forma típica, a partir de valores seleccionados de la FC, se programan tres franjas de interés: fibrilación ventricular (FV, >200 lpm), taquicardia ventricular (TV) rápida (variable), y TV (>160-180 lpm), que pueden solaparse parcialmente o no. En cada franja se establece el tipo de terapia que se ha de proporcionar: terapia antitaquicardia (*antitachycardia pacing*), cardioversión, o desfibrilación. La *antitachycardia pacing* se diseñó para tratar TV por reentrada, en las que una estimulación rápida con energía en rango de estimulación de marcapasos, no perceptible, es suficiente para abortar la taquicardia; se emplea en la zona de TV y TV rápida típicamente, donde también pueden utilizarse choques sincronizados (cardioversión). La desfibrilación emplea energía de hasta 41 J y es la única terapia que se usa en la zona de FV. La zona de TV y taquicardia ventricular rápida

puede dejarse en monitorización (sobre todo en indicaciones de prevención primaria), pero la de FV siempre debe quedar activa con terapias programadas.

Implante

El implante y la programación de la función marcapasos son superponibles a lo expuesto en el apartado anterior. En adultos, el DAI se coloca en posición pectoral, por debajo de la piel o del músculo, técnica trasladable al paciente pediátrico por encima de 20-25 kg, donde el acceso, igualmente, es endovenoso. En niños de menor tamaño predominan los dispositivos unicamerales, para evitar obstrucciones venosas. Puede dejarse un bucle del electrodo del DAI en la AD y así adaptarse al crecimiento del niño sin que se desplace el electrodo ni sea necesario recolocarlo. En los niños entre 10 y 20 kg, por lo general, se precisa la colocación del dispositivo en posición abdominal, y los electrodos endovenosos se tunelizan desde la vena subclavia al bolsillo; en los menores de 10 kg, el dispositivo podría alojarse también en el abdomen, pero los electrodos de estimulación y los parches o bobinas de desfibrilación suelen ser epicárdicos. Durante el implante se puede realizar una prueba de umbral de desfibrilación (se induce FV con trenes o ráfagas de estímulos, y se comprueba la eficacia de la terapia programada).

Indicaciones clínicas

La indicación principal es el tratamiento de arritmias ventriculares recurrentes en pacientes recuperados que ya las han experimentado (síncope, muerte súbita; prevención secundaria). En pacientes con enfermedades con alto riesgo de desarrollar arritmias ventriculares (canalopatías, miocardiopatías y cardiopatías congénitas en niños), a partir de criterios de riesgo específicos puede y debe considerarse también el implante (prevención primaria). Los pacientes con DAI pueden, además, recibir otros tratamientos, como fármacos antiarrítmicos o terapia de denervación simpática.

Problemas específicos

- **Terapia inapropiada**. Es aquella que no tiene efecto sobre un ritmo no desfibrilable (ritmo sinusal, taquicardia supraventricular) o que es arritmogénica (inicia una arritmia ventricular o supraventricular). Taquiarritmias no ventriculares o ventriculares no sostenidas pueden motivar las descargas, y también ritmos no taquicárdicos donde se interpretan de manera errónea señales recibidas (sobresensado de onda T, doble contaje de despolarizaciones ventriculares, sobresensado de onda P, señales electromagnéticas externas, fallo del electrodo, etc.).
- **Terapia no proporcionada**. Los motivos pueden ser el apagado de esta en la franja donde se ha producido la arritmia ventricular, o que esa franja sea solo de monitorización, que la arritmia ventricular sea más lenta que la FC de la franja de TV, que exista mala clasificación de

la arritmia ventricular como supraventricular o infrasensado, o que durante el período de cegamiento se haya producido estimulación ventricular y la taquiarritmia no se haya detectado.

- **Terapia proporcionada ineficaz.** La desfibrilación tiene una eficacia probabilística, y choques aislados pueden fallar (mucho más infrecuente, el fallo de choques consecutivos). Algunos factores presentes en el paciente (isquemia, alteraciones electrolíticas como las del potasio, toma de medicación) pueden modificar el umbral de desfibrilación. En otras ocasiones, es preciso revisar la integridad del dispositivo o de la batería.

PUNTOS CLAVE

- Los marcapasos y los desfibriladores son dispositivos cardíacos que se implantan en niños como tratamiento de bradi y taquiarritmias que aparecen de forma primaria o asociadas a otra cardiopatía.
- Los marcapasos proporcionan una estimulación eléctrica programable y adaptable para niños que presentan bradiarritmias, generalmente sintomáticas. Es necesario conocer sus componentes y forma de funcionamiento para identificar problemas que pueden surgir durante el seguimiento del niño con marcapasos.

- Los desfibriladores detectan arritmias graves o de riesgo vital, y proporcionan terapias eléctricas que pueden terminarlas, en pacientes con cardiopatía predisponente, diagnosticada o no, que ya las han experimentado o que están en alto riesgo de hacerlo. Disponen de funciones adicionales superponibles a las de un marcapasos, y deben conocerse igualmente sus componentes y forma de funcionamiento para la resolución de problemas en la evolución.

BIBLIOGRAFÍA

Al-Ahmad A, Natale A, Wang PJ, Daubert JD, Padeletti L (eds). How-to Manual for Pacemaker and ICD Devices: Procedures and Programming. Hoboken, NJ: Wiley Blackwell; 2018.

Arbelo E, Protonotarios A, Gimeno JR, Arbustini E, Barriales-Villa R, Basso C, et al; ESC Scientific Document Group. 2023 ESC Guidelines for the management of cardiomyopathies. Eur Heart J. 2023;44(37):3503-626.

Brugada J, Blom N, Sarquella-Brugada G, Blomstrom-Lundqvist C, Deanfield J, Janousek J, et al.; European Heart Rhythm Association; Association for European Paediatric and Congenital Cardiology. Pharmacological and non-pharmacological therapy for arrhythmias in the pediatric population: EHRA and AEPC-Arrhythmia Working Group joint consensus statement. Europace. 2013;15(9):1337-82.

Burri H, Carsten I, Deharo J-C, eds. The EHRA Book of Pacemaker, ICD, and CRT Troubleshooting: Case-based learning with multiple choice questions, 1ª ed. Oxford: Oxford University; 2015, https://doi.org/10.1093/med/9780198727774.001.0001

Glikson M, Nielsen JC, Kronborg MB, Michowitz Y, Auricchio A, Barbash IM, et al; ESC Scientific Document Group. 2021 ESC Guidelines on cardiac pacing and cardiac resynchronization therapy. Eur Heart J. 2021;42(35):3427-520. Erratum in: Eur Heart J. 2022;43(17):1651.

Shah MJ, Silka MJ, Silva JNA, Balaji S, Cheyenne P, Benjamin MN, et al. 2021 PACES Expert Consensus Statement on the Indications and Management of Cardiovascular Implantable Electronic Devices in Pediatric Patients: Developed in collaboration with and endorsed by the Heart Rhythm Society (HRS), the American College of Cardiology (ACC), the American Heart Association (AHA), and the Association for European Paediatric and Congenital Cardiology (AEPC) Endorsed by the Asia Pacific Heart Rhythm Society (APHRS), the Indian Heart Rhythm Society (IHRS), and the Latin American Heart Rhythm Society (LAHRS). J Am Coll Cardiol. 2021;7(11):1437-72.

Timperley J, Leeson P, Mitchell ARJ, Betts T, eds. Pacemakers and ICDs. 2ª ed. New York: Oxford University Press; 2008.

Zeppenfeld K, Tfelt-Hansen J, de Riva M, de Bo Greger T, Behr ER, Blom NA, et al; ESC Scientific Document Group. 2022 ESC Guidelines for the management of patients with ventricular arrhythmias and the prevention of sudden cardiac death. Eur Heart J. 2022;43(40):3997-4126.

Canalopatías en cardiología pediátrica

29

M. Toledano Navarro

OBJETIVOS

- Conocer las canalopatías, con entendimiento de sus bases genéticas y moleculares, y sus características fisiopatológicas.
- Comprender los criterios diagnósticos de estas patologías, reconocer a los pacientes de mayor gravedad por riesgo de muerte súbita y actualización de los avances diagnósticos y terapéuticos.

INTRODUCCIÓN A LAS CANALOPATÍAS

Las canalopatías son un grupo de enfermedades que afectan al funcionamiento de los canales iónicos en las células del cuerpo. Forman parte del grupo de las cardiopatías familiares y hacen referencia a aquellas enfermedades cardiovasculares de causa genética, y que en consecuencia, pueden tener una presentación familiar.

Los canales iónicos son estructuras que permiten el paso de iones como el sodio, el potasio, el calcio o el cloruro a través de la membrana celular. Estos iones son esenciales para la transmisión de señales eléctricas entre las células, sobre todo en el sistema nervioso y en el corazón. Cuando hay un defecto en algún canal iónico, se altera el equilibrio de los iones dentro y fuera de la célula, lo que puede provocar alteraciones en la excitabilidad y la conducción eléctrica.

> **!** Las canalopatías pueden afectar a cualquier órgano o tejido del cuerpo, pero tienen una especial relevancia en el corazón, ya que pueden causar trastornos del ritmo cardíaco que ponen en riesgo la vida del paciente. Estas canalopatías cardíacas se clasifican según el tipo de canal iónico afectado (sodio, potasio, calcio o cloruro), y según el tipo de arritmia que producen (síndrome de QT largo [SQTL], síndrome de QT corto [SQTC], síndrome de Brugada [SB], taquicardia ventricular [TV] polimórfica catecolaminérgica, etc.).

Aunque se discute que algunas canalopatías cardíacas se asocian también con otras alteraciones estructurales o funcionales del corazón, como la displasia arritmogénica del ventrículo derecho o la miocardiopatía hipertrófica, de manera general son condiciones hereditarias relacionadas con trastornos eléctricos primarios en el contexto de un corazón estructuralmente normal.

Constituyen un grupo heterogéneo de enfermedades que producen algún trastorno de la excitabilidad de las membranas de las células cardíacas, y está asociadas a eventos de muerte súbita (MS) de causa arrítmica con hallazgos de autopsia blanca en los fallecidos. En su mayoría, son el producto de alteraciones en los genes que codifican para canales iónicos del músculo cardíaco, o proteínas que modulan su función. Aunque comparten, al igual que otras cardiopatías heredables, una gran heterogeneidad clínica y genética, presentan una alta penetrancia incompleta; solo algunos de los portadores de variantes patogénicas expresan fenotípicamente la enfermedad lo que dificulta muchas veces los estudios genéticos familiares orientados a confirmar su cosegregación con la enfermedad.

Las canalopatías cardíacas pueden presentarse en cualquier edad, pero son especialmente importantes en la población pediátrica, ya que pueden ser responsables de MS infantil o juvenil. La incidencia de las canalopatías cardíacas en los niños se estima entre 1 y 10 por cada 100.000 habitantes.

El diagnóstico de las canalopatías cardíacas en los niños se basa en la historia clínica y familiar del paciente, el electrocardiograma (ECG), y otras pruebas complementarias como el ecocardiograma, la ergometría y monitor Holter 24 horas, el estudio electrofisiológico o el test genético.

El tratamiento de las canalopatías cardíacas en los niños depende del tipo y la gravedad de la enfermedad y las arritmias asociadas, y se basa en fármacos antiarrítmicos, dispositivos implantables como marcapasos o desfibriladores, o técnicas de ablación por catéter.

> **!** Las canalopatías cardíacas en los niños representan un reto diagnóstico y terapéutico para los profesionales sanitarios, por lo que resulta fundamental realizar un abordaje multidisciplinar que involucre a cardiólogos pediátricos, genetistas, enfermeros y psicólogos. El objetivo es prevenir las complicaciones potencialmente mortales y mejorar la calidad de vida de los pacientes y sus familias.

SÍNDROME DE QT LARGO

El intervalo QT en un ECG representa la duración del potencial de acción ventricular, y esto se correlaciona fisiológicamente con la duración de la despolarización y repolarización ventricular.

Pueden ocurrir eventos cardíacos y arritmias mortales cuando el intervalo QT se prolonga, ya sea congénitamente o por causas adquiridas:

- Las causas congénitas suelen ser el resultado de mutaciones en los canales iónicos (potasio, calcio o sodio) con más de 15 mutaciones identificadas, con el estudio genético positivo para una variante causal en aproximadamente el 75 % de los casos. Desde el punto de vista hereditario, existen formas autosómicas dominantes, síndrome de Romano-Ward, y recesivas como el síndrome de Jervell y Lange-Nielsen, que incluye sordera neurosensorial congénita y otras alteraciones extracardíacas.
- La prolongación del intervalo QT adquirida puede ser el resultado de anomalías electrolíticas y/o fármacos que afectan a esos canales iónicos.

La prevalencia de causas congénitas, también conocido como SQTL, es difícil de estimar, pero se puede esperar en una de cada 2.500 a una de cada 10.000 personas. Es más común en mujeres y, por lo general, se presenta con eventos cardíacos en la niñez, la adolescencia o la adultez temprana. Hay, sin embargo, informes de casos que se manifiestan en la quinta década de la vida.

> **!** Los antecedentes familiares son positivos para el SQTL en el 40 %, y para la MS cardíaca (MSC) en el 30 % de los pacientes. Las causas adquiridas son relativamente más comunes que las congénitas. Algunos estudios informan que la prevalencia de la prolongación del intervalo QT es de hasta el 30 % de los pacientes en la unidad de cuidados intensivos.

Fisiopatogenia

La duración de un intervalo QT depende en gran medida de la perdurabilidad del potencial de acción ventricular. Esta persistencia depende a su vez del cierre y/o apertura de los canales iónicos en el corazón con la entrada de iones positivos (sodio, calcio) que causan la despolarización y la salida de iones positivos (potasio) que generan la repolarización. Cualquier perturbación en estos canales iónicos que lleve a un exceso de iones positivos intracelularmente conducirá a la prolongación del potencial de acción, lo que llevará a la prolongación del intervalo QT, con la fisiopatología diferente de las causas congénitas y adquiridas:

- **Congénita:** la mutación en los genes que codifican las proteínas de los canales iónicos provoca su mal funcionamiento, y produce un exceso de positividad intracelular. Aunque rara, esta entidad resulta en un alto riesgo de MS. Hasta ahora, las mutaciones de cualquiera de los 15 genes se han relacionado con el SQTL, con *KCNQ1* como el gen mutado más común y la causa del SQTL tipo 1. Mutaciones en el gen *KCNH2* y *SCN5A* se relacionan con el SQTL tipo 2 y 3, respectivamente. Nótese que muta-

Tabla 29-1. Mutaciones genéticas en el síndrome QT largo

Canal	Patología	Herencia	Gen
Sodio	SQTL 3	AD	*SCN5A*
	SQTL 10	AD	*SCN4B*
Sodio relacionado	SQTL 9	AD	*CAV3*
	SQTL 12	AD	*SNTA1*
Potasio	SQTL 1	AD/AR	*KCNQ1*
	SQTL 2	AD	*KCNH2*
	SQTL 5	AD/AR	*KCNE1*
	SQTL 6	AD	*KCNE2*
	SQTL 7 (S. Anderson)	AD	*KCNJ2*
	SQTL 13	AD	*KCNJ5*
Potasio relacionado	SQTL 11	AD	*AKAP9*
Calcio	SQTL 8 (S. Timothy)	AD	*CACNA1C*
	SQTL 14	AD	*RYR2*
Calcio relacionado	SQTL 4	AD	*ANK2*

ciones en estos tres genes corresponden al 80-92 % de los pacientes con SQTL (**Tabla 29-1**).

- **Adquirida:** las alteraciones de los electrólitos (hipopotasemia, hipocalcemia, hipomagnesemia) conducirán a la prolongación del intervalo QT. Además, ciertos medicamentos afectan a esos canales iónicos y conducen a la prolongación del intervalo QT. Prácticamente todos los fármacos que provocan el SQTL actúan bloqueando la corriente de salida IKr, que está mediada por el canal de potasio codificado por el gen *KCNH2*. Se sabe que los medicamentos que causan esto incluyen medicamentos antiarrítmicos como sotalol y amiodarona, ciertos antibióticos como macrólidos y fluoroquinolonas, antipsicóticos como haloperidol y olanzapina, y ciertos agentes de motilidad gástrica (como cisaprida). Un gran recurso para saber qué medicamentos prolongan el intervalo QT es la web www.crediblemeds.org.

Clínica y diagnóstico

El síncope es el síntoma más común, por lo general, experimentado durante el ejercicio y las emociones (50 % de la variante genética). El síncope durante la natación, incluso justo después de sumergirse en el agua, parece ser relativamente específico para SQTL1. Otras presentaciones incluyen presíncope, paro cardíaco o convulsiones. En el 10-15 % de los pacientes, la MS es el primer signo clínico. Además, ciertos tipos de SQTL tienen un fenotipo no cardíaco adicional. Por ejemplo, la pérdida de audición está presente en el síndrome de Jervell y Lange-Nielsen. Las anomalías esqueléticas, como la baja estatura y la escoliosis, aparecen en el tipo LQT7 (síndrome de Andersen). Además, se pueden observar problemas cognitivos y conductuales y disfunción inmunológica en personas con el tipo LQT8 (síndrome de Timothy).

> ! La característica electrocardiográfica (ECG) distintiva es la prolongación del intervalo QT corregido (QTc) por la frecuencia cardíaca (FC); sin embargo, alrededor del 20 al 25 % de los pacientes con SQTL de genotipo confirmado tienen valores de QTc dentro del intervalo normal.

El establecimiento del diagnóstico de QT prolongado comienza con la medición manual del intervalo QT en el ECG. Esto se hace a menudo en la derivación II o V5-6, la que sea más larga, en varios tiempos sucesivos, y con el intervalo QT más largo. Si existe una onda U y es grande (más de 1 mm), y está fusionada con una onda T, entonces esto debe incluirse en la medición del QT. Por el contrario, si la onda U es pequeña o está separada de la onda T, debe excluirse.

El método de máxima pendiente-intersección se utiliza para definir el final de la onda T. Un consejo útil que ayuda a identificar el intervalo QT prolongado en el examen inicial del ECG es que un intervalo QT normal debe ser menor a la mitad del intervalo RR anterior.

Debido a la variación del intervalo QT con la FC (una FC más alta con un intervalo RR más corto tiene también un intervalo QT más corto; una FC más baja con un intervalo RR más largo tiene un intervalo QT más largo), es importante corregir el intervalo QT para la FC. Esto se conoce como QTc, que se considera prolongado si es > 440 ms en hombres, o > 460 ms en mujeres, y es diagnóstico si es > 480 ms.

Debido, por lo tanto, a que existe un rango entre 440-480 ms donde pueden encontrarse tanto sujetos sanos como afectos de SQTL, es útil el empleo de los criterios de Schwartz (**Tabla 29-2**).

Si bien existen varias ecuaciones para ayudar a corregir la variación en la FC, la más utilizada es la fórmula de Bazett ($QTC = QT/\sqrt{RR}$). Aunque esta parece ser relativamente precisa en FC entre 60 y 100 lpm, se debe tener en cuenta que tiende a sobreestimarlo con FC más altas, e infraestimarlo en las más bajas.

Una vez que se identifica un QTc prolongado, el siguiente paso es descartar causas adquiridas. La más común de prolongación del intervalo QT en una unidad de cuidados intensivos suele estar relacionada con los medicamentos. Se deben controlar los niveles séricos de potasio, calcio y magnesio, (sus niveles bajos séricos pueden causar una prolongación del intervalo QT), los niveles de hormona tiroidea estimulante para descartar hipotiroidismo, o alteraciones en la función renal.

En ausencia de causas reversibles o adquiridas de prolongación del intervalo QT, se realiza el diagnóstico de SQTL.

En la **tabla 29-3** y en la **figura 29-1** se describe la correlación fenotipo-genotipo de las tres principales formas de SQTL, aunque se debe recordar que no siempre se cumple la expresión fenotípica electrocardiográfica característica con la mutación genética esperable relacionada con el SQTL.

Con posterioridad, se debe realizar un ECG de los miembros de primer grado de la familia para estudiar fenotípicamente la cosegregación familiar.

Tabla 29-2. Criterios modificados de Schwartz para el síndrome de QT Largo

Variable	Puntos
Electrocardiograma	
QTc[a] 480 ms	3
QTc[a] 460-470 ms	2
QTc[a] 450 ms (varones)	1
Torsade de pointes	2
Alternancia de onda T	1
Muescas onda T tres derivaciones	1
Bradicardia[b]	0,5
Historia clínica	
Síncope con estrés	2
Síncope sin estrés	1
Sordera congénita	0,5
Historia familiar[c]	
Familiares con SQTL confirmado	1
Muerte súbita inexplicada en familiares de primera línea < 30 años	0,5

- QTc estimado según la fórmula de Bazett
- Frecuencia cardíaca en reposo por debajo del segundo percentil para la edad
- El mismo familiar no debe considerarse en ambos

Puntuación Schwartz:
- ≤1 punto: baja probabilidad de síndrome de QT largo.
- 2-3 puntos: probabilidad intermedia de síndrome de QT largo.
- ≥4 puntos: alta probabilidad de síndrome de QT largo.

Por último, se solicitará el test genético al paciente, y se realizará el estudio de cosegregación familiar si se encuentra una mutación. La provocación farmacológica con adrenalina o isoproterenol puede plantearse ante pacientes con una presentación límite, aunque su uso es controvertido en la actualidad (**Fig. 29-2**).

Estratificación de riesgo y tratamiento

La estratificación del riesgo es un componente integral fundamental para el tratamiento del SQTL. Durante este proceso deben tenerse en cuenta múltiples factores:

- **Grado de prolongación del QT**. Los intervalos QTc más largos conllevan un mayor riesgo arrítmico. El peligro de eventos cardíacos aumenta con la prolongación progresiva del QT, y el riesgo es mayor por encima de un QTc de 500 ms. Aunque los pacientes con genotipo positivo y valores de QTc en rango normal tienen una tasa de eventos 10 veces superior a la de sus familiares no afectados, su riesgo absoluto de sufrir un evento cardíaco desencadenado por el SQTL es muy bajo.

Tabla 29-3. Correlación genotipo-fenotipo en los síndromes de QT largo más frecuentes

Tipo	Corriente	Efecto funcional	Frecuencia entre los SQTL	ECG	Desencadenante del evento arrítmico	Edad inicio síntomas y sexo de mayor riesgo	Gen afectado	Penetrancia
SQTL 1	K⁺	↓	30-35%			♂ Infancia	*KCNQ1*	62%
SQTL 2	K⁺	↓	25-30%			♀ Pubertad	*KCNH2*	75%
SQTL 3	Na⁺	↓	5-10%			♀ Pubertad	*SCN5A*	90%

- **Sexo**. Con independencia del valor de QTc en su ECG basal en reposo, los varones con SQTL1 tienen un mayor riesgo de padecer un primer evento cardíaco durante la infancia, mientras que las mujeres tienen un mayor peligro a partir de la pubertad. El QTc se acorta aproximadamente 20 ms en los varones después de la pubertad, algo que no se observa en las mujeres. Esto refleja probablemente el efecto inhibidor de los estrógenos sobre la corriente IKr, que corresponde a las elevadas tasas de eventos observadas en mujeres con LQT2 después de la pubertad, el posparto y la perimenopausia.
- **Genotipo**. El LQT1 se asocia a valores de QTc relativamente más cortos, una menor tasa acumulada de eventos cardíacos y una menor incidencia de parada cardíaca súbita y MS cardíaca en comparación con el LQT2 y el LQT3.
- **Edad**. Los lactantes sintomáticos suelen manifestar una prolongación grave del QT, y presentan una tasa acumulada de eventos significativamente mayor en etapas posteriores de la vida. Siguen produciéndose eventos cardíacos, incluso en pacientes mayores de 40 años.
- **Síncope**. El síncope arrítmico recurrente, sobre todo si es reciente (en los últimos dos años), se asocia a un mayor riesgo de eventos cardíacos intercurrentes durante el tratamiento, incluida la parada cardíaca.

Tratamiento agudo

El objetivo del tratamiento es la prevención de arritmias letales; en el SQTL es característicamente la *torsade de pointes*. Cuanto más largo es el intervalo QT, mayor es el riesgo de *torsade de pointes*. Un paciente hemodinámicamente inestable debe recibir desfibrilación eléctrica no sincronizada. Además, el tratamiento de primera línea es el sulfato de magnesio, y el beneficio se observa con independencia del nivel de magnesio sérico. En aquellos pacientes que no responden al sulfato de magnesio, se debe considerar la sobreestimulación auricular transitoria con marcapasos transvenoso. También se pueden usar isoproterenol y fármacos antiarrítmicos de clase IB, como lidocaína y fenitoína.

Tratamiento crónico: betabloqueantes

Sin olvidar la importante recomendación general de evitar los fármacos que alargan el QT y el mantenimiento de un correcto control hidroelectrolítico, sobre todo en episodios de gastroenteritis agudas, deshidratación, etc., el tratamiento a largo plazo del SQTL congénito se basa en la administración de betabloqueantes (BB).

Son la primera opción terapéutica y ayudan a prevenir las arritmias ventriculares (AV) al estabilizar el potencial de

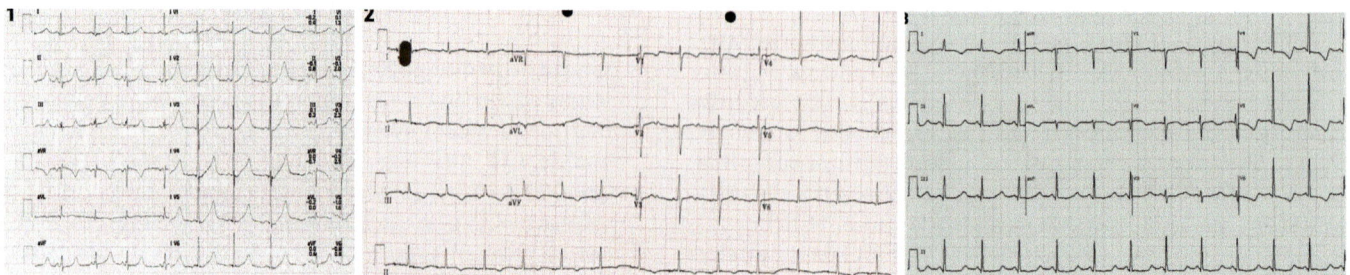

Figura 29-1. Síndrome QT largo fenotípicamente de los tipos 1, 2 y 3.

Figura 29-2. Diagrama de flujo para el diagnóstico de síndrome QT largo.

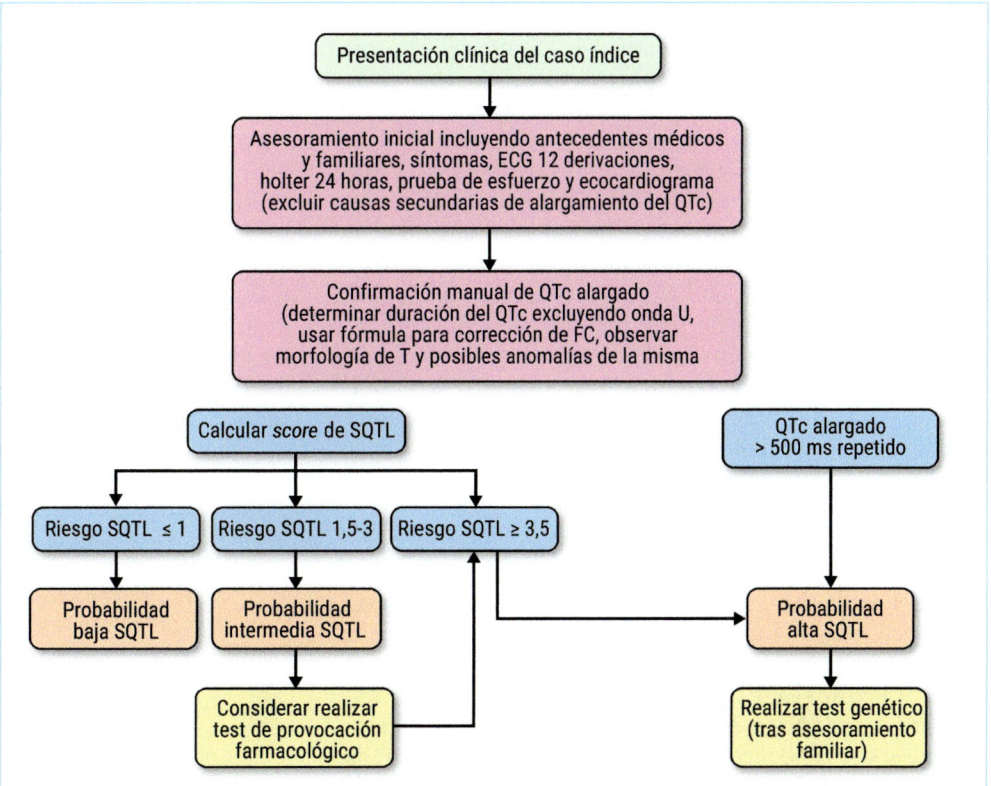

acción ventricular y ayudar a bloquear los picos simpáticos asociados a las arritmias. Las guías internacionales aconsejan el tratamiento BB universal como recomendación de clase I para pacientes con síntomas previos o valores de QTc ≥ 470 ms, o como recomendación de clase II para pacientes asintomáticos genéticamente confirmados con valores de QTc < 470 ms.

Los BB funcionan mejor en el SQTL1, en el que la función anómala del canal I Ks hace que los pacientes sean más sensibles a las catecolaminas, con la observación de una reducción en la tasa de eventos cardíacos potencialmente mortales en hasta un 97 % en pacientes con SQTL seguidos durante más de 10 años.

> **!** La falta de adherencia al tratamiento con BB, especialmente difícil en los pacientes adolescentes, es un motivo de preocupación importante, ya que representa la causa más frecuente de episodios cardiacos «intercurrentes».

Los BB también son el tratamiento de primera línea en el SQTL2; sin embargo, existe una mayor incidencia de eventos cardíacos (letales y no letales) en comparación con el SQTL1. Por ello, en pacientes de alto riesgo muy seleccionados, debe considerarse la intensificación más allá de la monoterapia con BB. Con anterioridad, existía la idea errónea de que los BB eran perjudiciales en pacientes con LQT3 debido a la exacerbación de la bradicardia y la proarritmia. Finalmente, se comprobó que estos reducen realmente los eventos cardíacos en el SQTL3.

Aunque los son fundamentales para el tratamiento del SQTL, debe tenerse en cuenta que no todos los BB son eficaces en el tratamiento del SQTL. El nadolol y el propranolol son los preferidos para el tratamiento del SQTL. En general, el nadolol es el BB de elección para el SQTL1 y el SQTL2, mientras que el propranolol (debido a sus propiedades con-

comitantes de bloqueo tardío de la corriente de sodio) suele preferirse en el SQTL3.

Mexiletina

Aunque la mayoría de los pacientes son tratados con un BB, han surgido tratamientos farmacológicos específicos para cada genotipo.

> **!** La mexiletina ha demostrado ser un tratamiento eficaz en combinación con BB en el SQTL3 debido a mutación en *SCN5A* tras el hallazgo de que acorta de manera significativa el QTc entre estos pacientes, lo que se traduce en que también se produce una reducción importante de los episodios arrítmicos potencialmente mortales, lo que convierte a la mexiletina en una estrategia terapéutica eficaz en pacientes de alto riesgo.

Además, la mexiletina también reduce el QTc en un subgrupo de pacientes con SQTL2 mediada por el canal de potasio, lo que sugiere que el tratamiento farmacológico de la corriente de sodio tardía fisiológica también puede proporcionar una eficacia terapéutica añadida al tratamiento BB solo en pacientes con QTL2.

Cirugía de denervación simpática cardíaca izquierda

La cirugía de denervación simpática cardíaca izquierda (DSCI) videotorascópica es una terapia mínimamente invasiva que reduce con eficacia el riesgo de AV en pacientes con SQTL. Esta técnica consiste en la resección de los ganglios simpáticos izquierdos en T1-T5, que disminuye la influencia noradrenérgica sobre el corazón, sobre todo en SQTL1. Las complicaciones, como ptosis, síndrome de Horner, rubor arlequín, neumotórax y dolor neuropático, son poco habituales, y a menudo transitorias. Existe una recomendación clase I para la DSCI como intensificación del tratamiento en pacientes con SQTL y eventos cardíacos intercurrentes a pesar de farmacoterapia eficaz dirigida al SQTL, o en pacientes en los que el tratamiento con BB se tolera mal como medio para una posible reducción de la dosis. En pacientes muy seleccionados que no toleran el tratamiento con BB, también puede ser útil la DSCL como tratamiento independiente, aunque todavía no está respaldada en la actualidad.

Estimulación auricular permanente intencionada

En pacientes de alto riesgo con SQTL, la estimulación acorta de manera eficaz el QTc, previene el desencadenamiento dependiente de la pausa de la *torsade de pointes* y disminuye la tasa de eventos cardíacos intercurrentes. Este efecto es más marcado en los pacientes con SQTL2 agresivo, en los que la reducción del QTc medio y de la tasa de eventos de parada es mayor. Normalmente, el límite inferior de frecuencia para la estimulación auricular debe ser de 80 a 90 lpm para proporcionar una eficacia terapéutica significativa.

Desfibrilador automático implantable

Existe un consenso general sobre la implantación de un desfibrilador automático implantable (DAI) tras una parada cardíaca súbita reanimada en el paciente con SQTL como prevención secundaria, pero sigue habiendo controversia sobre las indicaciones para la implantación de DAI como prevención primaria en el SQTL.

Aunque los DAI representan un componente importante del tratamiento del SQTL en pacientes de alto riesgo y muy seleccionados, debe valorarse en prevención primaria en aquellos pacientes que tienen síntomas persistentes a pesar de tratamiento farmacológico optimizado, o tienen contraindicaciones al tratamiento médico.

El implante del DAI no está exento de riesgos, y se asocia con complicaciones, como infección, fractura del electrodo, desprendimiento del electrodo, mal funcionamiento del dispositivo y descargas inapropiadas. También puede tener repercusiones psicológicas, como el aumento de la ansiedad, la depresión e incluso el trastorno de estrés postraumático. La implantación de un DAI conlleva un riesgo significativo de descargas inadecuadas y complicaciones relacionadas con el dispositivo, sobre todo en pacientes jóvenes con SQTL. En general, entre los principales centros de referencia del SQTL de todo el mundo, aproximadamente entre el 10-20 % de sus pacientes son tratados con una estrategia que incluya un DAI.

Por ello, es de suma importancia evitar tanto el sobrediagnóstico como el sobretratamiento del SQTL.

SÍNDROME DE QT CORTO

En 1993, se estableció por primera vez una relación entre la abreviación del intervalo QT (<400 ms) y el aumento del riesgo de MSC, pero no fue hasta el año 2000 cuando se definió el SQTC como una entidad.

El SQTC es una canalopatía cardíaca hereditaria causada sobre todo por el funcionamiento defectuoso de los dos canales iónicos potasio-calcio, que provoca un intervalo QT anormalmente corto y un mayor riesgo de arritmias auriculares y ventriculares. Con anterioridad, se había ya relacionado que los intervalos QT más cortos de lo normal se dan en aproximadamente el 35 % de los varones humanos con fibrilación ventricular (FV) idiopática.

- El SQTS congénito es un trastorno genético que puede causar anomalías de la repolarización y disminuir el período refractario miocárdico.
- El acortamiento adquirido del intervalo QT puede ocurrir con catecolaminas, acetilcolina, hipertermia, hipercalcemia y uso de esteroides anabolizantes.

Debido al número limitado de casos en todo el mundo, es difícil determinar la prevalencia real del SQT congénito en la población mundial pero parece ser muy baja. Sin embargo, la enfermedad está estrechamente relacionada con arritmias auriculares y ventriculares y, lo que es más importante, con la MS, y hasta el 40 % de los casos se presentan inicialmente con parada cardíaca.

Al igual que el resto de canalopatías congénitas, el SQTC se asocia a una serie de mutaciones que provocan cambios en la función de los canales iónicos, responsables de regular las corrientes que generan los potenciales de acción cardíacos. Las mutaciones en el SQTC causan hiperfunción de la corriente de potasio rectificadora retardada que provoca un aumento de la dispersión transmural de la repolarización y un acortamiento del período de repolarización. Esto explica las principales características de este síndrome: períodos refractarios efectivos auriculoventriculares cortos e intervalos QT cortos, que aumentarán la susceptibilidad a la FV y auricular.

El SQTC es una enfermedad heterogénea, tanto desde el punto de vista del fenotipo como del genotipo. La mayoría de los SQTC son familiares y el patrón hereditario es autosómico dominante. Hasta ahora se han descubierto seis subtipos de SQTC en función de nueve mutaciones en seis genes diferentes que codifican distintos canales iónicos cardíacos, con el tipo 1 asociado al gen *KCNH2* como el más frecuente. Cuatro de los seis genes del SQTC son comunes con el SQTL, pero con la mutación opuesta. Sin embargo, no en todos los pacientes con SQTC se han encontrado las mutaciones genéticas responsables, y los factores que relacionan la aparición de estas mutaciones no se han identificado con certeza.

Diagnóstico y estratificación de riesgo

El diagnóstico se basa en la evaluación de los síntomas (síncope, palpitaciones y parada cardíaca, con este último como el primero en hasta en el 28 % de los pacientes), los antecedentes familiares del paciente y el ECG de 12 derivaciones.

La fibrilación auricular (FA) es uno de los principales síntomas del SQTC; por lo tanto, debe descartarse en pacientes jóvenes con FA aislada.

A diferencia del SQTL, no existen desencadenantes especiales para el SQTC. Aunque suele aparecer en adultos, con edad promedio de 30 años, el rango de edad de presentación clínica puede oscilar desde unos pocos meses hasta la sexta década. También deben evaluarse las causas secundarias de los intervalos QT cortos, como la hipercalcemia, la hiperpotasemia, la hipertermia, la acidosis y el cambio del tono autonómico.

 Al evaluar el ECG, deben observarse tres aspectos principales: la duración del intervalo QT, la FC y la morfología de la onda T.

No existe un único valor de QTc que permita distinguir la mayoría de los casos de SQTC de los individuos sanos dado el amplio rango de QTc.

La Sociedad Europea de Cardiología (ESC) recomienda diagnosticar el SQTC si se obtiene un QTc ≤340 ms (IC). El SQTC también debe considerarse en presencia de un QTc ≤ 360 ms, y uno o más de los siguientes: antecedentes familiares de SQTC; antecedentes familiares de MS a los 40 años; mutación patogénica confirmada, y supervivencia a un episodio de TV/FV en ausencia de cardiopatía (IIa).

Al evaluar el intervalo QT, también es importante medir la FC. Los pacientes con SQTC suelen mostrar un valor QT constante y falta de adaptación de la FC. Hay un fallo en la prolongación del QT en bradicardia y un acortamiento anormal en taquicardia.

Los ECG del SQTC suelen mostrar típicamente ondas T altas y estrechas, sobre todo en las derivaciones precordiales.

Tratamiento

El DAI es el tratamiento de primera línea en el SQTC. Las AV están relacionadas con un mayor riesgo de MS cardiaca en pacientes con SQTC, por lo que la ESC recomienda el DAI como tratamiento del SQTS (IC) en estos casos. Sin embargo, surgen dudas cuando se trata de pacientes sin síntomas previos, sobre todo si no hay antecedentes familiares.

La capacidad de la quinidina para prolongar el intervalo QT tiene el potencial de ser un tratamiento farmacológico eficaz para los pacientes con QT corto, sobre todo en aquellos asintomáticos, para prevenir arritmias cardíacas.

SÍNDROME DE BRUGADA

El SB es un síndrome arrítmico primario hereditario raro. Su sello electrocardiográfico distintivo se caracteriza tradicionalmente por una elevación del punto J ≥0,2 mV con una eleva-

ción del ST con pendiente negativa e inversión de la onda T en las derivaciones precordiales derechas. Este patrón de ECG distintivo se denomina patrón de ECG de Brugada de tipo 1. Este patrón de ECG de Brugada puede ser transitorio y aparecer de forma espontánea o tras una provocación (p. ej., por fiebre o determinados fármacos).

Se asocia a una predisposición a las AV y a la MSC, con mayor frecuencia en adultos jóvenes y, por lo demás sanos, aunque puede también aparecer durante la infancia, pero muchos pacientes permanecen asintomáticos durante toda su vida. Es responsable del 4 al 12 % de los casos de MSC.

Se hereda de forma autosómica dominante con penetrancia incompleta y alta heterogeneidad genética. Las variantes patogénicas en el gen *SCN5A*, subunidad alfa del canal de sodio, son responsables de aproximadamente el 80 % de los casos en los pacientes con genotipo positivo, lo que provoca una «pérdida de función» del canal (es decir, menos corriente de sodio). Alrededor del 50 % de los pacientes con este síndrome tienen historia familiar de la enfermedad. Sin embargo, solo el 30 % son portadores de una variante genética que explique el fenotipo.

Los estudios de genes candidatos realizados propusieron 20 genes adicionales al *SCN5A* asociados al SB. Sin embargo, se ha cuestionado el papel causal de las variantes genéticas en todos estos genes, y *SCN5A* sigue siendo el único gen sólidamente asociado a esta patología. Por otro lado, se ha demostrado que las variantes patogénicas en *SCN5A* tienen una expresividad de la enfermedad muy variable y se han asociado a diferentes fenotipos clínicos y síndromes de solapamiento. Por ejemplo, las variantes en *SCN5A* también se han relacionado con el SQTL tipo 3, la miocardiopatía dilatada, las arritmias auriculares y/o la combinación de estos fenotipos. Esto contribuye a la suposición de que las variantes patogénicas en un gen no solo causan una enfermedad, y determinadas enfermedades no solo están causadas por un gen.

Por ello, en la actualidad, se asume un patrón de herencia probablemente más complejo en el SB, en el que múltiples variantes pueden contribuir a la susceptibilidad a la enfermedad (es decir, patrón de herencia poligénico).

El consenso de expertos de la ESC recomienda el estudio genético en pacientes con diagnóstico de Brugada tipo 1 (recomendación clase IIa), y lo desaconseja en aquellos con patrón 2 o 3 aislado. Asimismo, muchos factores ambientales y genéticos pueden influir en el fenotipo, incluidos la temperatura, los medicamentos, las anomalías electrolíticas o el consumo de cocaína.

El mecanismo fisiopatológico exacto del SB no está claro. Se han sugerido dos hipótesis fisiológicas principales: el trastorno de repolarización y el trastorno de despolarización. Ambas hipótesis están bien fundamentadas, e incluso pueden coexistir. Por el contrario, existen sólidos argumentos en contra de ambas hipótesis por separado. Recientemente, se ha propuesto que quizás el término genérico para los mecanismos fisiopatológicos subyacentes al SB debería ser una alteración de la reserva de conducción del tracto de salida del ventrículo derecho.

Los síntomas del SB van desde la ausencia de síntomas hasta la MSC que, por lo general, ocurre durante el sueño, posiblemente secundaria al aumento del tono vagal. Alrededor del 80 % de los pacientes con SB que desarrollan TV o FV tienen antecedentes de síncope. Puede haber antecedentes de una enfermedad febril, ya que la fiebre puede precipitar los síntomas e inducir arritmias. Por lo general, las palpitaciones relacionadas con la FA o flúter auricular pueden ser la presentación inicial en algunos casos. Del 10 al 30 % de los pacientes con SB tendrán una arritmia auricular, y la taquicardia supraventricular también es más común en estos pacientes que en la población general. Sin embargo, el 72 % de las personas con SB no mostrará ningún síntoma, y el 28 % no carecerá de antecedentes familiares de MSC.

Diagnóstico y estratificación de riesgo

EL ECG basal de 12 derivaciones es fundamental tanto para diagnosticar como para decidir las opciones de tratamiento del SB. Se han descrito tres patrones de ECG diferentes en pacientes con SB: elevación del ST cóncava >2 mm acompañada de una onda T invertida (tipo I); elevación del ST en forma de silla de montar >2 mm (tipo II), y ST en forma de silla de montar <2 mm (tipo III) (**Fig. 29-3** y **Tabla 29-4**).

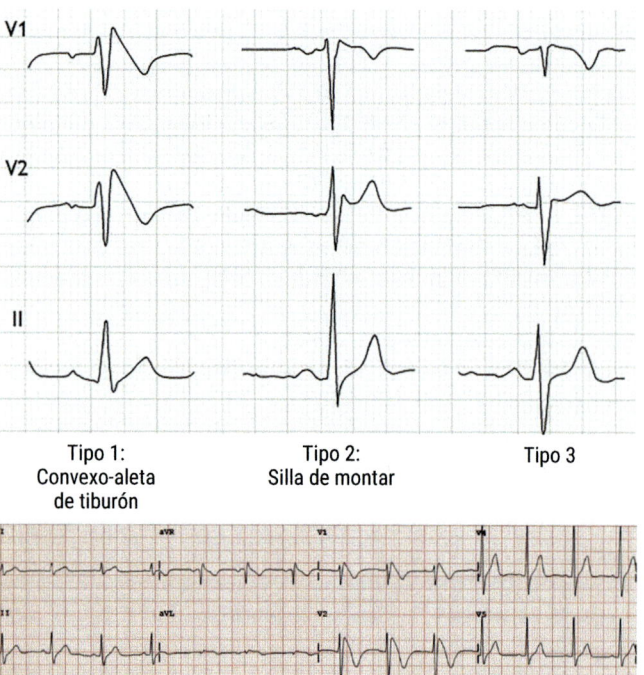

Figura 29-3. A) Los tres patrones de electrocardiograma de Brugada. El patrón de electrocardiograma de Brugada de tipo 1 se caracteriza por una elevación del punto J y un segmento ST convexo en «aleta de tiburón» de ≥2 mm con una inversión de la onda T posterior en ≥1 de las derivaciones precordiales derechas. Patrón de electrocardiograma de Brugada tipo 2: se caracteriza por una elevación del punto J de ≥0,5 mm (normalmente ≥2 mm en V2) con una elevación del segmento ST en forma de «silla de montar» y onda T positiva en ≥1 de las derivaciones precordiales derechas. Patrón de electrocardiograma de Brugada de tipo 3: se caracteriza por una elevación del segmento ST en forma de codo o de silla de montar de 1 mm. Tomado de Hoeksema *et al.* **B)** Abajo, patrón de electrocardiograma de Brugada tipo 1.

Tabla 29-4. Anomalías del electrocardiograma en el síndrome de Brugada. Pueden observarse diferentes patrones de forma secuencial en el mismo paciente o tras la introducción de fármacos específicos

	Tipo 1	Tipo 2	Tipo 3
Elevación del punto J	≥2 mm	≥2 mm	≥2 mm
Onda T	Negativa	Positiva o bifásica	Positiva
Morfología de ST-T	Aleta de tiburón (convexa)	Silla de montar	Silla de montar
Porción terminal de ST (mitad final)	Descendente gradualmente	Elevación ≥1 mm	Elevación <1 mm

1 mm = 0,1mV

> ❗ Además, en las cohortes pediátricas de mayor tamaño relativas a pacientes con SB, se objetivó que el intervalo PR, la duración del QRS y el intervalo QTc fueron significativamente más largos en los pacientes con SB que en los controles sanos. Además, se ha descrito la asociación del SB a la existencia de disfunción sinusal en forma de bradicardia/pausa sinusal, síndrome de taquicardia —bradicardia o incompetencia cronótropa. No se debe olvidar, como se comentó anteriormente, la relación de arritmia auricular (FA/flúter) con el SB.

Por otro lado, los pacientes con un ECG normal, y factores de alto riesgo o patrón de Brugada tipo 2 y 3, pueden requerir una prueba de provocación con fármacos para revelar los hallazgos típicos del ECG de elevaciones de ST en las derivaciones precordiales V1 a V3. La administración intravenosa de ciertos fármacos puede modificar el patrón del ECG. La ajmalina (1 mg/kg; 10 mg/min) y la flecainida (2 mg/kg, máx. 150 mg; en 10 minutos) exageran la elevación del segmento ST o la desenmascaran cuando en un inicio está ausente. La sensibilidad y la especificidad (con datos genéticos como patrón de referencia) de las pruebas con fármacos intravenosos son controvertidas.

En las últimas décadas, los criterios para diagnosticar el SB se han modificado varias veces tras reuniones de consenso. Se calcula que la prevalencia global de un patrón ECG de Brugada tipo 1 espontáneo es del 0,05 %, aunque existe una gran variación en función de la ubicación geográfica, la raza y el sexo. El SB es nueve veces más frecuente en asiáticos que en caucásicos, y el 80 % de los pacientes son varones. Esta diferencia de género, sin embargo, no se encuentra en pacientes pediátricos. Se ha planteado la hipótesis de que esto se debe a niveles más altos de testosterona después de la pubertad y la existencia de diferentes proporciones de corrientes iónicas según el sexo.

Tratamiento

Lo más importante en el manejo del SB es la decisión específica individual para cada paciente de si está en riesgo de sufrir arritmias ventriculares (AV), es decir, TV o FV (polimórfica, raramente monomórfica) y posiblemente una parada cardíaca posterior.

Las consideraciones de manejo en el SB dependen en gran medida de la estratificación del riesgo. En los pacientes con bajo riesgo de AV, aquellos pacientes asintomáticos con un patrón de ECG de Brugada solo después de la provocación farmacológica, en los que los beneficios de la protección frente a la MSC mediante un DAI no superan los riesgos de este (es decir, descargas inapropiadas y otras complicaciones potencialmente graves), se recomiendan consejos sobre el estilo de vida de manera exclusiva. Estos se componen de medidas destinadas a evitar el desarrollo del patrón ECG Brugada tipo 1 (y, por tanto, las AV y la MSC), e incluyen evitar ciertos fármacos (véase www.brugadadrugs.org para una visión general actualizada), y se les desaconseja el consumo excesivo de alcohol y de cannabis o cocaína. La fiebre debe suprimirse de manera adecuada con antipiréticos y, cuando esto no dé resultado, puede considerarse el ingreso para monitorizar el ritmo.

> **!** En los pacientes con SB con alto riesgo, es decir, aquellos que sufrieron una MS abortada o aquellos en los que se documentó previamente una AV sostenida, la evidencia es indiscutible y se recomienda el implante de un DAI.

Sin embargo, la estratificación del riesgo sigue siendo difícil, sobre todo en los pacientes con peligro intermedio de AV. El valor predictivo de la presentación clínica previa (en particular, el síncope arrítmico) y la existencia de un patrón de ECG de Brugada tipo 1 espontáneo, un patrón ECG de repolarización precoz o un complejo QRS fragmentado sugieren, por lo general, el implante de DAI.

El tratamiento farmacológico con quinidina también es una opción terapéutica en el SB. Para los pacientes con descargas de DAI apropiadas (recurrentes), sin duda debe considerarse. La quinidina es un fármaco antiarrítmico de clase 1a y actúa como un inhibidor de la corriente transitoria de potasio hacia el exterior (I TO) que puede rescatar la reserva de despolarización disminuida en pacientes con SB. Aunque con anterioridad, la quinidina también se mencionaba en las guías para tratar a los pacientes con SB con tormenta eléctrica, en las últimas guías de la ESC este papel corresponde en exclusiva al isoproterenol (clase IIa). A pesar de ello, la quinidina sigue desempeñando un papel importante en el tratamiento del SB.

En pacientes refractarios al tratamiento, es decir, pacientes con un DAI implantado y descargas apropiadas recurrentes a pesar de la dosis máxima tolerada de quinidina (o cuando la quinidina es inaccesible), la ablación con catéter para el SB puede tener un papel importante en el futuro.

TAQUICARDIA VENTRICULAR POLIMORFA CATECOLAMINÉRGICA

Es un trastorno arritmogénico hereditario grave del corazón estructuralmente normal, de origen genético y poco habitual, caracterizado por una AV bidireccional o polimórfica mediada adrenérgicamente por el ejercicio o la emoción, que dan lugar a síncope y MS, que es diagnosticada principalmente en niños y jóvenes.

Estas arritmias suelen ser asintomáticas, pero pueden causar síncope o MS como primer síntoma clínico. La prevalencia real de la taquicardia ventricular polimorfa catecolaminérgica (TVPC) sigue siendo desconocida, pero se estima que es de 1:10.000.

La enfermedad fue descrita inicialmente por Coumel en 1978, y por Leenhardt en 1995. Sin embargo, sus dos características principales como son la descripción de sus bases genéticas y su relación con la homeostasis del calcio intracelular no fueron explicadas hasta el año 2001 por el grupo de Prioriy Lahat.

En la actualidad, se han asociado siete genes (*RYR2, CASQ2, TRDN, TECRL, CALM1-3*) con la TVPC, todos los cuales codifican proteínas que intervienen directa o indirectamente en la homeostasis del calcio intracelular en los cardiomiocitos. El mecanismo fisiopatológico de la TVPC implica la liberación diastólica inapropiada de calcio mediada por receptores β-adrenérgicos desde el retículo sarcoplásmico al citosol debido a canales «permeables» del receptor de rianodina cardíaco (RyR2), lo que conduce a posdespolarizaciones retardadas y a actividad desencadenada.

Diagnóstico y estratificación de riesgo

El diagnóstico de la TVPC viene determinado por la clínica y la historia familiar, y es difícil de realizar, por lo que se necesita una alta sospecha clínica. Hasta un 30 % de los pacientes presentan antecedentes familiares de síncope y de MS.

El ECG de reposo, el ecocardiograma y el estudio electrofisiológico son, con frecuencia, normales.

> **!** La prueba de esfuerzo constituye la prueba diagnóstica esencial, ya que en ella se documentan con frecuencia AV gradualmente más complejas, y es típica la aparición de TV con morfología bidireccional caracterizada por una taquicardia de QRS ancho con variación del 180° en el eje del QRS en cada latido (**Fig. 29-4**).

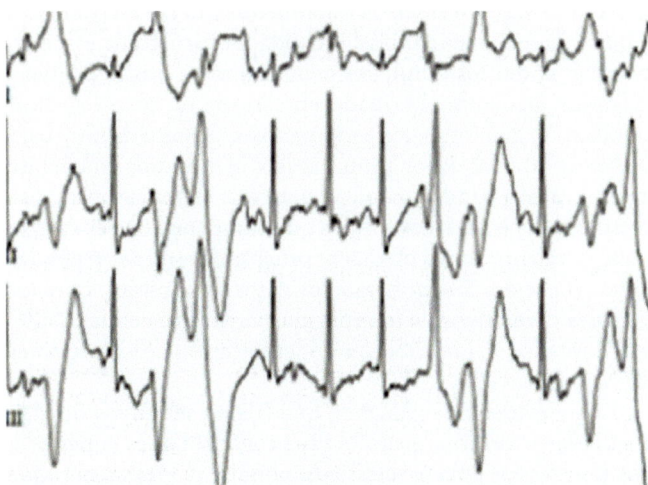

Figura 29-4. Electrocardiograma que muestra un doblete bidireccional durante una prueba de esfuerzo, característico de la taquicardia ventricular polimorfa catecolaminérgica.

A pesar de los enormes avances en nuestro conocimiento de esta enfermedad realizados durante las últimas décadas, persisten numerosas incertidumbres en cuanto al manejo terapéutico de esta, y hoy día siguen surgiendo nuevos interrogantes. Además, es necesario desarrollar nuevas terapias porque algunos pacientes siguen sintomáticos a pesar de todas las opciones disponibles, y las terapias existentes se asocian a efectos secundarios significativos. La evaluación de la eficacia terapéutica se realiza sobre todo mediante pruebas de esfuerzo regulares. Si esto no es posible, por ejemplo, en niños muy pequeños, puede utilizarse la monitorización Holter 24 horas. Sin embargo, existen datos limitados sobre el nivel aceptable de AV residual en la prueba de esfuerzo. En un estudio, la presencia de AV pareadas o más graves se asoció a eventos arrítmicos. Como norma general, se considera que la presencia habitual de contracciones ventriculares prematuras, aisladas o bigeminales, o de ectopias ventriculares más complejas es motivo para intensificar el tratamiento. Evidentemente, la aparición de eventos arrítmicos también es un motivo para intensificar el tratamiento. Es importante reconocer que la complejidad de la AV puede no ser reproducible por completo en la prueba de esfuerzo, incluso cuando se repite con el mismo régimen de tratamiento. A pesar de esta limitación, la prueba de esfuerzo es la más adecuada para monitorizar la adecuación del tratamiento en la TVPC.

Tratamiento

Además de la recomendación general de evitar deportes de competición o extenuantes y situaciones estresantes, los fármacos BB constituyen el tratamiento farmacológico de elección, y se deben iniciar tan pronto como sea posible. Sin embargo, y aunque su uso se relaciona con tasas más bajas de eventos, no aseguran la desaparición de las arritmias ni de los episodios clínicos, por lo que en algunos pacientes es necesaria la utilización de otras medidas terapéuticas.

Existe un acuerdo general de en que los pacientes sintomáticos y con fenotipo positivo deben recibir tratamiento farmacológico intensivo. Las directrices actuales recomiendan que también se considere el tratamiento con BB en pacientes sin manifestaciones clínicas, incluida una prueba de esfuerzo normal, como los familiares genéticamente positivos identificados mediante el cribado en cascada de cosegregación familiar. En determinados pacientes considerados de muy bajo riesgo, es decir, aquellos asintomáticos identificados mediante cosegregación familiar y que no presentan ectopia ventricular o esta es muy escasa, hay grupos que mantienen una estrategia de seguimiento activo mediante pruebas de esfuerzo repetidas sin medicación. Sin embargo, los datos disponibles sobre los factores predictivos de los episodios arrítmicos en la TVPC son limitados, lo que dificulta la identificación de los pacientes de bajo riesgo real.

Existe evidencia médica de que BB no selectivos de vida media-larga como el nadolol (1-2 mg/kg/día) es superior a sus homólogos beta-1-selectivos, aunque el mecanismo que explica esta diferencia no se ha resuelto del todo. En caso de no disponer de nadolol, la opción preferida debería ser otro BB no selectivo (es decir, propranolol).

 El cumplimiento estricto del tratamiento con BB es de crucial importancia y debe recalcarse a los pacientes, ya que una proporción sustancial de los episodios arrítmicos se debe a la falta de cumplimiento terapéutico.

La flecainida, antiarrítmico de clase Ic que se ha utilizado para otras indicaciones durante décadas, ha visto ampliado su papel a la TVPC desde 2009, cuando se descubrió que inhibe potencialmente la liberación de calcio del retículo sarcoplásmico mediada por receptores de rianodina. Desde entonces, múltiples estudios clínicos han demostrado que es clínicamente eficaz; hasta ahora es la opción terapéutica adicional de primera línea, además de los BB, y debe añadirse en caso de aparición de episodios arrítmicos intercurrentes con BB, o cuando persiste una AV significativa en las pruebas de esfuerzo. Además, debe considerarse la posibilidad de iniciar de manera simultánea flecainida y BB en los pacientes que presenten una parada cardíaca súbita o un fenotipo especialmente grave. Su dosis recomendada es de 2 a 3 mg/kg/día.

Nuevos compuestos específicos del receptor de rianodina

Ciertos fármacos presentan mecanismos de acción específicos de los receptores de rianodina que, aunque la mayoría de ellos son en la actualidad preclínicos, los hacen interesantes como posibles opciones terapéuticas futuras en la TVPC. En la actualidad se están realizando ensayos para evaluar los efectos clínicos de algunos de estos compuestos en la TVPC.

El dantroleno es un ejemplo de medicamento de este tipo. Se utiliza como relajante muscular para tratar la hipertermia maligna, enfermedad relacionada con mutaciones en los receptores de rianodina del músculo esquelético (RYR1) que dan lugar a una liberación anormal de calcio debido a canales RYR1 permeables. Estudios in vitro y en modelos de ratón han demostrado que el dantroleno también atenúa el manejo anormal del calcio en cardiomiocitos con mutación de RYR2. En consecuencia, existe una base para ser cautelosamente optimistas, pero se necesitan estudios en pacientes humanos antes de poder aplicarlo. Sin embargo, la hepatotoxicidad es una limitación importante para su uso crónico, que sería necesario en la TVPC, aunque puede tener un papel en el tratamiento de la tormenta eléctrica. Un derivado del dantroleno más selectivo para RyR2 podría ser potencialmente más seguro.

Los derivados de la tetracaína, otro bloqueante de los canales de sodio y de RyR2, constituyen una categoría de medicamentos de reciente desarrollo dirigidos a los canales RyR2 permeables.

Los derivados de la benzotiazepina son un grupo de compuestos que se encuentran principalmente en fase preclínica de desarrollo para la TVPC. Queda por determinar si alguno de estos compuestos en investigación resultará útil y seguro en pacientes humanos.

Cirugía de denervación simpática cardíaca izquierda

La cirugía DSCI videotorascópica que ya se explicó para el SQTL, es una opción de tratamiento quirúrgico muy eficaz en la TVPC. El mecanismo antiarrítmico de la DSCI consiste en limitar la liberación de norepinefrina en el miocardio ventricular durante la activación neural simpática y aumentar el umbral de FV.

Aunque no cabe duda de la eficacia de la DSCI, su lugar dentro del arsenal actual de modalidades terapéuticas en la TVPC es objeto de debate. La acumulación de publicaciones sobre su eficacia ha hecho que la DSCI deje de ser una «opción de último recurso», como lo fue en el pasado. En la actualidad es indiscutible que debe considerarse antes que el DAI. Aunque algunos expertos han abogado por instaurar una «terapia triple» (es decir, nadolol, flecainida y DSCI) en pacientes que debutan tras una parada cardíaca súbita reanimada antes del diagnóstico, la consideración general es que la DSCI debe realizarse tras evidenciar el fracaso del tratamiento con betabloqueantes y flecainida, ya que muchos pacientes están bien protegidos por esta combinación, salvo que el riesgo de falta de adherencia se considere significativo.

Desfibrilador automático implantable

El DAI se considera la protección definitiva contra la MSC en los síndromes de arritmias cardíacas hereditarias, pero su papel en los pacientes con TVPC es controvertido y diferentes estudios han mostrado resultados diametralmente opuestos en sus conclusiones al respecto. Por ello, la decisión de implantar o no un DAI en pacientes con TVPC dista mucho de ser sencilla.

En el contexto de la TVPC, el tratamiento con DAI presenta una serie de inconvenientes específicos (**Tabla 29-5**). El dolor y el miedo causados por las descargas del DAI, ya sean apropiadas o inapropiadas, pueden provocar o exacerbar la arritmia debido al aumento de catecolaminas, que puede ser letal. Además, las descargas inadecuadas del DAI se producen con más frecuencia en la TVPC que en otras cardiopatías hereditarias debido a las frecuentes taquiarritmias auriculares y episodios de TV no sostenida que presentan. Asimismo, las descargas administradas para TV polimórfica y TV bidireccional, típicas de la TVPC, no suelen ser efectivas, aunque el éxito de conversión para la FV es extremadamente alto. Por último, los pacientes con TVPC suelen ser jóvenes en el momento de la implantación del DAI y, por tanto, más propensos a sufrir complicaciones a lo largo de su vida. La tasa de complejidades, sin incluir las descargas inapropiadas, es considerable, descritas entre el 17-32 %. Estas preocupaciones

Tabla 29-5. Ventajas e inconvenientes de los desfibriladores automáticos implantables en pacientes con taquicardia ventricular polimorfa catecolaminérgica

Ventajas	Inconvenientes
Finalización eficaz de fibrilación ventricular	• Finalización fallida de taquicardia ventricular bidireccional • Terapias inapropiadas • Complicaciones derivadas del implante • Tormentas eléctricas inducidas por desfibrilador automático implantable • Evidencia limitada de mejoría pronóstica

se ven agravadas por la observación de que muchos receptores de DAI obtienen un tratamiento médico subóptimo.

NUEVAS PERSPECTIVAS EN LAS CANALOPATÍAS

Hoy día no es infrecuente oír la expresión «la cardiopatía me viene de familia» tanto en entornos médicos como sociales. La revolución genética avanza a un ritmo asombroso a medida que se desentraña su contribución a las cardiopatías familiares y la MS. La mitad de las veces, en la consulta de cardiopatías familiares, el diagnóstico de la patología es bastante claro y el tratamiento es relativamente sencillo, pero en la otra mitad de las ocasiones está plagado de incertidumbre, tanto en la expresión fenotípica como en el hallazgo de los datos genéticos y su interpretación, y toma de decisiones clínicas resultantes. En los últimos años, se está avanzando en esclarecer esa difícil mitad y el futuro es alentador.

En los próximos años, la atención se centrará probablemente en la intersección del fenotipo clínico con una mejor comprensión de los mecanismos fisiopatologicos ligados a la genética, tanto de enfermedades más conocidas como el SQTL o de Brugada, así como la aparición de nuevos síndromes como el síndrome de deficiencia de liberación de calcio o el síndrome familiar de depresión de ST cuya implicación en el paciente pediátrico es todavía desconocida.

Desde el laboratorio hasta la cabecera del enfermo, es evidente que el campo de las cardiopatías familiares se está volviendo cada vez más complejo, y mucho más preciso, en su comprensión de los pacientes individualmente. Lo más emocionante es lo rápido que este progreso se está desarrollando para encontrar soluciones cada vez más efectivas e, incluso en un futuro, posiblemente curativas.

PUNTOS CLAVE

• El diagnóstico adecuado, la estratificación del riesgo y el inicio de una estrategia de tratamiento apropiada adaptada al fenotipo y guiada por el genotipo son de vital importancia en el manejo de los pacientes con canalopatías.

• Además del tratamiento con BB para los pacientes con SQTL, deben considerarse tratamientos complementarios como la mexiletina, la cirugía de denervación simpática cardíaca izquierda o la estimulación auricular en pacien-

(Continúa)

PUNTOS CLAVE (*Cont.*)

tes adecuadamente seleccionados. La mayoría de ellos no necesitan ni deben recibir un DAI.
- En la actualidad no se recomienda la evaluación rutinaria de variantes genéticas distintas de las localizadas en *SCN5A* en el SB y se debe tener en cuenta su baja rentabilidad. Puede utilizarse quinidina en los pacientes con SB con un presunto mayor riesgo de episodios arrítmicos, y puede utilizarse isoproterenol en caso de tormenta eléctrica. Dado que la estratificación del riesgo de SB sigue siendo difícil y que el valor predictivo de la estimulación eléctrica programada es controvertido, debe considerarse con mucho cuidado si está justificada la implantación de un DAI.

- La ablación con catéter, solo sigue recomendándose como modalidad de tratamiento en pacientes con SB gravemente sintomáticos.
- Las opciones terapéuticas en la TVPC se han ampliado en los últimos años y deben individualizarse. Los BB no selectivos siguen siendo la base del tratamiento de la TVPC, y la flecainida y la DSCI son complementos eficaces. El papel del DAI en la TVPC es controvertido, y nuevos estudios sugieren una falta de beneficio en la mortalidad que debería llevar a los médicos a revisar con sumo cuidado su indicación.

BIBLIOGRAFÍA

Al-Akchar M, Siddique MS. Long QT Syndrome. En: StatPearls [Internet]. Treasure Island (FL): StatPearls Publishing; 2024.

Antzelevitch C, Yan GX, Ackerman MJ, Borggrefe M, Corrado D, Jihong G, et al. J-Wave syndromes expert consensus conferencereport: Emerging concepts and gaps in knowledge. Europace. 2017;19(4):665-94.

Behere SP, Weindling SN. Brugada syndrome in children - Stepping into unchartered territory. Ann Pediatr Cardiol. 2017;10(3):248-58.

Bergeman AT, Wilde AAM, van der Werf C. Catecholaminergic Polymorphic Ventricular Tachycardia: A Review of Therapeutic Strategies. Card Electrophysiol Clin. 2023;15(3):293-305.

Campuzano O, Beltrán-Álvarez P, Iglesias A, Scornik F, Pérez G, Brugada R. Genetics and cardiac channelopathies. Genet Med. 2010;12(5):260-7.

Dewi IP, Dharmadjati BB. Short QT syndrome: The current evidences of diagnosis and management. J Arrhythm. 2020;36(6):962-6.

El Sayed M, Goyal A, Callahan AL. Brugada Syndrome. En: StatPearls [Internet]. Treasure Island (FL): StatPearls Publishing; 2024.

Hancox JC, Du CY, Butler A, Zhang Y, Dempsey CE, Harmer SC, et al. Pro-arrhythmic effects of gain-of-function potassium channel mutations in the short QT syndrome. Philos Trans R Soc Lond B Biol Sci. 2023;378(1879):20220165.

Hoeksema WF, Amin AS, Bezzina CR, Wilde AAM, Postema PG. Novelties in Brugada Syndrome: Complex Genetics, Risk Stratification, and Catheter Ablation. Card Electrophysiol Clin. 2023;15(3):273-83.

Krahn AD, Behr ER, Hamilton R, Probst V, Laksman Z, Han HC. Brugada Syndrome. JACC Clin Electrophysiol. 2022;8(3):386-405.

Krahn AD, Laksman Z, Sy RW, Postema PG, Ackerman MJ, Wilde AAM, et al. Congenital Long QT Syndrome. JACC Clin Electrophysiol. 2022;8(5):687-706.

MacIntyre CJ, Ackerman MJ. Personalized Care in Long QT Syndrome: Better Management, More Sports, and Fewer Devices. Card Electrophysiol Clin. 2023;15(3):285-91.

Medeiros-Domingo A, Iturralde-Torres P, Ackerman MJ. Clínica y genética en el síndrome de QT largo. Rev Esp Cardiol. 2007;60(7):739-52.

Priori SG, Wilde AA, Horie M, Cho Y, Behr ER, Berul C, et al. HRS/EHRA/APHRS expert consensus statement on the diagnosis and management of patients with inherited primary arrhythmia syndromes:document endorsed by HRS, EHRA, and APHRS in May 2013 and by ACCF, AHA, PACES, and AEPC in June 2013. Heart Rhythm. 2013;10(12):1932-63.

Schwartz PJ, Ackerman MJ, Antzelevitch C, Bezzina CR, Borggrefe M, Cuneo BF, et al. Inherited cardiac arrhythmias. Nat Rev Dis Primers. 2020;6 (1):58.

Schwartz PJ, Ackerman MJ. The long QT syndrome: a transatlantic clinical approach to diagnosis and therapy. Eur Heart J. 2013;34(40):3109-16.

Schwartz PJ, Crotti L. QTc behavior during exercise and genetic testing for the long-QT syndrome. Circulation. 2011;124(20):2181-4.

Wangüemert F, Berne P, Pérez C, Landín M, Ruiz de Castroviejo J. Taquicardia Ventricular Polimórfica Catecolaminérgica. Cuadernos de Estimulación Cardiaca. Sociedad Española de cardiología. 3(8):31-6.

Wilde AAM, Amin AS, Postema PG. Diagnosis, management and therapeutic strategies for congenital long QT síndrome. Heart. 2022;108(5):332-8.

Wilde AA, Antzelevitch C, Borggrefe M, Brugada J, Brugada R, Brugada P, et al.; Study Group on the Molecular Basis of Arrhythmias of the European Society of Cardiology. Proposed diagnostic criteria for the Brugada syndrome: consensus report. Circulation. 2002;106(19):2514-9.

Otras patologías cardíacas en la infancia

V

Insuficiencia cardíaca congestiva

30

N. Gil Villanueva y J. Camuña Correa

OBJETIVOS

- Realizar un diagnóstico precoz de la insuficiencia cardíaca, entidad rara pero grave en pediatría.
- Conocer y entender bien la clasificación de Ross, para un correcto seguimiento y tratamiento escalonado de estos pacientes.
- Descubrir los fármacos y terapias nuevas de la insuficiencia cardíaca y su situación en pediatría.

INTRODUCCIÓN

La insuficiencia cardíaca (IC) en niños es una condición médica rara pero grave, que se caracteriza por la incapacidad del corazón de bombear sangre de manera eficiente. Su incidencia es de 0,34-0,87 casos por cada 100.000 menores de 19 años, y aunque es poco frecuente, su mortalidad a los 5 años llega hasta el 80 %, con alta tasa de ingresos hospitalarios y alta morbilidad.

DEFINICIÓN

Existen múltiples definiciones de IC ya que es una «enfermedad» compleja. La más aceptada es la de 2014 de la Sociedad Internacional de Trasplante de Corazón y Pulmón que la define como «un síndrome clínico y fisiopatológico debido a una disfunción ventricular, sobrecarga de volumen o presión, solos o en combinación, que lleva a signos y síntomas característicos como retraso de crecimiento, fatiga y desnutrición, y que se asocia a alteraciones circulatorias, neurohormonales y moleculares».

ETIOLOGÍA

La IC en niños puede tener una etiología congénita o adquirida. La etiología ayuda a entender las diferentes formas de presentación y los diferentes manejos.

 La causa más frecuente de IC en niños es la disfunción cardíaca progresiva en miocardiopatía dilatada. Dentro de esta, la miocarditis es la causa de debut más probable (Tabla 30-1).

FISIOPATOLOGÍA

Los mecanismos que causan IC, descritos a continuación, suelen solaparse en múltiples enfermedades.

A diferencia de los adultos, en quienes la IC es secundaria a una pérdida de miocitos por enfermedad isquémica, en niños, lo más habitual es la sobrecarga de volumen y presión por los cortocircuitos y miocardiopatías.

- **Disfunción ventricular:** se ve en anomalías coronarias, en Kawasaki, o tras intervenciones cardíacas. En niños, la principal causa de fallo ventricular son las miocardiopatías, y la miocardiopatia dilatada supone el 50 % de los casos.

- No se debe olvidar que la miocardiopatía dilatada puede ser genética o secundaria a miocarditis, y los pacientes pueden debutar en *shock* cardiogénico.
- La disfunción diastólica, es la causa del 30 % de los casos de IC en pediatría.

En estas edades, las patologías que comprometen la relajación del ventrículo, como las enfermedades obstructivas, son relativamente frecuentes. Esta fisiología produce una alteración en la relajación, eleva las presiones de llenado y lo empeora. Esto genera la caída del volumen de latido y, en consecuencia, la bajada del gasto cardíaco. El aumento de la frecuencia cardíaca (FC) es el mecanismo compensador inicial, lo que limita el llenado y empeora consecutivamente el gasto ya dañado. En las miocardiopatías restrictivas e hipertróficas prevalece un patrón de disfunción diastólica, con fracción de eyección del ventrículo izquierdo (FEVI) preservada, por lo que no suelen mostrar sintomatología en edades tempranas. Sin embargo, la presencia de clínica o de hipertensión pulmonar (HTP) en estos niños condiciona una alta mortalidad y precisan trasplante cardíaco de forma precoz, pues no existe un eficaz manejo. Además, no se deben olvidar causas de disfunción extracardíacas como la sepsis, enfermedades pulmonares con HTP grave o la enfermedad renal avanzada.

- **Sobrecarga de volumen:** en niños con cardiopatía congénita se observa sobrecarga de volumen por *shunts* intracardíacos o insuficiencias valvulares. Estas enfermedades causan dilatación

Tabla 30-1. Etiología de insuficiencia cardíaca

Disfunción ventricular	Congénita: • Miocardiopatías: dilatada, hipertrófica en fase *burnout*, restrictiva, no compactada, arritmogénica • Enfermedades por depósito o enfermedades metabólicas con afectación cardíaca • Arritmias: bloqueo AV o taquiarritmias • Cardiopatías congénitas complejas que asocien disfunción ventricular • Situaciones de trasfusión fetofetal (se corrigen al nacer)	Adquirida: • Miocarditis • Daño coronario por Kawasaki o vasculitis • Exposición a fármacos cardiotóxicos (antraciclinas) • Otras causas: asfixia perinatal, sepsis, fallo renal avanzado, VIH, lupus, etc.
Sobrecarga de volumen	Congénita: • *Shunts* intracardíacos izquierda-derecha: CIA, CIV, CAP, ventana aortopulmonar, canal AV • Insuficiencias valvulares (mitral, aórtica) • *Truncus* arterioso o DTGA (producen aumento de flujo pulmonar desaturado) • Cardiopatías complejas tipo ventrículo único no corregidas	Adquirida: sobrecarga de fluidos • Lesiones valvulares progresivas • Fístulas arteriovenosas (también congénitas)
Sobrecarga de presión	Congénita: • Estenosis valvulares de salida (pulmonar y aorta) y de entrada (*cor triatriatum*, estenosis de venas pulmonares, estenosis mitral) • Hipertensión pulmonar • Coartación de aorta	Adquirida: hipertensión arterial

AV: auriculoventricular; CAP: conducto arterioso persistente; CIA: comunicación interauricular; CIV: comunicación interventricular; DTGA: defecto de la transposición de grandes arterias; VIH: virus de la inmunodeficiencia humana.

ventricular, aumento de la tensión transmural, incremento de la presión diastólica por crecimiento de la precarga, y alteración en la relación suministro-consumo de oxígeno miocárdico que condiciona la disfunción sisto-diastólica.

• **Sobrecarga de presión:** en esta circunstancia existe una obstrucción grave al flujo eyectivo del corazón que condiciona un aumento en las presiones de llenado y bajo flujo eficaz. Las patologías que originan esto son las estenosis valvulares y las lesiones obstructivas, la HTP y la hipertensión arterial.

 Pero para comprender la IC se debe saber, como dice la definición, que es un «síndrome clínico», ya que ante el mecanismo disparador que produce la disfunción cardíaca, se genera una serie de mecanismos sistémicos compensatorios que son los responsables de la perpetuación del cuadro clínico.

La respuesta sistémica inicial para mantener la tensión y asegurar la perfusión de órganos vitales se logra activando múltiples sistemas neurohormonales. No obstante, la sobrestimulación de estos mecanismos causa cardiotoxicidad, retención de sodio y agua, aumento de resistencias vasculares periféricas y remodelación vascular y miocárdica.

En la IC, los tratamientos afectan a los diferentes mecanismos de compensación y se intenta alcanzar un equilibrio entre los que producen vasoconstricción y los que generan vasodilatación (**Fig. 30-1**).

CLÍNICA

Todo niño con fallo cardíaco presenta la imposibilidad de aumentar el gasto sistémico asociado a una sobrecarga de volumen, lo que se manifiesta de forma diferente según la edad.

Los lactantes manifiestan polipnea, taquicardia, trabajo respiratorio, sudoración y rechazo de tomas, irritabilidad y escasa ganancia ponderal. Su malnutrición puede conllevar hipotonía, baja musculatura y retraso en el alcance de los hitos del desarrollo. Síntomas de mala tolerancia digestiva y hepatomegalia son frecuentes; sin embargo, los edemas periféricos no lo son.

Los niños pequeños suelen manifestar mala ingesta y mala ganancia ponderal, refieren síntomas digestivos inespecíficos (dolor abdominal, vómitos, apetito escaso), y pueden tener tos recurrente o infecciones respiratorias de repetición además de fatiga con el esfuerzo.

En los adolescentes, los síntomas son más semejantes al adulto: fatiga con el esfuerzo, disnea, dolor torácico, taquicardia, palpitaciones, edemas, mareo y síncope.

 En pediatría, el diagnóstico de IC tiene un amplio diagnóstico diferencial, hasta la mitad de los pacientes son diagnosticados de otras cosas en el debut (**Tabla 30-2**).

DIAGNÓSTICO

El diagnóstico de la IC en niños se basa en la combinación de hallazgos clínicos, pruebas de laboratorio y de imagen. Los estudios complementarios permitirán el diagnóstico de fallo cardíaco, establecer su gravedad y la causa subyacente.

• **Exploración física:** el primer signo clínico en aparecer que siempre está presente es la taquicardia sinusal reactiva, mecanismo compensatorio de la disminución del volumen latido. En la auscultación se puede percibir la presencia de un tercer ruido que origina «ritmo de galope».

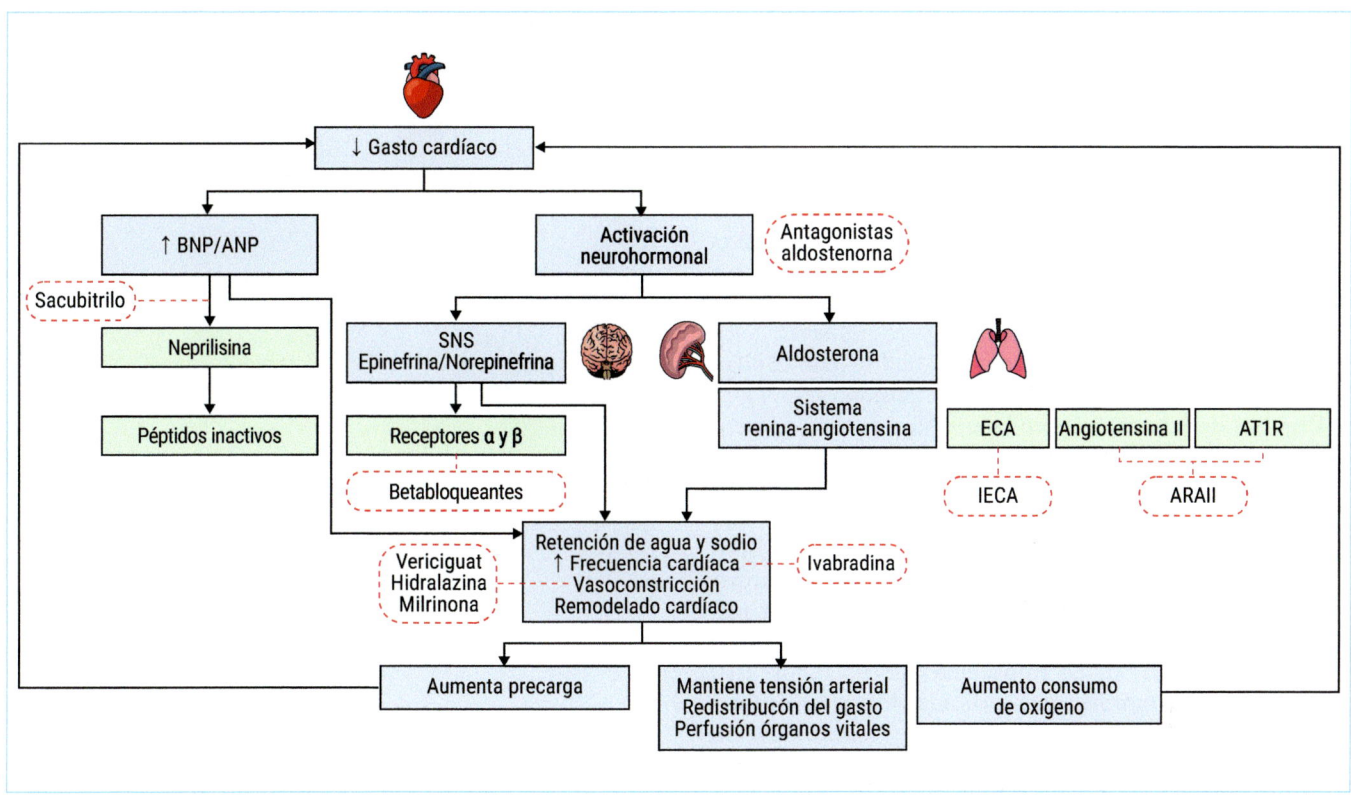

Figura 30-1. Fisiopatología de la insuficiencia cardíaca. AT1R: receptor de angiotensina; ECA: enzima convertidora de angiotensina; SNS: sistema nervioso simpático. Vías de actuación y degradación (verde); fármacos (rojo).

Tabla 30-2. Escalas de gravedad de insuficiencia cardíaca

	NYHA	Ross	Explicación práctica	Ejemplo
Clase A (I)	Sin limitaciones	Asintomáticos	Pacientes con ventrículos normales y con buena función pero con factores de riesgo de desarrollar IC	• Pacientes posquimioterapia • Miocardiopatías con función preservada • LTGA
Clase B (II)	Pueden presentar fatiga, palpitaciones, disnea o angina con el ejercicio moderado pero no en reposo	• Lactantes: leve sudoración y taquipnea con las tomas • Niños mayores: disnea leve-moderada con el ejercicio	Pacientes con alteraciones de la función cardíaca por ecografía pero sin síntomas claros	Insuficiencias aórticas con ventrículo dilatado; o miocardiopatías con FEVI 50 %, corazones tras quimioterapia con taquicardia sinusal
Clase C (III)	Síntomas con esfuerzo mínimos y con la actividad diaria	• Lactantes: importante sudoración y taquipnea con las tomas y mala ganancia ponderal • Niños mayores: importante disnea con el ejercicio	Pacientes con lesiones estructurales o disfunción ventricular y síntomas de IC actuales o en el pasado	Miocardiopatías sintomáticas o cardiopatías congénitas que asocian disfunción ventricular
Clase D (IV)	Síntomas en reposo que empeoran con cualquier actividad	Sudoración o disnea en reposo	Pacientes con IC avanzada con síntomas graves a pesar de tratamiento	Miocardiopatías con necesidad de soporte respiratorio o vasodilatadores intravenosos

FEVI: fracción de eyección ventricular izquierda; IC: insuficiencia cardíaca; LTGA: transposición de grandes arterias.
Existen cuatro grados de gravedad en la clasificación de Ross, que modifica la clasificación de la New York Heart Association de adultos para niños.
Los adolescentes deben evaluarse con la clasificación de la New York Heart Association.
Los lactantes y niños pequeños deben clasificarse según Ross cuya clasificación se basa en la tolerancia al alimento y la capacidad de ingesta, el crecimiento y la tolerancia al ejercicio.

En niños con IC siempre hay taquicardia sinusal; la hipotensión aparece ya en estadios muy avanzados.

Los niños suelen tener polipnea y tiraje en distintos grados por el edema pulmonar. La auscultación puede tener subcrepitantes, pero es raro una auscultación de *roncus* y sibilantes que sí se pueden apreciar en adolescentes, al igual que en los adultos. Si el paciente tiene sobrecarga de volumen, se puede palpar hepatomegalia en mayor o menor grado, pueden tener edemas periféricos y ascitis. Cuando están en situación de bajo gasto muestran coloración pálida, incluso moteada, con mal relleno capilar, disminución de pulsos distales e hipotensión.

• **Pruebas de laboratorio:** en la analítica de estos pacientes se debe determinar: hemograma, iones, función renal, función hepática, marcadores de inflamación y propéptido natriurético cerebral N-terminal (NT-proBNP).
El péptido natriurético auricular tipo B (BNP) y NT-proBNP, péptidos natriuréticos secretados por los ventrículos cardíacos cuando aumenta la tensión de la pared muscular, son los marcadores séricos indicados para el diagnóstico inicial de IC cuando hay dudas en pacientes sintomáticos. Y su determinación también está indicada, según las últimas guías, para la evaluación, seguimiento y monitorización de la respuesta al tratamiento en los pacientes pediátricos con IC crónica.

 El BNP alto se correlaciona con peor clase funcional, y es predictor de peor pronóstico.

La troponina no está establecida en las guías como valor para diagnóstico ni seguimiento de la IC en niños, ya que se altera en múltiples procesos. Como aumenta cuando existe daño miocitario, estará más elevada en procesos inflamatorios como la miocarditis, y se mantiene normal en las miocardiopatías.

• **Pruebas de imagen:**
  – Radiografía de tórax: es una prueba diagnóstica de primer nivel. Se suele observar cardiomegalia, hilios engrosados, edema pulmonar y/o derrames pleurales. El hallazgo de cardiomegalia tiene una alta especificidad y valor predictivo negativo (91,1 %) en relación con la dilatación ventricular por ecocardiografía.
  – Electrocardiograma (ECG): es una prueba fundamental. El hallazgo más frecuente es la taquicaradia sinusal, pero además puede presentar otros que orientan hacia la etiología del fallo cardíaco. Por ejemplo: QRS aumentados pueden ser por dilatación o por hipertrofia ventricular; QRS disminuidos pueden ser por inflamación miocárdica en la miocarditis; P grandes, por dilatación auricular en la miocardiopatía restrictiva, y alteraciones múltiples del ST y presencia de T invertidas son típicas de las miocardiopatías (**Figs. 30-2** y **30-3**).
  – Ecocardiografía: es la prueba *gold standard* para el diagnóstico, tanto etiológico como de disfunción ventricular, que se realiza a pie de cama y en situación de estabilidad y de *shock*. Los aspectos que debe contemplar en el estudio de la IC son: anatomía cardíaca (conexiones, *shunts*, función valvular), origen coronario, tamaño y

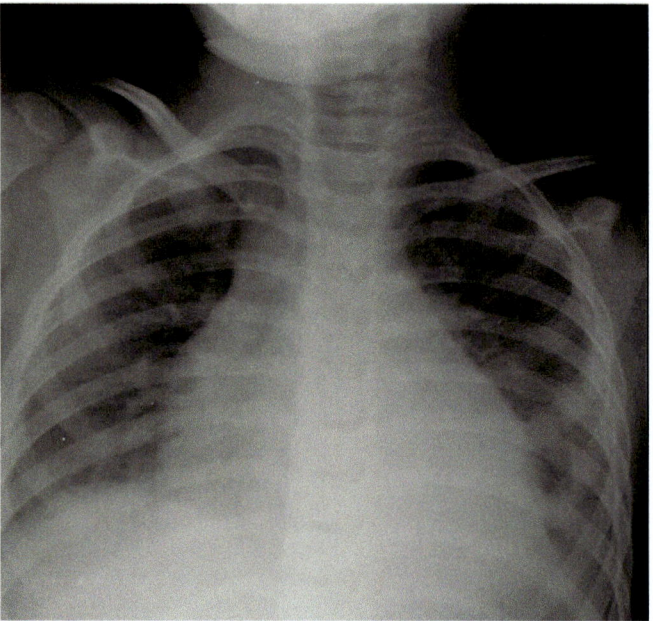

Figura 30-2. Radiografía de tórax.

función sistólica global y regional de ambos ventrículos, función diastólica de ventrículo izquierdo (VI), estimación de la presión pulmonar, evaluación del pericardio y presencia de trombos.

! La guías establecen que la función del VI se debe medir en eje paraesternal largo por modo M, ya que en este están establecidos los valores de referencia. Sin embargo, para el seguimiento y la evolución de estos pacientes se recomienda chequear el diámetro diastólico del VI y de la pared ventricular en 2D, y tener siempre en cuenta la presencia o no de asincronía. Además, las guías aconsejan realizar también el análisis de la función cardíaca mediante Simpson biplano.

Es importante la valoración de la función diastólica del VI con el Doppler de venas pulmonares, Doppler tisular mitral y Doppler de entrada mitral para estimar la elevación de las presiones de llenado. En cuanto a la valoración de la función de ventrículo derecho (VD),

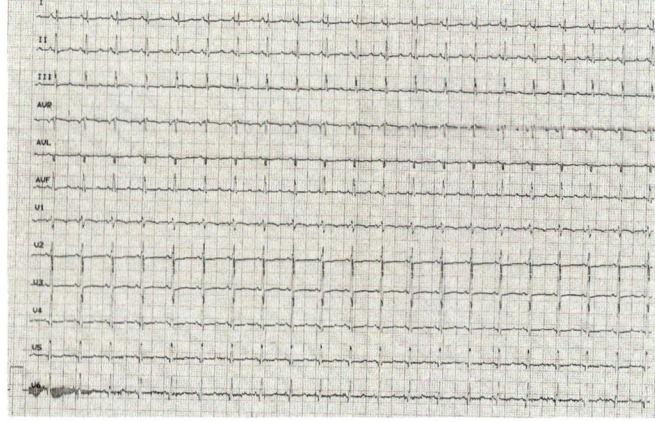

Figura 30-3. Electrocardiograma: taquicardia sinusal, QRS hipovoltados, alteraciones inespecíficas de la repolarización.

las guías señalan la realización del desplazamiento sistólico del plano del anillo tricuspídeo (TAPSE) como medida extendida de la función sistólica y la medición del Doppler tisular lateral, además del cálculo de la fracción de acortamiento de área en el cuatro cámaras modificado. A diferencia del VI, la función global del VD se estima mejor por resonancia magnética (RM) que por ecocardiografía.

– Resonancia magnética (RM): está indicada cuando existen dudas diagnósticas en la ecografía, sobre todo para la evaluación del VD o en cardiopatías congénitas complejas. La información de la función cardíaca por RM es fiable. Además, permite diagnosticar la presencia de inflamación miocárdica en el caso de la miocarditis, la presencia o no de miocardiopatía no compactada o la infiltración grasa de una miocardiopatía arritmogénica. Con la RM con gadolinio se puede estimar la existencia de fibrosis en el miocardio para saber la posibilidad de recuperación en el contexto de isquemia o miocardiopatía, y establecer con ello uno de los factores pronósticos de arritmia y muerte súbita (MS). La principal limitación de la RM en pediatría es la necesidad de sedación de los niños menores de 10 años y su baja resolución en la presencia de arritmias o taquicardia.

• **Cateterismo:** se emplea para realizar biopsia en la sospecha de miocarditis aguda grave o recidivante, para realizar estudio microbiológico y anatómico y adecuar el tratamiento empleado; o si se precisa de coronariografía; o para la realización de biopsia en un debut de *shock* cardiogénico con disfunción y bloqueo auriculoventricular (AV) que no responde al tratamiento. Además, en estos pacientes, el cateterismo a veces es necesario para realizar un estudio hemodinámico completo, de cara a establecer la idonei-

dad del trasplante cardíaco. Para ello, se chequea el gasto cardíaco, las presiones y resistencias pulmonares, la reversibilidad de la HTP y las presiones de llenado.

• **Pruebas funcionales:**
– Holter o pruebas de monitorización durante varios días en los pacientes con sospecha de arritmias, clínica de palpitaciones o síncope, y en los pacientes con disfunción cardíaca para descartar arritmias que sean subsidiarias de tratamiento específico. En pacientes con IC pero asintomáticos no está establecida la periodicidad de la monitorización, pero debe considerarse, sobre todo en pacientes con miocardiopatías.
– La ergometría sirve para establecer de forma reglada la clase funcional de los pacientes y la estratificación de riesgos de mostrar arritmias y MS.

 Un consumo pico de oxígeno < 50 % del predicho por edad y sexo asociado con una mala clase funcional es una de las bases establecidas para considerar la necesidad de trasplante cardíaco.

TRATAMIENTO

El tratamiento (**Tabla 30-3**) se enfoca en mejorar la función cardíaca *(remodeling)*, aliviar los síntomas y prevenir las complicaciones, para mejorar la calidad de vida y la supervivencia de estos pacientes. El tratamiento en los niños se extrapola del que aplica en el adulto. No se debe olvidar que la etiología y la situación clínica (la estratificación de gravedad de Ross) van a marcar el esquema de manejo. Si la etiología es una cardiopatía congénita, la intervención quirúrgica correctiva y paliativa es el tratamiento. Si a la cardiopatía se asocia fallo ventricular,

Tabla 30-3. Tratamiento escalonado de la insuficiencia cardíaca			
	Ross	**Explicación práctica**	**Tratamiento**
Clase A (I)	Asintomáticos	Pacientes con ventrículos normales y con buena función pero con factores de riesgo de desarrollar IC	• No precisa • Vigilar y tratar factores de riesgo
Clase B (II)	• Lactantes: leve sudoración y taquipnea con las tomas • Niños mayores: disnea leve-moderada con el ejercicio	Pacientes con alteraciones de la función cardíaca por ecografía pero sin síntomas claros	• IECA o ARA II • Sacubitrilo-valsartán • Control cercano al menos semestral para descartar progresión
Clase C (III)	• Lactantes: importante sudoración y taquipnea con las tomas y mala ganancia ponderal • Niños mayores: importante disnea con el ejercicio	Pacientes con lesiones estructurales o disfunción ventricular y síntomas de IC actuales o en el pasado	• IECA o sacubitrilo-valsartán • Espironolactona • Diuréticos orales (furosemida) • Betabloqueantes (añadir tras semanas de estabilidad) • Levosimendán
Clase D (IV)	Sudoración o disnea en reposo	Pacientes con IC avanzada con síntomas graves a pesar de tratamiento	• Diuréticos intravenosos • Inotropos • TRC • Ventilación mecánica • VAD • Trasplante

ARA: antagonistas del receptor de la angiotensina; IC: insuficiencia cardíaca; IECA: inhibidores de la enzima convertidora de la angiotensina; TRC: terapia de resincronización cardíaca; VAD: dispositivo de asistencia ventricular.
La estratificación de gravedad en la insuficiencia cardíaca en pediatría es fundamental para el seguimiento, valorar la progresión de la enfermedad y guiar el manejo terapéutico de estos pacientes.

el paciente necesitará también el tratamiento médico asociado pertinente. En la actualidad, muchos medicamentos no tienen autorización para el uso en niños. Dichos fármacos se inician de acuerdo con la sintomatología y a la respuesta a las terapias previas.

 Los fármacos probados en adultos en IC pueden funcionar en niños, ya que los mecanismos fisiopatológicos que se activan en la edad pediátrica son los mismos.

Los fármacos empleados en el tratamiento de IC son:

- **Diuréticos (estadios C y D):** con independencia de la etiología de la IC, la mayoría de los pacientes mejoran con el empleo de terapia diurética. Además de la disminución del líquido intersticial y del tercer espacio, la reducción de la precarga en un ventrículo que funciona al máximo de la tensión puede mejorar la contractilidad. Los diuréticos del asa son los más usados y eficaces. La furosemida inhibe la reabsorción de electrólitos en la rama ascendente del asa de Henle. En dosis superiores a 1 mg/kg/día se le debe asociar a diuréticos ahorradores de potasio como la espironolactona. Sus efectos adversos más habituales son alteraciones hidroelectrolíticas, alcalosis metabólica e insuficiencia renal. A largo plazo, nefrocalcinosis y ototoxicidad. Las tiazidas son diuréticos que actúan detrás del asa de Henle, y son útiles cuando la respuesta a la furosemida es limitada. La espironolactona (antagonista del receptor de mineralocorticoides) se usa mucho en IC no solo como diurético (cuyo efecto es menos potente y se asocia a furosemida y tiazidas), sino porque ha demostrado disminuir la fibrosis miocárdica y la mortalidad. Está indicada en los pacientes en tratamiento con inhibidores de la enzima convertidora de angiotensina (IECA) y betabloqueantes que no han tenido mejoría de la función (estadio C). Sus efectos adversos más frecuentes son hiperpotasemia y ginecomastia.
- **Inhibidores de la enzima convertidora de angiotensina (IECA) (primer agente de tratamiento, estadio B y C):** en adultos han demostrado una disminución significativa de la morbimortalidad de la IC. Estos fármacos que causan vasodilatación periférica (disminuyen la poscarga, mejoran el gasto y favorecen el remodelado inverso), carecen de estudios en niños que avalen su uso en pacientes asintomáticos con fallo cardíaco; sin embargo, se usan, si no existe contraindicación, en todos los pacientes con disfunción ventricular. En el caso de aquellos con fisiología univentricular se valora su uso si existe disfunción ventricular o insuficiencia de la válvula AV. Los IECA más empleados en niños son el captoprilo y el enalaprilo. Deben iniciarse a la dosis mínima e ir aumentando de forma progresiva hasta la dosis máxima segura. Su principal efecto adverso es la insuficiencia renal, sobre todo en lactantes, y la hipotensión. También puede mostrar tos; en ese caso pueden sustituirse por antagonistas del receptor de angiotensina II (losartán, valsartán).
- **Antagonista del receptor de angiotensina-inhibidor de neprilisina (sacubitrilo-valsartán) (estadio C):** es un tratamiento de primera línea en adultos ya que ha demostrado disminuir la mortalidad en pacientes con disfunción grave

e IC avanzada. Además, mejora la clase funcional y disminuye el NT-proBNP. Aceptado su uso en niños desde 2019 por la Food and Drug Administration, se ha llevado a cabo un ensayo multinacional para ver la eficacia y seguridad en pediatría (PANORAMA) pendiente de publicación. Los principales efectos adversos de este fármaco son la hipotensión y la hiperkaliemia.

- **Betabloqueantes (estadio C):** en adultos han demostrado disminuir la mortalidad, la tasa de hospitalización, y mejorar la fracción de eyección, lo que influye en el remodelado ventricular. Las guías pediátricas establecen que se debe considerar su uso en los pacientes con disfunción ventricular izquierda sintomáticos o asintomáticos. Pero no deben iniciarse en fase de descompensación y, de hecho, se suspenden en esas circunstancias. Como todos los fármacos en IC, deben iniciarse a dosis bajas hasta titular la dosis óptima; en estos pacientes se suele empezar a dosis más bajas que con los antiarrítmicos. Los betabloqueantes más usados son: carvedilol y bisoprolol. Sus efectos secundarios más habituales son hipotensión, mareo, fatiga, broncoespasmo, bradicardia e hipoglucemia.
- **Digoxina (estadio C):** aunque su uso en pediatría es anecdótico, este fármaco sigue apareciendo en todas las guías de manejo y artículos de revisión. Las guías establecen su indicación en pacientes sintomáticos con FEVI disminuida a pesar del tratamiento adecuado. Con efecto inotropo positivo y cronotropo negativo; mejora los síntomas pero no la supervivencia.
- **Inhibidores del cotrasportador sodio-glucosa 2 (dapaglifozina, empaglifozina) (estadio C):** otro fármaco nuevo ya establecido como primer nivel de tratamiento en adultos, que ha demostrado mejorar la supervivencia, disminuir las hospitalizaciones y mejorar la sintomatología. En niños, prácticamente no hay datos, y no está aprobado por la Food and Drug Administration. Existe un estudio restrospectivo de 38 pacientes pediátricos que asocian dapaglifozina al tratamiento de base y se observa leve mejoría en el NT-proBNP y la FEVI. Su efecto adverso más frecuente son las infecciones urinarias.
- **Ivabradina (estadios C y D):** es un modulador de la «corriente-f» que acorta la frecuencia sinusal y prologa la fase de despolarización. Ha demostrado reducir la FC un 20 %; disminuyen las hospitalizaciones pero no la mortalidad. Se usa en pacientes que no tienen una adecuada respuesta o no toleran el tratamiento betabloqueante para regular la FC. Su empleo está aceptado en niños desde los 6 meses, en pacientes sintomáticos estables con FEVI disminuida y NT-proBNP elevado solo o en asociación a dosis bajas de betabloqueante. No debe emplearse con bloqueo AV, bradicardia, disfunción del nodo sinusal o insuficiencia hepática.
- **Inotropos (estadio D y descompensaciones):** su uso es variable y controvertido, y está limitado a la situación de *shock* que no responde a diuréticos ni vasodilatadores. Deben conocerse sus beneficios e inconvenientes para elegir uno sobre otro:
  - Adrenérgicos (dopamina, dobutamina, adrenalina y noradrenalina): aumentan el estímulo simpático con incremento de los niveles de norepinefrina, y con ello,

la contractilidad cardíaca y el consumo miocárdico, por lo que solo deben administrarse en *shock* cardiogénico, y el menor tiempo posible.

- Inhibidores de la fosfodiesterasa III (milrinona): mejora la función sistodiastólica y es vasodilatador sistémico y pulmonar. Es el fármaco preferido en las descompensaciones. Aumenta la contractilidad y disminuye la poscarga, sin incrementar en exceso el consumo de oxígeno. Es un fármaco seguro, aunque puede producir arritmias.
- Sensibilizadores del calcio (levosimendán): aumentan la afinidad de las proteínas contráctiles por el calcio y disminuyen el consumo miocárdico. Mejoran el inotropismo, reducen la pre- y poscarga, sin afectar a la diástole. Mejoran la diuresis en los pacientes y rducen el BNP. Su uso en pediatría es *off label*, se administra de forma intravenosa y con monitorización, ya que puede ocasionar hipotensión y arritmias. Su efecto dura de de cinco a siete días gracias a sus metabolitos activos.

 Según las guías, en la falla diastólica ventricular (con FEVI preservada) el único tratamiento indicado son los diuréticos para conseguir euvolemia. Los IECA se valoran como tratamiento antihipertensivo en la monitorización de forma estrecha de la función renal. No se recomienda milrinona (excepto si existe HTP), ni calcio antagonistas ni betabloqueantes ni digoxina.

- **Otros tratamientos coadyuvantes:** en estos pacientes es indispensable tratar aquellas situaciones que puedan empeorar o perpetuar los síntomas de IC. Un manejo multidisciplinar, sin perder de vista el seguimiento pediátrico general, es fundamental. Se deben tratar y vigilar: las arritmias, la acidosis, el hipo-hipertiroidismo, la anemia (sobre todo ferropénica, con necesidad, en la mayoría de los casos, de la administración de hierro intravenoso), la hipertensión, las infecciones (se deben prevenir con una correcta vacunación), la hipercolesterolemia, el fallo renal, la obesidad y la malnutrición (más del 25 % de los pacientes en IC presentan fallo de medro; el consumo calórico aumentado por el gasto cardíaco, y la dificultad para alimentarse por la fatiga los condicionan en gran parte y precisan de fórmulas hipercalóricas y a veces de sonda nasogástrica). En cuanto a la actividad física, las recomendaciones varían según los casos y deben basarse en la ergometría.

 La rehabilitación cardíaca, muy establecida en adultos, han demostrado mejoría de la capacidad funcional en pacientes con cardiopatías congénitas y miocardiopatías.

En estos pacientes se indica tratamiento con enoxaparina o acenocumarol (anticoagulación) si existe un trombo intracardíaco, o si el paciente presenta disfunción ventricular grave (FEVI < 25 %) asociada a historia de trombosis previa o presencia de arritmias auriculares. El uso de antiagregación se recomienda en disfunción ventricular moderada y en miocardiopatía restrictiva con dilatación auricular (**Fig. 30-4**).

Cuando el tratamiento médico no es suficiente existen otros avanzados no farmacológicos:

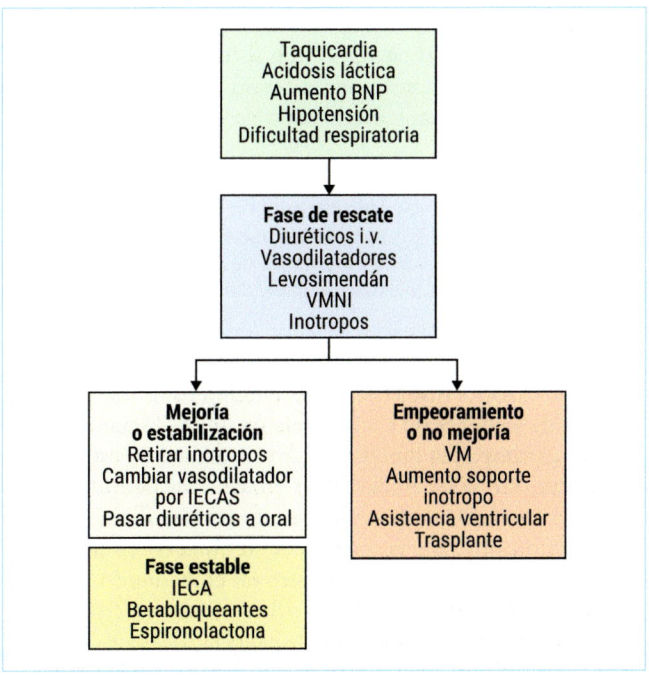

Figura 30-4. Tratamiento de insuficiencia cardíaca aguda o descompensaciones.

- **Soporte mecánico:** son «dispositivos» que se emplean en niños para el tratamiento del *shock* cardiogénico y permiten el reposo miocárdico en pacientes con patologías potencialmente reversibles, cuando no existe respuesta suficiente al tratamiento médico, como puente a la recuperación o al trasplante, para garantizar buena perfusión a todos los órganos. Los sistemas de asistencia ventricular pueden ser uni o biventriculares, de asistencia pulsátil o continua. Cuando junto con el fallo cardíaco se asocia hipoxemia se utiliza el soporte con oxigenación por membrana extracorpórea. Las indicaciones más frecuentes para este tipo de soporte son miocarditis, bajo gasto postoperatorio o parada cardiorrespiratoria. Los soportes de duración media sin apoyo de oxigenación y centrífugos son el Cardiohelp o Centrimag. El único sistema diseñado en pediatría como soporte a largo tiempo es el Berlin Heart, de soporte pulsátil y que puede insertar desde la etapa neonatal como puente a trasplante. La complicación más habitual de estos dispositivos son las hemorragias cerebrales por la necesidad de estar anticoagulado y antiagregado, y en segundo lugar, trombosis y las infecciones en relación con el dispositivo. Existen múltiples registros de datos de asistencia y estiman la supervivencia en los niños mayores de 11 años del 80 %, y en los menores de 1 año, del 47 %. Un tercio de los niños que reciben un trasplante cardíaco, lo esperan en asistencia mecánica.
- **Terapia eléctrica:** el tratamiento de las arritmias es una parte importante del tratamiento de IC. En adolescentes, siempre se debe realizar un estudio electrofisiológico en casos de miocardiopatía inducida por taquicardia, y en niños pequeños si no existe un buen control con los fármacos.
  - Marcapasos: está indicado en caso de bloqueo AV de segundo y tercer grado con disfunción ventricular. Se

recomienda la colocación del cable ventricular epicárdico en el VI para un estímulo más fisiológico.
– Terapia de resincronización (estadios C y D): es un tratamiento avanzado establecido en adultos.

Los resultados en niños son más variables que los publicados en adultos, con una mejoría clínica y ecográfica que varía del 30 al 74 % de los pacientes; ello es debido a la gran variedad de patología de base, las cicatrices postoperatorias y la mayor incidencia de disfunción de VD.

Se sabe que el marcapasos resincronizador es más eficaz en corazones biventriculares, en asincronía secundaria a marcapasos previo y en ventrículo único respecto al resto de cardiopatías congénitas. El implante de este dispositivo puede ser transvenoso por encima de 30 kg, pero en la mayoría de los casos se precisa de esternotomía y toracotomía para su implante, con una correcta colocación de un cable en VD y otro en el izquierdo.

Los pacientes que se benefician de la terapia de resincronización son los sintomáticos (clase funcional II-IV), con imagen de bloqueo de rama izquierda en el ECG (QRS >120 ms) y FEVI <35 %.

– Desfibrilador: su implante se recomienda en pacientes con MS abortada previa; en caso de síncope no explicado con disfunción ventricular al menos moderada; taquicardias ventriculares documentadas con disfunción ventricular grave, y en mala clase funcional con FEVI < 35 % debe valorarse aunque no existan antecedentes de síncope. El implante de este dispositivo está condicionado por las posibilidades técnicas en los pacientes pequeños. El riesgo global estimado de MS en pacientes en espera de trasplante cardíaco infantil es del 1 %.
– Trasplante cardíaco (estadios D y C en miocardiopatías restrictivas o fallo de medro grave): a pesar de los avances en el tratamiento de la IC, un número relativamente alto de pacientes requerirá trasplante cardíaco. La sobrevida actual del trasplante cardíaco en edad neonatal es de 19,2 años; en edad escolar 15,6 años, y en la adolescencia 11,9 años. La mayor mortalidad se produce en la etapa postoperatoria (sobre todo si el paciente ha precisado cirugías previas, soporte con oxigenación por membrana extracorpórea, diálisis o su enfermedad de base era síndrome de ventrículo izquierdo hipoplásico (SVIH), y durante el primer año, por la mayor incidencia de rechazo. A largo plazo, la principal causa de muerte o retrasplante es la enfermedad vascular del injerto.

PRONÓSTICO

La mortalidad de los pacientes pediátricos en IC crónica es elevada, particularmente en los primeros seis meses del debut, con un descenso progresivo de la supervivencia durante los primeros cuatro años. Entre el quinto y octavo año, la mortalidad se estabiliza, y después de los ocho años presenta otro pico de mortalidad. Los pacientes en clase B y C presentan mejor respuesta al tratamiento médico y tiempo más prolongado de estabilización.

La mortalidad en IC pediátrica a los cinco años del diagnóstico se establece en hasta el 80 %.

PUNTOS CLAVE
- La IC es un síndrome clínico cuyo diagnóstico se basa en el ECG, la ecocardiografía y el aumento del BNP.
- Su tratamiento debe ser escalonado con base en la clasificación de Ross y en la respuesta terapéutica a los fármacos empleados.
- Su mortalidad es elevada, y un porcentaje elevado de pacientes necesitará trasplante cardíaco.

BIBLIOGRAFÍA

Amdani S, Marino BS, Rossano J, López R, Schold JD, Tang WHW. Burden of Pediatric Heart Failure in the United States. J Am Coll Cardiol. 2022;79(19):1917-28.

Cassalett-Bustillo G. Falla cardíaca en pacientes pediátricos. Fisiopatología y manejo. Parte I. Rev Colomb Cardiol. 2018;25(4):286-94.

Cassalett-Bustillo G. Falla cardíaca en pacientes pediátricos. Fisiopatología y manejo. Parte II. Rev Colomb Cardiol. 2018;25(5):344-52.

Kirk R, Dipchand AI, Rosenthal DN, Addonizio L, Burch M, Chrisant M, et al. The International Society for Heart and Lung Transplantation Guidelines for the management of pediatric heart failure: Executive summary. J Heart Lung Transplant. 2014;33(9):888-909.

Mathur K, Hsu DT, Lamour JM, Aydin SI. Safety of Enalapril in Infants: Data from the Pediatric Heart Network Infant Single Ventricle Trial. J Pediatr. 2020;227:218-23.

Hipertensión arterial en pediatría

31

C. Blázquez Gómez

OBJETIVOS

- Definir el concepto de hipertensión arterial en el niño y el adolescente.
- Conocer cuáles son las causas más frecuentes de hipertensión arterial en pediatría.
- Comprender la importancia de la correcta medición de la presión arterial en pediatría.
- Interpretar la monitorización ambulatoria de presión arterial en la evaluación del niño hipertenso.
- Comprender la importancia de la realización de las pruebas diagnóstica y del estudio de los órganos diana.
- Conocer los criterios utilizados para el uso de medidas higienicodietéticas y farmacológicas en el tratamiento de la hipertensión arterial.

DEFINICIÓN DE HIPERTENSIÓN ARTERIAL EN NIÑOS

La presión arterial (PA) es un parámetro dinámico y está influenciado por numerosos factores circunstanciales, lo que hace necesario estandarizar los procedimientos de medición, y en pediatría, ajustarlos según edad.

 Es conocido que la hipertensión arterial (HTA) se correlaciona con un incremento del riesgo cardiovascular.

Por lo que en adultos, el objetivo de encontrarse normotenso es reducir la morbilidad y mortalidad de los eventos cardiovasculares. En los niños, es imposible utilizar la misma metodología ya que no se han realizado estudios prospectivos sobre eventos cardiovasculares a largo plazo.

 La definición de HTA en pediatría es epidemiológica, las cifras de PA están estandarizadas según el género, edad y altura.

 Se considera que un niño se encuentra hipertenso cuando los valores de presión arterial sistólica (PAS) y/o diastólica (PAD) se encuentran por encima del percentil 95 (P95) en tres o más ocasiones.

La Sociedad Europea de Hipertensión publicó, en 2016, las últimas directrices para el diagnóstico de HTA en pediatría con los valores de referencia del Fourth Report. En 2017, la Academia Estadounidense de Pediatría presentó una guía similar de práctica clínica. Dado que existe una relación entre la obesidad y la hipertensión, estos últimos quisieron excluir a los niños con sobrepeso u obesidad, incluidos en la cohorte original dado que existía un potencial sesgo de infradiagnóstico de HTA. En consecuencia, se obtuvieron valores de PA varios milímetros de mercurio más bajos que los previos. Para el diagnóstico de HTA, ambas guías utilizan percentiles de PA para edad, sexo y talla, sin embargo, presentan diferencias que se resumen en la **tabla 31-1**.

La hipertensión de bata blanca (HBB) es definida por valores de PA $\geq$ p95 en la consulta, y valores normales para su edad, sexo y talla fuera de ella.

 La relación HBB con marcadores de afectación de órgano diana como el incremento del índice de masa ventricular izquierda (MVI) y el grosor de la íntima media en la arteria carótida por encima de los valores normales está bien documentada en la población adulta.

En los pacientes pediátricos, los datos manejados en la actualidad, sugieren esta relación.

 La hipertensión enmascarada se diagnostica en aquellos pacientes que presentan hipertensión ambulatoria y valores de PA normales en la consulta.

Está asociada a un aumento de la MVI y con obesidad, y una mayor morbilidad cardiovascular.

ETIOLOGÍA DE LA HIPERTENSIÓN ARTERIAL EN PEDIATRÍA

La HTA primaria o esencial es aquella en la que la causa subyacente no es identificada, y es la diagnosticada con más frecuencia en el adulto. El género masculino, la étnica africana, el nivel bajo socioeconómico, factores genéticos, y el estatus nutricional son factores asociados a la hipertensión primaria. Se teoriza que esta ha podido originarse durante la etapa fetal debido a eventos estresantes que causan cambios metabólicos y estructurales permanentes que se traducen

Tabla 31-1. Diagnóstico de hipertensión arterial en pediatría según la Guía europea de 2016 y la Guía americana de 2017

	Guía Europea 2016			Guía Americana 2017	
	<16 años	≥16 años y adultos (PAS y/o PAD mmHg)		<13 años	≥13 años y adultos (PAS y/o PAD mmHg)
Normotensión	<P90	<130/85	Normotensión	<P90	<120/<80
Normal-alta	≥P90-<P95	130-139/85-89	PA elevada	≥P90-<P95	120-129/<80
Hipertensión	≥P95	≥140/90	Hipertensión	≥P95 o 120/80, incluso <P90	≥130/80
Estadio 1	≥P95-P99+5 mmHg	140-159/90-99	Estadio 1	≥P95-<P95 + 12 mmHg o 130/80 a 139/89 mmHg	130/80-139/89
Estadio 2	>P99+5 mmHg	160-179/100-109	Estadio 2	≥P95 + 12 mmHg o ≥140/90 mmHg	≥140/90
Sistólica aislada	PAS ≥P95 y PAD <P90	PAS ≥140 y PAD <90	Sistólica aislada	No contemplada	

P90: percentil 90; P95: percentil 95; P99: percentil 99; PA: presión arterial; PAD: presión arterial diastólica; PAS: presión arterial sistólica.

en cambios en la expresión de los genes. Por otro lado, la hipertensión relacionada con la obesidad tiene una etiología y fisiopatología compleja probablemente debido a la sobre-activación del sistema renina-angiotensina-aldosterona y del sistema nervioso simpático que produce una disregulación metabólica con incremento de los niveles de estrés oxidativo e inflamación y daño en el endotelio vascular.

> ! En los últimos años, y sobre todo en los adolescentes, debido a la epidemia de sobrepeso y obesidad, se ha incrementado el diagnóstico en pediatría de HTA primaria.

La HTA secundaria se define como aquella cuya causa es identificable, lo que en los niños suele significar que al resolver el trastorno subyacente la hipertensión desaparece. La prevalencia de formas secundarias de HTA independientemente proporcional a los años y dependiente del grado de elevación de las cifras de PA.

> ! Mientras que en los lactantes más del 90 % de la HTA diagnosticada es secundaria, en los adolescentes más del 95% de los casos son de etiología primaria.

La HTA secundaria se puede dividir etiológicamente en seis grupos ordenados por frecuencia en:

- **Afectación de parénquima renal**: la HTA se produce por la expansión de volumen debido a la retención de sal y agua y la activación del sistema renina-angiotensina debido a una disminución del número de nefronas. La presencia de cicatrices en el parénquima renal producidas por infecciones urinarias recurrentes o asociada a malformaciones congénitas del sistema urinario, o bien por cualquier otra causa, pueden disminuir la masa renal efectiva.
- **Renovascular**: debido a una disminución del flujo sanguíneo renal que resulta en un aumento de los niveles plasmáticos de renina, angiotensina y aldosterona. En estas causas se incluye la displasia fibromuscular (estenosis arterial por un proceso no inflamatorio y no aterosclerótico), lesión arterial renal y estenosis después de un cateterismo arterial

umbilical en el período neonatal o debido a una arteritis o hipoplasia de la arteria renal o el síndrome de aorta media.
- **Cardiológica**: la más común es la coartación de la aorta torácica o abdominal que se detallarán en este libro de manera más ampliada.
- **Endocrina**: a) exceso de catecolaminas. Los feocromocitomas son tumores productores de catecolaminas, frecuentemente familiares, bilaterales, multifocales y malignos. Pueden identificarse durante el cribado presintomático de pacientes con enfermedades genéticas como la neoplasia endocrina múltiple tipo 2, enfermedad de von Hippel-Lindau, y neurofibromatosis tipo 1; b) exceso de corticosteroides (más a menudo, debido a la administración exógena de glucocorticoides, y más rara vez debido a la producción endógena de glucocorticoides o mineralocorticoides, como en el síndrome de Cushing o los tumores secretores de aldosterona). Síndrome de Cushing: la presentación clínica más frecuente son la ganancia de peso y el estancamiento ponderal. La hipertensión está presente en la mitad de los niños y puede llegar a persistir hasta un año después a pesar del tratamiento quirúrgico, y c) otras causas como trastornos de la tiroides.
- **Monogénicos:** producidas por entidades que afectan al túbulo renal que aumentan la reabsorción tubular de sodio o de cloruro que conducen a un incremento del volumen vascular. Bioquímicamente se suelen caracterizar por bajos niveles plasmáticos de renina con hipocalemia excepto en el síndrome Gordon, junto a unos antecedentes familiares de HTA de diagnóstico precoz, o muertes por accidentes cerebrovasculares, o fallo cardíaco o hipertensión arterial refractaria.
- **Fármacos y drogas ilícitas**.

RECOMENDACIONES E INDICACIONES PARA LA MEDIDA DE LA PRESIÓN ARTERIAL

La PA debe medirse con el niño en posición erguida tras un reposo de al menos tres a cinco minutos y el brazo apoyado de manera que la fosa antecubital esté a la altura del corazón, con la espalda apoyada y los pies sobre el suelo. El brazo derecho es de elección para evitar lecturas falsamente bajas en casos de coartación de aorta. Deberá evitarse la ingesta de cafeína, estimulantes y tabaco en los 30 minutos previos a la medición. Deben tomarse al menos tres mediciones de PA en cada visita y obtener la media de las dos últimas, con un intervalo de tres minutos. La elección de un manguito adecuado es fundamental. La cámara hinchable de este debe tener una longitud tal que cubra el 80 % del perímetro del brazo a la altura del punto medio entre el olécranon y el acromion, y una anchura que equivalga al 40 % de la circunferencia.

 Un manguito demasiado grande infraestimará los valores de PA, mientras que uno demasiado pequeño los sobrestimará.

 A todos los niños mayores de 3 años se les debe medir la PA, al menos, en las consultas de seguimiento de atención primaria.

En el caso de los menores de 3 años, solo debe medirse la PA en las siguientes circunstancias: niños prematuros, niños nacidos con bajo peso para su edad gestacional o que hayan sufrido complicaciones neonatales, aquellos con diagnóstico de cardiopatías congénitas, infecciones urinarias recurrentes o hematuria o proteinuria, enfermedades renales o urológicas, enfermedades sistémicas como la neurofibromatosis o en caso de trasplante de órgano sólido o de médula ósea, en caso de antecedentes familiares de enfermedad renal o de tratamiento con fármacos que aumentan la PA.

MÉTODOS PARA LA MEDIDA DE LA PRESIÓN ARTERIAL

Las técnicas utilizadas para medir la PA en niños son directas (se requiere un catéter intraarterial), o indirecta (auscultatorio, oscilométrica, monitorización en domicilio de la PA y monitorización ambulatoria de la PA [MAPA]).

- **Auscultatorio**: de elección para medir la PA. Se utiliza el fonendoscopio situado en la flexura del codo sobre la arteria radia, y de ahí se identifican los ruidos de Korotkoff para determinar la PAS (primer ruido) y PAD (quinto ruido).
- **Oscilométrico**: su uso se ha incrementado en los últimos años debido a la incorporación de los dispositivos oscilométricos automáticos, que deben haber sido previamente validados. No se debe hacer un diagnóstico de HTA basado exclusivamente en cifras tensionales obtenidas por este método.
- **Monitorización ambulatoria de presión arterial (MAPA)**: permite la obtención de múltiples medidas de PA en condiciones habituales mediante un equipo automático en el que se predetermina la frecuencia de estas medidas. Es una herramienta de alta utilidad en el estudio de la PA tanto en niños como en adolescentes, sin embargo, requiere una adaptación metodológica y al análisis de los resultados.

Tanto las guías europeas como las americanas recomiendan la realización de una MAPA para confirmar la HTA. A continuación se listan otras indicaciones de MAPA:

- Discrepancia entre la PA ambulatoria y la domiciliaria.
- Identificar patrones anormales de PA que sugieran una causa secundaria de HTA como la estenosis de la arteria renal o la coartación de aorta.

- Confirmar la hipertensión previamente al comienzo de la administración de un tratamiento farmacológico antihipertensivo.
- En caso de detección de daño en órgano diana (hipertrofia ventricular izquierda y microalbuminuria) y PA clínica normal.
- Enfermedad renal crónica para identificar HTA enmascarada o nocturna; indicar la PA media (PAM) que debe tener para enlentecer la progresión de enfermedad renal crónica y revertir el daño en órgano diana.
- Trasplante de riñón, hígado o corazón.
- Síndromes genéticos como la neurofibromatosis tipo 1, el síndrome de Turner y el síndrome de Williams.
- Diabetes *mellitus* tipo 1 y 2 para identificar variaciones anormales del ritmo circadiano; optimizar, prevenir o tratar la microalbuminuria y los cambios vasculares.
- Coartación de aorta: detector de hipertensión enmascarada o recurrente después del año de reparación.
- Obesidad grave con o sin síndrome de apnea e hipoapnea.
- Evaluación de cifras de PA durante el tratamiento farmacológico.
- Evaluación del control de la PA en niños con daño orgánico ya diagnosticados de HTA.
- Sospecha de disfunción autónoma o de tumores secretores de catecolaminas.

 Las contraindicaciones de la MAPA son la fibrilación auricular, los problemas en la coagulación y alergia al látex cuando no se dispone de manguito libre de látex.

 La MAPA permitirá obtener información acerca del promedio de la PA de 24 horas, tanto diurno, como nocturno, la carga hipertensiva y la frecuencia cardíaca.

Para garantizar la correcta realización de la MAPA, se debe seguir el enfoque metodológico que se esboza en la declaración científica de la American Heart Association publicada en 2014. El período de monitorización se divide en tiempo de vigilia y de sueño. Las diferentes variables se calculan para ambos períodos de vigilia y de sueño por separado y para la totalidad de las 24 horas. Si no se dispone de información, se tomará el período diurno desde las 8:00 a las 20:00 horas, y el período nocturno desde las 00:00 hasta las 06:00 horas. Las lecturas se toman cada 20 minutos durante el período de actividad, y cada 30 minutos durante el sueño. Esto debería dar lugar a un número suficiente de lecturas registradas para la interpretación en los diferentes períodos de sueño y vigilia. Debe estar programado para excluir mediciones que se encuentra fuera de los límites establecidos.

Las ventajas de la MAPA son que se obtienen un gran número de medidas durante las actividades habituales, incluido el sueño, en ausencia de cualquier influencia del medio sanitario, tanto ambiental como personal, que permiten una mayor precisión y reproducibilidad en los valores de PA. Además, la variabilidad intraindividual, definida como la diferencia entre las dos medidas, disminuye de manera progresiva cuando más medidas de la PA se obtienen. La variabilidad circadiana puede cuantificarse; sin embargo, esta técnica está limitada por las consecuencias de las molestias que los niños tienen durante la jornada escolar y en el período de sueño derivadas de la compresión del manguito. La pérdida de medidas debido a dificultades técnicas, o de valores de referencia de PA ambulatoria en niños, deben ser los utilizados para determinar si un paciente tiene una PA ambulatoria normal o elevada. En la actualidad, los valores de referencia son producto de un único estudio realizado en Europa central en aproximadamente 1.000 niños y adolescentes. Algunos efectos secundarios locales son: equimosis, flebitis y exantema en el sitio de colocación del manguito. Por otro lado, su coste elevado, el requerimiento de personal capacitado en la técnica y en el análisis de los resultados, junto a la escasa disponibilidad de los equipos, limitan su práctica general.

Para la lectura ordenada e interpretación de un informe de MAPA, se debe tener en cuenta lo siguiente:

- **Evaluar si se cumplieron los aspectos técnicos de calidad:** uso de equipamiento validado, manguito de tamaño adecuado, frecuencia de mediciones óptimas (al menos un 70 % de lecturas satisfactorias totales, y al menos 20 lecturas diarias y 7 registros nocturnos; como mínimo, un registro por hora).
- **Comparar los niveles de PAM de PAS, PAD, PAM** durante el período diurno, nocturno, y durante las 24 horas con los respectivos valores de P95 para sexo y talla. Los valores > P95 corresponden a HTA.
- **Determinar la carga hipertensiva** que representa el porcentaje de lecturas válidas por encima del P95 para la PAS y la PAD durante las 24 horas, el período diurno y nocturno.

 Se considera anormal cuando esta carga es > 25 % pero es un parámetro ya no utilizado para definir hipertensión.

- **Evaluar el ritmo circadiano** mediante el *dipping* o descenso nocturno de la PA mediante la siguiente fórmula: (PAM diurna-PAM nocturna)/PAM diurna) × 100.
  - Conservado:
    - Patrón *dipper*: descenso de la PA nocturna del 10-20 % respecto a la diurna.
    - Patrón *hiperdipper*: descenso de PA > 20 % respecto a la diurna.
  - No conservado:
    - Descenso de la PA < 10 %.
    - Invertido: PA más elevada durante el período nocturno que diurno.
    - La falta de ritmo circadiano aumenta el riesgo de mortalidad renal y cardiovascular en el individuo, sobre todo en pacientes diabéticos tipo 1 y tipo 2.

EVALUACIÓN: HISTORIA MÉDICA Y EXPLORACIÓN FÍSICA

La historia familiar y clínica debe preceder a la exploración física y ha de ser lo de más detallada y cuidadosa.

 Su objetivo es obtener información sobre la gravedad, duración y la posible etiología de la HTA.

Se realizará un enfoque individualizado y específico para evitar pruebas inapropiadas, costosas e invasivas. Debería de constar de:

Historia familiar

Incluidos familiares de primer y segundo grado con HTA, obesidad, enfermedades cardiovasculares y cerebrovasculares, diabetes *mellitus*, dislipemia, nefropatía hereditaria (enfermedad poliquística o del colágeno IV), síndromes asociados con HTA (neurofibromatosis) o enfermedad endocrina hereditaria (feocromocitoma, hiperaldosteronismo sensible a glucocorticoides, neoplasia endocrina múltiple tipo 2, enfermedad de von Hippel-Lindau).

Historia gestacional y neonatal

Los antecedentes obstétricos y perinatales han demostrado guardar correlación con daño cardiovascular en el adulto. Los datos que hay que recoger son: HTA o preeclampsia durante la gestación, u otras complicaciones como el oligohidramnios; somatometría al nacimiento, edad gestacional, y en caso de ingreso neonatal comprobar si hubo hipotensión grave, *shock*, infecciones, anoxia, cateterismo de arteria umbilical o trombosis de vena o arteria renal.

Historia clínica

- **Debut de la hipertensión y su manejo:** edad de presentación, metodología y medidas exactas de PA, tratamiento antihipertensivo pasado y actual, circunstancias personales, familiares, sociales y escolares al diagnóstico.
- **Síntomas asociados a HTA:** disuria, sed, poliuria, nicturia, hematuria, cefalea, epistaxis, parálisis facial, vértigo, bajo rendimiento escolar, ictus, edema, pérdida de peso, fallo de medro, palpitaciones, sudoración, fiebre, palidez, rubor, extremidades frías, claudicación intermitente, virilización, amenorrea primaria, seudohermafroditismo masculino.
- **Ingesta de fármacos:** esteroides, antiinflamatorios no esteroideos, anticalcineurínicos, cafeína, antidepresivos tricíclicos, antipsicóticos, descongestivos (con seudoefedrina, fenilefrina o fenilpropanolamina), simpaticomiméticos, anticonceptivos orales, andrógenos, drogas ilegales, ketamina, metilfenidato, anfetaminas, regaliz, eritropoyetina, sinerina, octapamina, efedrina, fármacos anti-factor de crecimiento endotelial vascular, terapias alternativas, productos de herbolario, suplementos nutricionales.
- **Síntomas sugestivos de HTA esencial:** sobrepeso u obesidad, historia familiar de HTA, respuesta anormal al estrés, síndrome metabólico o resistencia a la insulina.
- **Síntomas sugestivos de hipertensión secundaria:** debut en edad prepuberal (particularmente, antes de los 6 años), niño no obeso sin historia familiar de HTA nocturna o HTA diastólica.
- **Síntomas sugestivos de daño orgánico:** cefaleas, epistaxis, vértigo, alteraciones visuales, parálisis facial idiopática, convulsiones, dolor torácico, palpitaciones, ictus, disnea.
- **Enfermedades concurrentes o de base:** diagnóstico previo de HTA, infección del tracto urinario, nefropatía u

otra enfermedad urológica, patología cardíaca, endocrina o neurológica.

- **Factores de riesgo:** estilo de vida sedentario, inactividad física, hábitos de vida insanos, incluida la exposición a tabaco y la ingesta incrementada de sal, posibilidad de embarazo, diabetes *mellitus*, dislipidemia, resistencia a la insulina, obesidad, síndrome metabólico, ronquidos asociados o no a apneas del sueño.
- **Historia psicosocial:** el desarrollo de HTA durante la edad adulta se ha desarrollado con experiencias negativas o traumáticas en la infancia. Se debería interrogar sobre el estado anímico, sentimientos de depresión o acoso escolar.

 Es obligatorio la realización de una exploración física minuciosa a pesar de que en la mayoría de las ocasiones es normal.

 En todo niño con sospecha de HTA debe medirse la PA en las cuatro extremidades y realizar una somatometría expresada en percentiles o desviaciones estándares para su edad.

En la **tabla 31-2** se muestra al detalle la exploración física por aparatos en un paciente con HTA.

Tabla 31-2. Exploración física recomendada para niños con sospecha de hipertensión arterial	
General	• Obesidad troncular (síndrome de Cushing o metabólico) • Delgadez extrema (hipertiroidismo o feocromocitoma) • Hipocrecimiento (síndrome de Turner, Williams, Gordon o enfermedad renal crónica)
Rasgos dismórficos	Cushing, Turner, Willian-Beuren, Marfan, Klipplel-Weber, Feuerstein-Mims, von Hippel-Lindau, neoplasia endocrina múltiple
Piel	• Manchas café con leche, efélides axilares, neurofribromas (neurofibromatosis) • Rash, púrpura, exantema en mariposa, petequias (lupus eritematoso sistémico, vasculitis, nefritis de Schönlein-Henoch, colagenopatía) • Acantosis nigricans (diabetes *mellitus* tipo 2, síndrome metabólico) • Flushing, diaforesis o palidez (feocromaticoma) • Edema (daño renal) • Acné, hirsutismo, estrías (síndrome de Cushing, abuso de anabolizantes esteroideos) • Adenoma sebáceo, angiofibromas, manchas hipocrómicas (esclerosis tuberosa) • Piel de naranja (seudoxantoma elástico)
Cabeza cuello, nariz, oído y garganta	• Bocio (hipotiroidismo) • Hipertrofia amigdalar o adenoidea (apnea nocturna) • Cara redonda o de luna llena (síndrome de Cushing) • Cara de elfo (síndrome de Williams) • Parálisis del VII par (encefalopatía hipertensiva) • Cuello palmeado (síndrome de Turner o de Gordon)
Ojos	• Cataratas (secundarias a la toma de esteroides) • Signos de retinopatía hipertensiva (hipertensión arterial grave o secundaria) • Hamartoma retiniano (esclerosis tuberosa) • Proptosis, exoftalmos (hipertiroidismo) • Parálisis ocular externa (hipertiroidismo, hipertensión arterial grave) • Hemangioblastoma (enfermedad de von Hippel-Lindau)
Abdomen	• Masa abdominal o riñones palpables (tumor de Wilms, neuroblastoma, feocromocitoma, poliquistosis renal, hidronefrosis grave, riñón multiquístico-displásico, trombosis venosa renal aguda) • Hepatomegalia (enfermedad renal poliquística autosómica recesiva, insuficiencia cardíaca) • Dolor en el flanco (glomerulonefritis, obstrucción urinaria aguda, pielonefritis) • Genitales ambiguos, virilización (hiperplasia suprarrenal congénita) • Soplo en flanco o epigastrio (estenosis arterial renal)
Examen cardiovascular	• Cardiomegalia, levantamiento apical del corazón (hipertrofia ventricular izquierda) • Edema en miembros inferiores, respiración acortada, crepitantes pulmonares (insuficiencia cardíaca) • Dolor torácico, palpitaciones, disnea (cardiopatía) • Soplo cardíaco, abdominal, interescapular, pulsos femorales débiles, pérdida de los pulsos de los pies (coartación de aorta, síndrome de aorta media) • Roce pericárdico (lupus eritematoso sistemático, colagenosis, uremia) • Mamilas muy separadas (síndrome de Turner)
Examen neurológico	• Parálisis de pares craneales (particularmente IIIy VI pares craneales) • Focalidad neurológica (ictus, encefalopatía hipertensiva aguda) • Dolor de cabeza
Sistema musculoesquelético	• Artritis (lupus eritematoso sistemático, enfermedad vascular del colágeno, púrpura de Schönlein-Henoch) • Raquitismo (enfermedad renal crónica) • Braquidactilia (síndrome de braquidactilia con hipertensión, síndrome de Gordon) • Debilidad muscular (hiperaldosteronismo, síndrome de Liddle)

PRUEBAS COMPLEMENTARIAS

La evaluación inicial en todos los niños con hipertensión está dirigida a determinar su etiología, identificar otros factores de riesgo cardiovascular, realizar una evaluación rápida de la función renal, la homeostasis del potasio y el estado ácido-base.

La Academia Estadounidense de Pediatría de 2017 recomienda la determinación plasmática de urea, creatinina, electrólitos, perfil lipídico, y la realización de un análisis de orina (incluido un examen microscópico de orina y cuantificación de albuminuria y proteinuria). En el caso de obesidad, añade hemoglobina A1c (para cribado de diabetes *mellitus*), transaminasas (para detección de hígado graso) y glucosa en ayunas. Las directrices de la Sociedad Europea de Hipertensión de 2016 incluyen una evaluación inicial más extensa, además de lo mencionado, que incluye un estudio microbiológico de orina, una determinación urinaria de albúmina y plasmática de ácido úrico.

La ecografía es útil para descartar una anomalía congénita del tracto urinario, un tumor de Wilms, un neuroblastoma, cicatrices renales o una enfermedad renal quística, entre otras. Las guías americanas recomiendan su indicación si el paciente es menor de 6 años por la alta posibilidad de etiología vascular, y en el caso de los mayores, solo si se sospecha una enfermedad renal, mientras que en las guías europeas recomiendan su indicación de manera universal.

Las pruebas de segundo nivel irán dirigidas según los síntomas asociados:

- **Ecografía Doppler renal**: útil como cribado para identificar estenosis de la arteria renal debido a su bajo coste y su baja radiación; sin embargo, tiene una baja sensibilidad. El *gold standard* en caso de sospecha firme de hipertensión renovascular es la angiografía, a pesar de que requiere el uso de contraste y es un estudio invasivo.
- **Gammagrafía renal**: identifica cicatrices parenquimatosas segmentarias y áreas isquémicas secundarias a daño renal vascular. Está indicada en niños con infecciones urinarias recurrentes.
- **Estudio del sueño**: útil en el diagnóstico del síndrome de apnea-hipoapnea en aquellos niños con ronquidos, hipersomnia, apenas, sobre todo si están obesos.
- **Test de función tiroidea.**
- **Actividad plasmática de la renina y aldosterona**: indicada en pacientes con alta sospecha de exceso de mineralocorticoides que normalmente presentan alcalosis metabólica hipopotasémica y la actividad plasmática de la renina está baja o no es medible. En niños con hipertensión renovascular, la actividad plasmática de la renina suele estar elevada, pero es un test con baja sensibilidad.
- **Catacolaminas o metanefrinas en sangre y orina**: en caso de síntomas sugerentes de feocromocitoma u otros tumores que secretan catecolaminas.
- **Cortisol urinario, y en plasma libre**, **hormona adrenocorticotrópica**: si se sospecha un síndrome de Cushing.
- **Estudio genético molecular**: dirigido a sospechas de enfermedades específicas.
- **Niveles de drogas de abuso**: en caso de sospecha de abuso como la cocaína o la anfetamina.

EVALUACIÓN DEL ÓRGANO DE DAÑO DIANA

La HTA se asocia a desarrollo de aterosclerosis y daño a órganos diana: hipertrofia ventricular izquierda, microalbuminuria, cambios vasculares retinianos, rigidez arterial y aumento del espesor íntima-media. Se requiere una evaluación adicional tanto en el diagnóstico como en el seguimiento.

 La hipertrofia ventricular izquierda es la manifestación más extensamente documentada entre niños y adolescentes.

La MVI ha de calcularse mediante la ecuación de Devereux o fórmula del cubo, y debe estandarizarse por altura mediante ecocardiografía tanto en el momento del diagnóstico como antes del tratamiento farmacólogo, y posteriormente según gravedad, evolución y control de cifras de PA. La hipertrofia ventricular izquierda se define como una masa de ventrículo izquierdo (VI) > 51 g/m^2 (niños y niñas mayores de 8 años), o > 115 g/m^2 en niños y > 95 g/m^2 en niñas. Recientemente, se ha propuesto una fórmula simplificada, MVI/(altura $+ 0,09$) que establece en 45 g/m^2 el punto de corte para definir la hipertrofia ventricular izquierda en ambos sexos y en todas las edades pediátricas. Además, un descenso de la fracción de eyección del VI $< 53 \%$, un grosor de la pared del VI $> 1,4$ cm o un espesor de la pared del VI $> 0,24$ indica hipertrofia concéntrica.

Se ha sugerido un seguimiento ecográfico bianual para aquellos con daño cardiológico causado por la HTA y para aquellos cuya PA no alcance los objetivos previstos a pesar del tratamiento farmacológico indicado. En los casos en los que no se detecte daño cardiológico, pero se haya diagnosticado una hipertensión secundaria o en estadio 2, o una hipertensión estadio 1 con mala adherencia terapéutica o resistencia al tratamiento, debe repetirse la ecocardiografía anualmente.

La HTA puede inducir microalbuminuria, proteinuria y descenso progresivo del filtrado glomerular. La determinación de la microalbuminuria es una forma sencilla de cuantificar su excreción.

 Asociada a la HTA se detecta poco en edad pediátrica, a excepción de niños con enfermedad renal crónica o hipertensión acelerada, a diferencia de los adultos, cuya detección presupone una predisposición para posibles eventos cardiovasculares.

El estrechamiento arteriolar retiniano, la coroidopatía hipertensiva, la hemorragia de la vena retiniana y el aumento de la presión intraocular son consecuencias reconocidas del daño en la microcirculación producido por la hipertensión en adultos. El examen de retina se considera clásicamente como parte del estudio del paciente con HTA. Sin embargo, en los trabajos realizados sobre la prevalencia de cambios retinianos en niños hipertensos sus cifras oscilan enormemente. No existe un tratamiento específico para evitar este daño salvo el control tensional. Según las directrices de la guía europea de 2016, la fundoscopia debe limitarse a niños sintomáticos, encefalopatía o HTA maligna. En caso de retinopatía hipertensiva, debería repetirse la valoración oftalmológica en función del estadio de retinopatía: estadio I y II, anual o bianual, y estadio III-IV, trimestral.

La HTA grave y mal controlada puede manifestarse en el cerebro como convulsiones, ictus y alteraciones visuales. En esos casos, deberá realizarse una exploración física específica y llevar a cabo pruebas complementarias en función del síntoma, como electroencefalograma, resonancia magnética cerebral, o tomografía craneal computarizada.

La HTA puede traducirse en una mayor rigidez arterial en la zona central, objetivada por un aumento del grosor de la íntima media carotídea y de la velocidad de onda de pulso que se ha relacionado con la presencia de eventos cardiovasculares y mortalidad en el adulto, no demostrado aún en edad pediátrica. Estudios recientes han publicado valores de referencia para el grosor de la íntima media carotidea en edad infantil. Sin embargo, el incremento del grosor de la íntima media carotídea se ha cuantificado tanto en HTA esencial como secundaria, y también en niños normotensos con obesidad. Por ello, no se recomienda formalmente esta técnica en la evaluación de niños hipertensos.

MANEJO TERAPÉUTICO

Un tratamiento precoz para reducir la morbilidad y la mortalidad cardiovascular. Los cambios en los estilos de vida deben ser el primer escalón que debe realizar cualquier paciente hipertenso. A continuación se relacionan las actitudes aconsejadas:

- **Actividad física**. Se recomienda realizar 60 minutos de actividad física aeróbica diariamente, y evitar más de dos horas diarias de actividades sedentarias. La realización de ejercicio anaeróbico ha demostrado reducir en 3,6 mmHg la PAS y en 2 mmHg la PAD.

> La participación en deportes competitivos solo debe limitarse si el niño presenta HTA grado 2 no controlada.

- **Peso corporal**. La prevalencia de sobrepeso y obesidad afecta a más de la mitad de la población pediátrica. Está demostrado que una reducción del peso conlleva una disminución de las cifras de PA. Los objetivos de pérdida de peso deben ser:
  - Índice de masa corporal (IMC) < P85: mantener dicho IMC para prevenir el sobrepeso.
  - Índice de masa corporal (IMC) entre P85 y P95: mantenimiento del peso (niños de menor edad) o pérdida progresiva de peso (adolescentes) para reducir el IMC por debajo del P85.
  - Índice de masa corporal (IMC) > P95: pérdida gradual de peso (1-2 kg/mes) hasta alcanzar un valor < P85.
- **Dieta**. Se recomienda reducir la ingesta de sal a 2,9 g de sodio o a 5 g de cloruro de sodio, y aumentar la de potasio a 3,5 g/día. Evitar consumir azúcar, refrescos, grasas saturadas, y tomar cinco porciones de frutas y verduras.
- **Tratamiento**: el inicio del tratamiento farmacológico antihipertensivo se indica en la **figura 31-1**. De igual forma que en adultos, entre los fármacos antihipertensivos que

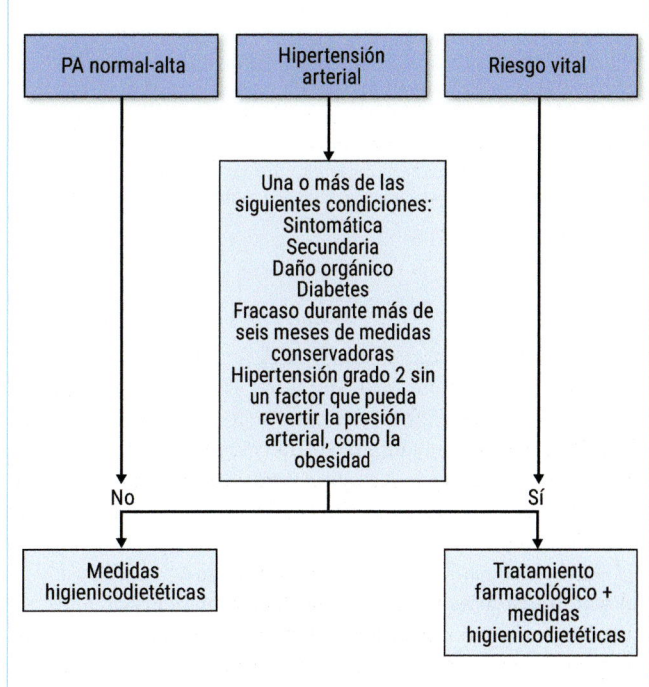

Figura 31-1. Indicaciones de tratamiento en pacientes pediátricos diagnosticados de hipertensión arterial.

pueden administrarse se incluyen los inhibidores de la enzima convertidora de angiotensina (IECA), los antagonistas de los receptores de la angiotensina II, los antagonistas del calcio, los betabloqueadores y los diuréticos, entre otros.

> En caso de HTA secundaria, debe tratarse la enfermedad subyacente tan pronto como sea posible.

Las medidas higienicodietéticas se deben seguir aplicando incluso una vez que haya comenzado el tratamiento farmacológico. No existe consenso sobre cuál es el mejor fármaco o abordaje farmacológico para tratar niños hipertensos.

> La elección del fármaco depende de la causa (**Tabla 31-3**) o del mecanismo responsable, si bien se deben tener en cuenta otros factores como la edad, la posología, los efectos adversos o las contraindicaciones de cada fármaco (**Tabla 31-4**).

La posología está explicada en la **figura 31-2**. La administración temprana de combinaciones de fármacos antihipertensivos es más eficaz y presenta una menor tasa de reacciones adversas que la administración de altas dosis en monoterapia. En la **figura 31-3**, pueden verse las combinaciones sugeridas. Según las guías europeas de HTA en la infancia publicadas en 2016, parece razonable evitar la combinación de betabloqueantes y diuréticos tiazídicos, bloqueadores del receptor de la angiotensina y los IECA, betabloqueantes con antagonistas del calcio.

- **Bloqueadores β-adrenérgicos**: actúan por diferentes mecanismos: inhiben los receptores beta cardíacos, y ejercen un efecto inotrópico y cronotrópico negativo

Tabla 31-3. Asociación de enfermedades que causan hipertensión arterial y sus tratamientos sugeridos

Enfermedad	Tratamiento
Hipertensión renovascular	IECA, ARA-II, diurético, vasodilatador. Los IECA tienen riesgo de isquemia renal pero alguna vez es el único fármaco efectivo. Tratamiento definitivo: angioplastia y/o cirugía
Coartación de aorta	Bloqueador betaadrenérgico
Enfermedad renal crónica	IECA, ARA-II
Hipertensión relacionada con obesidad	IECA, ARA-II, pérdida de peso
Hipertensión atlética	IECA, ARA-II, calcioantagonista
Glomeronefritis aguda	Diuréticos
Reflujo vesicoureteral o uropatía obstructiva	Eliminar la obstrucción renal tan pronto como se pueda. Si hipertensión, iniciar IECA
Feocromocitoma	• Fenoxibenzamina, bloqueador β-adrenérgico, nifedipino • Cirugía (después de bloqueo A y B)
Patología endocrina con hipertensión con niveles plasmáticos bajos de renina	Depende mucho de la enfermedad específica pero el tratamiento, en general, incluye: espironolactona, triamtereno, amilorida, dexametasona, tiazida

IECA: inhibidor de la enzima convertidora de la angiotensina; ARA II: antagonista del receptor de la angiotensina II.

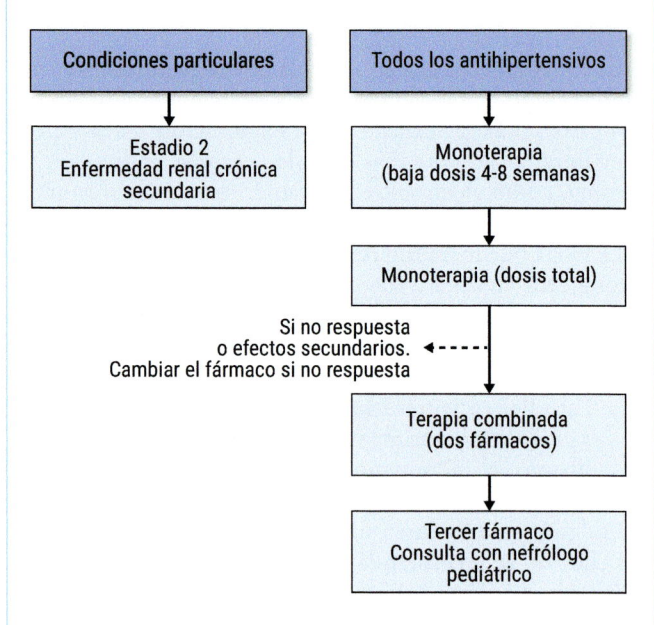

Figura 31-2. Posología de tratamiento antihipertensivo en pediatría.

que disminuye el gasto cardíaco; reducen los reflejos presores simpáticamente mediados, con reajuste de manera gradual del nivel de los barorreceptores; inhiben la secreción de renina, y además, redistribuyen el volumen intravascular hacia una reducción del volumen plasmático, con reducción, de esta manera, de las resistencias vasculares periféricas. De forma general, los cardioselectivos tienen alta afinidad por los receptores

Tabla 31-4. Fármacos antihipertensivos utilizados con sus recomendaciones y contraindicaciones

Clase de antihipertensivo	Recomendado	Contraindicado
Diuréticos ahorradores de potasio: espironolactona, amilorida	Hiperaldosteronismo	• Enfermedad renal crónica • Atletas competitivos
Diuréticos del asa: furosemida, torasemida, ácido etacrínico	• Enfermedad renal crónica • Insuficiencia cardíaca congestiva	
Bloqueantes β-adrenérgicos: atenolol, metoprolol y bisoprolol (cardioselectivos); propranolol (no cardioselectivo)	• Coartación de la aorta • Insuficiencia cardíaca congestiva • Migrañas	• Asma bronquial • Diabetes • Atletas competitivas • Psoriasis
Bloqueantes de los canales de calcio: amlodipino	• Postransplante • Migraña • Coartación de aorta	Insuficiencia cardíaca congestiva
• Inhibidores de la enzima de conversión de angiotensina: enalaprilo, captoprilo, fosinoprilo, lisinoprilo, ramiprilo • ARA: losartán	• Enfermedad renal crónica • Diabetes *mellitus* • Insuficiencia cardíaca congestiva • Microalbuminuria • Obesidad inducida por HTA	• Estenosis bilateral de la arteria renal • Hiperpotasemia • Coartación de la aorta • Embarazo • Las mujeres en edad fértil deben utilizar un método de contraceptivo fiable
Vasodilatadores: hidralazina, minoxidil, diazóxido	Enfermedades potencialmente mortales	

ARA: antagonista del receptor de la angiotensina.

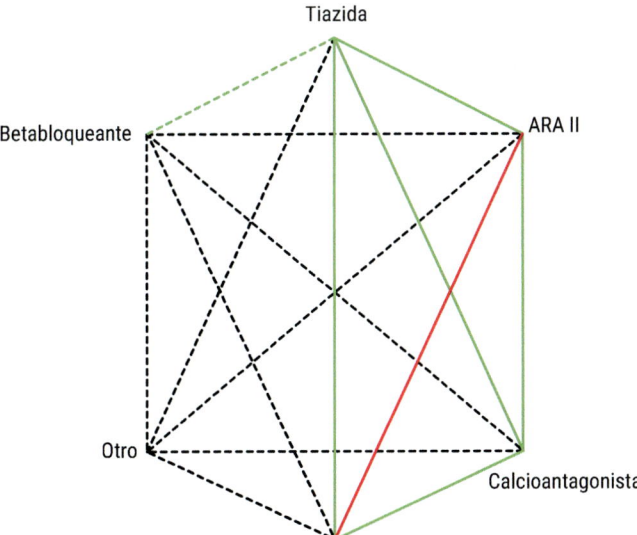

Figura 31-3. Recomendaciones para la combinación de fármacos antihipertensivos. Verde/continuo: preferido. Verde/discontinuo: útil (con algunas limitaciones). Negro/discontinuo: posible, pero con escasa evidencia. Rojo/continuo: no recomendado.

beta-1 cardíacos, mientras que los no cardioselectivos actúan también sobre los receptores beta-2 del árbol bronquial, si bien a altas dosis se pierde cualquier cardioselectividad.

– **Antagonistas del calcio**: disminuyen la contractilidad de la fibra muscular lisa al reducir las concentraciones intracelulares de calcio. El más utilizado y el que cuenta con mayores investigaciones es el amlodipino.
– **Inhibidores de la enzima de conversión de la angiotensina (IECA)**: acción sobre el eje renina-angiotensina-aldosterona con un efecto vasodilatador al inhibir la degradación de la bradiquinina. Han demostrado ser seguros y eficaces en los niños.
– **Antagonistas del receptor de la angiotensina II**: muy similar a los IECA en cuanto a fisiopatología, indicaciones y contraindicaciones.
– **Diuréticos**: son antiguos, eficaces, económicos y bien tolerados a dosis bajas. En dosis altas se pueden asociar a hipocalemia, hiperuricemia y alteraciones del volumen e intolerancia la glucosa.

El objetivo de tratamiento del niño hipertenso está definido en la tabla 31-5.

 En la mayoría de los pacientes se debe realizar un seguimiento a largo plazo, para lo que resulta de gran utilidad el registro domiciliario de la PA.

De forma ideal, todo el proceso de seguimiento y control debería coordinarse entre la unidad de nefrología pediátrica y el pediatra de atención primaria.

Tabla 31-5. Objetivos de control de presión arterial

Clase de antihipertensivo	Recomendado		Contraindicado	
	<16 años	≥16 años (mmHg)	<13 años	≥13 años (mmHg)
Sin comorbilidades	<P95 <P90 deberá ser considerado	<140/90	<P90	<130/80
Diabetes	<P90	<130/80	<P90	<130/80
Enfermedad renal crónica sin proteinuria	<P75	<130/80	<P50 por MAPA	
Enfermedad renal crónica con proteinuria	<P50	<125/75		

P90: percentil 90; P95: percentil 95; P75: percentil 75; P50: percentil 50; MAPA: monitorización ambulatoria de presión arterial.

PUNTOS CLAVE

- La HTA en la infancia y en la adolescencia contribuye a la aterosclerosis prematura y al desarrollo temprano de enfermedades cardiovasculares. Sin embargo, su definición está basada en datos epidemiológicos.
- La incidencia de HTA primaria ha ido aumentando en niños y adolescentes con sobrepeso.
- La etiología más común de una HTA secundaria es la renal y ocurre sobre todo en los lactantes.
- La evaluación inicial de todos los niños con HTA incluye una historia clínica, un examen físico, y pruebas de laboratorio plasmáticas y urinarias, y una ecografía renal según la Guía

europea de hipertensión arterial. En caso de búsqueda de otra etiología, deberá ampliarse a otros estudios.
- La hipertrofia ventricular izquierda, los cambios vasculares retinianos, la microalbuminuria, o alteraciones neurológicas o la ateroesclerosis deben ser evaluadas en todos los pacientes en el momento del diagnóstico, y luego, periódicamente.
- El tratamiento farmacológico en los pacientes hipertensos pediátricos solo está indicado si es secundaria, si tienen síntomas, si se detecta afectación en órgano diana, si padecen una enfermedad renal crónica o son diabéticos tipo 1 o 2.

BIBLIOGRAFÍA

De la Cerda Ojeda F, Herrero Hernando C. Hipertensión arterial en niños y adolescentes. Protoc diagn ter pediat. 2014;1:171-89.

Ferguson MA, Flynn JT. Rational use of antihypertensive medications in children. Pediatr Nephrol. 2014;29(6):979-88.

Flynn JT. What Level of Blood Pressure Is Concerning in Childhood? Circ Res. 2022;130(5):800-8.

Flynn JT, Urbina EM, Brady TM, Baker-Smith C, Daniels SR, Hayman LL, et al. Ambulatory Blood Pressure Monitoring in Children and Adolescents: 2022 Update: A Scientific Statement from the American Heart Association. Hypertension. 2022;79(7):E114-24.

Flynn JT, Kaelber DC, Baker-Smith CM, Blowey D, Carroll AE, Daniels SR, et al. Clinical practice guideline for screening and management of high blood pressure in children and adolescents. Pediatrics. 2017;140(3):2-4.

Flynn JT, Daniels SR, Hayman LL, Maahs DM, McCrindle BW, Mitsnefes M, et al. Update: Ambulatory Blood Pressure Monitoring in Children and Adolescents. Hypertension. 2014;632:1116-35.

Goulas I, Farmakis I, Doundoulakis I, Antza C, Kollios K, Economou M, et al. Comparison of the 2017 American Academy of Pediatrics with the fourth report and the 2016 European Society ofHypertension guidelines for the diagnosis of hypertension and the detection of left ventricular hypertrophy in children and adolescents: a systema. J Hypertens. 2021;40(2):197-204.

Lurbe E, Agabiti-Rosei E, Cruickshank JK, Dominiczak A, Erdine S, Hirth A, et al. 2016 European Society ofHypertension guidelines for themanagement of high blood pressure in children and adolescents. J Hypertension. 2016;34(10):1887-920.

Lurbe E, Cifkova R, Cruickshank JK, Dillon MJ, Ferreira I, Invitti C, et al. Management of high blood pressure in children and adolescents: recommendations of the european society of hypertension. J Hypertens. 2009;27(9):1719-42.

Parati G, Stergiou G, O'Brien E, Asmar R, Beilin L, Bilo G, et al. European society of hypertension practice guidelines for ambulatory blood pressure monitoring. J Hypertens. 2014;32(7):1359-66.

Parker ED, Sinaiko AR, Kharbanda EO, Margolis KL, Daley MF, Trower NK, et al. Change in weight status and development of hypertension. Pediatrics. 2016;137(3):e20151662.

Wühl E, Witte K, Soergel M, Mehls O, Schaefer F. Distribution of 24-h ambulatory blood pressure in children: Normalized reference values and role of body dimensions. J Hypertens. 2002;20(10):1995-2007.

Hipertensión pulmonar

32

A. Moya Bonora

OBJETIVOS

- Saber definir la hipertensión pulmonar y reconocer los distintos tipos hemodinámicos.
- Conocer las peculiaridades de la hipertensión pulmonar pediátrica.
- Aprender la clasificación y los algoritmos de diagnóstico y tratamiento del paciente pediátrico con hipertensión pulmonar.

INTRODUCCIÓN

La hipertensión pulmonar (HTP) es una condición hemodinámica que puede aparecer asociada a distintas patologías, lo que condiciona un aumento de la morbilidad y la mortalidad de estas. Puede iniciarse a cualquier edad, y la HTP en la infancia comparte características con HTP en la edad adulta, pero también existen diferencias en relación con la epidemiología, la genética y en el enfoque de diagnóstico y tratamiento, sobre todo en los niños más pequeños. En el ámbito molecular, la disfunción endotelial y los hallazgos histológicos son similares, pero es probable que el proceso de crecimiento afecte a los mecanismos de la enfermedad y a los efectos del tratamiento. La HTP en pediatría es más compleja, con elevada frecuencia de formas multifactoriales y asociaciones con síndromes polimalformativos y cromosomopatías. También hay que destacar la influencia de factores prenatales y posnatales inmediatos en su aparición en los neonatos y lactantes e incluso en etapas posteriores de la vida. Otra característica diferencial en la edad pediátrica es la elevada incidencia de formas transitorias, sobre todo en las que debutan en el período neonatal o primeros meses de vida (HTP persistente del recién nacido, asociada a displasia broncopulmonar (DBP), y a cardiopatías congénitas [CC]).

La complejidad del manejo de la HTP pediátrica requiere un acercamiento multidisciplinar.

Las tasas de morbilidad y mortalidad varían y dependen de la edad, el grado de HTP, el subtipo y la respuesta al tratamiento vasodilatador. La historia natural de la HTP es progresiva y mortal. En la era anterior a la prostaciclina los niños con hipertensión arterial pulmonar idiopática (HAPI) tenían un peor pronóstico que los adultos, con una mediana de supervivencia de solo 10 meses frente a 2,8 años. Los avances en el conocimiento de la enfermedad, en su detección más precoz y en el desarrollo de fármacos vasodilatadores específicos han aumentado la supervivencia de estos pacientes.

DEFINICIÓN

Las definiciones de HTP se basan en la evaluación hemodinámica mediante cateterismo cardíaco. La HTP se define como una presión arterial pulmonar media (PAPm) ≥ 20 mmHg, en reposo, en mayores de 3 meses (la PAP es igual a la presión sistémica en el útero, y disminuye tras el nacimiento para alcanzar niveles normales a los 2 o 3 meses de edad). Se debe incluir el valor de la resistencia vascular pulmonar (RVP) (en pediatría indexada por superficie corporal) y presión capilar pulmonar (PCP) en la definición de HTP precapilar, para discriminar PAP elevada debido a enfermedad vascular pulmonar (EVHP) de la PAP elevada por enfermedad del corazón izquierdo, hiperaflujo pulmonar o aumento de la presión intratorácica. Si la PAPm está elevada pero la RVP indexada es normal, el diagnóstico es de HTP hipercinética. La HTP poscapilar se define como PAPm ≥ 20 mmHg y PCP > 15 mmHg con RVP normal. Los casos de HTP poscapilar que además tienen una RVPI ≥ 3 UWm^2 tienen una HTP combinada, con componente también precapilar.

Estas definiciones son aplicables a pacientes con circulación biventricular, pero no en los casos de corazón univentricular sometido a anastomosis cavopulmonar. La RVP elevada y/o la PAPm son mal toleradas por una circulación que depende del flujo sanguíneo pulmonar pasivo. La EVHP pediátrica después de una anastomosis cavopulmonar se define como RVPI $> 3,0$ UWm^2 o un gradiente transpulmonar > 6 mmHg, incluso cuando PAPm ≤ 20 mmHg.

EPIDEMIOLOGÍA

En la actualidad se tienen datos epidemiológicos obtenidos a partir de registros pediátricos de distintos países como el Registro Español de Hipertensión Pulmonar Pediátrica.

La incidencia estimada de HTP en todas las categorías es de 4 a 10 casos por millón de niños por año, con una

415

prevalencia de 20 a 40 casos por millón en Europa, y de 5 a 8 casos por millón de niños por año y 26 a 33 por millón de niños en Estados Unidos. En el registro español, la incidencia y prevalencia de HAPI fue de 0,49 y 2,9 casos por millón de niños, respectivamente.

La distribución de las etiologías de la HP en niños es bastante diferente a la del adulto con predominancia de la HAP asociada a cardiopatías congénitas (HAPACC), HAPI/HAP hereditaria y HAP asociada a enfermedad del desarrollo pulmonar, y son causas menos frecuentes conectivopatías, exposición a fármacos o infección, y la enfermedad tromboembólica crónica.

Las causas más comunes de HTP transitoria son la HTP persistente del recién nacido y la HAPACC.

Como ya se ha comentado, en pediatría son muy habituales los casos con etiologías multifactoriales y la asociación a cromosomopatías y síndromes polimalformativos.

 El síndrome de Down es el trastorno cromosómico asociado con más frecuencia.

CLASIFICACIÓN

La clasificación clínica de la Organización Mundial de la Salud, actualizada en el 6º Simposio Mundial sobre Hipertensión Pulmonar, en 2018, se aplica también a los pacientes pediátricos. Se trata de una clasificación clínica que ha ido incorporando cada vez más elementos específicos de la edad pediátrica. Sin embargo, esta clasificación puede no reflejar de manera adecuada la complejidad en la edad pediátrica, por eso el Grupo de Trabajo Pediátrico del Pulmonary Vascular Research Institute, en una reunión de 2011, elaboró una clasificación de la EVHP (**Tabla 32-1**) en la que se

describen todas las enfermedades pediátricas que pueden producir HTP incluidas en 10 categorías principales y más de 100 subcategorías, lo que proporciona una lista muy útil para el diagnóstico etiológico y una clasificación más completa de la HTP pediátrica. Esta no se ha integrado ampliamente en la práctica clínica, quizás porque se prefiere una clasificación común para la HTP pediátrica y adultos, ya que hoy en día hay más niños con HTP que sobreviven hasta la edad adulta, y es útil compartir un lenguaje común a efectos de clasificación.

En la clasificación de la Organización Mundial de la Salud se describen cinco categorías principales de enfermedades, basadas en patrones fisiológicos e histológicos y entornos clínicos (**Tabla 32-2**).

A continuación se desarrollan algunas de las formas de HTP de mayor interés en la edad pediátrica.

Tabla 32-1. Clasificación de Panamá de la enfermedad vascular hipertensiva pulmonar pediátrica (2011). Diez categorías básicas

Categoría	Categoría de la enfermedad vascular pulmonar hipertensiva
1	Enfermedad vascular pulmonar hipertensiva prenatal o del desarrollo
2	Inadaptación vascular pulmonar perinatal
3	Enfermedad cardiovascular pediátrica
4	Displasia broncopulmonar
5	Hipertensión pulmonar arterial aislada
6	Enfermedad vascular hipertensiva pulmonar multifactorial en síndromes malformativos congénitos
7	Enfermedad pulmonar pediátrica
8	Enfermedad tromboembólica pediátrica
9	Enfermedad por exposición hipóxica hipobárica
10	Enfermedad pediátrica vascular pulmonar asociada a otras enfermedades sistémicas

Tabla 32-2. Clasificación clínica de la hipertensión pulmonar (Niza 2018)

Grupo 1. Hipertensión pulmonar arterial
- Idiopática:
  - No respondedores al test de vasorreactividad
  - Respondedores al test de vasorreactividad
- Hereditaria
- Asociada a fármacos y tóxicos
- Asociada a:
  - Conectivopatías
  - Infección VIH
  - Hipertensión portal
  - Cardiopatía congénita
  - Esquistosomiasis
- Hipertensión pulmonar arterial con afectación venosa/capilar (EVOP/HCP)
- Hipertensión pulmonar arterial persistente del recién nacido

Grupo 2. Hipertensión pulmonar asociada a enfermedad del corazón izquierdo
- Fallo cardíaco
  - Con fracción de eyección conservada
  - Con reducción de la fracción de eyección
- Enfermedad cardíaca valvular
- Enfermedad cardiovascular congénita/adquirida causante de hipertensión poscapilar

Grupo 3. Hipertensión pulmonar asociada a enfermedades pulmonares y/o hipoxia
- Enfermedad pulmonar obstructiva o enfisema
- Enfermedad pulmonar restrictiva
- Enfermedad pulmonar con patrón mixto obstructivo/restrictivo
- Síndromes de hipoventilación
- Hipoxia sin enfermedad pulmonar (alturas)
- Enfermedades pulmonares del desarrollo

Grupo 4. Hipertensión pulmonar asociada a obstrucción arterial pulmonar
- Hipertensión pulmonar tromboembólica crónica
- Otras obstrucciones arteriales pulmonares

Grupo 5. Hipertensión pulmonar de mecanismo no aclarado y/o multifactorial
- Enfermedades hematológicas
- Enfermedades sistémicas
- Enfermedades metabólicas
- Insuficiencia renal crónica con/sin hemodiálisis
- Microangiopatía trombótica tumoral pulmonar
- Mediastinitis fibrosante

Hipertensión pulmonar arterial idiopática

La HAPI se define como HAP sin causa identificada. La patogénesis de la HAPI es compleja y multifactorial, y a menudo resulta de interacciones entre la susceptibilidad genética y factores ambientales o adquiridos, incluidos el estrés hemodinámico, la inflamación, la hipoxia y otros. Se produce una disfunción endotelial que conduce a cambios estructurales y funcionales en la vasculatura pulmonar, lo que provoca un estrechamiento de las pequeñas arterias pulmonares con el consiguiente incremento en la resistencia vascular y la PAP que finalmente provoca el fallo ventricular derecho y la muerte.

El lecho vascular pulmonar tiene la capacidad de dilatarse y reclutar vasos para cubrir la necesidad de aumento en el flujo pulmonar. En la HAP esta capacidad se pierde, lo que lleva a incrementos en la PAP en reposo, y aún más con el ejercicio. En respuesta al aumento de la poscarga, el ventrículo derecho (VD) se hipertrofia e inicialmente puede mantener el gasto cardíaco (GC) en reposo, pero se pierde la capacidad de mantenerlo en el ejercicio. A medida que la enfermedad vascular progresa, el VD falla y el GC incluso disminuye en reposo. Aunque el VI no está directamente afectado, la dilatación progresiva del VD puede perjudicar su llenado.

Hipertensión arterial pulmonar hereditaria

La mayoría de las mutaciones asociadas a la HAP tienen una herencia autosómica dominante y una penetrancia incompleta. Se han identificado múltiples mutaciones genéticas en la población pediátrica con HAP y están implicadas entre el 20 y el 30 % de la HAP esporádica, y casi el 80 % de la HAP familiar. El receptor de proteína morfogenética ósea tipo 2 (*BMPR2*) es el gen implicado con más frecuencia en la HAP. Los pacientes con mutaciones *BMPR2* que presentan HAP tienen más probabilidades de tener una enfermedad peor en el momento del diagnóstico, se presentan a una edad más temprana y tienen menos probabilidades de responder al test vasodilatador pulmonar, y un mayor riesgo de muerte y/o trasplante (Tx).

Otros genes implicados son *ALK1*, *ABCC8*, *ENG*, *CAV1*, *KCKN3*, *EIF2AK4*, *TBX4*, *NOTCH3*, *SMAD9*, *GDF2*, *AQP1*, *SMAD8*, *SOX17*, *ATP13A3* y *MECP2*.

Hipertensión pulmonar persistente del recién nacido

Tiene una etiología, una presentación y un curso clínico diferentes de otras causas de HTP. Es un síndrome que resulta de la mala adaptación a la vida extrauterina con RVP elevada mantenida que condiciona hipoxemia debida a cardiopatía congénita (CC) derecha-izquierda (D-I) en la zona ductal y/o atrial. Puede ser idiopática, pero con frecuencia se asocia a anomalías del parénquima pulmonar, la aspiración meconial, neumonía o sepsis, así como también ocurre cuando hay hipoplasia pulmonar o estrés perinatal. La hipertensión pulmonar persistente del recién nacido es casi siempre transitoria, los pacientes pueden recuperarse por completo sin necesidad de tratamiento médico crónico o pueden fallecer durante el período neonatal a pesar del tratamiento máximo. Algunos pacientes con hipertensión pulmonar persistente del recién nacido pueden tener una predisposición genética o presentar una enfermedad vascular progresiva.

Hipertensión arterial pulmonar asociada a cardiopatías congénitas

Según los datos del Registro Español de Hipertensión Pulmonar Pediátrica, la CC es la causa más habitual de HAP en la edad pediátrica fuera del período neonatal. Los defectos cardíacos congénitos más frecuentes son los cortocircuitos que van a condicionar un hiperaflujo pulmonar. La probabilidad de que la lesión vascular pulmonar secundaria evolucione a una EVHP irreversible va a depender de factores como la edad a la que se plantea la corrección quirúrgica, el tamaño del defecto y su localización. Los defectos grandes, postricuspídeos (que condicionan hiperaflujo y sobrecarga de presión a los vasos pulmonares), las cardiopatías complejas, la asociación con hipoxia y con otras malformaciones extracardíacas o cromosomopatías como los pacientes con síndrome de Down tienen mayor probabilidad de desarrollar HAP y de hacerlo de manera más precoz. Hay que destacar que existe una gran variabilidad individual, y se investiga si puede haber alteraciones genéticas asociadas.

La HAPACC representa subgrupos muy heterogéneos: el tipo 1 incluye pacientes con síndrome de Eisenmenger clásico con cortocircuito de D-I y desaturación sistémica. El tipo 2 incluye pacientes con CC y EVHP significativa con saturación en reposo normal. Los cortocircuitos pueden ser operables o inoperables, pero se caracterizan por un aumento de la RVP. El tipo 3 incluye HAP con CC coincidente, incluidos pequeños defectos del tabique auricular o ventricular que no son la causa de la HAP y siguen un curso similar a la HAPI. Finalmente, el tipo 4 es la HAP posoperatoria, que incluye pacientes con CC reparada de cualquier tipo que desarrollan EVPH y que son el grupo con peor pronóstico.

Hipertensión arterial pulmonar asociada a enfermedades del desarrollo pulmonar

En la actualidad se reconoce el importante papel del crecimiento vascular pulmonar anormal en la patogénesis de la HTP. En el recién nacido, los trastornos del desarrollo pulmonar a menudo se presentan con HTP grave o letal, y deben evaluarse específicamente para proporcionar un diagnóstico y tratamiento apropiados.

La hernia diafragmática congénita y la DBP destacan por su relativa frecuencia y al papel fundamental de la HTP en la determinación de la supervivencia y los resultados a largo plazo.

La DBP es la enfermedad pulmonar crónica asociada a la prematuridad. Se caracteriza por un detenimiento del desarrollo vascular y alveolar que lleva a una disminución de la densidad capilar y de la superficie capilar-alveolar para el intercambio. En el desarrollo de la HTP en estos pacientes también influyen la disfunción diastólica del VI y las colaterales sistémico-pulmonares. El desarrollo de EVHP en las primeras etapas de la vida se correlaciona con una mayor gravedad de la DBP. Se recomienda el cribado de HTP mediante ecocardiograma en lactantes con DBP establecida. En el caso de HTP asociada a DBP debe descartarse el reflujo gastroesofágico y alteraciones estructurales de las vías respiratorias, y debe optimizarse el tratamiento de la patología respiratoria antes de iniciar la terapia dirigida a la HTP. Si la HTP es moderada o grave, estaría indicado el tratamiento con fármacos vasodilatadores pulmonares. El sildenafilo es el fármaco más usado, y si no hay respuesta a este, o en los casos más graves, se pueden asociar antagonistas de la endotelina o prostanoides (iloprost inhalado, treprostinil subcutáneo o eproprostenol intravenoso).

MANIFESTACIONES CLÍNICAS

Los síntomas de la HTP son inespecíficos. La disnea de esfuerzo es el síntoma más frecuente en el adulto y también en el niño con HAP, y es debido a la alteración de la liberación de oxígeno durante la actividad física como resultado de la incapacidad para aumentar el GC.

El dolor torácico se produce por la isquemia del VD secundaria a la disminución del flujo coronario por el aumento de la masa ventricular derecha y la elevación de las presiones sistólica y diastólica.

El síncope, a menudo de ejercicio o postejercicio, implica que existe un GC gravemente limitado.

En los lactantes con PAH, en muchas ocasiones se observan retraso del crecimiento, taquipnea e irritabilidad debido al bajo gasto. La cianosis se detecta en pacientes con enfermedad pulmonar importante o cortocircuito intracardíaco D-I.

Los dos mecanismos de muerte más frecuentes son el fallo VD progresivo o la muerte súbita por arritmias, hemorragia pulmonar masiva o isquemia miocárdica.

En la exploración física se puede apreciar un refuerzo del componente pulmonar del segundo ruido, un soplo de insuficiencia tricuspídea (IT), y con menos frecuencia, de insuficiencia pulmonar. Los signos de insuficiencia cardíaca derecha como hepatomegalia, edemas periféricos y acrocianosis aparecen en caso de enfermedad avanzada, y son más raros en los niños.

DIAGNÓSTICO Y EVALUACIÓN

La HTP es una enfermedad rara que se presenta con síntomas inespecíficos, por lo que el diagnóstico requiere un alto grado de sospecha y se suele realizar de forma tardía, en estadios avanzados.

Es necesaria una evaluación diagnóstica metódica e integral de la HTP para descartar enfermedades o factores subyacentes que puedan contribuir al desarrollo de la HTP, algunos de los cuales pueden no ser muy aparentes.

El algoritmo diagnóstico es similar al del adulto con algunas consideraciones, ya que algunas patologías como la enfermedad tromboembólica crónica o la apnea obstructiva del sueño son poco habituales en los niños, y otras como

las enfermedades metabólicas son propias de los lactantes (**Fig. 32-1**).

En el momento del diagnóstico inicial de HTP se deben realizar una anamnesis y un examen físico completos, combinados con pruebas complementarias para un diagnóstico etiológico que permita clasificar la HTP, y una evaluación de la capacidad funcional. Específicamente, radiografía de tórax, electrocardiograma (ECG), ecocardiograma, tomografía computarizada (TC) de tórax, y estudios de función pulmonar y de laboratorio que incluyan hemograma y bioquímica básica, serología virus de la hepatitis B, virus de la hepatitis C y virus de la inmunodeficiencia humana, estudio de autoinmunidad, estudio de hipercoagulabilidad, hormonas tiroideas y propéptido natriurético cerebral N-terminal (NT-proBNP), y el cateterismo cardíaco deben considerarse componentes críticos de una evaluación exhaustiva.

Se debe hacer una evaluación funcional con la aplicación de la clasificación modificada de la New York Heart Association modificada para pacientes con HTP. La clasificación funcional de la HTP es difícil en lactantes y niños pequeños debido a la dificultad práctica de realizar pruebas de ejercicio y la falta de la información confiable de los síntomas. El Grupo de Trabajo Pediátrico del Pulmonary Vascular Research Institute propuso en 2011 una nueva clasificación funcional para la HTP en niños conocida como Clasificación de Panamá, que estratifica en cinco clases diferentes según las edades: de 0 a 0,5 años, 0,5 a 1 año, 1 a 2 años, 2 a 5 años y 5 a 16 años.

El estado funcional debe evaluarse en el momento de la presentación y durante todo el seguimiento como criterio de valoración del tratamiento.

- **El test de la marcha de seis minutos** se utiliza para evaluar la tolerancia al ejercicio en pacientes pediátricos mayores de 4-6 años. Consiste en medir los metros recorridos en ese tiempo y los cambios en la frecuencia cardíaca, PA y saturación de oxígeno, y el grado de disnea. La aparición de taquicardia inapropiada con el esfuerzo, falta de ascenso de la presión arterial o la desaturación durante la prueba son datos de afectación funcional importante. La variabilidad del test de la marcha de seis minutos en niños es muy alta, y su utilidad es limitada.
- **La prueba de ejercicio cardiopulmonar** en niños mayores de 7 años es útil para determinar el consumo máximo de oxígeno, la pendiente de eficiencia del ventilador y el umbral anaeróbico. Permite estimar la capacidad funcional de manera más objetiva y exacta.
- **Radiografía de tórax**: los hallazgos típicos de HTP son de dilatación del cono pulmonar y de las arterias pulmonares centrales con disminución de la vasculatura pulmonar periférica. En las fases más avanzadas se encuentra también cardiomegalia a expensas de cavidades derechas. También se pueden objetivar trastornos pulmonares específicos. El edema pulmonar o los signos de congestión venosa pulmonar sugerirían enfermedad del corazón izquierdo o enfermedad pulmonar venooclusiva.
- **Electrocardiograma (ECG)**: baja sensibilidad y especificidad. Un ECG normal no excluye la presencia de HTP. Los cambios del ECG en la HTP pediátrica incluyen desviación del eje eléctrico a la derecha, crecimiento de la aurícula derecha (AD) y el VD.

Figura 32-1. Algortimo diagnóstico de la hipertensión pulmonar en pediatría. CC: cardiopatía congénita; DL_{CO}: difusión de monóxido de carbono; ECG: electrocardiograma; ETC: enfermedad del tejido conectivo; EVOP/HCC: enfermedad venooclusiva pulmonar/hemangiomatosis capilar; HAPH: hipertensión arterial pulmonar hereditaria; HAPI: hipertensión arterial pulmonar idiopática; HPP: hipertensión portopulmonar; HPTC: hipertensión pulmonar tromboembólica crónica; HTP: hipertensión pulmonar; PRF: pruebas de función respiratoria; PSG: polisomnografía; RM: resonancia magnética; TC: tomografía computarizada; TVA: test vasodilatador agudo; VD: ventrículo derecho.

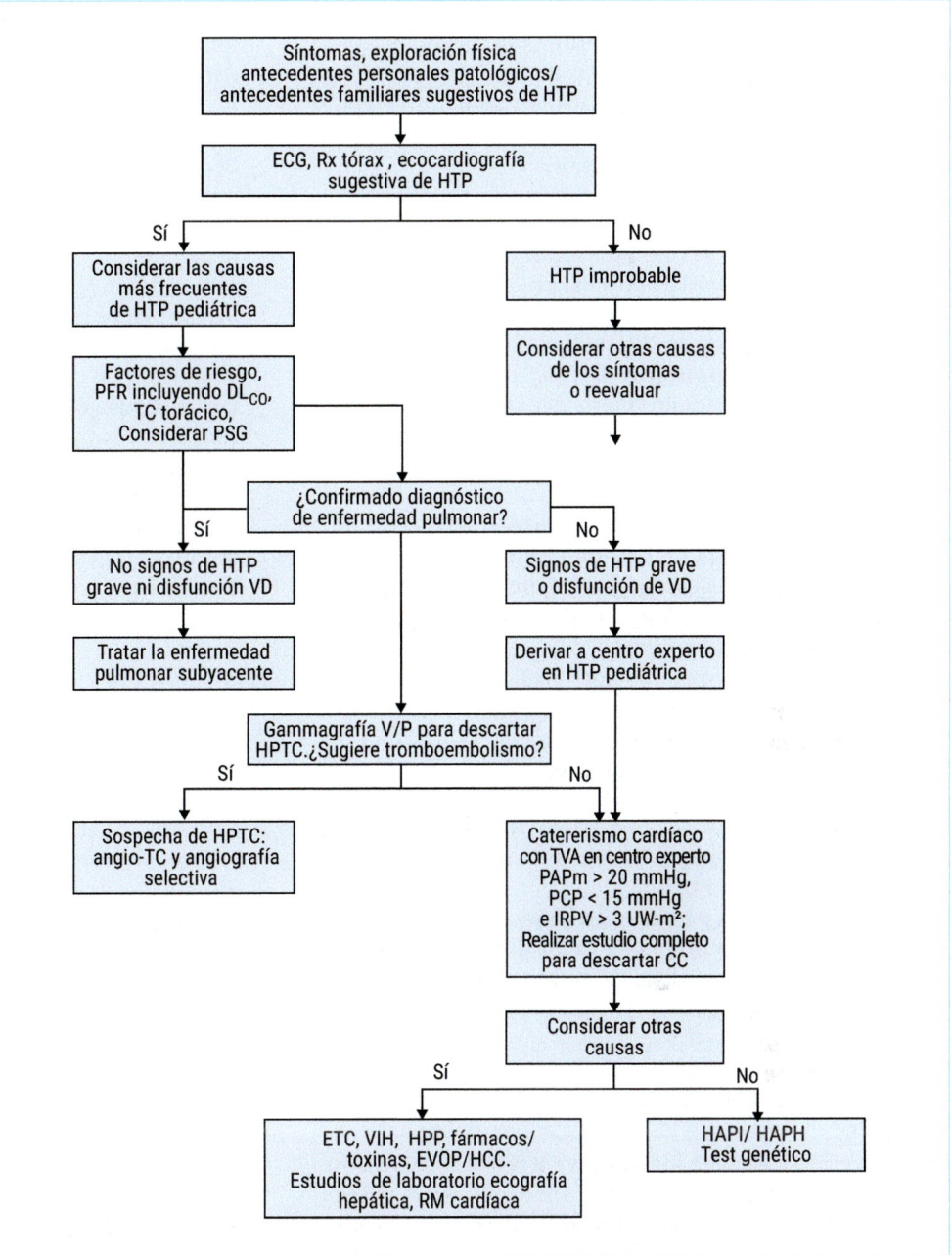

• **Ecocardiografía:** es la prueba no invasiva de elección para la detección inicial de HTP y para su seguimiento. La ecocardiografía no es exacta, y además, está limitada por las dificultades con la ventana acústica; por eso, para aumentar su rendimiento es importante no considerar una única variable, sino hacer una evaluación lo más completa posible con la inclusión de distintos parámetros.

La ecocardiografía es útil para detectar HTP e identificar sus causas potenciales y evaluar el VD. Deben buscarse cortocircuitos y descartar patología del corazón izquierdo. El gradiente máximo de IT refleja la presión sistólica de la AP (PAPs), siempre que no haya obstrucción del flujo sanguíneo entre el VD y la arteria pulmonar (AP). La PAPs se estima al calcular el gradiente depresión entre el VD y la AD a través del flujo de IT, mediante la fórmula simplificada de Bernoulli (PSAP = 4v2 + PADm, donde v es la velocidad máxima de la IT y PADm la presión media en la AD). Cuando no se registra una curva de IT que se pueda cuantificar, la posición del tabique interventricular en la ecocardiografía bidimensional puede ser útil para evaluar las presiones sistólicas del VD (y la PAP en ausencia de estenosis pulmonar). El desplazamiento progresivo hacia la izquierda y el aplanamiento del tabique interventricular ocurre cuando aumenta la presión en el VD. Este cambio se puede cuantificar con el índice de excentricidad, del ventrículo izquierdo (VI), que se calcula como la relación entre los ejes menor y mayor del VI en la vista de eje corto en la zona de las cuerdas tendinosas mitrales. El índice de excentricidad del VI no solo predice las presiones sistólicas del VD, sino que también refleja las interacciones entre el VD y el VI en la HTP, porque el desplazamiento hacia la izquierda del tabique interventricular impide el llenado del VI.

La relación habitual del área VD:VI es <0,6, y los aumentos agudos y crónicos de las presiones de la PA afectan a esta relación. Hay que evaluar las dimensiones del VD y la AD, la presencia o no de variaciones respiratorias en el tamaño de la VCI, y la presencia de derrame pericárdico, que es un signo de mal pronóstico.

Hay varias medidas disponibles para intentar cuantificar el grado de disfunción del VD, incluido el índice de rendimiento miocárdico, el cambio fraccional del área del VD, la excursión sistólica del plano anular tricúspide, también la función de VD estimada por ecocardiografía 3D, el *strain rate*, el Doppler tisular y el *speckle tracking*.

- **La tomografía computarizada (TC) de tórax** detectará alteraciones del parénquima pulmonar, tromboembolismos y anomalías vasculares como estenosis de venas pulmonares, estenosis de arterias pulmonares periféricas o colaterales sistémico-pulmonares.
- **Gammagrafía pulmonar ventilación/perfusión:** en adultos, la exploración de ventilación/perfusión es más sensible para el diagnóstico de embolia pulmonar crónica que la angiografía por TC, pero no hay datos adecuados para una recomendación en niños.

Las pruebas de función respiratoria requieren colaboración y, por tanto, solo pueden realizarse en mayores de 5-7 años.

- **La resonancia magnética** permite evaluar la función ventricular, el flujo sanguíneo, la perfusión pulmonar y las características del miocardio. Si es necesaria sedación o anestesia para su realización, el riesgo debe ser equilibrado contra el potencial beneficio en cuanto a la información y el efecto en el futuro tratamiento.
- **Biomarcadores:** el péptido natriurético cerebral (BNP) o el NT-proBNP es un biomarcador de reconocido valor en la HTP: deben medirse en el momento del diagnóstico y durante el seguimiento para complementar la evaluación clínica.
- **Cateterismo cardíaco:** es el estándar de referencia para confirmar con precisión el diagnóstico y la gravedad de la HTP, y evaluar la respuesta a los vasodilatadores pulmonares. El cateterismo también es útil para identificar cortocircuitos y patología del corazón izquierdo. Proporciona datos importantes para estratificar el riesgo y decidir el tratamiento. Lo ideal es que todo paciente con datos de HTP en la ecocardiografía sea evaluado mediante cateterismo cardíaco al menos una vez, antes de iniciar el tratamiento; pero en la edad pediátrica el cateterismo requiere sedación o anestesia general, lo que aumenta de manera significativa el riesgo de efectos adversos, y altera las medidas hemodinámicas. El riesgo/beneficio se debe valorar de manera individualizada en cada paciente y realizarse en centros experimentados y capaces de manejar posibles complicaciones. En los pacientes en estado crítico que requieran el inicio inmediato de un tratamiento vasodilatador deberá demorarse su realización. Es necesario aplicar un protocolo sistemático de evaluación con la medición de presiones sistémicas pulmonares y en AD y VD y PCP o presión telediastólica del VI y medición del flujo sistémico y pulmonar. En la edad pediátrica las medidas deben indexarse por superficie corporal, y los valores relativos como resistencias pulmonares y sistémicas (Rp/Rs) o porcentaje sistémico PAP son más útiles.

El test vasodilatador agudo se realiza con óxido nítrico inhalado y fracción inspirada de oxígeno 40%. Se considera positivo cuando se produce una disminución en la PAPm de al menos 10 mmHg a como mínimo 40 mmHg con GC mantenido. Los pacientes con esta respuesta pueden tener un mejor pronóstico y responder al tratamiento con bloqueantes del calcio.

Aunque la hemodinámica representa el elemento central de la caracterización de la HP, el diagnóstico final y la clasificación deben reflejar todo el contexto clínico, y considerar los resultados de todas las investigaciones

- **La genética** está cobrando cada vez mayor relevancia en el diagnóstico diferencial y la estratificación del riesgo.

Las pruebas genéticas pueden ser útiles para niños con HAPI o en familias con HAPH para definir la patogénesis, identificar a los miembros de la familia en riesgo e informar sobre la planificación familiar. Es necesario asesoramiento genético por parte de expertos en este campo para que las familias tengan toda la información antes y después de las pruebas.

TRATAMIENTO

Aunque no existe una cura para la HAPI, en las últimas décadas se han desarrollado fármacos con el resultado de una mejoría clínica y hemodinámica, así como un aumento en la supervivencia. Las estrategias de tratamiento incluyen la prevención e inhibición de la vasoconstricción pulmonar activa, la promoción de la remodelación regresiva de los cambios vasculares pulmonares estructurales y el apoyo a la función ventricular derecha.

Ante la falta de ensayos clínicos en niños, según pequeños estudios observacionales y en la evidencia del tratamiento en los adultos, en la HTP pediátrica se adopta el algoritmo de los adultos (**Fig. 32-2**), con la consideración de que solo está aprobado el uso del sildenafilo y el bosentán en mayores de un año, y del ambrisentán en mayores de 8 años. La potencial toxicidad y la dosis óptima del resto de fármacos o por debajo de esas edades no están suficientemente estudiados, y su uso debe hacerse con precaución.

El tratamiento o la corrección de una patología o condicionantes subyacentes es muy importante para el tratamiento exitoso de la HTP, a menudo incluso antes de iniciar la terapia vasodilatadora. En la HTP asociada a patología respiratoria el tratamiento es el de dicha patología, y solo se emplean los vasodilatadores pulmonares en casos seleccionados. En el de la HTP asociada a patología del corazón izquierdo, el tratamiento es también el de la lesión cardíaca subyacente, y en la actualidad no existe suficiente evidencia para indicar el tratamiento vasodilatador específico.

Medidas generales

La anticoagulación con warfarina es de uso común en los adultos con HAPI, en los que parece alargar la supervivencia. En los niños no está clara su indicación y hay que tener en cuenta el riesgo de sangrado y la dificultad para ajustar la

Figura 32-2. Algoritmo de tratamiento en la hipertensión pulmonar. ARE: antagonistas del receptor de la endotelina; BBC: bloqueadores del calcio; IPDE-5: inhibidores de la fosfodiesterasa 5.

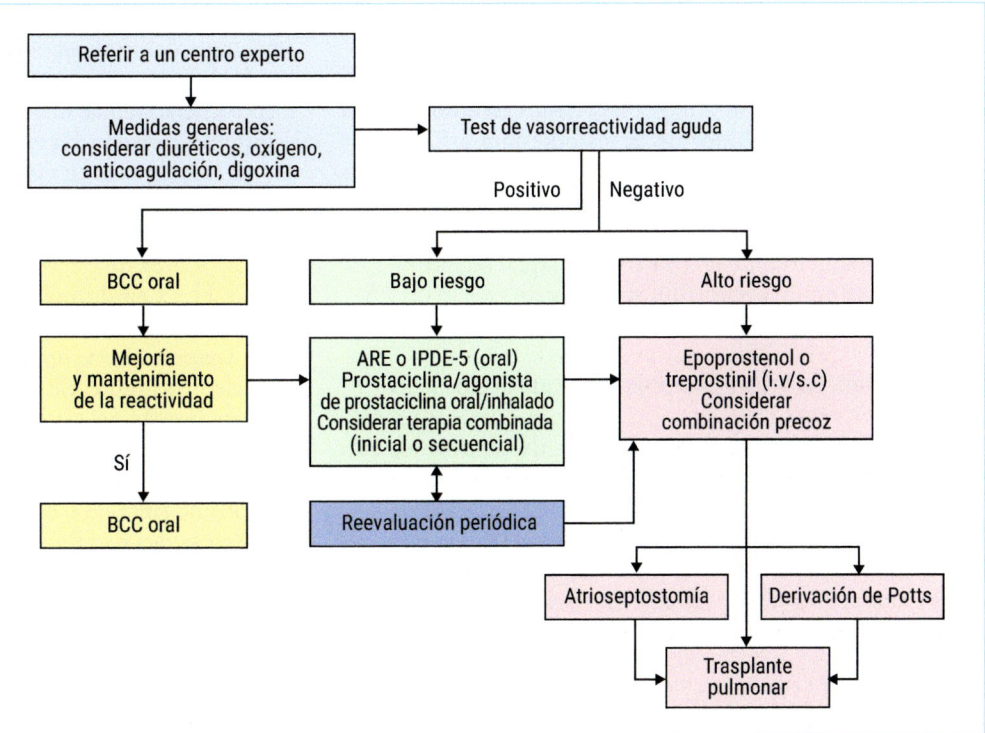

dosis. Algunos autores la indican solo en caso de fallo ventricular o en portadores de catéter venoso central.

La digoxina puede indicarse en caso de fallo de VD pero no hay suficiente evidencia que avale su uso.

Los diuréticos están indicados en caso de fallo de VD. Deben iniciarse con precaución ya que estos pacientes son muy dependientes de la precarga para mantener el GC.

La oxigenoterapia es razonable para pacientes con HAP hipoxémica que tienen saturaciones de oxígeno < 92 %, sobre todo si hay enfermedad respiratoria asociada.

La profilaxis frente a endocarditis bacteriana está indicada en los pacientes cianóticos y en los portadores de catéter venoso central.

Respecto al ejercicio físico, se recomienda la actividad aeróbica ligera-moderada, siempre según tolerancia, y con el mantenimiento de una buena hidratación. Se debe evitar la actividad intensa y el ejercicio isométrico.

Se recomienda evitar el uso de descongestionantes con efredina y otros vasoconstrictores.

Las arritmias malignas son raras en la HTP, pero las arritmias supraventriculares pueden precipitar una caída abrupta del GC, por lo que deben tratarse de manera agresiva.

En los niños, dado que tienen un árbol vascular más reactivo que los adultos, las infecciones respiratorias pueden tener consecuencias graves por el desequilibrio ventilación-perfusión con hipoxemia importante, y desencadenar una crisis de HP o incluso un síndrome de distrés respiratorio del adulto, y se deben tratar de forma agresiva. Se recomienda la hospitalización de los niños con neumonía y fiebre para minimizar las consecuencias del aumento de demandas metabólicas. Se aconseja la vacunación anual de la gripe y la vacunación antineumocócica y frente a COVID.

Se debe evitar también el estreñimiento ya que las maniobras de Valsalva pueden disminuir de forma transitoria el retorno venoso al lado derecho del corazón y precipitar el desarrollo de un síncope.

Tratamiento vasodilatador

El algoritmo de tratamiento vasodilatador se establece en función de la respuesta aguda al vasodilatador en el cateterismo y de la estratificación del riesgo. Son determinantes de alto peligro, la progresión de los síntomas, clínica de síncope o de fallo de VD, clase funcional III-IV, el fallo de medro, NT-proBNP significativamente elevado o en aumento, dilatación y disfunción de VD y derrame pericárdico. Los parámetros hemodinámicos adicionales que predicen un mayor riesgo incluyen un índice cardíaco < 2,5 L/min/m², una relación PAPm/PA sistémica > 0,75, presión auricular derecha > 15 mmHg y RVPI > 15 UWm².

En los pacientes mayores de un año con respuesta positiva al test vasodilatador agudo están indicados los bloqueadores del calcio. Se utilizan el nifedipino, el amlodipino o el diltiazem, y está contraindicado el verapamilo. Deben evitarse en los pacientes con disfunción de VD grave. Se requiere un seguimiento estrecho de estos pacientes ya que la respuesta puede no mantenerse en el tiempo.

En los casos con respuesta negativa al test vasodilatador se iniciará tratamiento con vasodilatadores específicos. Las terapias específicas se clasifican en tres grupos en función de la vía fisiopatológica (mecanismo de acción) sobre la que actúan. Los prostanoides (epoprostenol, treprostinil, iloprost, selexipag) estimulan el AMPc, los antagonistas de los receptores de la endotelina (bosentán, ambrisentán, macitentan) y los estimuladores de la vía del óxido nítrico-GMPc (inhibidores de la fosfodiesterasa 5 como el sildenafilo y el tadalafilo y los estimuladores de la guanilato ciclasa soluble, el riociguat).

La combinación de fármacos que actúa sobre diferentes vías debe producir efectos aditivos o sinérgicos.

En los pacientes con riesgo bajo se iniciará tratamiento combinado oral con un antagonista de los receptores de la endotelina y un inhibidor de la fosfodiesterasa 5, pero se tendrá en cuenta que en las últimas guías no se recomienda la combinación de bosentan y sildenafilo.

En los pacientes en situación de riesgo elevado, se recomienda tratamiento inicial con triple terapia, incluidos epoprostenol vía oral y treprostinil subcutáneo.

Procedimientos intervencionistas y quirúrgicos

Se han reportado procedimientos paliativos en niños con HAP grave y fallo de VD, con el tratamiento máximo, en los que se crea un cortocircuito D-I con la finalidad de descomprimir el VD y aumentar el GC. Dichas intervenciones resultan en una situación hemodinámica que es similar a la fisiología del síndrome de Eisenmenguer.

En la atrioseptostomía el cortocircuito se crea en la zona del septo interauricular, mientras que la fístula de Potts supone una comunicación entre la aorta descendente y la arteria pulmonar.

El Tx pulmonar en niños con HTP se indica en aquellos casos de HTP grave que no mejora a pesar de un tratamiento médico máximo, con expectativas de supervivencia menores de dos años.

La técnica de elección es el Tx bipulmonar. En la actualidad, el Tx cardiopulmonar está indicado solo en caso de fracaso asociado del VI o CC no corregible.

La supervivencia en los casos de HTP pediátrica es similar a la de otras indicaciones. Según los datos del registro de la International Society for Heart and Lung Transplantation, la supervivencia a los cinco años del trasplante es del 54 %, y a los 10 años, alrededor del 36 %, con la supervivencia de los grupos de edad de 0 a 1 años y de 1 a 11 años mejor que la del grupo de edad de 12 a 17 años.

PUNTOS CLAVE

- La HTP se define como una PAPm ≥20 mmHg, en reposo, en mayores de 3 meses. Hay que tener en cuenta la RVP (en pediatría, indexada por superficie corporal) y la PCP para caracterizarla.
- La HTP en pediatría es compleja, con elevada frecuencia de formas multifactoriales y asociaciones con síndromes polimalformativos y cromosomopatías.
- La causa más frecuente de HTP en los niños son las CC, la HTPI y la HTP asociada a enfermedades del desarrollo pulmonar.
- La ecocardiografía es una herramienta para el cribado de la HTP. El diagnóstico de HTP se realiza por cateterismo car-

díaco siempre que la situación del paciente permita asumir el riesgo que comporta.
- Aunque la hemodinámica representa el elemento central de la caracterización de la HP, el diagnóstico final y la clasificación deben reflejar todo el contexto clínico y considerar los resultados de todas las investigaciones.
- Es importante descartar posibles causas de la HTP cuyo tratamiento mejorará o curará la HTP.
- El tratamiento vasodilatador se establece en función de la respuesta aguda al test vasodilatador en el cateterismo, y de la estratificación del riesgo.

BIBLIOGRAFÍA

Abman SH, Mullen MP, Sleeper LA, Austin ED, Rosenzweig EB, Kinsella JP, et al. Characterisation of paediatric pulmonary hypertensive vascular disease from the PPHNet Registry. Eur Respir J. 2021;59(1):2003337.

Abman SH, Hansmann G, Archer SL, Ivy DD, Adatia I, Chung WK, et al. Pediatric Pulmonary Hypertension: Guidelines From the American Heart Associationand American Thoracic Society. Circulation. 2015;132(21):2037-99.

Baruteau AE, Serraf A, Lévy M, Petit J, Bonnet D, Jais X, et al. Potts shunt in childrenwith idiopathic pulmonary arterial hypertension: long-term results. Ann Thorac Surg. 2012;94(3):817-24.

Cruz-Utrilla A, Gallego-Zazo N, Tenorio-Castaño JA, Guillén I, Torrent-Vernetta A, Moya-Bonora A et al. Clinical Implications of the Genetic Background in PediatricPulmonary Arterial Hypertension: data from the Spanish REHIPED Registry. Int J Mol Sci. 2022;23(18):10433.

Del Cerro Marin MJ, Sabaté Rotés A, Cartón A, Deiros L, Bret M, Cordeiro M, et al. Pulmonary hypertension in bronchopulmonary dysplasia: Clinical findings, cardiovascular anomalies and outcomes. Pediatr Pulmonol. 2014;49(1):49-59.

Del Cerro Marín MJ, Sabaté Rotés A, Rodriguez Ogando A, Mendoza Soto A, Quero Jiménez M, Gavilán Camacho JL, et al; REHIPED Investigators. Assessing pulmonary hypertensive vascular disease in childhood. Data from the Spanish registry. Am J Respir Crit Care Med. 2014;190(12):1421-9.

Evans JD, Girerd B, Montani D, Wang XJ, Galiè N, Austin ED, et al. BMPR2 mutations and survival in pulmonary arterial hypertension: an individual participant data metaanalysis. Lancet Respir Med. 2016;4(2):129-37.

Hansmann G, Apitz C, Abdul-Khaliq H, Alastalo T-P, Beerbaum P, Bonnet D, et al. Executive summary. Expert consensus statement on the diagnosis and treatment of paediatric pulmonary hypertension. The European Paediatric Pulmonary Vascular Disease Network, endorsed by ISHLT and DGPK. Heart. 2016;102 Suppl2:ii86-100.

Huddleston CB. Lung transplantation for pulmonary hypertension in children. Pediatr Crit Care Med. 2010;11 (2 Suppl):S53-6.

Ivy D. Pulmonary hypertension in children. Cardiol Clin. 2016;34(3):451-72.

Lammers AER, Adatia I, Del Cerro MJ, Diaz G, Freudenthal AH, Freudenthan F, et al. Functional classification of pulmonary hypertension in cildren: Report from the PVRI pediatric taskforce, Panama 2011. Pulm Circ. 2011;1(2):280-5.

Micheletti A, Hislop AA, Lammers A, Bonhoeffer P, Derrick G, Rees P, et al. Role of atrial septostomy in the treatment of children with pulmonary arterial hypertension. Heart. 2006;92(7):969-72.

Rosenzweig EB, Abman SH, Adatia I, Beghetti M, Bonnet D, Haworth S, et al. Paediatric pulmonary arterial hypertension: updates on definition, classification, diagnostics and management. Eur Respir J. 2019;53(1):1801916.

Schaellibaum G, Lammers AE, Faro A, Moreno-Galdó A, Parakininkas D, Schecter MG, et al. Bilateral lung transplantation for pediatric idiopathic pulmonary arterialhypertension: a multi-center experience. Pediatr Pulmonol. 2011;46(11):1121-7.

Siehr SL, Ivy DD, Miller-Reed K, Ogawa M, Rosenthal DN, Feinstein JA. Children with pulmonary arterial hypertension and prostanoid therapy: long-term hemodynamics .J Heart Lung Transplant. 2013;32(5):546-52.

Dolor torácico

33

M. Villares Alonso

 OBJETIVOS

- Conocer las principales causas de dolor torácico en pediatría, y sus diferencias con el adulto.
- Aprender a detectar los signos de alarma de dolor torácico de origen cardíaco.
- Hacer un uso adecuado de las pruebas complementarias.
- Saber cuándo derivar a consulta de cardiología pediátrica.

INTRODUCCIÓN

El dolor torácico supone el 0,3-0,6 % de las consultas en los servicios de urgencias pediátricos. Genera gran ansiedad tanto en el paciente como en sus padres al asociarlo a patología cardíaca grave, a semejanza de lo que ocurre en el adulto. Sin embargo, en pediatría, la gran mayoría de los episodios de dolor torácico son benignos, y solo el 1-4 % de los casos tienen un origen cardíaco. Es importante orientar cada caso con una buena historia clínica y exploración física, ya que en muchas ocasiones será suficiente para llegar a un diagnóstico sin necesidad de realizar pruebas complementarias, lo que permite, además, seleccionar aquellos pacientes con causa potencialmente grave en los que habrá que actuar con rapidez. A pesar de su carácter por lo general, benigno, muchas veces es recurrente, prolongado y difícil de tratar, lo que genera una gran angustia familiar y provoca absentismo escolar y limitación en las actividades diarias.

ETIOLOGÍA

Idiopático (35 %)

Episodios de dolor torácico agudo, por lo general, localizado en el lado izquierdo, no reproducible a la palpación, de duración breve (segundos-pocos minutos) y sin un desencadenante claro. La exploración es normal. Los episodios recurren durante varias semanas o meses y se resuelve de manera espontánea. No precisa tratamiento.

Musculoesquelético (30 %)

El dolor es punzante, localizado, aumenta con los movimientos y se reproduce con la palpación.

- **Costocondritis**: dolor localizado en las uniones condrocostales; por lo general, afecta a más de una articulación, y se reproduce mediante palpación y al traccionar de los brazos hacia delante o hacia atrás. No hay signos inflamatorios visibles. Aunque es autolimitado, si es intenso y limita la actividad normal, se puede tratar con antiinflamatorios no esteroideos.
- **Síndrome de Tietze**: variante poco frecuente de costocondritis que afecta a los cartílagos costales superiores (2º y 3º) y presenta, además del dolor, signos inflamatorios en piel (tumefacción y a veces eritema). Se trata con antiinflamatorios no esteroideos. Duración prolongada.
- **Síndrome de pinzamiento precordial (punzada de Teixidor)**: dolor intenso y punzante de inicio brusco y duración breve (segundos-minutos) que empeora con la inspiración. Localizado a punta de dedo en el borde esternal izquierdo, por lo general, en reposo o durante actividad poco intensa, empeora al flexionar el tronco y sentarse con los hombros caídos hacia adelante. Hasta su resolución espontánea, el paciente realiza respiraciones muy superficiales y breves. La exploración es normal. Los episodios pueden ser recurrentes.
- **Síndrome de la costilla deslizante**: dolor en la zona de las costillas flotantes debido a que existe hiperlaxitud del tejido cartilaginoso que las une y que permite el deslizamiento de unas costillas sobre otras presionando en el nervio intercostal. El dolor puede aparecer tras el ejercicio o un traumatismo menor, aumenta con la tos o los movimientos, y puede durar varias horas. Se reproduce al traccionar con los dedos del reborde costal hacia adelante.
- **Dolor torácico de origen muscular**: secundario a ejercicio físico intenso o tos persistente. A punta de dedo generalmente, se reproduce con los movimientos.

Origen psicógeno (14 %)

Por lo general, es un dolor atípico, prolongado, que puede asociar otros síntomas como cefalea, mareo, dolor abdominal,

423

ansiedad, etc. En la historia clínica puede identificarse un acontecimiento estresante. Más frecuente en adolescentes.

Origen respiratorio (12 %)

- **Asma o tos crónica/intensa**: causa respiratoria más habitual; por lo general, el dolor es debido a la sobrecarga muscular. El asma de esfuerzo presenta dolor torácico opresivo y disnea desencadenados por el ejercicio, por lo que a veces estos pacientes son derivados a cardiología. El dolor mejora con los broncodilatadores.
- **Neumonía con o sin derrame pleural**: dolor localizado que aparece en el contexto de otros síntomas (fiebre, dificultad respiratoria, etc.) y puede presentar auscultación pulmonar patológica. Pensar en derrame pleural acompañante si refiere dolor de tipo pleurítico: punzante, bien localizado, aumenta con la inspiración profunda y la tos.
- **Neumotórax o neumomediastino**: dolor de aparición brusca que asocia disnea y aumento de trabajo respiratorio. Puede ser espontáneo (más frecuente en adolescentes varones altos y delgados) o secundario a traumatismo. Puede asociar hipoventilación en la auscultación pulmonar. El neumomediastino espontáneo es muy poco habitual y, por lo general, aparece en el contexto de infecciones respiratorias o asma. Puede asociar enfisema subcutáneo y a la exploración, el signo de Hamman (crujido que se ausculta en la región anterior del tórax sincronizado con el latido cardíaco).
- **Pleurodinia epidémica de Bornholm**: poco frecuente. Episodios de dolor torácico intenso y espasmódico, de minutos o a veces horas de duración, que puede asociar cortejo vegetativo y empeora con la respiración. Aparece en el contexto de proceso febril por enterovirus (Coxsackie tipo B), y típicamente la auscultación pulmonar y la radiografía (Rx) son normales.
- **Tromboembolismo pulmonar (TEP)**: inicio brusco de dolor pleurítico con disnea y taquipnea, taquicardia, hipoxia y tos. Es poco habitual en pediatría, más típico en adolescentes, sobre todo si presentan factores de riesgo: inmovilidad prolongada, obesidad, fracturas óseas, toma de anticonceptivos orales, alteraciones de la coagulación, deshidratación o ciertas cardiopatías.
- **Hipertensión pulmonar grave**: dolor típicamente con el esfuerzo físico que asocia disnea. Es debido a isquemia del ventrículo derecho por aumento de la presión telediastólica y a la dilatación de la arteria pulmonar con compresión del tronco de la arteria coronaria izquierda.
- **Síndrome torácico agudo**: en pacientes con drepanocitosis, siendo más frecuente en la infancia que en la edad adulta. Es debido a oclusión microvascular pulmonar causada por los eritrocitos deformados. Además del dolor intenso, presenta fiebre y clínica respiratoria, junto con infiltrado en la Rx de tórax.

Origen digestivo (4-7 %)

- **Reflujo gastroesofágico**: causa digestiva más común. Es un dolor quemante de localización retroesternal que apa-

rece después de las comidas y empeora al tumbarse. Mejora de manera espontánea o con antiácidos.
- **Otras patologías**: esofagitis, espasmo esofágico, acalasia, úlcera péptica: el dolor se asocia a las comidas o a ciertos alimentos, o puede asociar disfagia.

Origen cardiovascular (1-4 %)

- **Arritmias**: los episodios de taquicardia y las extrasístoles pueden ser descritas como «dolor torácico», sobre todo por niños pequeños. Si los episodios de taquicardia son prolongados, pueden además originar dolor por aumento de la demanda miocárdica de oxígeno con isquemia relativa. Clínicamente pueden ir acompañados de sensación de mareo y palidez cutánea, con palpitaciones de inicio y final brusco. En el caso de las taquicardias de origen ventricular, el paciente puede referir mareo o síncope en relación con el ejercicio físico, o presentarse como un episodio de muerte súbita (MS). El electrocardiograma (ECG) puede ser diagnóstico (taquicardia o alteraciones que predispongan), aunque un ECG normal no permite excluir el diagnóstico.
- **Pericarditis**: por lo general, por infecciones de origen vírico, aunque son causas menos frecuentes las infecciones bacterianas, procesos autoinmunitarios o enfermedades sistémicas. El síndrome pospericardiotomía es una inflamación del pericardio que aparece en el postoperatorio de las cardiopatías congénitas, habitualmente, pasada la primera semana.
La pericarditis provoca un dolor típico de localización centrotorácica, punzante, subagudo y progresivo, que aumenta con la inspiración profunda y el decúbito supino, y disminuye al sentarse e inclinar el tronco hacia delante. A la exploración puede auscultarse un roce pericárdico (patognomónico, aunque poco habitual) o tonos cardíacos apagados, aunque la mayor parte de las veces la auscultación es normal. En función de la cantidad del derrame pericárdico acompañante a la inflamación, en la Rx de tórax se puede ver un incremento de la silueta cardíaca en tienda de campaña. Las alteraciones del ECG son progresivas: en un inicio, aparece una elevación del ST con concavidad superior en varias derivaciones con depresión en las derivaciones espejo; en la segunda fase, el ST se normaliza de forma progresiva al mismo tiempo que se aplanan las ondas T; la tercera fase presenta inversión de las ondas T y puede durar varias semanas; finalmente, en la fase 4, las ondas T se normalizan.
Si el derrame progresa de forma rápida o es masivo, puede provocar un taponamiento cardíaco con repercusión hemodinámica (hipotensión, pulso paradójico, taquicardia, ingurgitación venosa yugular).
En ocasiones puede haber inflamación secundaria del miocardio (miopericarditis), o presentarse el derrame en una miocarditis primaria (perimiocarditis). En estos casos, el paciente presenta taquicardia, en ocasiones, palpitaciones y disnea de esfuerzo, a veces, tonos apagados a la auscultación cardiaca, y síntomas de insuficiencia cardíaca (IC) congestiva de intensidad variable. En el ECG se pueden ver complejos QRS de bajo voltaje con inversión de las ondas T.

- **Obstrucción del flujo de salida del ventrículo izquierdo**: aparece dolor cuando la obstrucción es grave. Tanto la miocardiopatía hipertrófica como la estenosis aórtica (valvular o subvalvuar) pueden provocar disminución de la perfusión coronaria durante el ejercicio, así como aumento de la demanda de oxígeno por la hipertrofia, lo que provoca dolor de tipo anginoso con el ejercicio físico. El dolor isquémico es centrotorácico irradiado al cuello/brazos/espalda, opresivo, intenso y con cortejo vegetativo acompañante. Aunque es más habitual que ambas patologías se presenten como taquicardia o síncope con el ejercicio, y en ocasiones MS como primera manifestación. A la exploración se ausculta un soplo. El ECG puede ser normal o presentar signos de hipertrofia ventricular izquierda (desviación izquierda del eje, QRS de voltajes altos, inversión de las ondas T en cara inferior y lateral, ondas Q patológicas).
- **Anomalías coronarias**: son muy poco frecuentes en la infancia, pero pueden provocar episodios de dolor torácico de tipo isquémico. En el ECG, durante el episodio de dolor, puede aparecer elevación o descenso del ST en el territorio de alguna coronaria, y en la analítica habrá elevación de enzimas cardíacas. Son causas de dolor torácico isquémico el origen anómalo de una coronaria en el seno contralateral con trayecto interarterial que hace que durante el ejercicio se produzca una compresión de la coronaria entre la aorta y la pulmonar, la trombosis con oclusión de una coronaria dilatada y aneurismática en relación con una enfermedad de Kawasaki, el vasoespasmo coronario primario o secundario al consumo de cocaína y la cirugía de Jatene (*switch* arterial) de la transposición de grandes arterias.

> ! La elevación del ST puede ser debida a **pericarditis** (elevación en varias derivaciones, concavidad superior, mínimo descenso del ST en derivaciones espejo), **patrón de repolarización precoz** típico de adolescentes (elevación del punto J con muesca o empastamiento, de concavidad superior, en dos derivaciones contiguas, sin descenso especular, con ondas T picudas, no cambia en el tiempo), o **isquemia** (elevación marcada en el territorio de una coronaria, convexidad superior, descenso en derivaciones espejo).

- **Rotura o disección aórtica**: muy poco habitual en la infancia, aunque el riesgo está aumentado en conectivopatías con dilatación de raíz aórtica, típicamente el síndrome de Marfan (disección más frecuente en adolescencia tardía o adultos) y el síndrome de Loeys-Dietz (disección y rotura pueden ocurrir en la infancia). El dolor es intenso, centrotorácico o abdominal en función del lugar de disección, con posible disnea y signos de bajo gasto.
- **Prolapso de la válvula mitral**: su asociación con dolor torácico es controvertida .

Otro origen (1 %)

Dolor de localización metamérica (herpes-zóster antes de salir las lesiones, patología medular que comprima una raíz nerviosa), botón mamario al inicio de la pubertad, *pectus excavatum*, escoliosis, traumático, abuso de drogas como cocaína o anfetaminas (en este caso, siempre descartar isquemia cardíaca por espasmo coronario o arritmias).

ENFOQUE DIAGNÓSTICO

A la hora de enfocar el manejo del paciente pediátrico con dolor torácico es útil dividir las causas de dolor torácico en dos grupos (**Tabla 33-1**): aquellas causas graves y potencialmente letales (<6 %) y aquellas no graves, que serán las más frecuentes (94-99 %). Siempre habrá que tomar, en primer lugar, las constantes (frecuencia cardíaca, frecuencia respiratoria, presión arterial, saturación de oxígeno) y realizar una exploración rápida ya que la afectación del estado general con alteración del nivel de conciencia, dificultad respiratoria, mala perfusión, sudoración, palidez, junto con alteración de constantes orienta hacia una patología grave y requiere un manejo urgente.

En la mayoría de los casos, el paciente estará estable y serán fundamentales la historia clínica y la exploración física, con especial énfasis en los antecedentes de enfermedad cardíaca y las características del dolor, buscando aquellos datos sugestivos de enfermedad cardíaca o de patología grave que requieran realizar pruebas complementarias.

 En la mayoría de los casos serán suficientes una buena historia clínica y una exploración física sistemática y completa para llegar a un diagnóstico; en menos de un 10 % de casos las pruebas complementarias aportan un rendimiento diagnóstico superior al clínico.

Tabla 33-1. Causas de dolor torácico en pediatría

Graves y/o potencialmente letales (1-6 %)	No graves (94-99 %)

• Cardíacas
  - Pericarditis, miocarditis
  - Miocardiopatía hipertrófica grave
  - Estenosis aórtica grave
  - Insuficiencia aórtica grave
  - Arritmias: TSV, TV
  - Coronaria de origen anómalo
  - Oclusión coronaria: Kawasaki, Switch arterial
  - Espasmo coronario: cocaína
• Pulmonares
  - Neumotórax espontáneo
  - TEP
  - Hipertensión pulmonar grave
  - Síndrome torácico agudo
  - Aspiración de cuerpo extraño
• Disección de aorta
	• Idiopático
	• Musculoesqueléticas
	  - Costocondritis, síndrome de Tietze
	  - Pinzamiento precordial
	  - Síndrome de costilla deslizante
	  - Dolor muscular por sobrecarga o traumático
	  - *Pectus excavatum, carinatum*, escoliosis
	• Psicógeno
	• Respiratorio (pueden ser graves)
	  - Neumonía con/sin derrame
	  - Crisis asmática
	  - Neumotórax/ neumomediastino
	• Digestivo
	  - RGE
	  - Esofagitis, espasmo esofágico
	  - Úlcera péptica, gastritis
	• Otras
	  - Herpes zóster
	  - Botón mamario

RGE: reflugo gastroesofágico; TEP: tromboembolismo pulmonar; TSV: taquicardia supraventricular; TV: taquicardia ventricular.

HISTORIA CLÍNICA

Características del dolor

- **Intensidad del dolor**: en general, si el dolor es muy intenso, orienta hacia patología orgánica/cardíaca, sobre todo si va acompañado de cortejo vegetativo.
- **Desencadenante del dolor**: la relación con la ingesta orienta a patología digestiva. Si el desencadenante es el ejercicio físico, habrá que pensar en patología cardíaca o en asma de esfuerzo. El antecedente de traumatismo o de ejercicio físico intenso orienta hacia origen musculoesquelético.
- **Síntomas acompañantes**: la coexistencia de fiebre o síntomas respiratorios es sugestiva de patología pulmonar, mientras que la fiebre acompañada de síntomas de IC puede deberse a miocarditis. Si el dolor va acompañado de síncope y cortejo vegetativo, habrá que pensar en cardiopatías, mientras que si lo hace de palpitaciones, orientará hacia arritmias. El dolor psicógeno puede asociar síntomas de causa funcional (dolor abdominal recurrente, cefalea tensional, etc.).
- **Duración del dolor**: por lo general, el dolor crónico es de origen musculoesquelético, psicógeno o idiopático.

Antecedentes personales

- **Enfermedad de base que pueda cursar con dolor torácico**: cardiopatías congénitas, corregidas quirúrgicamente o no, que asocien obstrucción grave; hipertrofia ventricular grave, insuficiencia valvular aórtica, dilatación de aorta ascendente, hipertensión pulmonar grave, anomalías coronarias, Kawasaki, conectivopatías, asma, drepanocitosis, coagulopatías.
- **Cirugía cardíaca reciente**: pensar en síndrome posperi-cardiotomía, sobre todo en niños mayores de 2 años en las primeras dos semanas tras la cirugía.
- **Medicación habitual**: anticonceptivos orales.
- **Consumo de drogas.**
- **Alteración de la conducta, ansiedad, problemas en el entorno social y familiar.**

Antecedentes familiares

- Muerte súbita (MS) de origen cardíaco o desconocido en menores de 50 años.
- Miocardiopatías hereditarias, sobre todo la hipertrófica.
- Canalopatías.
- Historia reciente de enfermedad cardíaca o muerte relacionada con problemas cardíacos que haya causado impacto emocional/psicológico en el niño.

EXPLORACIÓN FÍSICA

En la inspección general se pueden ver alteraciones fenotípicas que orienten hacia algún síndrome (hábito marfanoide,

Tabla 33-2. Auscultación cardíaca	
Auscultación	**Patología**
Soplo sistólico eyectivo fijo	Estenosis aórtica
Soplo sistólico que aumenta con el Valsalva y disminuye al tumbarse	Miocardiopatía hipertrófica
Tonos apagados	Miopericarditis
Roce pericárdico	Pericarditis (patognomónico)
Refuerzo del 2º tono	Hipertensión pulmonar
Ritmo de galope + taquicardia	Miocarditis
Taquicardia	TSVP, TV
Arrítmico	Extrasístoles

TSVP: taquicardia supraventricular paroxística; TV: taquicardia ventricular.

pectus excavatum, cara de duende, etc.), signos de dificultad respiratoria que orienten hacia patología pulmonar, lesiones que sugieran traumatismo.

A la palpación se puede encontrar un dolor selectivo en algún punto sugestivo de patología musculoesquelética, crepitación sugestiva de aire ectópico, frémito sugestivo de lesión obstructiva de ventrículo izquierdo.

- **Auscultación cardíaca.** La auscultación pulmonar puede presentar hipoventilación (broncoespasmo, neumonía, neumotórax), crepitantes o soplo tubárico (neumonía), sibilancias (broncoespasmo) o roce pleural (derrame) (**Tabla 33-2**).
- **Palpación abdominal**: debe realizarse siempre ya que a veces los niños refieren como localizado en el tórax un dolor de origen abdominal. Además, la presencia de hepatomegalia puede sugerir IC.

PRUEBAS COMPLEMENTARIAS

En la gran mayoría de los casos, el origen de dolor torácico no será grave y se podrá llegar a un diagnóstico solo con la historia clínica y la exploración física. Por tanto, la realización de pruebas complementarias debe limitarse a aquellos pacientes con sospecha de patología grave, y siempre se solicitarán de forma dirigida según la sospecha clínica.

- **Radiografía (Rx) de tórax**: si dolor muy intenso tras un traumatismo sugestivo de fractura costal, si hay datos sugestivos de neumonía, derrame pleural o aire ectópico. Valorar siempre la presencia de cardiomegalia en IC o en caso de derrame pericárdico.
- **Electrocardiograma (ECG)**: dolor intenso de tipo anginoso, desencadenado por el ejercicio, que asocie síncope, palpitaciones o cortejo vegetativo. Habrá que valorar la elevación o descenso del ST de forma difusa (pericarditis) o localizada según la distribución de las coronarias (isquemia), la inversión de las ondas T (miocarditis, pericarditis, miocardiopatía hipertrófica), ondas Q patológicas (miocar-

diopatía hipertrófica), alteraciones arritmogénicas (preexcitación, QT largo, QT corto, onda Brugada), taquicardia supraventricular o ventricular, extrasístoles.

- **Analítica sanguínea**: valorar hemograma y reactantes de fase aguda en procesos infecciosos (neumonía) o inflamatorios (pericarditis, miocarditis), elevación de enzimas cardíacas (creatina-cinasa, troponina) en miocarditis e isquemia coronaria. Dímero D si sospecha de TEP (elevado >500 mg/dL en el 98-100 % de pacientes con TEP; especificidad 40-50 %; valor predictivo negativo >96 %).
- **Angiotomografía computarizada**: si sospecha de TEP o disección aórtica.
- Los pacientes con sospecha de patología cardíaca deben ser valorados por cardiología infantil de forma urgente o en consulta en función de la sospecha diagnóstica y la estabilidad del paciente. Se realizará siempre ecocardiograma,

con una individualización de la indicación de otras pruebas (Holter, ergometría, etc.).

Signos de alarma de patología cardíaca:
- Dolor torácico desencadenado por el ejercicio o asociado con actividad física.
- Dolor torácico que asocia palpitaciones, síncope, cortejo vegetativo.
- Dolor torácico de tipo isquémico o pericárdico.
- Familiares de primer grado con antecedente de muerte súbita, canalopatías o miocardiopatía.
- Antecedente personal de cardiopatía congénita, enfermedad de Kawasaki con afectación coronaria, y conectivopatías.
- Dolor torácico asociado a alteración en la auscultación o en el ECG.

PUNTOS CLAVE

- Las causas más frecuentes de dolor torácico son la idiopática y las musculoesqueléticas.
- La mayoría de las veces se llega al diagnóstico solo con la historia clínica y la exploración física.

- La realización de pruebas complementarias debe ser individualizada y orientada según la sospecha diagnóstica.

BIBLIOGRAFÍA

Aygun E, Aygun ST, Uysal T, Aygun F, Dursun H, Irdem A. Aetiologycal evaluation of chest pain in childhood and adolescence. Cardiol Young. 2020;30(5):617-23.

Bonillo Perales A, Batlles Garrido J, Rubí Ruiz T, González Jiménez Y, Aguirre Rodríguez J, Muñoz Hoyos A. Tromboembolismo pulmonar. An Pediatr. 2003;58(Supl1):22-9.

Chen L, Duan H, Li X, Yang Z, Jiao M, Sun K, Jin M. The causes of chest pain in children and the criteria for targeted myocardial enzyme testing in identifying the causes of chest pain in children. Front Cardiovasc Med. 2021;8:582129.

Chen L, Duan H, Li G, Li X. The etiology of chest pain in children admitted to cardiology clinics and the use echocardiography to screen for cardiac chest pain in children. Front Pediatr. 2022;10 882022.

Christopher A. Sumski, Benjamin H Goot. Evaluating Chest Pain and Heart Murmurs in Pediatric and Adolescent Patients. Pediatr Clin N Am. 2020;67(5):783-99.

Crespo Marcos D, Pérez Lescure-Picarzo FJ, Zambrano Castaño M. Dolor torácico. Rev Pediatr Aten Primaria. 2010;12(45):95-107.

Drossner DM, Hirsh DA, Sturm JJ. Cardiac disease in pediatric patients presenting to a pediatric ED with chest pain. Am J Emerg Med. 2011;29(6):632-8.

García Angleu F, González Vila L, Herrera del Rey C. en SECARDIOPED. Dolor torácico en Cardiología Pediátrica y Cardiopatías Congénitas del niño y del adolescente. Vol II. Grupo CTO editorial; 2015. p. 517-24.

Geggel RL, Endom EE. Causes of nontraumatic chest pain in children and adolescents. Post TW, ed. Waltham, MA: UpToDate Inc; http://www.uptodate.com

Geggel RL, Endom EE. Nontraumatic chest pain in children and adolescents: Approach and initial management. Post TW, ed. Waltham, MA: UpToDate Inc; http://www.uptodate.com

Gesuete V, Fregolent D, Contorno S, Tamaro G, Barbi E, Cozzi G. Follow-up study of patients admitted to the pediatric emergency department for chest pain. Eur J Pediatr. 2020;179(2):303-8.

Guixeres Esteve T, Moriano Gutiérrez A, Insa Albert B. Guía de Algoritmos en Pediatría de Atención Primaria. Dolor torácico. AEPap. 2015 (en línea). http://algoritmos.aepap.org

Saleeb SF, Li WY, Warren SZ, Lock JE. Effectiveness of Screening for Life-Threatening Chest Pain in Children. Pediatrics. 2011;128(5):e 1062-8.

Serrano Muñoz B, Gamaza Chulián S, Carmona García R, Díaz Retamino E. Dolor torácico no coronario. Papel del electrocardiograma en el diagnóstico diferencial de la pericarditis aguda y la repolarización precoz. Cardiocore. 2018;53(3):110-5.

Yoldas T, Arman U. What is the significance of elevated troponin I in children and adolescents? A diagnostic approach. Pediatr Cardiol. 2019;40(8): 1638-44.

Síncope y muerte súbita

34

C. Terol Espinosa de los Monteros

OBJETIVOS

- Conocer la definición de síncope y los distintos tipos de síncopes.
- Manejo inicial y valoración de un paciente tras un episodio sincopal.
- Identificar los factores de riesgo que hagan sospechar causas cardiológicas y, por tanto, de muerte súbita.
- Conocer los criterios de derivación de un paciente para ser valorado en cardiología pediátrica tras un episodio sincopal.

DEFINICIONES

En primer lugar, se definirán una serie de términos que son importantes ante la valoración de un paciente con un posible episodio sincopal:

- **Síncope:** pérdida abrupta, transitoria y completa de la conciencia, asociada a incapacidad para mantener el tono postural, y con una recuperación completa, rápida y espontánea, causada por una hipoperfusión cerebral, sin existir otras condiciones clínicas que lo justifiquen (convulsiones, traumatismos cerebrales, intoxicaciones, etc.). Se estima que a los 18 años, entre un 30 y un 50 % de los niños han tenido al menos un episodio sincopal, y son una causa frecuente de consulta en la población pediátrica; suponen aproximadamente un 3 % de las consultas en el servicio de urgencias pediátricas. La incidencia es algo mayor en el sexo femenino, con un pico entre los 15 y los 19 años.
- **Pérdida de conciencia:** estado cognitivo en el que el sujeto pierde la percepción de uno mismo y de todo aquello que le rodea y es incapaz de responder a estímulos.
- **Pérdida de conciencia transitoria:** pérdida de conciencia autolimitada. Puede deberse a un síncope o a otras condiciones clínicas.
- **Presíncope:** alteración transitoria del grado de conciencia, sin pérdida completa de esta, asociada a los síntomas prodrómicos del síncope (aturdimiento, sensación de mareo, visión borrosa, debilidad y signos de actividad autonómica como palidez, frialdad, sudoración, náuseas).
- **Intolerancia ortostática:** presencia de más de uno de los siguientes síntomas al ponerse de pie: aturdimiento, palpitaciones, temblor, debilidad generalizada, visión borrosa, intolerancia al ejercicio y/o fatiga. Pueden ir acompañados o no de taquicardia, hipotensión ortostática o síncope.
- **Taquicardia ortostática:** aumento mantenido de la frecuencia cardíaca (FC) basal ≥ 30 latidos por minuto (lpm) (≥ 40 lpm en < 19 años) durante al menos 10 minutos con el cambio súbito de posición decúbito a bipedestación).
- **Hipotensión ortostática:** caída de la presión arterial sistólica (PAS) ≥ 20 mmHg o diastólica (PAD) ≥ 10 mmHg con el ortostatismo:
  - Inicial o inmediata: dentro de los 15 segundos del cambio postural.
  - Clásica: dentro de los tres minutos del cambio postural.
  - Retrasada: pasados los tres minutos del cambio postural.
  - Neurogénica: subtipo causado por una disfunción del sistema nervioso autónomo.
- **Síndrome de taquicardia postural ortostática:** síndrome clínico caracterizado por todo lo siguiente, pero sin pérdida de conciencia:
  - Síntomas de intolerancia ortostática: aturdimiento, palpitaciones, temblor, debilidad generalizada, visión borrosa, intolerancia al ejercicio, fatiga.
  - Aumento de la FC basal ≥ 30 lpm (≥ 40 lpm en < 19 años) dentro de los tres minutos del cambio postural (cambio desde la posición supina a una posición vertical).
  - Ausencia de hipotensión ortostática.
  - Síntomas presentes durante ≥ 3 meses.
  - Sin otra explicación clínica a la taquicardia sinusal.
- **Muerte súbita (MS) inesperada:** es la muerte por causas naturales (no traumáticas) repentina e inesperada y rápida, en una persona con aparente buen estado de salud o con una enfermedad conocida estable, en el que ni el momento ni la forma de la muerte son esperados.

Características típicas de un síncope:

- Pérdida de conciencia abrupta, transitoria y completa.
- Incapacidad para mantener el tono postural.
- Recuperación rápida y espontánea.
- Causado por hipoperfusión cerebral.

TIPOS DE SÍNCOPES EN LA EDAD PEDIÁTRICA Y SUS CAUSAS

Síncope reflejo o neuromediado

Causados por una hipotensión y/o bradicardia refleja inapropiadas con disminución del retorno venoso y, como consecuencia, disminuyen el gasto cardíaco y el flujo cerebral y se produce el síncope. Se pueden diferenciar tres tipos de síncopes de etiología neuromediada:

- **Síncope vasovagal** (75-80 % de los síncopes en menores de 18 años): ortostático o por emociones. Es el síncope reflejo más frecuente, y de naturaleza benigna. Puede desencadenarse ante una bipedestación prolongada o ante situaciones de estrés emocional, dolor o procedimientos médicos. Los pródromos típicos son visión borrosa, aturdimiento, sensación de mareo, sensación de calor, náuseas, palidez cutánea, frialdad, sudoración y náuseas. Raramente duran más de uno o dos minutos, y a menudo seguido de una sensación intensa de fatiga.
- **Síncope del seno carotídeo**: asociado a hipersensibilidad del seno carotídeo. Pausa ≥ 3 segundos y/o disminución de la presión sistólica ≥ 50 mmHg tras la estimulación del seno carotídeo. Es una causa muy infrecuente en la población pediátrica.
- **Síncope situacional**: relacionado con tos, estímulo gastrointestinal, micción, posprandial, tras ejercicio o risa. También es poco habitual en la edad pediátrica.

Síncope por hipotensión ortostática

En bipedestación, se produce por una disminución del retorno venoso, con un exceso de volumen sanguíneo en miembros inferiores y circulación esplácnica, y como consecuencia de una disminución del gasto cardíaco. Por lo general, el sistema nervioso autónomo realiza una serie de cambios compensatorios en el tono vascular, FC y contractilidad cardíaca, pero cuando esta respuesta es inadecuada se produce el síncope. Es una causa poco frecuente de síncope en la infancia, y las causas son múltiples:

- Disfunción autónoma primaria.
- Disfunción secundaria: enfermedad neurodegenerativa, Parkinson, neuropatías periféricas por diabetes u otras enfermedades sistémicas.
- Drogas (diuréticos, vasodilatadores).
- Hipovolemia.

Síncope psicógeno o inexplicado

Puede representan hasta un 8-15 % de los síncopes en edad pediátrica. Es un síndrome de pérdida aparente del conocimiento que ocurre en ausencia de alteración de la perfusión o función cerebral. Se cree que es un trastorno de conversión; una manifestación somática o una respuesta a tensiones psicológicas internas. Suele ser más habitual en mujeres jóvenes con antecedentes de abusos, la duración del episodio es larga (5-20 minutos) y los episodios frecuentes, no asocia signos o síntomas físicos (palidez, diaforesis, etc.), y el pulso, la PA o el electrocardiograma (ECG) son normales durante el episodio.

Espasmo del sollozo

Episodio de cese de la respiración y pérdida de conciencia involuntarios durante un breve período de tiempo inmediatamente después de un episodio atemorizador o inquietante desde el punto de vista emocional, o de una experiencia dolorosa. Es un tipo de síncope típico de la edad pediátrica, que afecta al 0,1-5 % de niños por lo demás sanos. Por lo general, comienza durante el primer año de vida, alcanza un máximo a los 2 años y desaparece hacia los 4 años de edad en el 50 % de los casos, y hacia los 8 años en alrededor del 83 %.

Hay dos formas de espasmo del sollozo:

- **Forma cianótica**: forma más frecuente, y suele ocurrir entre los 6 meses y los 5 años. Causado por una desaturación por una expiración forzada, a menudo como parte de un episodio de llanto intenso o en respuesta a una reprimenda o a otro episodio perturbador. A los pocos segundos el paciente se pone cianótico y pierde la conciencia, y puede ir acompañado de una breve convulsión. Tras unos segundos, se reanuda la respiración y se recupera la conciencia.
- **Forma pálida**: aparece en los primeros 1-2 años de vida y suele suceder a una experiencia dolorosa, como caerse y golpearse la cabeza, o después de episodios amenazadores o alarmantes. Se suelen asociar a bradicardia significativa o asistolia prolongada secundaria a una estimulación vagal. Con posterioridad, se produce un cese de la respiración y pérdida de conciencia acompañadas de palidez y flacidez. Si el espasmo persiste más de algunos segundos, aumenta el tono muscular y puede haber una convulsión e incontinencia. Tras el espasmo, el corazón vuelve a acelerarse, se reanuda la respiración y se recupera la conciencia, sin ningún tratamiento. Al ser una forma infrecuente puede requerirse evaluación diagnóstica adicional como un ECG y electroencefalografía simultáneos para ayudar a diferenciar causas cardíacas y neurológicas.

Síncope cardiogénico

Solo representa un 1,5-6 % de los síncopes en pediatría, pero su diagnóstico es fundamental ya que son una causa habitual de MS en la población pediátrica. Se puede deber a diversas alteraciones cardiológicas:

- **Anomalías estructurales tipo obstructivas**: miocardiopatía hipertrófica, estenosis aórtica, estenosis de la válvula pulmonar e hipertensión pulmonar.
- **Disfunción miocárdica**: miocarditis, miocardiopatías, anomalías congénitas de las arterias coronarias, enfermedad de Kawasaki.
- **Arritmias**: síndrome de QT largo, síndrome de QT corto, síndrome de Brugada, taquicardia ventricular polimorfa catecolaminérgica, síndrome de Wolff-Parkinson-White, bloqueo auriculoventricular completo.

- **Otras causas** que pueden provocar pérdida de conciencia en la población pediátrica y que hay que tener en cuenta a la hora de hacer un diagnóstico diferencial (DD) ante un episodio sincopal son:
  - Trastornos metabólicos (p. ej., hipoglucemia).
  - Convulsiones.
  - Migraña.
  - Anemia.
  - Narcolepsia.
  - Tóxicos.
  - Lesiones cerebrales.
  - Embarazo.

 El síncope más frecuente en la edad pediátrica es el síncope vasovagal:

- Ortostático o por emociones.
- Naturaleza benigna.
- Pródromos: diaforesis, calor, náuseas y palidez cutánea.
- Causado por una hipotensión y/o bradicardia refleja inapropiadas.

COMO REALIZAR EL DIAGNÓSTICO DE UN EPISODIO SINCOPAL

Objetivo fundamental

Reconocer los signos y síntomas que hagan sospechar una etiología cardíaca, factor de riesgo de MS.

Valorar estado vital

Triángulo de evaluación pediátrica. Monitorizar y comprobar signos vitales: pulso, respiración, grado de conciencia. Ante una sospecha de parada cardiorrespiratoria comenzar las medidas de reanimación. Si el paciente presenta una alteración específica: crisis comicial, hipoglucemia, arritmia, etc., tratarla. Si el paciente está estable y con un adecuado nivel de conciencia, se procede a realizar una historia clínica y una exploración física completas.

Historia clínica detallada

Es fundamental para identificar la posible causa que ha provocado la pérdida de conciencia e identificar a los pacientes que deban ser remitidos para valoración cardiológica por riesgo de enfermedad cardíaca subyacente.

- Descripción del evento:
  - Desencadenantes: situación y contexto en el que ha ocurrido. Ante un episodio de pérdida de conciencia súbita y desencadenada por un esfuerzo o al realizar ejercicio hay que sospechar etiología cardíaca. Sin embargo, los desencadenantes tales como lugares calurosos o períodos de bipedestación prolongada han de hacer sospechar que se está ante un síncope vasovagal. En los síndromes de QT largo congénitos, el síncope puede estar relacionado

con una arritmia ventricular grave inducida por un *trigger* específico: en el tipo 1 (SQTL1) el ejercicio físico (en especial, la natación), en el tipo 2 (SQTL2) el estrés emocional o un estímulo auditivo intenso y súbito, y en el tipo 3 (SQTL3) el sueño (bradicardia).
  - Pródromos: los síncopes vasovagales suelen ir precedidos de sensación de calor, diaforesis, visión borrosa. Por el contrario, los síncopes cardiogénicos no suelen ir acompañados de pródromos.
  - Signos físicos: palidez cutánea, cianosis, tono, movimientos anómalos. Recuerde que un síncope puede ir acompañado de un episodio breve de movimientos tonicoclónicos.
  - Duración: por lo general, los síncopes vasovagales son de corta duración, máximo uno o dos minutos.

- **Antecedentes personales**: enfermedades previas, episodios previos de síncope (características de estos), consumo de medicación o drogas.
- **Antecedentes familiares**: especialmente casos de MS en familiares de primer o segundo grado (sospecha de enfermedades hereditarias con riesgo de MS: miocardiopatías, canalopatías, etc.). Forma en la que ocurrió, y si se determinó un diagnóstico.

Exploración física completa

- Exploración física completa, incluidas auscultación cardíaca y valoración neurológica completa.
  - Signos clínicos de bajo gasto cardíaco: pulsos débiles, relleno capilar lento, disnea, diaforesis, presencia de edemas, taquicardia.
  - Signos clínicos que sugieran enfermedad cardiológica subyacente: presencia de soplos, ritmo o FC anómalos, presencia de signos clínicos de bajo gasto cardíaco, cianosis.
  - Exploración neurológica completa.
- Medir la PA y la FC en decúbito y bipedestación, y ver si hay cambios con el ortostatismo en los tres minutos posteriores.

Pruebas complementarias

- **Electrocardiograma (ECG)**: valorar el ritmo y la FC, medir el QTc, valorar el eje cardíaco y la presencia de datos que sugieran dilatación o hipertrofia de cavidades (v. **Capítulo 4.3** de la Sección 1).
- **Laboratorio**: medir glucemia y hacer un hemograma.
- **Test embarazo** (si procede).

Tras la realización de una historia clínica y una exploración física detalladas, un ECG y, si procede, unas pruebas básicas de laboratorio, se debe poder hacer un DD de las posibles causas de un episodio de pérdida de conciencia (**Fig. 34-1**). Como se ha dicho con anterioridad, el objetivo fundamental es conocer las características que suelen acompañar a los síncopes cardiogénicos (**Tabla 34-1**) ya que ante la sospecha de estos es fundamental derivar a cardiología pediátrica para el adecuado diagnóstico y manejo de estos pacientes debido al elevado riesgo de MS que presentan.

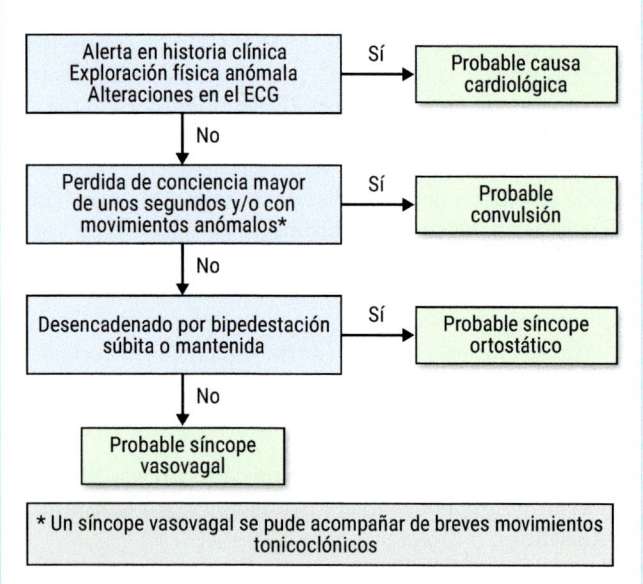

Figura 34-1. Algoritmo diagnóstico ante un episodio sincopal.

Tabla 34-2. Diagnóstico diferencial entre síncope y convulsiones

	Síncope	Convulsión
Eventos desencadenantes y pródromos	Sí	No suele haber ninguno
Período de pérdida de conciencia	Segundos	Más de unos segundos, incluso minutos
Incontinencia	No	Puede estar presente
Aturdimiento tras el episodio	No	Presente hasta 20-30 minutos después
Movimientos tonicoclónicos	Pueden ocurrir de forma breve (sobre todo si la pérdida de conciencia es prolongada)	Frecuentes

También se deben descartar las causas potencialmente tratables de la pérdida de conciencia (p. ej., drogas, hipoglucemia, enfermedades sistémicas o neurológicas, convulsiones) y remitir al especialista si procede. En ocasiones, puede resultar difícil hacer un DD entre síncope y convulsiones, si el episodio es breve y autolimitado. En la **tabla 34-2** están resumidas las diferencias fundamentales entre ambas entidades.

El esquema representado en la **figura 34-2** puede servir de guía para realizar un DD y adecuado manejo de un paciente con un episodio de pérdida de conciencia.

 Cuándo remitir a un paciente con síncopes a un cardiólogo pediátrico:

- Ante la sospecha de etiología cardíaca tras la realización de historia clínica, exploración física y ECG (v. **Tabla 34-1**).
- Niños con síncope vasovagal u ortostático que no responden a medidas no farmacológicas pueden ser referidos.

MANEJO EN CONSULTA DEL PACIENTE CON EPISODIOS SINCOPALES DE ETIOLOGÍA NO CARDÍACA

Una vez descartada la etiología cardíaca y las causas potencialmente tratables de un episodio de pérdida de conciencia, la

Tabla 34-1. Factores de riesgo para sospecha de etiología cardíaca

- Ausencia de pródromos o de desencadenantes
- Palpitaciones o dolor torácico previo al síncope
- Inducido por el ejercicio (síncope de esfuerzo)
- Historia de enfermedad cardíaca (adquirida o congénita)
- Historia familiar de muerte súbita, arritmias o muertes en gente joven
- Pocos episodios de síncope
- Examen cardiológico anormal
- Alteraciones en el electrocardiograma

etiología más probable de un síncope en la población pediátrica es el síncope vasovagal. La gran mayoría de los pacientes con síncopes vasovagales no necesitan medidas específicas, y pueden ser manejados de manera ambulatoria. Los síncopes por hipotensión ortostática son infrecuentes en pediatría, pero también pueden ser supervisados ambulatoriamente. El tratamiento inmediato recomendado ante la sospecha de síncope por hipotensión ortostática es la ingesta de agua. No se recomienda añadir glucosa o sal ya que pueden reducir el aumento de presión buscado con la ingesta de agua. Con posterioridad, es preciso evaluar las posibles causas secundarias (enfermedades sistémicas, drogas, hipovolemia) que pueden desencadenar este tipo de síncopes y tratarlas o remitir al especialista, según proceda.

Ante un paciente con un diagnóstico de síncope vasovagal o por hipotensión ortostática (una vez descartadas las causas secundarias), las pautas generales que se han de seguir en la consulta son:

- **Tranquilizar** tanto al niño como a la familia y explicar la naturaleza benigna de este.
- **Detectar** los posibles **desencadenantes** (bipedestación prolongada, situaciones donde haga mucho calor o situaciones de dolor, hipovolemia, etc.) y hacer una educación dirigida a la evitación de este o a la toma de medidas anticipatorias para intentar prevenirlo.
  - Ante síncopes por bipedestación prolongada: promover el flujo sanguíneo con la relación y contracción de los músculos de las piernas, y evitar que los miembros inferiores permanezcan totalmente estáticos y con las rodillas bloqueadas.
  - Mantener un adecuado estado de hidratación, sobre todo en el caso de pacientes con síncopes por hipotensión ortostática ante situaciones que puedan desencadenar el síncope; y un aumento controlado en la ingesta de sal (2-5 g/día).
  - Evitar cambios posturales bruscos de posición, especialmente de decúbito o sedestación a bipedestación.

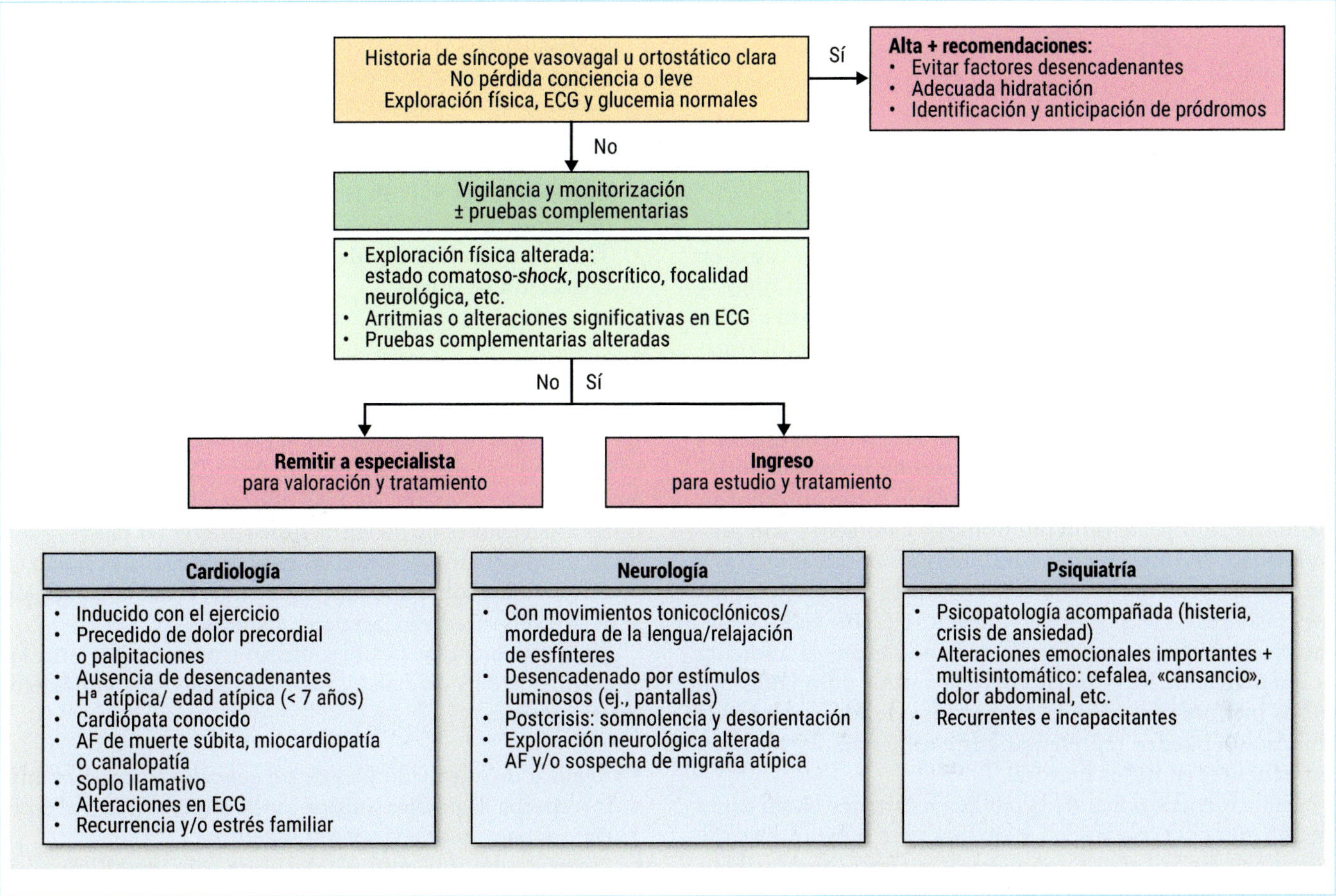

```
┌─────────────────────────────────────────┐      Sí   ┌─────────────────────────────────────────┐
│ Historia de síncope vasovagal u          │─────────▶│ Alta + recomendaciones:                   │
│ ortostático clara                        │          │ • Evitar factores desencadenantes         │
│ No pérdida conciencia o leve             │          │ • Adecuada hidratación                    │
│ Exploración física, ECG y glucemia       │          │ • Identificación y anticipación de        │
│ normales                                 │          │   pródromos                               │
└─────────────────────────────────────────┘          └─────────────────────────────────────────┘
                    │ No
                    ▼
┌─────────────────────────────────────────┐
│ Vigilancia y monitorización              │
│ ± pruebas complementarias                │
└─────────────────────────────────────────┘
┌─────────────────────────────────────────┐
│ • Exploración física alterada:           │
│   estado comatoso-shock, poscrítico,     │
│   focalidad neurológica, etc.            │
│ • Arritmias o alteraciones               │
│   significativas en ECG                  │
│ • Pruebas complementarias alteradas      │
└─────────────────────────────────────────┘
              No │ Sí
         ┌────────┴────────┐
         ▼                 ▼
┌──────────────────┐  ┌──────────────────┐
│ Remitir a        │  │ Ingreso          │
│ especialista     │  │ para estudio y   │
│ para valoración  │  │ tratamiento      │
│ y tratamiento    │  │                  │
└──────────────────┘  └──────────────────┘
```

Cardiología	Neurología	Psiquiatría
• Inducido con el ejercicio • Precedido de dolor precordial o palpitaciones • Ausencia de desencadenantes • Hª atípica/ edad atípica (< 7 años) • Cardiópata conocido • AF de muerte súbita, miocardiopatía o canalopatía • Soplo llamativo • Alteraciones en ECG • Recurrencia y/o estrés familiar	• Con movimientos tonicoclónicos/mordedura de la lengua/relajación de esfínteres • Desencadenado por estímulos luminosos (ej., pantallas) • Postcrisis: somnolencia y desorientación • Exploración neurológica alterada • AF y/o sospecha de migraña atípica	• Psicopatología acompañada (histeria, crisis de ansiedad) • Alteraciones emocionales importantes + multisintomático: cefalea, «cansancio», dolor abdominal, etc. • Recurrentes e incapacitantes

Figura 34-2. Algoritmo de actuación ante un episodio sincopal.

- **Ayudar a paciente y familiares a identificar los pródromos** ya que pueden alertar al paciente de una pérdida de conciencia inminente y tomar medidas anticipatorias como sentarse y poner la cabeza entre las rodillas, o tumbarse antes del síncope para evitar posibles efectos secundarios de la pérdida de conocimiento como traumatismos.

> - El síncope es una pérdida del conocimiento y del tono muscular breve por insuficiente flujo de sangre al cerebro.
> - Por lo general es inofensiva, pero en una pequeña proporción de niños, puede deberse a un problema cardíaco.
> - Una historia clínica y un examen físico, incluidos la medición de la PA y el ritmo cardíaco y un ECG son indispensables para la realización de un DD.
> - Una vez descartada la causa cardiológica, el síncope se maneja con la búsqueda de la causa y el aprendizaje de maneras de prevenirlo.

MUERTE SÚBITA

Un episodio de MS presenta las siguientes características:

- Natural
- Inesperado
- Rápido

El síndrome de MS de la infancia o del lactante (SMSL) es la muerte repentina de un niño menor de un año, que ocurre durante el sueño, y que permanece inexplicada después de la realización de una minuciosa investigación *post mortem*. La incidencia de esta entidad oscila entre 0,5 y 6/1.000 recién nacidos vivos/año, y en los países occidentales la principal causa de MS en niños entre la semana y el primer año de vida.

Un episodio de MS inesperada en niños y adolescentes se define como la muerte de un niño entre 1 y 18 años de edad, por causas naturales (no traumáticas), repentina e inesperada, en un tiempo breve desde el inicio de los síntomas o el colapso, con aparente buen estado de salud, en el que ni el momento ni la forma de la muerte son esperados, y que permanece inexplicable después de que se lleva a cabo una investigación exhaustiva del caso que incluye la práctica de la autopsia, examen del lugar del fallecimiento y revisión de la historia clínica del niño y de la familia. La incidencia es muy baja, oscila entre 1 y 6 casos/100.000 habitantes/año.

Causas de muerte súbita en la edad pediátrica

Entre el 25 y el 50 % de los casos la causa de MS obedece a una enfermedad crónica conocida en vida y que se encuentra estable en el momento del fallecimiento. En estos supuestos, las causas más frecuentes de MS son:

- Epilepsia: 34 %
- Causa cardiológica: 23 %
- Asma: 21 %
- Parálisis cerebral: 13 %

Las causas de MS en niños sin patología previa conocida, determinadas tras una exhaustiva investigación *post mortem*, varían según las series y los países. En la infancia, la causa más habitual es el SMSL; hasta un 70 % de los casos en menores de un año permanecen inexplicados. En niños y jóvenes la MS es debida a una amplia variedad de causas, que difiere según la edad, sin ningún claro predominio estadístico. El 40-45 % de los casos permanecen inexplicados, y hasta un 25 % están insuficientemente justificados tras el estudio *post mortem*. En conjunto, las causas más frecuentes son las de origen respiratorio (bronconeumonía-neumonía, neumonitis, bronquiolitis, displasia broncopulmonar, hemorragia, hipertensión pulmonar) y cardíaco, y con posterioridad, las infecciones no respiratorias ni cardiológicas y las neurológicas. En los primeros años de la vida predominan los episodios de MS de origen infeccioso (sobre todo, respiratorias), mientras que a partir de la adolescencia aumenta la incidencia de MS cardíaca debida a miocardiopatías. En niños menores de un año los episodios de MS por posible sofocación pueden representar entre un 9 y un 25 %, y son infrecuentes en niños mayores.

La incidencia global de la patología cardíaca como causa de MS aumenta con la edad, es menor pero muy importante a partir de los 5-9 años, y aumenta de manera considerable a partir de 10-14 años, edad en que se comienzan a observar MS por miocardiopatías.

Las causas cardíacas de MS en la edad pediátrica son muy variadas e incluyen:

- **Enfermedades del miocardio**: miocardiopatías, miocarditis, enfermedades infiltrativas, etc.

- **Alteraciones del sistema de conducción y canalopatías**: síndrome de QT largo, fibrilación ventricular primaria y bloqueo de rama derecha, síndrome de Brugada, etc.
- **Cardiopatías congénitas**.
- **Patología de las arterias coronarias**: malformaciones, enfermedad ateromatosa, arteritis
- **Enfermedades valvulares**.
- **Tumores**.
- **Tromboembolismo pulmonar**.
- **Disección de aorta**.

Prevención

La prevención de un caso de MS es complicada en pacientes aparentemente sanos. Los episodios de SMSL han disminuido en los últimos años gracias a las recomendaciones de las distintas asociaciones de pediatría de los diferentes países, y son particularmente importantes las relacionadas con el sueño en posición supina sobre una superficie firme, evitar la exposición al tabaco o favorecer la lactancia materna.

Con respecto a los posibles mecanismos para prevenir los episodios de MS de causa cardiológica hay que considerar varios puntos:

- Realizar un adecuado DD de un episodio sincopal, y ante la sospecha de posible síncope cardiogénico, remitir al especialista para valoración y tratamiento.
- Llevar a cabo una autopsia detallada para identificar posibles enfermedades con componente hereditario (p. ej., miocardiopatía, canalopatía, origen anómalo de las coronarias, disección de aorta o tromboembolismo pulmonar).
- Realizar una valoración clínica y un estudio genético si procede, de familiares con enfermedad hereditaria conocida asociada a MS para ser informados sobre el pronóstico y valorar las opciones de tratamiento profiláctico.

PUNTOS CLAVE

- El síncope más habitual en pediatría es el síncope neuromediado.
- Los síncopes neuromediados tienen buen pronóstico y pueden ser manejados de manera ambulatoria por el pediatra de atención primaria.
- Alerta de etiología cardíaca: ausencia de desencadenantes, palpitaciones o dolor torácico previos al síncope, inducido por el ejercicio, historia de enfermedad cardíaca personal o familiar, historia familiar de MS, examen cardiológico anormal y alteraciones en el ECG.
- Es fundamental reconocer estos factores de riesgo para prevenir episodios de MS.

BIBLIOGRAFÍA

Cepeda J, Zenteno D, Fuentes C, Brockmann P. Muerte súbita inesperada en la infancia: Actualización y medidas de prevención. Andes pediatr. 2021;92(4).

Côté JM. Syncope in children and adolescents: Evaluation and treatment. Paediatr Child Health. 2001;6(8):549-51.

Ortigado Matamala A. Síncopes. Pediatría integral. 2021; núm. 8.

Shen WK, Sheldon RS, Bendit DG, Cohen MI, Forman DE, Goldberger ZD, et al. 2017 ACC/AHA/HRS Guideline for the Evaluation and Management of Patients With Syncope: A Report of the American College of Cardiology/ American Heart Association Task Force on Clinical Practice Guidelines and the Heart Rhythm Society. Circulation. 2017;136(5):e60-e122.

Suárez Mier MP, Aguilera Tapia B, Hernández Guerra AI, Molina Aguilar P, Morentin Campillo B. Causas de muerte súbita infantil en España tras el estudio autópsico forense. En: Izquierdo Macián MI, coord. Libro Blanco de la Muerte Súbita Infantil. 3ª ed. Madrid: Asociación Española de Pediatría; 2013. p. 215-25.

Wren C, O'Sullivan JJ, Wright C. Sudden death in children and adolescents. Heart. 2000;83(4):410-3.

Zavala R, Metais B, Tuckfield L, DelVecchio M, Aronoff S. Pediatric Syncope: A Systematic Review. Pediatr Emerg Care. 2020;36(9):442-5.

Trasplante cardíaco en pediatría

35

D. C. Juzga Corrales y F. Gran Ipiña

OBJETIVOS

- Explicar los criterios de inclusión y las contraindicaciones del trasplante cardíaco en pediatría.
- Conocer las particularidades en el manejo previo, intraoperatorio y postoperatorio de los pacientes sometidos a trasplante cardíaco.
- Conocer los tratamientos y las complicaciones del trasplante cardíaco en pediatría.

INTRODUCCIÓN

El trasplante cardíaco pediátrico representa un hito en la historia de la medicina moderna, y supone un avance científico que ha transformado las vidas de innumerables niños y sus familias. Este procedimiento complejo ha evolucionado a lo largo de los años, con una mejora significativa de las tasas de supervivencia en pacientes pediátricos con enfermedades cardíacas terminales.

El primer trasplante cardíaco con éxito en un adulto fue realizado por el cirujano sudafricano Christiaan Barnard en 1967; sin embargo, el trasplante cardíaco pediátrico se retrasaría hasta la década de 1980 debido a las diferencias anatómicas y fisiológicas en los niños que lo hacen un desafío único.

El primer trasplante cardíaco pediátrico se realizó en el Centro Médico de la Universidad de Loma Linda, en 1984; liderado por el cirujano Leonard Bailey, quien realizó un trasplante cardíaco en un neonato afecto de síndrome de corazón hipoplásico izquierdo que fallecería a los 21 días después de la intervención. Desde entonces, los avances en la tecnología médica han transformado el trasplante cardíaco pediátrico.

La introducción de dispositivos de asistencia circulatoria extracorpórea (ECMO) y asistencia ventricular ha proporcionado soluciones temporales cruciales mientras los pacientes esperan un donante adecuado. Además, la mejora en las técnicas de inmunosupresión ha llevado a una mejor tolerancia del cuerpo hacia el nuevo órgano, con una reducción de los riesgos de rechazo, y una mejora de la supervivencia y el pronóstico de los pacientes.

En el ámbito internacional la International Society For Heart and Lung Transplantation es la entidad encargada de registrar la actividad. En España, el Registro Español de Trasplante Cardíaco contempla todos los trasplantes cardíacos realizados en nuestro país. El primero tuvo lugar en 1984 en el Hospital de la Santa Creu i Sant Pau.

En el año 2022 se realizaron 311 trasplantes en España, con 36 casos (11,6 %) a un receptor pediátrico (menor de 18 años). En España, son seis los centros que realizan trasplante cardíaco pediátrico.

INDICACIONES

La indicación del trasplante varía en función de la edad: las miocardiopatías (especialmente la dilatada) son la principal causa de trasplante en niños mayores de un año, y las cardiopatías congénitas, la más habitual en los menores de un año (**Tabla 35-1**).

El trasplante cardíaco no es una técnica exenta de complicaciones, por lo que la decisión de indicar o contraindicar uno es compleja y requiere la valoración de un equipo multidisciplinario.

Los pacientes con cardiopatía congénita (CC) que requieren trasplante cardíaco tienen una mayor mortalidad postoperatoria. Esto se debe a que es frecuente que dichos pacientes hayan sido intervenidos en una o varias ocasiones, presenten anomalías en la anatomía de las venas y de las arterias que dificultan la técnica quirúrgica, asocien hipertensión pulmonar (HTP) o que estén sensibilizados contra posibles donantes por transfusiones, cirugías previas o al ser portadores de material alogénico (homoinjertos) (**Fig. 35-1**).

La escasez de órganos es uno de los principales problemas en la edad pediátrica asociado a los riesgos quirúrgicos del trasplante y a la morbilidad del tratamiento inmunosupresor, por lo tanto, deben haberse agotado todas las opciones médicas y/o quirúrgicas que puedan mejorar la situación clínica y calidad de vida del paciente. La lista de espera en edad pediátrica puede ser prolongada, lo que condiciona que un elevado porcentaje de pacientes (30,9 %) precise soporte con asistencia mecánica como puente al trasplante.

Una de las estrategias posibles en menores de 2 años es el trasplante con incompatibilidad de grupo sanguíneo. La introducción del trasplante cardíaco ABOi se basa en la inmadurez del sistema inmunológico en la etapa de lactante, supone una marcada reducción del tiempo de espera y, consecuentemente, de la mortalidad.

Tabla 35-1. Valoración de pacientes candidatos a trasplante cardíaco

Condiciones susceptibles de trasplante cardíaco	• Miocardiopatía congénita o adquirida en estado terminal (miocardiopatía dilatada, hipertrófica, restrictiva; miocardiopatía en cardiopatías congénitas tras cirugías paliativas) • Cardiopatías congénitas complejas sin opciones quirúrgicas paliativas*: síndrome de corazón izquierdo hipoplásico (espectro variable), anomalía de Ebstein grave, atresia pulmonar con septo interventricular íntegro y anomalías coronarias, canal auriculoventricular desequilibrado, ventrículo único con obstrucción subaórtica, *truncus* arterioso complejo, etc. • Arritmias graves que no responden a tratamiento (médico, electrofisiológico, quirúrgico) • Cardiopatías congénitas intervenidas o no en situación de insuficiencia cardíaca sin respuesta al tratamiento • Tumores cardíacos: rabdomiomas o fibromas obstructivos

Criterios de exclusión	• Criterios generales:
	  – Alteraciones cromosómicas, genéticas y/o malformaciones extracardíacas mayores que limiten la supervivencia o los beneficios potenciales del trasplante
	  – Evaluación neurológica anormal, con compromiso a largo plazo
	  – Sepsis activa o infección por virus de inmunodeficiencia humana
	  – Disfunción orgánica gravemente alterada (renal y/o hepática) no reversible (valorar trasplante multiorgánico)
	  – Peso <2.500 g y/o edad gestacional <36 semanas
	
	• Criterios cardiovasculares:
	  – Diagnóstico cardiológico incompleto
	  – Existencia de otra alternativa terapéutica y/o quirúrgica de similar eficacia
	  – Hipoplasia de arterias/venas pulmonares*
	  – Enfermedad vascular pulmonar irreversible: resistencias pulmonares >9 UW/m²

*Debe ser valorado de forma individualizada.

Las técnicas quirúrgicas, los cuidados preoperatorios y postoperatorios y los fármacos inmunosupresores han evolucionado de forma significativa en los últimos años para abordar los desafíos del grupo heterogéneo de pacientes en insuficiencia cardíaca (IC) terminal en edad pediátrica.

MANEJO PRETRASPLANTE

Una vez se considere que un paciente puede ser tributario a trasplante cardíaco debe realizarse un exhaustivo estudio multidisciplinario con el objetivo de comprobar la irreversibilidad de la cardiopatía, descartar cualquier afección orgánica grave o susceptible de empeorar con el tratamiento

inmunosupresor, y documentar el estado inmunológico y psicosocial de este.

 Se debe conocer la historia clínica y quirúrgica cardiológica, la anatomía y el estado hemodinámico de forma meticulosa, sobre todo en aquellos pacientes con conexiones venosas o arteriales anómalas que impliquen variaciones de la técnica quirúrgica.

Se debe realizar una analítica general para valorar la función renal y hepática, un estudio de la situación inmunológica del paciente que incluya grupo sanguíneo, anticuerpos anti-HLA y serologías para descartar infecciones activas y potencialmente latentes que puedan condicionar complicaciones pos-

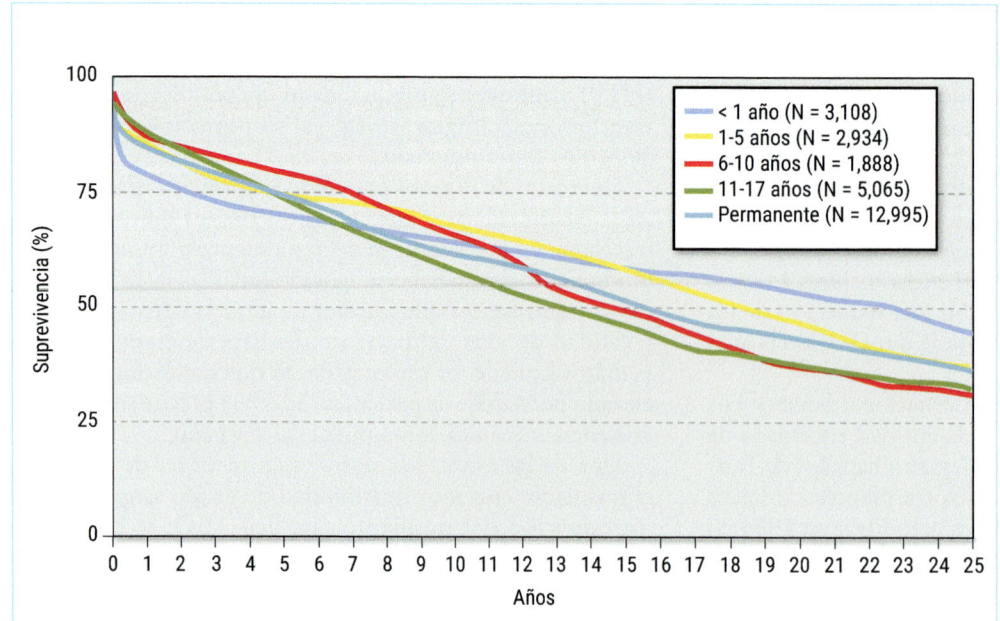

Figura 35-1. Curva de Kaplan-Meier de la supervivencia de los trasplantes cardíacos pediátricos.

Tabla 35-2. Valoración de pacientes en lista de trasplante cardíaco

Valoración general	• Datos generales: edad, peso, talla, antecedentes relevantes, alergias conocidas, tratamientos farmacológicos, estado de vacunación • Valoración genética* • Grupo sanguíneo, Rh, Coombs directo • Panel aloanticuerpos anti-HLA I y II • Serologías víricas (TORCH, VEB, panel hepatitis vírica, VIH y citomegalovirus) • Función renal: estimación del filtrado renal, uroanálisis, ecografía abdominal • Función hepática: pruebas de función hepática, ecografía abdominal, elastografía hepática, biopsia* • Valoración metabólica (carnitina y aminoácidos)* • Valoración neurológica: EEG*, ecografía cerebral • Valoración soporte nutricional, fisioterapia, trabajo social, salud mental y salud dental
Estudios cardiovasculares	• Ecocardiografía: en neonatos y lactantes puede ser la única prueba de imagen • Otras pruebas de imagen*: angio-TC, resonancia magnética cardíaca • Estudio hemodinámico: índice de RVP (gradiente transpulmonar e índice cardíaco), pruebas farmacológicas (O_2, NOi, vasodilatadores pulmonares) y biopsia endomiocárdica si precisa • Ergometría en niños mayores con consumo de gases • ECG. Holter de 24 horas

Angio-TC: angiotomografía computarizada; ECG: electrocardiograma; EEG: electroencefalografía; NOi: óxido nítrico inhalado; O_2: oxígeno; RVP: resistencia vascular pulmonar; TORCH: síndrome de toxoplamosis, rubéola, citomegalovirus, herpes simple y VIH; VEB: virus de Epstein-Barr; VIH: virus de la inmunodeficiencia humana. *Valorar de forma individualizada.

teriores al trasplante, estudio metabólico y hormonal (**Tabla 35-2**). Se debe conocer su estado de vacunación y actualizarlo antes de la inclusión en la lista (sobre todo las vacunas de virus vivos que no se podrán administrar con posterioridad al trasplante).

Una vez el paciente es evaluado y aceptado para el trasplante, debe ser incluido en una lista de espera, y los datos requeridos se aportan a la Organización Nacional de Trasplantes. Según la situación del paciente, la inclusión puede ser para trasplante urgente o en situación electiva.

Durante el tiempo en lista de espera se debe realizar un manejo adecuado de las necesidades del paciente para llegar en las mejores condiciones al trasplante, con la asistencia ventricular como una herramienta cada vez más relevante en los programas de trasplante cardíaco reservada para aquellos con fallo orgánico secundario a IC.

Se deben valorar también de forma meticulosa las características del donante (**Tabla 35-3**).

Tratamiento en pacientes sensibilizados

Los pacientes con un período refractario absoluto (PRA) positivo, con cPRA >10 % (desarrollado anticuerpos anti-HLA de clase I y/o II contra más de un 10 % de la población) tienen mayor riesgo de que se produzca un rechazo humoral hiperagudo, rechazo humoral, rechazo celular agudo, rechazo crónico, vasculopatía del injerto y menor duración del órgano.

Tabla 35-3. Criterios del donante para trasplante cardíaco pediátrico

Criterios generales	• Criterios de muerte cerebral • Grupo sanguíneo igual o compatible con el receptor • Menores de 18 meses valorar ABO incompatible*
Criterios cardiovasculares	• Ausencia de cardiopatía congénita relevante. *Se aceptan condiciones menores: AOP, CIA, CIV pequeñas, válvula aórtica bicúspide • Función cardíaca correcta: FEVI >45 %, ausencia de IM • Electrocardiograma normal • Dosis bajas de fármacos inotrópicos • Tamaño compatible con receptor (entre 0,7 y un máximo de tres veces el peso donante-receptor)
Criterios de exclusión del donante	• Cardiopatía estructural o alteración cardíaca grave • Evidencia de infección grave activa, VIH positivo • Relativos: hepatitis B (Ags) y hepatitis C* • Anencéfalos • Distancia lejana al centro (tiempo de isquemia aceptable <4 horas) • Parada cardiorrespiratoria prolongada (>30 minutos con soporte vasoactivo elevado)
Requerimientos	• Copia de la historia clínica del paciente • Muestras de sangre del donante para estudio de enfermedades infecciosas (CMV, VEB y otras) • Estudios inmunológicos compatibles con el donante (HLA y grupo sanguíneo) • Muestras de bazo y/o ganglios • Confirmación de viabilidad del corazón por equipo extractor

AOP: agujero oval permeable; CIA: comunicación interauricular; CIV: comunicación interventricular; CMV: citomegalovirus; FEVI: fracción de eyección del ventrículo izquierdo; IM: insuficiencia mitral; VEB: virus de Epstein-Barr; VIH: virus de la inmunodeficiencia humana.

A
VCS

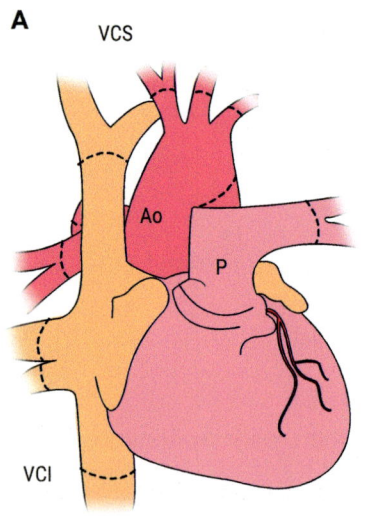

Ao
P

VCI

B

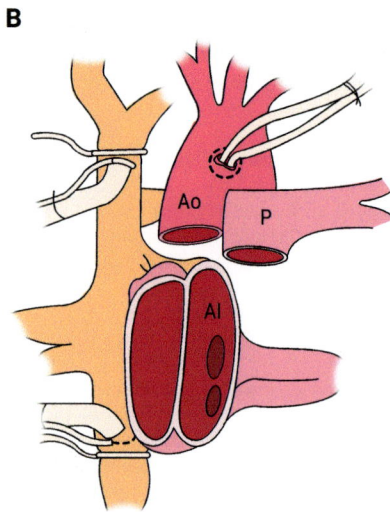

Ao
P

AI

Figura 35-2. A) Corazón normal para la extracción cardíaca en el trasplante cardíaco con técnica bicava. B) Explante del corazón con el casquete auricular con venas pulmonares. AI: aurícula izquierda; AO: aorta; P: pulmonar; VCI: vena cava inferior; VCS: vena cava superior).

Según el centro, y en pacientes altamente sensibilizados (cPRA >50%) existen diferentes protocolos de desensibilización.

Algunos de los tratamientos más empleados son las gammaglobulinas (inmunoglobulinas intravenosas) (2 g/kg cada mes, administradas en dos días, 1 g/kg en 4-6 horas), el micofenolato (20 mg/kg/12 horas), rituximab, bortezomib e inmunoadsorción. La mayoría de los centros utilizan distintas estrategias combinadas.

CIRUGÍA

El trasplante ortotópico con técnica bicava es en la actualidad el más utilizado en España, y consiste en desinsertar las venas cava superior e inferior de la aurícula derecha del corazón del receptor, con un casquete pequeño de la aurícula en el extremo de las venas cavas por donde se reimplantarán en la aurícula derecha del corazón donante. La porción de la aurícula izquierda del donante se sutura con la porción posterior de la aurícula izquierda del receptor donde están los drenajes de las venas pulmonares (**Fig. 35-2**).

En pacientes pediátricos especialmente, la técnica puede variar ligeramente en función de cambios anatómicos debido a CC o por procedimientos quirúrgicos previos.

Una vez se realiza el pinzamiento en el donante, se inicia la «isquemia fría», y es muy importante la coordinación entre los equipos (extractor e implantador) para mantener una isquemia total por debajo de las cuatro a seis horas. También se debe extirpar un ganglio del donante para la realización de *cross match* tardío. Una vez extraído el órgano, se lava con suero fisiológico y se prepara para el transporte en una bolsa estéril con suero fisiológico a 4-10 °C en cámara con hielo.

Manejo perioperatorio

El manejo anestésico de cada paciente debe ser individualizado según su patología cardiovascular, estado hemodinámico y afectación orgánica, con especial atención a posibles complicaciones, así como, la posibilidad de requerir soporte ECMO posterior a la intervención.

Aspectos relevantes durante la intervención:

- **Inicio de inmunosupresión**: la mayoría de los centros utilizan tratamiento de inducción con basiliximab o timoglobulina.
- **Inicio de profilaxis antibiótica**: según el historial de alergias y/o portadores de bacterias multirresistentes.
- **Manejo de líquidos**: según la valoración hemodinámica del paciente.
- **Complicaciones**:
  - Fallo del injerto *post-bypass*: la denervación y el daño por isquemia suelen determinar la función. La lesión isquémica puede condicionar una disfunción sistólica y/o diastólica que precise el uso de soporte inotrópico y vasoactivo. El levosimendán es un fármaco cada vez más utilizado en este entorno.
  - Soporte ECMO en caso de no respuesta.
  - Arritmias: se suele observar taquicardia sinusal en el período inmediato postreperfusión, y con posterioridad, bradiarritmia que requerirá el uso de drogas cronotrópicas o estimulación externa con marcapasos.
  - Otros: sangrado, crisis de HTP.
  - Necesidad de ultrainfiltración modificada o hemofiltración a la salida del *bypass*.

Manejo postoperatorio

La evolución durante el postoperatorio está determinada por varios factores tanto del donante como del receptor: la lesión miocárdica y la causa de muerte, el tamaño del donante *versus* el tamaño del receptor, el tiempo de isquemia del corazón donante, la respuesta inmunológica y el estado infeccioso tanto del donante como del receptor (**Tabla 35-4**).

Los pacientes con CC, en especial aquellos sometidos a cirugía de Fontan, tienen mayor riesgo de complicaciones en el postoperatorio inmediato, debido a la afectación de otros órganos (hepatopatía, disfunción renal, enteropatía pierde-proteínas, desnutrición crónica, entre otros), mayor riesgo de sangrado postoperatorio por intervenciones previas, riesgo de rechazo agudo por presencia de anticuerpos anti-HLA y alteraciones anatómicas de arterias pulmonares.

Tabla 35-4. Posibles complicaciones, POP inmediato trasplante cardíaco

Hemodinámicas	• Bajo gasto cardíaco • Hipertensión pulmonar • Fallo ventricular derecho • Arritmias • Derrame pericárdico
Respiratorias	• Atelectasias • Broncoespasmo • Fugas aéreas • Derrame pleural
Hematológicas	• Citopenias • Sangrados
Hidroelectrolíticas	• Exceso de líquido extracelular: edemas, derrame pleural y pericárdico, ascitis • Alteraciones electrolíticas
Infecciosas	Bacterianas, fúngicas, virales (CMV)
Insuficiencia renal	• Asociado a niveles elevados de inmunosupresores • En caso de insuficiencia renal, importante retrasar inicio de tacrólimus • Valorar técnicas de diálisis renal si precisa
Otras	• Disfunción hepática • Alteraciones neurológicas
Rechazo	Ver apartado

CMV: citomegalovirus.

- **Aspectos generales:**
  - *Monitorización*: asegurar accesos venosos centrales con dos-tres luces, control de presión venosa central, monitorización continua de la presión arterial (PA) invasiva. Electrocardiograma, parámetros de ventilación, diuresis.
  - *Ventilación mecánica*: debe ser poco agresiva, con parámetros bajos, con el objetivo de evitar la acidosis y asegurar una correcta oxigenación.
  No debe retrasarse la extubación una vez se asegure la estabilidad hemodinámica.
  En pacientes con riesgo de HTP se debe considerar retrasar la extubación (48-72 horas).
  - *Estabilidad hemodinámica:* múltiples factores como la isquemia y la lesión de reperfusión del injerto, la respuesta inflamatoria secundaria a la circulación extracorpórea, resistencia vascular pulmonar elevada y el manejo de líquidos pueden condicionar diferentes grados de inestabilidad hemodinámica.
  Es frecuente la disfunción del nodo sinusal o bradicardia inapropiada en el período inmediato, por lo que para mantener una frecuencia adecuada se recomienda el uso de tratamiento farmacológico (isoprotenerol) o la estimulación externa.
  El corazón donante se caracteriza por una fisiología restrictiva, por lo que el gasto cardíaco depende más de la frecuencia cardíaca que del volumen, por lo que se puede utilizar la estimulación externa para aumentar la frecuencia o restaurar la sincronía auriculoventricular, así como mantener una adecuada precarga y poscarga. El levosinmendán (sensibilizante de calcio) como inotrópico y por sus efectos sobre la circulación coronaria y la función diastólica es ampliamente utilizado en estos pacientes. Puede ser necesaria la utilización en dosis variables de milrinona, adrenalina, noradrenalina y nitropusiato, según la evolución.

  - *Hipertensión pulmonar (HTP)*: en pacientes conocidos o con sospecha de resistencia vascular pulmonar elevada se debe iniciar el óxido nítrico inhalado en quirófano; también, continuar con el tratamiento vasodilatador (sildenafilo) si se llevaba previamente.
  Se debe realizar una ventilación adecuada con niveles ligeramente bajos o presión parcial de dióxido de carbono normal y oxigenación correcta. Pueden ser útiles la milrrinona y el isoprotenerol.

  - *Líquidos y electrólitos*: mantener una adecuada precarga y poscarga (presión venosa central 10-16 mmHg, presión en aurícula izquierda 5-15 mmHg) y evitar un exceso de líquido extravascular. Uso de diuréticos si precisa.
  Control y corrección cuidadosa del equilibrio ácido-base y de las alteraciones iónicas, en especial del calcio iónico ya que la función del corazón denervado depende en gran medida de los iones de calcio circulante.

  - *Antibióticos*: profilaxis antibiótica con cefazolina (hasta retirada de drenajes). Tratamiento específico si hay pauta previa o es portador de multirresistentes.

  - *Sangrados*: puede ser complejo el control de sangrados en el postoperatorio inmediato, sobre todo en aquellos con cirugías cardíacas previas, heparinización anterior por dispositivos (dispositivo de asistencia ventricular, ECMO), pacientes con disfunción hepática y desnutrición.
  Se deben trasfundir hemoderivados según las indicaciones del banco de sangre previamente establecido.
  En caso de trasplante ABO incompatible se debe seguir la política de hemoderivados correspondiente (ver apartado).
  En caso de sangrado refractario a tratamiento se realizará una exploración quirúrgica.

  - *Disfunción renal*: hasta en 10 % de los pacientes en el postoperatorio pueden presentar insuficiencia renal aguda. La afectación renal es multifactorial (previa a la cirugía, bajo gasto cardíaco, sobrecarga de líquidos, secundaria a tratamiento farmacológico inmunosupresor).
  Es frecuente que los pacientes desarrollen hipertensión arterial (HTA) sistémica en esta fase, con el nitropusiato, la hidralazina, los calcioantagonistas y los inhibidores de la enzima convertidora de angiotensina (IECA), solos o en combinación, como necesarios para un control adecuado de la PA.
  La discrepancia entre el tamaño del donante y el receptor puede dar lugar al «síndrome del gran corazón» (proporción de peso del donante/receptor > 2) y desarrollar un síndrome de HTA sistémica con afectación del sistema nervioso central (crisis convulsivas, e inclusive coma) que precisa la titulación de varios fármacos para su control.

– *Tratamiento inmunosupresor*: ver apartado siguiente.
– *Otras medidas*: protección gástrica para prevenir úlceras de presión. Profilaxis de trombosis venosa profunda.

> ! Los primeros 30 días posteriores al trasplante cardíaco son los de mayor morbimortalidad, y tiene su explicación por el fracaso primario del injerto y por comorbilidades asociadas al receptor que aumentan la probabilidad de complicaciones (v. **Tabla 35-4**).

TRATAMIENTO INMUNOSUPRESOR

Cada grupo selecciona su protocolo de tratamiento inmunosupresor, pero en general están basados en triple terapia (corticoides + anticalcineurínico + antiproliferativo).

La mayoría de los grupos utilizan el tratamiento de inducción con el objetivo de disminuir la incidencia de rechazo miocárdico agudo y precoz, lo que permite retrasar la introducción de otros inmunosupresores que pueden ser más tóxicos (función renal y hepática). En este entorno, el tratamiento más utilizado es el basiliximab (anticuerpos monoclonales obtenidos de ratón, dirigidos contra el receptor IL-2, presentes en linfocitos T activados), y con menor frecuencia, Timoglobulina®, que es un anticuerpo policlonal de conejo).

La decisión de qué fármaco utilizar depende de cada grupo y del riesgo individual de cada paciente a desarrollar rechazo agudo (**Tabla 35-5**).

Existen pocos estudios comparativos sobre los dos fármacos, y ninguno aleatorizado, pero recientemente ha sido publicado una investigación en pacientes adultos trasplantados de corazón que demuestra una mayor supervivencia del injerto a los 5 y 10 años con el uso de Timoglobulina®.

La base del tratamiento son los anticalcineurínicos, con el tracólimus como el más utilizado en la actualidad, y aunque algunos grupos lo usan a largo plazo como único fármaco, hay que tener en cuenta sus posibles efectos secundarios (diabetes mellitus, HTA; en casos raros se ha descrito síndrome de encefalopatía posterior reversible).

El micofenolato es el inmunosupresor antiproliferativo de elección a día de hoy, y desplaza la aziatropina usada inicialmente.

Los inhibidores de la señal de proliferación (everólimus y sirólimus) han mostrado un efecto protector contra el desarrollo de enfermedad vascular del injerto y pueden ser utilizados, ya sea en sustitución o combinados con los anticalcineurínicos en dosis bajas, pero no pueden usarse en fases muy precoces por su efecto inhibidor de la cicatrización.

Tabla 35-5. Pacientes considerados de alto riesgo de rechazo

Alto riesgo de rechazo agudo	• Pacientes previamente sensibilizados (con anticuerpos anti-HLA y PRAc >10%) • Pacientes con asistencia mecánica previa (ECMO, Berlin-Heart) • Receptores adolescentes (>12 años) • Donantes mayores de 40 años

ECMO: oxigenación por membrana extracorpórea; PRAc: Porcentaje de Reacción de Anticuerpos Circulantes.

Tabla 35-6. Tratamiento de inducción e inmunosupresión

En quirófano

• **Corticoides**: metilprednisolona en forma de bolo (15-30 mg/kg dosis i.v., máx. 1 g). Antes de desclamplar la aorta
• **Inducción**: según el riesgo del paciente y el centro (algunos centros no lo administran o se inicia posterior a la cirugía)
– Si bajo riesgo basixilimab: si <35 kg, 10 mg; si >35 kg, 20 mg
– Administración: comenzar durante la cirugía (al inicio del *bypass*), en bolo rápido en cinco minutos
– Si alto riesgo, timoglobulina: dosis 1,5 mg/kg dosis

Postrasplante (día 1-5)

Corticoides
• Metilprednisolona
– 1er día: 1 mg/kg/dosis cada 12 horas (ev)
– Iniciar 8 h posterior a última dosis
– Metilprednisolona (ev oral)
– 2º día: 0,8 mg/kg/12 h
– 3º día: 0,6 mg/kg/12 h
– 4º día: 0,4 mg/kg/12 h
– 5º día: 0,5 mg/kg/24 h
• **Inducción**:
– Baxiliximab (bajo riesgo)
– Si <35 kg, 10 mg; si > 35 kg, 20 mg
– Día 0 y 4
– Timoglobulina (alto riesgo)
– 1,5 mg/kg dosis (premedicación e infusión lenta 6-8 h)
– 1 dosis diaria hasta día 5
– Vigilar neutropenia y plaquetopenia
• **Tacrólimus (vía oral o SNG)**
– Iniciar tras confirmación de diuresis correcta
– Iniciar al siguiente día de la intervención
– Dosis inicial 0,05 mg/kg (dosis máxima inicial 2 mg) y solicitar niveles a las 24 h
– Continuar 0,05 kg/dosis cada 12 h y ajustar según niveles*
– Objetivo: niveles 10-15 ng/ml en 5 días
• **Micofenolato (oral si no hay correcta tolerancia EV igual dosis)**
– Dosis 20 mg/kg/12 h

ev: everólimus; SNG: sonda nasogástrica.

• **Tratamiento de inducción e inmunosupresión** (**Tabla 35-6**).
• **Trasplante ABO incompatible:** estrategia que puede ser útil en pacientes ≤2 años y se basa en la inmadurez del sistema inmune en la etapa de lactante, y supone una reducción del tiempo de espera, con una disminución de la mortalidad en este grupo de edad.

Indicación: pacientes de ≤2 años con criterios de trasplante cardíaco, con niveles de isohemaglutininas anti-A y/o anti B ≤16.

En la actualidad, los grupos han adoptado diversas medidas de aféresis y diferentes estrategias de manejo inmunosupresor, incluidos distintos protocolos de inducción y mantenimiento, así como técnicas de aféresis (plasmaféresis o inmunoadsorción) en los pacientes con niveles más altos y, por tanto, con mayor riesgo de rechazo mediado por anticuerpos ABO.

Especial atención se debe tener en la administración de hemoderivados y evitar reacciones mediadas por anticuerpos anti-A o anti-B (**Tablas 35-7** y **35-8**).

Tabla 35-7. Hemoderivados en el trasplante ABO incompatible

Receptor	Donante	Hematíes	Plasma	Plaquetas
O	A, B, AB	O	Grupo donante o AB	Grupo donante o AB
A	B, AB	A, O	AB	AB
B	A, AB	B, O	AB	AB

Tabla 35-8. Protocolo en el trasplante cardíaco ABO incompatible

En quirófano

- **Inmunoadsorción: según niveles de isohemaglutitinas (= o >1:4)**
- **Inducción**: según el riesgo del paciente y el centro (algunos centros no lo administran o se inicia posterior a la cirugía)
- Basiliximab: <6 meses y si isohemaglutininas – o <1:4
- El resto: timoglobulina

Postrasplante

- Inmunoadsorción: se continuará con la inmunoadsorción (plasmaféresis si ECMO)
- Si injerto normofuncionante y isohemaglutininas < 1:4, valorar suspender

*Resto de protocolo sin cambios según alto o bajo riesgo.

ECMO: oxigenación por membrana extracorpórea.

PROFILAXIS INFECCIOSA INICIAL

- **Profilaxis antibiótica**:
  - Según protocolo de cirugía cardíaca infantil de cada centro.
- **Profilaxis anti citomegalovirus (CMV)**:
  - Ganciclovir:
    - Indicado en todos los pacientes.
    - Dosis (ajustar según función renal): 5 mg/kg/12 horas durante los primeros 14 días.
    - La duración depende del estado serológico del receptor y del donante, y de la situación del paciente.
    - Se iniciará al día siguiente del trasplante.
    - En el receptor de riesgo, con inducción de anticuerpos monoclonales el tratamiento será:
      - Receptor (–) y donante (-): antigenemia en sangre negativa al séptimo día. Siete días.
      - Receptor (+) y donante (+ o –): antigenemia en sangre negativa al séptimo día. Quince días.
      - Receptor (–) y donante (+): pasar a valganciclovir oral. Entre 15-21 días.
  - Valganciclovir:
    - Indicación:
    - Receptor CMV (–) y dondante (+) posterior a la suspensión de ganciclovir.
    - Paciente de riesgo con inducción con anticuerpos monoclonales.
    - Dosis: 15 mg/kg/24 horas, máximo 900 mg/24 horas.
- **Profilaxis antifúngica**:
  - Anfotericina B liposomal:
    - Dosis: 1 mg/kg/dosis endovenoso hasta extubación, posteriormente nebulizada.
    - Nebulizada, dosis: 24 mg, una vez a la semana.
    - Duración: 3-6 meses.

- Nistatina:
  - Dosis 200.000 U (2 mL) en cuatro dosis vía oral. Enjuague bucal.
  - Duración: 3-6 meses.
- **Profilaxis antiparasitaria**:
  - Cotrimoxazol (antitoxoplasmosis y antineumocistis)
    - Septrin® pediátrico, dosis: 150 mg/m^2/día TMT cada 48 horas, máx 80 mg
    - Duración: 6-12 meses según edad.
  - Pirimetamina (antitoxoplasmosis en casos de alergia a la trimetoprima [TMP]).
    - En caso de donante toxoplasma positivo o desconocido y receptor toxoplasma negativo.
    - Dosis: 1 mg/kg/24 horas, máx 25 mg.
    - Asociar ácido folínico 1 mg/día.
  - Pentamidina inhalada (contra neumocistis en caso de alergia a trimetoprima- sulfametoxazol [TPM-SMZ]).
- **Otros tratamientos**: se individualizará cada paciente según sus necesidades con el objetivo de la prevención de coronariopatía a largo plazo; se han adoptado diferentes pautas farmacológicas, y los más utilizados son:
  - Inhibidores de la enzima convertidora de angiotensina (IECA): de primera elección en pacientes con HTA y en el límite alto de la PA. Precaución en disfunción renal.
  - Estatinas: iniciar a partir de las tres-cuatro semanas. Simvastatina 5-40 mg/día en dosis ascendentes. Precaución con la función hepática. Control de creatinina a las tres semanas de inicio.
  - Ácido acetilsalicílico (AAS): dosis 3-5 mg/kg/día. Dosis máxima 100 mg/24 horas.

DETECCIÓN Y MANEJO DEL RECHAZO

Métodos diagnósticos de rechazo

El diagnóstico y el tratamiento del rechazo pueden ser complejos, y por esa razón se necesita la combinación de signos clínicos, pruebas complementarias, signos ecocardiográficos y biopsia endomiocárdica si se precisa. Cada grupo determina la indicación y frecuencia de las biopsias cardíacas, ya que su realización es controvertida, sobre todo en los pacientes más pequeños (menores de un año y < 10 kg) debido a limitaciones técnicas y al aumento de la morbilidad asociada (Tabla 35-9).

Existen tres tipos de rechazo cardíaco:

- **Celular agudo**: mediado por linfocitos T, el más frecuente en los primeros meses posteriores al trasplante.
- **Humoral o vascular**: mediado por inmunoglobulinas o anticuerpos preformados frente al sistema HLA o ABO).
- **Crónico**: vasculopatía del injerto con obstrucción progresiva de los vasos coronarios.

Tratamiento del rechazo

- **Rechazo celular** (Tabla 35-10).
- **Rechazo humoral** (Tabla 35-11).

Tabla 35-9. Estrategia diagnóstica de rechazo

Menores de un año o 10 kg de peso	• **Clínica**:
	  – Gravedad variable
	  – Síntomas inespecíficos: irritabilidad, fiebre, síntomas digestivos
	  – En casos graves, inestabilidad hemodinámica
	• **Pruebas complementarias**:
	  – Rx tórax: cardiomegalia, patrón congestivo/edema pulmonar
	  – ECG: voltajes bajos, arritmias (bradiarritmias, bloqueos cardíacos, taquiarritmias), alteraciones de la repolarización
	  – Pruebas laboratorio: leucocitosis, eosinofilia, pro-BNP, niveles séricos de inmunosupresores
	• **Ecocardiografía**:
	  – Aumento rápido de la pared posterior y septal del VI
	  – Hipertrofia del VI
	  – Derrame pericárdico
	  – Insuficiencias AV (no descritas previamente)
	  – Disfunción diastólica
	  – Dilatación y disfunción sistólica del VI
	  – Signos serológicos: reactivación vírica (CMV/VEB)
	• **Criterios que apoyan rechazo humoral**:
	  – Inestabilidad hemodinámica (casos leves presiones de llenado elevadas)
	  – Presencia de aloanticuerpos anti-HLA I y/o II donante específicos
	  – Ecocardiografía: disfunción diastólica, hipertrofia ventricular y disfunción sistólica en casos graves)

Mayores de un año o >10 kg de peso	• Sospecha clínica y pruebas complementarias alteradas (iguales que < un año)
	• **Biopsia endomiocárdica**:
	  – **Clasificación 2004 ISHLT Rechazo Celular Agudo**
	  – **Grado 0**: sin rechazo
	  – **Grado 1R**: rechazo ligero
	  – **Grado 2R**: rechazo moderado
	  – **Grado 3R**: rechazo grave
	• **Clasificación 2011 ISHLT Rechazo Humoral (mediado por anticuerpos)**
	• **Grado 0**: sin rechazo
	• **pAMR 1 h**: histología positiva para vasculitis (edema del endotelio capilar, edema intersticial, infiltración capilar de macrófagos). Tinción para C3 y C4 negativo
	• **pAMR 1i**: histología negativa para vasculitis, pero estudios inmunológicos positivos (C3 o C4d positivo)
	• **pAMR2 (leve AMR)**: histología y estudios inmunológicos positivos
	• **pAMR3 (moderado-grave AMR)**:
	  – Histología, estudio inmunológico positivo y además: presencia de neutrófilos, hemorragia, CD68 positivo
	  – Signos de vasculitis grave
	  – Rechazo celular concurrente en la mayoría de casos
	  – C4d y C3 la tinción puede ser inespecífica por daño extenso del tejido

AMR: rechazo mediado por anticuerpos; AV: auriculoventricular; CMV: citomegalovirus; ECG: electrocardiograma; ISHLT: International Society for Heart and Lung Transplantation; pAMR: Clasificación patológica del rechazo mediado por anticuerpos; Pro-BNP: propéptido natriurético cerebral; Rx: radiografia; VEB: virus de Epstein-Barr; VI: ventrículo izquierdo.

Tabla 35-10. Rechazo celular agudo

Asintomáticos o grado 1R	Ajustar dosis de inmunosupresores

Grado 2R (moderado)	• **Sin afectación clínica ni ecocardiográfica**:
	  – Ajustar dosis de inmunosupresores
	  – Corticoides orales 1-2 mg/kg/día durante tres días y descenso progresivo hasta alcanzar dosis de mantenimiento
	• **Con cambios ecocardiográficos**:
	  – Corticoides: metilprednisolona 10 mg/kg/día ev 3-5 días
	  – Optimización de inumunosupresión

Grado 3 (grave)	• **Sin compromiso hemodinámico**:
	  – Corticoides: metilprednisolona 10 mg/kg/día ev 3-5 días
	  – Optimización de inumunosupresión
	• **Compromiso hemodinámico, dosis elevadas de corticoides o corticorresistentes**:
	  – Corticoides: metilprednisolona 10 mg/kg/día ev 3-5 días
	  – Timoglobulina 1 mg/kg/día durante 5-7 días (monitorizar linfocitos totales, objetivo <200)

ev: everólimus.

Tabla 35-11. Rechazo humoral

Rechazo leve	• Sin compromiso hemodinámico con o sin mínima afectación ecocardiográfica:
	  – Optimización de la inmunosupresión
	  – IVIG 2 g/kg cada mes (durante 6 meses)
	  – Metilprednisolona 1-2 mg/kg/día durante 5 días

Rechazo moderado	• Cambios ecocardiográficos sin compromiso hemodinámico:
	  – Optimización de inmunosupresión
	  – Metilprednisolona 10 mg/kg/24 horas durante 3 días
	  – Inmunoadsorción (si en ECMO, realizar plasmaféresis): 5-10 sesiones en días alternos, con intercambio de 1,5 volemias
	  – IVIG 2 g/kg al finalizar última sesión
	  – Control de gammaglobulinas que deben ser normales
	  – *Considerar rituximab 375 mg/m^2: dosis semanal, 1-4 dosis en total
	• **Si compromiso hemodinámico: tratar como grave**

Rechazo grave	• **Cambios ecocardiográficos y compromiso hemodinámico**:
	  – Metilprednisolona 10 mg/kg/24 horas durante 3 días
	  – Inmunoadsorción (si en ECMO realizar plasmaféresis): 5-10 sesiones
	  – Rituximab 375 mg/m^2: dosis semanal, 1-4 dosis en total
	  – Bortezomib 1,3 mg/m^2 dosis: se administran 4 dosis separadas por 3 días
	  – IVIG 2 g/kg/mes durante 6 meses

ECMO: oxigenación por membrana extracorpórea; IVIG: inmunoglobulina intravenosa.

- **Rechazo crónico**: es la principal causa de pérdida del injerto a medio y largo plazo y se manifiesta en forma de afectación de las arterias coronarias, por lo que es importante la realización de la ecografía intravascular para su detección precoz.

  Es una prueba que por limitaciones técnicas (acceso arterial de 6F) se realizará en pacientes de ≥20 kg, y se considera patológico un engrosamiento de ≥0 5 mm de la capa íntima de la arteria coronaria.

  Además del tratamiento con AAS y estatinas, ante la aparición de coronariopatía se debe considerar:
  – Descartar la presencia de aloanticuerpos.
  – Promover hábitos de vida saludables.
  – Conversión a everólimus.
  – Inicio (en caso de no llevar previamente) IECA.
  – Valorar sustituir AAS por clopidrogrel (0,1 mg/kg/día, dosis máxima 75 mg/día).

MANEJO EXTRAHOSPITALARIO Y SEGUIMIENTO A LARGO PLAZO

- **Seguimiento en consultas externas**: los pacientes seguirán controles ambulatorios según las indicaciones del programa de trasplante cardíaco de cada centro, y serán valorados de forma regular por un equipo multidisciplinario (cardiólogo pediatra, enfermera especializada en patología cardíaca pediátrica, nefrología pediátrica, hepatología pediátrica, psicología, trabajo social, etc.)
- **Programación**:
  – Primer mes: semanal.
  – Segundo a cuarto mes: cada dos semanas.
  – Cuarto a decimosegundo mes: mensual.
  – Hasta los 2 años: cada dos meses.
  – Más de 2 años (sin rechazo): cada tres-cuatro meses.
- **Controles**:
  – *Examen físico completo, electrocardiograma y ecocardiograma* en todas las visitas.
  – *Analíticas*: hemograma completo, bioquímica (incluido magnesio), niveles de inmunosupresores, metabolismo calcio-fósforo y vitamina D.
  – *Controles periódicos de aloanticuerpos Anti-HLA I y II*. El primer control se realizará postrasplante, y después, en el momento de las biopsias de control o si hay sospecha de rechazo humoral. En pacientes previamente sensibilizados que han recibido inmunoadsorción postrasplante, los controles se harán con mayor frecuencia.
  – *Serología viral (CMV y VEB)*.

- – *Estudio hemodinámico* en mayores de un año (o según protocolo de cada centro):
  - Biopsia endomiocárdica programada (según protocolo, en nuestro centro): a las 2 y 6 semanas, 3 y 6 meses, 1er y 2º año, y a partir de entonces, cada Dos-tres años. Siempre que haya sospecha de rechazo.
  - Realizar tomas de presiones del ventrículo derecho.
  - Coronariografía (según protocolo de cada centro): a partir de los seis meses-un año y en pacientes >15-20 kg.
  – *Cardiorresonancia magnética*: se realizará a partir de los 6 meses y posteriormente, cada tres-cuatro años. Se valorará función ventricular, grosor de las paredes, captación tardía de gadolinio, valores de T1, T2 *mappings* y volumen extracelular.
  – *Holter y prueba de esfuerzo* cada dos-tres años.
- **Otros aspectos durante el seguimiento**:
  – *Dieta y nutrición*: se debe instruir e insistir en hábitos dietéticos saludables, con una dieta equilibrada. Se deben evitar los alimentos crudos y las verduras no cocinadas.
  – *Control dental*: higiene dental tres veces al día y visitas cada seis meses al odontólogo.
  – *Crecimiento y desarrollo psicomotor*: valoración con densitometría ósea para seguimiento de osteoporosis. Rehabilitación física y motora adaptada a cada caso. Seguimiento neurológico estricto.
  – *Escolarización*: pueden acudir a la guardería al año del trasplante, o al colegio a los seis meses.
  – *Prácticas deportivas*: se recomienda la práctica de cualquier deporte no competitivo a partir de las cuatro-seis semanas de la cirugía.
  – *Sexualidad y embarazo*: no se recomienda la utilización de anticonceptivos orales por sus efectos secundarios cardiovasculares. La gestación debe ser controlada en una unidad de alto riesgo.
  – *Prevención infecciosa*: hay que mantener medidas de aislamiento (mascarilla) en centros hospitalarios. No administrar vacunas de virus vivos (varicela y triple vírica, la vacuna del polio debe ser la insuficiencia mitral), el resto del esquema es la misma pauta que para pacientes inmunocompetentes. Evitar obras en casa durante el primer año, así como animales domésticos.

RETRASPLANTE CARDÍACO

La causa más frecuente de disfunción del órgano trasplantado suele ser la enfermedad vascular del injerto, con el retrasplante como una opción terapéutica en estos casos.

PUNTOS CLAVE

- El trasplante cardíaco ha permitido mejorar la supervivencia y la calidad de vida de pacientes en edad pediátrica con IC sin otras opciones terapéuticas.
- El trasplante cardíaco es un procedimiento complejo, por lo que cada paciente debe ser evaluado de forma individualizada.

- La miocardiopatía dilatada es la principal causa de trasplante en niños mayores de un año, y las CC, la más habitual en los menores de un año.
- Los avances y el conocimiento sobre el sistema inmunitario han permitido mejorar la supervivencia de los pacientes sometidos a trasplante cardíaco.

(Continúa)

PUNTOS CLAVE (*Cont.*)

- El diagnóstico y tratamiento del rechazo es complejo y requiere de la combinación del estado clínico, pruebas de imagen y de biopsias endomiocárdicas en algunos casos.
- Las biopsias endomiocárdicas se consideran el *gold standard* para el diagnóstico de rechazo.
- El tratamiento inmunosupresor está basado en triple terapia farmacológica (corticoides + anticalcineurínico + antiproliferativo).

- La infección por VEB se ha relacionado con el rechazo crónico y síndromes linfoproliferativos.
- Además de riesgo de infección, los pacientes sometidos a trasplante pueden tener otras complicaciones como HTA, diabetes *mellitus*, hiperlipidemia, neoplasias, entre otros.
- El retrasplante cardíaco es una opción tras la pérdida del injerto.

BIBLIOGRAFÍA

Albert Brotons DC. Trasplante cardíaco pediátrico. En: Albert Brotons DC, coord. Cardiología pediátrica y cardiopatías congénitas del niño y del adolescente. Volumen II. Sociedad Española de Cardiología Pediátrica y Cardiopatías Congénitas. Madrid: Grupo CTO; 2015. P. 593-608.

Almenar L, Delgado J, Crespo M, Segovia J. Situación actual del trasplante cardíaco en España Rev Esp Cardiol. 2010;63(Supl. 1):132-49.

Barr ML, Meiser BM, Eisen HJ, Roberts RF, Livi U, Dallàmico R, et al. Photopheresis for the prevention of rejection in cardiac transplantation. Photopheresis Trasnplantation Study Group. N Engl J Med. 1998;339(24):1744-51.

Dipchand AI, Laks J. Pediatic heart transplantation: long-term outcomes. Indian J Thorac Cardiovasc Surg. 2020;36(Suppl 2):175-89.

González-Vílchez F, Hernández-Pérez F, Almenar-Bonet L, Crespo-Leiro MG, López-Granados A, Ortiz-Bautista C, et al. Registro español de trasplante cardíaco. XXXIV informe oficial de la Asociación de Insuficiencia Cardíaca de la Sociedad Española de Cardiología. Rev Esp Cardiol. 2023;76(11):901-9.

Kirklin JJ. Pediatric Heart Transplantation. Vol 13 - ISHLT Monograph Series. Birmingham, Alabama; 2019.

Law Y. Pathophusiology an diagnosis of allograft rehection in pediatric heart transpaltation. Curr Opin Cardiol. 2007;22(2):66-71.

Myers P, Jenny E, Sologashvili T, Pfister R, Prêtre R. Pediatric Orthotopic Heart Transplantation. Multimed Man Cardiothorac Surg. 2019;2019.

O'Connor MJ. Thirty years of pediatric hear transplantation-On the way to better outcomes for all patients. Pediatr Transplant. 2023;27(8):e14604.

O'Connor MJ, Lorts A, Kwiatkowski D, Butts R, Barnes A, Jeewa A, et al. Learning networks in pediatric heart failure and transplantation. Pediatr Transplant. 2021;25(5):e14073.

Miscelánea

VI

Fármacos en cardiología infantil

36

M. H. Rojo Sombrero y C. Blanco Rodríguez

OBJETIVOS

- El objetivo de esta unidad es proporcionar una herramienta que permita conocer los principales medicamentos cardiovasculares utilizados en pediatría, para administrarlos y prescribirlos de forma segura y apropiada en niños con enfermedades cardíacas.
- No se realiza una revisión exhaustiva de todos los medicamentos cardiovasculares, pero sí se recopila información básica de los más frecuentes y utilizados en la práctica clínica diaria.

INTRODUCCIÓN A LOS FÁRMACOS CARDIOVASCULARES EN PEDIATRÍA

Las enfermedades cardíacas en niños pueden ser congénitas, adquiridas o relacionadas con otras patologías subyacentes. Los fármacos cardiovasculares desempeñan un papel fundamental en el tratamiento y manejo de estas enfermedades, al controlar los síntomas y mejorar la función cardíaca. Estos medicamentos ayudan a reducir la carga de trabajo del corazón, controlar la presión arterial (PA), mejorar la función y regular el ritmo cardíaco.

Los objetivos del tratamiento varían según la patología, e incluyen el mantenimiento de una función cardíaca adecuada, controlar los síntomas de la enfermedad, e incluso prevenir eventos cardiovasculares adversos.

> ! El uso de fármacos en la población pediátrica requiere consideraciones especiales debido a diferencias fisiológicas y farmacocinéticas en comparación con adultos, debido a las diferencias fisiológicas y metabólicas en niños.

La absorción de estos puede variar debido a la inmadurez gastrointestinal y a la velocidad del vaciado gástrico, mientras que la distribución está influenciada por las diferencias en la composición corporal y el flujo sanguíneo. Y la farmacodinámica también varía en los niños por diferencias en la expresión y función de los receptores.

En resumen, los ajustes de dosis y la monitorización cuidadosa son fundamentales para garantizar un uso seguro y eficaz de los fármacos cardiovasculares en niños.

FÁRMACOS VASOACTIVOS

Los agentes vasoactivos, con base en la clasificación general, podrían clasificarse en dos subclases principales:

- **Agentes vasoactivos** que afectan el sistema arterial o venoso (ya sea vasopresores o vasodilatadores).
- **Inotropos** (positivos o negativos).

Esta clasificación no es exhaustiva y puede haber superposiciones entre las categorías. Así, estos fármacos se podrían clasificar en:

- **Inoconstrictores**: tienen tanto efectos vasoconstrictores como inotrópicos positivos, lo que significa que pueden aumentar la fuerza de contracción del músculo cardíaco. Los inoconstrictores utilizados con más frecuencia son la epinefrina, la dopamina y la noradrenalina.
- **Inodilatadores**: estos fármacos combinan propiedades vasodilatadoras con actividad inotrópica positiva. Además de incrementar la fuerza de contracción del corazón, también promueven la dilatación de los vasos sanguíneos, lo que puede mejorar el flujo sanguíneo y reducir la carga de trabajo del corazón. Los inodilatadores más utilizados incluyen la milrinona, la dobutamina y el levosimendán.
- **Vasopresores puros**: estos actúan sobre todo como vasoconstrictores, y ejercen un efecto directo sobre los vasos sanguíneos para aumentar la resistencia periférica y elevar la PA. Ejemplos de vasopresores puros incluyen la fenilefrina y la vasopresina.
- **Vasodilatadores puros que afectan el sistema arterial**: (dilatadores arteriales) y/o el sistema venoso (venodilatadores). Estos agentes no tienen actividad inotrópica. Son principalmente nitroglicerina (NTG), hidralazina, alprostadil, nitroprusiato de sodio (Na^+) y mesilato de fentolamina).

Inoconstrictores

Epinefrina (adrenalina)

Agonista adrenérgico que por efecto $\beta 1$ mejora la función cardíaca al incrementar la frecuencia cardíaca (FC) (efecto cronotrópico) y la contractilidad (efecto inotrópico); por efecto $\beta2$ produce broncodilatación y vasodilatación, y por efecto alfa-adrenérgico genera vasoconstricción esplácnica y mucocutánea con aumento de la PA sistólica y PA diastólica.

Además, tiene marcadas propiedades metabólicas, particularmente en la homeostasis de la glucosa (hiperglucemia), y puede inducir leucocitosis.

Los efectos farmacológicos son dependientes de la dosis administrada:

- <2 µg/kg/min: predominio efecto $\beta2$.
- 2-10 µg/kg/min: efecto $\beta1$ y $\beta2$.
- >10 µg/kg/min: efecto $\beta1$, $\beta2$ y $\alpha1$. Es el activador $\beta1$ más potente.

Indicaciones

- **Parada cardíaca**: asistolia, bradicardia, fibrilación ventricular o taquicardia ventricular sin pulso que no responde a desfibrilación.
- **Bradicardia sintomática** que no responde a la atropina o estimulación.
- **Hipotensión/*shock*** que no responden a la resucitación con volumen.
- **Anafilaxia** grave.
- **Obstrucción de la vía aérea alta** (E: *off-label*) o espasmos de las vías aéreas en ataques agudos de asma.

Dosis y pautas de administración

- **Parada cardíaca**:
  - Intravenosa (i.v.), intracutánea (i.c.): 0,01 mg/kg (0,1 mL/kg de adrenalina 1:10.000) dosis máxima 1 mg. Administrar cada 3-5 minutos hasta el retorno de la circulación espontánea. En neonatos: 0,01-0,03 mg/kg (0,1-0,3 mL/kg de adrenalina 1:10.000).
  - Endotraqueal: 0,1 mg/kg (0,1 mL/kg de adrenalina 1:1.000, 1 mL = 1 mg), con máximo de 2,5 mg. Administrar cada 3-5 minutos hasta tener acceso intravenoso (i.v.)/intraóseo (i.o.) o el retorno de la circulación espontánea. Puede causar falsos negativos en la capnografía espirada. En neonatos: 0,05-0,1 mg/kg (0,5-1 mL/kg de adrenalina 1:10.000).
- **Hipotensión/*shock*** grave resistente a fluido, bradicardia gravesintomática:
  - I.V.: 0,1-2 µg/kg/min i.v. (infusión continua). En neonatos, comenzar por 0,1 µg/kg/min y ajustar según respuesta; se puede subir hasta 1 µg/kg/min i.v.

No se requiere ajuste de dosis en insuficiencia renal (IR) ni hepática.

Dopamina

La dopamina se considera clínicamente un vasoconstrictor e inotrópico (inoconstrictor); sin embargo, los efectos de esta sobre los receptores alfa y β-adrenérgicos dependen en gran medida de la dosis y con variabilidad interindividual en la respuesta clínica.

Tiene una actividad agonista moderada de los receptores $\alpha1$ y $\beta1$ con efectos leves sobre los receptores $\beta2$ y dopaminérgicos DA1 y DA2. Los efectos clínicos de la dopamina incluyen un aumento de la contractilidad y el gasto cardíaco, la FC, la PA y, en modelos animales, se ha demostrado que es superior a otros agentes para mejorar el flujo sanguíneo mesentérico.

Indicaciones

- *Shock* refractario a expansión de volumen.
- Hipotensión asociada a *shock* séptico, trauma, infarto y cirugía cardíaca.
- Insuficiencia cardíaca congestiva (ICC).

Dosis y pautas de administración

Niños y neonatos: infusión continua de 5-20 µg/kg/min. Dosis máxima 50 µg/kg/min, escalada de dosis hasta consecución del efecto deseado.

- Dosis bajas: 0,5-4 µg/kg/min, actúa sobre los receptores dopaminérgicos de los lechos vasculares renales, mesentéricos, coronarios y cerebrales, y produce vasodilatación.
- Dosis intermedia (5 a 10 µg/kg/min): también ejerce efecto inotrópico positivo sobre el miocardio debido a la acción directa sobre los receptores B1, y una acción indirecta mediante la liberación de noradrenalina de sus puntos de almacenamiento.
  Este incremento de la contractibilidad miocárdica y con ello del volumen de eyección, favorece el aumento de la presión sistólica, contractilidad cardíaca, gasto cardíaco y presión sanguínea.
- Dosis altas (>15 µg/kg/min) estimulan los receptores alfa-adrenérgicos, con importante aumento de las resistencias vasculares periféricas.

Norepinefrina (noradrenalina)

La norepinefrina tiene una potente acción alfa-adrenérgica y débil simpaticomimética débil ($\beta1$). Parte del efecto de la norepinefrina es similar a la epinefrina, es decir, actúa estimulando los $\beta1$ adrenoceptores en el corazón y aumentando así la contractilidad del miocardio.

La diferencia clínica entre la epinefrina y la norepinefrina se debe a que la noradrenalina es un potente agonista $\alpha1$ con poco o ningún efecto sobre los receptores $\beta2$ responsables de la vasodilatación. Por lo tanto, la norepinefrina aumenta la resistencia vascular sistémica (RVS) y la PA, incluso con dosis bajas. Suele disminuir el gasto cardíaco y la FC como resultado del aumento reflejo del tono vagal. Ambos pueden causar hiperglucemia en períodos prolongados.

Indicaciones

- *Shock* que persiste a pesar de una reanimación adecuada de volumen, con resistencias vasculares bajas. Su indicación más importante es el *shock* séptico hiperdinámico que no responde a dosis altas de dopamina.
- Hipotensión grave.
- *Shock* cardiogénico.

No deberá emplearse por períodos prolongados de tiempo debido a su potente acción vasoconstrictora.

Dosis y pautas de administración

Se debe administrar en infusión continua, y debe titularse dentro del rango terapéutico y a dosis mínima eficiente, hasta obtener la respuesta deseada. Se debe evitar en pacientes hipovolémicos.

- Recién nacidos: 0,05 a 2 μg/kg/min.
- Lactantes/niños: 0,05 a 2 μg/kg/min.
- Adultos: 0,5 a 10 μg/min; puede aumentarse hasta 30 μg/min en casos refractarios.

Inodilatadores

Milrinona

La milrinona es un inotrópico positivo y dilatador arterial con débil efecto cronotrópico; tiene efectos lusotrópicos en el corazón, es decir, capacidad para mejorar la relajación del músculo cardíaco durante la diástole. En general, la milrinona mejora el gasto cardíaco, y preserva el consumo normal de oxígeno del miocardio, produce vasodilatación por la relajación del músculo liso vascular y disminución de las resistencias vasculares pulmonares.

Indicaciones

- Tratamiento a corto plazo (hasta 35 horas) de ICC grave que no responde al tratamiento de mantenimiento convencional.
- Tratamiento a corto plazo (hasta 35 horas) de pacientes pediátricos con insuficiencia cardíaca aguda, incluidos estados de bajo gasto después de cirugía cardíaca.
- Prevención del síndrome de bajo gasto secundario a cirugía cardíaca.
- Hipertensión pulmonar (HTP), sobre todo en los casos de crisis de HTP perioperatoria.

Dosis y pautas de administración

La vía de administración es en todos los casos i.v.

El tratamiento con milrinona debe iniciarse con una dosis de carga, seguida de una infusión continua (dosis de mantenimiento), de acuerdo con las siguientes pautas:

- **Neonatos a término**: dosis óptima no establecida: existen varios esquemas terapéuticos aplicados en diversos estudios:
  - Como soporte hemodinámico: dosis de carga 50-75 μg/kg (administración en 15 minutos); seguido de infusión continua a 0,5 μg/kg/min. Titular en función del efecto. Rango de dosis 0,25-0,75 μg/kg/min.
  - Como prevención de bajo gasto tras cirugía cardíaca: dosis de carga 75 μg/kg (administración en 60 minutos); seguido de infusión continua a 0,75 μg/kg/min durante 35 horas.
- **Lactantes y niños**. Para niños (de 28 días a 11 años):
  - Dosis de carga a: 50-75 μg/kg durante 30 a 60 segundos.
  - Perfusión continua intravenosa: debe iniciarse, de acuerdo con la respuesta hemodinámica y el posible inicio de reacciones adversas, entre 0,25 a 0,75 μg/kg/min durante un período de hasta 35 horas.

Insuficiencia renal (IR): la dosis de carga no se modifica, pero debe ajustarse; la tasa de infusión continúa dependiendo del aclaramiento de creatinina.

Dobutamina

Agente inotrópico positivo que actúa a través de los receptores adrenérgicos. La dobutamina se dirige sobre todo a los receptores $\beta1$ con efectos menos pronunciados en los receptores $\beta2$ y los $\alpha1$.

Produce una reducción de la RVS con solo un modesto aumento en la FC y la PA, lo que es su ventaja más importante sobre la dopamina y puede ser beneficioso en pacientes con disfunción ventricular.

Indicaciones

- Soporte inotrópico del infarto agudo de miocardio (IAM), cirugía cardíaca, miocardiopatías, *shock* cardiogénico y séptico sin hipotensión.
- Fallo cardíaco secundario a parada cardiorrespiratoria.
- En período neonatal: valorar su uso como fármaco de primera línea en prematuros con bajo flujo sanguíneo sistémico en las primeras 24 horas, con fármacos vasopresores como dopamina o adrenalina como fármacos de segunda línea si la respuesta en la presión sanguínea es inadecuada.

Dosis y pautas de administración

Perfusión i.v. continua a 2-20 μg/kg/min); titular hasta respuesta deseada.

Dosis superiores a 20 μg/kg/min pueden producir taquicardia y podrían inducir isquemia miocárdica.

No se requiere ajuste de dosis en IR ni hepática. Disminuir la dosis de forma paulatina.

Levosimendán

Estimulante cardíaco que potencia la sensibilidad al calcio de las proteínas contráctiles. Aumenta la contracción sin alterar la relajación ventricular. Abre también los canales de K^+ sensibles al trifosfato de adenosina (ATP) en el músculo liso vascular: vasodilatación arterial sistémica y coronaria. En pacientes con fallo cardíaco, mejora el inotropismo al reducir la precarga y la poscarga, sin afectar la diástole.

Indicaciones

Cardiopatías congénitas (previo o posterior a cirugía), miocardiopatías u otros estados que cursen con bajo gasto cardíaco y/o aumento de presiones pulmonares.

Dosis y pautas de administración

Dosis inicial: 0,1 µg/kg/min (dosis mínima recomendada en pacientes con otras drogas asociadas).

Evaluar respuesta a los 30-60 minutos: si hipotensión o taquicardia, bajar perfusión a 0,05 µg/kg/min o suspender; si se tolera y necesita mejora hemodinámica, incrementar velocidad a 0,2 µg/kg/min.

Se recomienda una duración de perfusión de 24 horas.

Solo de uso hospitalario, intravenoso y diluido, bajo monitorización.

Vasopresores puros

Fenilefrina

La fenilefrina es un agente simpaticomimético con efecto selectivo alfa-adrenérgico. De forma indirecta, libera noradrenalina de sus depósitos en las terminaciones nerviosas, lo que genera vasoconstricción de las arteriolas de la mucosa nasal y conjuntiva, activación del músculo responsable de la dilatación de la pupila y vasoconstricción sistémica arterial.

Indicaciones

Aumentar la RVS en enfermedades cardíacas congénitas como en la tetralogía de Fallot y ventrículo único con estenosis pulmonar para mejorar la oxigenación.

Otras de sus indicaciones es tratar la hipotensión durante la anestesia epidural, en hipotensión inducida por fármacos, anafilaxia o *shock* séptico.

Dosis y pautas de administración

- Hipotensión grave, crisis hipóxica en Fallot y *shock:*
  - Intramuscular (i.m.)/subcutáneo: 0,1 mg/kg/dosis o 3 mg/m²/dosis cada 1-2 horas si precisa. Dosis máxima 5 mg.
  - Bolo i.v.: 5-20 µg/kg/dosis cada 10-15 minutos si precisa.
  - Infusión i.v.: 0,1-0,5 µg/kg/min hasta alcanzar el efecto deseado.
- Taquicardia paroxística supraventricular: 5-10 µg/kg cada 20-30 segundos.

Vasopresina

La vasopresina es un fármaco vasopresor que actúa a través de receptores de vasopresina específicos. Debe usarse después de la estabilidad hemodinámica; a dosis bajas es útil en situaciones de *shock* séptico que no responden a perfusión de infusión de norepinefrina.

Indicaciones

Indicaciones en la población pediátrica incluyen:

- *Shock* séptico refractario a los agonistas alfa-adrenérgicos. La vasopresina es especialmente útil en casos de baja RVS.
- Diabetes insípida.
- Poliuria.
- Reanimación cardiopulmonar.
- Hemorragia gastrointestinal.

Dosis y pautas de administración

Shock vasopléjico: 0,0002-0,007 unidades/kg/min o 0,04 unidades/kg/dosis 4-6 veces al día.

La vasopresina debe administrarse de manera exclusiva por vía parenteral, como bolo o como infusión continua. Debe titularse dentro del rango terapéutico y a la dosis mínima eficiente, hasta obtener la respuesta deseada.

Vasodilatadores puros

Nitroglicerina

La NTG es un donante de óxido nítrico (ON), predominantemente un venodilatador. La vasodilatación debida a NTG produce una disminución de la precarga con reducción del estrés de la pared del miocardio. Como resultado final aumenta el aporte de oxígeno al miocárdico lo que lleva a una mejora de la función miocárdica. Otro efecto beneficioso de NTG es la vasodilatación del lecho coronario.

Indicaciones

- Tratamiento de la crisis aguda de angina (sublingual, i.v.).
- Profilaxis y tratamiento de la angina estable (sublingual, oral, transdérmica).
- Insuficiencia cardíaca congestiva (ICC) y postinfarto (sublingual, i.v, transdérmica).
- Coadyuvante en el tratamiento del IAM, ICC y edema agudo de pulmón (i.v.).
- Control de la hipertensión y mantenimiento de hipotensión controlada durante los procedimientos quirúrgicos, sobre todo en cirugía cardiovascular.
- Tratamiento del dolor en la fisura anal crónica (uso tópico).

Dosis y pautas de administración

Neonatos y niños:

- Insuficiencia cardíaca congestiva (ICC), IAM con complicaciones, tratamiento de la HTA (pulmonar.
  Infusión intravenosa continua:
  – Dosis inicial: 0,25-0,5 μg/kg/min. Titular dosis en función de la respuesta, en incrementos de 0,5-1 μg/kg/min cada 3-5 minutos. Dosis habitual: 1-3 μg/kg/min.
  – Dosis máxima: 5 μg/kg/min (neonatos); en niños, se han descrito dosis de 20-60 μg/kg/min.

Puede desarrollarse tolerancia a los efectos hemodinámicos a partir de las 24-48 horas de uso continuado.

Nitroprusiato sódico

Al igual que la NTG, actúa como un donador de ON; la liberación de ON produce la relajación del músculo liso en las paredes de los vasos arteriales y venosos con un efecto vasodilatador arteriovenoso. Por su potente acción vasodilatadora, genera una disminución de la resistencia vascular periférica, disminuye la poscarga del ventrículo izquierdo, lo que mejora el gasto cardíaco con un marcado descenso de la PA.

Indicaciones

- Tratamiento de las crisis hipertensivas y de la hipertensión maligna refractaria a otros tratamientos.
- Hipotensión controlada durante la anestesia para reducir el sangrado en procedimientos quirúrgicos.
- Insuficiencia cardíaca (IC) grave refractaria.

Dosis y pautas de administración

- Neonatos: dosis inicial de 0,25 μg/kg/min en perfusión continua, aumentar la dosis cada 20 minutos hasta conseguir el efecto deseado. La dosis de mantenimiento de hasta 2 μg/kg/min. Para crisis hipertensiva, se podría aumentar hasta 10 μg/kg/min, durante menos de 10 minutos.
- Niños: dosis inicial de 0,3-0,5 μg/kg/min. Realizar aumentos de dosis de 0,5 μg/kg/min, hasta conseguir efecto hemodinámico deseado o aparición de toxicidad. Máximo: 8-10 μg/kg/min.

Hidralazina

Antihipertensivo, vasodilatador periférico de acción directa que actúa principalmente sobre las arterias, lo que causa una relajación directa del músculo liso arteriolar. Además, altera el metabolismo del calcio celular, y eso interfiere con los movimientos de este en el músculo liso vascular, responsable de su contracción.

Indicaciones

- Hipertensión esencial grave, cuando no sea posible la vía oral o se precise con urgencia disminuir la presión sanguínea.
- Hipertensión arterial (HTA) crónica grave. Sus efectos secundarios en terapia aislada hacen recomendable su combinación con fármacos como betabloqueantes o diuréticos.

Dosis y pautas de administración

- Intramuscular (i.m.), i.v.: dosis inicial 0,1-0,2 mg/kg/dosis (máximo 20 mg) cada 4-6 horas según sea necesario; incrementar hasta 1,7-3,5 mg/kg/día o de 50-100 mg/m^2/día dividido en 4-6 dosis. Máximo: 20 mg.
- Oral: dosis inicial 0,75-1 mg/kg/día dividido en 2-4 dosis (máximo 25 mg/dosis); incrementar durante 3-4 semanas hasta un máximo de 5 mg/kg/día en lactantes, y 7,5 mg/kg/día en niños, divididos en 2-4 dosis; dosis diaria máxima: 7,5 mg/kg/día o 200 mg/día.

Alprostadil (prostaglandina E1)

Sus efectos farmacológicos incluyen vasodilatación arterial, estimulación de la contracción del músculo liso en el intestino y el útero, e inhibición de la agregación plaquetaria. Su efecto vasodilatador evita el cierre del conducto y lo mantiene permeable; reduce la presion arterial con aumento del gasto y ritmo cardíacos.

Indicaciones

- Apertura y/o mantenimiento de la permeabilidad del conducto en cardiopatías que dependen de este para una óptima oxigenación y/o perfusión.
- Pacientes con HTP grave refractaria a fármacos antihipertensivos pulmonares pueden beneficiarse de una infusión de prostaglandina E 1.

Dosis y pautas de administración

- Dosis de inicio: 0,05-0,1 μg/kg/min. Máximo: 0,4-1 μg/kg/min, teniendo en cuenta que los efectos secundarios son más importantes y frecuentes cuanto mayor es la dosis, y que en general las dosis más altas no producen respuestas superiores.
- Dosis de mantenimiento: 0,01-0,05 μg/kg/min. Se procederá a la reducción escalonada a la «mínima dosis efectiva».

FÁRMACOS DIURÉTICOS

Los diuréticos constituyen uno de los fármacos más utilizados en cardiología pediátrica. La función principal de este grupo es reducir el volumen plasmático con el aumento de la producción de orina. Esta reducción del volumen plasmático puede ayudar a disminuir los síntomas de IC, la sobrecarga de líquidos postoperatoria, la hipertensión o la disfunción renal. El mecanismo general de acción es similar en la mayoría de los diuréticos: la inhibición de los transportadores de iones renales, que disminuyen la reabsorción de iones de Na+ y provocan una mayor osmolaridad en la orina. Esto conduce a un aumento del flujo pasivo de moléculas de agua hacia la orina, lo que provoca diuresis.

Los principales usos terapéuticos de los diuréticos dentro de la cardiología pediátrica son tratar la IC, oliguria postoperatoria, hipertensión, edema pulmonar, corrección de electrólitos (hiperpotasemia/hipopotasemia), disfunción renal y enfermedad pulmonar crónica.

Los diuréticos usados en cardiología pediátrica pueden dividirse en cuatro subgrupos: diuréticos del asa (p. ej., furosemida), ahorradores de potasio (como la espironolactona), diuréticos tiazídicos (p. ej., hidroclorotiazida) y los tiazida-*like*.

Los diuréticos habitualmente prescritos en pacientes pediátricos:

Diuréticos del asa

Furosemida

La furosemida es un diurético del asa que produce una diuresis de instauración rápida y de corta duración.

La furosemida bloquea el sistema de cotransporte de $Na^+K^{+2}Cl^-$, localizado en la membrana de la célula luminal de la rama ascendente del asa de Henle, y de esta forma se produce una excreción aumentada de Na^+ con el incremento de la excreción de orina (debido al agua unida por osmosis), y el aumento de la secreción de potasio del túbulo distal. La excreción de iones calcio y magnesio también resulta aumentada.

Indicaciones

- Edema de origen cardíaco, hepático o renal.
- Tratamiento adyuvante de edema agudo de pulmón.
- Urgencias hipertensivas.
- Hipertensión arterial (HTA) esencial e HTA en presencia de IR crónica avanzada.
- Oliguria por IR. Hiperaldosteronismo hiporreninémico.
- Sostén de diuresis forzada en intoxicaciones.

Dosis y pautas de administración

- Neonatos:
  - Dosis inicial: 1 mg/kg/dosis administrada i.v. lenta, i.m. o v.o.
  Se puede aumentar a un máximo de 2 mg/kg/dosis i.v. o 6 mg/kg/dosis v.o.
  Intervalos de dosis: recién nacido prematuro, cada 24 horas; recién nacido a término, cada 12 horas. Se puede considerar su uso en días alternos para su empleo a largo plazo.
- Lactantes y niños:
  - Oral: 1-2 mg/kg /día, cada 4-6-8-12 horas. Puede aumentarse la dosis hasta un máximo de 6 mg/kg/día. Dosis máxima: 40 mg/día.

  - I.V. e i.m.: 0,5-5 mg/kg/dosis cada 6-12 horas. Dosis máxima: 20 mg/día.
  - Infusión continua i.v.: comenzar con 0,05-0,1 mg/kg/h. Adecuar dosis en función del efecto aumentando hasta dosis máxima de 1 mg/kg/h. Excepcionalmente, hasta 4 mg/kg/h.

Insuficiencia renal (IR): no precisa ajuste de dosis. Evitar en IR anúrica.

Insuficiencia hepática: no precisa ajuste de dosis. Monitorizar estrechamente en cirróticos, por mayor sensibilidad a la hipocalemia y a la deplección de volumen.

Diuréticos ahorradores de potasio

Los diuréticos ahorradores de potasio inhiben la reabsorción de Na^+ en la nefrona distal y el túbulo colector al competir o inhibir los canales de Na^+ que responden a la aldosterona en la nefrona distal y el túbulo colector. Aumentan la excreción de Na^+, cloruro y agua e inhiben la excreción de potasio e hidrógeno. También se puede bloquear el efecto de la aldosterona sobre el músculo liso arteriolar.

Espironolactona

La espironolactona es un diurético ahorrador de potasio que compite con la aldosterona por unirse a los sitios receptores en el túbulo distal de los riñones. Aumenta la excreción de sodio, cloruro y agua y previene la excreción de potasio e hidrógeno. También se puede bloquear el efecto de la aldosterona sobre el músculo liso arteriolar.

Tiazidas y tiazidas-*like*

El sitio de acción principal de los diuréticos tiazídicos (clorotiazida e hidroclorotiazida) es el túbulo contorneado distal, y el secundario es el túbulo proximal. En estas regiones, las tiazidas y los diuréticos similares a las tiazidas bloquean la reabsorción de sodio mediante la inhibición del cotransportador Na^+/Cl^-, lo que provoca un aumento de la excreción de sodio y agua, así como de potasio, bicarbonato, magnesio, fosfato y calcio (transitoriamente).

De manera similar, los diuréticos tipo tiazida (metolazona) actúan principalmente sobre el túbulo contorneado distal y, en segundo lugar, sobre el túbulo proximal. En estas regiones, la metolazona inhibe la reabsorción de sodio, lo que genera una mayor excreción de sodio y agua, así como de iones de potasio e hidrógeno.

Hidroclorotiazida

Indicaciones

- Hipertensión arterial: como monofármaco o asociado a otros antihipertensores (betabloqueantes, inhibidores de la enzima convertidora de angiotensina, etc.).

- Edemas: debidos a IC, renal y hepática leve o moderada.
- Diabetes insípida renal: cuando no esté indicado el tratamiento con hormona antidiurética.
- Hipercalciuria idiopática: como tratamiento preventivo de concreciones calcáreas urinarias.

Dosis y pautas de administración

- Edema: de 1 a 2 mg/kg por vía oral en una sola dosis o dividido en dos dosis; los niños menores de 6 meses pueden requerir dosis de hasta 3,3 mg/kg/día dividido en dos dosis. La dosis máxima en lactantes hasta los 2 años no puede exceder los 37,5 mg por día, y en niños de 2 a 12 años no puede exceder los 200 mg por día.
- Hipertensión: de 1 a 2 mg/kg por vía oral en una sola dosis o dividido en dos dosis; los niños menores de 6 meses pueden requerir dosis de hasta 3 mg/kg/día dividido en dos dosis.
  La dosis máxima no puede exceder los 50 mg por día.

Ajuste en IR: en pacientes con ClCr > 30 mL/min, no es preciso ajuste, y por debajo, es posible que el fármaco no sea efectivo (**Tabla 36-1**).

BETABLOQUEANTES

Los betabloqueantes son un pilar esencial del tratamiento farmacológico de la ICC crónica en los adultos. Se ha demostrado que disminuyen la morbilidad y la mortalidad en varios estudios controlados aleatorios.

Aunque la ICC del adulto y del niño presentan diferencias significativas con respecto a la etiología (mientras la IC pediátrica es el resultado de una disfunción sistólica primaria causada más comúnmente por defectos estructurales congéni-

tos, la del adulto se asocia con más frecuencia al daño ocurrido por isquemia, HTA o edad avanzada), existe evidencia de que los bebés y los niños tienen alteraciones en sus ejes neurohormonales que son similares a las de los adultos.

Aunque no se conoce bien el mecanismo exacto por el cual los betabloqueantes confieren su beneficio en la IC, se han propuesto varios mecanismos:

- Regulación de los receptores adrenérgicos $\beta 1$ y mejoría en la señalización.
- Protección contra la toxicidad de los miocitos por catecolaminas.
- Efectos antiarrítmicos: los betabloqueantes suprimen la actividad ectópica ventricular.
- Bradicardia: puede mejorar el flujo sanguíneo coronario y disminuir la demanda de oxígeno del miocardio.
- Inhibición de renina angiotensina: cuando se agrega a una terapia previa con un inhibidor de la enzima convertidora de angiotensina, el bloqueo β con metoprolol disminuye los niveles circulantes de renina y angiotensina II, y aumenta así la inhibición del sistema renina-angiotensina (**Tabla 36-2**).

VASODILATADORES: INHIBIDORES DE LA ENZIMA CONVERTIDORA DE ANGIOTENSINA Y ANTAGONISTAS DE LOS RECEPTORES DE ANGIOTENSINA

La manipulación farmacológica de la poscarga o de la RVS se ha vuelto cada vez más importante en el tratamiento de los pacientes cardíacos pediátricos.

Los vasodilatadores son agentes farmacológicos que producen relajación del músculo liso en la pared de los vasos sanguíneos, lo que lleva a una reducción de la resistencia vascular y al potencial de un aumento del flujo sanguíneo.

Tabla 36-1. Diuréticos más usados en pediatría

Fármaco	Dosis	Media vida	Efectos adversos
Diréticos del asa: Furosemida	• Oral: 1-2 mg/kg/dosis cada 6 24 horas • i.v., i.m.: 0,5-2 mg/kg/dosis cada 6-24 horas • Infusión continua i.v.: 0,05-0,4 mg/kg/hora	0,5 a 2 horas; 9 horas en insuficiencia renal terminal	• Hiperuricemia • Hipomagnesemia • Hiponatremia • Hipopotasemia • Alcalosis metabólica
Ahorradores de K: Espironolactona	• Oral: inicial 1 mg/kg/día en dosis divididas cada 6-24 horas ≤12,5 a 25 mg/día • Máximo: 3,3-6 mg/kg/día dividido cada 6-24 horas; no debe exceder los 100 mg/día	• 1,4 horas • Metabolitos activos: 12-20 horas	Diarrea, náuseas, vómitos, mareos, hiperpotasemia, ginecomastia
Tiazidas y tiazidas-_like_: Clorotiazida	• Oral: 10-40 mg/kg/día dividido en dosis cada 12 horas • i.v.: 4-10 mg/kg/día dividido cada 12-24 horas (máximo 20 mg/kg/día o 500 mg)	45-120 min	• Hiperuricemia • Hipomagnesemia • Hiponatremia • Hipopotasemia
Hidroclorotiazida	• Oral: 1-4 mg/kg/día dividido en dosis cada12-24 horas	6-15 horas	
Metolazona	• Oral: 0,2-0,4 mg/kg/día dividido cada 12-24 horas	6-20 horas	

i.m.: intramuscular; i.v.: intravenoso.

Tabla 36-2. Efectos mediados a través de la estimulación de los receptores β-adrenérgicos

β1	β2	β3
• Inotropismo positivo. Cronotropismo positivo • Nodo AV: acorta el PR y acelera la VC • Producción de humor acuoso • Secreción de renina • Liberación de ADH • Estimula la lipólisis, calorigénesis Estimula la apoptosis	• Vasodilatación arteriovenosa • Broncodilatación • Relajación intestinal y uterina • Relajación del músculo detrusor • Estimula la glucogenólisis • Estimula la gluconeogénesis • Estimula liberación de sodio • Temblor • Hipopotasemia • Liberación de insulina y glucagón • Inhiben la apoptosis	• Vasodilatación • Liberación de ON • Estimula la lipólisis • Estimula la glucogenólisis, calor génesis

ADH: hormona antidiurética; AV: auriculoventricular; ON: óxido nítrico; VC: velocidad de conducción.

Tabla 36-3. Clasificación de los bloqueantes β-adrenérgicos

β1 + β2	β1	β + β1
• Nadolol • Propranolol	• Atenolol • Bisoprolol • Esmolol • Metoprolol	• Carvedilol • Labetalol

Inhibidores de la enzima convertidora de angiotensiona

Inhiben la enzima convertidora de angiotensina, que promueve la conversión de angiotensina I en el potente vasoconstrictor angiotensina II. Entre ellos, el captopril, enalapril, lisinoprol y ramipril son los más utilizados (**Tablas 36-2, 36-3** y **36-4**).

Antagonistas de los receptores de angiotensina

Se produce una unión competitiva a los receptores de la angiotensina II. Actúa bloqueando, de forma específica y altamente selectiva, la unión de la angiotensina II a los receptores tipo 1 de la angiotensina presentes en la pared arterial y otros tejidos. Como consecuencia de este bloqueo se produce una inhibición del efecto vasopresor y liberador de aldosterona. Al no bloquearse la síntesis de angiotensina II, esta actúa sobre los receptores tipo 2 de la angiotensina y produce vasodilatación y otros efectos beneficiosos como angiogénesis, natriuresis, caliuresis y aumento de la producción de orina (**Tablas 36-5** y **36-6**).

FÁRMACOS ANTIARRÍTMICOS

Los fármacos antiarrítmicos son agentes terapéuticos utilizados para corregir las alteraciones del ritmo cardíaco, actúan sobre los canales iónicos de la membrana celular de los miocitos, y regulan la excitabilidad eléctrica del corazón. Los miocitos cardíacos son células excitables que generan potenciales

Tabla 36-4. Dosis y efectos adversos de los fármacos betabloqueantes

Fármaco	Dosis	Efectos adversos
	β-bloqueantes (β1 y β2a)	

Propranolol	• Neonatos:
	– Oral. Inicial 0,25 mg/kg/dosis cada 6-8 horas; incrementar gradualmente hasta un máximo de 5 mg/kg/día. Hay bibliografía que avala la utilización de una dosis máxima de 3,5 mg/kg/6 horas
	– i.v. inicial 0,01 mg/kg lento en 10 minutos bajo control ECG; se puede repetir cada 6-8 horas; incrementar gradualmente hasta un máximo de 0,15 mg/kg/dosis cada 6-8 horas
	– Tirotoxicosis neonatal: oral: 2 mg/kg/día, cada 6-12 horas; pueden ser necesarias dosis más altas
	• Niños:
	– Arritmias:
	  ■ i.v.: 0,01-0,1 mg/kg/dosis en 10 minutos bajo control ECG; se puede repetir cada 6-8 horas (dosis máxima 1 mg en lactantes, y 3 mg en niños)
	  ■ Oral. Inicialmente 0,5-1 mg/kg/día, cada 6-8 horas; aumentar cada 3-5 días hasta dosis de 2-4 mg/kg/día; máximo 60 mg/día o 16 mg/kg/día
	– Hemangioma infantil proliferativo: 1-3 mg/kg/día, dividido cada 8-12 horas
	– Profilaxis migraña: oral: 0,6-1,5 mg/kg/día, cada ocho horas; dosis máxima: 4 mg/kg/día o ≤35 kg: 10-20 mg tres veces/día, >35 kg: 20-40 mg tres veces/día
	– Feocromocitoma: no hay evidencias suficientes para poder definir la posología pediátrica
		• Trastornos generales y alteraciones en el lugar de administración: fatiga y/o lasitud (a menudo transitoria)
		• Trastornos vasculares: bradicardia, extremidades frías, fenómeno de Raynaud
		• Trastornos del sistema nervioso: trastornos del sueño, pesadillas
		• Trastornos gastrointestinales: trastornos gastrointestinales tales como náuseas, vómitos y diarrea

(Continúa)

Tabla 36-4. Dosis y efectos adversos de los fármacos betabloqueantes (*Cont.*)

Fármacos	Dosis	Efectos adversos
β-bloqueantes (β1 y β2a)		

Propranolol	– Hipertensión:
	  • Fórmulas de liberación inmediata. Inicial: 0,5-1 mg/kg/día, cada 6-12 horas; incrementar gradualmente cada 5-7 días; dosis habitual: 1-5 mg/kg/día; dosis máxima: 8 mg/kg/día
	  • Formulaciones de liberación sostenida puede administrarse una vez al día
	– Miocardiopatía hipertrófica obstructiva. Oral: 1-2 mg/kg/día, cada ocho horas
	– Crisis hipóxicas en tetralogía de Fallot:
	  • i.v.. (lento): 0,15-0,25 mg/kg/dosis; puede repetirse a los 15 minutos
	  • Oral. Inicialmente 1-2 mg/kg/dosis cada seis horas; si es preciso, aumentar a razón de 1 mg/kg/día cada 24 horas hasta máximo de 5 mg/kg/día
		• Trastornos generales y alteraciones en el lugar de administración: fatiga y/o lasitud (a menudo transitoria)
		• Trastornos vasculares: bradicardia, extremidades frías, fenómeno de Raynaud
		• Trastornos del sistema nervioso: trastornos del sueño, pesadillas
		• Trastornos gastrointestinales: trastornos gastrointestinales tales como náuseas, vómitos y diarrea

Nadolol	Las dosis recomendadas son: dosis inicial de 0,5-1 mg/kg/día, una vez al día Si no se evidencia mejoría, se puede aumentar la dosis de forma gradual hasta un máximo de 2,5 mg/kg/día	• Cardiovasculares: bradicardia, insuficiencia cardíaca, dolor precordial, trastornos del ritmo y la conducción, hipotensión, sensación de frío en las extremidades • Sistema nervioso central: astenia, vértigo, somnolencia • Dermatológicas: *rash* cutáneo • Gastrointestinales: molestias abdominales • Respiratorios: broncoespasmo
β-bloqueantes (beta 1)		
Metoprolol	• Hipertensión arterial: Niños y adolescentes entre 1 y 17 años: dosis inicial de 1-2 mg/kg/día, dividido cada 12 horas. Ajustar dosis según la respuesta del paciente hasta un máximo de 6 mg/kg/día (≤200 mg/día) • Insuficiencia cardíaca congestiva refractaria a tratamiento convencional (digoxina, diuréticos, inhibidores de la enzima convertidora de angiotensina): dosis inicial: 0,1 mg/kg/dosis, dos veces al día • Aumentar progresivamente hasta un máximo de 0,9 mg/kg/día	• Cardiovasculares: bradicardia, hipotensión ortostática (raro síncope), extremidades frías. Bloqueo AV, deterioro de síntomas de insuficiencia cardíaca • Neurológicos: astenia, mareo, cefalea, somnolencia • Dermatológicos: prurito, *rash*, empeoramiento de la psoriasis • Gastrointestinales: náuseas, vómitos, dolor abdominal, diarrea, estreñimiento • Hematológicos: trombocitopenia. Raro: agranulocitosis • Hepáticos: disfunción hepática, hepatitis, ictericia • Trastornos respiratorios: disnea de esfuerzo, poco frecuente, broncoespasmo
Bisoprolol	• Hipertensión arterial: dosis inicial: bisoprolol 2,5 mg/hidroclorotiazida 6,25 mg en dosis única por la mañana; subir lentamente hasta un máximo de bisoprolol 10 mg/hidroclorotiazida 6,25 mg por día como dosis de mantenimiento. Dosis máxima de bisoprolol: 20 mg/día • Insuficiencia cardíaca: dosis inicial: 1,25 mg/día, subiendo, si es preciso lentamente cada 2-4 semanas, según tolerancia y repuesta, hasta la dosis máxima de 10 mg/día	

Esmolol	• Neonatos: Taquicardia TSV: 100 µg/kg/min; incrementando de 50-100 µg/kg/min cada cinco minutos hasta control de la frecuencia
	• Lactantes y niños:
	  – Taquicardia YSV: 100-500 µg/kg en un minuto, seguido de una infusión continua a 200 µg/kg/min que se puede aumentar en 50-100 µg/kg/min cada 5-10 minutos. Dosis máxima 1.000 µg/kg/min.
	  – Arritmias, emergencias hipertensivas: 500 µg/kg en un minuto, seguido de infusión continua a 50 µg/kg/min que se puede aumentar 50 µg/kg/min cada cinco minutos
	  – Dosis máxima de infusión: 200 µg/kg/min
		• Trastornos del metabolismo y de la nutrición: anorexia
		• Trastornos psiquiátricos: depresión, ansiedad
		• Trastornos del sistema nervioso: mareo, somnolencia, dolor de cabeza, parestesia, alteración de la atención, estado confusional, agitación
		• Trastornos vasculares: hipotensión
		• Trastornos gastrointestinales: náuseas, vómitos
		• Trastornos de la piel y del tejido subcutáneo: diaforesis
		• Trastornos generales y alteraciones en el lugar de administración: astenia, fatiga, reacción, inflamación e induración del lugar de la perfusión

(Continúa)

Tabla 36-4. Dosis y efectos adversos de los fármacos betabloqueantes (*Cont.*)

Fármaco	Dosis	Efectos adversos
	β-bloqueantes (beta 1)	

Atenolol	• Hipertensión y arritmias:
	 – Vía oral: 0,5-1 mg/kg/día repartido en una o dos dosis
	  ▪ Dosis máxima: 2 mg/kg/día. No exceder la dosis oral máxima diaria de adultos de 100 mg
	 – Vía intravenosa (muy poca información en niños; labetalol es el betabloqueante más usado para la hipertensión grave)
	  ▪ Dosis inicial: 0,05 mg/kg en 3-5 minutos (en adultos: 2,5 mg); se puede repetir cada cinco minutos hasta un máximo acumulado de 0,15-0,2 mg/kg (en adultos dosis máxima acumulada de 10 mg)
	  ▪ Mantenimiento i.v. 0,15 mg/kg (máximo 10 mg) en infusión lenta en 20 minutos cada 12 horas
		• Cardiovasculares: bradicardia, aumento del bloqueo AV, hipotensión, empeoramiento de la insuficiencia cardíaca, fenómeno de Raynaud
		• Sistema nervioso central: fatiga, dolor de cabeza, visión borrosa, mareos
		• Gastrointestinales: náuseas, vómitos, diarrea, boca seca y estreñimiento
		• Vía aérea: broncoespasmos en pacientes con asma bronquial

	Bloqueantes (beta y alfa 1)	
Carvedilol	• En lactantes y niños < 12 años: empezar con 0,05-0,1 mg/kg/12 horas (dosis máxima inicial: 3,125 mg/12 horas) y si tolera, ir incrementando cada 1-2 semanas 0,1 mg/kg hasta un máximo de 0,5-0,8 mg/kg/12 horas (máximo: 25 mg/12 horas) • Niños >12 años: – En HTA la dosis recomendada para iniciar el tratamiento es de 12,5 mg una vez al día durante los dos primeros días. A continuación, la dosis es de 25 mg una vez al día. Máximo 25 mg/12 horas – En cardiopatía isquémica iniciar a dosis de 12,5 mg/12 horas hasta un máximo de 50 mg/12 horas – En insuficiencia cardíaca congestiva empezar a dosis de 3,125 mg/12 horas, monitorizándose síntomas cada dos semanas y se va aumentando progresivamente hasta un máximo de 25 mg/12 horas	• Trastornos del sistema nervioso: cefaleas, mareos, fatiga y astenia que suelen ser leves y se producen principalmente al comienzo del tratamiento • Trastornos cardíacos: edema, hipotensión postural, bradicardia e hipotensión • Trastornos respiratorios, torácicos y mediastínicos: asma y disnea en pacientes predispuestos • Trastornos gastrointestinales: molestias gastrointestinales con síntomas como náuseas, diarrea, dolor abdominal • Trastornos del metabolismo y de la nutrición: hiperglucemia e hipercolesterolemia • Otros: anomalías de la visión, dolor en las extremidades, disminución del lagrimeo, irritación ocular
Labetalol	• Hipertensión: niños y adolescentes: – Oral. Dosis inicial: 1-3 mg/kg/día dividido en 2-4 dosis (dosis máxima: 100 mg/12 horas). Aumentar cada dos días hasta 6 mg/kg/6-12 horas ▪ Dosis diaria máxima 10-12 mg/kg/día, hasta 1.200 mg/día – i.v.. (en bolo e infusión intermitente): 0,2-1 mg/kg/dosis (dosis máxima: 40 mg) en 1-10 minutos; se puede repetir en 10-15 minutos sin superar la dosis total de impregnación de 200 mg; debería reservarse su uso para la hipertensión grave • Emergencia hipertensiva: lactantes, niños y adolescentes – Infusión i.v. continua: 0,25-3 mg/kg/hora; iniciar en la dosis más baja del rango e ir aumentando lentamente. Se recomienda no bajar la tensión más de un 25-30 %	• Trastornos del sistema nervioso: dolor de cabeza, cansancio, • vértigo, depresión y letargia • Trastornos gastrointestinales: náuseas, vómitos • Trastornos cardiovasculares: hipotensión postural, bradicardia • Trastornos generales y alteraciones en el lugar de la administración: congestión nasal, sudoración

ECG: electrocardiograma; HTA: hipertensión arterial; i.v.: intramuscular; TSV: Taquicardia supraventricular.

de acción, un fenómeno eléctrico complejo que se propaga a través del tejido cardíaco; este proceso está mediado por los canales de iones en la membrana celular.

Los principales canales de iones involucrados en el potencial de acción son el canal de sodio (Na^+), el canal de calcio (Ca^{2+}), el canal de potasio (K^+), y en menor medida, el canal de cloruro (Cl^-). Cada uno de estos canales tiene una función específica en las diferentes fases del potencial de acción.

POTENCIAL DE ACCIÓN DE LA CÉLULA CARDÍACA

• **Fase 0**: despolarización rápida. Se produce por la entrada masiva de iones Na^+ a través de canales de Na^+ voltaje-dependientes.

• **Fase 1**: repolarización rápida. Se produce por la salida de iones K^+ a través de canales de K^+ rectificadores rápidos.
• **Fase 2**: meseta. Se produce por la entrada de iones Ca^{2+} a través de canales de Ca^{2+} dependientes de voltaje.
• **Fase 3**: repolarización tardía. Se produce por la salida de iones K^+ a través de canales de K^+ rectificadores tardíos.
• **Fase 4**: los canales de K^+ permanecen abiertos hasta alcanzar el potencial de reposo.

Los fármacos antiarrítmicos se clasifican en diferentes grupos según su mecanismo de acción y su efecto sobre los canales de iones. La clasificación más común de antiarrítmicos, conocida como la clasificación de Vaughan-Williams, los divide en base al canal iónico principalmente afectado (**Fig. 36-1**).

Tabla 36-5. Principales inhibidores de la angiotensina en pacientes pediátricos

Fármaco	Dosis	Vida media	Efectos adversos
Captopril	Oral: 0,3-2,5 mg/kg/día dividido cada 8-12 horas en lactantes, y 0,3-6 mg/kg/día dividido cada 8-12 horas en niños y adolescentes	• Bebés: 3,3 horas • Niños: 1-2,3 horas	• Hipotensión • Mareos, dolor de cabeza, erupción, hiperpotasemia, tos, angioedema
Enalapril	Oral: 0,1 a 0,5 mg/kg/día dividido cada 12 horas i.v. (como enalaprilato: 5-10 pg/kg/dosis cada 8-24 horas)	• Recién nacidos: 10,3 horas • Lactantes y niños: 2,7 (1,3-6,3) horas • Enalaprilato: • Recién nacidos: 11,9 (5,9-15,6) horas • Lactantes y niños: 11,1 (5,1-20,8) horas	
Lisinopril	Oral: inicial: 0,07-0,1 mg/kg/dosis (única) a diario ≤0,5-0,6 mg/kg/día	11-13 horas	
Ramipril	Oral: 2-6 mg/m² a diario ≤10 mg a diario	13-17 horas	

i.v.: intravenoso.

Tabla 36-6. Principales antagonistas de los receptores de angiotensina utilizados en pediatría

Fármaco	Dosis	Vida media	Efectos adversos
Losartán	Oral: inicial: 0,5 mg/kg dosis única diaria (máximo 1,4 mg/kg/día o 100 mg/día)	• 1,5 a 2 horas • Activo metabolito: 6-9 horas	• Hipotensión • Mareos, dolor de cabeza, hiperpotasemia, hipoglucemia, diarrea
Valsartán	1-5 años: dosis: 0,4-3,4 mg/kg una vez al día; de 6 a 16 años: • Dosis oral inicial: 1,3 mg/kg/dosis única diaria (dosis máxima: 2,7 mg/kg/día)	4-5 horas	

Antiarrítmicos clase I

Existen tres categorías basadas en el grado de bloqueo de los canales de Na^+ y los efectos sobre la duración del potencial de acción.

- **Clase Ia**: bloquean los canales rápidos de Na^+ de forma intermedia y provocan la prolongación del potencial de acción.
- **Clase Ib**: bloquean los canales rápidos de Na^+ de forma rápida y acortan el potencial de acción sin modificar la despolarización (sin cambios en el QRS).
- **Clase Ic**: bloquean lentamente los canales de Na^+, lo que resulta en una despolarización lenta (ampliación del QRS),

sin alterar de manera significativa la duración del potencial de acción (**Tabla 36-7**).

Antiarrítmicos clase II (betabloqueantes)

Fármacos que contrarrestan el sistema nervioso simpático nervioso (**Tabla 36-8**).

Antiarrítmicos clase III

Actúan sobre los canales de K^+ (prolongan la repolarización) (**Tabla 36-9**).

Antiarrítmicos clase IV

Calcioantagonistas, actúan en los canales del Ca^{2+} (**Tabla 36-9**), fármacos vagotónicos y otros (**Tabla 36-10**).

Aspectos importantes en el empleo de los antiarrítmicos

- Verapamilo: no debe utilizar en menores de un año TSV; podría provocar *shock* cardiogénico. No combinar betabloqueantes. No utilizar es taquicardias de QRS ancho, debido al riesgo de disociación electromecánica.
- En pacientes hemodinámicamente inestables con taquiarritmias hay que cardiovertir con independencia del mecanismo subyacente de la arritmia.

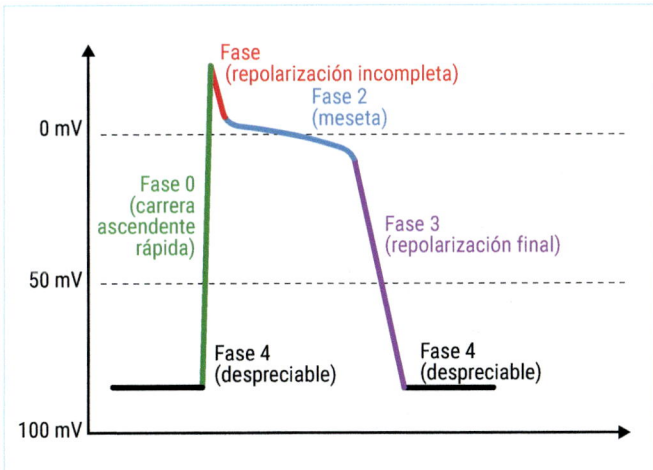

Figura 36-1. Clasificación de Vaughan-Williams.

Tabla 36-7. Antiarrítmicos Clase I

Medicamento	Dosificación	Indicación	Efectos adversos
Clase Ia			
Procainamida	• i.v.: 3-6 mg/kg por dosis; dosis máxima: 100 mg por dosis(total máximo dosis: 15 mg/kg) • i.v.: infusión continua: 20-80 µg/kg/min	Taquicardia auricular, JET, TV	Hipotensión y proarritmia
Quinidina	• Dosis oral: 30 mg/kg/día o 900 mg/m²/día administrado en cinco dosis diarias • Rango: 15-60 mg/kg/día en cuatro o cinco dosis divididas • i.v. dosis: 2-10 mg/kg por dosis cada 3-6 horas como necesario	TSV, TV, taquicardia auricular, extrasístoles ventriculares	Hipotensión (particularmente con formulación intravenosa)
Clase Ib			
Lidocaína	• i.v. bolo: 1 mg/kg por dosis • i.v. infusión continua: 20-50 µg/kg/min	ExtV, TV, FV	Hipotensión y entumecimiento
Clase Ic			
Flecainida	Oral: a partir de dosis: 1-3 mg/kg/día o 50-100 mg/m²/día Máxima dosis oral: 8 mg/kg/día o 200 mg/m²/día dividido tres veces/día	TSV	Potencial proarritmia en pacientes con cardiopatías congénitas
Propafenona	Oral: 200-300 mg/m²/día (máximo: 600 mg/m²/día) dividido tres o cuatro veces/día	Fibrilación auricular paroxística y taquiarritmias supraventriculares paroxísticas, TV fibrilación auricular	Bradicardia y proarritmia

ExtV: extrasístoles ventriculares; FV: fibrilación ventricular; i.v.: intravenoso; TSV: taquicardia supraventricular TV: taquicardia ventricular.

Tabla 36-8. Antiarrítmicos Clase II

Medicamento	Dosificación	Indicación	Efectos adversos
Atenolol	Oral: 0,5-1 mg/kg/día dado uno o dos veces/día (máx.: 2 mg/kg/día o 100 mg/día)	TSV, TV	Bradicardia, hipotensión, hipoglucemia
Esmolol	• i.v.: bolo: 100-500 µg /kg por dosis • i.v.: continuo infusión: 300-1.000 µg/kg/min	Senotaquicardia; taquiarritmias auriculares y ventriculares	Bradicardia, hipotensión e hipoglucemia
Metoprolol	Oral: niños 1-17 años: 1-2 mg/kg/día administrado dos veces al día (máximo: 6 mg/kg/día o 200 mg/día)	TSV, TV	Bradicardia, hipotensión e hipoglucemia
Propranolol	• Oral: neonatos: 0,25 mg/kg por dosis cada seis horas (máx.: 5 mg/kg/día) • Oral: lactantes y niños: 0,5-1 mg/kg/día en dosis divididas cada 6-8 horas (máx.: 60 mg/día)	TSV, TV	Bradicardia, hipotensión e hipoglucemia

i.v.: intravenoso; JET: taquicardia ectópica de la unión; TSV: taquicardia supraventricular TV: taquicardia ventricular.

Tabla 36-9. Antiarrítmicos Clase III

Medicamento	Dosificación	Indicación	Efectos adversos
Amiodarona	• i.v.: bolo: 5 mg/kg por dosis arriba a 15 mg/kg i.v.: infusión continua: 10 a 20 mg/kg/d o 5 a 15 µg/kg/min • Oral: 10-20 mg/kg/día o 600-800 mg/m²/día, una o dos veces/día	Taquicardia auricular, flúter, y fibrilación auricular; JET; TV y fibrilación ventricular	Bradicardia, hipotensión, *Torsade de Pointes*, hepatotoxicidad, disfunción tiroidea, alteración del color de la piel, corneal, depósitos y fibrosis pulmonar
Sotalol	• Oral: niños ≤ 2 años: 30 mg/m² por dosis cada 8 horas, o 2 mg/kg/día dividido cada 8 horas o 80-200 mg/m²/día dividido cada 8 horas • Oral: niños >2 años: 80-200 mg/m² por dosis i.v. dividido cada 8 horas	Arritmias auriculares, TV	Bradicardia, hipotensión, hipoglucemia, y *Torsade de Pointes*

i.v.: intravenoso TV: taquicardia ventricular.

Tabla 36-10. Antiarrítmicos clase IV (calcioantagonistas)

Medicamento	Dosificación	Indicación	Efectos adversos
Diltiazen	• Adultos: i.v. • Inicialmente,15-20 mg (o 0,25 mg/kg) por inyección intravenosa directa durante dos minutos. 20 a 25 mg (o 0,35 mg/kg) administrado 15 minutos después de la dosis inicial si es necesario. • Mantenimiento infusión: 5-15 mg/hora; ajustar la dosis a la frecuencia cardíaca	TSV	Hipotensión, lesión renal o hepática, enlentecimiento de la conducción cardíaca
Verapamilo	• i.v.: niños 1-15 años: 0,1-0,3 mg/kg por dosis; máximo, 5 mg por dosis • Oral: 4 a 8 mg/kg/día en tres dosis divididas o 1 a 5 años: 40-80 mg cada 8 horas y >5 años: 80 mg cada 6-8 horas	TSV	• Hipotensión y bradicardia • No recomendado en < 1 año de edad

i.v.: intravenoso TSV: taquicardia supraventricular

Amiodarona, flecainida, sotalol o propafenona siempre deben iniciarse en el ámbito hospitalario.

FÁRMACOS PARA LA HIPERTENSIÓN PULMONAR

Los fármacos aprobados específicamente para el tratamiento de la HTP en niños son:

- El ON inhalado (ONi).
- Fármacos que actúan sobre las vías relacionadas con las células endoteliales, que incluye:
  - Análogos de prostaciclina (epoprostenol, iloprost).
  - Inhibidores de la fosfodiesterasa 5(sildenafilo).
  - Antagonista del receptor de la endotelina (bosentán).
  - Estimulador de guanilato-ciclasa soluble (riociguat) (Tablas 36-11 y 36-12).

ANTICOAGULANTES Y ANTIPLAQUETARIOS

Anticoagulantes

El tratamiento anticoagulante en niños se ha extrapolado de la experiencia en pacientes adultos, por la relativa poca frecuencia de eventos tromboembólicos en niños.

Las principales indicaciones son:

- Profilaxis tromboembólica después de la cirugía de Fontan.
- Portadores de prótesis valvulares mecánicas.
- Enfermedad de Kawasaki con aneurismas coronarios grandes.
- Hipertensión pulmonar (HTP) primaria.
- Miocardiopatía dilatada en pacientes con disfunción ventricular izquierda grave.

Tabla 36-11. Fármacos para la hipertensión pulmonar 1

Fármaco	Dosis recomendada	Efectos adversos
Óxido nítrico inhalado: mecanismo de acción estímulo del cGMP, con relajación del músculo liso y vasodilatación pulmonar		
ON	2 a 5 ppm hasta un máximo de 40 ppm	• Lesión pulmonar • Aumento de los niveles de metahemoglobina • Rebote grave pulmonar hipertensión debido a una abstinencia abrupta de ONi
Prostaciclina/análogos prostaciclina: su mecanismo de la acción es vasodilatación pulmonar y sistémica a través del aumento del cGMP; también, agregación antiplaquetaria		
Epoprostenol	• *Inicial*: 1-3 ng/kg/min • *Mantenimiento* infusión tasa: 50-80 ng/kg/min	Rubor, dolor de cabeza, náuseas, diarrea, malestar en la mandíbula, erupción cutánea e hipotensión, trombocitopenia
Iloprostol	• *Dosis inicial*: 2,5 µg por inhalación; seis veces/día • *Dosis de mantenimiento*: 5 µg por inhalación nueve veces/día	Tos, dolor de cabeza, enrojeciendo, mandíbula dolor, diarrea, erupción cutánea e hipotensión (en dosis más altas)
PDE-5 inhibidores: inhibir fosfodiesterasa-5, produciendo vasodilatación pulmonar e inhibición de la remodelación vascular		
Sildenafilo	• *Oral*: 0,25-0,5 mg/kg/q 4-8 horas i.v. dosis: cargando dosis 0,4 mg/kg durante tres horas • *Mantenimiento*: perfusión continua de 1,5 mg/kg/día	• Dolor de cabeza, enrojecimiento, rinitis, mareos, hipotensión, edema periférico, dispepsia, diarrea, mialgia y dolor de espalda

cGMP: monofosfato de guanosina cíclico i.v.: intravenso; ON: óxido nítrico; ONi: óxido nítrico inhalado; PDE-5: inhibidores de la fosfodiesterasa 5.

Tabla 36-12. Fármacos para la hipertensión pulmonar 2

Fármaco	Dosis recomendada	Efectos adversos
Antagonistas de los receptores de endotelina: producen vasodilatación pulmonar vascular sistema, e inhibición de la remodelación vascular		
Bosentán	• 2 mg/kg por dosis, oral, dos veces día • Si peso corporal es 10-20 kg: 31,25 mg dos veces al día • Si peso corporal es 20-40 kg: 62,5 mg, dos veces al día • Si peso corporal es > 40 kg: 125 mg dos veces al día	Dolor abdominal, vómitos, dolor de miembros, fatiga, enrojeciendo, dolor de cabeza, edema, congestión nasal, anemia y disminución del recuento de espermatozoides
Estimulador sGC: mecanismo de acción es estimular la guanilato-ciclasa soluble que produce vasodilatación pulmonar con inhibición de la remodelación vascular		
Riociguat	• Dosis inicial: 0,5 a 1 mg oral • Dosis de mantenimiento: 2,5 mg, tres veces al día	Dolor de cabeza, mareos, dispepsia, náuseas, diarrea, hipotensión, vómitos, anemia gastroesofágica, reflujo, estreñimiento

sGC: guanilato ciclasa soluble.

Warfarina

Inhibe la síntesis de los factores de coagulación dependientes de la vitamina K (II, VII; IX Y X) y el anticoagulante C y S.

Indicaciones: en el tratamiento y la profilaxis de la enfermedad embólica pulmonar, trombosis venosa y otros trastornos tromboembólicos. Se utiliza para prevenir la trombosis en pacientes con fibrilación auricular o prótesis cardíacas válvulares, y para prevenir infartos de miocardio o accidentes cerebrovasculares recurrentes después de un infarto de miocardio (**Tabla 36-13**).

Heparina (no fraccionada)

La anticoagulación por heparina está mediada por antitrombina III, que inactiva sobre todo la trombina. Además, la heparina también inactiva los factores de coagulación activados IX, X, XI, XII y plasmina, y previene la conversión de fibrinógeno en fibrina.

Indicaciones: la heparina está indicada para la profilaxis y el tratamiento de trastornos tromboembólicos. También se utiliza para la anticoagulación durante procedimientos extracorpóreos y de diálisis (**Tabla 36-14**).

Tabla 36-13. Warfarina

Medicamento	Vida media/dosis	Control	Efectos adversos
Warfarina	• 20-60 horas • Dosificación inicial en bolo de 0,2 mg/kg (dosis inicial máxima 10 mg) con ajustes en posteriores días basado en INR diario • Alternativa régimen sin bolo: edades de 2 a 12 años: 0,09 mg/kg/día; >12 años: 0,08 mg/kg/día	PT/INR	• Fiebre, dolor de cabeza, mareos (signos de sangrado) • Caída del cabello, erupción cutánea, urticaria, prurito • Hemorragia de cualquier sitio, anemia • Hepatitis • Otros: necrosis de piel y tejidos, gangrena, hemorragia intraocular, calcificación traqueal, hemoptisis, «púrpura» síndrome de los dedos de los pies, osteoporosis con el uso a largo plazo

INR: International Normalized Ratio; PT: prueba de tiempo de protrombina

Tabla 36-14. Heparinas

Medicamento	Dosis	Media vida	Efectos adversos
Heparina no fraccionada	Bolo de carga (si está indicado): 75 U/kg en más de 10 minutos seguidos según edad ≤1 año: continuo tasa 28 unidades/kg/hora, edad >1 año: continuo tasa 20 unidades/kg/hora	1,5 ± 0,5 horas	• Cardiovascular: dolor en el pecho • Sistema nervioso central: fiebre, dolor de cabeza, escalofríos • Dermatológico: hematomas, eritema y dolor en lugar de la inyección (s.c), • necrosis cutánea con inyecciones s.c • Gastrointestinal/genitourinario: hematuria, heces alquitranadas • Hematológico: hemorragia, trombocitopenia, epistaxis • Hepático: aumento del nivel de aminotransferasas hepáticas • Otros: anafilaxia, osteoporosis con uso prolongado
Heparina de bajo peso molecular: enoxaparina	• Inicial enoxaparina dosis. Menos de 3 meses: 1,7 mg/kg s.c cada 12 horas • Tres meses-2 años: 1,2 mg/kg s.c. cada 12 horas • Más de 2 años, ancianos: 1 mg/kg por vía s.c. cada 12 horas • Pacientes obesos aproximadamente 0,8 mg/kg cada s.c. 12 horas a la dosis máxima de 170 mg	3 a 6 horas	

s.c.: subcutánea.

Tabla 36-15. Warfarina

Medicamento	Vida media/dosis	Control	Duración del efecto
Agentes antiplaquetarios orales			
Aspirina	• Inhibidor de la ciclooxigenasa (inhibición irreversible de la COX-1 y COX-2 actividad) Inhibición de la formación de tromboxano (TXA2) • Inhibir activación y agregación plaquetaria)	1 a 5 mg/kg/día (máximo: 91 mg)	7 días
Clopidogrel	Bloquea irreversiblemente el componente P2Y12 de ADP receptor en la superficie de las plaquetas; además, previene la agregación plaquetaria	• ≤2 años: dosis iniciales 0,2 mg/kg/ dosis, una vez al día • ≥2 años: dosis iniciales 1 mg/kg/día; valorar hasta la respuesta 1 a 6 mg/kg/ día para períodos entre 1 y 6 meses	7 días
Agentes antiplaquetarios intravenosos			
Dipiridamol; i.v. y oral	• Inhibe la actividad de la adenosina desaminasa • Otro mecanismo es inhibiendo la actividad de la fosfodiesterasa, por lo que el nivel plasmático de AMPc celular aumenta y produce un bloqueo de la agregación plaquetaria	1 a 5 mg/kg/día	40 minutos

ADP: difosfato de adenosina; AMPc: disfofato de adenosina cíclico; i.v.: intravenoso.

Enoxaparina

La enoxaparina es una heparina de bajo peso molecular que potencia la actividad de la antitrombina III que inactiva sobre todo el factor Xa de coagulación. La actividad de la trombina también se inhibe, pero en menor grado que con la heparina no fraccionada.

Indicaciones: la enoxaparina se utiliza para el tratamiento de enfermedades tromboembólicas incluida la trombosis venosa profunda, tromboembolismo venoso y enfermedad coronaria aguda.

Agentes antiplaquetarios

En pacientes pediátricos, estos se utilizan sobre todo para inhibir la agregación de plaquetas.

Sus indicaciones son principalmente en:

- Síndrome del corazón izquierdo hipoplásico.
- Anomalías de la arteria pulmonar.
- Derivaciones sistémicas a la arteria pulmonar.
- Enfermedad de Kawasaki.
- Profilaxis primaria para tromboembolismo en niños con cirugía de Fontan.
- Prevención de la trombosis en prótesis valvulares.
- Dispositivos o *stents* intracardíacos (cierre de la comunicación interauricular).
- Miocardiopatía dilatada (estos pacientes presentan predisposición a sufrir eventos tromboembólicos debido al bajo gasto cardíaco, deficiente contractilidad y fibrilación auricular concomitante).
- Accidente cerebrovascular isquémico arterial infantil.
- En pacientes con dispositivo de asistencia ventricular izquierda.
- Para el tratamiento de vasculitis (**Tabla 36-15**).

PUNTOS CLAVE

- La farmacología cardiovascular es esencial en el manejo perioperatorio de pacientes pediátricos con enfermedades cardíacas congénitas.
- Los pacientes pediátricos con enfermedades cardíacas congénitas pueden requerir una variedad de fármacos, que incluye agentes vasoactivos, inotrópicos, antihipertensivos, antiarrítmicos, anticoagulantes y antiplaquetarios.
- Es importante tener en cuenta las dosis, las vías de administración, los efectos secundarios y las interacciones farmacológicas al prescribir fármacos a pacientes pediátricos con enfermedades cardíacas congénitas.
- La monitorización hemodinámica y la evaluación clínica son esenciales para ajustar la dosis y la selección de fármacos en pacientes pediátricos con enfermedades cardíacas congénitas.
- La farmacología cardiovascular es una herramienta importante en el manejo perioperatorio de pacientes pediátricos

con enfermedades cardíacas congénitas, pero su uso debe ser individualizado y basado en la evaluación clínica y hemodinámica de cada paciente.
- Los fármacos vasoactivos, como la dopamina, la dobutamina, la adrenalina y la noradrenalina, se utilizan para mejorar la función cardiovascular y la perfusión tisular.
- Los inotrópicos, como la milrinona y la digoxina, se usan para mejorar la contractilidad del corazón y la función ventricular.
- Los antihipertensivos, como el enalapril y el captopril, se utilizan para reducir la PA y la poscarga.
- Los antiarrítmicos, como la amiodarona y el propranolol, se usan para tratar y prevenir las arritmias cardíacas.
- Los anticoagulantes y antiplaquetarios, como la heparina y la aspirina, se utilizan para prevenir la formación de coágulos sanguíneos y reducir el riesgo de eventos tromboembólicos.

BIBLIOGRAFÍA

Dabbagh A, Talebi Z, Rajaei S. Cardiovascular Pharmacology in Pediatric Patients with Congenital Heart Disease. En: Dabbagh A, Hernández Conte A, Lubin LN, et al., eds. Congenital Heart Disease in Pediatric and Adult Patients. Cham: Springer Nature; 2023. p. 91-152.

Fichas técnicas del Centro de Información online de Medicamentos de la AEMPS-CIMA (base de datos en Internet). Madrid, España. Agencia Española de Medicamentos y Productos Sanitarios (AEMPS). https://cima.aemps.es/cima/publico/home.html

Ladouceur M, Valdeolmillos E, Karsenty C, Hascoet S, Moceri P, Le Gloan L. Cardiac Drugs in ACHD Cardiovascular Medicine. J Cardiovasc Dev Dis. 2023;10(5):190.

Loss KL, Shaddy RE, Kantor PF. Recent and Upcoming Drug Therapies for Pediatric Heart Failure. Front Pediatr. 2021;9:681224.

Monagle P, Chan AK, Goldenberg NA, Ichord RN, Journeycake JM, Nowak-Gottl U, et al. Antithrombotic therapy in neonates and children: antithrombotic therapy and prevention of thrombo-sis, 9th ed: American College of Chest Physicians Evidence-Based Clinical Practice Guidelines. Chest. 2012;141(2 Suppl):e737S-801S.

Oeffl N, Schober L, Faudon P, Schweintzger S, Manninger M, Köstenberger M, et al. Antiarrhythmic Drug Dosing in Children-Review of the Literature. Children (Basel). 2023;10(5):847.

Muñoz R, Da Cruz EM, Vetterly CC, Cooper DS, Berry D. Handbook of Pediatric Cardiovascular Drugs. 2ª ed. London: Springer-Verlag; 2014.

Salvin JW, Bronicki R, Costello JM, Moffett B, Procaccini D. Pediatric Cardiac Intensive Care Society 10th International Conference 2014 consensus statement: pharmacotherapies in cardiac critical care. Pediatr Crit Care Med. 2016;17(3 Supl 1):S1-2.

Schranz D. Pharmacological Heart Failure Therapy in Children: Focus on Inotropic Support. Handbook of Experimental Pharmacology. Switzerland: Springer Nature; 2019. https://doi.org/10.1007/164_2019_267

Deporte en cardiopatías congénitas

37

A. Caro Barri

OBJETIVOS

- Conocer los beneficios de la actividad física en la edad infantil y en concreto en los pacientes con cardiopatía congénita.
- Aprender cuáles son las recomendaciones generales de actividad física en cuanto a tipo, duración, intensidad y frecuencia.
- Valorar el riesgo adicional que presentan los pacientes con cardiopatía congénita durante la práctica de actividad física y deportiva.
- Saber realizar una valoración del paciente con cardiopatía congénita previa a la práctica deportiva.
- Aprender a realizar una prescripción de actividad física individualizada y adaptada a las características del paciente concreto.

INTRODUCCIÓN

Tradicionalmente, la actividad física ha sido restringida en el paciente con cardiopatía congénita (CC) debido al temor de los profesionales sanitarios de desencadenar un evento cardíaco grave. Sin embargo, la muerte súbita (MS) en este grupo de pacientes es rara (<0,1 % año), y si ocurre, lo más frecuente es que no se asocie a la realización de ejercicio físico (solo un 8 % relacionadas con el deporte).

La restricción innecesaria de actividad física priva al paciente de múltiples beneficios en salud. Esto es especialmente importante en aquellos con CC, una población con riesgo cardiovascular aumentado de base.

En los últimos años se ha producido un cambio en la manera de interpretar la actividad física en el contexto de la cardiología infantil y ahora es percibida como un factor protector más que como de riesgo. Dentro de este cambio de paradigma las guías más recientes recomiendan incluir el consejo sobre actividad física dentro del cuidado asistencial habitual con el objetivo de promocionar el ejercicio físico seguro en todos los pacientes.

 La promoción de la actividad física segura debe estar integrada dentro del seguimiento habitual del paciente con CC.

ACTIVIDAD FÍSICA EN EL PACIENTE CON CARDIOPATÍA CONGÉNITA

Beneficios de la actividad física

La práctica de actividad física está fuertemente asociada con la disminución de riesgo cardiovascular (menor probabilidad de sufrir cardiopatía isquémica o ictus a mayor cantidad de actividad física). La restricción de actividad física en la etapa infantil aumenta la probabilidad de obesidad en la edad adulta, lo que junto con el sedentarismo son factores de riesgo adicionales de enfermedad cardiovascular.

Además de la reducción del riesgo cardiovascular, la práctica de actividad física presenta beneficios sobre reducción de mortalidad, disminución de la probabilidad de sufrir cáncer, previene la osteoporosis, mejora la masa muscular y la composición corporal. También ofrece beneficios sobre la salud mental al reducir el riesgo de depresión, mejorar la autoestima y aumentar en rendimiento escolar.

En el caso de la población infantil, la práctica de determinados deportes impacta en el desarrollo psicomotor y mejora la integración social y la cooperación con iguales.

Los beneficios de la actividad física y el deporte de la infancia son:

- **Mejora el estado de ánimo**, reduce el riesgo de padecer ansiedad y depresión.
- **Aumenta la autoestima**.
- **Fomenta la sociabilidad** y la integración social.
- **Mejora la concentración** y el rendimiento escolar.
- **Reduce el riesgo de padecer enfermedades cardiovasculares**, hipertensión arterial (HTA) y diabetes.
- **Ayuda a controlar el porcentaje de grasa corporal** y el sobrepeso.
- **Mayor pico de masa ósea**. Menor riesgo de osteoporosis.
- **Aumento de la fuerza muscular**, mejor maduración del sistema nervioso motor y aumento de las destrezas motrices.

La actividad física se encuentra dentro de los ocho parámetros esenciales que protegen de la enfermedad cardiovascular según la Sociedad Americana del Corazón. Además, la primera infancia y la adolescencia son ventanas de tiempo críticas donde conseguir un cambio de hábitos que perdure hasta la vida adulta.

Barreras a la práctica de actividad física

Los pacientes con CC tienen una capacidad aeróbica (medida por volumen de oxígeno [VO₂] pico en prueba de esfuerzo) menor que los controles sanos. Esto afecta a todo el espectro de CC, hasta las más leves, y es más marcado en cardiopatías complejas. Por ejemplo, los pacientes con circulación univentricular tras intervención de Fontan tendrán de media un VO₂ del 50 % del valor predicho para su edad y sexo. En determinadas cardiopatías (circulación univentricular, tetralogía de Fallot), la peor capacidad aeróbica es además predictora de mala evolución.

La intolerancia al esfuerzo es de origen multifactorial. Influye la patología cardíaca: disfunción ventricular, lesiones hemodinámicamente significativas, incompetencia cronotropa. Pero no solo afecta la enfermedad de base; un porcentaje importante asociará comorbilidades extracardíacas. Son habituales la afectación del sistema musculoesquelético, las secuelas neurológicas o del neurodesarrollo, y la afectación del patrón ventilatorio (**Fig. 37-1**).

El grado de actividad física diaria no está directamente relacionado con la gravedad de la cardiopatía, pero sí que pueden influir las restricciones percibidas o impuestas.

La reducción de la actividad física en pacientes con cardiopatía puede provenir no solo por parte de profesionales, sino que también la propia familia y el paciente pueden poner barreras originadas por el miedo y la preocupación. La falta de práctica deportiva genera pérdida de autoeficiencia y repercute en la autoestima, lo cual hace más difícil participar en actividades deportivas en un futuro y crea un círculo vicioso.

De aquí la importancia de dedicar parte de la intervención médica al consejo sobre actividad física y deportiva. Así, se quitarán barreras innecesarias y también se explicarán cuáles son las actividades que sí pueden llevar un riesgo asociado.

Hasta un tercio de pacientes pueden percibir síntomas «cardíacos» durante el ejercicio tipo palpitaciones, mareo, dolor. En la mayoría de los casos no están relacionados con su cardiopatía de base, y en ocasiones sí con falta de entrenamiento, pero pueden ser la causa de abandono o miedo hacia la actividad física. Abordar la presencia de estos síntomas durante la consulta y explicar su causa mejorará la relación con la actividad física.

 El profesional sanitario es clave a la hora de poner y quitar barreras percibidas en relación con la actividad física.

Riesgos de la actividad física

- **Arritmia y MS**: es quizá la complicación más temida. El riesgo de arritmia aumenta con los años de evolución y es menor en niños y adolescentes que en adultos. La taquicardización del esfuerzo sobre un sustrato estructural puede desencadenar una taquicardia ventricular. Las cardiopatías con mayor riesgo son la tetralogía de Fallot con ventriculotomía extensa y dilatación ventricular; las cardiopatías con atriotomías extensas o parches intraauriculares tiene mayor riesgo de taquicardias auriculares. La anomalía de Ebstein se asocia a presencia de vías accesorias y taquicardia supraventricular. El bloqueo auriculoventricular es frecuente que aparezca en algún momento de la evolución en la transposición de grandes arterias (TGA) congénitamente corregida.
- **Disminución del gasto cardíaco (GC)**: puede aparecer en pacientes con obstrucción a la salida izquierda o derecha. En la estenosis aórtica significativa, el esfuerzo de alta intensidad (sobre todo con componente isométrico alto) puede aumentar la poscarga hasta el punto de provocar disfunción ventricular izquierda o isquemia subendocárdica, con caída del GC y la PA, y la aparición de arritmias ventriculares secundarias a la isquemia.
  La disminución o incapacidad de aumentar el GC en respuesta a aumentos de demanda también aparece si existe disfunción ventricular, incompetencia cronotropa o circulación univentricular (ausencia de bomba pulmonar con limitación al incremento de flujo pulmonar y retorno venoso).
- **Hipertensión pulmonar y cianosis**: en pacientes con *shunt* y ventrículo derecho restrictivo o incremento de resistencias vasculares pulmonares, el esfuerzo puede aumentar la presión pulmonar e invertir el *shunt* y provocar cianosis.
- **Isquemia**: puede aparecer en pacientes con anomalías coronarias congénitas o en aquellos en los que se hayan intervenido las coronarias (TGA post-*switch* arterial, cirugía de Ross), en fístulas coronarias, compresión coronaria

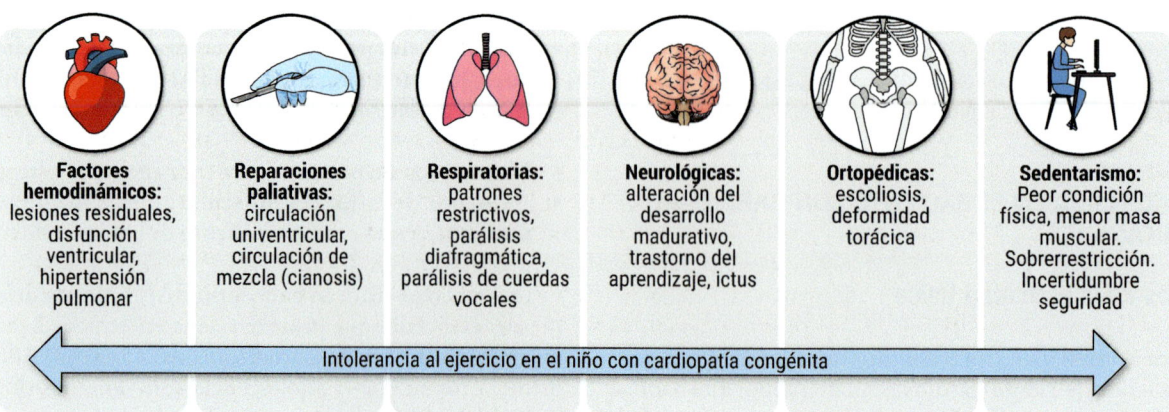

Figura 37-1. Intolerancia al ejercicio en el niño con cardiopatía congénita.

Figura 37-2. Pirámide de la actividad física.

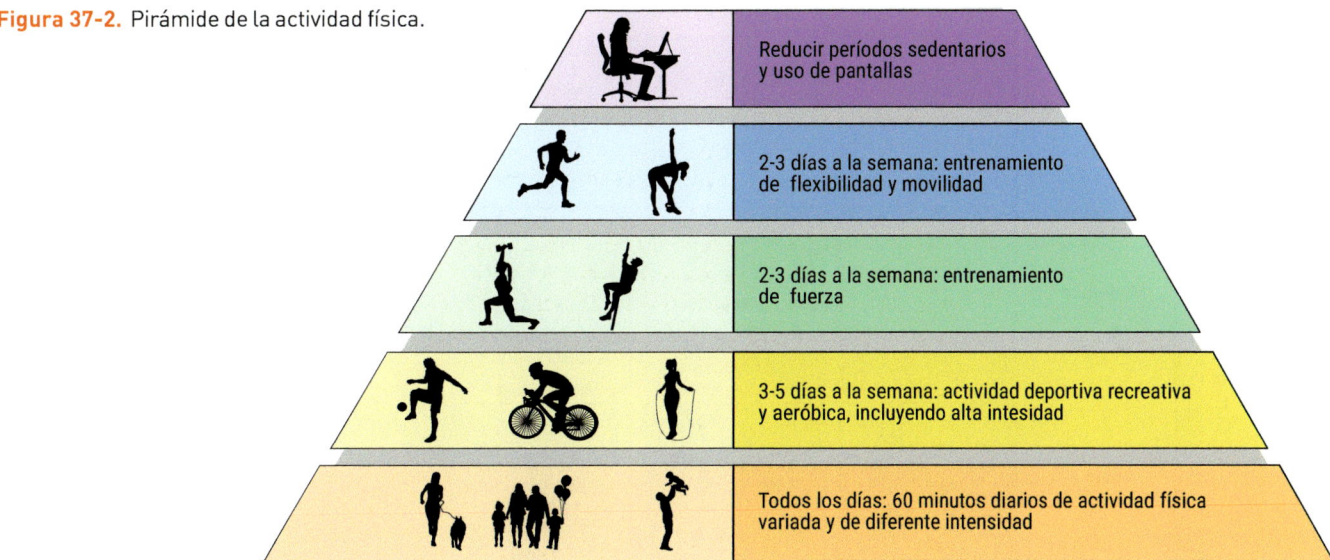

	Reducir períodos sedentarios y uso de pantallas
	2-3 días a la semana: entrenamiento de flexibilidad y movilidad
	2-3 días a la semana: entrenamiento de fuerza
	3-5 días a la semana: actividad deportiva recreativa y aeróbica, incluyendo alta intesidad
	Todos los días: 60 minutos diarios de actividad física variada y de diferente intensidad

extrínseca (dilatación pulmonar). También en caso de ventrículos izquierdos con hipertrofia significativa. En niños y adolescentes, la afectación coronaria ateroesclerótica es extremadamente rara.

- **Disección de aorta**: en aortas dilatadas, la expansión de la raíz aórtica puede aparecer en pacientes con tetralogía de Fallot intervenidos, en TGA tras *switch* arterial y tras cirugía de Ross. También, en pacientes con displasia valvular aórtica. Existe un aumento de riesgo si se asocia HTA, y en ejercicios con componente estático alto o de alta intensidad dinámica.

RECOMENDACIONES GENERALES DE ACTIVIDAD FÍSICA

La mayoría de pacientes con CC podrán seguir las recomendaciones generales dirigidas a población sana. En los casos en que sea preciso restringir determinadas actividades o deportes se debe promocionar la práctica de otras actividades que resulten seguras sin restringir por completo la participación en actividades, juegos y deportes.

La Organización Mundial de la Salud recomienda a los niños entre 5 y 17 años practicar 60 minutos diarios de actividad moderada-intensa. Este tiempo puede estar dividido a lo largo del día, y también incluye actividades de la vida cotidiana y tareas domésticas. Tener en cuenta y transmitir a las familias que esto no quiere decir que con menos tiempo no se vayan a obtener beneficios. En palabras de la OMS, «cada movimiento cuenta» y cualquier período de duración siempre será mejor que ninguno.

El siguiente escalón incluiría la realización de al menos tres veces a la semana actividad aeróbica vigorosa, y al menos tres veces a la semana ejercicios de fuerza muscular. Además, se recomienda reducir los períodos sedentarios a lo largo del día, idealmente que no supongan más de dos horas dentro del tiempo de ocio.

Para obtener cambios musculoesqueléticos y cardiorrespiratorios se requiere entrenar a una cierta intensidad, pero aunque no haya cambios apreciables en estos ámbitos, la práctica de actividad física sigue reportando beneficios en salud.

No está claro si los niños con CC son menos activos que sus pares sanos en estudios con resultados diversos, lo que está claro y se repite en investigaciones de diferentes nacionalidades es que los niños y adolescentes en la actualidad no son lo suficientemente activos, y un porcentaje significativo no cumple las recomendaciones especificadas. La cantidad de actividad física disminuye según pasan los años, y es significativamente menor en niñas que en niños; en la adolescencia esta diferencia se acentúa (**Fig. 37-2**).

 La mayoría de los pacientes con CC podrán seguir las recomendaciones generales para población sana de actividad física.

TIPOS DE ACTIVIDAD FÍSICA E IMPACTO CARDIOVASCULAR

En líneas generales y resumidamente, se considera actividad física cualquier tipo de movimiento que aumente el gasto metabólico basal. Ejercicio físico cuando sea un movimiento o conjunto de movimientos estructurados dirigidos a mejorar la condición física. Deporte cuando incluya un reglamento específico y en muchos casos va acompañado de competición. La presencia esta es un punto que se debe tener en cuenta porque implica que el participante se exigirá un rendimiento al máximo de su capacidad y será menos capaz de atender las señales de fatiga o los síntomas de alarma.

El ejercicio o el deporte concreto se clasifican en cuanto a su componente dinámico y estático. El elemento dinámico incrementa la frecuencia cardíaca (FC) y el GC y supone una sobrecarga de volumen (aunque también de presión) a ambos ventrículos.

El componente estático supone una sobrecarga de presión a ambos ventrículos durante el período de contracción muscular. El incremento de presión arterial (PA) será mayor si la contracción muscular es isométrica y si se asocia maniobra la Valsalva.

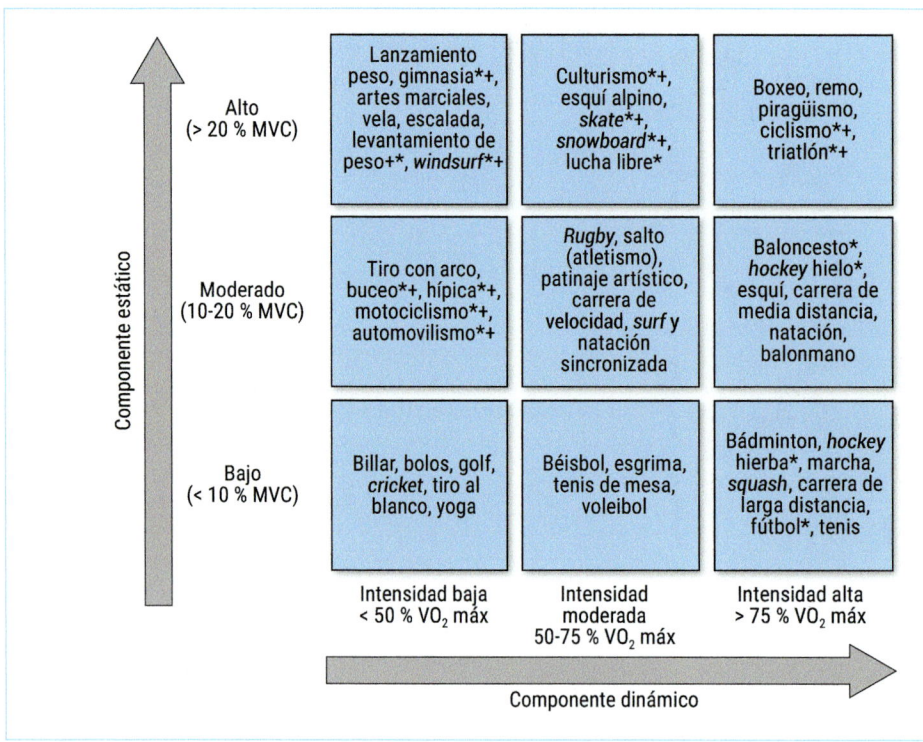

Figura 37-3. Clasificación de deportes según Mitchell. MCV: máxima contracción voluntaria. La intensidad del componente dinámico se determina según el porcentaje del consumo de oxígeno máximo alcanzado y determina el aumento del gasto cardíaco. El componente estático se determina por el porcentaje de la máxima contracción voluntaria y determina el aumento de la presión arterial. La clasificación de cada deporte no es algo rígido, dependerá de la posición y estilo de juego personal. *Deportes con riesgo de impacto. Diferente para según qué deportes. En algunos como fútbol o baloncesto dependerá de la edad y la competitividad de los participantes, y es más frecuente en adolescentes que en niños pequeños. +Deportes con aumento de riesgo si síncope.

Hay deportes en los que predomina el componente dinámico (carrera) y otros en los que lo hace el factor estático (levantamiento de peso, remo). En la práctica habitual muchos deportes incluyen ambos componentes en grado variable (fútbol, baloncesto). Se podrá usar la clasificación de Mitchell para encontrar orientación (**Fig. 37-3**).

En cuanto a la intensidad del componente dinámico, esta puede ser baja, moderada o intensa/vigorosa. Para diferenciarlas se pueden usar parámetros subjetivos (sensación de esfuerzo percibida) u objetivos (FC) (**Tabla 37-1**).

VALORACIÓN PREVIA A LA RECOMENDACIÓN DE ACTIVIDAD FÍSICA

Valoración de la actividad física diaria

Se podrá hacer mediante una entrevista informal con preguntas sobre cuántas horas dedica al ejercicio físico y el deporte, y cuál es la actividad en concreto que realiza. También se cuestiona a padres/familiares y al propio paciente si se consideran activos y si la actividad física forma parte de los diferentes momentos del día (educación formal, recreo, tardes, fines de semana).

Para una mejor valoración existen cuestionarios validados sobre actividad física diaria que permiten clasificar si el paciente es suficientemente activo o no. Para un análisis más objetivo se puede recurrir a dispositivos tipo podómetros o acelerómetros (**Tabla 37-2**).

En pacientes con CC es recomendable valorar la capacidad aeróbica cada tres-cinco años mediante la realización de prueba de esfuerzo con consumo de oxígeno (O_2). Sería interesante valorar además el resto de componente de la condición física: fuerza muscular, flexibilidad, coordinación y composición corporal; así como preguntar por los hitos del desarrollo psicomotor en lactantes y niños pequeños. Ayudará a detectar precozmente quién se podría beneficiar de la derivación a otros profesionales o de programas de rehabilitación cardíaca.

Valoración de parámetros en reposo

La valoración del paciente debe incluir el diagnóstico anatómico, su historia médica y quirúrgica, la presencia de comor-

Tabla 37-1. Clasificación de la intensidad de esfuerzo

Intensidad	VO₂ máx. (%)	FC máx. (%)	Escala Borg modificada (1-10)
Baja	<40 %	<55	5
Moderada	40-70	55-74	6-7
Alta	71-85	>75	8-9

FC: frecuencia cardíaca; VO₂: volumen de oxígeno.

Tabla 37-2. Métodos de cuantificación de actividad física

Métodos	Ventajas y desventajas
Cuestionarios	Rápidos. Sencillos. Sobreestiman el nivel de actividad física. (por ejemplo, PAQ-C; PAQ-A)
Podómetros	Asequible. No detecta toda la actividad. No valora intensidad. Puede modificar la actitud al ver la medida mientras se lleva
Acelerómetros	Miden tiempo en actividad baja/moderada/intensa. Caro. Necesita implicación del paciente

bilidades en otros ámbitos (neurológico, neuropsicológico, osteomuscular, respiratorio, endocrino). Se anotará la presencia de síntomas durante el esfuerzo. En la exploración física, habrá que fijarse en la FC, PA, signos de insuficiencia cardíaca y presencia de cianosis.

Se valorarán cinco parámetros fundamentales que darán una idea precisa del grado de riesgo del paciente con el ejercicio:

- **Valoración de la morfología y función ventricular**: valorar la fracción de eyección tanto de ventrículo izquierdo como derecho; dilatación e hipertrofia; presencia de sobrecarga de volumen y/o de presión. Principalmente a través de ecocardiografía aunque se podrá complementar con otras técnicas como resonancia magnética. Otro dato que se debe tener en cuenta es la presencia de ventrículo derecho sistémico.
- **Valoración de la presión pulmonar**: por lo general, se podrá usar la ecocardiografía para descartar aumentos significativos de la PA pulmonar. En casos específicos se necesitarán valores de estudio hemodinámico.
- **Valoración de la aorta**: en pediatría serán más útiles los valores indexados tipo Z-scores para definir el rango de normalidad.
- **Valoración del riesgo arrítmico**: los factores de riesgo incluyen antecedentes arrítmicos; QRS prolongado o fragmentado; cicatrices quirúrgicas ventriculares o extensas; disfunción ventricular significativa. En algunos casos de alto riesgo será necesario completar el estudio con electrocardiograma (ECG)-Holter, o incluso en caso de dudas por la sintomatología, con un registrador de eventos implantable.
- **Valoración de la saturación de O_2 arterial en reposo**: mediante pulsioximetría es suficiente (**Tabla 37-3**).

Valoración de parámetros en esfuerzo

La prueba de esfuerzo con análisis de gases es fundamental en el seguimiento en el paciente con CC. Permite tener un valor objetivo de capacidad aeróbica.

Los pacientes con CC se han adaptado a su capacidad de esfuerzo reducida desde pequeños y pueden no detectar que su grado de fatiga es más precoz que el de sus compañeros. Además, si se realiza de manera periódica, permite valorar el efecto del entrenamiento o la repercusión de lesiones cardiológicas.

Parámetros que se han de valorar durante la prueba de esfuerzo:

- **Parámetros de capacidad aeróbica**: VO_2 pico y porcentaje respecto al predicho. Eficiencia ventilatoria. Pulso de O_2. Cinética de VO_2 en recuperación. Indican de manera objetiva la clase funcional del paciente y la repercusión de las lesiones cardiológicas. No pocos pacientes con CC se han adaptado desde pequeños y se autolimitan en los esfuerzos, lo que da una idea equivocada en la entrevista inicial al asegurar que no se cansan.
- **Respuesta de FC**: FC máxima, en el VT1 y en el VT2. Caída de la FC en recuperación. Incompetencia crono-

Tabla 37-3. Análisis de parámetros basales	
Ventrículos	
Disfunción ventricular	• No disfunción: fracción de eyección (FE) >55% • Disfunción leve: FE 45-50% • Disfunción moderada: FE 30-45% • Disfunción grave: FE <30% o cualquier grado de disfunción en VD sistémico
Hipertrofia ventricular	• Ausente: pared ventricular: <11 H; <10 M • Leve: pared ventricular: 11-13 H; 11-12 M • Moderada: pared ventricular: 14-16 H; <13-15 M • Grave: pared ventricular: >17 H; >16 M • En niños pequeños usar Z-score • En VD valoración cualitativa-cuantitativa en ecografía
Sobrecarga de presión	• Ausente: velocidad sistólica máx. <2,6 m/s • Leve: velocidad sistólica máx. 2,6-3 m/s • Moderada: velocidad sistólica máx. 3-4 m/s • Grave: velocidad sistólica máx. >4 m/s o gradiente tensional >20 mmHg
Sobrecarga de presión	• Ausente: insuficiencia valvular leve o ausente • Leve: insuficiencia valvular grave sin dilatación ventricular • Moderada: insuficiencia valvular grave con dilatación ventricular y función conservada • Grave: insuficiencia valvular grave con dilatación ventricular y función alterada
Fisiología ventricular	• Circulación biventricular/univentricular • VI sistémico/VD sistémico
Hipertensión pulmonar	• No HTP (PAPm <25 mmHg o IT <2,8 m/s) • HTP sin dilatación ni disfunción de VD • HTP con dilatación y/o disfunción de VD
Aorta	• Normal o dilatación leve: diámetro <40 mm, Z-score <3,5 • Dilación moderada: diámetro 40-45 mm o Z-score 3,5-4 • Dilatación grave >45 o Z-score >4
Arritmia	• No arritmia • Carga arrítmica leve o no arritmia maligna: EV frecuentes; TSV o fibrilación auricular (FA) controlada que no empeora con el ejercicio • Carga arrítmica significativa o arritmia potencialmente fatal: TV sostenida o no sostenida, extrasístole ventricular (EV) que se incrementa con el ejercicio
Saturación arterial	• Normal: 96-100% • Cianosis leve: 90-95% (basal o con esfuerzo) • Cianosis grave: <90% en reposo o con esfuerzo

HTP: hipertensión pulmonar; TSV: taquicardia supraventricular; TV: taquicardia ventricular; VD: ventrículo derecho; VI: ventrículo izquierdo.

tropa. La respuesta de la FC ayuda a estimar el grado de entrenamiento previo; lo ideal es un ascenso lento y una caída rápida de la FC al parar. La FC en VT1 y VT2 ayudará a guiar el rango de entrenamiento.
- **Aparición de arritmias o alteración de la conducción durante el esfuerzo**. La prueba de esfuerzo puede desenmascarar problemas latentes del sistema de conducción.

- **Aparición de isquemia**: clínica, electrocardiográfica o por alteración de la cinética de consumo de O_2. Tener en cuenta la sensibilidad limitada de los cambios de ECG. Si aparece clínica o caída brusca del VO_2, investigar la isquemia.
- **Cianosis de esfuerzo**. Aparición o aumento de volumen de un shunt derecha-izquierda.
- **Respuesta tensional**. En patologías del arco aórtico puede aparecer una respuesta hipertensiva, aunque el paciente sea normotenso de base. En obstrucción a la salida izquierda una caída de la presión durante el esfuerzo es indicativa de gravedad.
- **Patrón ventilatorio**. Es relativamente frecuente el patrón restrictivo en pacientes con deformidad torácica o con múltiples esternotomías.

Otras pruebas

En casos seleccionados se pueden realizar pruebas complementarias. A continuación se ofrece un resumen y un ejemplo de cuándo podrían estar indicadas:

- **Monitor de ECG, registrador de eventos implantables**: sospecha alta de arritmia durante el esfuerzo en paciente con prueba de esfuerzo normal.
- **Ecocardiografía de esfuerzo**: lesiones obstructivas con sospecha de aumento de gradiente con el esfuerzo, sospecha alta de isquemia con prueba de esfuerzo normal.
- **Cateterismo de esfuerzo**: sospecha de hipertensión pulmonar en esfuerzo por clínica y alteración de la prueba de esfuerzo con pruebas de imagen normales.

Estimación del grado de riesgo

Si el paciente presenta los cinco parámetros analizados dentro de lo normal y no muestra otras alteraciones de riesgo en la prueba de esfuerzo, puede realizar actividad física en todos los rangos de intensidad, incluido el deporte de competición. Si presenta algún parámetro alterado, habrá que plantearse la necesidad de restringir algún rango de intensidad según la tabla adjunta.

Para pautar límites de intensidad, aparte de establecer rangos de FC, también resulta útil dar medidas de esfuerzo subjetivo (p. ej., si el paciente debe evitar la actividad de intensidad vigorosa, se podrá aconsejar no pasar de un nivel de esfuerzo 7 de 10, o mantener una actividad en la que pueda hablar sin falta de aire) (Tabla 37-4).

Añadir que en el caso de los pacientes con dilatación aórtica moderada o grave se restringirán aparte de las descritas actividades que impliquen riesgo de impacto torácico significativo (p. ej., boxeo, artes marciales).

Aparte o además de la clasificación propuesta en función de criterios hemodinámicos, también se puede usar como guía la publicación de la Asociación Americana del Corazón, donde se establecen límites para cada CC en función del diagnóstico anatómico.

RECOMENDACIÓN INDIVIDUALIZADA DE ACTIVIDAD FÍSICA

Se tendrá dos objetivos: promover la actividad física hasta alcanzar rangos recomendados para disminuir el riesgo car-

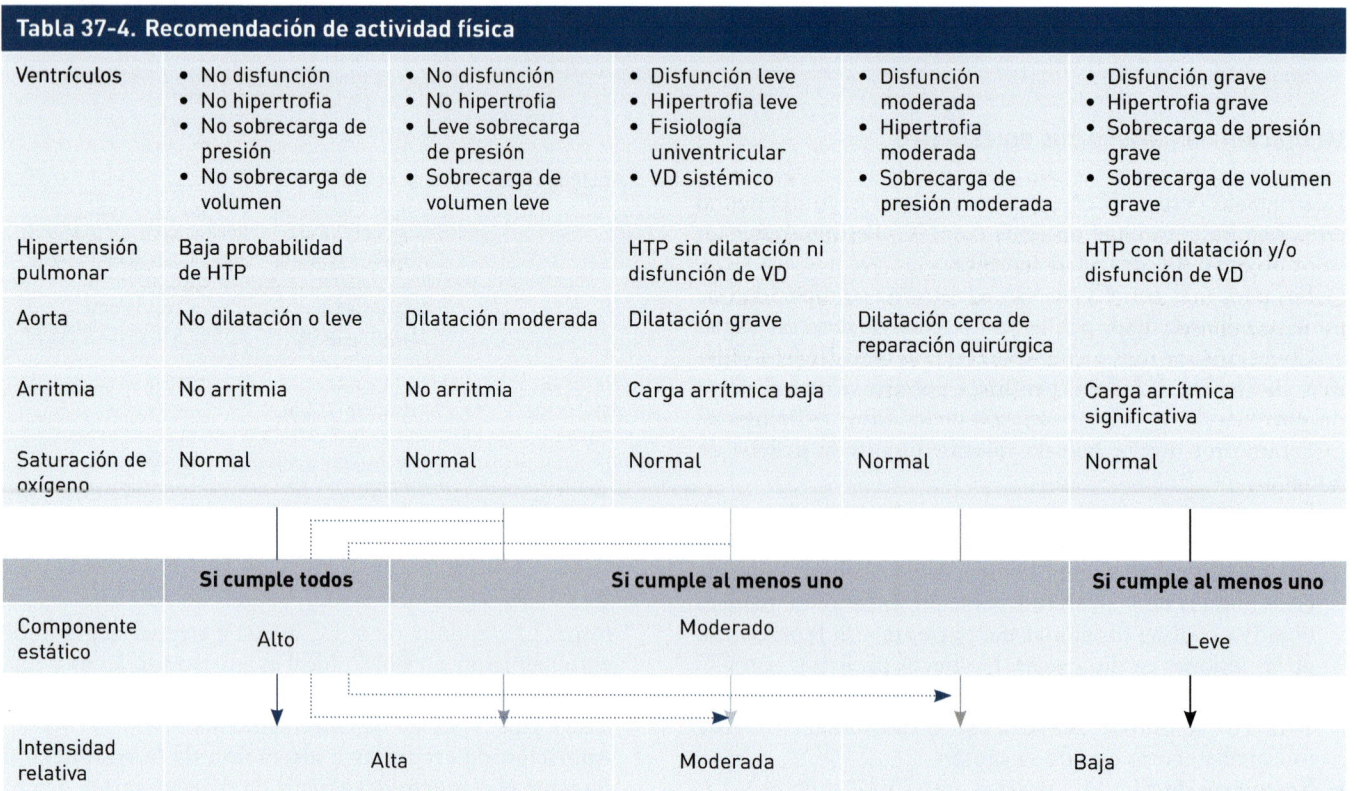

Tabla 37-4. Recomendación de actividad física

Ventrículos	• No disfunción • No hipertrofia • No sobrecarga de presión • No sobrecarga de volumen	• No disfunción • No hipertrofia • Leve sobrecarga de presión • Sobrecarga de volumen leve	• Disfunción leve • Hipertrofia leve • Fisiología univentricular • VD sistémico	• Disfunción moderada • Hipertrofia moderada • Sobrecarga de presión moderada	• Disfunción grave • Hipertrofia grave • Sobrecarga de presión grave • Sobrecarga de volumen grave
Hipertensión pulmonar	Baja probabilidad de HTP		HTP sin dilatación ni disfunción de VD		HTP con dilatación y/o disfunción de VD
Aorta	No dilatación o leve	Dilatación moderada	Dilatación grave	Dilatación cerca de reparación quirúrgica	
Arritmia	No arritmia	No arritmia	Carga arrítmica baja		Carga arrítmica significativa
Saturación de oxígeno	Normal	Normal	Normal	Normal	Normal
	Si cumple todos	**Si cumple al menos uno**			**Si cumple al menos uno**
Componente estático	Alto	Moderado			Leve
Intensidad relativa	Alta	Moderada			Baja

HTP: hipertensión pulmonar; VD: ventrículo derecho.

diovascular y establecer límites seguros cuando la condición clínica del paciente lo requiera.

Incluirá diferentes partes:

- Valorar y asegurar un grado óptimo de actividad física.
- Explicar riesgo individual y tipo e intensidad de la actividad física que puede realizar con seguridad.
- Resolver dudas y fijar objetivos de mejora consensuados.

Previamente, si se ha detectado algún problema de salud, se derivará al especialista correspondiente. Por ejemplo, escoliosis, dismetrías de miembros (secundarias a cirugía torácica, trombosis de accesos vasculares) se beneficiarán de seguimiento traumatológico. Si se sospecha alteración motora o alteración global del desarrollo, se derivará a neurología/neuropsicología. Los pacientes que ya presenten obesidad o alteración del metabolismo de la glucosa tendrán seguimiento por endocrinología. En el caso de pacientes intervenidos de coartación de aorta, tengan o no gradiente residual en el arco aórtico, tienen mayor riesgo de HTA. En ese caso, requerirán abordaje específico.

 El paciente pediátrico con CC puede presentar comorbilidades en varios ámbitos que afecten a su capacidad de realizar actividad física; debe realizarse una valoración integral.

Dentro del consejo sobre actividad física y deportiva se pueden encontrar en varios escenarios; el más frecuente es el paciente con CC insuficientemente activo en el que se quiere promover un cambio de hábitos de vida para mejorar la salud global.

Entrevista motivacional

Si se quiere promover un cambio de hábitos en los pacientes, es recomendable seguir las pautas de la entrevista motivacional. Este modelo se basa en el respeto al paciente, a su sistema de creencias y valores, e intenta estimular la motivación desde ahí.

El proceso de cambio de hábitos sigue una serie de fases. Detectar en cuál está el paciente y su familia ayudará a realizar un mejor consejo (Tabla 37-5).

De manera conjunta con el paciente se establecerán objetivos de actividad física asumibles y realistas, acordes con la motivación del paciente y su condición física. Además, se intentarán rebatir de manera empática las barreras puestas por el paciente y la familia.

Siempre desde la escucha y la empatía, no se debe juzgar al paciente por sus decisiones ni amenazarle o atacarle. Si rechaza hablar del tema o realizar cambios, es mejor ofrecer la posibilidad de pensarlo y retomar el tema en la siguiente visita.

Es necesario partir de la visión del paciente de su propia situación. Como en los siguientes ejemplos:

«No me gusta ningún deporte», «no puedo sacar tiempo, tengo mucho que estudiar», «no hay gimnasio/polideportivo cerca de casa»: dar alternativas «has probado…?», «puedes empezar con 10-20-30 minutos, 2-3 veces a la semana», «lo puedes hacer en casa», «el deporte aumenta el rendimiento académico», «puedes aprovechar e ir andando a los sitios», «hay alternativas para hacer deporte desde casa o puedes quedar con tus amigos/familia, o puedes realizar deporte al aire libre: senderismo, correr, bici, patinaje, etc.», ofrecer recursos *online* y por escrito.

«Se me dan mal los deportes»: «todos empezamos aprendiendo, puedes buscar información *online* o apuntarte a clase para aprender», «empieza a probar algo que te guste, no te compares»

«Tengo miedo de que le pase algo a mi hijo/a»: explicar con claridad cuáles son las situaciones de riesgo y poner ejemplos concretos. Explicar los beneficios del deporte y el papel de la actividad física en la salud del paciente.

«Yo ya soy activo»: «eso está muy bien, sigue así, y cuando luego aumente la carga escolar sigue buscando hueco para el deporte», «si ya haces actividad aeróbica y eso está genial, ¿qué te parecería asociar algo de entrenamiento de fuerza? o viceversa».

Entregar recomendaciones por escrito al final de la intervención. Ofrecer un listado de recursos locales, *online* o redactados por escrito. Acordar visita de seguimiento si precisa.

En edad infantil y adolescencia es muy importante el componente social de la actividad física, animar a realizar deporte con amigos, sugerir actividades de toda la familia en conjunto.

Tabla 37-5. Etapas del cambio		
Etapa del cambio	**Característica**	**Objetivo**
Precontemplación	No considera modificar su conducta	Que reconozca el problema y considere posibilidad de cambio. Proporcionar información si lo desea
Contemplación	Reconoce el problema. Tiene dudas y no ha tomado ninguna decisión ni acción hacia el cambio. Ambivalencia	Motivar la acción. Ayudar a resolver la ambivalencia. Dar razones para el cambio
Preparación	Ha tomado la decisión a favor del cambio. No ha iniciado la acción	Apoyar la planificación e inicio de la acción. Plan específico. Aportar recursos
Acción	Está poniendo en práctica el cambio sin llegar a una etapa final. Se enfrenta a dificultades	Fomentar el mantenimiento. Apoyar el cambio. Prevenir recaídas
Mantenimiento	Ha realizado cambios. Situación estable manteniendo la conducta	Prevenir recaídas. Mantener contacto de apoyo. Repasar objetivos

Tabla 37-6. Prescripción de actividad física

	Ejercicio aeróbico	Ejercicio de fuerza
Frecuencia	3-5 días a la semana, idealmente diario	2-3 días a la semana
Intensidad	40-80 % del VO_2 máx.	40-60 % de 1rm
Tiempo	20-60 min	10-15 repeticiones: al menos una serie
Tipo	Continuo o interválico Consensuado con el paciente	8-10 ejercicios de grandes grupos musculares (tren superior e inferior). Asociar movilidad, flexibilidad, equilibrio
Progresión	Ajustar duración e intensidad a la condición física	Aumentar carga o series en función de la condición física del paciente

Implicar a los niños en las tareas domésticas y en los paseos o recados. Para favorecer la adherencia es imprescindible que el niño disfrute y que el adolescente no se sienta obligado.

El incremento de actividad física debe ser gradual. En caso de pacientes sedentarios, se debe comenzar con pequeños períodos a intensidad baja (pueden ser simplemente paseos o disminuir el tiempo sentados) e ir aumentando de manera progresiva. Si el paciente ya realiza actividad física, se deberá ajustar la cantidad e intensidad si esta es insuficiente. Habrá que valorar si están cubiertos los componentes de fuerza, movilidad y flexibilidad.

Un esquema que se puede adaptar a cada paciente sería el siguiente adaptado de la guía de la Sociedad Europea de Cardiología sobre ejercicio en enfermedad cardiovascular que

sigue la metodología FITT (frecuencia, intensidad, tiempo, tipo) (Tabla 37-6).

En el caso de la actividad física supervisada (entrenador, profesor de educación física) es necesario que este reciba las indicaciones por escrito por parte del profesional sanitario, e idealmente que tenga un canal de comunicación por si aparecen dudas en el seguimiento. En el caso de que existan limitaciones en la intensidad de la actividad física recomendada debe ser capaz de detectar los síntomas de fatiga, o directamente no proponer determinadas actividades (p. ej., ejercicios tipo *sprints* o test de velocidad máxima). En general, si un niño con CC desea pararse por fatiga o aparición de otros síntomas (mareo, dolor, palpitaciones), le debe permitir parar.

Otro supuesto que se puede encontrar es el paciente con CC que desea practicar un determinado deporte de competición. En ese caso, será muy útil la guía mencionada en el apartado anterior. Los criterios de participación serán más restrictivos dado que la competición disminuye el control del sujeto sobre la intensidad relativa del esfuerzo (Tabla 37-7).

Cabe recordar que esta recomendación parte de un bajo nivel de evidencia, y que se debe reevaluar dentro del contexto del paciente. En general, para los pacientes pediátricos prepuberales que participan en deportes de competición, la exigencia suele ser baja y se les permite parar cuando deseen. Aunque se trate de deportes de un alto componente dinámico, se podría plantear su participación, con el aviso de que, con el paso de los años, la recomendación es susceptible de cambiar según aumente la exigencia sobre el rendimiento. En otras ocasiones, se puede llegar a acuerdos con los pacientes para que sigan entrenando pero con la exclusión o disminución del tiempo de competición. Existen opciones de predeporte o multideporte donde se ensayan diferentes disciplinas sin el componente competitivo que son una buena opción a sugerir.

Tabla 37-7. Recomendación de participación en deporte de competición

Ventrículos	• No disfunción • No hipertrofia o leve • No sobrecarga de presión o leve • No sobrecarga de volumen	• Disfunción leve • Sobrecarga de volumen sin remodelado	• Disfunción moderada • Hipertrofia moderada • Sobrecarga de presión moderada • Sobrecarga de volumen con remodelado • Fisiología univentricular • VD sistémico	• Disfunción grave • Hipertrofia grave • Sobrecarga de presión grave • Sobrecarga de volumen grave
Hipertensión pulmonar	Baja probabilidad de HTP	HTP sin dilatación ni disfunción de VD		HTP con dilatación y/o disfunción de VD
Aorta	No dilatación o leve	Dilatación moderada	Dilatación grave	Dilatación cerca de reparación quirúrgica
Arritmia	No arritmia	Carga arrítmica baja		Carga arrítmica significativa
Saturación de oxígeno	Normal	Normal	Cianosis leve	Cianosis grave
	Si cumple todo	**Si cumple al menos uno**	**Si cumple al menos uno**	**Si cumple al menos uno**
Deporte de competición	Todos	Habilidad, potencia, mixtos	Habilidad	No deporte de competición

HTP: hipertensión pulmonar; VD: ventrículo derecho.

SITUACIONES ESPECIALES

Paciente menor de 5 años

Los niños pequeños no van a llegar al rango de actividad física vigorosa, o en todo caso, en períodos muy cortos de tiempo. Son capaces de autorregularse con mayor facilidad, y parar al notar la fatiga. No es necesario restringir ningún tipo de juego o actividad física salvo situaciones muy concretas (anticoagulación, postoperatorio de cirugía cardíaca).

En esta fase es fundamental valorar el correcto desarrollo psicomotor, y si se detectan o sospechan alteraciones, derivar precozmente a servicios de atención temprana.

- **Niños que todavía no andan**: promover juego activo en el suelo varias veces al día en entornos seguros. Minimizar el tiempo que permanecen sentados o sujetos en sillas y carritos cuando están despiertos. Evitar su exposición frente a pantallas. De 0 a 6 meses, estimular tiempo boca abajo.
- **Niños que ya andan**: realizar actividad física al menos 180 minutos, incluidas actividades estructuradas como juego libre. Dentro y fuera de casa. De cualquier grado de intensidad, según sean mayores, se puede aumentar la intensidad. Reducir a menos de una hora el tiempo frente a pantallas. Incluir juegos de manipulación, coordinación y expresión corporal. En esta etapa es importante la práctica de los llamados movimientos fundamentales (carrera, salto, coger y lanzar un objeto, equilibrio, nadar, montar en bici, etc.). Son habilidades que harán más fácil que incorporen la actividad física y el deporte en sus vidas.

 Aunque las medidas sean iguales que las recomendaciones para la población general, en el paciente con CC mejoran el pronóstico y forman parte del cuidado y tratamiento de la enfermedad, por lo que deben considerarse una prioridad.

Anomalías coronarias

Dentro de las CC, las anomalías coronarias tienen una presentación y evolución diferente, por lo que se analizan en otro apartado. Constituyen la segunda causa de MS durante la práctica de deporte. En la mayor parte de los casos serán asintomáticas pero hay determinadas anatomías de mayor riesgo de isquemia, arritmias ventriculares y MS. Son las coronarias que se originan en el seno de Valsalva contralateral y siguen un recorrido interarterial o transmural, sobre todo si asocian un trayecto intramural y/o salida en angulada de la aorta. En estas anatomías puede aparecer compresión de la coronaria afecta durante el esfuerzo (mayor dilatación e incremento de presión de los grandes vasos). El riesgo es mayor si la coronaria afectada es la izquierda.

Valoración previa

En todos los casos se debe hacer prueba de esfuerzo para descartar datos clínicos y/o electrocardiográficos de isquemia. Si la prueba es normal y la anatomía es desfavorable o el paciente presenta síntomas de esfuerzo, es conveniente completar el estudio con otra prueba con mayor sensibilidad para detección de isquemia (tomografía computarizada por emisión de fotón único/tomografía por emisión de positrones de perfusión miocárdica o ecocardiografía de esfuerzo).

Recomendación de actividad física y deportiva

- Los pacientes con una arteria coronaria izquierda con origen en el seno derecho, sobre todo si presenta un trayecto entre la aorta y la pulmonar, deben quedar excluidos de todo deporte competitivo, con la posible excepción de los de bajo componente estático y dinámico. En el caso de actividad recreativa, se mantendrán en intensidad baja-moderada. Si han sido operados con buen resultado, se encuentran asintomáticos y la prueba de esfuerzo es negativa, pueden participar en cualquier tipo de deporte pasados tres meses de la cirugía.
- En los pacientes con una arteria coronaria derecha con origen en seno de Valsalva izquierdo, la recomendación está menos clara pero parece razonable evitar deportes y actividades de alta intensidad dinámica, especialmente en el caso de trayecto entre las grandes arterias.
- En el caso de arteria circunfleja con origen en seno de Valsalva izquierdo sin recorrido interarterial, en pacientes asintomáticos con prueba de esfuerzo negativa, podrían realizar todo tipo de actividad física y deporte.

 PUNTOS CLAVE

- El consejo sobre actividad física y deportiva y la valoración de la capacidad funcional deben formar parte del seguimiento del paciente con CC.
- La mayoría de pacientes con CC podrán seguir las recomendaciones generales de actividad física y deporte para su rango de edad.

- Es adecuado promover la actividad física desde edades tempranas como parte del tratamiento integral del paciente con CC.
- La población de pacientes con CC es heterogénea, es necesario realizar una valoración previa completa individualizada. La recomendación de actividad física debe estar adaptada a la situación del paciente y adecuada a su estado cardiológico para potenciar beneficios y minimizar riesgos.

BIBLIOGRAFÍA

Barradas-Pires A, Constantine A, Dimopoulos K. Safety of physical sports and exercise in ACHD. Int J Cardiol Congenital Heart Disease. 2021;4(2):100151.

Borjesson M, Dellborg M, Niebauer J, LaGerche A, Schmied C, Solberg EE, et al. Recommendations for participation in leisure time or competitive sports in athletes-patients with coronary artery disease: a position statement from the Sports Cardiology Section of the European Association of Preventive Cardiology (EAPC). Eur Heart J. 2019;40(1):13-8.

Budts W, Börjesson M, Chessa M, Van Buuren F, Trigo Trindade P, Corrado D, et al. Physical activity in adolescents and adults with congenital heart defects: individualized exercise prescription. Eur Heart J. 2013;34(47):3669-74.

Budts W, Pieles GE, Roos-Hesselink JW, De La Garza MS, D'Ascenzi F, Giannakoulas G, et al. Recommendations for participation in competitive sport in adolescent and adult athletes with Congenital Heart Disease (CHD): Position statement of the sports cardiology exercise section of the european association of preventive cardiology (EAPC), the european society of cardiology (ESC) working group on adult congenital heart disease and the sports cardiology, physical activity and prevention working group of the association for European paediatric and congenital cardiology (AEPC). Eur Heart J. 2020;41(43):4191-9.

Bull FC, Al-Ansari SS, Biddle S, Borodulin K, Buman MP, Cardon G, et al. World Health Organization 2020 guidelines on physical activity and sedentary behaviour. Br J Sports Med. 2020;54(24):1451-62.

Caterini JE, Campisi ES, Cifra B. Physical Activity Promotion in Pediatric Congenital Heart Disease: Are We Running Late? Can J Cardiol. 2020;36(9):1406-16.

Dold SK, Haas NA, Apitz C. Effects of Sports, Exercise Training, and Physical Activity in Children with Congenital Heart Disease-A Review of the Published Evidence. Children (Basel). 2023;10(2):296.

Hansen K, Tierney S. Every child with congenital heart disease should be exercising. Curr Opin Cardiol. 2022;37(1):91-8.

Kavey REW, Allada V, Daniels SR, Hayman LL, McCrindle BW, Newburger JW, et al. Cardiovascular risk reduction in high-risk pediatric patients: a scientific statement from the american Heart Association Expert Panel on Population and Prevention Science. Circulation. 2006;114(24):2710-38.

Levine BD, Baggish AL, Kovacs RJ, Link MS, Maron MS, Mitchell JH. Eligibility and Disqualification Recommendations for Competitive Athletes With Cardiovascular Abnormalities: Task Force 1: Classification of Sports: Dynamic, Static, and Impact. Circulation. 2015;132(22):e262-6.

Longmuir PE, Brothers JA, De Ferranti SD, Hayman LL, Van Hare GF, Matherne GP, et al. Promotion of Physical Activity for Children and Adults With Congenital Heart Disease. Circulation. 2013;127(21):2147-59.

Pelliccia A, Sharma S, Gati S, Bäck M, Börjesson M, Caselli S, et al.; ESC Scientific Document Group. 2020 ESC Guidelines on sports cardiology and exercise in patients with cardiovascular disease. Eur Heart J. 2021;42(1):17-96.

Rivera Mercado S, Villouta Cassinelli MF, Ilabaca Grez A. Entrevista motivacional: cuál es su efectividad en problemas prevalentes de la atención primaria? Aten Primaria. 2008;40(5):257-61.

Van Deutekom AW, Lewandowski AJ. Physical activity modification in youth with congenital heart disease: a comprehensive narrative review. Pediatr Res. 2021;89(7):1650-8.

Van Hare GF, Ackerman MJ, Evangelista JAK, Kovacs RJ, Myerburg RJ, Shafer KM et al. Eligibility and Disqualification Recommendations for Competitive Athletes With Cardiovascular Abnormalities: Task Force 4: Congenital Heart Disease. Circulation. 2015;132(22):e281-91.

Nutrición y cardiopatías congénitas

38

M. Germán Díaz

OBJETIVOS

- Saber la importancia de la nutrición en la evolución y pronóstico de los pacientes con cardiopatía congénita.
- Conocer los factores y mecanismos implicados en la desnutrición de los pacientes con cardiopatía congénita.
- Aprender a reconocer a los pacientes con cardiopatía que presentan alto riesgo nutricional.
- Poder realizar la valoración nutricional del paciente pediátrico con cardiopatía congénita.
- Aprender a realizar la intervención nutricional de pacientes con cardiopatía congénita, tanto antes como después de la cirugía cardíaca.

INTRODUCCIÓN

En las últimas décadas se han producido importantes avances en el manejo médico y quirúrgico de los pacientes con cardiopatías congénitas (CC). Sin embargo, la repercusión sobre el estado nutricional y el crecimiento de estos pacientes continúa siendo frecuente.

 Se estima que la tasa de desnutrición en los pacientes con CC oscila entre el 15 % y el 64 %.

La mayor parte de los recién nacidos con CC presentan un peso normal para su edad gestacional al nacimiento, pero es habitual que experimenten un retraso del crecimiento en los primeros meses de vida en función del tipo de cardiopatía padecida, aunque es más común en aquellos con cardiopatías moderadas o graves. Es posible, incluso, que los problemas de crecimiento se inicien ya intraútero, debido a alteraciones en el flujo sanguíneo fetal y otros factores aún desconocidos, lo que va a suponer una desventaja para estos neonatos ya desde el nacimiento.

Los factores implicados es la desnutrición de estos pacientes son múltiples: aumento de la demanda energética, reducción de la ingesta calórica, malabsorción, reflujo gastroesofágico (RGE), disbiosis intestinal, factores genéticos o restricción de fluidos, entre otros.

 Está demostrado que la desnutrición en el momento de la cirugía cardíaca se asocia a un peor pronóstico clínico, pues se vincula con estancias hospitalarias y en cuidados intensivos más largas, mayor tasa de infección y de complicaciones posquirúrgicas, tiempo más prolongado de ventilación mecánica y mayor mortalidad.

Se cree que esto se debe a los diferentes efectos negativos que la desnutrición provoca sobre el organismo (**Fig. 38-1**).

Además, los pacientes desnutridos tienen una menor reserva funcional y esto es especialmente relevante en los neonatos que ya, *per se*, cuentan con una menor reserva fisiológica. La desnutrición de estos pacientes no solo va a tener un impacto negativo en el momento de la cirugía cardíaca, sino que también va a afectar a su crecimiento a largo plazo y a su desarrollo neurológico.

Una identificación temprana de los pacientes de riesgo, así como una rápida y adecuada intervención nutricional, con evaluaciones frecuentes, van a ser clave para disminuir

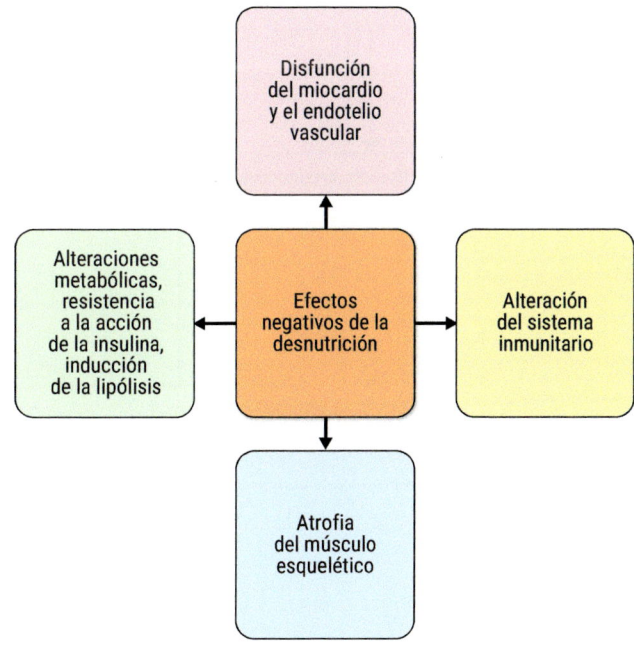

Figura 38-1. Efectos negativos de la desnutrición sobre el organismo del paciente con cardiopatía congénita.

473

la morbimortalidad relacionada con la desnutrición en estos pacientes.

 La mayor parte de recién nacidos presentan un peso adecuado para su edad gestacional en el momento del nacimiento, pero es habitual que el crecimiento se vea afectado en los primeros meses de vida, lo que se asocia a un peor pronóstico clínico tras la cirugía cardíaca, y a mayor riesgo de alteración del neurodesarrollo a largo plazo.

FISIOPATOLOGÍA DE LA DESNUTRICIÓN EN EL PACIENTE CON CARDIOPATÍA CONGÉNITA

El mecanismo exacto por el que se produce el deterioro nutricional de este tipo de pacientes aún se desconoce. Lo que se sabe es que son múltiples los factores implicados, que pueden dividirse en tres grandes grupos:

- **Factores relacionados con la propia cardiopatía**: los tres mecanismos hemodinámicos que influyen negativamente en la situación nutricional y el crecimiento son: la hipoxia, la hipoperfusión y la sobrecarga hídrica (**Fig. 38-2**). En realidad, no se ha podido establecer una relación directa entre el tipo de lesión estructural y el grado de afectación del estado nutricional. Aún así, clásicamente los pacientes con cardio-

patías cianosantes y aquellos con lesiones univentriculares complejas han sido considerados los de mayor riesgo.

 Los factores cardíacos intrínsecos que producen mayor repercusión nutricional, con independencia del tipo de defecto cardíaco, son: la insuficiencia cardíaca (IC), la hipoxemia crónica grave, el flujo pulmonar aumentado, la hipertensión pulmonar (HTP), la disfunción miocárdica y los *shunts* con sobrecarga izquierda-derecha (I-D). Y, de todos ellos, la hipoxia crónica grave y la HTP son los que se asocian a un mayor grado de desnutrición.

Los lactantes con lesiones cardíacas no cianosantes y *shunts* importantes I-D que cursan con IC suelen tener repercusión en la ganancia ponderal, pero sin afectación de la talla. Mientras que en las cardiopatías cianosantes es más habitual que exista repercusión no solo del peso, sino también del crecimiento, sobre todo en aquellos que presentan HTP. Esto es relevante porque la estatura baja en la infancia se ha asociado a peores resultados del neurodesarrollo a largo plazo. Basándose en todo esto se pueden establecer dos grupos de CC según su riesgo nutricional asociado al diagnóstico (**Tabla 38-1**):
- *Repercusión sistémica y digestiva de la cardiopatía:*
  - *Aporte calórico inadecuado*: es frecuente sobre todo en lactantes. Puede ocurrir como consecuencia de que exista escaso apetito, saciedad precoz, fatiga con las

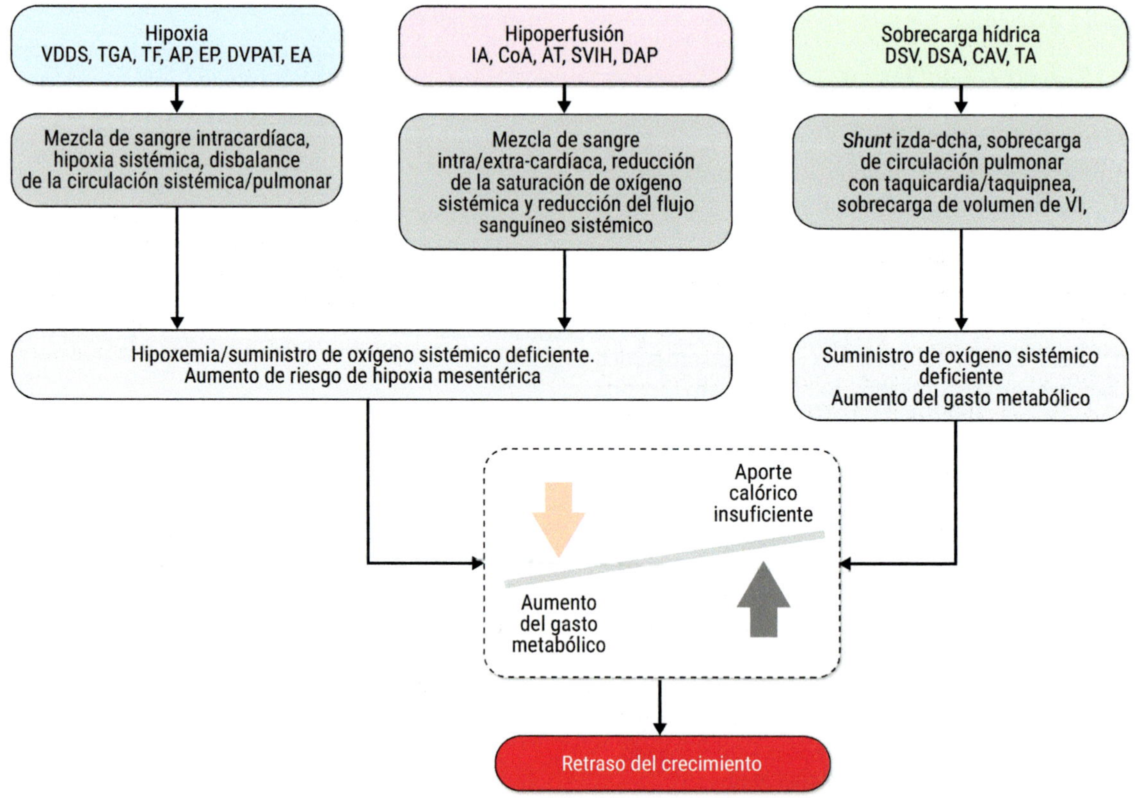

Figura 38-2. Mecanismos hemodinámicos que influyen negativamente en la situación nutricional y el crecimiento de los pacientes con cardiopatías congénitas.

Tabla 38-1. Clasificación de las cardiopatías congénitas en función del riesgo nutricional

Riesgo nutricional bajo	Riesgo nutricional alto
• Conducto arterioso persistente (si se trata de una cirugía temprana) • Comunicación interauricular • Estenosis pulmonar • *Cor triatriatum* • Drenaje venoso pulmonar anómalo total	• Atresia pulmonar • Tetralogía de Fallot • Defecto del tabique auricular (lesión grave) • Transposición de grandes vasos • Defecto del tabique ventricular (moderado o grande) • Defecto del tabique atrioventricular Síndrome del corazón izquierdo hipoplásico • *Truncus arteriosus* • Ventana aortopulmonar • Conducto arterioso persistente (cirugía grande o tardía) • Atresia tricuspídea • Anomalía de Ebstein • Ventrículo derecho de doble salida • Coartación de aorta • Drenaje venoso pulmonar anómalo parcial

tomas, interferencia con la deglución por taquipnea o disnea, o por infecciones pulmonares recurrentes, sobre todo en pacientes con HTP. Además, es habitual que la alimentación provoque molestias abdominales por diferentes motivos. Por un lado, la hepatomegalia secundaria a la IC produce distensión abdominal y contribuye a la reducción de la capacidad gástrica, con el favorecimiento del RGE, que es muy común en estos niños. Por otro lado, también puede existir hipomotilidad intestinal secundaria a edema o hipoxia, que contribuye a agravar dicho reflujo. Y, por último, algunos de los fármacos empleados habitualmente en este tipo de pacientes pueden generar efectos secundarios digestivos, como náuseas o diarrea.

▪ Incremento del gasto metabólico: se cree que está relacionado con un aumento de la actividad del sistema simpático, pues existe una mayor liberación de catecolaminas como mecanismo adaptador a la lesión cardíaca, y a un incremento de la demanda energética, tanto por el propio músculo cardíaco, como de la musculatura respiratoria y el sistema hematopoyético.

❗ Las cardiopatías que presentan mayor gasto energético total al compararlo con sujetos sanos son las cianosantes y las que presentan un *shunt* I-D importante.

En general, el gasto energético basal (GEB) desciende a niveles normales en la primera semana tras la intervención quirúrgica.

▪ Malabsorción intestinal: puede existir una ligera disminución en la absorción de aminoácidos y de grasa como consecuencia del edema que existe en el intestino. Esto será más relevante en ciertas situaciones, como ocurre tras la cirugía de Fontan, en la que la enteropatía pierde-proteínas puede ser una complicación grave en su evolución.

• **Factores extracardíacos:** los niños con CC presentan con mayor frecuencia factores genéticos y prenatales que pueden afectar a su desarrollo de forma independiente, como bajo peso para la edad gestacional (8,5 %), prematuridad (5 %), alteraciones cromosómicas (22 %) responsables de síndromes malformativos con retraso del crecimiento (Down, Turner, Noonan, etc.) u otras anomalías extracardíacas (46 %).

EVALUACIÓN NUTRICIONAL DEL PACIENTE CON CARDIOPATÍA CONGÉNITA

Criterios de derivación a la consulta de nutrición infantil

Para poder realizar una intervención nutricional precoz en aquellos pacientes considerados de riesgo es fundamental realizar una derivación temprana a la consulta de nutrición infantil sin necesidad de esperar a que el paciente pierda peso o desarrolle desnutrición. Con base en esto, se recomienda derivar a los siguientes pacientes:

• Lactantes con una CC y algún factor de riesgo nutricional asociado de origen cardíaco (disfunción miocárdica, hipoxemia crónica, HTP, etc.).
• Lactantes con una CC y algún factor de riesgo nutricional asociado de origen extracardíaco (alteraciones cromosómicas, malformaciones asociadas, etc.).
• Lactantes con CC que tengan alguna situación clínica de alto riesgo nutricional (ganancia ponderal insuficiente, pérdida de peso, vómitos, nutrición por sonda nasogástrica [NSG], etc.).
• Lactantes con CC y riesgo operatorio alto según una escala validada (p. ej., Aristotle basic score, RACHS-1, STS-EACTS mortality score, etc.).

❗ En el momento de la derivación conviene añadir, además, ciertos datos relacionados con la cardiopatía que pueden condicionar la evolución nutricional del paciente, como son: la función miocárdica, si tiene HTP o IC, el plan de intervenciones quirúrgicas, el peso objetivo que se debe alcanzar para la cirugía, el riesgo operatorio, el pronóstico desde el punto de vista cardiológico o los tratamientos cardiológicos que recibe el paciente.

Valoración nutricional

La valoración nutricional es el conjunto de medios empleados para describir el estado nutricional de un individuo. Consta de varios elementos: historia clínica, exploración física y determinaciones analíticas. Las pruebas de composición corporal también pueden aportar información muy útil a la hora de valorar a estos pacientes.

Seguimiento nutricional

En todos los pacientes con CC y alto riesgo nutricional se debe realizar un seguimiento estrecho hasta la realización de

Tabla 38-2. Indicadores de desnutrición según evolución de peso y talla

Indicador	Desnutrición leve	Desnutrición moderada	Desnutrición grave
Ganancia ponderal (en <2 años)	<75 % de lo esperado	<50 % de lo esperado	<25 % de lo esperado
Pérdida de peso (en niños de 2-18 años)	5 % de su peso habitual	7,5 % de su peso habitual	10 % de su peso habitual
Desaceleración del peso para la talla o de la talla (en DE)	Caída de una DE	Caída de 2 DE	Caída de 3 DE

la cirugía con el fin de asegurar un crecimiento óptimo. En el caso de lactantes, en un inicio las visitas deben ser semanales, aunque pueden espaciarse después cada 15 días y, con posterioridad, una vez al mes si la evolución es favorable.

Los criterios para hablar de desnutrición en función de la evolución del paciente vienen recogidos en la **tabla 38-2**.

La ganancia de peso normal esperada durante el primer año en un niño sano nacido a término es:

- 150-200 gramos a la semana en los primeros tres meses de vida.
- 130 gramos a la semana en los segundos tres meses de vida.
- 85 gramos a la semana en los terceros tres meses de vida.
- 75 gramos a la semana en los cuartos tres meses de vida.

Habitualmente el peso se duplica a los 4 meses y se triplica a los 12 meses.

 Es fundamental realizar una derivación precoz a la unidad de nutrición de aquellos pacientes que se consideren de alto riesgo nutricional, ya sea porque tengan una cardiopatía de alto riesgo, u otros factores extracardíacos y/o situación clínica que se considere de riesgo nutricional, sin esperar a que exista una repercusión sobre el estado nutricional del paciente. Por parte de la unidad de nutrición se realizará una valoración nutricional completa y un seguimiento estrecho con monitorización periódica de los índices antropométricos con el fin de asegurar un crecimiento óptimo del paciente.

INTERVENCIÓN NUTRICIONAL

Observe los algoritmos para pacientes con cardiopatía congénita (**Fig. 38-3**). y los referidos al preoperatorio y postoperatorio (**Fig. 38-4**).

Previa a la cirugía

- **Recomendaciones generales**: el objetivo principal de la intervención nutricional será asegurar un crecimiento óptimo antes de la cirugía, con el fin de que el paciente llegue a ese momento en una situación nutricional adecuada. Se

ha visto que disponer de protocolos de seguimiento e intervención nutricional en los centros que atienden a pacientes con CC mejora el pronóstico de estos de cara al momento de la cirugía cardíaca. Es importante también, formar a los padres de los niños de mayor riesgo en estrategias de vigilancia, instándoles a anotar la cantidad de alimento ingerida de forma diaria y, si es posible, monitorizar el peso en domicilio.

- **Estimación de los requerimientos energéticos**: la forma más precisa de estimarlos es mediante el empleo de calorimetría indirecta. Sin embargo, esta técnica no está disponible en la mayoría de los centros y resulta complicada de realizar en lactantes de manera ambulatoria. Por eso, se pueden utilizar las recomendaciones nutricionales para lactantes sanos o las ecuaciones de estimación del GEB, como la fórmula de Schofield (**Tabla 38-3**), y ajustar después los aportes en función de la evolución. Por ejemplo, en caso de desnutrición crónica, el aporte energético se podría aumentar un 50-100 % con respecto al estimado. Además, se ha visto que el gasto energético total de los lactantes con CC sin corregir puede llegar a ser de hasta un 35 % superior al de controles sanos de la misma edad. Por eso, se recomienda también ajustar el aporte calórico y proteico en función del riesgo nutricional (**Tabla 38-4**). En general, el aporte proteico debe estar en torno al 9-12 % del valor calórico total. Hay que tener en cuenta que las recomendaciones calóricas diarias en el lactante desnutrido con CC hemodinámicamente significativa podrían llegar a ser incluso tres veces su metabolismo basal, es decir, cercano a 175-180 kcal/kg/día para conseguir recuperar el peso y mantener un crecimiento adecuado.

- **Tipo de alimentación**: idealmente, y si no existen dificultades para la alimentación oral, se recomienda mantener la lactancia materna. Y en caso de que no sea posible la alimentación directa al pecho, con extracción de leche por parte de la madre. En ese caso será más fácil cuantificar la cantidad real que está tomando el niño y, de esa forma, estimar su aporte calórico de manera más precisa. Si la cantidad ingerida es insuficiente, la ganancia de peso no es adecuada o es preciso restringir el aporte de líquidos, se puede optar por la adición de módulos de hidratos de carbono y/o lípidos a la leche materna. Otra opción es el empleo de fórmulas de nutrición enteral (NE) para lactantes, de 1 kcal/mL, que evitan los posibles riesgos asociados al empleo de módulos (desequilibrio de macronutrientes y micronutrientes en la mezcla final, mayor osmolaridad, posibles errores en la preparación, etc.). Estas fórmulas cubren por sí solas todos los requerimientos nutricionales de macronutrientes y micronutrientes del lactante hasta que alcance los 8 kg de peso, y son una excelente alternativa para aquellos casos en los que es necesario incrementar el aporte calórico sin incrementar el aporte de líquidos. Además de los módulos y las fórmulas de mayor densidad calórica, también podría plantearse la introducción de la alimentación complementaria antes de lo habitual con el fin de incrementar el aporte calórico. Por lo general, se opta por introducir los cereales sin gluten, pero se recomienda no hacerlo nunca antes de los 4 meses de edad.

- **Forma de administración**: la vía de alimentación de elección en el lactante con CC es la oral, y siempre que se tolere

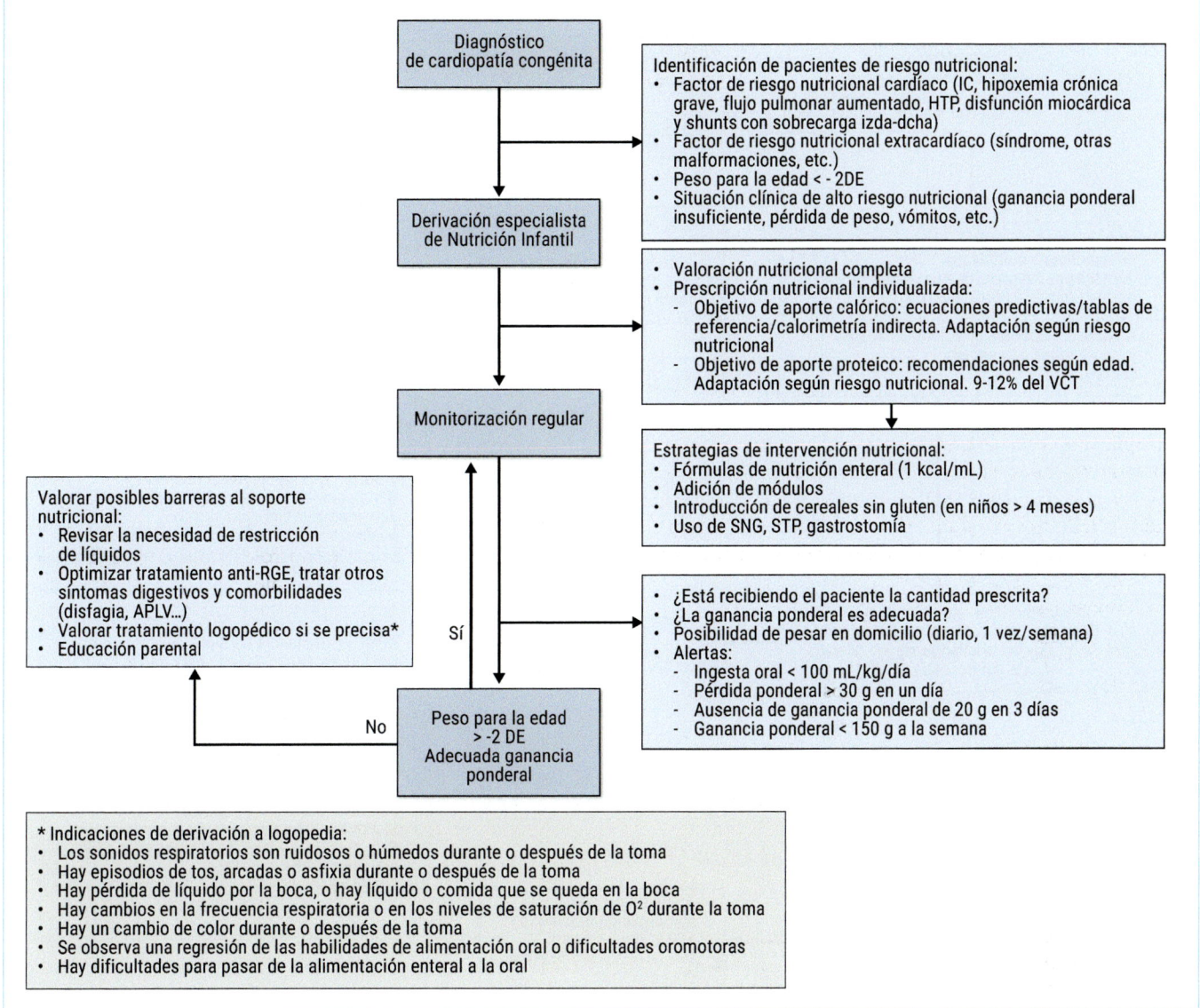

Figura 38-3. Algoritmo de intervención nutricional en el paciente con cardiopatía congénita.

hemodinámicamente, se debe mantener dicha vía como la única. Cuando no sea posible alcanzar el aporte calórico objetivo por boca, habrá que recurrir a la NE por SNG o pospilórica (en función de las circunstancias clínicas del paciente). Las principales indicaciones para la colocación de una sonda son:

- Cuando la administración de la alimentación por boca supone un empeoramiento de la situación hemodinámica, origina fatiga excesiva, dificultad respiratoria o hipoxemia.
- Cuando el paciente es incapaz de ingerir por boca la cantidad de alimento suficiente para mantener un adecuado estado nutricional y un crecimiento óptimo.
- En pacientes con un gasto energético muy elevado.
- En pacientes con disfagia que no pueda ser compensada con adaptación de la dieta.

El inicio y la adaptación a la alimentación por sonda deben llevarse a cabo en el hospital y precisan el aprendizaje y la adaptación por parte de los cuidadores y el niño. La forma de administración dependerá de la situación clínica del paciente, la repercusión hemodinámica y la tolerancia digestiva. La forma más fisiológica es en forma de bolos en 4-8 tomas, en función de la edad del paciente. Si es posible, se recomienda mantener siempre algo de alimentación oral para minimizar el riesgo de desarrollo de aversión oral. En caso de no tolerar la administración en bolos se puede valorar la administración de la nutrición por sonda con bomba de alimentación o en forma enteral continua. El tratamiento de los síntomas digestivos también es clave para conseguir un adecuado soporte nutricional. Si existe RGE importante y refractario al tratamiento médico o intolerancia a la alimentación en el estómago, puede ser útil el uso de una sonda pospilórica. En caso de que se prevea una NE prolongada, puede estar indicada la realización de una gastrostomía, aunque habrá que sopesar el riesgo anestésico de algunas situaciones clínicas. Por último, la vía parenteral solo estará indicada cuando exista imposibilidad de utilizar el tracto gastrointestinal, como

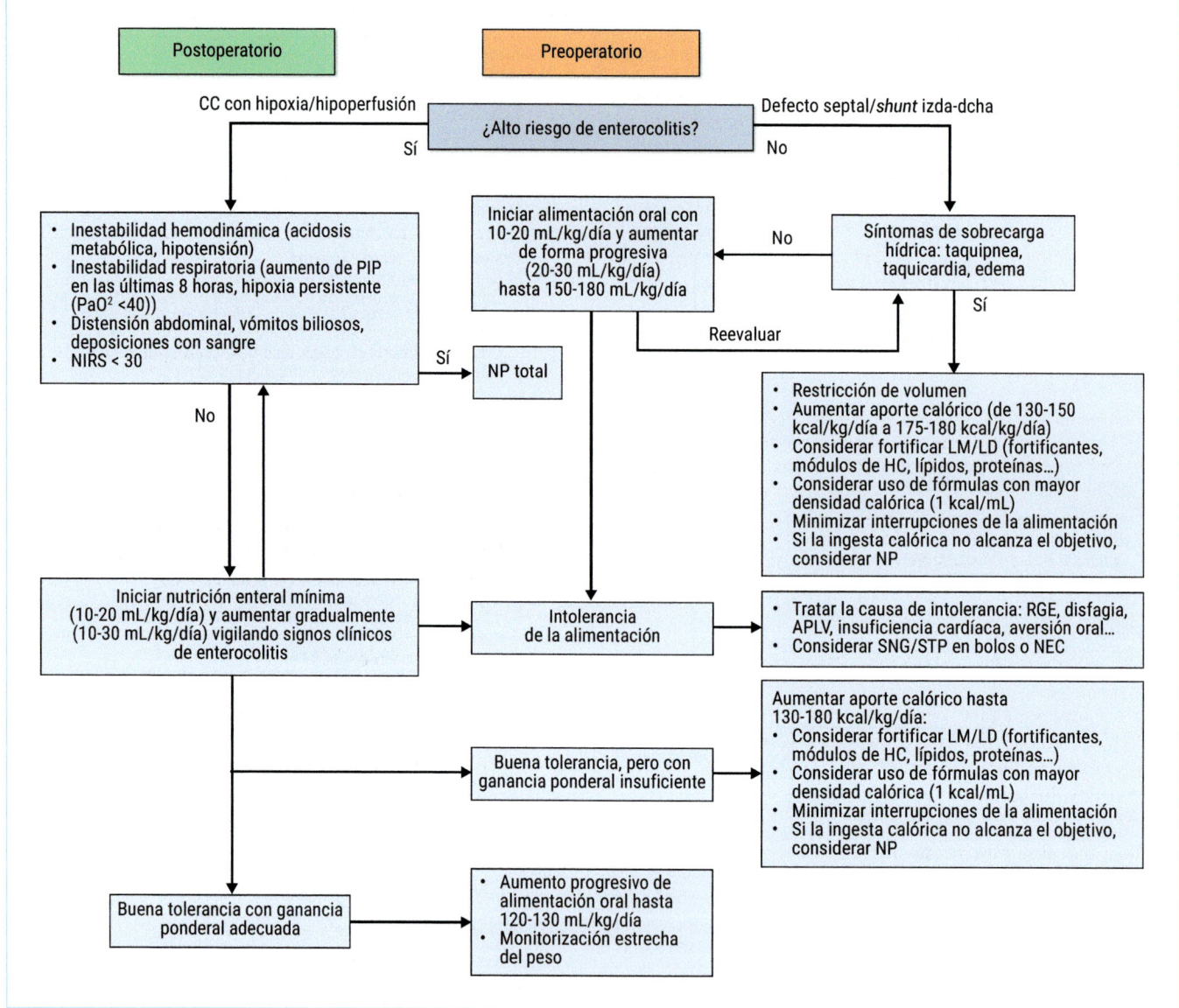

Figura 38-4. Algoritmo de intervención nutricional en el paciente con cardiopatía congénita.

Tabla 38-3. Fórmula de Schofield para estimación del GEB

	Schofield (peso en kg y talla en cm)	Schofield (peso en kg)
Niños		
0-3 años	$0,167 \times P + 1.517,4 \times T - 616,6$	$59,48 \times P - 30,33$
3-10 años	$19,6 \times P + 130,3 \times T + 414,9$	$22,7 \times P + 505$
10-18 años	$16,25 \times P + 137,2 \times T + 515,5$	$13,4 \times P + 693$
Niñas		
0-3 años	$16,25 \times P + 1.023,2 \times T - 413,5$	$58,29 \times P - 31,05$
3-10 años	$16,97 \times P + 161,8 \times T + 371,2$	$20,3 \times P + 486$
10-18 años	$8,365 \times P + 465 \times T + 200$	$17,7 \times P + 659$

soporte a la NE o si no es posible alcanzar el aporte calórico necesario con esta.

- **Recomendaciones en el período preoperatorio**: cada vez hay más literatura que respalda el papel beneficioso de la NE en el período preoperatorio de cara al pronóstico y los resultados de la cirugía cardíaca. De hecho, el inicio de alimentación en dicho período, ya sea por vía

Tabla 38-4. Ajuste de aporte calórico y proteico en lactantes según el riesgo nutricional

Riesgo nutricional	Aporte calórico recomendado	Aporte proteico recomendado
Bajo	90-100 kcal/kg/día	1,5 g/kg/día
Moderado	110-120 kcal/kg/día	2,5 g/kg/día
Alto	120-150 kcal/kg/día	Hasta 4 g/kg/día

oral o enteral, se asocia a estancias hospitalarias más cortas, mayor estabilidad hemodinámica y mejor tolerancia digestiva tras la cirugía, así como menor probabilidad de ser dado de alta del hospital con un acceso para NE. Sin embargo, existe una falta de consenso sobre cómo llevar a cabo la intervención nutricional en el período preoperatorio del paciente con CC. La principal preocupación en relación con el inicio de la alimentación enteral en neonatos con cardiopatía es el riesgo de enterocolitis necrotizante como consecuencia de la hipoperfusión esplácnica. Debido a ello, los pacientes con prematuridad y síndrome de ventrículo izquierdo hipoplásico son los dos grupos de pacientes con menor probabilidad de recibir alimentación preoperatoria.

> Aún así, los estudios sugieren que la NE preoperatoria no aumenta el riesgo de enterocolitis en los lactantes con cardiopatía, y las guías de la Sociedad Europea de Cuidados Intensivos Pediátricos y Neonatales recomiendan iniciar NE en las primeras 24 horas en neonatos a término que estén hemodinámicamente estables, reciban o no soporte vasoactivo.

El uso de prostaglandinas o la presencia de un catéter umbilical tampoco son contraindicaciones para iniciar la NE.

La alimentación preoperatoria se puede iniciar con una cantidad mínima de 10-20 mL/kg/día de leche materna, con un aumento después a 20-30 mL/kg/día cada 24 horas hasta alcanzar el volumen objetivo, según tolerancia.

> El uso de protocolos de alimentación en las unidades de cuidados intensivos favorece la estandarización en el manejo de estos pacientes y se ha asociado con un mejor pronóstico.

Los criterios de intolerancia digestiva deben estar bien definidos en dichos protocolos para evitar interrupciones innecesarias de la NE. Y en caso de suspenderse la nutrición, es imprescindible la reevaluación periódica de la situación clínica con el fin de no retrasar su reinicio más allá de lo necesario. A aquellos neonatos a los que no se les pueda alimentar por vía enteral porque no se considere seguro, se recomienda administrarles unas gotas de calostro por vía oral.

> La alimentación trófica se asocia con una adquisición más rápida de la NE completa, y la oral, con una mayor estabilidad hemodinámica y menor necesidad de soporte respiratorio.

Si es posible, lo ideal sería iniciar la alimentación por vía oral, pues se ha visto que puede tener efectos beneficiosos sobre el neurodesarrollo, con menor riesgo de retraso psicomotor a los 12 y 24 meses. Cuando esto no sea factible, habrá que recurrir a un acceso enteral. Tanto la alimentación gástrica como pospilórica se consideran seguras. La única ventaja de la pospilórica es que contribuye a que se alcance más rápido el aporte calórico objetivo. Sin embargo, la alimentación gástrica en bolos se considera más fisiológica y promueve la secreción

plasmática de hormonas intestinales que contribuyen al crecimiento intestinal y pancreático.

 El objetivo de la intervención nutricional previa a la cirugía es que el paciente llegue a ese momento con una situación nutricional óptima, con el fin de reducir el riesgo de complicaciones posquirúrgicas. El requerimiento calórico se debe ajustar en función del tipo de cardiología y de la evolución del peso. Si es posible, se recomienda mantener la lactancia materna por vía oral. Para aumentar el aporte calórico se pueden añadir módulos o fortificantes a la leche materna. También se pueden usar fórmulas con mayor densidad calórica. Si la ingesta por boca es insuficiente o supone un aumento importante de la fatiga, se debe considerar la colocación de un dispositivo de NE.

Posterior a la cirugía

- **Recomendaciones generales**: los lactantes que han sido sometidos a una CC a menudo pasan varios días con el tórax abierto y pueden sufrir una gran cantidad de complicaciones extracardíacas durante el postoperatorio (intubación prolongada, inestabilidad hemodinámica, fracaso renal, enterocolitis necrotizante, quilotórax, etc.), que dificultan el progreso de la NE.

> Al igual que ocurría en el período preoperatorio, el inicio precoz de la alimentación tras la cirugía y la existencia de un protocolo de alimentación en el postoperatorio se asocian a una menor estancia hospitalaria y mejor crecimiento.

Otros beneficios del uso de este tipo de protocolos son: mejor tolerancia de la NE, menor tiempo de nutrición parenteral (NP), menor necesidad de dispositivos de NE, y menor incidencia de enterocolitis necrotizante.
La restricción de líquidos y el uso de diuréticos son otras dos barreras frecuentes para la provisión de un adecuado soporte nutricional en el período postoperatorio. La sobrecarga hídrica se asocia a numerosas posibles complicaciones como la prolongación de la ventilación mecánica, la mayor necesidad de fármacos vasoactivos, el retraso en el cierre del tórax o el desarrollo de daño renal. De ahí la importancia de ajustar el aporte de líquidos, pero con el mantenimiento de un aporte calórico y proteico adecuado.
- **Requerimientos calóricos y proteicos**: la calorimetría indirecta es la técnica de elección para medir el gasto metabólico en reposo y permite guiar la provisión del aporte calórico de forma diaria. Sin embargo, muchos centros no disponen de ella y en neonatos/lactantes con CC se pueden dar numerosas circunstancias que suponen una limitación técnica para su uso (peso < 5 kg, tubos de drenaje torácico, oxigenación por membrana extracorpórea, etc.). En esos casos habrá que recurrir a las ecuaciones de predicción del GEB, como la Schofield, aunque se ha visto que la correlación del gasto estimado por estas ecuaciones es baja con respecto al medido mediante calorimetría, por lo que se recomienda no añadir un factor de estrés inicialmente para evitar situaciones de sobrealimentación, y ajustar el

aporte calórico según la fase de enfermedad en la que se encuentre el paciente.

La pérdida de proteínas es frecuente en el postoperatorio de pacientes con CC.

> ! Un objetivo primordial en estos pacientes es proveer un aporte proteico suficiente como para conseguir un equilibrio nitrogenado positivo y una adecuada síntesis proteica.

Las proteínas son necesarias para que se lleve a cabo la reparación de los tejidos y el crecimiento, facilitan la cicatrización de las heridas, modulan la respuesta inflamatoria y contribuyen a preservar la masa muscular.

> ! Las guías recomiendan administrar un aporte proteico mínimo de 1,5 g/kg/día para evitar un equilibrio proteico negativo, y aumentarlo hasta 3 g/kg/día en el lactante/ neonato críticamente enfermo.

- **Nutrición parenteral (NP)**: en el período postoperatorio inmediato, la necesidad de NP es habitual, sobre todo en aquellos pacientes que ya la recibieron antes de la cirugía, así como en aquellos con: tórax abierto, inestabilidad hemodinámica o bajo gasto cardíaco. El momento de inicio de la parenteral dependerá de la edad del paciente, su situación nutricional y el tiempo estimado para alcanzar el objetivo de aporte NE completo. También se puede usar como puente a la NE en pacientes con fisiología univentricular, cierre diferido del tórax, interrupciones frecuentes de la alimentación, restricción hídrica que limita la posibilidad de alcanzar el volumen objetivo de NE, antecedente de enterocolitis necrotizante o de desnutrición grave. Las recomendaciones de aporte calórico varían en función de la fase de enfermedad en la que se encuentre el paciente (Tabla 38-5).
- **Nutrición enteral (NE)**: la provisión precoz de NE tras una CC es segura. Si el paciente está estable hemodinámicamente, se recomienda iniciarla lo antes posible con el fin de alcanzar cuanto antes el volumen calórico objetivo. Y si no es posible progresar con la NE, se recomienda mantener al menos una alimentación trófica, pues se asocia a una menor tasa de infección posquirúrgica y menor riesgo de enterocolitis. Tanto en neonatos prematuros como a término, se recomienda usar leche materna o donada por los importantes beneficios que aporta sobre la microbiota intestinal, la tolerancia digestiva y el sistema inmunitario.

En caso de que sea necesario aumentar su densidad calórica se puede recurrir al uso de fortificantes de la leche materna o módulos que se pueden añadir a esta. Por otro lado, el uso de fórmulas de NE con alta densidad calórica para lactantes (1 kcal/mL) es seguro tras la CC y permite mejorar el estado nutricional de los pacientes, así como reducir los días de ventilación mecánica y de estancia en la unidad de cuidados intensivos pediátrica.

Por último, la vía de administración de la NE (boca, NSG o pospilórica) y la forma de administración (continua frente a bolos) dependerá de la situación clínica del paciente, el riesgo de broncoaspiración y los síntomas digestivos. Cabe recalcar de nuevo la importancia de contar con protocolos que limiten las interrupciones innecesarias y que permitan una progresión de la alimentación rápida y segura, con el fin de alcanzar antes el volumen calórico objetivo.

- **Complicaciones posquirúrgicas que interfieren en el soporte nutricional**:
  - Enterocolitis necrotizante: su incidencia en neonatos con CC oscila entre el 2-8 %.

> ! Es más frecuente en pacientes con fisiología univentricular y con lesiones conductodependientes.

En los pacientes con CC, la enterocolitis se produce habitualmente antes de lo que ocurre en prematuros, y es más habitual la afectación del colon, frente a otras localizaciones. La fisiopatología también es diferente en los cardiópatas. Los principales factores de riesgo en esta población son: alteración del flujo mesentérico, bajo gasto cardíaco, flujo restringido en lesiones conductodependientes, robo diastólico en *shunts*, hipoxia sistémica y acidosis metabólica en cardiopatías cianosantes, así como aumento rápido del volumen de NE. Durante la progresión de la NE es fundamental monitorizar a los pacientes de manera estrecha para detectar signos precoces de enterocolitis. El uso de la espectroscopia de infrarrojo cercano abdominal también puede ser útil para detectar signos de isquemia esplácnica.

  - Quilótorax: es una complicación habitual de la cirugía cardiotorácica que ocurre hasta en el 5 % de los casos. Se asocia a un incremento de mortalidad y estancia hospitalaria.

> ! El manejo inicial debe ser conservador mediante el cambio de fórmula a una con alto contenido en triglicéridos de cadena media.

También se puede desgrasar la leche materna y añadir un módulo de triglicéridos de cadena media para aumentar su densidad calórica. Si a pesar de ello el quilotórax persiste, será necesario suspender la alimentación e iniciar NP.

  - Disfagia orofaríngea y dificultades para la alimentación oral: son muy frecuentes en los pacientes con CC.

> ! De hecho, hasta el 22 % de los niños sometidos a una CC en el período neonatal presentan dificultades para la alimentación oral a los 2 años de edad.

Tabla 38-5. Requerimientos energéticos del paciente crítico según la fase de enfermedad

Edad (años)	Fase aguda (kcal/kg/día)	Fase de estabilidad (kcal/kg/día)	Fase de recuperación (kcal/kg/día)
0-1	45-50	60-65	75-85
1-7	40-45	55-60	65-75
7-12	30-40	40-55	55-65
12-18	20-30	25-40	30-55

De ahí, que muchos niños precisen NE prolongada a través de SNG o gastrostomía, no solo durante la hospitalización, sino también después, en domicilio. El tipo y la gravedad de la cardiopatía van a afectar a la adquisición de las habilidades para la alimentación. Los niños con lesiones cianosantes se enfrentan a mayores retrasos en el inicio de la alimentación oral y tardan más en alcanzar el volumen calórico objetivo frente a niños con lesiones no cianosantes. El diagnóstico de síndrome de ventrículo izquierdo hipoplásico, la prematuridad, la duración prolongada de la ventilación mecánica y los días de dieta absoluta en el postoperatorio también se asocian a menor probabilidad de ingesta oral completa en el momento del alta. Así como ciertas comorbilidades, como el RGE, parálisis de cuerda vocal posquirúrgica o ciertos síndromes genéticos son también factores predictores de menor capacidad oral para alimentarse y mayor probabilidad de necesitar un acceso de NE al alta, también hay elementos relacionados con la hospitalización que pueden influir en el desarrollo de las habilidades orales para la alimentación, como son la implementación de alimentación en el preoperatorio o el momento de inicio de la NE en el postoperatorio. Por último, la disfagia orofaríngea, secundaria a la lesión del nervio recurrente laríngeo durante la CC es una complicación relativamente habitual, sobre todo en los pacientes que han sido sometidos a una reparación del arco aórtico, por lo que podría ser útil realizar de manera rutinaria una evaluación de las cuerdas vocales en este perfil de pacientes tras la cirugía.

 Tras la CC, se debe iniciar de manera precoz la NE, una vez que el paciente esté hemodinámicamente estable. En neonatos se recomienda utilizar leche materna o donada, aunque el uso de fórmulas con mayor densidad calórica es también seguro y permite alcanzar antes el volumen calórico objetivo. Es fundamental contar con protocolos de nutrición que guíen la progresión del soporte nutricional. La NP se limitará para aquellas situaciones en las que esté contraindicada la alimentación enteral o esta sea insuficiente para cubrir los requerimientos del paciente.

CONCLUSIONES

La desnutrición continúa siendo un problema frecuente en los pacientes con CC, sobre todo en aquellos con cardiopatías más graves. La valoración precoz de estos pacientes por parte de la unidad de nutrición y su seguimiento estrecho es fundamental para poder conseguir un crecimiento óptimo y minimizar así las posibles complicaciones derivadas de la desnutrición tras la cirugía cardíaca. La protocolización del soporte nutricional tanto en el período prequirúrgico como postoperatorio se asocia a mejores resultados: menor estancia hospitalaria, menor tasa de complicaciones y mejor crecimiento.

 PUNTOS CLAVE

- La mayor parte de los recién nacidos con CC presentan un peso normal para su edad gestacional al nacimiento, pero es habitual que experimenten un retraso del crecimiento en los primeros meses de vida.
- La desnutrición en el momento de la cirugía cardíaca se asocia a un peor pronóstico clínico.
- Existen múltiples factores implicados en la desnutrición de estos pacientes. La hipoxia crónica grave y la HTP son los factores cardíacos que se asocian a un mayor grado de desnutrición.
- Es fundamental realizar una derivación precoz a la unidad de nutrición de los pacientes con alto riesgo nutricional, sin esperar a que se deteriore su situación nutricional.
- En todos los pacientes con CC y alto riesgo nutricional se debe realizar un seguimiento estrecho hasta la realización de la cirugía con el fin de asegurar un crecimiento óptimo.
- Se debe ajustar el aporte calórico al riesgo nutricional, la situación nutricional y la evolución ponderal.

- La leche materna es el alimento de elección en neonatos con CC, tanto antes de la cirugía, como en el postoperatorio.
- Para aumentar el aporte calórico se puede recurrir al uso de fortificantes de la leche materna o adición de módulos nutricionales; así como al empleo de fórmulas con alta densidad calórica para lactantes (1 kcal/mL).
- La vía de alimentación de elección en el lactante con CC es la oral. Cuando no sea posible alcanzar el aporte calórico objetivo por boca, habrá que recurrir a la NE por SNG o pospilórica (en función de la tolerancia y la situación clínica).
- Tanto en el período preoperatorio como postoperatorio se recomienda iniciar la NE de manera precoz si el paciente está hemodinámicamente estable.
- La infusión de prostaglandinas y la presencia de un catéter umbilical no son contraindicaciones para el inicio de la NE en neonatos con CC.
- El uso de protocolos de alimentación en las unidades de cuidados intensivos favorece la estandarización en el manejo de estos pacientes, y se ha asociado a un mejor pronóstico.

BIBLIOGRAFÍA

Cañedo Villarroya E, Blanca García JA, Germán Díaz M. Nutrición en el niño con necesidades especiales por enfermedad crónica (oncología, nefrología, cardiología). En: Tratamiento en gastroenterología, hepatología y nutrición pediátrica. 5ª ed. Madrid: Ergon; 2021.

Centeno-Malfaz F, MorF, Morz F, Mor; 20Barri A, PeA, Peorz F, Mor; 2021.ecesidades especiales por enfermedad crónica (oncología, nefrología, cardiología). En: Tratamiento en gastroenter Pediatr, Peorz F98(5):373-83.

Joosten K, Embleton N, Yan W, Senterre T; ESPGHAN/ESPEN/ESPR/CSPEN working group on pediatric parenteral nutrition. ESPGHAN/ESPEN/ESPR/CSPEN guidelines on pediatric parenteral nutrition: Energy. Clin Nutr. 2018;37(6 Pt B):2309-14.

Kataria-Hale J, Gollins L, Bonagurio K, Blanco C, Hair AB. Nutrition for Infants with Congenital Heart Disease. Clin Perinatol. 2023;50(3):699-713.

Kerstein JS, Klepper CM, Finnan EG, Mills KI. Nutrition for critically ill children with congenital heart disease. Nutr Clin Pract. 2023;38 Suppl 2:S158-S73.

Luca AC, Miron IC, Mîndru DE, Curpăn AŞ, Stan RC, Ţarcă E, et al. Optimal Nutrition Parameters for Neonates and Infants with Congenital Heart Disease. Nutrients. 2022;14(8):1671.

Martini S, Beghetti I, Annunziata M, Aceti A, Galletti S, Ragni L, et al. Enteral Nutrition in Term Infants with Congenital Heart Disease: Knowledge Gaps and Future Directions to Improve Clinical Practice. Nutrients. 2021;13(3):932.

Mills KI, Kim JH, Fogg K, Goldshtrom N, Graham EM, Kataria-Hale J, et al. Nutritional Considerations for the Neonate With Congenital Heart Disease. Pediatrics. 2022;150(Suppl 2):e2022056415G.

Ni P, Wang X, Xu Z, Luo W. Effect of high-energy and/or high-protein feeding in children with congenital heart disease after cardiac surgery: a systematic review and meta-analysis. Eur J Pediatr. 2023;182(2):513-24.

Rosell Camps A, Riera Llodr JM, Galera Marts Nu R. Valoracits Nutrición en el niño con necesidades especiales por enfermedad crónica (oncología, nefrología, cardiologíMadrid: Ergon; 2021.

Salvatori G, De Rose DU, Massolo AC, Patel N, Capolupo I, Giliberti P, et al. Current Strategies to Optimize Nutrition and Growth in Newborns and Infants with Congenital Heart Disease: A Narrative Review. J Clin Med. 2022;11(7):1841.

Tume LN, Valla FV, Joosten K, Jotterand Chaparro C, Latten L, Marino LV, et al. Nutritional support for children during critical illness: European Society of Pediatric and Neonatal Intensive Care (ESPNIC) metabolism, endocrine and nutrition section position statement and clinical recommendations. Intensive Care Med. 2020;46(3):411-25.

Cardiopatías congénitas del adulto

39

39.1 Consulta de transición y seguimiento de adultos con cardiopatías congénitas

I. García Ormazábal y R. Álvarez Ramos

 OBJETIVOS

- Reconocer la necesidad de creación de unidades de cardiopatías congénitas del adulto.
- Conocer en qué consiste la transición y comprender la necesidad de creación de planes organizados para llevarla a cabo.
- Identificar las complicaciones a medio y largo plazo de las cardiopatías congénitas más frecuentes en la población adulta.
- Revisar los protocolos de seguimiento en población adulta de las cardiopatías congénitas más habituales en esta población.

CONSULTA DE TRANSICIÓN

Las cardiopatías congénitas (CC) constituyen las malformaciones más frecuentes al nacimiento, con una prevalencia que oscila en torno al 1 %, con importante variabilidad geográfica. Los avances experimentados en cirugía cardíaca, intervencionismo percutáneo, manejo postoperatorio y mejoras en las técnicas de imagen han permitido un aumento en la supervivencia de estos pacientes, de manera que se estima que, en la era actual, el 85 % de los neonatos nacidos con una CC alcanzan la edad adulta. Este aumento sustancial en la esperanza de vida ha condicionado un cambio en la epidemiología de las CC, de forma que el número de adultos con CC supera en este momento a la población infantil con malformaciones cardíacas.

> ! La mejora en las expectativas de vida de los pacientes nacidos con una CC ha condicionado un cambio epidemiológico, de forma que el número de adultos con CC supera en este momento a la población infantil con malformaciones cardíacas.

A pesar de la mejora en las expectativas de vida, los pacientes con CC van a tener una esperanza de vida menor que la población general, determinada por la anatomía original del defecto cardíaco, los procedimientos realizados y las lesiones residuales, por lo que precisan seguimiento médico especializado de por vida. La necesidad de continuidad asistencial en la edad adulta, junto al incremento en el número de adultos portadores de CC, pone de manifiesto la necesidad de creación de unidades de cardiopatías congénitas del adulto (UCCA).

Se recomienda la existencia de una UCCA regional por cada 5-10^6 habitantes. En los Estados Unidos, el número de adultos con CC ha alcanzado la cifra de 800.000, y se requieren entre 30-50 centros especializados para el tratamiento de estos pacientes. Deben derivarse a estas unidades todos aquellos con CC de complejidad moderada y grave, así como aquellos de complejidad leve que han desarrollado complicaciones (p. ej., *shunts* intracardíacos con hipertensión pulmonar [HTP]). Todos los centros con atención cardiológica a pacientes pediátricos, así como los servicios de emergencia, deben tener una UCCA regional de referencia a la que derivar a los pacientes.

> ! Se recomienda la existencia de una UCCA regional por cada 5-10 millones de habitantes. Todos los centros con atención cardiológica a pacientes pediátricos, así como los servicios de emergencia, deben tener una UCCA regional de referencia a la que derivar a los pacientes.

Las UCCA deben estar compuestas por un equipo multidisciplinar, en el que haya desde cardiólogos de adultos especializados en el cuidado de pacientes con CC a enfermería especializada. Las características específicas de esta población, que se encuentra laboralmente activa y en edad fértil, demanda la presencia de psicólogos, ginecólogos-obstetras y genetistas. De igual manera, se debe proporcionar asesoramiento médico-legal relacionado con seguros de vida e incapacidades, y recomendaciones de estilo de vida y actividad deportiva de manera individualizada. A continuación se resumen las recomendaciones del grupo de trabajo de Cardiopatías Congénitas de la Sociedad Británica de Cardiología en relación con los requerimientos que debe cumplir una UCCA:

- Un mínimo de dos cardiólogos con formación especializada en el tratamiento de adultos con CC. Un cardiólogo debe tener experiencia en técnicas intervencionistas distintas de la angioplastia coronaria, a menos que se disponga de un cardiólogo pediátrico. Ambos cardiólogos deben estar familiarizados con la ecocardiografía de las CC, incluida la ecocardiografía transesofágica.
- Un mínimo de dos cirujanos cardíacos con formación y práctica en cirugía cardíaca pediátrica y de adultos.

- Conexión con un centro de trasplantes, no necesariamente restringida a uno, con cirujano(s) familiarizado(s) con las malformaciones cardíacas congénitas. No es necesario que los cirujanos cardíacos *in situ* tengan experiencia en este campo.
- Un electrofisiólogo con formación y experiencia en arritmias, tanto congénitas como adquiridas, marcapasos e implantación de desfibriladores.
- Dos o más anestesistas cardíacos con experiencia en el manejo de malformaciones cardíacas congénitas.
- Vínculos estrechos con otros departamentos especializados, incluida genética y obstetricia-ginecología.
- Un especialista en enfermería clínica.

> ❗ Las UCCA deben estar compuestas por servicios multidisciplinares donde, aparte de cardiólogos de adultos especializados en CC, haya cirujanos cardíacos y enfermería especializada, ginecólogos y obstetras, genetistas, psicólogos y trabajadores sociales, entre otros.

La persistencia de lesiones residuales, la posible aparición de nuevas u otras complicaciones derivadas del defecto anatómico o procedimientos realizados (bradiarritmias/taquiarritmias, insuficiencia cardíaca [IC], endocarditis, etc.), exigen el seguimiento de por vida de los pacientes afectados de una CC. A este respecto, la 32ª Conferencia de Bethesda recomendó el seguimiento anual o bianual en una UCCA de los pacientes con CC con complejidad moderada o grave. Sin embargo, Yeung *et al.* estimaron que el 63 % de los pacientes portadores de CC de moderada a grave complejidad tenían pérdidas de seguimiento superiores a dos años. Estos pacientes, cuando consultaban, estaban sintomáticos con más frecuencia, tenían nuevas lesiones y requerían intervenciones con mayor asiduidad que pacientes con seguimiento regular en una UCCA. Para evitar pérdidas de seguimiento y el consiguiente empeoramiento del pronóstico de estos pacientes, se requieren planes organizados de transición y transferencia desde las edades pediátricas a las UCCA.

En la mayoría de países hay establecida una edad a partir de la cual los pacientes deben transferirse desde el hospital materno-infantil al servicio de adultos. Sin embargo, la transición es un proceso continuo y progresivo por el cual el paciente va adquiriendo conocimientos y responsabilidades en relación con su enfermedad, y culmina con la transferencia del paciente a una unidad de adultos. Esta, idealmente, debería realizarse cuando el paciente haya adquirido la suficiente madurez e independencia y, en la medida de lo posible, debería también realizarse de manera progresiva, de modo que paciente y familiares conozcan al equipo de la UCCA que proseguirá con los cuidados antes de abandonar el hospital materno-infantil.

> ❗ El proceso de transición es activo, continuo y progresivo, por el cual el paciente va adquiriendo la responsabilidad de su enfermedad y los cuidados se transfieren a una unidad de adultos. Por lo general, el proceso se inicia en la adolescencia y continúa una vez transferido a la UCCA.

La transición no consiste en una transferencia de competencias de un especialista (cardiólogo pediátrico) a otro (cardiólogo de adultos), sino que se trata de un proceso activo en el que la responsabilidad de los cuidados se transfiere, de manera progresiva, de los familiares al paciente. No es infrecuente encontrarse en una UCCA pacientes que desconocen su anatomía original, los defectos residuales o las consecuencias de una endocarditis infecciosa. En el proceso de transición, los familiares deben abandonar la sobreprotección y depositar de manera progresiva la responsabilidad de los cuidados en el paciente. A lo largo de las visitas, y según la madurez del paciente, se le debe ir informando del diagnóstico cardiológico y pronóstico a corto, medio y largo plazo, medicación que debe tomar e indicaciones de profilaxis antibiótica de endocarditis infecciosa, entre otros. En la adolescencia, se debe asesorar sobre los riesgos del tabaquismo, alcohol y drogas, y ofrecer consejo sobre métodos de anticoncepción. Las mujeres en edad fértil deben conocer los riesgos del embarazo y la posibilidad de recurrencia en la descendencia, por lo que se debe proporcionar consejo genético en los casos pertinentes. Debe prescribirse ejercicio físico individualizado, adaptado a la edad, anatomía cardíaca y situación clínica. El paciente debe tener la posibilidad de expresar sus dudas acerca de la enfermedad, expectativas, y hablar abiertamente de su estado emocional y de la repercusión de la cardiopatía en su día a día. Para ello, es importante respetar la intimidad y privacidad del paciente, y ofrecer conversaciones privadas entre médico y paciente, adaptadas al nivel de madurez, desarrollo intelectual y situación familiar. Se dispone de páginas web para facultativos y pacientes que ayudan en el proceso de transición.

Saidi *et al.* proponen tratar los siguientes aspectos durante el programa de transición (**Tabla 39.1-1**).

La transición debe comenzar antes de la derivación a la UCCA y proseguir tras esta; suele iniciarse al comienzo de la adolescencia, en torno a los 12 años. La adquisición de responsabilidades por parte del paciente durante su adolescencia ayuda a mejorar su identidad, la toma de decisiones y a continuar el seguimiento en la edad adulta. En los servicios donde la continuidad de cuidados en la edad adulta no se modifica y se lleva a cabo por el mismo personal, el proceso de transición debe llevarse a cabo de la misma manera.

PROTOCOLOS DE SEGUIMIENTO DE ADULTOS CON CARDIOPATÍAS CONGÉNITAS

Comunicación interauricular/drenaje venoso pulmonar anómalo parcial

La comunicación interauricular (CIA) constituye la CC más habitual en la edad adulta, con un 50 % de los diagnósticos de *novo* realizados en población adulta. El drenaje venoso pulmonar anómalo parcial (DVAP) aislado se encuentra hasta en el 0,7 % de las autopsias realizadas a adultos; con mayor frecuencia se encuentra asociado a un defecto del septo interauricular, típicamente a CIA tipo seno venoso.

La mayor parte de los pacientes se mantienen asintomáticos en las dos primeras décadas de la vida. Conforme avanza el

Tabla 39.1-1. Aspectos que se han de tratar en las consultas de transición

Aspectos médicos	• Anatomía cardíaca original • Antecedentes quirúrgicos e intervencionistas • Lesiones residuales • Posibles complicaciones futuras (por ejemplo, insuficiencia cardíaca, arritmias, hipertensión pulmonar o endocarditis) • Expectativas y necesidad de intervenciones futuras
Fármacos	• Nombre de los fármacos • Posología y dosis • Mecanismo de acción y objetivo de la medicación • Efectos adversos y precauciones
Endocarditis infecciosa	• Síntomas • Medidas generales de prevención (salud bucodental, no *piercings* ni tatuajes, cuidados de heridas, etc.) • Profilaxis antibiótica: indicaciones, tipo de antibiótico y posología
Cuidado de la salud	• Información de contacto • Síntomas que requieran atención médica • Necesidad de seguimiento de por vida
Expectativas de futuro	• Dificultades de aprendizaje (si existen) • Planificación académica • Planificación profesional • Seguros médico y de vida • Acceso a los servicios sociales • Viajes y transporte aéreo • Deportes de riesgo y de contacto • Planificación de los cuidados paliativos
Planificación familiar	• Métodos anticonceptivos y riesgos • Riesgos maternos y fetales del embarazo • Genética y riesgos de recurrencia
Factores de riesgo cardiovascular	• Dieta cardiosaludable • Recomendaciones individualizadas de ejercicio físico • Consumo de sustancias de riesgo (p. ej., tabaco, alcohol, drogas)
Aspectos psicosociales	• Síntomas de depresión y ansiedad • Aceptación de la enfermedad y posibles limitaciones • Toma de decisiones independiente

Tabla 39.1-2. Complicaciones a largo plazo de los defectos del septo interauricular (asociado o no a drenaje venoso pulmonar anómalo parcial)

• Muerte prematura
• Intolerancia al esfuerzo
• Insuficiencia cardíaca derecha
• Disfunción ventricular izquierda
• Regurgitación tricuspídea
• Arritmias auriculares: fibrilación auricular/flúter auricular
• Disfunción sinusal
• Tromboembolismo paradójico
• Endocarditis (raro)
• Hipertensión pulmonar (<5%)

mejoría de la capacidad funcional y, cuando se tratan de forma precoz, mejoran la supervivencia y la calidad de vida. En pacientes corregidos más tardíamente (>40 años), el cierre de la CIA (± corrección del DVAP) no garantiza la supervivencia libre de arritmias. De igual manera, si presentan una marcada dilatación auricular o tras una corrección de defectos tipo seno venoso, puede aparecer una disfunción sinusal y requerir el implante de un marcapasos. Los pacientes con corrección de un DVAP pueden presentar en la evolución estenosis de las venas sistémicas o de las venas pulmonares redirigidas o reimplantadas. Los resultados a largo plazo tras la reparación de una CIA en niños son excelentes, con una supervivencia normal cuando el defecto se cierra antes de los 25 años.

Los pacientes intervenidos quirúrgicamente en la primera o segunda décadas de la vida precisan seguimiento con ecocardiograma los dos primeros años tras la intervención para descartar CIA residual por dehiscencia del parche, persistencia de dilatación de cavidades derechas o aparición de enfermedad vascular pulmonar. En ausencia de estas complicaciones, podría plantearse el alta de cardiología, a excepción de los pacientes intervenidos de defectos tipo seno venoso (± DVAP) por el posible desarrollo de estenosis de venas cavas o de venas pulmonares que requiera intervencionismo. En el caso de que el cierre quirúrgico se haya realizado más tardíamente, los pacientes precisan seguimiento periódico por riesgo de disfunción ventricular derecha-izquierda, arritmias tardías o muerte prematura.

No se tiene claro el seguimiento que debería hacerse de los pacientes con cierre percutáneo. Si bien parece que el procedimiento se asocia a escasa morbimortalidad (<1%), se han descrito casos de perforación cardíaca hasta dos años después del procedimiento, por lo que se recomienda el seguimiento anual o cada dos años tras el cierre y, con posterioridad, en ausencia de lesiones residuales, se puede plantear espaciar las revisiones cada tres-cinco años.

Durante el seguimiento debe determinarse la existencia de cortocircuito residual y su magnitud, tamaño y función de cavidades derechas, interferencia de dispositivos percutáneos con estructuras vecinas, grado y velocidad de la insuficiencia tricúspide (IT) y datos indirectos de HTP. Debe interrogarse acerca de la aparición de palpitaciones o síncope, y realizar un electrocardiograma (ECG) en cada visita. Según síntomas, debe plantearse la realización de Holter-ECG de 24 horas o de más larga duración. En pacientes con corrección de CIA tipo seno venoso (± DVAP) debe buscarse la disfunción sinusal de

tiempo, el *shunt* izquierda-derecha puede aumentar en relación con una disminución de la complianza del ventrículo izquierdo (VI) y un aumento de las resistencias periféricas, con aparición de intolerancia al ejercicio, disnea o IC derecha en la tercera-cuarta décadas. En otras ocasiones, la primera manifestación son palpitaciones relacionadas con arritmias auriculares.

A pesar de que la historia natural de la CIA ± DVAP no está del todo aclarada, parece que la esperanza de vida está disminuida, y pueden aparecer múltiples complicaciones a lo largo del seguimiento (Tabla 39.1-2).

Se recomienda el tratamiento de los defectos hemodinámicamente significativos a cualquier edad, puesto que se produce

Tabla 39.1-3. Protocolo de seguimiento tras cierre de comunicación interauricular

	CIA con cierre quirúrgico		CIA con cierre percutáneo	
	Cierre de CIA OS en la infancia sin lesiones residuales	**CIA SV/lesiones residuales/cierre tardío**	**CIA OS sin lesiones residuales**	**CIA SV/lesiones residuales**
Anamnesis y exploración física	Anual durante 2 años	1-2 años	1-2 años; posteriormente, 3-5 años	1-2 años
ECG	Anual durante 2 años	1-2 años	1-2 años; posteriormente, 3-5 años	1-2 años
Ecocardiograma	Anual durante 2 años	1-2 años	1-2 años; posteriormente, 3-5 años	1-2 años
Holter-ECG		2 años	Si palpitaciones/síncope	
RM/TC		• Control de cavidades ventriculares • Sospecha de *shunt* residual • Sospecha de estenosis de VCS o VVPP		
Cateterismo		• Si *shunt* residual hemodinámicamente significativo (¿cierre?) • Si sospecha de HTP o estenosis de VVPP • Si estenosis VCS (¿angioplastia/*stent*?)		
EEF		Si arritmias		
Observaciones	¿Alta a los 2 años?	Individualizar según lesiones		Individualizar según lesiones

CIA: comunicación interauricular; ECG: electrocardiograma; EEF: estudio electrofisiológico; HTP: hipertensión pulmonar; OS: *Ostium secundum*; RMN: resonancia magnética; SV: seno venoso; TC: tomografía computarizada; VCS: vena cava superior; VVPP: venas pulmonares.

manera activa. Es razonable solicitar una resonancia magnética (RM) cardíaca pasados al menos seis meses del cierre de la CIA para valorar la normalización de las cavidades derechas, así como para confirmar el cortocircuito residual. En caso de sospecha de estenosis de la vena cava superior o de venas pulmonares, se recomienda la realización de una tomografía computarizada (TC) (**Tabla 39.1-3**).

 El cierre de la CIA después de los 40 años no afecta a la frecuencia de aparición de arritmias durante el seguimiento. El flúter auricular es más común en gente joven, y la fibrilación auricular en adultos más añosos.

Comunicación interventricular

La comunicación interventricular (CIV) es la malformación congénita más habitual en la edad pediátrica; en la población adulta se estima una prevalencia de alrededor de 0,3/1.000 adultos, dada la tendencia de muchas CIV de pequeño tamaño al cierre espontáneo durante la infancia.

La evolución de una CIV va a depender del tamaño del defecto y de la relación entre resistencias vasculares pulmonares y sistémicas. En términos generales, las CIV pequeñas restrictivas tienden al cierre durante la infancia y no suelen producir síntomas; las CIV más grandes pueden producir taquipnea y fallo de medro, y requieren una corrección a tiempo para evitar el desarrollo de enfermedad vascular pulmonar. Globalmente, pacientes con cierre espontáneo de CIV y función ventricular normal tienen buen pronóstico a largo plazo, similar a adultos sanos. Los pacientes adul-

tos asintomáticos con CIV aisladas pequeñas requieren de seguimiento periódico con el fin de excluir complicaciones (endocarditis, ventrículo derecho (VD) de doble cámara o síndrome de Laubry-Pezzi), si bien los resultados a largo plazo suelen ser buenos.

Tras la corrección quirúrgica o percutánea del defecto interventricular, debe vigilarse la aparición de complicaciones:

• **Comunicación interventricular (CIV) residual**: en caso de jet residual, existe un riesgo aumentado de endocarditis infecciosa y debe mantenerse profilaxis de esta. Se recomienda el seguimiento de estos pacientes para valorar la magnitud del defecto y excluir la aparición de complicaciones asociadas.

• **Bloqueo bifascicular o antecedente de bloqueo completo transitorio postoperatorio**: riesgo de evolución a bloqueo avanzado con necesidad de implante de marcapasos; hoy día, es infrecuente. Requiere ECG anual y Holter-ECG ± ergometría cada uno-dos años.

• **Insuficiencia tricuspídea (IT)**: suele aparecer por afectación de velos tras la reparación o en pacientes con dilatación de cavidades derechas por HTP.

• **Insuficiencia aórtica (IAo)**: en pacientes corregidos más tardíamente, a pesar de la corrección del defecto, puede aparecer IAo por prolapso de un velo aórtico (más habitual en las CIV perimembranosas o yuxtaarteriales). También puede presentarse por daño de los velos durante la corrección de la CIV.

• **Estenosis subpulmonar**: en pacientes que desarrollan VD de doble cámara en relación con *jets* de alta velocidad en CIV perimembranosas.

- **Estenosis subaórtica**: en ocasiones, en pacientes con mal alineamiento del tabique interventricular (TIV), la disposición del parche produce obstrucción del tracto de salida del VI (TSVI).
- **Disfunción ventricular izquierda**: pacientes reparados de manera tardía con importante sobrecarga del VI pueden desarrollar disfunción ventricular.
- **Arritmias supraventriculares**: aparecen en pacientes con corrección más tardía en los que la aurícula izquierda ha estado sometida a sobrecarga de manera prolongada.
- **Arritmias ventriculares/muerte súbita (MS)**: pacientes que, a pesar de la corrección del defecto, desarrollan enfermedad vascular pulmonar.

Los pacientes intervenidos de una CIV sin lesiones residuales y sin elevación de la presión pulmonar tienen una esperanza de vida normal y podría plantearse el alta tras confirmar presiones pulmonares normales. Si la intervención de defectos moderados-grandes ocurre de forma más tardía, la enfermedad vascular pulmonar puede continuar su evolución a pesar del cierre del defecto y precisar seguimiento periódico. Los pacientes intervenidos con CIV residual, HTP, insuficiencias aórtica o tricúspide u obstrucción subvalvular aórtica o pulmonar deben mantener el seguimiento anual (**Tabla 39.1-4**).

Conducto arterioso persistente

Con la mejora de las técnicas diagnósticas y los avances en intervencionismo estructural, la incidencia de conducto arterioso persistente (CAP) en el adulto ha disminuido. En esta población, suele tratarse de una malformación aislada.

Los CAP silentes o de pequeño tamaño pueden ser un hallazgo incidental en pruebas de imagen solicitadas por otra causa y, por tanto, diagnosticarse en edad adulta. Los CAP de moderado o gran tamaño, por lo general se diagnostican y tratan en la infancia; no obstante, en alguna ocasión el diagnóstico se hace en edades más avanzadas durante el estudio de un soplo continuo en borde esternal, o cuando el paciente solicita atención médica por intolerancia a los esfuerzos o palpitaciones. En el adulto, raramente se manifiesta con IC congestiva. En el ecocardiograma se aprecia una dilatación de las cavidades izquierdas, que puede ir acompañada de disfunción sistólica. Según el grado de HTP acompañante, pueden aparecer dilatación e hipertrofia del VD. Todos los pacientes con CAP tienen riesgo aumentado de endarteritis.

Los defectos pequeños silentes tienen un excelente pronóstico y pueden hacer una vida sin restricciones, al igual que los CAP corregidos en etapas precoces sin lesiones residuales. Es conveniente prestar atención al desarrollo de la enfermedad vascular pulmonar en los CAP cerrados con cierto grado de HTP. Tras la corrección del defecto, puede observarse recanalización del conducto o un *shunt* residual que, por lo general, no

Tabla 39.1-4. Protocolo de seguimiento tras cierre de comunicación interventricular

	Sin CIV residual			CIV restrictiva residual o nativa
	Cierre precoz sin sobrecarga de cavidades ni HTP		Cierre tardío con sobrecarga de cavidades, datos de HTP o lesiones residuales	
	CIV pequeña	CIV moderada o grande		
Anamnesis y exploración física	Anual durante 2 años	1-2 años; posteriormente, 3-5 años	Anual	1-2 años
ECG	Anual durante 2 años	1-2 años; posteriormente, 3-5 años	Anual	1-2 años
Ecocardiograma	Anual durante 2 años	1-2 años; posteriormente, 3-5 años	Anual	1-2 años
Holter-ECG		Si palpitaciones/síncope	1-2 años si bloqueo bifascicular o BAVc transitorio posquirúrgico	Si palpitaciones/síncope
RM			• Control de cavidades ventriculares • Cuantificación IT/IAo	• Control cavidades ventriculares • Cuantificación Qp/Qs • Cuantificación IAo
Cateterismo			• Si sospecha de HTP • Confirmación de VDDC	• Si *shunt* residual hemodinámicamente significativo (¿cierre?) • Confirmación de VDDC
EEF			Si arritmias	
Observaciones	¿Alta?		Individualizar según lesiones	Individualizar según lesiones

BAVc: bloqueo auriculoventricular completo; CIV: comunicación interventricular; ECG: electrocardiograma; EEF: estudio electrofisiológico; HTP: hipertensión pulmonar; IAo: insuficiencia aórtica; IT: insuficiencia tricuspídea; RM: resonancia magnética; VDDC: ventrículo derecho de doble cámara.

es hemodinámicamente significativo y no requiere tratamiento, pero aumenta el riesgo de endarteritis. En caso de requerir intervención, deben realizarse pruebas de imagen que descarten la formación de aneurismas o la calcificación del defecto que favorezcan una técnica sobre otra. En algunos pacientes con cierre percutáneo, el dispositivo protruye y produce estenosis pulmonar izquierda o aceleración en aorta descendente; estas complicaciones rara vez precisan de intervención. En los casos de sobrecarga de cavidades izquierdas de manera prolongada, se preconiza la búsqueda de arritmias auriculares mediante ECG y Holter-ECG si aparecen síntomas (**Tabla 39.1-5**).

 Todos los conductos, con independencia de su tamaño, tienen riesgo de endarteritis.

 • Es conveniente prestar atención al desarrollo de enfermedad vascular pulmonar en los CAP cerrados con cierto grado de HTP.
• En los casos de sobrecarga de cavidades izquierdas de manera prolongada, debe realizarse ECG en cada visita, y Holter-ECG si aparecen síntomas, para descartar arritmias auriculares.

Tabla 39.1-5. Protocolo de seguimiento tras cierre de conducto arterioso persistente

	CAP pequeño con cierre precoz sin sobrecarga de cavidades, lesiones residuales ni HTP	Cierre tardío, CAP moderado-grande, lesiones residuales, datos de HTP
Anamnesis y exploración física	Anual durante 2 años	1-2 años
ECG	Anual durante 2 años	1-2 años
Ecocardiograma	Anual durante 2 años	1-2 años
Holter-ECG		Si palpitaciones/síncope
RM/TC		• Control cavidades ventriculares • Cuantificación Qp/Qs en *shunt* residual • Anatomía, aneurismas, calcificación
Cateterismo		• Si sospecha de HTP • Si *shunt* residual hemodinámicamente significativo (¿cierre?)
EEF		Si arritmias
Observaciones	¿Alta?	Individualizar según lesiones

CAP: conducto arterioso persistente; ECG: electrocardiograma; EEF: estudio electrofisiológico; HTP: hipertensión pulmonar; RM: resonancia magnética; TC: tomografía computarizada.

Canal auriculoventricular

El canal auriculoventricular (CAV), por lo general, es una cardiopatía aislada, pero puede aparecer asociada a otras malformaciones cardíacas, con la coartación de aorta (CoA) y la tetralogía de Fallot (TF) como las más frecuentes.

 Según el cabalgamiento de la válvula AV, uno de los ventrículos puede estar poco desarrollado y requerir paliación univentricular. En este apartado se hará referencia a la corrección biventricular en pacientes con ventrículos equilibrados.

En torno al 70-80 % de los pacientes con CAV completo presentan síndrome de Down, mientras que el 90 % de los canales auriculoventriculares parciales (CAVP) ocurren en pacientes sin el síndrome.

La clínica y momento de aparición de este van a depender de la magnitud y el nivel del *shunt*, así como de la presencia de lesiones asociadas (estenosis/regurgitación de la válvula AV común, estenosis subpulmonar, estenosis subaórtica, etc.). Por lo general, el CAV completo debuta en el lactante con la caída de las resistencias vasculares pulmonares, mientras que el CAVP se manifiesta de manera más tardía, y puede ser diagnosticado en el adulto. La clínica de un CAVP en el adulto es la de una CIA, aunque suele ser más llamativa y de debut más precoz por la presencia de regurgitación de la válvula AV izquierda. Salvo en casos raros con CIA y CIV muy pequeñas y válvula AV común competente, la cirugía es necesaria para la corrección del defecto.

Todos los pacientes con CAV, intervenidos o no, deben ser atendidos en unidades especializadas de CC. Se debe prestar especial atención a las siguientes complicaciones:

• **Insuficiencia/estenosis valvular**: más frecuente de la válvula AV izquierda, aunque a menudo se ven afectados ambos componentes. Puede requerir nueva cirugía en el 5-10 % de los pacientes.
• **Estenosis subaórtica**: la disposición en «cuello de ganso» del TSVI produce obstrucción de este, que puede agravarse por la disposición del parche de la CIV.
• **Comunicación interauricular (CIA) o CIV residuales**: por lo general, sin significación hemodinámica.
• **Bloqueo auriculoventricular (BAV)**: los pacientes con CAV presentan alteraciones en la disposición del tejido eléctrico, que puede dañarse durante la reparación de la cardiopatía y evolucionar hacia un BAV avanzado que precisa el implante de marcapasos. No obstante, dicha disposición del tejido de conducción puede también producir BAV, incluso en ausencia de cirugía. Se recomienda la realización de Holter-ECG aproximadamente cada dos años para excluir esta complicación.
• **Disfunción sinusal:** más habitual en pacientes intervenidos de forma tardía.
• **Enfermedad vascular pulmonar**: puede aparecer incluso tras la corrección del CAV, sobre todo en pacientes con CIV amplias que han sido corregidas de manera tardía.
• **Arritmias auriculares**: debe realizarse cribado de estas cuando el paciente manifiesta síntomas y, sobre todo, cuando la corrección se ha realizado en edades más tardías.

- **Endocarditis infecciosa**: la presencia de CIA/CIV residuales o la incompetencia de la válvula AV aumentan el riesgo de endocarditis.
- **Arritmias ventriculares y MS**.

La frecuencia de seguimiento de estos pacientes dependerá de las lesiones residuales, y sigue los mismos preceptos vistos en los apartados de CIA y CIV (v. **Tablas 39.1-3** y **39.1-4**). En ausencia de lesiones residuales, es razonable el seguimiento cada dos-tres años.

> ! Se debe realizar una búsqueda activa de las complicaciones más frecuentes de los CAV: CIA/CIV residual, competencia de las válvulas AV, estenosis subaórtica, disfunción sinusal/BAV, arritmias auriculares, enfermedad vascular pulmonar y endocarditis.

Coartación de aorta

La CoA supone una enfermedad de la pared aórtica (aortopatía generalizada) y, por tanto, persiste más allá de su corrección. En el paciente adulto, por lo general, la coartación afecta a la unión del arco distal con la aorta torácica descendente.

>
> - La CoA es un aortopatía que cursa con fragmentación elástica de la pared, fibrosis y necrosis quística de la media. Esto produce mayor rigidez de la pared aórtica y de las carótidas, con alteración de los reflejos barorreceptores y aumento de la velocidad de las ondas de pulso braquiales que, se piensa, podrían conducir a la formación tardía de aneurismas. La rigidez y aumento de la velocidad de las ondas de pulso persiste tras la corrección de la coartación.
> - La malformación cardíaca que se asocia con más frecuencia a CoA es la válvula aórtica bicúspide (85 %). Hasta un 10 % de los pacientes asocian aneurismas cerebrales.

Si la CoA es importante, los síntomas suelen producirse en la infancia. Por lo general, los diagnósticos realizados en edad adulta se corresponden con grados leves de coartación como hallazgo durante el estudio de una hipertensión arterial (HTA) o por un soplo. Pueden aparecer cefalea, epistaxis, mareos, *tinnitus*, frialdad de extremidades inferiores, angina abdominal, claudicación intermitente, o incluso hemorragias intracerebrales en pacientes no tratados con mayor gravedad de la estenosis.

Con independencia de la técnica empleada en la corrección de la coartación, se pueden presentar complicaciones en la evolución que obligan al seguimiento de estos pacientes en unidades especializadas:

- **Hipertensión arterial (HTA)**: la HTA, en reposo o inducida por el esfuerzo, es muy habitual. Puede aparecer antes de la corrección de la CoA o tras su tratamiento. Debe buscarse de manera activa mediante la medición ambulatoria de la presión arterial; en caso de duda, se recomienda la realización de un Holter ambulatorio de presión arterial. Se recomienda, igualmente, la realización de ergometrías periódicas para desenmascarar HTA inducida por el ejer-

cicio. Debe descartarse una reestenosis como causa de la HTA. La HTA en esta población de pacientes constituye un importante factor de riesgo cardiovascular (FRCV) que incrementa notablemente la morbimortalidad y, por tanto, debe recibir un tratamiento agresivo. De igual manera, se recomienda un control estricto del resto de FRCV con el fin de disminuir los eventos cardiovasculares.

- **Reestenosis/estenosis residual**: constituye una de las complicaciones más habituales, con independencia de la técnica implementada en la corrección. Induce HTA e hipertrofia ventricular, que conducen a enfermedad cardiovascular y disfunción sistólica-diastólica. En la valoración de los pacientes con CoA deben evaluarse los pulsos femorales, medirse el gradiente brazo-pierna, valorar el flujo en aorta abdominal, visualizar la anatomía de la aorta y estimar el gradiente en la zona de la coartación con el fin de detectar reestenosis. Las últimas guías europeas de Cardiopatías Congénitas (2020) recomiendan la realización de una prueba de imagen (TC/RM) cada tres a cinco años con independencia de los hallazgos ecográficos.
- **Aneurismas en aorta ascendente y/o descendente**: una de las complicaciones más temidas por el riesgo de rotura y muerte. En la era actual, el riesgo de aneurismas posquirúrgicos es del 5-9 %, con la anastomosis términoterminal como la técnica quirúrgica con menor riesgo. En pacientes con aortoplastia con parche de Dacron, la incidencia de aneurismas alcanza el 33-51 %. Pueden aparecer hasta 30 años después de la corrección. Mediante la realización de pruebas de imagen más específicas como TC o RM pueden detectarse estos aneurismas y realizar un control evolutivo de su crecimiento. La HTA con mal control contribuye a su crecimiento y rotura.
- **Disfunción valvular aórtica**: en pacientes con válvula aórtica bicúspide.
- **Endocarditis infecciosa o endarteritis**: si bien las guías actuales de endocarditis (2023) no recomiendan la profilaxis de endocarditis en todos los casos de CoA, las anomalías de la pared intrínsecas a la patología favorecen la endarteritis.
- **Ruptura de aneurismas cerebrales**: un 5-10 % de los pacientes con CoA asocian aneurismas del polígono de Willis, con riesgo de rotura y muerte. Es más frecuente en pacientes con HTA mal controlada. Se debe realizar cribado de aneurismas cerebrales ante una clínica neurológica sugestiva, como cefalea de nueva aparición o de características diferentes, mareos o fotofobia, entre otros.
- **Enfermedad coronaria**: como consecuencia de una HTA mal controlada, los pacientes pueden desarrollar enfermedad coronaria precoz. Ante la sospecha de estenosis coronaria, se recomienda la realización de test de isquemia, TC coronaria o angiografía coronaria invasiva (**Tabla 39.1-6**).

> ! En todos los pacientes con CoA debe descartarse evolutivamente la aparición de reestenosis, aneurismas de aorta e HTA. Es fundamental el tratamiento agresivo de los FRCV para evitar enfermedad cardiovascular precoz. Se recomienda la realización de pruebas de imagen específicas (sobre todo, RM en el seguimiento) para valorar reestenosis y formación de aneurismas.

Tabla 39.1-6. Protocolo de seguimiento tras corrección de coartación de aorta

	CoA sin lesiones residuales ni HTA ± VAB normofuncionante	Reestenosis/ estenosis residual, aneurismas, HTA, VAB con disfunción
Anamnesis y exploración física	1-2 años	Anual
ECG	1-2 años	Anual
Ecocardiograma	1-2 años	Anual
Holter-PA	2-3 años	2-3 años
Ergometría	2 años	2 años
RM/TC	5 años	• 3-5 años. Control: • Reestenosis/ estenosis residual, colaterales • Aneurismas • HVI • Función VAB (RM)
Cateterismo		• Reestenosis/ estenosis residual significativa • Sospecha enfermedad coronaria
Observaciones		Individualizar según lesiones

CoA: coartación de aorta; ECG: electrocardiograma; HTA: hipertensión arterial; HVI: hipertrofia ventricular izquierda; RM: resonancia magnética; TC: tomografía computarizada; VAB: válvula aórtica bicúspide.

Tetralogía de Fallot

La TF es la CC cianótica más habitual. Según el grado de obstrucción en el tracto de salida de ventrículo derecho (TSVD), la presentación clínica es más o menos precoz y cursa con menor o mayor grado de cianosis, por lo que, si la obstrucción es leve, la clínica podría debutar en la edad adulta con intolerancia al ejercicio, arritmias, abscesos cerebrales o infecciones. Si el paciente sobrevive sin corregir hasta la cuarta o quinta década de la vida, la muerte, por lo general, se produce secundariamente a IC congestiva, o súbitamente por arritmias. La reparación tardía se asocia a un aumento de la morbimortalidad a largo plazo. En el paciente corregido, en función de las lesiones residuales, pueden aparecer disnea de esfuerzo, palpitaciones, síncope o MS, presumiblemente por arritmias. En el seguimiento a largo plazo, se estima una mortalidad por arritmias malignas entre el 2-7% cada 10 años, lo que supone entre un tercio y la mitad de las muertes en el adulto.

 Antes de corregir la TF, deben descartarse anomalías coronarias. La más frecuente es la salida de la descendente anterior del seno de Valsalva derecho, que cruza el TSVD. Esta anomalía aparece hasta en el 3% de los pacientes y puede dificultar la corrección con parche y precisar la colocación de un conducto entre el VD y la arteria pulmonar.

Un alto porcentaje de pacientes (30%) van a requerir una intervención sobre las lesiones residuales, por lo que todos los pacientes con TF corregidos deben tener seguimiento en unidades especializadas de CC para supervisar los siguientes aspectos:

- **Obstrucción residual del TSVD (OTSVD)**: puede ocurrir en la zona infundibular, valvular pulmonar, en tronco pulmonar o en las arterias pulmonares. En presencia de OTSVD al menos moderada y síntomas o en pacientes asintomáticos con presión en el VD >80 mmHg se recomienda sustitución valvular/angioplastia ± *stent*.
- **Insuficiencia pulmonar**: es la complicación más frecuente y casi siempre presente tras la corrección con parche transanular o conducto valvulado. Por lo general, se tolera bien durante años, pero con el tiempo acaba produciendo dilatación y disfunción del ventrículo derecho (VD), disfunción del ventrículo izquierdo (VI) por disincronía interventricular e IT que se manifiestan como intolerancia al esfuerzo, IC, arritmias auriculares, arritmias ventriculares sostenidas, e incluso MS. Se recomienda el reemplazo valvular en presencia de IP grave y síntomas o, en pacientes asintomáticos, cuando cumplan alguno de los siguientes criterios: volumen telediastólico del VD ≥ 160 mL/m^2 o telesistólico ≥ 80 mL/m^2, disfunción sistólica progresiva del VD, IT progresiva $\geq$ moderada o arritmias. Un soplo diastólico precoz y corto con tono grave indica IP grave. Es recomendable la realización de RM evolutivas.
- **Dilatación y disfunción de VI o VD**: por lo general, aparece secundariamente a las lesiones residuales, pero puede ocurrir por protección miocárdica inadecuada durante la cirugía. La dilatación del VI puede aparecer como consecuencia de cortocircuitos arteriales paliativos de larga duración, CIV residuales o IAo.
- **Comunicación interventricular (CIV) residual**: en relación con dehiscencia del parche o cierre incompleto durante la cirugía. Su cierre se plantea con el seguimiento de los mismos criterios que una CIV aislada.
- **Insuficiencia aórtica (IAo)**: secundaria a dilatación de la aorta ascendente o por afectación de las valvas aórticas durante el cierre de la CIV.
- **Arritmias supraventriculares**: flúter auricular/arritmia por reentrada o fibrilación auricular. Más frecuentes en pacientes con *shunts* sistémico-pulmonares de larga duración, intervenidos de manera tardía, con IT significativa o IP grave. Pueden manifestarse como palpitaciones o síncope/presíncope. Ante una arritmia supraventricular, siempre debe descartarse una lesión hemodinámica significativa.
- **Arritmias ventriculares sostenidas/MS**: la presencia de arritmias ventriculares no sostenidas es muy habitual en pacientes con TF (60%); no está claro que se relacione con un incremento de la MS. La mayor parte de las arritmias ventriculares sostenidas se producen por circuitos de reentrada alrededor de escaras. Los pacientes con varias cirugías, corregidos tardíamente, con disfunción diastólica del VI e IP grave tienen riesgo de taquicardias ventriculares sostenidas. En pacientes con parada cardiorrespiratoria recuperada o con arritmias sostenidas no susceptibles de ablación, debe implantarse un dispositivo automático

implantable en prevención secundaria. Puede plantearse un estudio electrofisiológico para la inducción de arritmias en pacientes de alto riesgo: síncope inexplicado, disfunción moderada-grave de VI/VD, arritmias auriculares, QRS > 180 ms (indica importante dilatación del VD) o fibrosis extensa en la RM. En caso de inducirse taquicardias ventriculares o en presencia de múltiples factores de riesgo, se puede plantear el implante de un dispositivo automático implantable en prevención primaria. Tras la aparición de arritmias ventriculares sostenidas, deben tratarse todas las lesiones residuales hemodinámicamente significativas, con la IP como la lesión más vinculada con su aparición.

• **Endocarditis infecciosa**.

En general, pacientes asintomáticos, sin lesiones residuales, función biventricular normal y sin historia de arritmias pueden hacer seguimiento cada dos años. El resto de pacientes precisa un seguimiento al menos anual (valorar según tipo y gravedad de lesiones residuales). Se recomienda una RM basal y, con posterioridad, cada dos o tres años para seguimiento de volúmenes y función biventricular, fracción regurgitante de la IP/IT/IAo, anatomía del TSVD, tronco y ramas pulmonares, dilatación de aorta, exclusión de CIV residual, extensión de la fibrosis y valoración de conductos VD-AP (**Tabla 39.1-7**).

> ! • En presencia de arritmias auriculares y ventriculares deben excluirse lesiones residuales hemodinámicamente significativas.
> • Debe valorarse el riesgo de MS de los pacientes con TF en cada visita.

Transposición de grandes arterias

La transposición de grandes arterias (TGA) es la CC cianótica de presentación neonatal más habitual. La primera cirugía de corrección de la TGA fue descrita por Senning en 1959, que consistió en una corrección fisiológica al crear un bafle auricular que reconducía el flujo en dicha zona. En la década de los 80-90, se desarrolló la técnica de Jatene, una corrección anatómica en la que se intercambian la aorta por la arteria pulmonar, que asemeja la circulación normal. Esta última es la técnica quirúrgica más empleada en la actualidad. Determinados pacientes con CIV y estenosis pulmonar asociada no son susceptibles de ninguna de estas reparaciones y precisan corrección con otras técnicas, con la cirugía de Rastelli (tunelización de la CIV hacia la aorta e interposición de un tubo VD-AP) como la más frecuente.

Los pacientes con TGA corregida tienen un riesgo aumentado de desarrollar HTP en la evolución.

Corrección fisiológica: switch auricular (Mustard y Senning)

Tras la cirugía de Mustard o Senning, el VD se mantiene como ventrículo sistémico. Con el tiempo, la función sistólica y diastólica de este VD sometido a presiones sistémicas va declinando, lo que produce intolerancia a los esfuerzos, disnea e IC. La dilatación del VD va acompañada de dilatación anular

Tabla 39.1-7. Protocolo de seguimiento tras corrección de tetralogía de Fallot

	TF sin lesiones residuales, función biventricular normal y sin historia de arritmias	TF con alguna lesión residual, disfunción ventricular o historia de arritmias
Anamnesis y exploración física	2 años	Anual
ECG	2 años	Anual
Ecocardiograma	2 años	Anual
Holter-ECG	3-4 años	2-3 años
Ergometría	3-4 años	2 años
RM/TC		2-3 años. Control: • Función y volúmenes biventriculares • Anatomía TSVD, dimensión TP y RRPP • FR IP, IT, IAo • Dilatación aórtica • Cuantificación CIV residual • TC: valoración anatomía coronaria, calcificación conductos, dilatación aórtica
Cateterismo		• Estenosis pulmonares periféricas • Valvulación pulmonar percutánea • Cierre de CIV residual
EEF		• Ablación de TVS • Inducción de TVS
Observaciones		Individualizar según lesiones

CIV: comunicación interventricular; ECG: electrocardiograma; EEF: estudio electrofisiológico; FR: fracción regurgitante; IAo: insuficiencia aórtica; IP: insuficiencia pulmonar; IT: insuficiencia tricuspídea; RM: resonancia magnética; TC: tomografía computarizada; TF: tetralogía de Fallot; TVS: taquicardia ventricular sostenida.

e IT. La capacidad de ejercicio también se ve reducida por una incapacidad de los bafles auriculares para aumentar el gasto cardíaco con el esfuerzo y por insuficiencia cronotropa. Esta es secundaria a disfunción del nodo sinusal. Es frecuente que los pacientes se presenten con ritmo de escape de la unión en torno a 40-60 lpm que, en general, son bien tolerados (en torno al 50 % presentan disfunción sinusal a 15-20 años de la cirugía). En caso de síntomas o marcada incompetencia cronotropa, debe realizarse la estimulación auricular con marcapasos.

La dilatación auricular y los puntos de sutura dan lugar a arritmias auriculares por reentrada, que pueden manifestarse como palpitaciones, intolerancia al esfuerzo o incluso como síncope.

En el seguimiento, deben descartarse *leaks* (dehiscencia) y estenosis de los bafles auriculares (más habitual del superior) y del canal de venas pulmonares. Si bien este último es poco frecuente, conduce a HTP. Igualmente, deben descartarse otras lesiones residuales como CIV. Es frecuente la obstrucción subpulmonar del TSVI por movimiento anterior sistólico de la valva mitral ± protrusión del septo interventricular; la mayor parte de las veces es una obstrucción leve. En caso de insuficiencia mitral, debe estimarse la presión sistólica pulmonar o bien buscar datos indirectos de HTP, como serían la dilatación del VI y el menor aplanamiento del TIV (lo normal en estos pacientes en un TIV tipo III).

Todos los pacientes deben tener seguimiento al menos anual con exploración física, ECG y ecocardiograma (se debe valorar según lesiones residuales y disfunción del VD). Se recomienda la realización de RM cardíaca cada dos a tres años para vigilar la función del VD y valorar lesiones residuales. En caso de imposibilidad por la presencia de dispositivos epicárdicos, pueden valorarse otras técnicas como la TC o la ventriculografía isotópica. El Holter-ECG debe realizarse de manera periódica para excluir taquiarritmias y disfunción sinusal grave. La ergometría valora la capacidad funcional y la respuesta cronotropa. En caso

de sospecha de estenosis de bafles sistémicos, se recomienda la realización de un cateterismo.

Corrección anatómica: switch arterial (cirugía de Jatene)

Los pacientes con corrección anatómica sin lesiones residuales tienen una capacidad funcional normal o casi normal. No obstante, precisan de seguimiento anual para descartar las siguientes complicaciones:

- **Estenosis supravalvular pulmonar, en el tronco pulmonar o ramas pulmonares**: es la complicación más frecuente, y puede requerir intervencionismo o nueva cirugía para su corrección.
- **Insuficiencia de la neoaorta:** en todos los pacientes con cirugía de Jatene aparece cierto grado de dilatación de la aorta, y puede ir acompañado de insuficiencia valvular aórtica, si bien en pocos casos se precisa reintervención por este motivo.
- **Estenosis de las arterias coronarias:** en un estudio realizado en 1.198 supervivientes de *switch* arterial, el 7,2 % desarrollaron eventos coronarios o precisaron reintervención por estenosis, la gran mayoría en los tres meses posteriores a la cirugía. No obstante, otros estudios describen

---

Tabla 39.1-8. Protocolo de seguimiento tras corrección de Transposición de grandes arterias

	Switch auricular	*Switch* arterial	Rastelli
Anamnesis y exploración física	Anual	1-2 años	Anual
ECG	Anual	1-2 años	Anual
Ecocardiograma	Anual *Eco con burbujas si sospecha de *leak* (dehiscencia) en bafles	1-2 años	Anual
Holter-ECG	2 años	Si palpitaciones/síncope	
Ergometría	2 años • Capacidad funcional • Respuesta cronotropa • Arritmias • Desaturación en esfuerzo (¿dehiscencia de bafles?)	• Capacidad funcional • Isquemia No está clara la necesidad de cribado de isquemia	
RM/TC	2-3 años • Función biventricular • Permeabilidad bafles • FR IT • Cuantificación Qp/Qs en dehiscencia de los bafles • RTG. Marcador pronóstico	• Tronco y RRPP • FR IAo • Dimensiones neoaorta • Función VI • *Ostiums* coronarios/estenosis coronarias	2-3 años • Función biventricular • Estenosis conducto, FR IP • CIV residual: Qp/Qs • Tronco y RRPP
Cateterismo	• Si sospecha de HTP • Sospecha de *leak* hemodinámicamente significativo (¿cierre?) • Sospecha de estenosis de canales sistémicos	• Si sospecha de HTP • Estenosis supravalvular	• Estenosis/insuficiencia del conducto • Estenosis supravalvular
EEF	Si arritmias	Si arritmias	Si arritmias
Observaciones	Individualizar según lesiones	Individualizar según lesiones	Individualizar según lesiones

CIV: comunicación interventricular; ECG: electrocardiograma; EEF: estudio electrofisiológico; FR: fracción regurgitante; IAo: insuficiencia aórtica; IP: insuficiencia pulmonar; IT: insuficiencia tricuspídea; RM: resonancia magnética; RRPP: ramas pulmonares; RTG: realce tardío con gadolinio; TC: tomografía computarizada; VI: ventrículo izquierdo.

eventos tardíos, por lo que hay que tener siempre en mente esta complicación. La isquemia puede ser silente debido a la denervación que se produce en la cirugía.

En los pacientes con cirugía de Jatene se recomienda la realización de pruebas de imagen (TC/RM) de forma periódica para una mejor valoración del tronco pulmonar y las ramas pulmonares, así como la función del VI (puede verse afectada por coronariopatía) y el estado de las coronarias. No está clara la necesidad de realización periódica de pruebas de detección de isquemia. En pacientes asintomáticos, podría valorarse la realización de una única angiografía para descartar estenosis coronaria.

Cirugía de Rastelli

Si bien la mortalidad tras una cirugía de Rastelli ha disminuido de manera drástica, su esperanza de vida está reducida y la muerte, por lo general, se produce de manera súbita (presumiblemente por arritmias) o por disfunción del VI.

Los pacientes con cirugía de Rastelli presentan un riesgo incrementado de arritmias, tanto supraventriculares como ventriculares, y de bloqueos completos. En presencia de arritmias, deben descartarse lesiones hemodinámicamente significativas que puedan ser tratadas.

La mayor parte de pacientes van a requerir varios cambios de conducto, pues se quedan estenóticos con el crecimiento. La estenosis (y regurgitación) mantenidas conllevan hipertrofia y dilatación del VD, que acaba disfuncionando. Alrededor del 25 % de pacientes desarrollan disfunción ventricular izquierda. Con frecuencia se produce obstrucción en el TSVI por la disposición del parche de cierre de CIV.

Se requiere de seguimiento al menos anual que incluya exploración física, ECG y ecocardiograma. Según síntomas, se debe valorar la realización de Holter-ECG. Otras técnicas de imagen como la RM y la TC son necesarias para una mejor valoración del conducto, las ramas pulmonares y la función del VD (**Tabla 39.1-8**).

Todos los pacientes con TGA deben ser seguidos en unidades especializadas al menos de forma anual. Deben supervisarse los siguientes aspectos:

- ***Switch* atrial:** disfunción del VD sistémico, IT, *leaks*/obstrucción de bafles, OTSVI, bradiarritmias/taquiarritmias.
- ***Switch* arterial:** estenosis supravalvular pulmonar, insuficiencia de la neoaorta, estenosis coronaria.
- **Rastelli:** estenosis del conducto, disfunción VD/VI, bradiarritmias/taquiarritmias (supraventriculares y ventriculares).

PUNTOS CLAVE

- Los cambios en la epidemiología de las CC exigen la creación de unidades multidisciplinares que sean capaces de atender las necesidades de esta población adulta, con la presencia de cardiólogos de adultos especializados, cirujanos, ginecólogos, psicólogos y trabajadores sociales, entre otros.
- A medida que el paciente pediátrico alcanza la madurez intelectual, debe iniciarse el proceso de transición, por el cual el paciente va adquiriendo responsabilidades y autonomía en la toma de decisiones en relación con su enfermedad.
- El conocimiento de las posibles complicaciones derivadas de cada CC y su corrección ayudan a establecer los planes de seguimiento en la edad adulta:
  - En pacientes corregidos de manera tardía con sobrecarga de cavidades derechas o izquierdas pueden aparecer arritmias en la evolución.

  - En pacientes con CIA tipo seno venoso, CAV o cirugía de Mustard debe buscarse activamente una disfunción sinusal.
  - Los pacientes adultos con CIV restrictivas requieren seguimiento anual o bianual para descartar el desarrollo de síndrome de Laubry-Pezzi o el ventrículo derecho de doble cámara, entre otros.
  - Se recomienda el tratamiento agresivo de los FRCV en pacientes con CoA para evitar el desarrollo de enfermedad cardiovascular precoz.
  - Debe evaluarse el riesgo de MS de los pacientes con TF en cada visita.
- Deben proporcionarse medidas generales de prevención de endocarditis infecciosa a todos los pacientes portadores de CC.

BIBLIOGRAFÍA

Babu-Narayan SV, Gatzoulis MA. Tetralogy of Fallot. En: Gatzoulis MA, Webb GD, Daubeney PEF. Diagnosis and Management of Adult Congenital Heart Disease. 2ª ed. Londres, Elsevier; 2011. p. 316-27.

Baumgartner H, De Backer J, Babu-Narayan SV, Budts W, Chessa M, Diller GP, et al. Guía ESC 2020 para el tratamiento de las cardiopatías congénitas del adulto. Rev Esp Cardiol. 2021;74(5):436.e1-436.e1.

Bird TM, Hobbs CA, Cleves MA, et al. National rates of birth defects among hospitalized newborns. Birth Defects Res A Clin Mol Teratol. 2006;76(11):762-9.

Doyle T, Kavanaugh-McHugh A, Fish FA. Management and outcome of tetralogy of Fallot. En: Connolly HM, Ed. Waltham, Mass.: UpToDate; 2023. [consultado 11 Oct 2023]. https://www.uptodate.com/contents/management-and-outcome-of-tetralogy-of-fallot

Ellis AR. Partial Anomalous Pulmonary Venous Connections and the Scimitar Syndrome. En: Gatzoulis MA, Webb GD, Daubeney PEF. Diagnosis and Management of Adult Congenital Heart Disease. 2ª ed. Londres, Elsevier; 2011. p. 216-21.

Gallego P, Oechslin EN. Atención especializada en las cardiopatías congénitas del adulto: experiencias y recomendaciones basadas en el modelo de asistencia sanitaria en Canadá. Cardiocore. 2011;46(1):e1-e10.

García-Ormazábal I, Pérez-Moneo MA, Gutiérrez-Larraya F. Cardiopatías cianógenas con flujo pulmonar aumentado. En: Cruz Martínez O, Moreno Villares JM, Hernández MC, Mintegi Raso S, García García JJ. Manual de Pediatría. 4ª ed. Majadahonda (Madrid), Ergon; 2020. p. 1037-40.

Hornung T. Transposition of the Great Arteries. En: Gatzoulis MA, Webb GD, Daubeney PEF. Diagnosis and Management of Adult Congenital Heart Disease. 2ª ed. Londres, Elsevier; 2011. p. 347-57.

Kaemmerer H. Aortic Coarctation and Interrupted Aortic Arch. En: Gatzoulis MA, Webb GD, Daubeney PEF. Diagnosis and Management of Adult Congenital Heart Disease. 2ª ed. Londres, Elsevier, 2011. p. 261-70.

Radojevic J, Rigby ML. Atrial Septal Defect. En: Gatzoulis MA, Webb GD, Daubeney PEF. Diagnosis and Management of Adult Congenital Heart Disease. 2ª ed. Londres, Elsevier; 2011. p. 180-7.

Reid GJ, Webb GD, Barzel M, et al. Estimates of life expectancy by adolescents and young adults with congenital heart disease. J Am Coll Cardiol. 2006;48(2):349-55.

Report of the British Cardiac Society Working Party. Grown-up congenital heart (GUCH) disease: current needs and provision of service for adolescents and adults with congenital heart disease in the UK. Heart. 2002;88 Suppl 1(Suppl 1):i1-14.

Saidi A, Kovacs AH. Developing a Transition Program from Pediatric- to Adult-Focused Cardiology Care: Practical Considerations. Congenit Heart Dis. 2009;4(4):204-15.

Shinebourne EA, Ho SY. Atrioventricular Septal Defect: Complete and Partial (Ostium Primum Atrial Septal Defect). En: Gatzoulis MA, Webb GD, Daubeney PEF. Diagnosis and Management of Adult Congenital Heart Disease. 2ª ed. Londres, Elsevier; 2011. p. 196-203.

Tennant PW, Pearce MS, Bythell M, Rankin J. 20-year survival of children born with congenital anomalies: a population-based study. Lancet. 2010;375(9715):649-56.

Thanopoulos BD, Brili SD and Toutouzas PK. Patent Ductus Arteriosus and Aortopulmonary Window. En: Gatzoulis MA, Webb GD, Daubeney PEF. Diagnosis and Management of Adult Congenital Heart Disease. 2ª ed. Londres, Elsevier; 2011. p. 256-60.

Uebing A and Kaemmerer H. Ventricular Septal Defect. En: Gatzoulis MA, Webb GD, Daubeney PEF. Diagnosis and Management of Adult Congenital Heart Disease. 2ª ed. Londres, Elsevier; 2011. p. 188-95.

Yeung E, Kay J, Roosevelt GE, Brandon M, Yetman AT. Lapse of care as a predictor for morbidity in adults with congenital heart disease. Int J Cardiol. 2008;125(1):62-5.

Webb GD, Williams RG. Care of the Adult with Congenital Heart Disease: introduction. J Am Coll Cardiol. 2001;37(5):1161-98.

39.2 Consejo preconcepcional

I. Molina Borao

OBJETIVOS

- Aprender las adaptaciones cardiovasculares que tienen lugar durante la gestación.
- Destacar la importancia del asesoramiento sobre el riesgo cardiovascular del embarazo y la necesidad de planificación en las pacientes con cardiopatías congénitas para minimizar las posibles complicaciones.
- Conocer los distintos aspectos que se deben tratar en el consejo gestacional y las recomendaciones para el seguimiento del embarazo y parto en las distintas cardiopatías congénitas.

INTRODUCCIÓN

En los últimos años se ha producido un incremento de las enfermedades cardiovasculares (ECV) en las mujeres gestantes, que puede responder a varios motivos: el retraso de la maternidad, el aumento de la prevalencia de factores de riesgo cardiovascular (FRCV), así como la mayor supervivencia de las mujeres con cardiopatías congénitas (CC) que ha permitido que alcancen la edad reproductiva.

Las ECV son la mayor causa indirecta de mortalidad materna durante el embarazo. Dentro de las ECV durante la gestación, las CC son las cardiopatías más frecuentes en los países occidentales (72-82 %), mientras que en los países en vías de desarrollo predominan las valvulopatías reumáticas (56-89 %).

Durante el embarazo tienen lugar una serie de adaptaciones hemodinámicas, hemostáticas y metabólicas (incluidos también el parto y el puerperio) que se deben conocer por las posibles repercusiones en las madres y sus fetos; dicho riesgo debe ser evaluado de forma personalizada en función de la cardiopatía y situación cardiológica de cada paciente, ya que es una población muy heterogénea y existen múltiples factores que hay que tener en cuenta.

CAMBIOS HEMODINÁMICOS EN EL EMBARAZO

Durante la gestación tienen lugar una serie de adaptaciones fisiológicas del sistema cardiovascular (CV). Aumenta el gasto cardíaco hasta un 30-50 %. En la primera mitad del embarazo se relaciona con el incremento del volumen latido y, con posterioridad, con el aumento de la frecuencia cardíaca (hasta 10-15 latidos/minuto). También aumenta el volumen plasmático (VP) hasta un 40 %, secundario a la activación del sistema renina-angiotensina-aldosterona por los estrógenos; esto da lugar a una anemia relativa por menor incremento de la masa de glóbulos rojos en relación con el VP. Y disminuyen las resistencias vasculares sistémicas y pulmonares, para adaptarse al aumento del VP.

Durante el parto y posparto inmediato, el gasto cardíaco se incrementa hasta el 80 %, y se produce una gran «autotransfusión» desde la circulación uteroplacentaria lo que provoca un aumento brusco de la precarga; y en las primeras 24-72 horas tras el parto se incrementan las resistencias vasculares. Por todo ello, se considera un período vulnerable para las descompensaciones cardíacas. La mayoría de estos cambios hemodinámicos se resuelven durante las primeras dos semanas del puerperio.

Por otro lado, el embarazo es considerado un estado de hipercoagulabilidad que se extiende durante el puerperio (hasta seis semanas tras el parto) con un aumento del riesgo tromboembólico.

CONSEJO PREGESTACIONAL

El asesoramiento sobre el riesgo del embarazo, y la necesidad de planificación de este, es necesario para las pacientes con CC, sobre todo en los casos de mayor riesgo, ya que permite anticipar los potenciales eventos, e implementar estrategias para la reducción del riesgo e incluir a las mujeres en la toma de decisiones sobre un evento vital en sus vidas.

Entre los aspectos que se han tratar en el consejo gestacional destacan:

- **Evaluación de los riesgos CV maternos**: con el objetivo de estratificar el riesgo e identificar los casos en los que estaría contraindicado el embarazo o los que se debería planificar una intervención previa. En general, las indicaciones de intervención en las mujeres con deseo de gestación son idénticas a las del resto, salvo en casos específicos de dilataciones de aorta y en la estenosis mitral moderada o grave.

- **Valorar los posibles riesgos obstétricos y fetales.**
- **Riesgo de recurrencia de las CC.**
- **Planificación del embarazo y parto.**
- **Revisar el tratamiento farmacológico.**
- **Informar de métodos de anticoncepción.**

> ❗ El consejo idealmente debe realizarlo un equipo multidisciplinar con experiencia en CC, y debe revalorarse en las consultas sucesivas ya que puede variar en la evolución.

Estratificación del riesgo cardiovascular

Para determinar el «riesgo materno», hay que intentar averiguar si la paciente podrá tolerar los cambios fisiológicos que ocurren durante el embarazo, el parto y el puerperio, con la insuficiencia cardíaca (IC) y las arritmias como las complicaciones CV más frecuentes. Para ello deben tenerse en cuenta múltiples aspectos, entre los que se encuentran:

- **Tipo de cardiopatía e intervenciones** (cirugías paliativas, correctoras, intervencionismos percutáneos), así como las lesiones residuales y secuelas.
- **Factores de riesgo cardiovascular (FRCV)** (obesidad, diabetes, tabaquismo, hipertensión). La aparición de preeclampsia en pacientes con cardiopatía se ha asociado a IC.
- **Otras comorbilidades** (p. ej., hipotiroidismo).
- **Situación cardiológica:** clase funcional (el embarazo será favorable cuando la capacidad aeróbica es $\geq 80\,\%$); episodios de IC, arritmias y tratamiento farmacológico (anticoagulación, fármacos teratógenos, etc.); función ventricular y valvular; presiones pulmonares; dimensiones de la aorta; saturación de oxígeno; niveles de péptidos natriuréticos (un propéptido natriurético cerebral N-terminal >128 a las 20 semanas es considerado predictor de eventos tardíos durante la gestación), entre otros aspectos.

Para ofrecer un asesoramiento adecuado es recomendable disponer de un estudio cardiológico reciente que incluya al menos un electrocardiograma, un ecocardiograma y una prueba de esfuerzo. En determinados casos (patología aórtica, afectación de ramas pulmonares, ventrículo derecho [VD] sistémico, etc.) puede ser necesario completar el estudio mediante una tomografía computarizada o una resonancia magnética cardíaca.

> ❗ Existen varias escalas que permiten sintetizar esta información y facilitar la estratificación del riesgo, como las escalas basadas en estudios CARPREG II, ZAHARA, y la clasificación modificada de la Organización Mundial de la Salud (OMSm).

La guía clínica del 2018 de la Sociedad Europea de Cardiología para el manejo de las ECV durante el embarazo recomienda utilizar, en primer lugar, la clasificación modificada de la OMS, ya que aporta información específica en función de la patología cardíaca. Esta clasificación establece cinco categorías en función del riesgo de morbimortalidad CV, y aporta, además, recomendaciones para el seguimiento y el parto (**Tabla 39.2-1**).

Mientras que la clasificación modificada de la OMS presenta una primera impresión esencial en función de la cardiopatía, también resulta útil usar otras escalas para tener en cuenta otros aspectos y conseguir una mejor precisión a la hora de estratificar el riesgo individual.

CARPREG «CARdiac Disease in PREGnancy» fue el primer estudio multicéntrico en elaborar un modelo de predicción de la afectación CV en el embarazo hace 20 años. Esta escala se ha actualizado con la incorporación de nuevos parámetros (CARPREG II) (**Tabla 39.2-2**). Otra escala de riesgo es la del estudio de ZAHARA (Zwangerschap bij Aangeboren HARtAfwijking), de uso exclusivo en CC, que agrega dos factores no usados en las anteriores, el uso de medicación cardiológica y las insuficiencias de las válvulas auriculoventriculares (AV) (**Tabla 39.2-3**).

Además, se deben tener en cuenta los resultados del registro multinacional ROPAC (Registry On Pregnancy and CARdiac disease) que recogió información de 1.321 embarazadas con enfermedades CV de 28 países. Demostró una mayor precisión de la clasificación de la OMSm al añadir el antecedente de fibrilación auricular y signos de IC previos al embarazo.

Riesgos obstétricos y fetales

Las mujeres con cardiopatía tienen mayor riesgo de complicaciones obstétricas como prematuridad, aborto espontáneo, crecimiento fetal restringido, preeclampsia, hemorragia posparto y muerte neonatal.

En un 18-31 % de las mujeres cardiópatas se producen complicaciones neonatales, con una mortalidad neonatal entre el 1 y el 4 %. Se han descrito varios predictores de eventos neonatales (**Tabla 39.2-4**) pero no se disponen de modelos de predicción validados.

Riesgo de recurrencia de cardiopatía congénita y diagnóstico prenatal

El riesgo de la población general de tener un hijo con CC es aproximadamente del 1 %; este es mayor en el caso de pacientes con CC (**Tabla 39.2-5**). El peligro de recurrencia en la descendencia de una cardiopatía aislada varía entre un 3-8 %, en función del tipo de cardiopatía y la carga familiar. Es el doble cuando es la madre, y aumenta a un 10 % si hay un hermano afectado. Por otro lado, un 18 % de las CC se asocian con anomalías genéticas conocidas, y requieren un asesoramiento genético.

> ❗ En casos de antecedentes de CC en la gestante o su familia está indicado realizar un ecocardiograma fetal en torno a las semanas 18-22.

Planificación del parto

El parto y posparto inmediato, como se ha comentado, es el momento de mayor riesgo de complicaciones cardiológicas. Por ello, se recomienda la elaboración de un plan de parto

Tabla 39.2-1. Clasificación modificada de la Organización Mundial de la Salud del riesgo materno de eventos cardiovasculares durante la gestación en pacientes cardiópatas

CLASE I OMSm (riesgo ligero, tasa eventos 2,5-5%)	CLASE II OMSm (riesgo moderado, 5,7-10,5%)	CLASE II-III OMSm (riesgo moderado-grave, 10-19%)
• Estenosis pulmonar ligera • CAP pequeño • Prolapso mitral ligero • Cortocircuitos simples reparados sin lesión residual (CIA, CIV, CAP, anomalía del retorno venoso pulmonar) • Extrasístoles (auriculares y ventriculares) aisladas	• CIA y CIV no reparadas • Tetralogía de Fallot reparada • Síndrome de Turner sin dilatación aórtica • Otras arritmias	• Disfunción leve del VI • Miocardiopatía hipertrófica • Síndrome de Marfan sin dilatación de aorta • Válvula bicúspide con dilatación de aorta <45 mm • Coartación de aorta reparada
Revisiones cardiológicas 1-2 veces y parto en hospital local	**Revisiones cardiológicas trimestrales y parto en hospital local**	**Revisiones cardiológicas bimensuales y parto en hospital de referencia**

CLASE III OMSm (riesgo grave, 19-27%)	CLASE IV OMSm (riesgo muy grave, 40-100%)	

• Disfunción moderada de VI (FE 30-45%)
• Miocardiopatía periparto previa, con función de VI conservada
• VD sistémico con FE normal o ligeramente deprimida
• Circulación de Fontan en buena situación
• Cardiopatía cianótica no reparada
• Otra cardiopatía compleja
• Estenosis mitral moderada
• Estenosis aórtica grave asintomática
• Dilatación aórtica moderada:
  – Síndrome de Marfan u otras EHAT: 40-45 mm
  – Válvula aórtica bicúspide: 45-50 mm
  – Síndrome de Turner: 20-25 mm/m²
  – Tetralogía de Fallot <50 mm
• Taquicardia ventricular
	• Hipertensión arterial pulmonar
	• Disfunción del VI grave (FE <30% o NYHA III-IV)
	• Miocardiopatía periparto previa con cualquier deterioro residual de la FEVI
	• Estenosis mitral grave
	• Estenosis aórtica grave sintomática
	• VD sistémico con FE moderada o gravemente deprimida
	• Dilatación aórtica grave:
	  – Síndrome de Marfan u otras EHAT >45 mm
	  – Válvula aórtica bicúspide >50 mm
	  – Síndrome de Turner >25 mm/m²
	  – Tetralogía de Fallot >50 mm
	• Ehlers-Danlos vascular
	• (Re)coartación grave
	• Circulación de Fontan con alguna complicación	

Revisiones cardiológicas mensuales-bimensuales y parto en centro con experiencia en embarazo y cardiopatía	**Revisiones cardiológicas mensuales y parto en centro con experiencia en embarazo y cardiopatía**	

CAP: conducto arterioso persistente; CIA: comunicación interauricular; CIV: comunicación interventricular; EHAT: enfermedad hereditaria de la aorta torácica; FE: fracción de eyección; NYHA: New York Heart Associaton; VI: ventrículo izquierdo.

por el equipo cardioobstétrico y la paciente, entre las semanas 20-28 de gestación. Debe incluir recomendaciones acerca del centro hospitalario, momento y vía de parto, así como la monitorización y vigilancia posparto.

En la mayoría de las pacientes con CC la vía de elección es el parto vaginal, ya que se asocia a menores estancias hospitalarias, menor riesgo de hemorragias y de complicaciones tromboembólicas. Se debe realizar un adecuado manejo del dolor, con la recomendación de anestesia epidural para minimizar el estrés CV. Para acortar el expulsivo, puede ser necesario un expulsivo asistido (fórceps, ventosas), sobre todo en las cardiopatías dependientes de precarga, estenosis graves del tracto de salida del ventrículo izquierdo y patologías de alto riesgo clase IV OMSm (hipertensión pulmonar [HTP], aortopatías, circulación de Fontan).

La cesárea estaría reservada para:

- Indicaciones obstétricas.
- Tratamiento anticoagulante (por riesgo de hemorragia fetal).

- Aortopatías de alto riesgo (como síndrome de Marfan >45 mm, válvula aórtica bicúspide >50 mm, síndrome de Turner con >25 mm/m² o antecedente de disección aórtica).
- Insuficiencia cardíaca (IC) intratable.
- Hipertensión pulmonar (HTP) moderada-grave (se incluye el síndrome de Eisenmenger).
- Y debe considerarse en casos de estenosis mitral o aórtica grave.

En pacientes cardiópatas que no hayan presentado un parto espontáneo está recomendado inducirlo en la semana 39, o de forma más precoz en pacientes de muy alto riesgo o complicaciones CV importantes.

En el parto se debe realizar una monitorización rutinaria de la presión arterial y la frecuencia cardíaca; la pulsioximetría puede ser importante en pacientes con *shunts* o HTP, y la telemetría en pacientes con antecedentes de arritmia, lesiones valvulares graves o disfunción ventricular. En el posparto inmediato en pacientes de alto riesgo (clase III o IV OMSm) está recomendado mantenerlas monitorizadas

Tabla 39.2-2. Escala CARPREG II para estratificación del riesgo cardiovascular durante el embarazo

CARPREG II	
Predictores	**Puntos**
Evento cardíaco o arritmia previa	3
Clase funcional basal III-IV NYHA o cianosis	3
Prótesis mecánica	3
Disfunción ventricular	2
Valvulopatía izquierda de alto riesgo/obstrucción TSVI	2
Hipertensión pulmonar	2
Enfermedad coronaria	2
Aortopatía de alto riesgo	2
No intervención cardíaca previa	1
Asistencia tardía del embarazo	1
Escala CARPREG II	**% Riesgo**
0 a 1 puntos	5%
2 puntos	10%
3 puntos	15%
4 puntos	22%
>4 puntos	41%

NYHA: New York Heart Association; TSVI: tracto de salida del ventrículo izquierdo.

Tabla 39.2-3. Escala ZAHARA para estratificación del riesgo cardiovascular durante el embarazo en pacientes con cardiopatías congénitas

ZAHARA	
Predictores	**Puntos**
Arritmia previa	1,5
Tratamiento cardiológico previo al embarazo	1,5
Clase funcional ≥ II NYHA	0,75
Obstrucción izquierda	2,5
Insuficiencia mitral moderada o grave	0,75
Insuficiencia tricuspídea moderada o grave	0,75
Prótesis mecánica	4,25
Cardiopatía cianótica (corregida o no corregida)	1
Escala ZAHARA	**% Riesgo**
0 a 0,5 puntos	2,9%
0,51-1,50 puntos	7,5%
1,51-2,5 puntos	17,5%
2,51-3,50 puntos	43,1%
> 3,50 puntos	70%

NYHA: New York Heart Association.

durante al menos 72 horas. Al alta, se programarán revisiones y se informará de las señales de alarma para identificar posibles complicaciones CV.

Manejo de medicaciones cardiovasculares en el embarazo

El asesoramiento preconcepcional incluye la revisión del tratamiento farmacológico y su ajuste si fuese necesario, teniendo en cuenta que los cambios fisiológicos del embarazo pueden afectar a su farmacocinética, y los posibles efectos teratógenos.

Dentro de los fármacos cardiológicos más usados, están contraindicados durante la gestación:
- Los inhibidores de la enzima convertidora de angiotensina.
- Los antagonistas de los receptores de la angiotensina II.
- Los inhibidores del receptor de la angiotensina-neprilisina.
- Los antagonistas de la aldosterona.
- Las estatinas.
- Los anticoagulantes de acción directa.
- La amiodarona.
- Los antagonistas de los receptores de la endotelina (p. ej., bosentán).

En general, los betabloqueantes se consideran seguros, aunque se han asociado a un retraso del crecimiento fetal, por lo que deben realizarse controles obstétricos seriados.

Anticoncepción

En toda mujer en edad reproductiva no se debe olvidar aconsejar sobre la anticoncepción, sobre todo en las pacientes de alto riesgo (clase III y IV de la OMSm), o con riesgos fetales por el uso de medicamentos teratógenos o con trastornos hereditarios.

Tabla 39.2-4. Predictores de eventos neonatales en gestaciones de pacientes cardiópatas

Predictores de eventos neonatales

- Clase funcional basal NYHA III-IV
- Baja saturación de oxígeno de la madre (<90%)
- Prótesis valvular mecánica
- Obstrucción cardíaca izquierda
- Evento cardíaco durante el embarazo
- Tabaquismo durante la gestación
- Embarazo múltiple
- Uso de anticoagulantes orales durante el embarazo
- Disminución del gasto cardíaco materno durante el embarazo
- Uso de medicación cardíaca antes del embarazo
- Flujo Doppler uteroplacentario alterado

NYHA: New York Heart Association.

Tabla 39.2-5. Riesgo de cardiopatía congénita en hijos de madres con cardiopatías congénitas según las distintas patologías

Cardiopatía congénita	Riesgo de recurrencia
CIA, CAP, anomalía de Ebstein, coartación de aorta	4-5-6 %
CIV, válvula aórtica bicúspide, estenosis pulmonar	7 %
Defecto septal auriculoventricular	7,5-15 %
Tetralogía de Fallot	2,5-10 %
Transposición de grandes arterias	0,5 %
Síndrome de Marfan	50 %

CAP: conducto arterioso persistente; CIA: comunicación interauricular; CIV: comunicación interventricular.

Se deben tener en cuenta los riesgos y beneficios de los distintos métodos frente al de un embarazo no planificado, las posibles interacciones con el tratamiento habitual, así como las preferencias de la paciente.

Existen distintos métodos anticonceptivos, que se pueden agrupar en:

- **Métodos hormonales combinados** (estrógenos y progestágenos) como las píldoras combinadas (las más populares), anillo vaginal, parches.
- **Métodos hormonales de contenido exclusivo de progestágenos** como minipíldoras de desogestrel, dispositivo intrauterino (DIU) de levonogestrel, inyectables, implantes subdérmicos.
- **Métodos libres de hormonas**, como los métodos barrera, DIU de cobre y la esterilización.

Los anticonceptivos que contienen etinilestradiol aumentan el riesgo de tromboembolismos venosos e hipertensión arterial (HTA), mientras que los progestágenos se asocian a retención de líquidos y aumento de peso. Entre tanto, los métodos libres de hormonas también pueden presentar otros efectos secundarios o una menor eficacia, de ahí que la elección no sea una tarea sencilla.

Según las últimas recomendaciones de las sociedades europeas y americanas de cardiología y ginecología, no está aconsejado el uso de anticonceptivos con estrógenos en casos de antecedente de evento trombótico, circulación de Fontan, portadores de prótesis mecánicas, HTP, pacientes cianóticos, miocardiopatía periparto, pacientes con múltiples FRCV (tabaquismo, diabetes *mellitus*, HTA, obesidad).

El DIU o los implantes de levonogestrel tienen muy buena eficacia, disminuyen el sangrado menstrual, y rara vez se asocian a aumento de peso y retención de líquidos, por lo que puede ser una buena opción para cardiópatas de mayor riesgo, pacientes anticoaguladas o aquellas con anemia. No obstante, su implante puede provocar una reacción vagal (en torno al 5 %), por lo que en pacientes de alto riesgo (circulación Fontan, cianóticas, síndrome de Eisenmenger, HTP pueden causar compromiso hemodinámica), se aconseja la implantación en el ámbito hospitalario por un equipo con experiencia.

En cuanto a la anticoncepción de urgencia, puede prevenir más del 95 % de los embarazos cuando se utiliza dentro de los cinco días posteriores a la relación sexual. Todos ellos son seguros en pacientes con patología CV, en ninguno de los casos se han asociado con mayor riesgo de trombosis (**Tabla 39.2-6**).

ASPECTOS ESPECÍFICOS DE LAS PRINCIPALES CARDIOPATÍAS CONGÉNITAS

Cortocircuitos izquierda-derecha

En general, las pacientes con pequeños cortocircuitos o reparados son pacientes de bajo riesgo (clase I o II OMSm). El riesgo de los defectos AV reparados es ligeramente más alto por las posibles lesiones residuales, sobre todo insuficiencias de las válvulas AV.

En casos de comunicación interauricular no reparadas por el riesgo de embolismo paradójico, se debe considerar la profilaxis tromboembólica, sobre todo si existen otros factores de riesgo.

Tetralogía de Fallot

Las pacientes reparadas, por lo general toleran bien la gestación (clase II o II-III de la OMS). El riesgo depende de la situación hemodinámica y de las lesiones residuales (insuficiencia pulmonar grave, obstrucción del TSVD, disfunción del VD). En pacientes con insuficiencia pulmonar grave con función de VD > 45 %, sin arritmias clínicas, existe un riesgo

Tabla 39.2-6. Anticoncepción de urgencia. Tipos, administración, tasa de fracaso y efectos secundarios

Píldoras anticonceptivas de urgencia		
Levonogestrel	Acetato de ulipristal (modulador del receptor de progesterona)	Inserción de los DIU de cobre

• Administración en dosis única de 1,5 o 0,75 mg con 12 h
• Tasa de fracaso del 2,2 %
• Efecto secundario más típico son náuseas y vómitos
• El bosentán puede reducir sus niveles plasmáticos y su eficacia
	• Se administra en una dosis única de 30 mg
	• Tasa de fracaso del 1,4 al 1,9 %
	• Efecto secundario más frecuente son náuseas y vómitos
		• Es el de mayor eficacia (tasa de fracaso es < 0,1 %)
		• Entre los inconvenientes:
		  – Precisa una cita urgente para su inserción
		  – Puede producir aumento del sangrado menstrual, calambres

DIU: dispositivo intrauterino.

moderado (clase II OMSm), por lo que se recomiendan revisiones trimestrales (más estrechas en casos de VD restrictivos) e informar que pueden aumentar los volúmenes ventriculares tras el embarazo.

El riesgo de recurrencia de la cardiopatía es de un 3%, a menos que uno de los progenitores tenga una microdelección del 22q11, en cuyo caso el riesgo de reincidencia aumenta al 50%, por lo que se recomienda el estudio genético.

Ventrículo único con circulación Fontan

Se trata de embarazos de riesgo alto o muy alto (clase III-IV OMS). Se debe desaconsejar en casos de aparición de complicaciones como saturación de oxígeno <85%, función ventricular deteriorada, insuficiencia AV significativa, arritmias refractarias o enteropatía pierde-proteínas. En pacientes con buena función ventricular, baja presión venosa sistémica del circuito de Fontan, sin circulación colateral ni enfermedad hepática significativas pueden clasificarse en la clase de riesgo III de la OMS y someterse a un embarazo de alto riesgo.

Se recomiendan controles mensuales durante el embarazo, y mantenerlo las primeras semanas posparto. Dado que el riesgo de tromboembolismo es alto, se debe considerar la anticoagulación en todas las pacientes y tener en cuenta el riesgo hemorrágico.

Cardiopatías cianóticas

Las patologías cianóticas (no reparadas o paliadas) se asocian a un riesgo significativo de complicaciones tanto maternas como fetales, ya que al disminuir la resistencia vascular sistémica durante el embarazo, se favorece el cortocircuito de derecha a izquierda, lo que agrava la cianosis y aumenta el riesgo de embolia paradójica.

Solo una cuarta parte de los embarazos con síndrome de Eisnmenger llegan a término, con una mortalidad fetal en torno al 30%, y una alta tasa de prematuridad.

Coartación de aorta

Se asocia a mayor riesgo de trastornos hipertensivos del embarazo y disecciones de aorta.

La gestación (clase IV OMSm) se considera contraindicada en casos de coartación aórtica no reparada o recoartación grave, HTA tras reparación o presencia de aneurismas aórticos.

Se recomienda un control estricto de la presión arterial y seguimiento trimestral. En casos de gestaciones en curso con recoartación significativa y/o HTA refractaria, se puede realizar un tratamiento percutáneo en el embarazo con una adecuada protección fetal y teniendo en cuenta el riesgo de disección.

Ventrículo derecho sistémico

En general, tienen mayor riesgo de sufrir complicaciones como arritmias e IC (clase III OMS). Se debe desaconsejar el embarazo (clase IV OMSm) en casos de disfunción moderada-grave del VD (fracción de eyección del ventrículo izquierdo <40%), regurgitación tricuspídea grave y/o deterioro de clase funcional New York Heart Association III-IV.

Los riesgos de aborto espontáneo, retraso de crecimiento intrauterino y parto prematuro son más elevados que en la población general.

Se recomienda un seguimiento cardiológico mensual con controles de la función del VD, valoración de los síntomas y del ritmo cardíaco. Tras el parto, se debe mantener un control estrecho ya que la disfunción ventricular puede aparecer hasta varios meses tras el parto.

PUNTOS CLAVE

- Las pacientes con CC tienen mayor riesgo de complicaciones durante la gestación, y mortalidad tanto maternas como fetales.

- El consejo gestacional permite un embarazo planificado con seguimiento multidisciplinar, lo que admite minimizar las posibles complicaciones y lograr un embarazo satisfactorio en la mayoría de las pacientes con CC.

BIBLIOGRAFÍA

American College of Obstetricians and Gynecologists Committee on Adolescent Health, Care. Gynecologic Considerations for Adoles-cents and Young Women Conditions: ACOG Committee Opinion, Number 813. Obstet Gynecol. 2020;136(813):e90-e9.

Baumgartner H, De Backer J, Babu-Narayan SV, Budts W, Chessa M, Diller G-P, et al. 2020 ESC Guidelines for the management of adult congenital heart disease. Eur Heart J. 2021;42(6):563-645.

Davis MB, Arendt K, Bello NA, Brown H, Briller J, Epps K, et al; American College of Cardiology Cardiovascular Disease in Women Committee and the Cardio-Obstetrics Work Group. Team-Based Care of Women With Cardiovascular Disease From Pre-Conception Through Pregnancy and Postpartum: JACC Focus Seminar 1/5. J Am Coll Cardiol. 2021;77(14):1763-77.

Drenthen W, Boersma E, Balci A, Lunas P, Roos-Hesselink JW, Mulder BJM, et al; ZAHARA Investigators. Predictors of pregnancy complications in women with congenital heart disease. Eur Heart J. 2010;31(17):2124-32.

Halpern D, Weinberg C, Pinnelas R, Mehta-Lee S, Economy KE, Valente AM. Use of Medication for Cardiovascular Disease During Pregnancy. J Am Coll Cardiol. 2019;73(4):457-76.

Halpern DG, Penfield CA, Feinberg JL, Small AJ. Reproductive Health in Congenital Heart Disease: Preconception, Pregnancy, and Postpartum. J Cardiovasc Dev Dis. 2023;10(5):186.

Kampman MA, Balci A, van Veldhuisen DJ, van Dijk AP, Roos-Hesselink JW, Sollie-Szarynska K, et al. N-terminal pro-b-type natriuretic peptide predicts cardiovascular complications in pregnant women with congenital heart disease. Eur Heart J. 2014;35(11):708-15.

Lindley KJ, Bairey Merz CN, Davis MB, Madden T, Park K, Bello NA; American College of Cardiology Cardiovascular Disease in Women Committee and the Cardio-Obstetrics Work Group. Contraception and Reproductive Planning for Women with Cardiovascu-lar Disease: JACC Focus Seminar 5/5. J Am Coll Cardiol. 2021;77(14):1823-34.

Lindley KJ, Conner SN, Cahill AG, Madden T. Contraception and pregnancy planning in women with congenital heart disease. Curr Treat Options Cardiovasc Med. 2015;17(11):50.

Mehta LS, Warnes CA, Bradley E, Burton T, Economy K, Mehran R, et al; American Heart Association Council on Clinical Cardiology; Council on Arteriosclerosis, Thrombosis and Vascular Biology; Council on Cardiovascular and Stroke Nursing; and Stroke Council. Cardiovascular Considerations in Caring for Pregnant Patients: A Scientific Statement From the American Heart Association. Circula-tion. 2020;141(23):e884-e903.

Ramlakhan KP, Johnson MR, Lelonek M. Congenital heart disease in the ESC EORP Registry of Pregnancy and Cardiac disease (RO-PAC). Int J Cardiol Congenital Heart Disease. 2021.(3):100-107

Regitz-Zagrosek V, Roos-Hesselink JW, Bauersachs J, Blomström-Lundqvist C, Cífková R, De Bonis M, et al; ESC Scientific Document Group. 2018 ESC guidelines for the management of cardiovascular diseases during pregnancy. Eur Heart J. 2018;39(34):3165-241.

Ruys TP, Roos-Hesselink JW, Hall R, Subirana-Domènech MT, Grando-Ting J, Estensen M, et al. Heart failure in pregnant women with cardiac disease: Data from the ropac. Heart. 2014;100(3):231-8.

Silversides CK, Grewal J, Mason J, Sermer M, Kiess M, Rychel V, et al. Pregnancy outcomes in women with heart disease: the CARPREG II study. J Am Coll Cardiol. 2018;71(21):2419-30.

Siu SC, Sermer M, Colman JM, Alvarez AN, Mercier LA, Morton BC, et al; Cardiac Disease in Pregnancy (CARPREG) Investigators. Prospective multicenter study of pregnancy outcomes in women with heart disease. Circulation. 2001;104(5):515-21.

Siu SC, Sermer M, Colman JM, Álvarez AN, Mercier LA, Morton BC, et al. Prospective multicenter study of pregnancy outcomes in women with heart disease. Circulation. 2001;104(5):515-21.

Stout KK, Daniels CJ, Aboulhosn JA, Bozkurt B, Broberg CS, Colman JM, et al. 2018 AHA/ACC Guideline for the Management of Adults withCongenital Heart Disease: A Report of the American College of Cardiology/ American Heart Association Task Force on Cli-nical Practice Guidelines. J Am Coll Cardiol. 2019;73(12):e81-e192.

Tanous D, Siu SC, Mason J, Greutmann M, Wald RM, Parker JD, et al. B-type natriuretic peptide in pregnant women with heart disease. J Am Coll Cardiol. 2010;56(15):1247-53.

Índice analítico

Los números de página seguidos de *f* o de *t* indican figura o tabla.